Interventionen bei Lernstörungen

Gerhard W. Lauth
Matthias Grünke
Joachim C. Brunstein
(Hrsg.)

Interventionen bei Lernstörungen

Förderung, Training und Therapie in der Praxis

3., überarbeitete Auflage

hogrefe

Prof. Dr. Gerhard W. Lauth, geb. 1947. 1968–1974 Studium der Psychologie an der Universität Mainz. 1979 Promotion. 1983 Habilitation. 1975–1992 Wissenschaftlicher Mitarbeiter an der Erziehungswissenschaftlichen Hochschule Rheinland-Pfalz und an der Universität Oldenburg. 1992–1997 Professor für Entwicklungsförderung und Rehabilitation an der Universität Dortmund. Ab 1997 Professor für Psychologie und Psychotherapie an der Universität zu Köln. Seit 2014 emeritiert und als Psychotherapeut in Klinischer Praxis sowie in Weiterbildung tätig. Arbeitsschwerpunkte: Elterntraining; Psychotherapie bei Kindern und Jugendlichen; Aufmerksamkeitsdefizit-/Hyperaktivitätsstörung (ADHS) bei Kindern, Jugendlichen und Erwachsenen; Lernstörungen; Verhaltenstherapie bei expansiven Störungen.

Prof. Dr. Matthias Grünke, geb. 1969. 1992–1998 Studium der Psychologie an der Universität Erlangen-Nürnberg. 1998–1999 Promotionsstudium Heilpädagogik an der Universität zu Köln mit Abschluss der Promotion. 1998–2005 Wissenschaftlicher Mitarbeiter und Wissenschaftlicher Assistent an der Universität zu Köln sowie Vertretungsprofessor an der Universität Leipzig. 2003 Habilitation an der Universität zu Köln. 2005–2007 Professor für Sonderpädagogik an der Universität Oldenburg. Seit 2007 Professor für Sonderpädagogik an der Universität zu Köln. Arbeitsschwerpunkte: Effektive Fördermethoden für Kinder und Jugendliche mit gravierenden Lernschwierigkeiten.

Prof. Dr. Joachim C. Brunstein, geb. 1957. 1976–1983 Studium der Psychologie an der Universität Gießen. Promotion 1986. Danach Wissenschaftlicher Mitarbeiter am Max-Planck-Institut für Psychologische Forschung in München und von 1989–1996 an der Universität Erlangen-Nürnberg. 1993 Habilitation. 1996–1997 Vertretungsprofessor an der Goethe-Universität Frankfurt. 1998–2004 Professor für Pädagogische Psychologie an der Universität Potsdam. Seit 2004 Professor für Pädagogische Psychologie an der Universität Gießen. 2023 emeritiert. Arbeitsschwerpunkte: selbstgesteuertes, kooperatives und tutorielles Lernen; Training von Lese- und Schreibkompetenzen; schulische Förderung von Kindern mit Lernschwierigkeiten.

Bibliografische Information der Deutschen Nationalbibliothek
Die Deutsche Nationalbibliothek verzeichnet diese Publikation in der Deutschen Nationalbibliografie; detaillierte bibliografische Daten sind im Internet über http://dnb.dnb.de abrufbar.

Hogrefe Verlag GmbH & Co. KG
Merkelstraße 3
37085 Göttingen
Deutschland
Tel. +49 551 999 50 0
info@hogrefe.de
www.hogrefe.de

Umschlagabbildung: © iStock.com / monkeybusinessimages
Satz: ARThür Grafik-Design & Kunst, Weimar
Druck: PBtisk a.s., Příbram
Printed in Czech Republic

3., überarbeitete Auflage 2025

(E-Book-ISBN [PDF] 978-3-8409-3270-0; E-Book-ISBN [EPUB] 978-3-8444-3270-1)
ISBN 978-3-8017-3270-7
https://doi.org/10.1026/03270-000

Inhaltsverzeichnis

Vorwort zur dritten, überarbeiteten Auflage

Seit Erscheinen der letzten Auflage wurde unsere Gesellschaft von Veränderungen erfasst, die das schulische Lernen umformen.

- Die coronabedingten „Lockdowns“ haben uns eindrücklich vor Augen geführt, wie wichtig stetiges und soziales Lernen für die Entwicklung von Kindern und Jugendlichen ist. Bei einem Teil der Schüler:innen sind Einbußen in schulischen Leistungen festzustellen, die sich wohl nur durch fehlende soziale Kontakte, unregelmäßiges Lernen und die Tatsache, dass viele Eltern den Mangel an Unterrichtung und Anleitung durch „Homeschooling“ nicht ausgleichen konnten, erklären lassen.
- Lernstörungen und angemessenes Lernverhalten sind infolgedessen noch stärker zu einem schulpolitischen, aber auch zu einem gesellschaftlichen Thema geworden. Aktuelle Untersuchungen (vgl. Kapitel 1) belegen, dass Mindeststandards für das Lesen, Schreiben und Rechnen von einem erheblichen Anteil unserer Grundschulkinder nicht erreicht werden. Weiterführende Schulen können diese Rückstände nicht aufholen. Infolgedessen werden allseits Initiativen gestartet, um die grundlegenden Kulturtechniken Lesen, Schreiben und Rechnen sowie planvolles Lernen zielgerichtet und frühzeitig zu fördern. Gefragt sind Vorgehensweisen, die sich wissenschaftlich wie praktisch bewährt haben.
- Gewachsen ist auch die Zahl der Kinder und Jugendlichen, die unter psychosozialen Belastungen, bis hin zu psychischen Auffälligkeiten, wie sozialen Ängsten, depressiven Neigungen, Essstörungen, Burnout oder sozialem Rückzug leiden. Sehr oft gehen diese Auffälligkeiten mit Beeinträchtigungen beim Lernen einher, was im Ergebnis zu Mehrfachbelastungen und Überforderungen bei den betroffenen Kindern und Jugendlichen führt.
- In Deutschland wird derzeit ein Mangel an Fachkräften beklagt. Kaum ein Betrieb, der nicht Auszubildende und qualifizierte Mitarbeiter:innen sucht. Ein wesentlicher Teil der erhofften Qualifikationen hat mit ausreichenden Fähigkeiten im Sprechen und Zuhören, im Lesen und Rechtschreiben, im Abfassen von Dokumenten, im Verstehen von Texten und im Umgang mit Zahlen zu tun.

In dieser Situation erscheint die dritte Auflage der „Interventionen bei Lernstörungen“. Darin wird Lernen als Verhaltensänderung durch Übung gekennzeichnet.

Es werden zahlreiche Methoden aufgeführt, wie beispielsweise ein Zahlbegriff erworben, Laut-Buchstaben-Verbindungen gefestigt oder das Leseverständnis gefördert werden können. Diese Interventionen reduzieren Komplexität, verwirklichen „visible learning“, setzen operantes Verstärken ein, beruhen auf Ausformungsplänen, verstärken differenziell, lehren induktives Denken, arbeiten mit reziprokem Lernen und vermitteln planvolles und strategiegeleitetes Lernen – um hier nur einige der in diesem Band behandelten Interventionsansätze zu nennen. Es handelt sich um Interventionsverfahren, die seit vielen Jahren intensiv beforscht werden. Aus diesem Fundus werden Verfahren vorgeschlagen, die sich nachvollziehbar bewährt haben. Es sind erfreulich viele Verfahren, die dieses Etikett verdienen. Ihnen gemeinsam ist, dass das Lernverhalten beobachtet wird, Schlüsse aus den eigenen Beobachtungen gezogen werden, angemessene Verhaltensziele angestrebt werden, die Förderung als Einzelfallexperiment verstanden wird und die Fortschritte beim Lernen fortlaufend festgehalten werden. Die Wirksamkeit dieser Interventionen ist hoch; insbesondere, wenn Lehrpersonen und Eltern daran beteiligt werden und die Umsetzung nach vorgegebenen Qualitätsstandards erfolgt.

Der vorliegende Band untergliedert sich in drei Teile. In Teil 1 werden spezifische Lernstörungen, aber auch allgemeinere Lernschwächen und Leistungsprobleme von Kindern und Jugendlichen behandelt. Beschrieben wird, wie sich die betreffenden Schwierigkeiten symptomatisch äußern, wie verbreitet sie sind, nach welchen Kriterien und mit welchen Verfahren sie diagnostisch abgeklärt werden, wie sie entstehen und welche Ansätze für Prävention und Intervention zur Verfügung stehen.

In Teil 2 werden Interventionen für einzelne Fertigkeitsbereiche vorgestellt. Mehrere Kapitel widmen sich der Frage, wie grundlegende und fortgeschrittene Leistungen in den drei schulischen Kernbereichen, Lesen, Schreiben und Rechnen, aufgebaut werden. In den Kapiteln zu den Grundlagen des Lernens geht es um die Förderung der Lernmotivation, die Schulung von Denk- und Gedächtnisleistungen, den Aufbau sprachlicher Kompetenzen, die Einübung strategiegeleiteten Lernens und die Förderung der Unterrichtsbeteiligung. Mit der Ausgestaltung des Förderunterrichts und mit dem Einsatz PC-gestützter Übungsprogramme beschäftigen sich zwei weitere Beiträge. Neben detaillierten Angaben zum Vorgehen, werden Informationen zur diagnostischen Abklärung, zur organisatorischen Umsetzung und zur Wirksamkeit gegeben. Die beiden abschließenden Kapitel arbeiten heraus, wie der Erfolg einer Intervention im Einzelfall zu prüfen ist und welche Faktoren für erfolgreiches Intervenieren ausschlaggebend sind.

In Teil 3 geht es um Standardmethoden, die sich in der Förderung, im Training und in der Therapie von Schüler:innen mit verschiedenartigsten Lernproblemen als nützlich erwiesen haben. Mehrere Kapitel beschreiben, welche Verfahren für die Ausbildung von förderlichem Lernverhalten eingesetzt werden können. Hierzu gehören auch passende Instruktionsverfahren, bis hin zur Selbstinstruktion durch die Lernenden selbst sowie das gemeinsame Lernen mit Gleichaltrigen und unter Einbezug der Eltern. Diese Methoden lassen sich unaufwendig, aber wirksam in den Alltag einfügen. Weitere Kapitel befassen sich mit der Frage, wie Interventionsansätze in der schulischen Lernumgebung verankert werden können. In zwei Kapiteln werden Anleitungen zur Ausgestaltung kritischer Übergänge, von der Kita in die Schule und von der schulischen zur beruflichen Bildung, gegeben. Alle Teilkapitel sind so ausgelegt, dass sie knapp und bündig über die Ziele, den Hintergrund und das konkrete Vorgehen informieren. Am Anfang steht ein „Steckbrief", der wesentliche Merkmale des Verfahrens herausstellt, am Ende eine „Checkliste", die eine Orientierungshilfe für die Planung der Umsetzung anbietet. Der wichtigste Teil ist jedoch eine Anleitung, wie die Intervention Schritt für Schritt in der Praxis umzusetzen ist.

Beim Abfassen der Beiträge haben wir Wert auf eine verständliche Sprache gelegt. Innerhalb jedes Teils folgen die Kapitel einem gleichbleibenden Aufbau. Dies soll zum Querlesen, Vergleichen, Einordnen, Ergänzen und Erweitern anregen. Auf Abgrenzungen, Kontroversen und Debatten über offene Forschungsfragen haben wir weitgehend verzichtet – nicht, weil wir sie übersehen, sondern weil sich dafür andere Publikationsformate besser eignen dürften. Wir hoffen, dass die Neuerungen gefallen und ihren Weg in die Praxis finden werden.

Zahlreichen wohlmeinenden Menschen haben wir herzlich zu danken. Vornweg den Autorinnen und Autoren, die ihre umfassende Expertise eingebracht und in bündige Texte übersetzt haben. Wir danken Laura Hilt, die uns bei der abschließenden Bearbeitung wertvolle Unterstützung gegeben hat. Nicht zuletzt bedanken wir uns beim Hogrefe Verlag für die erneut vorzügliche Zusammenarbeit und bei Kathrin Rothauge, die dieses Buchprojekt mit größter Umsicht und viel Geduld betreut hat.

Köln und Gießen, im Sommer 2025

Gerhard W. Lauth
Matthias Grünke
Joachim C. Brunstein

Vorwort zur zweiten, überarbeiteten und erweiterten Auflage

Seit der ersten Auflage dieses Bandes hat sich mit Blick auf die Behandlung von Lernstörungen einiges zum Positiven verändert. Die empirische Befundlage ist beachtlich angewachsen. Wir wissen heute deutlich mehr als noch vor zehn Jahren darüber, welche Ansätze bei welchen Kindern und Jugendlichen besonders gut anschlagen, mit welchen Methoden welche Ziele erreichbar sind, welche Arten von Rückmeldungen in welcher Weise motivierend wirken, wie sich Fortschritte sinnvoll erfassen lassen und welche Rolle die Person des Lehrers, Therapeuten oder Trainers bzw. der Lehrerin, Therapeutin oder Trainerin in der Intervention spielt. Dazu liegen umfassende Metaanalysen vor, die zu einem recht übereinstimmenden Ergebnis kommen: Fördermethoden sind hauptsächlich dann erfolgreich, wenn neue Wissensinhalte und strukturierende Lernfähigkeiten schrittweise eingeübt und Rückmeldungen zum Lernfortschritt gegeben werden. Eine tragfähige therapeutische oder pädagogische Beziehung ist zwar hilfreich, reicht für sich allein aber nicht aus.

Unstrittig ist auch, dass gravierende Lernschwierigkeiten mit Problemen in der Informationsverarbeitung, mit einer unzureichenden metakognitiven Handlungssteuerung und mit einem Mangel an geeigneten Lernstrategien einhergehen. Grundlegende Fertigkeiten fehlen oder werden nicht mit ausreichender Routine beherrscht, das Vorwissen ist lückenhaft und es wird zu wenig Zeit für das Lernen aufgewandt. Die Verbindung zu den Umgebungsbedingungen in Elternhaus und Schule wird durchaus gesehen, aber weit weniger als früher ideologisch diskutiert. Vielmehr herrscht eine relativ sachliche und pragmatische Sichtweise vor, die sich auf eine solide Diagnostik und eine rasche Linderung der jeweiligen Lernstörung konzentriert.

Doch trotz eines besser fundierten und breiteren Wissens über die Behandlung von Lernstörungen ist die Anzahl der betroffenen Kinder und Jugendlichen nach wie vor zu hoch. Bedauerlicherweise werden Lernstörungen noch immer allzu oft als eine Art „Betriebsunfall" angesehen, der mehr oder weniger schicksalhaft hingenommen und eher verwaltet als kuriert wird. Viel zu selten kommt es vor, dass evidenzbasierte Unterrichtskonzepte, Übungsprogramme oder Lerntherapien systematisch und gezielt angewendet werden. Trotz aller guten Absichten, Lernstörungen frühzeitig zu begegnen, herrscht das Prinzip „wait to fail“ vor. Häufig werden lerngestörte Schülerinnen und Schüler einfach als „begriffsstutzig“ betrachtet. Selten wird mehr getan, als sie wiederholt zu belehren. Man erklärt ihnen zum wiederholten Male die Regeln der Rechtschreibung oder der Bruchrechnung, ohne dass sie diese jedoch verstehen. Die Konsequenzen sind gravierend: Viel zu viele junge Menschen verlassen die Schule ohne formalen Abschluss und mit unzureichenden Fähigkeiten, um ihr privates und berufliches Leben meistern und erfüllend ausgestalten zu können.

Durch die fortschreitende schulische Inklusion aller Kinder und Jugendlichen hat das Thema „Lernstörungen“ in der allgemeinen und fachlichen Öffentlichkeit in den letzten Jahren enorm an Aufmerksamkeit gewonnen. Man kann sich dieser Problematik einfach nicht mehr entziehen. Vielmehr werden Leistungsprobleme in den Schulen mehr und mehr allgegenwärtig. Lernstörungen sind dadurch mehr denn je zu einer gesamtgesellschaftlichen Herausforderung geworden. Es gibt ein gewisses Einverständnis darüber, dass man sie früh erkennen und mit konstruktiven Mitteln behandeln sollte. Die irrige Einstellung, dass sich die Schwierigkeiten im Laufe der Zeit von allein auswachsen und man den Betroffenen nur die nötige Zeit zugestehen müsse, um ihre Rückstände selbst aufzuholen, findet sich nur noch selten.

Was jetzt noch fehlt, sind geeignete Methoden. Es wird immer wieder darauf hingewiesen, dass Lernstörungen nicht bloß per „Nachhilfe“ oder durch ermutigenden Zuspruch zu kurieren sind, sondern spezielle Verfahren benötigt werden. Deshalb muss man auf evidenzbasierte Förderansätze zurückgreifen und sie konsequent zum Einsatz bringen. Diese Methoden stehen im Mittelpunkt des vorliegenden Buches. Um ihren Einsatz in der Praxis zu erleichtern, werden sie möglichst anschaulich und nachvollziehbar beschrieben.

Für die überarbeitete und erweiterte Neuauflage dieses Buches wurden die Kapitel der Erstauflage auf den neuesten Stand gebracht. Die meisten Texte erfuhren eine grundlegende Überarbeitung. Andere wurden gänzlich neu geschrieben. Zu bestimmten Themen bot es sich an, zusätzliche Kapitel in den Band aufzunehmen. Im Bereich der Förderung des rechnerischen Denkens wurden beispielsweise große Fortschritte gemacht, was in drei Kapiteln über Vorläuferfertigkeiten, Basisfertigkeiten und elaborierte Fertigkeiten des Rechnens berücksichtigt wird. Neu sind auch die Beiträge zur Frühförderung und zum Konzept „Response-to-Intervention“, sodass der Gedanke der Prävention in der Neuauflage ein stärkeres Gewicht erhält.

Im Bereich der Vermittlungstechniken haben wir ein eigenes Kapitel über Verfahren der direkten Instruktion aufgenommen, weil sich die explizite Unterweisung als eines der erfolgreichsten Mittel zur Behandlung von Lernstörungen erwiesen hat. Ein Überblick zum Nutzen von Interventionen, einschließlich der dazu aktuell verfügbaren Metaanalysen, findet sich in einem gleichfalls neuen Kapitel über Wirkfaktoren des Lernens.

In der Neuauflage finden sich auch Aussagen, wie man Lernstörungen in gestufter Weise zunächst im Klassenunterricht, dann in Kleingruppen und schließlich – wenn die vorausgehenden Mittel nicht gefruchtet haben – in spezielleren Kursen begegnen kann. Dadurch bietet das Werk Hilfestellungen im Hinblick darauf, wie die verschiedenen Konzepte in allen gängigen Settings einsetzbar sind.

In der Neuauflage unseres Buches präsentieren wir Aufsätze, in denen renommierte Kolleginnen und Kollegen Interventionsmethoden darstellen, deren Wirksamkeit belegt ist und die sich zugleich auch in der Praxis bewährt haben. Wir hegen die Hoffnung, dass wir mit diesem Band einen Betrag dazu leisten können, dass sich diese Ansätze weiter verbreiten werden.

Unser Dank gilt der Redaktion des Hogrefe Verlags – und hier besonders Frau Kathrin Rothauge – für die freundliche, geduldige und ermutigende Begleitung unseres Publikationsprojekts. Ebenso möchten wir uns bei Frau Amira Laws bedanken, die das Buch als studentische Mitarbeiterin von Anfang an inhaltlich und organisatorisch begleitet hat. Ohne ihren Einsatz wäre unser Vorhaben sicher nicht in vergleichbarer Zeit zu einem guten Ende geführt worden.

Köln und Gießen, im Januar 2014

Gerhard W. Lauth
Matthias Grünke
Joachim C. Brunstein

Vorwort zur ersten Auflage

Lernstörungen treten bei Kindern und Jugendlichen in unseren Schulen mit überraschender Häufigkeit und geradezu regelmäßig auf. Bedauerlicherweise werden sie allzu oft als eine Art „Betriebsunfall" angesehen, mehr oder weniger als schicksalhaft hingenommen und organisatorisch und institutionell daher eher verwaltet als aufgefangen. Die Konsequenzen sind gravierend: Unzureichende Lernergebnisse, Lernunlust, ungünstige Schulkarrieren und familiäre Belastungen häufen sich. Lernstörungen schlagen sich in Form persönlichen Leids nieder, das die Kinder und Jugendlichen, aber auch ihre Familien betrifft.

Leider bleiben viele Lernstörungen unbehandelt, häufig werden sie zu spät erkannt Die davon betroffenen Kinder und Jugendlichen finden dann nicht die Hilfen, die sie benötigen und die an sich auch möglich wären. Dies hat uns als Herausgeber bewogen, ein Buch zur Behandlung und Vorbeugung bei Lernstörungen vorzulegen. Der Band soll praktisch bewährte und empirisch überprüfte Interventionen aus der Psychologie zusammenfassen, sie aber über den engeren Kreis psychologischer Berater, Trainer und Therapeuten hinaus auch für Pädagogen, Lehrer, Mitarbeiter der Schulverwaltungen sowie Bildungspolitiker zugänglich machen. Um ein breites Spektrum geeigneter Verfahren und Maßnahmen darzustellen, haben wir namhafte Vertreter der Klinischen, Sonderpädagogischen und Pädagogischen Psychologie für die Mitarbeit gewinnen können. Unser Ziel bestand darin, bewährte Ansätze aus diesen drei Gebieten zusammenzustellen und in einer praktikablen und leicht verständlichen Form an Leser zu vermitteln.

Der erste Teil des Buches gibt einen knappen Überblick über die wichtigsten Arten von Lernstörungen. Der zweite Teil beschreibt Interventionen, die sich bei der Behandlung von Lernstörungen in spezifischen Inhaltsbereichen (z. B. Lesen, Schreiben, Rechnen) als effektiv erwiesen haben. Der dritte Teil ergänzt diese Ausführungen durch die Darstellung von Behandlungstechniken, die für Interventionen bei Lernstörungen generell geeignet sind und sich als nützlich erwiesen haben. Die insgesamt 41 Einzelbeiträge sind in jeweils gleicher Weise gegliedert. Jeder Beitrag beginnt mit einem Fallbeispiel, das den Inhaltsbereich und die zugehörige

Intervention veranschaulicht. Sodann geht es um die Definition der Störung, ihre Häufigkeit und Altersverteilung sowie die Darstellung der jeweiligen Intervention (Therapie, Training oder Prävention) und ihrer Wirksamkeit. Jede Intervention wird sowohl in ihrem prinzipiellen Vorgehen als auch „Schritt für Schritt" in ihrem konkreten Ablauf beschrieben. Zudem werden Hinweise zur organisatorischen Umsetzung der Interventionen in Schule und Familie gegeben.

Die Methoden und Verfahren, die zur Behandlung von Lernstörungen vorgeschlagen und diskutiert werden, sind mittlerweile sehr umfangreich. Dennoch wird die Frage nach der Wirksamkeit und Nützlichkeit solcher Methoden zu selten gestellt. In diesem Buch haben wir versucht, uns auf diejenigen Verfahren zu beschränken, die nach heutigem Wissensstand die größten Erfolgschancen bieten. Die Interventionen werden handlungsorientiert dargestellt. Dadurch soll ihre Anwendung in der Praxis erleichtert werden. Aus diesem Grund haben wir auch großen Wert auf eine allgemein verständliche Darstellung gelegt.

Die Psychologie verfügt über ein reiches Inventar verhaltenstherapeutisch orientierter und kognitions- sowie lerntheoretisch begründeter Verfahren zur effektiven Behandlung und Prävention von Lernstörungen. Wir hoffen, dass diese Verfahren zunehmend Verbreitung und Anwendung finden werden. Es steht zu viel auf dem Spiel, nämlich die Entwicklungschancen junger Menschen und letztlich das Wohl der Gesellschaft, als dass die außerordentlich hohe Rate an Lernstörungen, die bei Kindern und Jugendlichen in unseren Schulen festzustellen ist, einfach hingenommen oder bloß organisatorisch verwaltet werden kann.

Ein weiterer Gedanke ist uns wichtig und durchzieht die Beiträge dieses Bands: Lernstörungen werden zumeist nur als Defizite angesehen; sie beschreiben, was Kinder *nicht* können. Kinder sind aber generell lernfähig. Um ihnen effektiv helfen zu können, braucht man eine positive Vorstellung davon, was sie können und was gutes Lernen letztlich ausmacht. Dementsprechend zielen die hier vorgestellten Interventionsmethoden darauf ab, zunächst mit Hilfestellung, Unterstützung und Anleitung Kinder zu fördern, die gravierende Schwierigkeiten beim Lernen v. a. in der Schule zeigen. Das Ziel der Interventionen besteht jedoch darin, selbstständiges Lernen zu ermöglichen und die dafür erforderlichen Fertigkeiten zu vermitteln. Damit kommt ein Entwicklungsgedanke ins Spiel, der für die Orientierung der Interventionen wichtig ist: Kindern soll durch die jeweilige Intervention ermöglicht werden, ihre geistigen, motivationalen und emotionalen Ressourcen beim Lernen besser auszuschöpfen.

Wir haben vielen Personen für das Zustandekommen dieses Buches zu danken. Zunächst natürlich den Autoren für ihre anregenden und konzisen Beiträge und auch dafür, dass sie den strengen Vorgaben zur Abfassung der Artikel sehr verständnisvoll und elegant gefolgt sind. Martina Schmidt und Stephan Freese haben die redaktionellen Arbeiten mit größter Sorgfalt erledigt. Herr Dr. Michael Vogtmeier und Frau Dipl. Psych. Kathrin Rothauge vom Hogrefe Verlag haben das Entstehen des Buchs von Beginn an unterstützend begleitet. Nicht zuletzt gilt unser Dank Herrn Sascha Loss, der für die Fotos sorgte.

Köln und Potsdam, im Sommer 2003

Gerhard W. Lauth
Matthias Grünke
Joachim C. Brunstein

Teil 1

Lernstörungen im Überblick: Arten, Klassifikation, Konzepte

1 Lernstörungen: Einordnung und Erklärungen

Gerhard W. Lauth, Joachim C. Brunstein und Matthias Grünke

1.1 Definition und diagnostische Kriterien

Lernstörungen bezeichnen gravierende Schwierigkeiten beim Erwerb und in der Anwendung schulischer Fertigkeiten. Sie äußern sich in Leistungsrückständen und in ungünstigem Lernverhalten. Schüler:innen mit Lernstörungen gelingt es nicht, sich das unterrichtete Wissen und Können in ausreichender Qualität, mit ausreichender Sicherheit und in der dafür vorgesehenen Zeit anzueignen. Vielmehr weisen sie beim Lesen, Schreiben oder Rechnen deutliche Rückstände auf, manchmal auch in mehr als nur einem dieser drei Bereiche der schulischen Grundbildung. Trotz angemessener Unterrichtsangebote machen sie kaum Fortschritte. Schon in den Grundlagen zeigen sie Beeinträchtigungen: Sie lesen einzelne Wörter ungenau, vertauschen Buchstaben oder lassen Wortteile aus, machen viele Fehler beim Schreiben lauttreuer Wörter, die eigentlich so zu schreiben sind, wie sie gesprochen werden, und versuchen, einstellige Additionsaufgaben durch Abzählen, von eins aufwärts, zu lösen. Und sie wissen auch nicht, wie sie gut und damit erfolgreicher lernen könnten. Daher fehlen ihnen wichtige Voraussetzungen, um anspruchsvollere Leistungen zu erbringen, wie z. B. einen Sachtext verstehen, ein Mathe-Problem lösen oder ein Aufsatzthema ausarbeiten. Werden diese Beeinträchtigungen nicht frühzeitig ausgeglichen, leidet darunter auch das weitere Lernen.

Bei einer Lernstörung besteht eine auffallende Diskrepanz zwischen der Leistung des betroffenen Kindes und dem deutlich höheren Leistungsniveau, das die Schüler:innen der gleichen Altersgruppe oder Klassenstufe *im Durchschnitt* erreichen. Statistisch wird dieser Unterschied auf 1.5 oder sogar 2.0 Standardabweichungen veranschlagt. Dementsprechend wird die Diagnose einer Lernstörung vor allem bei solchen Schüler:innen gestellt, deren Leistung in einem standardisierten Schultest im untersten Perzentil der Leistungsverteilung angesiedelt ist.

Die geschilderte Minderleistung (im Vergleich zur Altersgruppe und/oder Schulklassennorm) ist ein wesentliches, aber kein erschöpfendes Merkmal einer Lernstörung. Einschlägige Klassifikationssysteme, wie die „Internationale Klassifikation Psychischer Störungen" der Weltgesundheitsorganisation (ICD-10, Kapitel V; deutsche Fassung von Dilling, Mombour & Schmidt, 2015) oder das „Diagnostische und Statistische Manual Psychischer Störungen" der American Psychiatric Association (DSM-5; deutsche Ausgabe von Falkai & Wittchen, 2018) fügen folgende Merkmale hinzu:

- Gemäß ICD-10 muss die beobachtete Minderleistung in einem schulischen Fertigkeitsbereich „erwartungswidrig" sein. Damit ist gemeint, dass die tatsächliche Leistung des Kindes deutlich unter derjenigen Leistung liegt, die aufgrund seiner allgemeinen Intelligenz zu erwarten ist. Diese Forderung wird fachsprachlich als „doppeltes Diskrepanzkriterium" bezeichnet und im Neuentwurf der ICD-11, für die ein genaues Erscheinungsdatum der deutschsprachigen Version noch nicht bekannt ist, fortgeschrieben (Hasselhorn, 2022; Mähler, 2021; Schulte-Körne, 2021). Eine so verstandene doppelte Diskrepanz (Minderleistung im Vergleich zur Altersnorm *und* Minderleistung im Vergleich zum Intelligenzniveau) lässt sich am ehesten bei Kindern feststellen, die in einem schulischen Lernbereich sehr schwach abschneiden, während ihre Intelligenz mindestens im durchschnittlichen Bereich liegt (siehe unten „Weitere Gruppen von Schüler:innen mit schulischen Leistungsproblemen").

Weitere Gruppen von Schüler:innen mit schulischen Leistungsproblemen

Neben der Gruppe der Schüler:innen, die das „doppelte Diskrepanzkriterium" (ICD) erfüllen, gibt es drei weitere Gruppen von Schüler:innen mit gravierenden Problemen beim schulischen Lernen:

a) *Schüler:innen mit einer Lernschwäche.* Diese zeigen in (mindestens) einer Grundfertigkeit (Lesen, Rechnen, Schreiben) stark unterdurchschnittliche Leistungen. Obwohl ihre Intelligenz im Normalbereich liegt (IQ 85–115), erfüllen sie das IQ-Diskrepanzkriterium nicht. Zahlreiche Befunde sprechen dafür, dass Interventionen zur Verbesserung schulischer Fertigkeiten bei Kindern mit einer Lernschwäche (ohne IQ-Diskrepanz) ähnlich wirksam sind wie bei Kindern, die das IQ-Diskrepanzkriterium erfüllen (für einen Überblick siehe Mähler, 2021). Daher sollten bewährte Interventionen gerade auch in der Gruppe der „lernschwachen" Kinder möglichst frühzeitig eingesetzt werden (d.h. noch bevor sich die Leistungsrückstände so ausgewachsen haben, dass das IQ-Diskrepanzkriterium erreicht wird).

b) *Schüler:innen mit einer Intelligenz im Grenzbereich der intellektuellen Leistungsfähigkeit.* Die allgemeine Intelligenz ist in diesem Fall unterdurchschnittlich (IQ-Standardwerte zwischen 70 und 85), aber nicht so niedrig, dass eine „leichte intellektuelle Beeinträchtigung" festzustellen ist (ICD-10, F70).

International wird dieser Grenzbereich als „Borderline Intellectual Functioning“ (BIF) bezeichnet und einer eigenen diagnostischen Kategorie zugeordnet (R41.83 im ICD-10 CM; MB21 im ICD-11, dort allerdings ohne Angaben zu den IQ-Grenzwerten). Der in diesem Kontext früher verwendete Begriff der „Lernbehinderung“ findet mittlerweile kaum noch Verwendung. Bei Kindern dieser Gruppe (BIF) werden neben Problemen beim Erwerb schulischer Fertigkeiten häufig auch Beeinträchtigungen im Arbeitsgedächtnis und in exekutiven Funktionen festgestellt (Alloway, 2010). Solche Einschränkungen können die Wirksamkeit von Interventionen abschwächen oder gar auf null bringen, sofern die Intervention (zu) hohe Anforderungen an die Merk- und Denkfähigkeit stellt (z.B. ein Training zum Aufbau von Regel- und Strategiewissen beim mathematischen Problemlösen; siehe Swanson, 2014). Hier ist es angezeigt, die jeweils ausgewählte Intervention hinsichtlich Lerntempo, Untergliederung der Aufgaben und Intensität der Hilfestellungen den jeweiligen Lernvoraussetzungen anzupassen oder durch Maßnahmen zu ergänzen, welche die festgestellten Funktionsdefizite direkt in Angriff nehmen (indem z.B. die Merkfähigkeit oder andere Aspekte des Arbeitsgedächtnisses mitgeschult werden).

c) *Underachiever mit äußerlich unauffälligen Schulleistungen.* Dies sind Kinder mit überdurchschnittlicher oder hoher Begabung, deren Schulleistungen allenfalls mittelmäßig sind, aber eben nicht so schwach, dass sich – trotz vorliegender IQ-Diskrepanz – eine Minderleistung im Vergleich zur Altersgruppe oder Klassenstufe feststellen lässt. In der Systematik des ICD-10 (Clinical Modification) werden solche Kinder mit dem Zusatzkode Z55.3 („Underachievement in School“) erfasst (vgl. Kapitel 2).

Interventionsbedarf besteht bei jeder der vier vorgenannten Zielgruppen. Gegebenenfalls kann die Förderung schulischerseits veranlasst werden, z.B. im Rahmen einer formellen Untersuchung zur Feststellung des Anspruchs auf ein sonderpädagogisches Förderangebot. Für jeden Einzelfall gilt, dass die Planung der Intervention auf einer gründlichen diagnostischen Untersuchung aufbauen sollte und der Erfolg der Intervention durch eine Lernverlaufsmessung abzusichern ist (vgl. Kapitel 30).

- Gemäß DSM-5 ist hingegen kein IQ-Diskrepanzkriterium erforderlich. Stattdessen ist eine Lernstörung dann festzustellen, wenn die „Symptomatik“ seit „mindestens 6 Monaten vorliegt und trotz gezielter Intervention bestehen blieb“ (Falkai & Wittchen, 2018, S. 87). Um eine Lernstörung zu diagnostizieren, müssen also ernsthafte Bemühungen, die beobachteten Schwierigkeiten zu überwinden, bereits stattgefunden haben. Das Kriterium der Dauerhaftigkeit (sechs Monate) schließt nicht aus, dass schulische Leistungsprobleme auch unerwartet, plötzlich und vorübergehend auftreten können, etwa wenn ein Kind auf belastende Ereignisse (z. B. eine familiäre Krisensituation) oder situative Umbrüche (z. B. einen Schulwechsel) mit einem Einbruch seiner schulischen Leistungen reagiert. Auch wenn es sich dabei nicht um Lernstörungen im eigentlichen Sinne handelt, sollten in solchen Fällen möglichst zügig direkte Hilfen angeboten werden. Sonst kann sich das zeitweilige Leistungsproblem zu einer dauerhaften Beeinträchtigung verfestigen.

Beide Klassifikationssysteme verlangen für die Diagnose einer Lernstörung eine testpsychologische Untersuchung (Schulleistungstests und ggf. einen Intelligenztest). Hinzu kommt eine klinische Untersuchung, welche die folgenden Fragen zu beantworten hat:

- Seit wann bestehen die schulischen Leistungsprobleme?
- Gab es in der vorausgegangenen Entwicklung, etwa im Vorschulalter, Störungen und Auffälligkeiten, z. B. in der Sprachentwicklung?
- Führen die Leistungsprobleme zu einer Gefährdung des schulischen Erfolgs, wie z. B. zu einer (drohenden) Nicht-Versetzung oder zu einem fehlenden Schulabschluss?
- Treten neben den Schwierigkeiten beim Lernen weitere Auffälligkeiten auf, z. B. Probleme in der Aufmerksamkeit, in der Impulskontrolle oder im Bereich des sozialen Verhaltens gegenüber Eltern und Gleichaltrigen?
- Welche Maßnahmen wurden bereits ergriffen, um den Leistungsproblemen beizukommen (z. B. im Rahmen des Förderunterrichts oder einer fachlich angeleiteten Lerntherapie)?

Zur Beantwortung dieser Fragen werden klinische Interviews mit allen beteiligten Personen (Kind, Eltern, Lehrkräfte, Erzieher:innen), Verhaltensbeobachtungen (z. B. zum Lern- und Arbeitsverhalten des Kindes) und Informationen aus schulischen Dokumenten (Zeugnisse, Förderberichte) herangezogen. Erst aus der Zusammenführung der testpsychologischen und der zusätzlichen weiteren Informationen kann die Diagnose einer Lernstörung getroffen werden.

Ausschlusskriterien. Sowohl nach DSM-5 als auch nach ICD-10 ist bei folgenden Gegebenheiten die Diagnose einer Lernstörung auszuschließen:

- Wenn sich der Verdacht auf eine neurologische Erkrankung (bzw. eine unfallbedingte Verletzung) oder eine Störung bestimmter Sinnesfunktionen (Seh- und/oder Hörstörungen) im Rahmen einer medizinischen Untersuchung erhärtet.
- Wenn gravierende Mängel in der Beschulung bestehen, etwa bei längerer Abwesenheit vom Schulunterricht (ohne dass das Kind ersatzweise zu Hause unterrichtet wird), aber auch, wenn die Unterrichtssprache nur unzureichend beherrscht wird, sodass das Kind zwar regelmäßig die Schule besucht, aber die Lerninhalte nicht versteht.

- Wenn eine intellektuelle Beeinträchtigung vorliegt, wofür üblicherweise ein IQ-Wert von mindestens zwei Standardabweichungen unter dem Durchschnitt veranschlagt wird (IQ<70; *leichte Intelligenzminderung* nach ICD-10, F70).

1.2 Inhaltliche Klassifikation: Welche Lernstörungen gibt es?

Nach DSM-5 und ICD-10 sind Lernstörungen nur dann zu diagnostizieren, wenn gravierende Rückstände in mindestens einem von drei schulischen Inhaltsbereichen festgestellt werden (vgl. Tabelle 1.1). Im DSM-5 muss für die Diagnose einer „spezifischen Lernstörung“ mindestens eines von sechs Symptomen (S. 87) erfüllt sein, die Beeinträchtigungen beim *Lesen* („ungenaues oder langsames und mühsames Lesen von Wörtern“ oder „Schwierigkeiten, die Inhalte des Gelesenen zu verstehen“), beim *schriftlichen Ausdruck* („Schwierigkeiten in der Rechtschreibung“, „Schwierigkeiten in der Grammatik und Zeichensetzung“, „Mängel in der Klarheit und Strukturierung von schriftlich formulierten Gedanken“) und beim *Rechnen* („Schwierigkeiten beim Verständnis von Zahlen, beim Einprägen arithmetischer Fakten oder beim Rechnen“ oder „Schwierigkeiten beim mathematischen Schlussfolgern“) betreffen. Allgemeinere Lernstörungen, bei denen Beeinträchtigungen in mehr als (nur) einem Fertigkeitsbereich auftreten, werden jeweils einzeln „kodiert“, indem z.B. eine Rechenstörung (F81.2) gemeinsam mit einer Lesestörung (F81.0) vermerkt wird. Dies gilt auch für die Diagnose einer „Lese- und Rechtschreibstörung“ (F81.0 und F81.81). Außerdem wird der Schweregrad der Störung und der damit verbundene Interventionsbedarf in den Abstufungen „leicht“, „mittel“ oder „schwer“ erfasst.

In der ICD-10 werden Lernstörungen als „umschriebene Entwicklungsstörungen schulischer Fertigkeiten“ bezeichnet. Unter F81.0 werden Störungen des Lesens *und* des Rechtschreibens in einer gemeinsamen Kategorie („Lese- und Rechtschreibstörung“) erfasst. Ist die Rechtschreibleistung beeinträchtigt, ohne dass Hinweise auf eine umschriebene Lesestörung vorliegen, so wird eine „isolierte Rechtschreibstörung“ (F81.1) festgestellt. Die Klassifikation der „Rechenstörung“ (F81.2) gleicht der Diagnose gemäß DSM-5. Für die Feststellung einer allgemeinen Lernschwäche ist in der ICD-10 die Kategorie „Kombinierte Störungen schulischer Fertigkeiten“ (F81.3) vorgesehen. Diese werden vermerkt, wenn zusätzlich zu einer Rechenstörung auch Beeinträchtigungen im Lesen und/oder Rechtschreiben vorliegen. Defizite in Schreibleistungen bezieht die ICD-10 auf die Fehlerhaftigkeit der Rechtschreibung. Störungen im „expressiven Schreiben“ (Satzkonstruktion, Textproduktion) können unter den „sonstigen Entwicklungsstörungen schulischer Fertigkeiten“ (F81.8) vermerkt werden. Alle weiteren „nicht näher bezeichneten“ Entwicklungsstörungen schulischer Fertigkeiten (F81.9.) sind schlecht definiert. Diese Kategorie sollte daher möglichst nicht verwendet werden (Dilling et al., 2015).

Tabelle 1.1: Klassifikation von Lernstörungen nach DSM-5 (Falkai & Wittchen, 2018) und ICD-10 (Dilling, Mombour & Schmidt, 2015)

DSM-5		**ICD-10**	
Spezifische Lernstörung/ Symptomatik		**Umschriebene Entwicklungsstörungen schulischer Fertigkeiten/ Symptomatik**	
Lernstörung mit Beeinträchtigung beim Lesen	• Lesegenauigkeit • Lesegeschwindigkeit oder -flüssigkeit • Leseverständnis	F 81.0 Lese- und Rechtschreibstörung	• Fehler beim Vorlesen und Wiedererkennung von Wörtern • Niedrige Lesegeschwindigkeit • Defizite im Leseverständnis
Lernstörung mit Beeinträchtigung beim schriftlichen Ausdruck	• Rechtschreibung • Genauigkeit der Grammatik und der Zeichensetzung • Klarheit oder Strukturierung des schriftlichen Ausdrucks	F81.1 Isolierte Rechtschreibstörung	• Fehler beim Buchstabieren • Fehler beim Schreiben
Lernstörung mit Beeinträchtigung beim Rechnen	• Zahlenverständnis • Einprägung arithmetischer Fakten • Genaues oder flüssiges Rechnen • Genaues mathematisches Schlussfolgern	F81.2 Rechenstörung	• Fehlendes Verständnis der Rechenoperationen • Mangelndes Verständnis mathematischer Ausdrücke • Nichterkennen numerischer Symbole • Kleines Einmaleins wird nicht gelernt

Tabelle 1.1: Fortsetzung

DSM-5 Spezifische Lernstörung/ Symptomatik	ICD-10 Umschriebene Entwicklungsstörungen schulischer Fertigkeiten/ Symptomatik	
Ist mehr als eine Teilfertigkeit beeinträchtigt, so wird jeder betroffene Bereich durch eine entsprechende Kodierung vermerkt. Zu bestimmen ist auch der Schweregrad der Beeinträchtigung und die damit verbundene Intensität und Dauer der Intervention: • *Leicht:* Modifizierte Aufgabenstellung oder unterstützende Maßnahmen während des Schuljahrs • *Mittel:* Intensive und spezielle Förderung während des Schuljahrs • *Schwer:* Intensive, individuelle und spezielle Förderung über einen Großteil der Schuljahre	F81.3 Kombinierte Störungen schulischer Fertigkeiten	• Symptome sowohl nach F81.2 als auch nach F81.0 oder F81.1
	F81.8 Sonstige Entwicklungsstörungen schulischer Fertigkeiten	• Entwicklungsbedingte expressive Schreibstörung
	F81.9 Entwicklungsstörung schulischer Fertigkeiten, nicht näher bezeichnet (nnb)	• nnb Lernbehinderung • nnb Lernstörung • nnb Störung des Wissenserwerbs

In der aktuellsten Fassung der ICD, der ICD-11 (für einen Entwurf der deutschsprachigen Fassung siehe Bundesinstitut für Arzneimittel und Medizinprodukte, 2023) werden Lernstörungen als „Lernentwicklungsstörungen" (6A03) ausgewiesen. Hinsichtlich Bezeichnung und Konzeption nähert sich die ICD-11 dem DSM-5 an. Gegenüber der ICD-10 ändert sich in der ICD-11 Folgendes:

- Beeinträchtigungen im Lesen (6A03.0) und Beeinträchtigungen im schriftlichen Ausdruck (6A03.1) werden unabhängig voneinander klassifiziert, sodass nach ICD-11 auch eine isolierte Lesestörung diagnostizierbar ist.
- Beeinträchtigungen im schriftlichen Ausdruck werden in der ICD-11 weiter als bisher gefasst. Neben Rechtschreibschwierigkeiten werden jetzt auch Beeinträchtigungen in der Zeichensetzung und Grammatik sowie in der Organisation und Kohärenz schriftlicher Gedanken genannt.
- Allgemeinere Störungen schulischer Fertigkeiten, die sich auf mehrere Bereiche beziehen, werden gemäß ICD-11 durch „Summation" der im Einzelnen festzustellenden Störungsbereiche berücksichtigt. Die bisherige gesonderte Anrechnung von „kombinierten Lernstörungen" entfällt, die Diagnose „Kombinierte Störungen schulischer Fertigkeiten" wird also nicht mehr vergeben.

1.3 Leitlinien zur Diagnose und Behandlung von Lernstörungen

Unter Federführung der Deutschen Gesellschaft für Kinder- und Jugendpsychiatrie, Psychosomatik und Psychotherapie (DGKJP) gibt die Arbeitsgemeinschaft der Wissenschaftlichen Medizinischen Fachgesellschaften (AWMF) Leitlinien zum diagnostischen und therapeutischen Vorgehen u.a. auch bei Lernstörungen heraus. Eine sogenannte „S3-Leitlinie" liegt für die Rechenstörung (2018) und für die Lese- und/oder Rechtschreibstörung (2015) vor. „Leitlinie" bedeutet, dass Empfehlungen zum professionellen „medizinischen" und „psychologischen" Handeln erteilt werden. Diese sind allerdings rechtlich nicht verbindlich (etwa i.S. einer Richtlinie). „S3" bedeutet, dass die Leitlinie besonders hohe methodische Standards erfüllt. Neben einer gründlichen Aufarbeitung der Datenlage („metaanalytische Evidenz"), beruht eine S3-Leitlinie auf der Konsensbildung zwischen Expert:innen, die aus den jeweils zuständigen Fachgesellschaften entsendet werden. S3-Leitlinien sind für fünf Jahre gültig. Die Leitlinie für Lese- und/oder Rechtschreibstörungen ist veraltet; ihre Neufassung ist zeitnah zum Erscheinen dieses Bands zu erwarten. Die Leitlinie zur Rechenstörung ist im Februar 2023 ausgelaufen. Zur Verdeutlichung lassen sich ihre Eckpunkte wie folgt zusammenfassen:

- Eine Rechenstörung ist durch Minderleistungen in der Richtigkeit und/oder Lösungszeit für schulische Rechenaufgaben (Basiskompetenzen, Grundrechenarten, Sachaufgaben) gekennzeichnet.
- Eine Rechenstörung wird in der Regel von Minderleistungen in den Bereichen des visuell-räumlichen Arbeitsgedächtnisses und der exekutiven Funktionen (Inhibition) begleitet.
- Die Diagnose einer Rechenstörung setzt neben der testpsychologischen Untersuchung eine gründliche klinische Untersuchung (psychologisch wie medizinisch) voraus.
- Eine „Minderleistung" (Alters- oder Klassennorm-Diskrepanz) liegt vor, wenn die Leistung in einem standardisierten Test mindestens 1.5 Standardabweichungen unter dem Mittelwert (Prozentrang ≤7) liegt. Unterstützen die Ergebnisse der klinischen Untersuchung, einschl. Differenzialdiagnostik, Bestimmung des Entwicklungsverlaufs und Abklärung der Familien- und Schulsituation, den Verdacht auf eine Rechenstörung, so kann dieses Kriterium auf eine Standardabweichung (Prozentrang ≤ 16) abgesenkt werden.
- Die zusätzliche Anwendung des IQ-Diskrepanzkriteriums (wie in der ICD) wird *nicht* empfohlen.
- Für die Diagnose einer Rechenstörung (ab Ende der 1. Klasse) und für die Bestimmung von Risikofaktoren (Kindergartenalter bis einschl. Anfang der 1. Klasse) werden besonders aussagekräftige und aktuell normierte Tests empfohlen. Gleichfalls empfohlen werden bestimmte therapeutische Vorgehensweisen und Programme zur Prävention und Behandlung von Rechenstörungen, deren Wirk-

samkeit wissenschaftlich abgesichert ist. Eine Auswahl geeigneter Tests und Trainingsprogramme findet sich in Kapitel 3 dieses Bands.

- Grundsätzlich sollte die Intervention ...
  - ... an den diagnostisch erkannten Symptomschwerpunkten der Rechenstörung ansetzen;
  - ... in Einzelsitzungen (45 Minuten) durchgeführt werden;
  - ... von Fachkräften mit pädagogisch-therapeutischer Ausbildung angeleitet werden;
  - ... bei Kindern mit Risikofaktoren bereits während der Vorschulzeit beginnen, wobei die Wirksamkeit durch Verlaufsuntersuchungen zu kontrollieren ist.

1.4 Epidemiologie: Wie verbreitet sind Lernstörungen?

Angaben zur Verbreitung von Lernstörungen finden sich in Tabelle 1.2. Fischbach et al. (2013) erfassten bei 2.195 Grundschulkindern (Ende 2. Klasse oder Anfang 3. Klasse) aus drei Regionen in Deutschland schulische Leistungen in den Kernbereichen Lesen, Rechtschreiben und Rechnen mit standardisierten Tests. Zusätzlich überprüften sie die allgemeine Denkfähigkeit mit einem Intelligenztest. Eine „Lernschwäche“ wurde diagnostiziert, wenn – trotz unauffälliger Intelligenz ($IQ \geq 85$) – die Schulleistung in einem oder mehreren Bereichen mindestens eine

Tabelle 1.2: Prävalenzraten (in %) für Lernstörungen und Lernschwächen bei Schüler:innen in der Mitte der Grundschulzeit (nach Fischbach et al., 2013, Tabelle 3, S. 70).

	Lernstörungen	Lernschwächen
Isolierte Leseschwäche	2.6	4.6
Isolierte Rechtschreibschwäche	4.0	5.7
Lese- *und* Rechtschreibschwäche	2.1	3.8
Isolierte Rechenstörung	2.6	5.0
Kombinierte Lernstörung	2.0	4.2
Insgesamt	*13.3*	*23.3*

Anmerkung: Im Unterschied zur Feststellung einer Lernschwäche (schulische Minderleistung trotz unauffälliger Intelligenz) wurde bei der Klassifikation der Lernstörungen das IQ-Diskrepanzkriterium (signifikante Abweichung der Schulleistung vom Intelligenzniveau) verwendet. Mehrfachzuordnungen der Kinder zu den diagnostischen Kategorien wurden ausgeschlossen. Um den Anteil der Kinder zu bestimmen, die insgesamt von (mindestens) einer Lernstörung bzw. (mindestens) einer Lernschwäche betroffenen sind, können die in der Tabelle berichteten Prozentwerte aufsummiert werden (siehe Zeile *Insgesamt*).

Standardabweichung unter dem Durchschnitt lag. Bei der Diagnose einer „Lernstörung" wurde zusätzlich das IQ-Diskrepanzkriterium verwendet (Abweichung von wenigstens 1.2 Standardabweichungen). Bei der Auswertung wurde jedes betroffene Kind nur einmal, also in nur einer einzigen Diagnosekategorie, vermerkt. Die Prävalenzraten lagen für die jeweils festgestellte Art der Lernstörung zwischen 2 und 4 %. Beeinträchtigungen im Lesen und Rechtschreiben wurden bei ungefähr doppelt so vielen Jungen wie Mädchen festgestellt. Beeinträchtigungen im Rechnen wurden dreimal häufiger bei Mädchen als bei Jungen diagnostiziert (für die exakten Angaben siehe Tabelle 3 in Fischbach et al., 2013).

Wurde auf das IQ-Diskrepanzkriterium verzichtet, so verdoppelten sich nahezu die Prozentwerte für das Vorliegen einer Lernschwäche. In der Summe genommen waren etwas mehr als 13 % der untersuchten Kinder von einer Lernstörung, aber fast ein Viertel (23 %) von einer Lernschwäche betroffen. Folgenreich ist diese Unterscheidung, wenn fast der Hälfte der lernschwachen Kinder, die das IQ-Diskrepanzkriterium nicht erfüllen, der schulische Nachteilsausgleich und damit der unterstützte Zugang zu pädagogischen und lerntherapeutischen Fördermaßen vorenthalten wird (Mähler, 2021).

Ernüchternd sind die Ergebnisse, die für Deutschland aus nationalen und internationalen Schulleistungsuntersuchungen berichtet werden. In einer 2021 mit 27.000 Grundschulkindern der vierten Klassenstufe bundesweit durchgeführten Untersuchung ermittelte das „Institut für Qualitätsentwicklung im Bildungswesen" (IQB), dass der Anteil der Viertklässler:innen, welche die *Mindeststandards* für das Erreichen schulischer Kompetenzen verfehlen, bei 19 % (Lesen), 30 % (Rechtschreiben) und 22 % (Mathematik) lag (Stanat et al., 2022).

Internationale Studien untermauern diese Ergebnisse. In der 2023 von McElvany et al. publizierten „Internationalen Grundschul-Lese-Untersuchung" (IGLU 2021) lag der Anteil der in Deutschland getesteten Viertklässler:innen ohne ausreichende Lesekompetenz bei 25 %. Noch weit stärker als in anderen Ländern sind in Deutschland vor allem Kinder mit Zuwanderungshintergrund betroffen. Zudem häufen sich Schulleistungsprobleme bei Kindern aus sozial schwachen bzw. bildungsfernen Familien. Trotz aller Anstrengungen, die seitens der Schulen unternommen werden, bleibt die Unterrichtszeit, die an deutschen Grundschulen wöchentlich mit Leseübungen (Lesezeit) verbracht wird, mit durchschnittlich 141 Minuten hinter dem internationalen Durchschnitt (205 Minuten) zurück.

Dass sich solche Einschränkungen im Sekundarbereich nicht einfach auswachsen, verdeutlicht z. B. die 2018 durchgeführte PISA-Untersuchung (Reiss, Weis, Klieme & Köller, 2019). Mehr als ein Fünftel der 15-Jährigen in Deutschland erreichte beim Lesen gerade noch Grundschulniveau, war also kaum in der Lage dazu, die Bedeutung von Textaussagen zu erfassen. In Mathematik und in den Naturwissenschaften sah es nicht besser aus: Auch hier erwiesen sich rund 20 % der Schüler:innen als ausgesprochen leistungsschwach. Gemessen an international festgelegten Standards, zeigten diese Schüler:innen allenfalls rudimentäre mathematisch-naturwissenschaftliche Kenntnisse.

Schuladministrative Maßnahmen schaffen hier nur selten Abhilfe. Bundesweit wiederholten im Schuljahr 2021/22 155.800 Kinder und Jugendliche eine Klassenstufe, was einer Quote von 2.4 % entspricht (Statistisches Bundesamt, 2022). Die durch Klassenwiederholungen verursachten Mehrausgaben im deutschen Bildungssystem wurden von Klemm schon 2009 mit über 900 Millionen Euro pro Jahr beziffert. Nach den Ergebnissen einer internationalen Metaanalyse (Goos, Pipa & Peixoto, 2021) sind Klassenwiederholungen allerhöchstens wirksam, wenn sie mit gezielten Fördermaßnahmen kombiniert werden. Unterrichtsstoff, an dem die betreffenden Schüler:innen schon einmal gescheitert sind, bloß zu wiederholen, bringt vergleichsweise wenig; die Effektstärke dafür ist sogar leicht negativ (vgl. Kapitel 31).

Laut Statistischem Bundesamt verließen 2021 47.500 Jugendliche in Deutschland am Ende ihrer Pflichtschulzeit die Schule ohne Hauptschulabschluss. Das entspricht einem Anteil von 6.2 % an der Gleichaltrigengruppe. Vergleichbare Quoten wurden für die Vorjahre ermittelt (Klemm, 2023). Jüngst ist die Zahl der Jugendlichen ohne anerkannten Schulabschluss aber angestiegen: 2022 auf 52.300 (6.9 %) und 2023 auf 55.700 (7.2 %), laut „Statistik der allgemeinbildenden Schulen" des Bundesamts. Die Kosten eines fehlenden Schulabschlusses sind immens, sowohl was die öffentlichen Ausgaben (Sozialausgaben, Gesundheitskosten) als auch was die Lebenschancen, die Berufslaufbahn und das zu erwartende Lebenseinkommen junger Menschen betrifft (McCoy et al., 2017). Besser investiert wäre dieses Geld, wenn es präventiv eingesetzt werden würde, damit Schüler:innen, die auf längere Sicht zusätzliche Hilfen benötigen, ihre Schullaufbahn mit einem qualifizierten Abschluss beenden können.

1.5 Komorbidität: Lernstörungen und psychische Auffälligkeiten

Im Vergleich zu Kindern mit „normalen" Schulleistungen werden bei Kindern mit Lernstörungen sowohl *internalisierende* als auch *externalisierende* Auffälligkeiten häufiger festgestellt (Visser, Büttner & Hasselhorn, 2019; Gasteiger-Klicpera, Klicpera & Schabmann, 2006). Psychische Auffälligkeiten, die zusätzlich zu einer Lernstörung auftreten, werden fachsprachlich als „komorbid" bezeichnet. Im Bereich der Lesestörung schätzten Willcutt et al. (2013), dass bei fast der Hälfte der betroffenen Kinder und Jugendlichen zusätzlich eine Verhaltens- oder emotionale Störung (ICD-10, F9) vorliegt. Über komorbide Auffälligkeiten bei Lernstörungen ist Folgendes bekannt:

- Unter den externalisierenden Auffälligkeiten ragt *ADHS* (Aufmerksamkeitsdefizit-/Hyperaktivitätsstörung nach DSM-5; hyperkinetische Störungen nach

ICD-10, F90) als komorbide Störung heraus. Gesichert ist, dass bei Kindern mit Lernstörungen – und hier speziell bei lese- und rechtschreibschwachen Kindern – ADHS etwa viermal häufiger als bei Kindern ohne Lernstörungen auftritt (20 % vs. 5 %; Schuchardt, Fischbach, Balke-Melcher & Mähler, 2015). Im Vordergrund steht die Unaufmerksamkeit, weniger die Impulsivität und Hyperaktivität der Kinder bzw. Jugendlichen (Willcutt et al., 2013).
Eine (unbehandelte) ADHS gehört zu den Haupt-Risikofaktoren für eine missglückende Schullaufbahn (Arnold, Hodgkins, Kahle, Madhoo & Kewley, 2020). Schüler:innen mit ADHS zeigen deutliche Beeinträchtigungen im Lernverhalten. Gerade in lernintensiven Phasen des Unterrichts fallen sie durch unaufmerksames und abgelenktes Verhalten auf (Lauth, Heubeck & Mackowiak, 2006; Orban, Rapport, Friedman, Eckrich & Kofler, 2018; Staff, Oosterlaan, van der Oord, van den Hoofdakker & Luman, 2023). Sie beschäftigen sich dann mit anderen Dingen als den angebotenen Unterrichtsinhalten. Dies erhöht die Gefahr, dass sie hinter ihre Mitschüler:innen immer weiter zurückfallen.
- Auch *Störungen des sozialen Verhaltens* (ICD-10, F91), wie oppositionelles, aufsässiges Verhalten (F91.3), werden bei Kindern mit Lernstörungen häufiger als sonst üblich festgestellt. Das Spektrum der untersuchten Auffälligkeiten ist weit gefasst und reicht bis hin zur Begehung von Straftaten (Evans, Clinkinbeard & Simi, 2015). Störungen des Sozialverhaltens überlappen mit ADHS. Ihre Komorbidität gegenüber Lernstörungen lässt sich zumindest teilweise auf einen übersteigerten Aktivitätsdrang und eine unzureichende Impulskontrolle zurückführen (Willcutt et al., 2013).
- Unter den komorbiden internalisierenden Auffälligkeiten sind zuallererst leistungsbezogene *Ängste* zu nennen (Nelson & Harwood, 2011). Leistungsängste beeinträchtigen den Erwerb und den Abruf schulischen Wissens. Schüler:innen mit Leistungsängsten zweifeln an ihren Fähigkeiten. In Prüfungssituationen machen sie sich Sorgen, erneut zu versagen, und konzentrieren sich zu wenig auf die Lösung der Aufgaben. Selbstzweifel und Versagensängste nisten sich ins Arbeitsgedächtnis ein. Dort erschweren sie die Aufnahme, Verarbeitung und den Abruf von aufgabenbezogenen Inhalten.
- Symptome der *Depressivität* (bis hin zu Selbstmordgedanken) werden bei lernschwachen Kindern und Jugendlichen, aber auch noch bei Erwachsenen, häufiger festgestellt (Klassen, Tze & Hannok, 2013). Offen ist bislang der Wirkzusammenhang. So kann es vorkommen, dass ein lernschwaches Kind, das keine angemessene Unterstützung erhält, auf schulische Versagenserlebnisse mit depressiven Symptomen reagiert. Die depressive Verstimmung (meist im subklinischen Bereich) und ihre Begleiterscheinungen (Passivität, Lustlosigkeit, Schlafschwierigkeiten, Appetitlosigkeit) treten dann als Folge der immer häufiger werdenden schulischen Misserfolge auf. Depressivität kann die ohnehin schon bestehenden Leistungsprobleme aber noch weiter verschärfen. Das Kind arbeitet im Unterricht nicht mehr mit, traut sich die Aufgaben nicht zu und würde am liebsten erst gar nicht in die Schule gehen.

Die Frage ist, in welchem Verhältnis psychische Auffälligkeiten und Lernstörungen zueinander stehen: Gehen Lernstörungen den Verhaltensstörungen voraus? Kommen Verhaltensauffälligkeiten zuerst und danach die Lernstörungen? Haben beide gemeinsame Wurzeln (z.B. Defizite in exekutiven Funktionen oder in Arbeitsgedächtnisleistungen)? Einfach und abschließend lässt sich diese Frage nicht beantworten. Vielmehr findet man verschiedene Konstellationen, je nach Art der psychischen Auffälligkeit (Ängste, Depressionen, ADHS), dem Beginn der Lernbeeinträchtigung (z.B. von Schulbeginn an) und dem Sozialisationsmilieu der Familien (z.B. Sprachgebrauch, Anspruchsniveau). Dennoch müssen psychische Auffälligkeiten in einer klinisch-diagnostischen Untersuchung abgeklärt und bei positivem Ergebnis in der Intervention berücksichtigt werden. Ein Beispiel wäre, wenn ein lerntherapeutisches Programm zur Behandlung einer Schreibstörung mit verhaltenstherapeutischen Maßnahmen kombiniert wird, die das Aufmerksamkeitsverhalten des Kindes gezielt verbessern sollen (z.B. durch die operante Verstärkung des Arbeitsverhaltens oder durch ein beigefügtes Eltern-Kind-Training; siehe Glaser, Palm & Brunstein, 2014; Koenigs, Schuchardt & Mähler, 2019).

1.6 Woher kommen Lernstörungen?

Moderne Erklärungen von Lernstörungen sind sehr konkret (Swanson, Harris & Graham, 2013). Sie gehen von dem aus, was gelernt werden soll: Was müssen Lernende z.B. tun, um einen Text zu verstehen? Welche gedanklichen Handlungen müssen sie dafür im Einzelnen vollziehen? Um diese Fragen zu beantworten, wird die Gesamtaufgabe, z.B. „Textverstehen", in mehrere Teilaufgaben untergliedert: ökonomisches und flüssiges Lesen, Klärung schwieriger Textstellen, Vergleich zwischen Text und schon vorhandenen Vorkenntnissen, Erkennen und Hervorheben von zentralen Sinneinheiten, Übersetzung der Inhalte in eigene Begriffe und Sprache sowie Durchführung einer „inneren Probe", ob der Text verstanden worden ist. Zusammengenommen erzeugen diese notwendigen Teilschritte schließlich das Textverständnis. Liegt ein deutlicher Rückstand vor, so empfiehlt es sich, die jeweils nicht beherrschten Teilfertigkeiten zu ermitteln und daran anschließend systematisch einzuüben.

Dieses Herunterbrechen von Fertigkeiten in ihre einzelnen Bestandteile ist seit langem aus der angewandten Verhaltensanalyse bekannt (Cooper, Heron & Heward, 2019). Dieser Ansatz erklärt die jeweilige Lernstörung durch konkrete Fertigkeitsdefizite, die den Kindern möglichst direkt und umstandslos nahegebracht werden sollen. Dabei werden die „nicht gekonnten" Teilschritte – nachdem sie diagnostisch unter die Lupe genommen wurden – gezielt eingeübt. Um die jeweilige Teilfertigkeit zuverlässig aufzubauen, werden geeignete Übungsaufgaben, Lernhilfen und Vermittlungstechniken benötigt. Durch intensives, regelmäßiges und vorstrukturiertes Üben werden Schritt für Schritt diejenigen Fertigkeiten ausgebildet, die sich zur erwünschten Endleistung zusammenfügen.

„Diagnostik" (Feststellung der Minderleistung und Bestimmung von Fertigkeitsmängeln, welche die Minderleistung bedingen) und „Intervention" (schrittweises Einüben von Fertigkeiten, die für eine Leistungsverbesserung benötigt werden) sollten beim Auftreten einer Lernstörung Hand in Hand gehen. Störungsübergreifend stehen die folgenden Bereiche dabei im Vordergrund (siehe Lauth, Hammes-Schmitz & Lebens, 2014):

- *Basisfertigkeiten.* Damit sind grundlegende Fertigkeiten der Informationsverarbeitung gemeint, wie die Fähigkeit, die Aufmerksamkeit gezielt auf Lerninhalte zu richten, Informationen herauszulösen, verbale Informationen zu entschlüsseln, sich Dinge merken zu können oder visuelle Vorlagen zu mustern. Sofern sie nicht in ausreichendem Maße vorhanden sind, ist es nicht möglich, sich höherwertige Kompetenzen anzueignen, wie z. B. Inhalte ordnen, Kategorien bilden oder Regel- und Begriffssysteme ausbilden. Mangelnde Basisfertigkeiten äußern sich dadurch, dass Kinder schon bei der Aneignung grundlegender Lerninhalte, wie sie in den ersten beiden Grundschuljahren unterrichtet werden, Schwierigkeiten zeigen (z. B. Zahlen vergleichen und zerlegen; das kleine Einspluseins erlernen; Buchstaben-Laut-Verbindungen einprägen; sich häufig vorkommende Buchstabenabfolgen merken; diktierte Wörter lautgetreu verschriftlichen).
- *Wissens- und Begriffssysteme.* Vorwissen und begriffliche Schemata sind zwingend erforderlich, um neue Kenntnisse zuverlässig und dauerhaft zu erwerben. Sie erweisen sich als eine der wichtigsten Einflussgrößen der Schulleistung (Hattie, 2023). Es ist davon auszugehen, dass Schüler:innen mit gravierenden Lernproblemen nur über eine reduzierte Wissensbasis verfügen, sodass sie neue Lerninhalte nicht sicher einordnen und nur unzureichend mit ihrem Vorwissen verknüpfen können. Kommen dann noch Mängel in der Strategieanwendung dazu (z. B. in der Beherrschung von Vorgehensweisen, welche die Aufnahme, Speicherung und den Abruf verbaler Informationen erleichtern), so wird es immer unwahrscheinlicher, dass neues Wissen mit ausreichender Sicherheit erworben werden kann.
- *Metakognitive bzw. exekutive Funktionen.* Hierunter fallen gedankliche Aktivitäten, die das eigene Vorgehen beim Lernen begleiten. Sie laufen einfach mit oder gehen einzelnen Lernakten, wie der Planung der Aufgabe oder der Prüfung des Lernwegs, voraus. Sie beziehen sich sowohl auf die Reflexion als auch auf die bewusste Steuerung des eigenen Lernens („exekutive Kontrolle"). Metakognitive bzw. exekutive Funktionen dienen der Planung, Überwachung und Steuerung von Lernhandlungen. Die Bandbreite reicht von der Kontrolle des Verlaufs des eigenen Lernens über den gezielten und vorausplanenden Einsatz aufgabenspezifischer Strategien bis hin zur Analyse von Fehlern. Schüler:innen mit tiefgreifenden Leistungsrückständen wenden solche bewussten Vorgehenswei-

sen nicht von sich aus an. Sie erweisen sich insofern als wenig selbstgesteuert. Ihr Lernen ist ineffektiv, weil sie Fehler oder Irrwege nicht erkennen und ihr Vorgehen daher auch nicht korrigieren können. Infolgedessen werden die beabsichtigten Lernergebnisse nicht erreicht.

- *Motivation.* Bei hoher Motivation werden mehr Lernaktivitäten unternommen. Die Schüler:innen beginnen Lernhandlungen dann von sich aus, setzen sich mit einer Aufgabe intensiv auseinander, arbeiten häufiger bzw. länger, lassen sich von anfänglichen Schwierigkeiten nicht verunsichern und streben beim Lernen ein „Qualitätsziel" an. Der eintretende Erfolg verstärkt die eingesetzten Lernaktivitäten und steigert das inhaltliche Interesse. Die so belohnten Lernaktivitäten werden bekräftigt und verfestigen sich zu personennahen Gewohnheiten oder Haltungen.
  Bei geringer Motivation werden weniger Lernaktivitäten unternommen: Die Schüler:innen gehen dann ungern an eine Aufgabe heran, wollen schnell fertig werden und halten ihren Aufwand gering. Ihr Vorgehen führt eher zu Misserfolgen und bekräftigt Meidungsverhalten. Denn diese Art des „erzwungenen Lernens" verbindet sich mit negativen Gefühlen und vermehrter Fremdbestimmung. Können die Schüler:innen den Lernaufgaben aus dem Wege gehen, nehmen Angst, Langeweile, Überforderung, Unwille, Ungeduld und Fremdbestimmung ab. Die meidenden Verhaltensweisen werden negativ verstärkt, sodass sie von nun an noch häufiger gezeigt werden. Ein wahrhafter Teufelskreis! Denn es werden gerade solche Handlungen unterlassen, die den schulischen Leistungsproblemen entgegenwirken könnten.

Eine Person, die nicht ausreichend gut lernt, weist nach unserem Verständnis in mindestens einem der vier vorgenannten Bereiche gravierende Probleme auf. Diese Schwierigkeiten gilt es herauszufinden, auf die betroffenen Lernbereiche einzugrenzen und durch maßgeschneiderte Interventionen zu überwinden (Fletcher, Lyon, Fuchs & Barnes, 2019). Daneben gibt es eine Fülle von Konzepten, die das Entstehen und Fortdauern von Lernstörungen modellhaft und inhaltsübergreifend beschreiben. Einige davon werden im Kasten „Umfassendere Konzepte zur Erklärung von Lernstörungen" aufgeführt. Sie tauchen in den einzelnen Kapiteln dieses Bands (insb. in Teil 1) immer wieder auf, werden dann aber im Hinblick auf die jeweils behandelte Beeinträchtigung näher ausgeführt.

Umfassendere Konzepte zur Erklärung von Lernstörungen

- *Überselektivität.* Das Konzept besagt, dass Kinder, die eine Lernstörung haben, eingehende Informationen (z. B. Erklärungen der Lehrkraft) nicht präzise einordnen können (Brack, 2001). Sie haben offensichtlich kein System dafür. Stattdessen greifen sie einzelne Informationen willkürlich und zufällig aus der Vielfalt der dargebotenen Informationen heraus. Infolgedessen erzielen sie nur zufällig Lerngewinne und entwickeln keine regelhaften Verhaltensweisen. Gut gemeinte Belehrungen helfen dann nicht weiter, sondern verwirren das Kind nur noch mehr.

- *Fehlende Lernvoraussetzungen.* Bei Kindern mit Lernstörungen sind teils sublime, teils offenkundige Einschränkungen in den Lernvoraussetzungen festzustellen. Kinder mit Lese-Rechtschreibstörungen haben beispielsweise bei Schulbeginn einen reduzierten Wortschatz, können sich neue Lautfolgen weniger gut einprägen und haben Schwierigkeiten, gesprochene Sprache wahrzunehmen. Sie weisen Defizite im phonologischen Rekodieren, im phonematischen Bewusstsein und in der lexikalischen Entwicklung auf (vgl. Kapitel 4). Eigentlich kann man diese frühen Anzeichen schon als Vorform einer Lernstörung ansehen.
- *Allmähliches Zurückbleiben („Einschleichende Lernstörungen").* Eine Lernstörung kann recht undramatisch beginnen: Das Kind findet bei der Einschulung ungünstige Bedingungen vor oder bringt unzureichende Lernvoraussetzungen mit. Daraus entwickeln sich zunächst anfängliche Schwierigkeiten, die sich – weil der Unterricht voranschreitet und die Schwierigkeiten nicht behoben werden –allmählich zu umfassenderen Beeinträchtigungen auswachsen. Irgendwann, meist im Laufe der vorrückenden Grundschuljahre, werden die Rückstände dann so groß, dass sie die Kriterien einer spezifischen oder allgemeinen Lernstörung erfüllen. Dies ist problematisch, weil Lernstörungen recht stabil sind. Ohne frühzeitige Intervention bleiben sie über den Verlauf der Schullaufbahn oftmals bestehen (Gasteiger-Klicpera et al., 2006; Kohn, Wyschkon, Ballaschk, Ihle & Esser, 2013).
- *Mangelhafte Lernaktivität.* Wer erfolgreich lernt, geht anders vor als eine Person, der das Lernen schwerfällt (Klauer & Lauth, 1997; Pressley, Borkowski & Schneider, 1987; Zimmerman, 1998). Erfolgreiche Lerner:innen verfügen über Strategien, mit denen sie ihr Lernverhalten (Ziele setzen, Lernzeiten festlegen, die Lernumgebung gestalten, sich für Erfolge belohnen) bei der Bearbeitung bestimmter Aufgaben (Texte lesen, Aufsätze schreiben, Sachaufgaben lösen) planen, überwachen und steuern können. Kinder mit Lernschwächen können ihr Verhalten weniger gut organisieren. Sie planen zu wenig Zeit für das Lernen ein, arbeiten eher sporadisch, oft erst unter Druck und beginnen viel zu spät, sich auf schulische Aufgaben vorzubereiten. Beim Lernen selbst wirkt ihr Verhalten improvisiert und flüchtig. Sie versuchen, mit möglichst wenig Aufwand auszukommen. Häufig sind sie mehr damit beschäftigt, ihre Befindlichkeit zu regulieren (Selbstwertbedrohungen abwenden, negative Gefühlszustände auflösen) als ihre schulischen Aufgaben aufmerksam und gedankenvoll zu erledigen.
- *Soziale Benachteiligung.* PISA-Studien haben gezeigt, wie eng gerade in Deutschland der schulische Erfolg mit der sozialen Herkunft zusammenhängt (Entorf, 2005). Das Anspruchsniveau der Eltern, der Anregungsgehalt der häuslichen Lernumgebung, die Vermittlung von Arbeits- und Werthaltungen in der Familie, die bei Schulbeginn erreichte Sprachfähigkeit und das

Erlernen von sozialen Verhaltensmustern beeinflussen das Lernverhalten deutlich (Harris, Vazsonyi, Özdemir & Sağkal, 2020; Seligman, 2000). Ohne äußere Unterstützung sind Eltern aus „bildungsfernen" Familien kaum in der Lage, Hilfen bereitzustellen, die ihr „lernschwaches Kind" benötigt, um die schulischen Anforderungen bewältigen zu können. Oft häufen sich in Familien der sozialen Grundschicht ungünstige Voraussetzungen, wie mangelnde Sprachkompetenz, Konzentrationsprobleme, Defizite in der Selbststeuerung und geringe Anstrengungsbereitschaft (Lawson, Hook & Farah, 2018). Kombinieren sich diese Risikofaktoren, so ist die schulische Leistungsentwicklung auch auf lange Sicht gefährdet. Vermittelt über Bildungs- und Lebensentscheidungen (z. B. Schulabschlüsse, Berufswahl) werden soziale Benachteiligungen innerhalb der Familie von einer Generation zur nachfolgenden weitergegeben (Lareau, 2011).

- *Unzureichendes Sprachvermögen.* Schulisches Lernen ist an die jeweilige Unterrichtssprache gebunden. Um dem Unterricht zu folgen und sich daran zu beteiligen, benötigen Schüler:innen sowohl *rezeptive* (den Sinn sprachlicher Aussagen verstehen können) als auch *expressive* (eigene Gedanken in sprachlichen Aussagen ausdrücken können) Fähigkeiten. Sprachgewandte Schüler:innen erfassen die Lerninhalte differenzierter und können ihr eigenes Lernverhalten durch inneres Sprechen („inner behavior") besser regulieren (Moffitt, Poulton & Caspi, 2013) als Schüler:innen, die sprachlich weniger kompetent sind. Besonders betroffen sind Kinder aus Familien mit Zuwanderungshintergrund. Genauer ausgedrückt geht es um Kinder, welche die Unterrichtssprache Deutsch nicht als Muttersprache gelernt haben und in deren Familien Deutsch nur selten im Alltag verwendet wird. An sich schließt die „unzureichende Beherrschung der Unterrichtssprache", z. B. nach DSM-5 (Falkai & Wittchen, 2018, S. 88), die Diagnose einer Lernstörung aus. Dies ändert aber nichts daran, dass diejenigen Kinder und Jugendlichen, in deren Familien nie oder nur manchmal Deutsch gesprochen wird, hierzulande in der Gruppe der leistungsschwachen Schüler:innen besonders häufig vertreten sind. Dies gilt nicht nur für die sprachlichen Fächer, insb. den Deutschunterricht, sondern auch für Fächer aus dem Lernbereich Naturwissenschaften und Mathematik (Stanat, Schipolowski, Mahler, Weirich & Henschel, 2019).

1.7 Literatur

Grundlegende Literatur

Fischbach, A., Schuchardt, K., Brandenburg, J., Klesczewski, J., Balke-Melcher, C., Schmidt, C. et al. (2013). Prävalenz von Lernschwächen und Lernstörungen: Zur Bedeutung der Diagnosekriterien. *Lernen und Lernstörungen, 2*(2), 65–76. https://doi.org/10.1024/2235-0977/a000035

Fletcher, J. M., Lyon, G. R., Fuchs, L. S. & Barnes, M. A. (2019). *Learning disabilities: From identification to intervention* (2nd ed.). New York, NY: Guilford Press.

Hasselhorn, M. (2022). Lernstörungen: Ein unvermeidbares Schicksal? *Zeitschrift für Pädagogische Psychologie, 36*(1–2), 1–17. https://doi.org/10.1024/1010-0652/a000324

Lauth, G. W., Hammes-Schmitz, E. & Lebens, M. (2014). Eine empirische Bedingungsanalyse von Lernstörungen. *Empirische Sonderpädagogik, 4*, 350–364.

Schulte-Körne, G. (2021). Verpasste Chancen: Die neuen diagnostischen Leitlinien zur Lese-, Rechtschreib- und Rechenstörung der ICD-11. *Zeitschrift für Kinder- und Jugendpsychiatrie und Psychotherapie, 49*(6), 463–467. https://doi.org/10.1024/1422-4917/a000791

Swanson, H. L., Harris, K. R. & Graham, S. (Eds.). (2013). *Handbook of learning disabilities* (2nd ed.). New York, NY: Guilford Press.

Weiterführende Literatur

Alloway, T. P. (2010). Working memory and executive function profiles of individuals with borderline intellectual functioning. *Journal of Intellectual Disability Research, 54*(5), 448–456. https://doi.org/10.1111/j.1365-2788.2010.01281.x

Arnold, L. E., Hodgkins, P., Kahle, J., Madhoo, M. & Kewley, G. (2020). Long-term outcomes of ADHD: Academic achievement and performance. *Journal of Attention Disorders, 24*(1), 73–85. https://doi.org/10.1177/1087054714566076

Brack, U. (2001). *Überselektive Wahrnehmung bei retardierten Kindern*. Göttingen: Hogrefe.

Cooper, J. O., Heron, T. E. & Heward, W. L. (2019). *Applied behavior analysis* (3rd ed.). Hoboken, NJ: Pearson Education.

Dilling, H., Mombour, W. & Schmidt, M. H. (Hrsg.). (2015). *Internationale Klassifikation psychischer Störungen. ICD-10 Kapitel V (F). Klinisch-diagnostische Leitlinien* (10. Aufl.). Bern: Hogrefe.

Entorf, H. (2005). PISA-Ergebnisse, sozialökonomischer Status der Eltern und Sprache im Elternhaus: Eine international vergleichende Studie vor dem Hintergrund unterschiedlicher Einwanderungsgesetze. *Tertium Comparationis: Journal für International und Interkulturell Vergleichende Erziehungswissenschaft, 11*, 134–151.

Evans, M. K., Clinkinbeard, S. S. & Simi, P. (2015). Learning disabilities and delinquent behaviors among adolescents: A comparison of those with and without comorbidity. *Deviant Behavior, 36*(3), 200–220. https://doi.org/10.1080/01639625.2014.924361

Falkai, P. & Wittchen, H.-U. (2018). *Diagnostisches und Statistisches Manual Psychischer Störungen DSM-5®* (2., korrigierte Aufl.). Göttingen: Hogrefe. https://doi.org/10.1026/02803-000

Gasteiger-Klicpera, B., Klicpera, C. & Schabmann, A. (2006). Der Zusammenhang zwischen Lese-, Rechtschreibund Verhaltensschwierigkeiten: Entwicklung vom Kindergarten bis zur vierten Grundschulklasse. *Kindheit und Entwicklung, 15*(1), 55–67. https://doi.org/10.1026/0942-5403.15.1.55

Glaser, C., Palm, D. & Brunstein, J. C. (2014). Förderung der Schreibleistung und des Arbeitsverhaltens bei aufmerksamkeitsgestörten Grundschülern: Eine multiple Grundratenstudie über neun Viertklässler. *Empirische Sonderpädagogik, 6*(2), 79–98.

Goos, M., Pipa, J. & Peixoto, F. (2021). Effectiveness of grade retention: A systematic review and meta-analysis. *Educational Research Review, 34*, 100401. https://doi.org/10.1016/j.edurev.2021.100401

Harris, C., Vazsonyi, A. T., Özdemir, Y. & Sağkal, A. S. (2020). Family environment and school engagement: An investigation of cross-lagged effects. *Journal of Adolescence, 84*, 171–179. https://doi.org/10.1016/j.adolescence.2020.08.006

Hattie, J. (2023). *Visible learning: The sequel. A synthesis of over 2,100 meta-analyses relating to achievement*. New York, NY: Routledge. https://doi.org/10.4324/9781003380542

Klassen, R.M., Tze, V.M.C. & Hannok, W. (2013). Internalizing problems of adults with learning disabilities: A meta-analysis. *Journal of Learning Disabilities, 46*(4), 317–327. https://doi.org/10.1177/0022219411422260

Klauer, K.J. & Lauth, G.W. (1997). Lernbehinderungen und Leistungsschwierigkeiten bei Schülern. In F.E. Weinert (Hrsg.), *Psychologie des Unterrichts und der Schule (Enzyklopädie der Psychologie, Themenbereich D, Serie I, Pädagogische Psychologie)* (S. 701–738). Göttingen: Hogrefe.

Klemm, K. (2009). *Klassenwiederholungen – teuer und unwirksam. Eine Studie zu den Ausgaben für Klassenwiederholungen in Deutschland*. Gütersloh: Bertelsmann Stiftung.

Klemm, K. (2023). *Jugendliche ohne Hauptschulabschluss – Demographische Verknappung und qualifikatorische Vergeudung*. Gütersloh: Bertelsmann Stiftung.

Koenigs, J., Schuchardt, K. & Mähler, C. (2019). Wirksamkeit eines kombinierten Lese-Rechtschreib- und Aufmerksamkeitstrainings. *Lernen und Lernstörungen, 8*(1), 21–32. https://doi.org/10.1024/2235-0977/a000248

Kohn, J., Wyschkon, A., Ballaschk, K., Ihle, W. & Esser, G. (2013). Verlauf von umschriebenen Entwicklungsstörungen: Eine 30-Monats-Follow-Up-Studie. *Lernen und Lernstörungen, 2*(2), 77–89. https://doi.org/10.1024/2235-0977/a000032

Lareau, A. (2011). *Unequal childhoods: Class, race, and family life* (2nd ed.). Berkeley, CA: University of California Press. https://doi.org/10.1525/9780520949904

Lauth, G.W., Heubeck, B.G. & Mackowiak, K. (2006). Observation of children with attention-deficit hyperactivity (ADHD) problems in three natural classroom contexts. *British Journal of Educational Psychology, 76*(2), 385–404. https://doi.org/10.1348/000709905X43797

Lawson, G.M., Hook, C.J. & Farah, M.J. (2018). A meta-analysis of the relationship between socioeconomic status and executive function performance among children. *Developmental Science, 21*(2). https://doi.org/10.1111/desc.12529

Mähler, C. (2021). Diagnostik von Lernstörungen: Zeit zum Umdenken. *Zeitschrift für Pädagogische Psychologie, 35*(4), 217–227. https://doi.org/10.1024/1010-0652/a000291

McCoy, D.C., Yoshikawa, H., Ziol-Guest, K.M., Duncan, G.J., Schindler, H.S., Magnuson, K. et al. (2017). Impacts of early childhood education on medium- und long-term education outcomes. *Educational Researcher, 46*, 474–487. https://doi.org/10.3102/0013189X17737739

McElvany, N., Lorenz, R., Frey, A. Goldhammer, F., Schilcher, A. & Stubbe, T.C. (2023). *IGLU 2021: Lesekompetenz von Grundschulkindern im internationalen Vergleich und im Trend über 20 Jahre*. Münster: Waxmann.

Moffitt, T.E., Poulton, R. & Caspi, A. (2013). Lifelong impact of early self-control. *American Scientist, 101*(5), 352–359. https://doi.org/10.1511/2013.104.1

Nelson, J.M. & Harwood, H. (2011). Learning disabilities and anxiety: A meta-analysis. *Journal of Learning Disabilities, 44*(1), 3–17. https://doi.org/10.1177/0022219409359939

Orban, S.A., Rapport, M.D., Friedman, L.M., Eckrich, S.J. & Kofler, M.J. (2018). Inattentive behavior in boys with ADHD during classroom instruction: The mediating role of working memory processes. *Journal of Abnormal Child Psychology, 46*(4), 713–727. https://doi.org/10.1007/s10802-017-0338-x

Pressley, M., Borkowski, J.G. & Schneider, W. (1987). Cognitive strategies: Good strategy users coordinate metacognition and knowledge. In R. Vasta & G. White (Eds.), *Annals of Child Development* (Vol. 5; pp. 89–129). Greenwich, CT: JAI Press.

Reiss, K., Weis, M., Klieme, E. & Köller, O. (Hrsg.). (2019). *PISA 2018: Grundbildung im internationalen Vergleich*. Münster: Waxmann. https://doi.org/10.31244/9783830991007

Schuchardt, K., Fischbach, A., Balke-Melcher, C. & Mähler, C. (2015). Die Komorbidität von Lernschwierigkeiten mit ADHS-Symptomen im Grundschulalter. *Zeitschrift für Kinder- und*

Jugendpsychiatrie und Psychotherapie, 43, 185–193. https://doi.org/10.1024/1422-4917/a000352

Seligman, M. (2000). *Conducting effective conferences with parents of children with disabilities.* New York, NY: Guilford.

Staff, A.I., Oosterlaan, J., van der Oord, S., van den Hoofdakker, B.J. & Luman, M. (2023). The relation between classroom setting and ADHD behavior in children with ADHD compared to typically developing peers. *Journal of Attention Disorders, 27*(9), 939–950. https://doi.org/10.1177/10870547231167522

Stanat, P., Schipolowski, S., Mahler, N., Weirich, S. & Henschel, S. (2019). *IQB-Bildungstrend 2018: Mathematische und naturwissenschaftliche Kompetenzen am Ende der Sekundarstufe I im zweiten Ländervergleich.* Münster: Waxmann.

Stanat, P., Schipolowski, S., Schneider, R., Sachse, K.A., Weirich, S. & Henschel, S. (2022). *IQB-Bildungstrend 2021: Kompetenzen in den Fächern Deutsch und Mathematik am Ende der 4. Jahrgangsstufe im dritten Ländervergleich.* Münster: Waxmann.

Swanson, H.L. (2014). Does cognitive strategy training on word problems compensate for working memory capacity in children with math difficulties? *Journal of Educational Psychology, 106*(3), 831–848. https://doi.org/10.1037/a0035838

Visser, L., Büttner, G. & Hasselhorn, M. (2019). Komorbidität spezifischer Lernstörungen und psychischer Auffälligkeiten: Ein Literaturüberblick. *Lernen und Lernstörungen, 8*(1), 7–20. https://doi.org/10.1024/2235-0977/a000246

Willcutt, E.G., Petrill, S.A., Wu, S., Boada, R., Defries, J.C., Olson, R.K. et al. (2013). Comorbidity between reading disability and math disability: Concurrent psychopathology, functional impairment, and neuropsychological functioning. *Journal of learning disabilities, 46*(6), 500–516. https://doi.org/10.1177/0022219413477476

Zimmerman, B.J. (1998). Academic studying and the development of personal skill: A self-regulatory perspective. *Educational Psychologist, 33*(2–3), 73–86. https://doi.org/10.1080/00461520.1998.9653292

Material

Arbeitsgemeinschaft der Wissenschaftlichen Medizinischen Fachgesellschaften (AWMF). (2015). *S3-Leitlinie: Diagnostik und Behandlung bei der Lese- und/oder Rechtschreibstörung. AWMF-Register-Nr.: 028-044.* Verfügbar unter: https://register.awmf.org/de/leitlinien/detail/028-044

Arbeitsgemeinschaft der Wissenschaftlichen Medizinischen Fachgesellschaften (AWMF). (2018). *S3-Leitlinie: Diagnostik und Behandlung der Rechenstörung. AWMF-Register-Nr.: 028-046.* Verfügbar unter: https://register.awmf.org/de/leitlinien/detail/028-046

Bundesinstitut für Arzneimittel und Medizinprodukte. (2023). *ICD-11 in Deutsch – Entwurfsfassung.* Verfügbar unter: https://www.bfarm.de/DE/Kodiersysteme/Klassifikationen/ICD/ICD-11/uebersetzung/_node.html

Statistisches Bundesamt. (2022). *Statistischer Bericht – Allgemeinbildende Schulen – Schuljahr 2021/2022.* Verfügbar unter: https://www.destatis.de/DE/Themen/Gesellschaft-Umwelt/Bildung-Forschung-Kultur/Schulen/Publikationen/Downloads-Schulen/statistischer-bericht-allgemeinbildende-schulen-2110100227005.html

2 Underachievement: Wenn Schüler:innen weniger leisten als sie könnten

Joachim C. Brunstein und Cornelia Glaser

Fallbeispiel

Jonas (9;4 Jahre alt) besucht die 4. Klasse einer Grundschule. Die Mutter sucht gemeinsam mit Jonas eine schulpsychologische Beratungsstelle auf. Als Anlass gibt sie „Leistungsprobleme in der Schule" an. Zudem möchte sie herausfinden, welche weiterführende Schule Jonas besuchen soll. Im Erstgespräch berichtet sie, dass Jonas' schulische Leistungen bis einschließlich der 2. Klasse stets gut, im Rechnen sogar sehr gut gewesen seien. Insgesamt sei ihm die Schule leichtgefallen. Zu Beginn der 3. Klasse habe es dann einen Wechsel der Klassenlehrerin gegeben. Seine Zeugnisnoten seien auf befriedigend „abgerutscht". Im Elterngespräch habe sich die Lehrerin beklagt, dass sich Jonas zu selten am Unterricht beteiligt. Er reagiere nur, wenn sie ihn direkt anspreche. Allerdings seien die Antworten dann meist richtig. Häufig wirke er im Unterricht lustlos, oft auch „geistig abwesend". An Gruppenarbeiten beteilige er sich gar nicht. Nur wenn sie mit einem neuen Thema beginne, sei er vorübergehend bei der Sache. Es fehle ihm aber an Ausdauer. Er übe kaum und verliere schnell das Interesse. Auch bei den Hausaufgaben mangele es ihm an Fleiß. Die Mutter bestätigt, dass die Hausaufgaben für Jonas „eine echte Qual" seien. Er verbummle die Zeit, fange viel zu spät an und beschäftige sich lieber „mit anderen Sachen". Häufig bearbeite er die Aufgaben nur oberflächlich und unvollständig. Fehler kontrolliere er gar nicht. Ihr Mann sei in schulischen Dingen tolerant. Sie selbst mache sich aber große Sorgen und schimpfe oft mit Jonas, weil er sich in schulischen Angelegenheiten zu wenig bemüht.

Jonas berichtet, dass ihm die Schule nicht so wichtig sei. Er langweile sich im Unterricht und ärgere sich, wenn er von seiner Lehrerin vor der Klasse ermahnt werde. Wie er sich in seinen Noten verbessern könnte, wisse er nicht. In der Klasse habe er einen Freund, mit dem er gemeinsam eine Musikschule besucht (Jonas spielt seit seinem 6. Lebensjahr Geige). Ansonsten sei er lieber mit den Freunden seines älteren Bruders zusammen. Die Mutter wünscht sich, dass Jonas – ebenso wie sein Bruder – das Gymnasium besuchen soll. Die Lehrerin rät hingegen zum Übergang auf die Realschule, weil seine Leistungen nicht so gut seien und es ihm an Sorgfalt und Fleiß fehle.

Im Rahmen einer testdiagnostischen Untersuchung wurde mit Jonas die „Wechsler Intelligence Scale for Children“ (WISC-IV; Petermann & Petermann, 2011) durchgeführt. Sein Gesamt-IQ lag bei 128. Das Profil für Sprachverständnis, Wahrnehmungsbezogenes Logisches Denken, Arbeitsgedächtnis und Verarbeitungsgeschwindigkeit wies nur geringe Schwankungen auf. Den höchsten Wert erreichte Jonas beim Wahrnehmungsbezogenen Logischen Denken (Durchschnitts-IQ=132). Im Nachgespräch berichtet Jonas, dass ihm die „kniffligen“ Aufgaben zum Matrizentest (Erfassung der fluiden Intelligenz) am meisten Spaß gemacht hätten.

2.1 Definition und diagnostische Kriterien nach ICD

Als Underachiever (oder wörtlich übersetzt: „Minderleistende“) werden Kinder und Jugendliche bezeichnet, die in ihren schulischen Leistungen weit hinter dem Niveau ihrer intellektuellen Grundfähigkeiten (Intelligenz) zurückbleiben. In der Schule schöpfen sie ihr Lernpotenzial nicht annähernd aus. Die Diskrepanz zwischen Fähigkeit und Leistung lässt sich auf drei Wegen bestimmen:

- In der klinischen Praxis werden die Werte von (sprachfreien) Intelligenztests und von Schulleistungstests nach Normtabellen standardisiert. Danach wird die Differenz der beiden Standardwerte gebildet. Underachievement liegt vor, wenn der Standardwert des Schulleistungstests deutlich unterhalb des Standardwerts des Intelligenztests liegt (vgl. Kapitel 1).
- Psychologische Forschungsarbeiten schätzen die zu erwartende Schulleistung aus den Werten von Intelligenztests mit regressionsstatistischen Verfahren. Underachievement liegt vor, wenn die tatsächliche Schulleistung erwartungswidrig ist, also weit unterhalb der aufgrund der Intelligenz anzunehmenden Schulleistung liegt.
- In der Bildungssoziologie wird Underachievement in Abhängigkeit von der Schulform definiert (Uhlig, Solga & Schupp, 2009). Underachiever sind demzufolge Schüler:innen, deren intellektuelles Leistungsniveau einer höheren Schulform entspricht (z. B. Gymnasialniveau) als derjenigen, die tatsächlich besucht wird (z. B. eine Realschule).

Underachievement ist in der Regel bereichsübergreifend: Relativ zur Intelligenz liegen zumeist Einbußen im Lesen und Schreiben vor, die dann auch Beeinträchtigungen in anderen Schulfächern nach sich ziehen (z. B. bei Textaufgaben in Mathematik). Längsschnittstudien zeigen, dass Kinder, die in der Schule erwartungswidrig schlechte Leistungen erbringen, ein erhöhtes Risiko aufweisen, später auch im Beruf weniger zu erreichen als es mit Blick auf ihre Fähigkeiten zu erwarten wäre (Borkowski & Thorpe, 1994; McCall, Evahn & Kratzer, 1992).

Weder ICD-10 noch DSM-5 weisen Underachievement als eigenständige Lernstörung aus. In beiden Klassifikationssystemen kann Underachievement aber durch Zusatz(Z)-Kodes verschlüsselt werden. Demzufolge handelt es sich bei Underachievement um eine Auffälligkeit, die Anlass zur Beobachtung und Beratung gibt. Nach ICD-10 ist dafür die Kodierung Z55.3, „Unzulängliche schulische Leistung", vorgesehen. Im DSM-5 werden „Leistungsmängel", die unter den nach den intellektuellen Fähigkeiten zu erwartenden Leistungen liegen, gemeinsam mit weiteren „Problemen in Schule oder Ausbildung" in der Kategorie Z55.9 aufgeführt. Diese Klassifikation wurde in der neusten Version der ICD (ICD-11) übernommen, die sich für Deutschland gerade im Qualitätsprozess befindet. In der ICD-11 wird für Underachievement die Kodierung QD92 „Probleme im Bildungsfortschritt" vergeben (World Health Organization, 2022).

Um Underachiever sowohl von Schüler:innen mit erwartungstreuen Schulleistungen als auch von Schüler:innen mit spezifischen Lernstörungen abzugrenzen, werden folgende Kriterien verwendet:

- Die Werte, die Underachiever in standardisierten Schulleistungstests erreichen, liegen um mindestens 1 bis 1.5 Standardabweichungen unterhalb der Leistung, die aufgrund ihrer Intelligenz zu erwarten ist. Sind die schulischen Leistungen deutlich unterdurchschnittlich, die Intelligenz dagegen durchschnittlich ausgeprägt, so ist Underachievement nach ICD-10 (F81) als umschriebene Entwicklungsstörung schulischer Fertigkeiten zu klassifizieren (vgl. Kapitel 3, 4, 5).
- Typische Underachiever sind überdurchschnittlich begabt, erreichen in Schulleistungstests aber höchstens durchschnittliche Leistungen (Rost & Sparfeldt, 2009). Ihre Noten liegen im mittleren bis unteren Bereich. Underachiever werden von ihren Lehrkräften nur selten erkannt (Ziegler & Stoeger, 2003). Am wenigsten ist dies bei Mädchen mit erwartungswidrigen Leistungen im Unterrichtsfach Mathematik der Fall (Lavrijsen, Ramos & Verschueren, 2020).

Die Diagnose Underachievement setzt stets eine gründliche Prüfung der Intelligenz voraus. Beobachtungen, die auf das Vorliegen von Underachievement hindeuten, sind dem Kasten „Indizien für das Vorliegen von Unterachievement" zu entnehmen.

Indizien für das Vorliegen von Underachievement (zitiert nach Rost & Sparfeldt, 2008, S. 61–62)

- Die Schülerin bzw. der Schüler zeigt besondere (intellektuelle) Leistungen in außerschulischen/außerunterrichtlichen Bereichen.
- Die Schülerin bzw. der Schüler hat sehr gute Leistungen in der Vergangenheit (Grundschule) erbracht. Danach ist jedoch ein massiver Leistungseinbruch

erfolgt. Damit ist weder der „übliche" Leistungsknick beim Übergang in weiterführende Schulen noch der häufig in der Pubertät zu beobachtende vorübergehende Leistungsabfall gemeint.
- Die Schülerin bzw. der Schüler fällt bei der Einführung neuer Unterrichtsthemen besonders positiv auf (schnelle Auffassungsgabe), scheint aber im weiteren Unterrichtsverlauf „abzuschalten".
- Die Schülerin bzw. der Schüler passt nicht auf oder ist abwesend, bringt aber dann und wann (insbesondere bei schwierigen Themen) auffallend gute Beiträge.
- Die Schülerin bzw. der Schüler meldet sich nicht im Unterricht, weiß aber die richtige Antwort, wenn nachgefragt wird.
- Eltern, Nachbar:innen oder andere Bezugspersonen beobachten trotz schlechter Schulleistungen besondere Fähigkeiten und Expertise.

2.2 Epidemiologie und Komorbidität

Werden strenge Diagnosekriterien angelegt, so sind zwischen 5 % und 10 % der Schüler:innen als Underachiever zu bezeichnen (Hinshaw, 1992). Bei einer liberalen Festlegung der Diskrepanz zwischen Fähigkeit und Leistung (eine Standardabweichung) wird das Kriterium für Underachievement von rund 16 % der Schulkinder erfüllt (Iniesta, López-López, Corbí, Pérez & Costa, 2017). Jungen sind häufiger als Mädchen betroffen und zeigen die entsprechenden Symptome vergleichsweise früher (McCall et al., 1992). Eine Häufung von Underachievement findet sich bei Kindern der sozialen Grundschicht. Kinder, deren Eltern keinen akademischen Abschluss haben, weisen ein deutlich höheres Underachievement-Risiko auf und besuchen häufiger eine Schulform, die ihr geistiges Potenzial nicht ausschöpft, als Kinder aus Familien, in denen mindestens ein Elternteil über einen akademischen Abschluss verfügt (Uhlig et al., 2009).

Über komorbide Störungen ist Folgendes bekannt (Hinshaw, 1992; Hoffmann, 2020; Mayes, Waschbusch, Calhoun & Mattison, 2020):
- Underachievement und externalisierende Verhaltensstörungen überlappen sich bei etwa 20 % der Fälle.
- Besonders bei Kindern mit ADHS ist Underachievement stark verbreitet. Je nach Art der schulischen Fähigkeit zeigen gut 20 % (Lesen und Rechnen) bis über 50 % (schriftlicher Ausdruck) dieser Kinder erwartungswidrige Leistungen (Mayes et al., 2020).
- Bei jüngeren Schüler:innen steht Underachievement vor allem mit hyperkinetischen Störungen im Zusammenhang (ICD-10, F90).
- Bei älteren Schüler:innen (Jugendalter) tritt Underachievement gehäuft in Verbindung mit Störungen des Sozialverhaltens auf (ICD-10, F91) (Hoffmann, 2020).

- Leistungsangst kann in der Genese von Underachievement eine Rolle spielen, gehört aber nicht zum Kern des Syndroms. Underachiever fürchten den schulischen Misserfolg nicht, sondern akzeptieren ihn scheinbar ungerührt als unabänderlich.

2.3 Bedingungsmodell: Entstehung und Aufrechterhaltung der Störung

Die vorherrschenden Modelle führen die Entstehung und Aufrechterhaltung von Underachievement in erster Linie auf einen Mangel beim strategiegeleiteten Lernen und auf motivationale Besonderheiten zurück (Borkowski & Thorpe, 1994; Siegle, 2012):

- Underachiever weisen demzufolge gravierende Defizite in der Beherrschung von *Lernstrategien* auf, die für den Erwerb und die Anwendung neuen Wissens benötigt werden (z.B. Lese-, Rechen- und Schreibstrategien). Sie wissen wenig über die Anwendungsbedingungen von Strategien und benutzen ihr strategisches Wissen auch dann nicht, wenn es für die Bearbeitung einer Aufgabe benötigt wird.
- Defizite in Lernstrategien werden durch *metakognitive Defizite* verfestigt. Underachiever zeigen kaum Aktivitäten, welche für die Planung, Überwachung und Regulation des eigenen Lernverhaltens erforderlich sind. Sie handeln beim Lernen übereilt, überdenken die an sie gestellte Aufgabe nicht, achten kaum auf Fehler und brechen eine Aufgabe ab, bevor sie fertiggestellt ist.
- Schwache Schulleistungen unterminieren das Selbstvertrauen. Die *Selbstwirksamkeitserwartungen* von Underachievern sind daher gering. Misserfolge erklären sie mit Fähigkeitsmangel; Erfolge führen sie hingegen auf Glück oder die Leichtigkeit der Aufgabe zurück. Underachiever stellen keinen Zusammenhang zwischen Lernerfolgen einerseits und strategischem Vorgehen bzw. eigenem Bemühen andererseits her.
- In der Konsequenz ist die *Lernmotivation* von Underachievern gering. Schulische Anforderungen verbinden sie kaum mit persönlicher Bedeutung. Im Vergleich zu erfolgreicheren Schüler:innen investieren sie deutlich weniger Zeit für das schulische Lernen. Dieser Mangel an Anstrengung kann mitunter eine selbstwertschützende Funktion erfüllen: Wer sich kaum bemüht, braucht ausbleibende Erfolge nicht mit mangelnder Fähigkeit erklären.

2.4 Diagnostik im Überblick

(1) *Testpsychologische Untersuchung.* Zur Feststellung von Underachievement müssen Lese-, Rechtschreib- und Rechenleistungen überprüft und mit den intellektuellen Grundfähigkeiten verglichen werden. Dazu bietet sich folgendes Vorgehen an:

- Standard für die Diagnostik geistiger Fähigkeiten bei Kindern und Jugendlichen ist die „Wechsler Intelligence Scale for Children“ (WISC), aktuell in der 5. Auflage (deutsche Bearbeitung: Petermann, 2017; im Fallbeispiel wurde bei Jonas noch die Vorgängerversion WISC-IV nach Petermann & Petermann, 2011, eingesetzt). Mit diesem multidimensionalen Test wird in der Altersgruppe 6;0 bis 16;11 Jahre der Gesamt-IQ mit hoher Zuverlässigkeit bestimmt. Kennwerte, die durch Zusammenfassung einzelner Untertests gebildet werden, vermitteln ein genaueres Bild individueller „Stärken“ und „Schwächen“ im Fähigkeitsprofil. Für die Feststellung einer auffälligen Abweichung zwischen Denkfähigkeit und Schulleistung ist der „Allgemeine Fähigkeitsindex“ (AFI) besonders relevant (Weiss, Saklofske, Holdnack & Prifitera, 2016). Dieser erfasst geistige Leistungen in den Bereichen Fluides Schlussfolgern, Visuell-räumliches Denken und Sprachverständnis. Im Unterschied zum Gesamt-IQ umfasst der AFI weder Untertests zur Verarbeitungsgeschwindigkeit noch zum Arbeitsgedächtnis. Diese beiden Untertests bilden einen eigenen „Kognitiven Leistungsindex“ (KLI). Vergleichsweise schwache Werte im KLI trotz starker Leistungen im AFI weisen darauf hin, dass die Umsetzung der an sich gut ausgeprägten Denkfähigkeiten (AFI) in angemessene schulische Leistungen durch Schwächen im Arbeitsgedächtnis und in der Aufmerksamkeitssteuerung (KLI) beeinträchtigt wird (Weiss et al., 2016). Werden Gruppenuntersuchungen zur Früherkennung von Underachievern durchgeführt, so eignen sich dafür Tests zur Grundintelligenz („General Fluid Ability“) nach Cattell, wie der CFT 20-R (Weiß, 2019). Die zugehörigen Aufgaben sind sprachfrei. Daher eignen sie sich auch für die Testung von Kindern und Jugendlichen mit schwachen Deutschkenntnissen.
- Um das Niveau der schulischen Leistungen zu bestimmen, werden standardisierte Tests für die Bereiche Lesen, Rechtschreiben und Rechnen eingesetzt. Zu bevorzugen sind Verfahren, die sich an schulischen Lehrplänen und Bildungsstandards orientieren. Anhand der Testnormen werden die Ergebnisse der Schulleistungstests mit den Ergebnissen des Intelligenztests verglichen (vgl. Anhang D in diesem Band). Da Schul- und Zeugnisnoten maßgeblichen Einfluss auf die Schullaufbahn nehmen, sind sie bei der Beurteilung des schulischen Leistungsstands als zusätzliche Informationsquelle heranzuziehen.
- Es ist abzuklären, ob komorbide Verhaltensstörungen vorliegen (Hyperkinetische Störungen, ICD-10, F90; Störungen des Sozialverhaltens, ICD-10, F91; Störung mit sozialer Ängstlichkeit, ICD-10, F93.2). Besteht ein Verdacht, dass die Minderleistungen neurologisch begründet sein könnten, also z. B. auf eine Epilepsie oder eine Sinnesstörung zurückzuführen sind, so ist eine ärztliche Untersuchung zwingend angezeigt.
- Mögliche naheliegende Einflussgrößen von Underachievement sollten testpsychologisch geprüft werden. In Frage kommen etwa folgende Merkmale: Metakognitives Wissen über Lernstrategien (Lingel, Götz, Artelt & Schneider, 2014;

Schlagmüller & Schneider, 2007); Lern- und Arbeitsverhalten (Petermann & Petermann, 2014); Fähigkeitsselbstkonzepte (Schöne, Dickhäuser, Spinath & Stiensmeier-Pelster, 2012); Ursachenerklärungen für Erfolg und Misserfolg (Stiensmeier-Pelster, Schürmann, Eckert & Pelster, 1994); Lern- und Leistungsmotivation (Spinath, Stiensmeier-Pelster, Schöne & Dickhäuser, 2012).

(2) *Therapierelevante Diagnostik.* Wichtige Aufschlüsse für die Festlegung von Förderzielen und Interventionsmaßnahmen ergeben sich aus dem nachfolgend beschriebenen Vorgehen:

- *Orientierende Verhaltensanalyse.* Zunächst werden Informationen über die Entwicklungsbedingungen in Schule und Elternhaus erhoben (vgl. Anhang A in diesem Band). Dabei werden z. B. folgende Fragen abgeklärt: Wie war die bisherige Leistungsentwicklung? Wie gut ist die Beteiligung am Unterricht? Wie beurteilen Lehrkräfte das Arbeitsverhalten der Schülerin bzw. des Schülers? Welche Leistungserwartungen haben die Eltern? Sind in letzter Zeit familiäre Belastungen aufgetreten? Wird das Kind bzw. der Jugendliche zum Lernen angeregt und diesbezüglich unterstützt? Sind die Eltern bereit, an der Intervention mitzuwirken?
- *Diagnostik des Lernverhaltens.* Zur Vorbereitung der Intervention sollte das Lern- und Arbeitsverhalten bei ausgewählten Aufgaben beobachtet werden. Hierzu dienen Arbeitsproben mit Lese-, Schreib- und Rechenaufgaben. Besonderes Augenmerk ist auf das strategische Vorgehen und das Ausdauerverhalten zu richten. Die Schülerin bzw. der Schüler wird aufgefordert, genau zu erklären, wie sie oder er bei der betreffenden Aufgabe vorgeht. Aus den resultierenden Denkprotokollen lassen sich Rückschlüsse auf Lernrückstände, Strategiedefizite und Hilflosigkeitssymptome beim Lernen ziehen.

2.5 Interventionsziele

Die Förderung zielt darauf ab, die Qualität und Quantität von Lernhandlungen zu erhöhen. Erfolgreich ist die Intervention dann, wenn sich die schulischen Leistungen verbessern und sich dem Intelligenzniveau angleichen. Folglich konzentrieren sich die Ziele auf folgende Bereiche:

- Vermittlung von Lernstrategien (z. B. zum Leseverständnis, zur Schreibkompetenz und zum Problemlösen beim Rechnen; vgl. Kapitel 12, 14 und 18) und von Arbeitstechniken (z. B. Zeiteinteilung), die unzureichend beherrscht werden (vgl. Kapitel 26);
- Anregung metakognitiver Aktivität (vgl. Kapitel 27) und Förderung selbstregulierten Lernens (vgl. Kapitel 26);
- Steigerung der Lernmotivation (vgl. Kapitel 19, 20, und 22) und Aufbau motivierender Ursachenerklärungen (vgl. Kapitel 50).

Sind bei einer Schülerin oder einem Schüler bereits gravierende Wissenslücken festzustellen, empfiehlt sich ein Übungsprogramm, um die Rückstände möglichst rasch aufzuholen. Liegen Symptome der Lernunlust vor, sollten operante Verfahren der Verhaltensmodifikation mit einbezogen werden (vgl. Kapitel 19, 35, 36).

2.6 Intervention im Überblick

Von einer Stabilisierung des Underachievement-Syndroms ist ab einem Alter zwischen 10 und 12 Jahren auszugehen. Interventionen sollten nach Möglichkeit früher einsetzen, um einer Verfestigung schon vorbeugend entgegenzuwirken. Folgendes Vorgehen ist angezeigt:

(1) *Übernahme von Selbstverantwortung.* Underachiever „wollen" mitunter nicht lernen (Keller, 2011). Sie sind dann nicht bereit, Verantwortung für das eigene Lernen zu übernehmen, machen andere Personen (Eltern, Lehrkräfte) für ihre Misserfolge verantwortlich und setzen lerntherapeutischen Interventionen „Widerstände" entgegen (Rimm, 2008a). Liegen dafür Indizien vor, so empfiehlt es sich, zu Beginn der Intervention verbindliche Ziele und Verhaltensregeln zu vereinbaren. Das therapeutische Vorgehen ist im Wesentlichen konfrontierend und mündet in die Aushandlung von Verhaltensverträgen ein (vgl. Kapitel 36). Der Kasten „Förderung von Selbstverantwortung bei Underachievern" illustriert das Vorgehen in Anlehnung an eine von Mandel und Marcus (1988) empfohlene Vorgehensweise.

(2) *Strategieerwerb, Selbstkontrolle und „Reattribution".* Diese drei für die Lerntherapie von Underachievern zentralen Interventionsbereiche sollten wie folgt miteinander kombiniert werden:

- Zunächst werden, je nach diagnostizierten Defiziten, aufgabenspezifische Strategien vermittelt (Lese-, Schreib-, Rechen- und Gedächtnisstrategien; vgl. Kapitel 12, 14, 18, und 23). Dies geschieht durch Modelllernen und Selbstinstruktionstraining (vgl. Kapitel 39).
- Einsatz, Überwachung und Steuerung der Lernstrategien werden systematisch trainiert (vgl. Kapitel 26, und 27). Übereiltem Handeln wird durch die Einübung von Selbstverbalisierungen entgegengewirkt („Stopp – erst Planen, dann Schreiben!"). Danach ist abzuklären, wann genau welche Strategie einzusetzen ist. Vor allem aber ist zu prüfen, ob der Einsatz der Strategie erfolgreich ist.

Förderung von Selbstverantwortung bei Underachievern (angelehnt an Mandel & Marcus, 1988)

1. **Allgemeine Zielvereinbarung**
   Leistungsverbesserung wird als verbindliche und selbstverantwortete Zielsetzung mit der Schülerin bzw. dem Schüler vereinbart. Dies erfolgt in der Form eines Vertrags. Es ist darauf zu achten, dass das Mädchen oder der Junge eigene Ambitionen für die Förderung formuliert.

2. **Erkundende Problemanalyse**
Im Rahmen einer Exploration sind die Gründe für die bestehenden Lernprobleme und die Hindernisse auf dem Weg zum Erfolg aus Sicht des jeweiligen Kindes oder Jugendlichen zu erkunden.

3. **Konfrontation mit selbstverantworteten Lerndefiziten**
Dem Kind oder Jugendlichen sind bezüglich seines Lernverhaltens eventuell vorhandene Diskrepanzen zwischen seinen subjektiven Eindrücken und den tatsächlichen Gegebenheiten aufzuzeigen. So wäre etwa denkbar, dass ein Kind schätzt, täglich ein bis zwei Stunden für die Hausaufgaben aufzuwenden. Ein Wochenprotokoll, das gemeinsam mit der Mutter angefertigt wird, zeigt jedoch, dass es täglich höchstens 30 Minuten sind. Ein solcher Widerspruch ist dem Kind unmissverständlich, aber respektvoll vor Augen zu führen.

4. **Konsequenzen von Lerndefiziten und Selbstentschuldigungen**
Mithilfe einer gemeinsamen Verhaltensanalyse sind die Konsequenzen mangelnder Lernaktivität zu verdeutlichen. So kann es beispielsweise sinnvoll sein, dass sich ein bestimmter Schüler den folgenden Zusammenhang vergegenwärtigt: „Wenn ich nach dem Mittagessen zu meinem Freund gehe, werde ich mit meinen Hausaufgaben nicht mehr fertig und am nächsten Tag deshalb von meiner Lehrerin ermahnt." Besondere Aufmerksamkeit ist auf „Ausreden" zu richten („ich war zu müde"; „wir hatten zu viel auf"; „mein Freund hat mich angerufen"), mit denen Versäumnisse im Lernen entschuldigt werden.

5. **Vereinbarung von Lösungsplänen**
Mit der Schülerin bzw. dem Schüler (und ggf. den Eltern) ist ein Plan zur Lösung des spezifischen Lernproblems zu erarbeiten. Das betreffende Kind bzw. der betreffende Jugendliche könnte etwa folgendes Vorhaben formulieren: „Wenn ich nach Hause komme, esse ich zuerst zu Mittag. Danach höre ich für 15 Minuten Musik und beginne dann sofort mit den Schularbeiten. Ich lerne für zwei Stunden und mache nach einer Stunde für zehn Minuten Pause. In mein Tagebuch trage ich ein, wann ich begonnen und wann ich aufgehört habe. Wenn das Telefon klingelt, gehe ich nicht dran. Meine Mutter sorgt dafür, dass während dieser Zeit weder der Fernseher läuft noch meine kleine Schwester in mein Zimmer kommt."

6. **Erfolgskontrolle**
Die Ausführung des Plans wird möglichst mit Unterstützung der Eltern und Lehrkräfte kontrolliert. Für die Einhaltung ist ein Belohnungssystem unter Einbezug von Aktivitäts- und Austauschverstärkern zu vereinbaren. Treten Schwierigkeiten auf (eigene Versäumnisse werden neuerdings mit dem „viel zu schönen Wetter" begründet), müssen die vorangehend beschriebenen Schritte erneut durchlaufen werden.

- Im Rahmen der Intervention werden lernförderliche Attributionen aufgebaut (vgl. Kapitel 50). Jeder Erfolg wird sofort zurückgemeldet und auf das planvolle Vorgehen der Schülerin bzw. des Schülers zurückgeführt. Dies dient der Stärkung des Selbstvertrauens. Ebenso wichtig ist, dass für die Schülerin bzw. den Schüler der Zusammenhang zwischen korrektem Strategieeinsatz und zunehmendem Lernerfolg klar erkennbar wird.

Die Kombination der drei vorgenannten Interventionselemente hat sich in der Förderung von Underachievern bewährt und ist einem isolierten Training einzelner Elemente vorzuziehen (Borkowski & Thorpe, 1994).

(3) *Motivierung und Aufbau selbstregulierten Lernens.* Bei Underachievern sollte kein Interesse an schulbezogenen Aktivitäten vorausgesetzt werden. Vielmehr ist mit Motivationsproblemen zu rechnen, die in der Lerntherapie zu berücksichtigen sind. Hierfür empfehlen sich zwei Maßnahmen:

- Motivierungsprinzipien, wie sie in der Therapie von Lernstörungen Praxis sind (vgl. Kapitel 19). Im Einzelnen bedeutet dies Folgendes: Es werden Schwierigkeitsgrade gewählt, die anspruchsvoll, aber zu meistern sind; es werden individualisierte Rückmeldungen zu Lernfortschritten erteilt; es werden operante Verstärker eingesetzt (d.h. neben Lob und Anerkennung auch Austauschverstärker, die nach einem vereinbarten Punktesystem zu verteilen sind); es werden Aufgaben verwendet, die alltagsnah und interesseweckend sind (ein sportbegeisterter Junge schreibt beispielsweise einen Erlebnisbericht über ein Fußballspiel; vgl. Kapitel 22).
- Schrittweiser Aufbau von Selbstmotivierung. Dies lässt sich durch folgende Maßnahmen erreichen: (a) Die Schülerin bzw. der Schüler wird dazu angeregt, überprüfbare Ziele für das eigene Lernen zu formulieren. Diese Ziele beziehen sich zunächst auf die korrekte Anwendung der Strategien, die im Zuge der Förderung einzuüben sind (prozessorientierte Ziele). Mit zunehmender Beherrschung der Strategie können selbst gesetzte Ziele dann auch auf das eigentlich angestrebte Lernergebnis bezogen werden, bis hin zur Verbesserung der schulischen Noten (ergebnisbezogene Ziele). Alle Ziele sind in Form von Verhaltensbegriffen zu spezifizieren, da sie sich nur so überprüfen lassen. (b) Die Schülerin bzw. der Schüler wird darin angeleitet, das eigene Lernverhalten systematisch zu beobachten, um es anschließend mit den eigenen Zielen zu vergleichen. Beispielsweise wird in einem Lernprotokoll oder Lerntagebuch festgehalten, wie lange gelernt worden ist und ob dabei auf die geplanten strategischen Vorgehensweisen zurückgegriffen wurde. (c) Die dabei registrierten Lernerfolge können per se motivierend sein. Zusätzlich wird vermittelt, wie sich die Schülerin bzw. der Schüler selbst belohnen kann, wenn sie bzw. er die eigenen Ziele erreicht (z.B. durch Kontingenzverträge, welche die Schülerin bzw. der Schüler gleichsam mit sich selbst abschließt; vgl. Kapitel 36).

(4) *Zusammenarbeit mit Elternhaus und Schule.* Kooperation mit Eltern und Lehrkräften ist für die Intervention in zweifacher Hinsicht relevant:

- *Abbau abträglicher Interaktionsmuster.* Alle Bemühungen um eine erfolgreiche Intervention werden zunichte gemacht, wenn die Förderung von Eltern und Lehrkräften nicht mitgetragen wird. Strebt die Intervention beispielsweise an, bei einem Schüler oder einer Schülerin ein leistungsförderliches Attributionsmuster aufzubauen, so hat dies wenig Aussicht auf Erfolg, solange Eltern und Lehrkräfte weiterhin mangelnde Fähigkeiten für die schwachen Schulleistungen des Kindes verantwortlich machen. Hier empfiehlt es sich, dysfunktionales Erziehungsverhalten anhand konkreter Beobachtungen (z. B. im Unterricht oder bei den Hausaufgaben; vgl. Anhang B in diesem Band) zu bestimmen und möglichst unmittelbar ins Positive abzuändern (ein Kind z. B. zu ermutigen, statt es zu kritisieren, wenn ihm die Lösung einer Aufgabe misslingt). Kontraproduktiv ist, wenn Eltern, Lehrkräfte und andere Bezugspersonen dem betroffenen Kind im direkten Gespräch oder auch „bloß" in seiner Gegenwart (etwa im Gespräch mit einer dritten Person) negative Eigenschaften, wie „faul", „unzuverlässig" oder „unfähig" zuschreiben. Solche dem Selbstwert abträglichen Aussagen sollten durch Kommunikationsinhalte ersetzt werden, die Wertschätzung, Anerkennung und Respekt für das Kind zum Ausdruck bringen (Rimm, 2008b).
- *Aufbau förderlicher Interaktionsmuster.* Vor allem die Eltern können in zweifacher Hinsicht in den Aufbau des erwünschten Lernverhaltens einbezogen werden: (a) Sie wirken bei der Beobachtung und Bekräftigung des therapeutisch intendierten Verhaltens mit (Lob für vollständige Hausaufgaben, Anregung und Belohnung von freiwilligem Lernen). (b) Sie unterstützen ihr Kind beim strategischen Lernen. Dies setzt voraus, dass Eltern die betreffenden Strategien kennen und selbst korrekt anwenden können. Dieses Vermögen muss ggf. vermittelt und eingeübt werden (im Prinzip mit den gleichen Methoden, die oben für die Kinder beschrieben wurden; vgl. Kapitel 42).

Zusammenfassend ist eine Intervention bei Underachievern umso Erfolg versprechender, je mehr es gelingt, die Lernmotivation des Kindes zu stärken, ihm (meta-) kognitive Strategien für die Bearbeitung schulischer Aufgaben zu vermitteln und selbstregulatorische Fähigkeiten aufzubauen sowie Eltern und Lehrkräfte dafür zu gewinnen, an der Intervention unterstützend mitzuwirken und ungünstige Merkmale des eigenen Erziehungsverhaltens abzubauen (Rimm, 2008a, b). Da Underachievement durch unterschiedliche Einflussfaktoren bedingt sein kann, kommt es im Einzelfall darauf an, die jeweils wirksamen Faktoren zu ermitteln und die Intervention auf die Ergebnisse der diagnostischen Untersuchung abzustimmen. Grundsätzlich gilt: Interventionen, die Underachievement frühzeitig in der Schullaufbahn angehen, sind wirksamer als Interventionen, die erst relativ spät, z. B. in der Sekundarstufe eingeleitet werden (Snyder et al., 2019; zum Prinzip der „Frühzeitigkeit" vgl. Kapitel 31). Ist Underachievement bereits stabil, so sollten Maßnahmen zur Förderung von Selbstverantwortung und Selbstdisziplin in die Intervention einbezogen werden. Zudem ist zu berücksichtigen, welche Schulform ein Kind besucht und ob diese seinen kognitiven Fähigkeiten entspricht. Das Therapieprogramm „SELBST" skizziert, wie sich diese Gesichtspunkte in ein Therapieprogramm einbinden lassen, welches Döpfner, Walter, Rademacher und Schürmann (2006) für Jugendliche mit Leistungs-, Beziehungs- und Selbstwertproblemen entwickelt haben. SELBST hat sich in klinischen Einzelfallstudien bei Jugendlichen mit Leistungsproblemen bewährt (Walter & Döpfner, 2007) und kann inzwischen auch als Gruppentherapie durchgeführt werden (Feldkötter, 2015).

„SELBST" – Ein Therapieprogramm für Jugendliche mit Selbstwert-, Leistungs- und Beziehungsproblemen (Döpfner, Walter, Rademacher & Schürmann, 2006)

Dieses Therapieprogramm integriert Interventionsmaßnahmen, die auf den drei Ebenen Jugendliche bzw. Jugendlicher, Eltern und Lehrkräfte durchgeführt werden. SELBST ist nicht auf ein spezifisches Störungsbild (i. S. von ICD oder DSM) hin ausgerichtet, sondern berücksichtigt, dass bei Jugendlichen (12 bis 16 Jahre) Mischformen unterschiedlicher Problembereiche (schulische Leistungen, soziale Beziehungen in der Familie und zu Gleichaltrigen, Selbstwert) auftreten können. Der Planung, Durchführung und Evaluation der Umsetzung geht eine differenzierte Problem- und Zielanalyse voraus. Bei den Interventionen werden drei Bereiche unterschieden: Leistung, soziale Beziehungen und Selbstwert. Das Therapiemodul „Leistungsstörungen" umfasst auf den drei Interventionsebenen z. B. folgende Maßnahmen, die je nach den Ergebnissen der diagnostischen Phase ausgewählt und durchgeführt werden:

- *Jugendliche bzw. Jugendlicher.* Überprüfung, ob eine angemessene Beschulung vorliegt (ggf. Maßnahmen zur Umschulung); Schließen von Wissenslücken; Aufbau spezifischer Fertigkeiten (z. B. beim Lesen und Rechnen); Vermittlung von Organisations- und Lernstrategien; Maßnahmen zum Aufbau der Lernmotivation und zur Reduzierung von Versagensängsten, einschl. Umstrukturierung der zugehörigen „dysfunktionalen" Kognitionen (z. B. ungünstige Attributionen)
- *Eltern.* Modifikation des Erziehungsverhaltens und zugehöriger Erziehungseinstellungen, insb. im Hinblick auf Belohnungs- und Bestrafungsverhalten, Modelllernen und Unterstützung des Jugendlichen z. B. in schulischen Angelegenheiten
- *Lehrkräfte.* Kooperation bei der Rückmeldung des schulischen Leistungs- und Sozialverhaltens der bzw. des Jugendlichen und ggf. Einbindung in die Durchführung der Intervention

Zur Modifikation des Problemverhaltens werden Techniken der kognitiven Verhaltenstherapie eingesetzt (insb. Selbstmanagement-Therapie). Mit zunehmendem Therapiefortschritt wird die therapeutische Unterstützung schrittweise ausgeblendet. Zur Sicherung der Nachhaltigkeit der Intervention werden außerdem je nach Bedarf (z.B. bei einem „Rückfall") Auffrischungssitzungen durchgeführt. Die Evaluation der Interventionsergebnisse erfolgt multidimensional und bezieht neben klinischen Urteilen (durch eine Therapeutin bzw. einen Therapeuten) und Testergebnissen die Selbsteinschätzungen der oder des Jugendlichen sowie Angaben von Eltern und Lehrkräften über Verhaltensänderungen mit ein.

2.7 Literatur

Grundlegende Literatur

Rimm, S. (2008b). *Why bright kids get poor grades and what you can do about it: A six-step program for parents and teachers* (3rd ed.). Scottsdale, AZ: Great Potential Press.

Rost, D.H. & Sparfeldt, J.R. (2008). „Underachievement" aus psychologischer und pädagogischer Sicht. In Hessisches Kultusministerium (Hrsg.), *Hochbegabung und Schule* (S. 56–63). Fulda: Druckerei des Amtes für Lehrerbildung.

Siegle, D. (2012). *The underachieving gifted child: Recognizing, understanding, and reversing underachievement.* Waco, TX: Prufrock Press.

Weiterführende Literatur

Borkowski, J.G. & Thorpe, P.K. (1994). Self-regulation and motivation: A life-span perspective on underachievement. In D.H. Schunk & B.J. Zimmerman (Eds.), *Self-regulation of learning and performance* (pp. 45–73). Hillsdale, NJ: Erlbaum.

Feldkötter, D.K.-H. (2015). *Entwicklung und Evaluation eines Gruppentherapieprogramms zur Behandlung von Jugendlichen mit Leistungs- und Gleichaltrigenproblemen (SELBST-Gruppe): Effekte bezogen auf Leistungsprobleme* (Dissertation). Universität zu Köln.

Hinshaw, S.P. (1992). Externalizing behavior problems and academic underachievement in childhood and adolescence: Causal relationships and underlying mechanisms. *Psychological Bulletin, 111,* 127–155. https://doi.org/10.1037/0033-2909.111.1.127

Hoffmann, J.P. (2020). Academic underachievement and delinquent behavior. *Youth & Society, 52,* 728–755. https://doi.org/10.1177/0044118X18767035

Iniesta, A.V., López-López, J.A., Corbí, R.G., Pérez, P.M. & Costa, J.L.C. (2017). Differences in cognitive, motivational and contextual variables between under-achieving, normally-achieving, and over-achieving students: A mixed-effect analysis. *Psicothema, 29,* 533–538.

Keller, G. (2011). *Ich will nicht lernen* (4. Aufl.). Bern: Huber.

Lavrijsen, J., Ramos, A. & Verschueren, K. (2020). Detecting unfulfilled potential: Perceptions of underachievement by student, parents, and teachers. *Journal of Experimental Education, 90,* 797–817. https://doi.org/10.1080/00220973.2020.1852523

Mandel, H.P. & Marcus, S.I. (1988). *The psychology of underachievement: Differential diagnosis and differential treatment.* New York, NY: Wiley.

Mayes, S.D., Waschbusch, D.A., Calhoun, S.L. & Mattison, R.E. (2020). How common are academic overachievement and underachievement in children with autism and ADHD? *Journal of Developmental and Physical Disabilities, 32,* 775–783. https://doi.org/10.1007/s10882-019-09719-8

McCall, R.B., Evahn, C. & Kratzer, L. (1992). *High school underachievers: What do they achieve as adults?* Newbury Park, CA: Sage.

Rimm, S. (2008a). Underachievement syndrome: A psychological defensive pattern. In S.I. Pfeiffer (Ed.), *Handbook of giftedness in children: Psychoeducational theory, research, and best practices* (pp. 139–160). New York, NY: Springer. https://doi.org/10.1007/978-0-387-74401-8_8

Rost, D.H. & Sparfeldt, J.R. (2009). Hochbegabt und niedrig leistend. In S. Lin-Klitzing, D. Di Fuccia & G. Müller-Frerich (Hrsg.), *Begabte in der Schule: Fördern und Fordern* (S. 138–167). Bad Heilbrunn: Klinkhardt.

Snyder, K.E., Fong, C.J., Painter, J.K., Pittard, C.M., Barr, S.M. & Patall, E.A. (2019). Interventions for academically underachieving students: A systematic review and meta-analysis. *Educational Research Review, 28,* Article 100294. https://doi.org/10.1016/j.edurev.2019.100294

Uhlig, J., Solga, H. & Schupp, J. (2009). Bildungsungleichheit und blockierte Lernpotenziale: Welche Bedeutung hat die Persönlichkeitsstruktur für diesen Zusammenhang? *Zeitschrift für Soziologie, 38,* 418–440. https://doi.org/10.1515/zfsoz-2009-0505

Walter, D. & Döpfner, M. (2007). Die Behandlung von Jugendlichen mit Leistungsstörungen mit dem Therapieprogramm SELBST – Konzept und Stabilität der Veränderungen während der Therapie. *Zeitschrift für Kinder- und Jugendpsychiatrie und Psychotherapie, 35,* 281–290. https://doi.org/10.1024/1422-4917.35.4.281

Ziegler, A. & Stoeger, H. (2003). Identification of underachievement with standardized tests, student, parental and teacher assessments. An empirical study on the agreement among various diagnostic sources. *Gifted and Talented International, 18,* 87–94. https://doi.org/10.1080/15332276.2003.11673019

Material

Döpfner, M., Walter, D., Rademacher, C. & Schürmann, S. (Hrsg.). (2006). *SELBST – Ein Therapieprogramm für Jugendliche mit Selbstwert-, Leistungs- und Beziehungsstörungen.* Göttingen: Hogrefe.

Lingel, K., Götz, L., Artelt, C. & Schneider, W. (2014). *Mathematisches Strategiewissen für 5. und 6. Klassen (MAESTRA 5–6+).* Göttingen: Hogrefe.

Petermann, F. (Hrsg.). (2017). *Wechsler Intelligence Scale for Children – Fifth Edition (WISC-V).* Frankfurt: Pearson.

Petermann, F. & Petermann, U. (Hrsg.). (2011). *Wechsler Intelligence Scale for Children – Fourth Edition (WISC-IV).* Frankfurt: Pearson.

Petermann, U. & Petermann, F. (2014). *Schülereinschätzliste für Sozial- und Lernverhalten (SSL).* Göttingen: Hogrefe.

Schlagmüller, M. & Schneider, W. (2007). *Würzburger Lesestrategie-Wissenstest für die Klassen 7–12: Ein Verfahren zur Erfassung metakognitiver Kompetenzen bei der Verarbeitung von Texten (WLST 7–12).* Göttingen: Hogrefe.

Schöne, C., Dickhäuser, O., Spinath, B. & Stiensmeier-Pelster, J. (2012). *Skalen zur Erfassung des schulischen Selbstkonzepts (SESSKO;* 2. Aufl.). Göttingen: Hogrefe.

Spinath, B., Stiensmeier-Pelster, J., Schöne, C. & Dickhäuser, O. (2012). *Skalen zur Erfassung der Lern- und Leistungsmotivation (SELLMO;* 2. Aufl.). Göttingen: Hogrefe.

Stiensmeier-Pelster, J., Schürmann, M., Eckert, C. & Pelster, A. (1994). *Attributionsstil-Fragebogen für Kinder und Jugendliche (ASF-KJ)*. Göttingen: Hogrefe.

Weiss, L.G., Saklofske, D.H., Holdnack, J.A. & Prifitera, A. (Eds.). (2016). *WISC-V assessment and interpretation: Scientist-practitioner perspectives*. San Diego, CA: Academic Press.

Weiß, R.H. (2019). *Grundintelligenztest Skala 2 – Revision (CFT 20-R) mit Wortschatztest und Zahlenfolgentest – Revision (WS/ZF-R;* 2. Aufl.). Göttingen: Hogrefe.

World Health Organization. (2022). *ICD-11: International classification of diseases* (11th revision). https://icd.who.int/

3 Rechenschwäche

Jens Holger Lorenz

Fallbeispiel

Silke (7;11 Jahre) lebt zu Hause in ländlicher Umgebung zusammen mit ihren Eltern und den beiden älteren Schwestern. Körperlich erscheint sie dünn, fast zerbrechlich. Sie besucht die zweite Klasse einer Grundschule und nimmt dort am Mathematikförderunterricht teil. Sie wirkt sehr schüchtern und antwortet auf Fragen nur knapp. Anforderungen versucht sie, sofort und ohne Kommentar nachzukommen. Silke braucht aber sehr lange, um zu den Lösungen einzelner Aufgaben zu gelangen. Additionsaufgaben rechnet sie wie folgt aus:

60+7=72 52+6=66 41+8=58 23+47=34 73+7=30.

Beim Notieren des Ergebnisses schreibt Silke die Ziffern von rechts nach links. Dadurch verdreht sie häufig die Zahlen (z.B. 64 statt 46). An Textaufgaben wagt sie sich gar nicht heran. In Klassenarbeiten lässt sie Textaufgaben einfach aus. Die Eltern sind sehr besorgt. Sie hatten sich von Silke ähnlich gute Leistungen wie von ihren beiden anderen Töchtern erhofft.

Die Lehrerin fühlt sich ratlos. Die „bizarren“ Ergebnisse, die Silke ausrechnet, kann sie sich nicht erklären. In anderen Unterrichtsfächern erreicht Silke durchschnittliche Leistungen. Eine an der Grundschule tätige Sonderpädagogin klärt Silkes allgemeine Denkfähigkeit mithilfe des „Non-verbalen Intelligenztests“ (SON-R 6–40) von Tellegen, Laros und Petermann (2012) ab. Silkes Gesamt-IQ liegt mit einem Wert von 105 im durchschnittlichen Bereich. Weder internistisch noch neurologisch liegen Auffälligkeiten bei ihr vor.

3.1 Definition und diagnostische Kriterien nach ICD

In der ICD-10 (Dilling, Mombour & Schmidt, 2015) werden unter Punkt F81.2 folgende Kriterien für die Feststellung einer Rechenstörung genannt:

- Gemessen am Alter und an der Klassenstufe muss die Rechenleistung des Kindes gravierend nach unten abweichen. Dieses Kriterium ist in der Regel erfüllt, wenn die Rechenleistung in einem psychometrischen Test mindestens eine (Prozentrang<16) bis 1.5 Standardabweichungen (Prozentrang<7) unterhalb des Durchschnitts liegt.
- Das Defizit betrifft die Beherrschung grundlegender Rechenfertigkeiten (also z. B. die vier Grundrechenarten). Sind die entsprechenden Fertigkeiten gut entwickelt, während es an höheren mathematischen Fertigkeiten mangelt, spricht man nicht von einer Rechenschwäche.
- Die Beeinträchtigung darf nicht durch eine (leichte) Intelligenzminderung (F70) oder durch unangemessene Beschulung erklärbar sein.
- Die Störung darf nicht als Folge einer neurologischen, psychiatrischen oder anderen Erkrankung aufgetreten sein.
- Wird eine „isolierte" Rechenstörung festgestellt, so sollten die Lese- und Rechtschreibleistungen im Normalbereich liegen. Werden zusätzlich auch Defizite in der Schriftsprache festgestellt, so ist eine kombinierte Lernstörung zu diagnostizieren (F81.3; vgl. Kapitel 5). In diesem Fall liegt eine Mitverursachung durch verbale Faktoren nahe (z. B. durch eine rezeptive Sprachstörung, F80.2).

Ähnliche (Ausschluss-)Kriterien werden in der ICD-11 (WHO, 2021) unter Punkt 6A03.2 für eine „Beeinträchtigung in Mathematik" genannt. Anders als ICD-10 und ICD-11 sieht die „S3-Leitlinie: Diagnose und Behandlung der Rechenstörung" (AWMF) in der Fassung von 2018 nicht mehr vor, dass die Rechenleistung deutlich unter der nach der allgemeinen Intelligenz zu erwartenden Leistung liegen muss. Allein ausschlaggebend ist, dass ein Kind bei mathematischen Aufgaben (Basiskompetenzen, Grundrechenarten, Sachaufgaben) (a) sehr viel *mehr Fehler* begeht und/oder (b) für die Lösung sehr viel *mehr Zeit* benötigt als Kinder mit durchschnittlichen Mathematikleistungen.

3.2 Epidemiologie und Komorbidität

Internationale Studien belegen, dass 3.6 % bis 6.5 % der schulpflichtigen Kinder eines Altersjahrgangs Rechenschwierigkeiten im Sinne einer klinisch diagnostizierbaren (isolierten) Rechenstörung *(Entwicklungsdyskalkulie)* aufweisen (Hasselhorn & Schuchardt, 2006; Thomas, Schulte-Körne & Hasselhorn, 2015). In Kombination mit einer Lese-Rechtschreib-Schwäche wird die Rechenstörung je nach Studie bei 2 % bis 7 % der untersuchten Schüler:innen festgestellt (Fischbach et al., 2013). Die Höhe der Prozentsätze hängt maßgeblich davon ab, ob und wie streng das IQ-Diskrepanzkriterium angewendet wird. Entfällt es komplett, so wächst, wie Fischbach et al. (2013) in einer Studie mit Grundschulkindern in Deutschland feststellten, die Häufigkeit *rechenschwacher* Schüler:innen auf etwa das Doppelte an. Davon abzugrenzen ist eine erst im Erwachsenenalter erworbene Rechenschwäche *(Akalkulie)*. Ursachen sind meist Hirnverletzungen oder raumfordernde Prozesse.

Häufig werden Rechenstörungen von Beeinträchtigungen in folgenden Bereichen begleitet (vgl. S3-Leitlinie, Unterpunkt 5.1.3):

- *Arbeitsgedächtnis*, insb. beim Einprägen und in der Verarbeitung visuell-räumlicher Informationen;
- *exekutive Funktionen*, insb. in der „Inhibition" bzw. Unterdrückung ablenkender Reize;
- *Aufmerksamkeit*, was sich in der erhöhten Komorbidität (10 % bis 20 %) zwischen der Feststellung einer Rechenstörung und einer Störung der Aufmerksamkeit (ICD-10, F90) zeigt;
- *Rechenangst*, die schwache Leistungen ggf. mitbedingt, aber auch als Folge wiederholten Versagens im Mathematikunterricht auftritt.

Zumindest in Deutschland sind deutlich mehr Mädchen als Jungen von einer Rechenschwäche betroffen (Fischbach et al. 2013; Landerl & Kaufmann, 2008). Sieht man von traumatischen Hirnläsionen ab, so zeigt sich eine Rechenschwäche typischerweise während der Grundschulzeit. Wenn sie dann nicht wirksam behandelt wird, kann sie bis in höhere Klassen fortbestehen und den schulischen und beruflichen Erfolg gefährden. Dass die Störung plötzlich oder erstmals in der Sekundarstufe auftritt, kommt nicht vor. Probleme im Mathematikunterricht gehen dann eher auf Mängel in den Unterrichtsmethoden zurück, was die Diagnose einer Rechenstörung aber ausschließt.

3.3 Bedingungsmodell: Entstehung und Aufrechterhaltung der Störung

Kinder und Jugendliche mit Rechenstörungen zeigen meist die folgenden Symptome:

- Sie sind in der Regel zählende Rechner:innen. Rechenstrategien beherrschen sie nicht oder wenden sie nur selten an. Ihr zählendes Rechnen führt dazu, dass sie in Zahlen bzw. in deren Repräsentanten in Arbeitsmitteln und in Rechenoperationen keine Strukturen erkennen. Jede neue Aufgabe betrachten sie als ein neues Zählproblem. Ihnen fehlt die Einsicht, wie das Zahlensystem aufgebaut ist; vor allem die Dezimalstruktur erschließt sich ihnen nicht. Sie verstehen z. B. nicht, dass die Ziffer 7 in den Zahlen 27, 76, 745 je nach ihrem Stellenwert (Einer, Zehner, Hunderter) ganz verschiedene Bedeutungen hat.
- Sie sehen in Ziffern und Zahlzeichen lediglich Symbole, die in einer bestimmten Weise miteinander zu verbinden sind. Sie glauben, nur die Regeln für das Verknüpfen von Zeichen erlernen zu müssen, sodass Fehllösungen darauf hinweisen, dass eine falsche Regel angewendet wurde. Zahlen und Rechenoperationen bleiben für sie sinnentleert.

- Sie haben Probleme, zwischen verschiedenen Darstellungsformen hin und her zu wechseln, z. B. von Handlungen zu Bildern, von Texten zu Symbolen oder von Symbolen zur Sprache. Sie bilden keine Vernetzungen zwischen verschiedenen Erfahrungsbereichen aus. Mathematik bleibt auf einen engen Ausschnitt des Erlebens beschränkt (im Wesentlichen auf den Mathe-Unterricht), wird auf keine alltagsnahen Situationen übertragen und wirkt daher bedeutungslos und uninteressant.

Welche kognitiven Prozesse laufen beim Rechnen ab? Wie repräsentieren wir Zahlen im Kopf? Wie rechnen wir z. B. die Aufgabe 38 + 19 = ? aus? Neuropsychologische Untersuchungen zeigen, dass Zahlen in der Form einer Geraden, dem so genannten „mentalen Zahlenstrahl", gedacht werden. Die Zahl 19 sehen wir zwischen 10 und 20 liegen, aber sehr viel näher an der 20 als an der 10. Zahlen werden *nicht* nur mit Anzahlen und Mengen verbunden, sondern auch mit Längenbeziehungen, die in einem vorgestellten Zahlenraum hergestellt werden: 20 ist doppelt so viel wie 10 und halb so viel wie 40. Die *Nähe* von Zahlen zueinander führt dazu, dass „versierte Rechner:innen" bei der Aufgabe 38 + 19 = ? vorteilhafterweise 38 + 20 – 1 = ? rechnen. Um die Aufgabe zu lösen, muss niemand zuerst an 38 Apfelsinen denken, denen 19 weitere hinzugefügt werden. Beziehungen zwischen Zahlen werden hergestellt, indem in einem geometrischen Raum zeitlich geordnete Handlungen durchgeführt werden (von Aster & Lorenz, 2013; Dehaene, 1999; Kadosh & Dowker, 2015).

Das Erlernen arithmetischer Inhalte hängt von einer ganzen Reihe kognitiver Leistungen ab, die bei Kindern mit Rechenstörungen häufig beeinträchtigt sind (vgl. Tab. 3.1):

Tabelle 3.1: Kognitive Fähigkeiten für den Aufbau von Rechenfertigkeiten

Fähigkeit	Notwendig für ...	Störungssymptomatik
Vorstellungsfähigkeit	den Aufbau der Zahlenvorstellung und von Rechenoperationen.	Zählendes Rechnen; kein Erkennen der Größenbeziehungen zwischen Zahlen; Umkehrung der Rechenoperationen; Schwierigkeiten bei Textaufgaben.
	die Ausbildung eines anschauungsmäßigen Zahlenraums.	Typische Fehler: Verorten von Zahlen am Zahlenstrahl gelingt nicht; Abstände zwischen Zahlen werden nicht erkannt; Verdopplungen und Halbierungen werden nicht beherrscht; Schätzungen sind nicht möglich (Beispiel: Liegt 3 × 255 näher an 7.500, 75 oder 750?); Rechenoperationen werden nicht korrekt ermittelt (3 □ 6 = 9, 5 □ 4 = 20, 18 □ 2 = 9, 15 □ 3 = 12).

Tabelle 3.1: Fortsetzung

Fähigkeit	Notwendig für ...	Störungssymptomatik
Sprachrezeption	das Verstehen von komplexen Erklärungen über räumliche und zeitliche Handlungsabläufe.	Falsche Handlungsdurchführung (bei Rechenoperationen, bei bildlichen Darstellungen); Textaufgaben werden nicht verstanden. Beispiel: „Jan hat 3 Murmeln, Silvie hat 5 Murmeln mehr. Wie viele Murmeln hat Silvie also?" Antwort: „5, denn im Text steht sie hat 5, und das ist mehr als 3").
Gedächtnis	das Einprägen, Abspeichern und Abrufen der Lerninhalte (u.a. Zusammenhänge zwischen Zahlen und zwischen Operationen; Behalten von Regeln und gedächtnisentlastenden Rechenstrategien).	Trotz Übens kein dauerhaftes Einprägen des „Kleinen Einspluseins" oder des „Kleinen Einmaleins"; der Ablauf schriftlicher Rechenverfahren ist fehlerhaft; Zwischenergebnisse und Operationsfolgen werden nicht abgespeichert (z.B. beim Kopfrechnen).
Rechts-Links-Diskrimination	die korrekte Schreibrichtung der Zahlen (entgegen der Hörrichtung). die Operationsrichtung.	Zahleninversion (57 statt 75); Operationsumkehr (+ statt −, × statt :); Kombination aus beidem, wie z.B. 45 + 3 = 24 (oder 51, 15, 57, 84); Umkehrung der Zeichenrichtung beim Nachmalen von Figuren; Orientierung am eigenen Körper und im Raum gelingt nur unzureichend.

- *Mangelnde Vorstellungsfähigkeit.* Die Kinder müssen über eine hinreichende Vorstellungsfähigkeit verfügen, um rechnerische Handlungen in der Anschauung, also visuell-räumlich, durchzuführen.
- *Unzureichendes Sprachverständnis.* Die Kinder müssen komplizierte Sprachkonstruktionen verstehen, wie sie im Mathematikunterricht oftmals verwendet werden. Erforderlich ist ein präzises Verständnis *präpositionaler* (an, bei, unter, zwischen, über, vor, nach, rechts, links, hinter), *kausaler* (wenn ... dann, immer dann, wenn ..., manche, keiner, alle, fast alle, nie) und *relationaler* Begriffe (größer als, kleiner als, dicker als, rauer als, die Zahl, die um 3 kleiner ist als 17). Werden Aufgaben sprachlich nicht bis ins Detail verstanden, so sind Fehlrechnungen vorprogrammiert. Während die Aussage „Ergänze zu den folgenden Zahlen 100" als Rechenoperation die Addition erfordert, verlangt die Aussage „Ergänze die folgenden Zahlen auf 100" die Subtraktion. Wie sehr es auf das Sprachverständnis ankommt, verdeutlichen auch folgende Anweisungen: „Gib

mir die blauen und die runden Plättchen"; „Gib mir die blauen, runden Plättchen"; „Gib mir die Plättchen, die blau und rund sind"; „Gib mir die Plättchen, die blau oder rund sind" (Werner, 2009).

- *Unzureichendes Gedächtnis.* Das, was Kinder im Unterricht lernen sollen, müssen sie abspeichern, behalten und später wieder abrufen können. Der hierarchische Aufbau des arithmetischen Anfangsunterrichts verlangt dem Gedächtnis viel ab. Über die gesamte Schulzeit werden im Mathematikunterricht immer wieder neue Inhalte eingeführt, die ohne das erforderliche Vorwissen nicht zu begreifen sind. Inhalte, die dauerhaft behalten werden, sind solche, die tief verarbeitet und daher gut verstanden werden. Wesentlich dafür ist die Vernetzung mit anderen Wissensinhalten. Schnelles Vergessen ist ein Zeichen dafür, dass etwas nicht verstanden und allenfalls isoliert abgespeichert wurde. Anzustreben ist, dass arithmetische Operationen als Bewegungen im Zahlenraum erinnert werden. Wenn Kinder aber noch keine angemessene Vorstellung vom Zahlenraum entwickelt haben, werden Zahlen und Berechnungen eben nicht dort (also visuell-räumlich) verortet, sondern rein sprachlich verschlüsselt. Dies führt ganz schnell dazu, dass die Gedächtniskapazität überfordert wird.
- *Mangelnde Rechts-Links-Unterscheidung.* Die Unterscheidung ist erforderlich, um Beziehungen zwischen Zahlen in der Anschauung herstellen zu können (Vorgänger, Nachfolger), Zahlen korrekt aufzuschreiben und um die richtige Rechenoperation in der Vorstellung durchzuführen. In der Förderpraxis zeigt sich, dass viele Kinder mit Rechenproblemen hierbei Defizite zeigen. Daraus resultieren typische Fehler, wie Zahlenverdrehungen (57 statt 75) und Operationsumkehrungen (plus statt minus). Im Eingangsbeispiel rechnete Silke u. a. 73+7=30. Statt der 73 wählte Silke die 37 als Ausgangszahl und führte statt der Addition eine Subtraktion durch. Diese Problematik wird häufiger bei Kindern beobachtet, die neurologisch entwicklungsbedingt eine unausgeprägte Hemisphärendominanz zeigen. Dominant sind das linke Auge, die rechte Hand, der linke Fuß und das rechte Ohr. Überprüft wird dies mit einem Grobsieb-Verfahren (Kaufmann & Wessolowski, 2006): Mit welcher Hand ... wird gefangen? ... werden die Zähne geputzt? ... wird geklatscht? ... wird die Schere gehalten? ... wird der Spitzer bewegt? Mit welchem Bein wird gehüpft? An welches Auge wird das Fernrohr gehalten? Mit welchem Ohr wird die tickende Uhr überprüft?

3.4 Diagnostik im Überblick

Abzuklären sind die inhaltlichen Lücken und Verständnisschwierigkeiten des Kindes sowie die kognitiven Schwierigkeiten, die seine schulischen Minderleistungen (mit-)bedingen. Gemäß S3-Leitlinie baut die diagnostische Untersuchung auf zwei Verfahren auf (siehe Haberstroh & Schulte-Körne, 2019):

- *Psychometrische Tests.* Damit werden Mathematikleistungen in den Bereichen Basiskompetenzen (Zahlen- und Mengenverständnis), Grundrechenarten und Textaufgaben erfasst. Weitere Tests dienen der Prüfung des Arbeitsgedächtnisses (insb. räumlich-visuell) und der Erfassung exekutiver Funktionen (insb. Inhibition).
- *Klinische Untersuchung.* Erfasst werden Informationen zum Entwicklungsverlauf, zur familiären und schulischen Situation des Kindes, zu den Auswirkungen der Störung auf dessen psychische und soziale Entwicklung und zur Abklärung etwaiger neurologischer, sensorischer und körperlicher Beeinträchtigungen.

Von einer Minderleistung ist auszugehen, wenn die Leistungen in einem psychometrischen Test 1.5 Standardabweichungen unterhalb des Durchschnittswerts der jeweiligen Alters- und/oder Klassennorm liegen (Prozentrang <7). Liefert die klinische Untersuchung Anhaltspunkte (z.B. eine Häufung in der Familiengeschichte), welche die Diagnose einer Rechenstörung unterstützen, so kann das Testkriterium auf eine Standardabweichung abgemildert werden (Prozentrang <16).

Im Einzelnen umfasst die diagnostische Untersuchung folgende Schritte:

(1) *Durchführung eines Rechentests.* Das Vorliegen einer Rechenschwäche lässt sich frühestens ab dem Ende der 1. Klasse zuverlässig feststellen. Risiken, dass sich eine Rechenschwäche ausbilden könnte, lassen sich aber früher, d.h. auch schon vor dem Schuleintritt erkennen. Geordnet nach Altersgruppen werden in Tabelle 3.2 Testverfahren aufgeführt, die für Kinder im Vor- und Grundschulalter geeignet sind (eine vollständige Auflistung findet sich in der S3-Leitlinie, S. 22ff.).

Tabelle 3.2: Mathematiktests für den Vor- und Grundschulbereich

Test (Abkürzung)	Alter/ Klassenstufe	Einsatzbereich	Autor:innen
MBK 0	3;6 bis 7 Jahre	• Erfassung von Basiskompetenzen (Zahlen-Größen-Verknüpfung) • Früherkennung von Rechenschwierigkeiten	Krajewski (2018)
MARKO-D	4 bis 6;6 Jahre	• Überprüfung von Mathematik- und Rechenkonzepten im Vorschulalter • Veranlassung präventiver Maßnahmen gegen Rechenschwäche	Ricken, Fritz-Stratmann und Balzer (2013)

Tabelle 3.2: Fortsetzung

Test (Abkürzung)	Alter/ Klassenstufe	Einsatzbereich	Autor:innen
TEDI-MATH	4 bis 8 Jahre	• Erfassung numerischer und rechnerischer Fertigkeiten, v. a. im unteren Leistungsbereich	Kaufmann, Nuerk, Graf, Krinzinger, Delazer und Willmes-von Hinckeldey (2009)
WVT	Letztes Vorschuljahr	• Erfassung schulischer Vorläuferfertigkeiten (Lesen, Schreiben, Rechnen), u. a. mit Untertests speziell zur Mathematik (Zählen, Mengen, Seriation, Zahlenkenntnis, Würfelbilder, Rechenoperationen) • Veranlassung von Maßnahmen zur vorschulischen Förderung	Endlich, Berger, Küspert, Lenhard, Marx, Weber und Schneider (2016)
MBK 1+	Im Verlauf des 1. Schuljahrs	• Erfassung mathematischer Basiskompetenzen • Früherkennung von Rechenschwierigkeiten • Evaluation präventiver Maßnahmen	Ennemoser, Krajewski und Sinner (2017)
DEMAT 1+ (weitere Versionen: DEMAT 2+, 3+, 4)	Ende 1. Schuljahr/ Beginn 2. Schuljahr	• Lehrplanorientierter Gruppentest (Klassenverband) zur Erfassung der Mathematikleistung beim Übergang von der ersten zur zweiten Grundschulklasse • Erfassung von Kindern mit Rechenschwäche	Krajewski, Küspert und Schneider (2021)
BADYS 1–4+ (R)	1. Klasse bis erstes Halbjahr 5. Klasse	• Erfassung von Kindern mit Rechenschwäche bzw. Dyskalkulie • Prüfung der Basiskompetenzen (Mengen- und Zahlerfassung), numerischen Fertigkeiten, Gedächtnisleistungen sowie visuell-räumlichen Vorstellung	Merdian, Merdian und Schardt (2015)

Tabelle 3.2: Fortsetzung

Test (Abkürzung)	Alter/ Klassenstufe	Einsatzbereich	Autor:innen
CODY-M 2–4	Klassenstufen 2 bis 4	• Computerbasierter Test zur Erfassung von Vorläuferfertigkeiten, arithmetischen Kompetenzen und Leistungen des visuell-räumlichen Arbeitsgedächtnisses • Erkennung von Kindern mit Rechenschwäche	Kuhn, Schwenk, Raddatz, Dobel und Holling (2017)

(2) *Fehleranalyse.* Klassenarbeiten und Hausaufgaben werden daraufhin überprüft, ob falsche Lösungen auf systematische Fehler zurückgehen (Kaufmann & Wessolowski, 2006; Werner, 2009). Die Arbeitshypothese lautet, dass ein Kind bei ähnlich aufgebauten Aufgaben immer nach den gleichen Lösungsmustern vorgeht, sodass sich seine Denkwege aus den Fehllösungen erschließen lassen. Rechnet ein Kind z. B. 35+24=77 und 16+15=67, so deutet dies darauf hin, dass dieses Kind die Ziffern „von außen nach innen" addiert. Dieses Prinzip kann durch weitere Beispiele für Denkwege bei fehlerhaften Lösungen verdeutlicht werden.

Beispiele für „Denkwege" bei fehlerhaften Lösungen

363×574 5118 1425 2514 528564	3276 *-2593* 1323	3276 *-2593* 2883
Multiplikation von links bei allen Faktoren	„kleinere von größerer Zahl" (Abstandsbegriff)	Übertrag abgezogen

Zusätzlich wird geprüft, auf welcher Präsentationsebene ein Kind eine Aufgabe lösen kann. Im Vergleich zu einem schriftlich dargebotenen Problem stellt ein mündlich gestelltes Problem höhere Anforderungen an das Gedächtnis und an die Sprachrezeption. Beobachtungen zum Rechenverhalten des Kindes werden auf zwei Ebenen festgehalten:

- *Curriculare Ebene.* Hier sind Aussagen wie die folgenden verortet: „Das Kind zählt", „... hat die Zehnerzerlegung nicht verinnerlicht", „... zählt nicht in Zehnerschritten“, „... beherrscht nicht das Einmaleins“, „... beherrscht zwar die schriftlichen Rechenverfahren, scheitert aber an Textaufgaben“.

- *Kognitive Ebene.* Hier werden Vermutungen angestellt, welche kognitiven Faktoren die beobachteten Schwierigkeiten (mit-)verursacht haben könnten. Beispiele: „Das Kind invertiert Zahlen aufgrund einer Schwäche in der Rechts-Links-Unterscheidung“; „... hat keine Vorstellung über Zahlbeziehungen ausgebildet“; „... kann sich Zwischenergebnisse der Rechenoperationen nicht merken“. Aussagen auf dieser Ebene machen es meist erforderlich, zusätzliche diagnostische Informationen einzuholen, um die jeweilige Hypothese ggf. erhärten zu können.

So zeigt sich im Eingangsbeispiel, dass Silke bei der Aufgabe 60+7=72 an den Fingern abzählt. Für die 7 hält sie eine ganze Hand und zwei Finger hoch, liest davon dann aber die „12“ ab. Bei der zweiten Aufgabe, 52+6=66, rechnet sie zählend: „62, 63, 64, 65, 66“. Hier macht Silke u.a. den beim zählenden Rechnen häufig zu beobachtenden „Fehler um 1“ (Lorenz, 2003). Bei 41+8=58 rechnet Silke vor: „4+1=5 und dann noch die 8 dazu“. Ähnlich bei 23+47=34. Hier rechnet Silke zuerst 23+7=30 und dann 30+4=34. Bei all diesen Beispielen ignoriert Silke das Stellenwertsystem und damit den Zahlenwert der jeweiligen Ziffer.

(3) *Überprüfung von Arbeitsgedächtnisleistungen.* Für das Lösen von Mathematikaufgaben ist vor allem das visuell-räumliche Arbeitsgedächtnis relevant (Fritz, Haase & Pekka, 2019). Teils enthalten Mathematiktests Untertests, mit denen sich Leistungen des Arbeitsgedächtnisses, wie z.B. das visuell-räumliche Kurzzeitgedächtnis, gezielt überprüfen lassen (z.B. mit Corsi-Block Aufgaben). Für eine umfassende Diagnostik empfiehlt es sich, die „Arbeitsgedächtnistestbatterie für Kinder“ (AGTB 5-12) von Hasselhorn und Kolleg:innen (2012) einzusetzen, ggf. in der gekürzten Version als Grobsiebverfahren. Die AGTB erfasst neben dem visuell-räumlichen und dem phonologischen Arbeitsgedächtnis auch exekutive Leistungen, darunter Aufgaben, die es ermöglichen, speziell die Reaktionshemmung bzw. „Inhibition“ von impulsiven Reaktionen zu erfassen (z.B. mit Go/No-Go- oder mit Stroop-Aufgaben).

(4) *Anamnese.* Schulische Leistungen entstehen aus dem Zusammenwirken von Persönlichkeitsmerkmalen des Kindes (z.B. seinen kognitiven und motivationalen Lernvoraussetzungen), Merkmalen der Unterrichtsqualität, einschl. der verwendeten Lernmittel, und Merkmalen des familiären (Eltern, Geschwister) und sozialen Umfelds (z.B. Gleichaltrige) (siehe Gaidoschik, 2011; Jacobs & Petermann, 2007). Welche Faktoren an der Entstehung einer Rechenstörung beteiligt sind, wird im Rahmen eines Interviews mit den Eltern und ggf. mit der unterrichtenden Lehrkraft ermittelt. Folgende Themen sollten angesprochen werden:

- frühkindliche Auffälligkeiten, wie z.B. Entwicklungsverzögerungen im kognitiven, sprachlichen und motorischen Bereich;
- Hinweise auf eine Aufmerksamkeits- und Hyperaktivitätsstörung;

- Qualität des unterrichtlichen Vorgehens und schulischer Förderangebote;
- Beteiligung im Unterricht;
- Verhalten bei den Hausaufgaben;
- Abweichungen zwischen schulischen und häuslichen Anforderungen; Abweichungen zwischen Unterrichts- und Familiensprache;
- emotionale und motivationale Folgen der Mathematik-Probleme, wie z. B. Rechenangst, Desinteresse und fehlendes Selbstvertrauen;
- belastende Situationen im Elternhaus, wie z. B. Fehlen eines störungsfreien Lernumfelds, Konflikte in der Eltern-Paarbeziehung, Rivalität zwischen Geschwistern;
- Erziehungsverhalten und Engagement der Eltern in schulischen Belangen;
- familiäre Häufung schulischer Schwierigkeiten, insb. beim Rechnen.

Im Fallbeispiel berichteten die Eltern, dass Silke das „Nesthäkchen" in der Familie sei. Von allen anderen Familienmitgliedern werde Silke sehr verwöhnt. Die Schwestern helfen ihr z. B. bei den Hausaufgaben, kümmern sich um ihre schulischen Belange und nehmen ihr häufig die Verantwortung ab. Dies führt nach Meinung der Klassenlehrerin dazu, dass Silke sich im Unterricht kaum meldet. Wenn sie aufgerufen wird, spreche Silke so leise, dass sie fast nicht zu hören sei. Werden im Unterricht Aufgaben bearbeitet, schreibt Silke oft von ihrer Nachbarin ab. Eigenständiges Arbeiten zeigt sie nach Auskunft ihrer Lehrerin kaum. Häufig schreibe Silke das Ergebnis einer Aufgabe überstürzt auf, ohne die Lösung nochmals zu kontrollieren. Dass Silke meist planlos vorgeht, führt die Klassenlehrerin darauf zurück, dass sie eigentlich nicht wisse, worum es bei der anstehenden Aufgabe überhaupt geht.

(5) *Motorische Entwicklung.* Durch Beobachtungen in Spiel- oder Malsituationen werden Hinweise auf Beeinträchtigungen in der motorischen Entwicklung, im Vorstellungsvermögen und in der Links-Rechts-Unterscheidung ermittelt (Lorenz, 2003). Ergeben sich diesbezüglich Hinweise, so können diese durch standardisierte Verfahren abgesichert werden, wie. z. B. durch die Untertests zur Psychomotorik aus den „Intelligenz- und Entwicklungsskalen für Kinder und Jugendliche" (IDS-2) von Grob und Hagmann-von Arx (2018).

(6) *Psychometrische Bestimmung von kognitiven Grundfähigkeiten.* Folgt man der S3-Leitlinie, so ist eine eigenständige Intelligenzdiagnostik nicht erforderlich, um eine Rechenstörung festzustellen. Sollen aber die geistigen Lernvoraussetzungen abgeklärt oder das Vorliegen einer Intelligenzminderung (ICD-10, F70) ausgeschlossen werden, so bietet sich dafür ein multidimensionaler Intelligenztest an. Die WISC-V (Petermann, 2017) umfasst z. B. Untertests, die zuverlässige Kennwerte für Arbeitsgedächtnis, Sprachverständnis und visuell-räumliches Denken liefern. Da Silke sich im sozialen Kontakt sehr zurückhaltend bis gehemmt verhält, wurde bei ihr ein sprachfreier Intelligenztest (SON-R 6-40) durchgeführt.

3.5 Interventionsziele

Die Ziele der Intervention werden auf drei Ebenen definiert: *curricular* (die Ziele richten sich an den Anforderungen des Lehrplans aus), *kognitiv* (die Ziele betreffen kognitive Fähigkeiten, welche für gutes Rechnen benötigt werden) und *emotional-motivational* (hier geht es darum, die Lernbereitschaft, das Selbstvertrauen und das Interesse des Kindes zu stärken). Da diese Ziele eng miteinander verzahnt sind, werden sie zeitlich parallel verfolgt. Beispiele dazu finden sich in Tabelle 3.3.

Tabelle 3.3: Beispiele für Förderziele

Bereich	Beispiele
Curriculare Ziele	Im 20er-Raum: • Zählkompetenz als notwendige Voraussetzung des Rechnens, die dann abzulösen ist durch heuristische Strategien wie z. B. Verdoppeln und Fastverdoppeln (6 + 7 = 6 + 6 + 1) oder Zehnernähe (7 + 9 = 7 + 10 − 1, 16 − 9 = 16 − 10 + 1); • Zahlzerlegung, z. B. bei Aufgaben mit Zehnerübergang (15 − 7 = 15 − 5 − 2; 8 + 6 = 8 + 2 + 4). Im 100er-Raum: • Operationsverständnis (+, −, ×, :); • Zahldarstellung im Dezimalsystem; • Strategieentwicklung für das Lösen von Textaufgaben: Übersetzen in andere Repräsentationsformen wie Bilder; Handlungen am Material; Rückübersetzungen von symbolisch repräsentierten Gleichungen in Sprache oder Bilder (Beispiel: „Erfinde eine Geschichte zu 3 + 5 × 4!“).
Kognitive Ziele	• Schulung der Vorstellungsfähigkeit durch geometrische und körperbezogene Übungen; • Erwerb und Anwendung von Einpräge- und Behaltensstrategien; • Förderung des Sprachverständnisses (Verbalisierungsstrategien, Verbindung von Handlung und Sprachbegleitung); • Verbesserung der Raumorientierung und von Raumlagebeziehungen; • Einüben motorischer Fertigkeiten (Fein- und Grobmotorik); • Übertragung zwischen den Repräsentationsformen: Sprache (Text) – Bild – Handlung – (mathematische) Symbole.
Emotional-motivationale Ziele	• Erleben eigener Fähigkeit; • Abbau von Ängstlichkeit; • Erhöhung der Ausdauer; • Abbau von Ängsten der Eltern; • Anleitung zur Mitarbeit im Unterricht.

Silkes unsicheres und unselbständiges Verhalten im Mathematikunterricht geht z. B. darauf zurück, dass sie die Aufgaben meist nicht versteht, daher nicht weiß, was sie machen soll und in der Folge ständig Fehler macht. Daher sollte Silke die Erfahrung vermittelt werden, dass sie über die Fähigkeit verfügt, Anforderungen im Mathe-Unterricht erfolgreich und eigenständig zu bewältigen. Dafür werden bewährte Vorgehensweisen eingesetzt, wie sie in zahlreichen Kapiteln dieses Bands beschrieben werden: Anpassung der Aufgabenschwierigkeit, Vermittlung von Regel- und Strategiewissen, intensives Einüben, regelmäßige Rückmeldungen über Lernfortschritte, allmähliches Ausblenden der instruktionalen Unterstützung, Verstärkung der Beteiligung im Unterricht und Aufbau lernförderlicher Ursachenerklärungen für Erfolgs- und Misserfolgserlebnisse.

3.6 Interventionen im Überblick

Die Intervention konzentriert sich stets auf diejenigen Schwierigkeiten, die bei dem einzelnen Kind im Rahmen der diagnostischen Untersuchung ermittelt worden sind. Zu berücksichtigen sind die curricularen Hürden, an denen das Kind noch scheitert, die kognitiven Beeinträchtigungen, die das Verständnis mathematischer Sachverhalte erschweren, und die emotional-motivationalen Hemmungen, die dazu führen, dass die Rechenschwäche aufrechterhalten wird.

Inhalte der Förderung

(1) *Ausbildung eines vertieften Verständnisses für den Zahlenraum bis 20.* Rechenschwache Kinder verbleiben bis zur Klasse 8, und teilweise auch noch danach, zählende Rechner:innen. Zurückzuführen ist dies auf ein unzureichend aufgebautes Verständnis der Zahlbeziehungen im Zahlenraum bis 20. Sinnvollere Rechenstrategien wurden nicht aufgebaut und können daher auch beim Rechnen im 100er-Raum nicht weiterentwickelt werden. Dies wird nun in der Intervention, die z. B. in Förderstunden durchgeführt wird, nachgeholt. Auf der Basis des vorhandenen Wissens werden vereinfachende und verallgemeinerbare Strategien, wie z. B. die folgenden, vermittelt:

- *Verdoppeln/Fastverdoppeln.* Kinder wissen häufig, dass 6+6=12 ergibt, verwenden dieses Wissen aber nicht bei 6+7.
- *Zehnerergänzung.* Kinder wissen, dass 7+3=10 oder 9+1=10 ergibt, verwenden dieses Wissen aber nicht bei 7+4=7+3+1, 7+5=7+3+2, 9+6=9+1+5 oder 9+8=9+1+7.
- *Zehnernähe.* Kinder wissen, dass 7+10=17 ergibt, verwenden dieses Wissen aber nicht bei 7+9=7+10−1 oder 16−9=16−10+1.

Um den Strategieerwerb anzubahnen, genügt es nicht, anschauliches Material zu verwenden. Nur allzu oft verharrt das Denken rechenschwacher Kinder im bloßen

(Ab-)Zählen der Klötze oder Perlen, der Striche am Zahlenstrahl oder der Felder der Hundertertafel (Häsel-Weide, Nührenbörger, Moser Opitz & Wittich, 2013). Um eine Vorstellung von Zahlen, Rechenoperationen und Zahlenbeziehungen zu entwickeln, bedarf es geeigneter Veranschaulichungshilfen (Gaidoschik, 2011; Lorenz, 2003). Praktisch bewährt hat sich der „leere Zahlenstrahl", an dem die Kinder Rechenoperationen durchführen, überprüfen und korrigieren können. Auch Beziehungen zwischen den Zahlen (doppelt so viel, halb so viel) können auf diese Weise verdeutlicht werden (von Aster & Lorenz, 2013; Dehaene, 1999). Handlungen an konkretem Material bilden somit nur eine Zwischenstufe, auf der sich die halb abstrakte Vorstellung des Zahlenraums aufbaut. In der „Förder- und Diagnose-Box Mathe" haben Kaufmann und Lorenz (2006) Lernmaterialien zusammengestellt, die sich für die Förderung von Kindern im Grundschulbereich eignen.

(2) *Strategien im Zahlenraum bis 100.* Wenn die Rechenstrategien im 20er-Raum gefestigt sind, erfolgt eine Erweiterung auf den 100er-Raum. Erneut gestützt auf den „leeren Zahlenstrahl" entwickeln die Kinder dazu passende Strategien für Additions- und Subtraktionsaufgaben:

- 41–38, als Ergänzungsstrategie 38+3=41 (weil die Zahlen nahe beieinander liegen);
- 82–46, als Zehner-Einer-Strategie 82–40–6;
- 54–19, als Sprungstrategie 54–20+1 (wegen der Nähe der 9 zur 10).

Die Strategien setzen voraus, dass die zugehörigen Zwischenschritte sicher beherrscht werden. Ein Kind, das die Zehner-Einer-Strategie anwendet, sollte also 82–40 „mühelos" ausrechnen können.

(3) *Textaufgaben.* Beim Lösen einer Textaufgabe muss eine sprachlich dargestellte Situation in ein mathematisches Kalkül übertragen werden. Gefördert wird dies, indem die Übersetzung wechselweise, also in beide Richtungen, eingeübt wird. Zwischen Sprache (Text), Handlung, Bild und mathematischen Symbolen wird immer wieder hin- und hergewechselt. Denn um eine Textaufgabe wirklich zu verstehen, muss jede Form der Repräsentation in jede andere Form übertragen werden. Die Übersetzung auf den Aspekt „Sprache (Text) in Symbole" einzuengen, greift zu kurz, u.a. weil sich so kaum ein Bezug zwischen Schulmathematik und Lebenswirklichkeit herstellen lässt.

Bei der Übertragung „Sprache (Text) in Symbole" kommt es weniger auf die arithmetisch korrekte Lösung als auf das richtige Verständnis des Lösungswegs an. Daher wird von dem Kind zunächst nur verlangt, die richtige Operation bzw. Folge von Operationen auszuwählen, ohne dass die eigentliche Rechnung ausgeführt wird: „Wie rechnest du bei dieser Aufgabe?". „Erst Plus, dann Mal"; „erst Minus, dann Geteilt"; „erst Mal, dann Plus"; „erst Geteilt, dann Mal". Kaufmann und Röttger (2007, 2008) haben Fördermaterial entwickelt, das für diesen besonders kritischen, weil fehleranfälligen Bereich gut geeignet ist. Wie bei der Förderung des

Rechnens mit Textaufgaben im Einzelnen vorzugehen ist, wird in Kapitel 18 dargestellt.

(4) *Geometrie.* Eine Mathe-Förderung sollte stets geometrische Einheiten enthalten. Eine Schlüsselstellung nehmen Aufgaben zur *Kopfgeometrie* ein. Dies sind Aufgaben zur räumlichen Vorstellung, die im Kopf gelöst werden müssen: „Zerlege ein Quadrat durch zwei Geraden so, dass zwei Dreiecke und ein Parallelogramm entstehen!", „Zerlege einen Würfel mit einem geraden Schnitt so, dass die Schnittfläche ein regelmäßiges Sechseck ergibt!". Die Kopfgeometrie stellt das Gegenstück zum Kopfrechnen dar. Die Übungen werden nach ihrer Schwierigkeit gestaffelt. Sie umfassen z.B. Aufgaben zur Würfeldrehung, zum Würfelabrollen, zu Würfel- und Quadernetzen, zu Orientierungsübungen (Landkarten) und zu Spirolateralen (d.h. der Verbildlichung einer Zahlenfolge durch Einzeichnen auf kariertem Papier).

(5) *Automatisierung.* Meist reicht die begrenzte Zahl der Förderstunden nicht aus, um eine wirkungsvolle Automatisierung zu erreichen (z.B. beim Auswendiglernen der Zahlensätze im Zahlenraum bis 20 oder in der Beherrschung des kleinen Einmaleins). Gefragt ist die Mitarbeit der Eltern, die für das gemeinsame Üben mit ihrem Kind eine genaue Anleitung erhalten. Die Eltern unterstützen die Förderung, indem sie für eine störungsfreie Lernumgebung sorgen oder das Kind dafür belohnen, wenn es sorgfältig arbeitet und Lernfortschritte erzielt (vgl. Kapitel 35). In die eigentliche Förderung sollten sich die Eltern (oder eine andere Betreuungsperson) aber nicht einmischen. Wird einem Kind in der Förderstunde ein bestimmter Rechenweg nahegebracht, nachmittags vom Großvater aber ein anderes Vorgehen vermittelt und abends von der Mutter nochmals ein neuer Rechenweg gezeigt, so erzeugt dies bei einem Kind, das ohnehin schon rechenschwach ist, nichts als Verwirrung und Konflikte bei der Aufgabenbearbeitung. Auch die Hausaufgaben sollten die Eltern nicht verbessern. Alle Fehler, die das Kind macht, sind diagnostisch aufschlussreich, weil sie wichtige Hinweise für die weitere Förderung liefern.

Auch bei älteren Kindern (etwa bis zur 8. Klasse) lassen sich Rechenschwächen meist auf Inhalte zurückverfolgen, die in den ersten beiden Grundschuljahren auf dem Lehrplan standen. Der Zahlenraum bis 20 bereitet noch Schwierigkeiten und muss daher neu aufgebaut werden. Oder Grundrechenarten, wie die Division, werden nur unzureichend beherrscht. Verschiedene Übungen dienen dem Aufbau von Rechenfertigkeiten.

Übungen zum Aufbau von Rechenfertigkeiten

(1) Räumliche Vorstellung schulen
Übungen auf Karopapier; Strichzüge nach Diktat einzeichnen („drei Kästchen nach oben, zwei nach links usw."); Übungen mit dem eigenen Körper („Gehe drei Schritte nach vorn, drehe dich nach rechts, gehe wieder zwei Schritte vor-

wärts"); Übungen auf Kästchenpapier und auf isometrischem Papier, wie z. B. Halbierungen/Verdoppelungen.

(2) Gedächtnisleistungen fördern
Vermittlung von Merkstrategien für arithmetische Zahlenfolgen; mnemotechnische Verfahren; gedächtnisentlastende Strukturbildung; Vernetzung von Mathe-Aufgaben mit anderen Lern- und Erfahrungsbereichen.

(3) Inhalte des Lehrplans vermitteln
Einsatz geeigneter Veranschaulichungshilfen („leerer Zahlenstrahl"); Einsatz von Entscheidungsbäumen für die Lösung von Textaufgaben; Aufgaben mit Zehnerüberschreitung schulen; Zahlenraum bis 20 festigen.

(4) Motivation anregen
Lernfortschritte sichtbar machen, nicht nur für Ergebnisse, auch für Rechenwege; Aufgabenschwierigkeit auf den jeweiligen Leistungsstand abstimmen; Erfolge lobend anerkennen; motivierende Ursachenerklärungen aufbauen.

(5) Rechenoperationen mit Alltagshandlungen verknüpfen
Geschichten ausdenken, die zu Rechenaufgaben passen („Erzähle eine Geschichte, die zu 4×7−3 passt."); Beziehungen zwischen Geometrie und Arithmetik herstellen (z. B. beim Verdoppeln/Halbieren von Flächen auf Karopapier; Darstellung der Multiplikation als Fläche).

(6) Eltern einbeziehen
Anleitung zur Gestaltung einer störungsfreien Lernumgebung; Aufbau von unterstützendem Interaktionsverhalten (z. B. bei den Hausaufgaben); Abbau übertriebener Leistungserwartungen; Belohnung von Lernfortschritten; Anleitung zur Herstellung von Alltagssituationen, in denen Größen wie Länge, Zeit, Geld, Gewicht, Fläche und Volumen eine Rolle spielen (nicht nur beim Spielen, auch beim Backen, Kochen, Einkaufen usw.).

Förderprogramme

Vor allem für den Bereich des Vor- und Grundschulalters werden Maßnahmen zur Förderung des mathematischen Denkens immer häufiger in Interventionsprogrammen gebündelt (Lambert, 2015). Als evidenzbasiert gelten solche Programme, deren Wirksamkeit in Untersuchungen speziell mit rechenschwachen Kindern überprüft worden ist. Nach einer Metaanalyse von Ise, Dolle, Pixner und Schulte-Körne (2012) zeichnen sich wirksame Programme dadurch aus, dass die Förderung auf die spezifischen Symptome des Einzelfalls ausgerichtet ist, der Entwicklungsstand und die Lernvoraussetzungen des Kindes berücksichtigt werden, die Anleitung durch therapeutisch geschultes Fachpersonal erfolgt und der Umfang und die Dauer der Intervention ausreichend hoch „dosiert" sind. Zudem ist bei Kindern mit einer Rechenstörung die Einzeltherapie einem Gruppensetting vorzuziehen. Hier drei Beispiele für Programme, die in der S3-Leitlinie (S. 34) für die praktische Anwendung empfohlen werden:

- *„Mengen, zählen, Zahlen" (MZZ) von* Krajewski, Nieding und Schneider (2013*).* Das Programm zielt darauf ab, das Verständnis für Zahlen und Mengen bei Vorschulkindern und Erstklässler:innen aufzubauen, die ein erhöhtes Risiko für die Ausbildung einer Rechenschwäche bzw. einer Rechenstörung aufweisen (vgl. Kapitel 16). Das Programm, das präventiv ausgerichtet ist, wird als Einzeltraining oder in kleinen Lerngruppen durchgeführt.
- *„MARKO-T" von* Gerlach, Fritz und Leutner (2013*).* In der Übergangsphase vom Kindergarten in die Grundschule (Altersbereich 5 bis 8 Jahre) werden den Kindern in einem Einzeltraining arithmetische Konzepte und Rechenstrategien vermittelt. Die Lernumgebung bzw. Auswahl der Übungen ist adaptiv aufgebaut. Die Abstimmung auf den Einzelfall erfolgt in Verbindung mit dem zugehörigen Testverfahren (MARKO-D; vgl. Tabelle 3.2).
- *„Dortmunder Zahlenbegriffstraining" von* Moog und Schulz (2005*).* Das Programm eignet sich für Kinder im Grundschulalter (einschl. Förderschule), die Symptome einer Rechenstörung (Dyskalkulie) zeigen. Vermittelt werden Zähl- und Abzählfertigkeiten sowie der Aufbau einer gesicherten Zahlraumvorstellung. Das Training ist stufenweise aufgebaut und wird als Einzeltherapie oder in Kleingruppentrainings durchgeführt. Förderbedarf und Lernfortschritte werden mit dem darauf abgestimmten „Dortmunder Rechentest" erfasst.

Zunehmend werden zur Mathe-Förderung von (rechenschwachen) Grund- und Förderschulkindern auch PC-basierte Programme angeboten (vgl. Kapitel 29). Beispiele sind die „Rechenspiele mit Elfe und Mathis I" von Lenhard und Lenhard (2009) sowie „Meister Cody – Talasia" von Kaasa health (2013). Software gebundene Lernprogramme können eine Intervention, z. B. im Bereich des schulischen oder häuslichen Übens, wirkungsvoll ergänzen. Bei Kindern mit Dyskalkulie bieten sie aber keinen Ersatz für eine auf den Einzelfall zugeschnittene Rechentherapie, die von einer geschulten Fachkraft diagnostisch vorbereitet und kompetent durchgeführt wird.

3.7 Literatur

Grundlegende Literatur

Aster, M. von & Lorenz, J. H. (Hrsg.). (2013). *Rechenstörungen bei Kindern: Neurowissenschaft, Psychologie, Pädagogik.* Göttingen: Vandenhoeck & Ruprecht. https://doi.org/10.13109/9783666462580

Lambert, K. (2015). *Rechenschwäche – Grundlagen, Diagnostik und Förderung.* Göttingen: Hogrefe.

Landerl, K. & Kaufmann, K. (2008). *Dyskalkulie.* München: Reinhardt.

Weiterführende Literatur

Dehaene, S. (1999). *Der Zahlensinn: Oder warum wir rechnen können.* Basel: Birkhäuser. https://doi.org/10.1007/978-3-0348-7825-8

Fischbach, A., Schuchardt, K., Brandenburg, J., Klasczewski, J., Balke-Melcher, C., Schmidt, C. et al. (2013). Prävalenz von Lernschwächen und Lernstörungen: Zur Bedeutung der Diagnosekriterien. *Lernen und Lernstörungen, 2,* 65–76. https://doi.org/10.1024/2235-0977/a000035

Fritz, A., Haase, V. G. & Pekka, R. (Hrsg.). (2019). *International handbook of mathematical learning difficulties.* Cham: Springer. https://doi.org/10.1007/978-3-319-97148-3

Gaidoschik, M. (2011). *Rechenschwäche – Dyskalkulie.* Hamburg: Persen.

Haberstroh, S. & Schulte-Körne, G. (2019). Diagnostik und Behandlung der Rechenstörung. *Deutsches Ärzteblatt International, 119,* 107–114.

Hasselhorn, M. & Schuchardt, K. (2006). Lernstörungen: Eine kritische Skizze zur Epidemiologie. *Kindheit und Entwicklung, 15,* 208–215. https://doi.org/10.1026/0942-5403.15.4.208

Ise, E., Dolle, K., Pixner, S. & Schulte-Körne, G. (2012). Effektive Förderung rechenschwacher Kinder: Eine Metaanalyse. *Kindheit und Entwicklung, 21*(3), 181–192. https://doi.org/10.1026/0942-5403/a000083

Jacobs, C. & Petermann, F. (2007). *Rechenstörungen.* Göttingen: Hogrefe.

Kadosh, R. C. & Dowker, A. (2015). *The Oxford handbook of numerical cognition.* Oxford: Oxford University Press.

Kaufmann, S. & Wessolowski, S. (2006). *Rechenstörungen: Diagnose und Förderbausteine.* Seelze: Klett.

Lorenz, J. H. (2003). *Lernschwache Rechner fördern.* Berlin: Cornelsen.

Moog, W. & Schulz, A. (2005). *Zahlen begreifen. Diagnose und Förderung bei Kindern mit Rechenschwäche.* Weinheim: Beltz.

Thomas, K., Schulte-Körne, G. & Hasselhorn, M. (2015). Entwicklungsstörungen schulischer Fertigkeiten. *Zeitschrift für Erziehungswissenschaft, 18,* 431–451. https://doi.org/10.1007/s11618-015-0642-6

Werner, B. (2009). *Dyskalkulie – Rechenschwierigkeiten: Diagnose und Förderung rechenschwacher Kinder an Grund- und Sonderschulen.* Stuttgart: Kohlhammer. https://doi.org/10.17433/978-3-17-022911-2

Material

Arbeitsgemeinschaft der Wissenschaftlichen Medizinischen Fachgesellschaften (AWMF). (2018). *S3-Leitlinie: Diagnostik und Behandlung der Rechenstörung. AWMF-Register-Nr.: 028-046.* Verfügbar unter: https://register.awmf.org/de/leitlinien/detail/028-046

Dilling, H., Mombour, W. & Schmidt, M. H. (Hrsg.). (2015). *Internationale Klassifikation psychischer Störungen: ICD-10, Kapitel V (F). Klinisch-diagnostische Leitlinien* (10. Aufl.). Bern: Hogrefe.

Endlich, D., Berger, N., Küspert, P., Lenhard, W., Marx, P., Weber, J. et al. (2016). *Würzburger Vorschultest: Erfassung schriftsprachlicher und mathematischer (Vorläufer-)Fertigkeiten und sprachlicher Kompetenzen im letzten Kindergartenjahr (WVT).* Göttingen: Hogrefe.

Ennemoser, M., Krajewski, K. & Sinner, D. (2017). *Test mathematischer Basiskompetenzen ab Schuleintritt (MBK 1+).* Göttingen: Hogrefe.

Gerlach, M., Fritz, A. & Leutner, D. (2013). *Mathematik- und Rechenkonzepte im Vor- und Grundschulalter – Training (MARKO-T).* Göttingen: Hogrefe.

Grob, A. & Hagmann-von Arx, P. (2018). *Intelligenz- und Entwicklungsskalen für Kinder und Jugendliche (IDS-2)*. Göttingen: Hogrefe.

Häsel-Weide, U., Nührenbörger, M., Moser Opitz, E. & Wittich, C. (2013). *Ablösung vom zählenden Rechnen*. Seelze: Kallmeyer.

Hasselhorn, M., Schumann-Hengsteler, R., Gronauer, J., Grube, D., Mähler, C., Schmid, I. et al. (2012). *Arbeitsgedächtnistestbatterie für Kinder von 5 bis 12 Jahren (AGTB 5-12)*. Göttingen: Hogrefe.

Kaasa health. (2013). *Meister Cody - Talasia*. Düsseldorf: Kaasa health.

Kaufmann, L., Nuerk, H.-C., Graf, M., Krinzinger, H., Delazer, M. & Willmes-von Hinckeldey, K. (2009). *Test zur Erfassung numerisch-rechnerischer Fertigkeiten vom Kindergarten bis zur 3. Klasse (TEDI-MATH)*. Bern: Huber.

Kaufmann, S. & Lorenz, J.H. (2006). *Förder- und Diagnose-Box Mathe*. Braunschweig: Schroedel.

Kaufmann, S. & Röttger, A. (2007). *Mathe:pro Sachrechenbox 1/2*. Braunschweig: Westermann.

Kaufmann, S. & Röttger, A. (2008). *Mathe:pro Sachrechenbox 3/4*. Braunschweig: Westermann.

Krajewski, K. (2018). *Test mathematischer Basiskompetenzen im Kindergartenalter (MBK 0)*. Göttingen: Hogrefe.

Krajewski, K., Küspert, P. & Schneider, W. (2021). *Deutscher Mathematiktest für erste Klassen (DEMAT 1+;* 2. Aufl.). Göttingen: Hogrefe.

Krajewski, K., Nieding, G. & Schneider, W. (2013). *Mengen, zählen, Zahlen*. Göttingen: Hogrefe.

Kuhn, J.-T., Schwenk, C., Raddatz, J., Dobel, C. & Holling, H. (2017). *CODY-Mathetest: Mathematiktest für die 2.–4. Klasse (CODY-M 2–4)*. Düsseldorf: Kaasa health.

Lenhard, W. & Lenhard, A. (2009). *Rechenspiele mit Elfe und Mathis I*. Göttingen: Hogrefe.

Merdian, G., Merdian, F. & Schardt, K. (2015). *Bamberger Dyskalkuliediagnostik 1-4+ (R) (BADYS 1-4+)*. Bamberg: PaePsy.

Petermann, F. (Hrsg.). (2017). *Wechsler Intelligence Scale for Children - Fifth Edition (WISC-V)*. Frankfurt: Pearson.

Ricken, G., Fritz-Stratmann, A. & Balzer, L. (2013). *Mathematik- und Rechenkonzepte im Vorschulalter - Diagnose (MARKO-D)*. Göttingen: Hogrefe.

Tellegen, P.J., Laros, J.A. & Petermann, F. (2012). *Non-verbaler Intelligenztest (SON-R 6-40)*. Göttingen: Hogrefe.

WHO. (2021). *ICD-11 for Mortality and Morbidity Statistics*. Verfügbar unter: https://icd.who.int/browse11/l-m/en#/http%3a%2f%2fid.who.int%2ficd%2fentity%2f1498766637?view=G0

4 Beeinträchtigungen im Lesen und beim Rechtschreiben

Barbara Gasteiger-Klicpera, Katharina Prinz und Christian Klicpera †

Fallbeispiel

Markus (2. Klasse Grundschule) wird von seiner Lehrerin zur Förderung im Lesen und in der Rechtschreibung empfohlen. Selbst kurze Wörter, die im Unterricht bereits ausführlich geübt worden sind, liest er nur sehr holprig und stockend. Besonders fällt auf, dass er Wörter verwechselt, einzelne Wortteile falsch liest oder ganz weglässt. Die Überprüfung seiner Lesevoraussetzungen zeigt, dass er allenfalls elementare Buchstabenkenntnisse besitzt und Pseudowörter (d.h. bedeutungslose, aber aussprechbare Buchstabenfolgen wie z.B. „liramo") weder zusammenlauten noch erlesen kann. Zusammenhängende Texte, die ihm vorgelesen werden, versteht er jedoch. Beispielsweise kann er die vorgelesenen Texte nacherzählen, was sein auditives Textverständnis belegt.

Im Rechtschreiben zeigen sich gleichfalls Schwierigkeiten. Markus kann häufig vorkommende, kurze Wörter relativ fehlerlos schreiben. Bei komplexeren und unbekannten Wörtern macht er aber viele Fehler. Pseudowörter kann er fast überhaupt nicht schreiben. Beim Schreiben macht er sehr viele, auch grobe Fehler. Er lässt z.B. Wortteile ganz aus oder schreibt sie völlig falsch nieder.

4.1 Definition und diagnostische Kriterien nach ICD

Gemäß ICD-11 (Bundesinstitut für Arzneimittel und Medizinprodukte, 2023) sind die Lesestörung und die Rechtschreibstörung in Kapitel 06 „Psychische Störungen, Verhaltensstörungen oder neuronale Entwicklungsstörungen" zu finden. In der Unterkategorie „Lernentwicklungsstörung" (6A03) werden sie als zwei getrennte Störungsbilder aufgeführt:

- „Lernentwicklungsstörung mit Lesebeeinträchtigung“ (6A03.0), bei der Leseleistungen deutlich hinter den vom Lebensalter und vom intellektuellen Niveau her zu erwartenden Leistungen zurückbleiben;
- „Lernentwicklungsstörung mit Beeinträchtigung im schriftlichen Ausdruck“ (6A03.1), bei der Leistungen des schriftlichen Ausdrucks deutlich hinter den vom Lebensalter und vom intellektuellen Niveau her zu erwartenden Leistungen zurückbleiben.

Im Vergleich dazu ordnete die Vorgängerversion, ICD-10 (Dilling, Mombour & Schmidt, 2015), die Lese- und Rechtschreibstörung den umschriebenen Entwicklungsstörungen schulischer Fertigkeiten zu, wobei die (kombinierte) Lese- und Rechtschreibstörung (F81.0) von der isolierten Rechtschreibstörung (F81.1) unterschieden wurde. Eine grundlegende Veränderung zwischen den beiden Versionen besteht darin, dass im ICD-11 eine Lernstörung im Lesen von einer Lernstörung im schriftlichen Ausdruck klar unterschieden wird.

Laut ICD-11 müssen zur Diagnose einer Lesestörung oder einer Störung im schriftlichen Ausdruck die zugehörigen Leistungen des Kindes unter dem Niveau liegen, das aufgrund seines Alters und seiner allgemeinen Intelligenz zu erwarten ist. In den diagnostischen Leitlinien der ICD-11 werden folgende Störungsmerkmale genannt:

- Das wichtigste Merkmal besteht in einer deutlichen Beeinträchtigung der Leseentwicklung bzw. der Schreibentwicklung und einem entsprechend großen Rückstand in den zugehörigen Fertigkeiten. Die Störung muss sich deutlich auf die schulischen und ggf. die beruflichen Leistungen auswirken.
- Die entwicklungsbedingten Lernstörungen treten erstmals in den ersten Schuljahren auf und zeigen sich dort anhand erheblicher und anhaltender Schwierigkeiten beim Erwerb folgender Fähigkeiten:
  - beim Lesen: geringe Lesegenauigkeit (fehlerhaftes Lesen von Wörtern), geringe Leseflüssigkeit (langsames und stockendes Lesen von Texten) und fehlendes Leseverständnis (die Bedeutung von Textaussagen wird nicht erkannt)
  - beim Schreiben: fehlerhafte Rechtschreibung, fehlende Beherrschung der Grammatik, mangelhafte Kenntnisse der Zeichensetzung sowie fehlende Kohärenz schriftlicher Gedanken (Niederschreiben unvollständiger und in sich unstimmig wirkender Texte)

In den ersten Grundschulklassen (bei starker Betroffenheit aber auch später noch) kommen Leseschwierigkeiten in einem sehr fehlerhaften Lesen zum Ausdruck. Zu beobachten ist, dass Wörter oder Wortteile beim Lesen ausgelassen, ersetzt, verdreht oder hinzugefügt werden. In einem Satz werden die Wörter und in einem Wort die Buchstaben miteinander vertauscht. Die betreffenden Kinder sind nicht in der Lage, mehr als kurze und vertraute Wörter zu lesen. In höheren Klassen zeigt sich die Störung in einem sehr langsamen, stockenden und mühevollen

Lesen. Im deutschen Sprachraum fallen vor allem die niedrige Lesegeschwindigkeit, Startschwierigkeiten beim Vorlesen, langes Zögern, Verlieren der Zeile und ungenaues Phrasieren auf. Beeinträchtigt ist oft auch das Leseverständnis. Die Kinder sind dann nicht in der Lage, das Gelesene in eigenen Worten wiederzugeben, aus dem Gelesenen Schlussfolgerungen zu ziehen und es mit ihrem allgemeinen Wissen zu verknüpfen.

All diese Schwierigkeiten treten vor dem Hintergrund einer sonst unauffälligen Entwicklung auf. Andere Fähigkeiten des Kindes sind also weitgehend intakt. Als „Ausschlusskriterien“ für die Diagnose einer Lesestörung oder einer Störung im schriftlichen Ausdruck gelten daher folgende Merkmale:
- Beeinträchtigungen der intellektuellen Entwicklung;
- sensorische Beeinträchtigungen, insb. im Seh- oder Hörvermögen;
- neurologische Störungen;
- mangelnde Verfügbarkeit von Bildung;
- ungenügende Kenntnisse der Unterrichtssprache;
- psychosoziale Belastungen.

Obwohl sich Kinder mit höherer Intelligenz von Kindern mit geringerer Intelligenz in der Art ihrer Schwierigkeiten beim Lesen und Rechtschreiben kaum unterscheiden und beide Gruppen von Kindern auf Fördermaßnahmen gleichermaßen positiv ansprechen (Klicpera, Schabmann, Gasteiger-Klicpera & Schmidt, 2020), empfiehlt die S3 Leitlinie zur „Diagnostik und Behandlung von Kindern und Jugendlichen mit Lese- und/oder Rechtschreibstörung“ (AWMF, 2015, derzeit in Überarbeitung) bei der Diagnose auf das Kriterium der Alters- oder Klassennormdiskrepanz *oder* auf das Kriterium der IQ-Diskrepanz (vgl. Kapitel 1) zurückzugreifen (Empfehlung mit 59 % mehrheitlicher Zustimmung). Die Leitlinie betont, dass die Leistung mindestens eine Standardabweichung unter dem Durchschnitt der Klassen- bzw. Altersnorm oder eine Standardabweichung unter dem aufgrund der Intelligenz zu erwartenden Leistungsniveau liegen sollte. Dies bedeutet, dass ein Prozentrang von weniger als 15 in einem standardisierten Lese- oder Rechtschreibtest für die Diagnose einer Lese- oder Rechtschreibstörung als ausreichend erachtet werden kann.

4.2 Epidemiologie und Komorbidität

Tabelle 4.1 zeigt, wie häufig (ausgedrückt als Prozentsatz) Lese- und/oder Rechtschreibstörungen in bestimmten Bevölkerungsgruppen gemessen zu einem bestimmten Zeitpunkt vorkommen.

Von Schwierigkeiten beim Lesen sind Jungen mindestens doppelt so häufig betroffen wie Mädchen. Beim Rechtschreiben ist dieser Unterschied noch deutlicher, zu Ungunsten der Jungen, ausgeprägt. Zudem werden weit mehr Jungen als

Mädchen wegen einer Lese-Rechtschreibschwäche zur Förderung überwiesen. Bezüglich komorbider Störungen ist Folgendes bekannt:

- Lese- und/oder Rechtschreibstörungen sind häufig mit Rechenschwierigkeiten verknüpft (vgl. Kapitel 3 und 5). Etwa drei Viertel der Schüler:innen mit Rechenstörungen haben auch eine Lese- und/oder eine Rechtschreibstörung. Häufig werden auch Schwierigkeiten der motorischen Koordination (ICD-11, 6A04) oder Sprachschwierigkeiten (ICD-11, 6A01) festgestellt.
- Schwächen im Lesen und im Rechtschreiben werden häufig von emotionalen Problemen und Verhaltensschwierigkeiten begleitet. Die davon betroffenen Kinder besitzen im Vergleich zu unauffälligen Kindern zumeist ein niedrigeres Selbstwertgefühl und ein geringeres Selbstkonzept schulischer Fähigkeiten. Insgesamt entwickeln 40 % bis 60 % aller Kinder und Jugendlichen mit einer Lesestörung psychische Auffälligkeiten (Schulte-Körne, 2010).
- Bei Schwächen im Lesen zeigen sich am häufigsten folgende komorbide Auffälligkeiten: oppositionelles Verhalten, Ängstlichkeit und Zurückgezogenheit, Depression, Hyperaktivität (Hendren, Haft, Black, White & Hoeft, 2018) sowie geringeres prosoziales Verhalten, Viktimisierung und Aggression (Cook, Williams, Guerra, Kim & Sadek, 2010; Gasteiger-Klicpera, Klicpera & Schabmann, 2006; Turunen, Poskiparta & Salmivalli, 2017).
- Aufmerksamkeitsschwierigkeiten und Hyperaktivität gehen oft mit Schwierigkeiten im Lesen und im Rechtschreiben einher. Ein Drittel bis zur Hälfte der in klinischen Einrichtungen vorgestellten hyperaktiven Kinder ist von einer umschriebenen Lese- und/oder Rechtschreibstörung betroffen.
- Lese- und/oder Rechtschreibschwierigkeiten sind über die Schulzeit sehr stabil. Nur sehr wenige Schüler:innen, die am Ende der 1. Klasse größere Schwierigkeiten beim Lesen und/oder Rechtschreiben zeigen, schaffen es ohne intensive Intervention, diese Schwierigkeiten bis zum Ende der Pflichtschulzeit zu überwinden.

Tabelle 4.1: Prävalenz von Lese- und/oder Rechtschreibstörungen

Art der Lese- und/oder Rechtschreibstörung	Prävalenz
Prävalenzrate Lese- und/oder Rechtschreibstörungen weltweit	3 bis 11 % der Kinder und Jugendlichen (Galuschka & Schulte-Körne, 2016)
Unzureichende Lese- und/oder Rechtschreibfähigkeiten, um den Alltag zu meistern	5 bis 10 % der Jugendlichen und Erwachsenen
Unzureichende Kenntnisse des Lesens und Schreibens bei Verlassen der Schule	Etwa 10 % der Schulabgänger:innen

4.3 Bedingungsmodell: Entstehung und Aufrechterhaltung der Störung

Beeinträchtigungen beim Lesen und in der Rechtschreibung entstehen durch charakteristische Fertigkeitsmängel, die zum Teil genetisch bedingt sind (Schulte-Körne, 2002, 2011):

- *Defizite in der phonologischen Bewusstheit.* Die Einsicht, dass sich gesprochene Sprache letztlich aus Lauten zusammensetzt, spielt eine wichtige Rolle im Erstleseunterricht (vgl. Kapitel 9). Beim Lesen müssen Wörter in Laute (Phoneme) zergliedert und Laute wiederum zu Wörtern zusammengesetzt werden. Bei Vorschulkindern lässt sich diese Vorläuferfertigkeit des Lesens an der Bildung von Reimen und Alliterationen (d.h. von Wörtern mit gleichem Anlaut, wie z.B. „Wind und Wetter") erkennen. Kinder, die Schwierigkeiten im Erstleseunterricht zeigen, weisen häufig Defizite in der phonologischen Bewusstheit auf. Allerdings wird diese Fähigkeit im Erstleseunterricht intensiv eingeübt; für die Entwicklung des Lesens in den höheren Klassen spielt sie kaum mehr eine Rolle.
- *Defizite in der phonologischen Informationsverarbeitung.* Das Erlernen des Lesens und des Schreibens setzt die Fähigkeit, Buchstabenfolgen in Lautfolgen zu übersetzen (und umgekehrt) sowie die innere Repräsentation der Buchstabenfolgen im Gedächtnis (d.h. die Zuordnung von Buchstaben zu Lauten), voraus (sogenanntes „phonologisches Rekodieren"). Defizite in diesen Bereichen beeinträchtigen das Lesen- und Schreibenlernen erheblich. Dauert beispielsweise die lautsprachliche Rekodierung schriftlicher Symbole zu lange, haben die Kinder am Ende des Erlesens eines Wortes die Anfangslaute bereits wieder vergessen, sodass ihnen das Zusammenziehen von Lauten zu gesprochenen Wörtern (Lautsynthese) nicht gelingt. Dementsprechend fällt es Kindern mit Leseschwierigkeiten schwer, bedeutungshaltige Wörter von Pseudowörtern zu unterscheiden. Bei einer solchen Speicherschwäche für Schriftwörter benötigen die Kinder sehr viele Lerndurchgänge, bis sie sich ein Wort exakt, d.h. in seiner genauen Schreibweise, merken können.
- *Defizite in der seriellen Benennungsgeschwindigkeit.* Gemeint ist die Fähigkeit, Zahlen und Gegenstandsbilder zu benennen und beim Lesen von einem Wort auf das nächste umschalten zu können. Beim Lesen kommt es nicht so sehr auf die Geschwindigkeit an, mit der gelesene Wörter artikuliert werden. Entscheidend ist vielmehr, dass durch die Buchstabenfolge Wörter, die im „orthografischen Lexikon" gespeichert sind, automatisch aktiviert werden, sodass das zu lesende Wort rasch erkannt wird. Beim Schreiben, z.B. eines Diktats, ist es umgekehrt: Die Aussprache eines Wortes aktiviert den Abruf weiterer, bereits gespeicherter Worteinträge, an denen sich das Kind beim Niederschreiben orientiert. Kinder mit Leseschwierigkeiten zeigen häufig Defizite bei der Speicherung von Schriftwörtern, was zu einem fehlerhaften und verlangsamten Lesen sowie zu zahlreichen Rechtschreibfehlern führt.

- *Visuelle Verarbeitungsstörung.* Obwohl bei Kindern mit Lese- und/oder Rechtschreibschwierigkeiten die basalen Sinnesfunktionen intakt sind, werden bei manchen Kindern spezielle visuelle Verarbeitungsschwächen vermutet, wie z. B. eine unzureichende Steuerung der Augenbewegungen. Besondere Beachtung fand die Hypothese, dass bei Kindern mit Leseschwierigkeiten das magnozelluläre System beeinträchtigt ist. Dieses ist für die Verarbeitung rasch wechselnder visueller Reize verantwortlich. Nach gegenwärtigem Kenntnisstand dürfte diese Erklärung aber nur für eine Untergruppe der Kinder mit Leseschwierigkeiten zutreffen (Schulte-Körne, 2002).
- *Defizite im Lernverhalten.* Da Kinder mit Schwierigkeiten beim Lesen und beim Rechtschreiben häufig auch Aufmerksamkeitsstörungen zeigen, ist davon auszugehen, dass mangelndes Durchhaltevermögen und Konzentrationsschwächen im Unterricht sowie bei den Hausaufgaben dazu beitragen, dass sich die schon vorhandenen Schwierigkeiten verfestigen und weiter ausweiten.
- *Fehlende Förderung in Familie und Schule.* Fehlende Leseaktivitäten in der Familie (z. B. Vorlesen, gemeinsames Lesen, Reimspiele) erhöhen das Risiko, dass Kinder beim Lesen- und Schreibenlernen zurückbleiben. Dass auch der Unterricht eine gravierende Rolle spielt, ist schon daran zu erkennen, dass selbst in Parallelklassen oftmals ganz beträchtliche Unterschiede im Leistungsstand der Schüler:innen zu beobachten sind. Verantwortlich dafür sind sowohl Unterschiede in der Klassenführung, wie z. B. in der Ausgestaltung eines störungsfreien Unterrichts, als auch im didaktischen Vorgehen, wie z. B. in der Systematik, mit der Buchstaben-Laut-Zuordnungen eingeführt werden, oder auch im Angebot zusätzlicher Hilfen, etwa zur Förderung der phonologischen Bewusstheit oder zum Behalten der Buchstaben-Laut-Zuordnung durch Handzeichen.

Schulkinder, denen das Lesen von Beginn an große Mühe bereitet, lesen auch in ihrer Freizeit nicht gern und daher viel zu wenig. Sie entwickeln keine Freude am Lesen und ihre Lesedefizite verfestigen sich. Aber auch innerhalb der Schule können sie die Lernangebote nicht ausreichend nutzen. Da ihre Geschwindigkeit beim Lesen gering ist, werden sie bei gleicher Übungszeit mit weniger schriftlichem Material konfrontiert als durchschnittlich lesende Schüler:innen. Dies führt zu einer weiteren Vertiefung ihrer Rückstände. Aufgrund der mangelnden Übung besteht die Gefahr, dass Gelerntes wieder vergessen wird. Kinder ohne Leseschwierigkeiten entwickeln rasch Interesse und Freude am Lesen. Auch in ihrer Freizeit lesen sie selbstständig, sodass sie sich in ihrer Lesegeschwindigkeit, in ihrem Wissen über Wortbedeutungen, aber auch in ihrem allgemeinen Wissen kontinuierlich steigern.

Gerade in den höheren Klassen ist kaum zu überschätzen, welche Bedeutung dem Lesen für weitere schulische Leistungen zukommt. Zu denken wäre beispielsweise an das Lösen von Textaufgaben im Mathe-Unterricht oder an das Lesen von Sachtexten zu Fragen des naturwissenschaftlichen Unterrichts. Geringe Leseaktivität zieht nicht nur Defizite in der Erweiterung des Wortschatzes nach sich, sondern hemmt auch den Erwerb von „Weltwissen" in nahezu allen Unterrichtsfächern.

4.4 Diagnostik im Überblick

Die Diagnostik verfolgt zwei Ziele:

1. Schüler:innen, die im Lesenlernen gefährdet sind, sollen frühzeitig erkannt und bereits im ersten Schuljahr gefördert werden (starke Empfehlung der S3 Leitlinie; AWMF, 2015).
2. Leistungsbereiche, die den betroffenen Schüler:innen besondere Schwierigkeiten bereiten, sollen präzise eingegrenzt werden, damit die Förderung darauf maßgeschneidert werden kann (starke Empfehlung der S3 Leitlinie; AWMF, 2015).

Eine Diagnostik mit standardisierten Tests für Lesen und Rechtschreiben ist ab dem Ende der 1. Klasse möglich. Davor können Verfahren eingesetzt werden, die sich am im Unterricht genutzten Leselehrgang orientieren (siehe „Aufbau eines am Leselehrgang orientierten Testverfahrens"; Fischer & Gasteiger-Klicpera, 2013; Klicpera, Humer, Gasteiger-Klicpera & Schabmann, 2008a, b).

Aufbau eines am Leselehrgang orientierten Testverfahrens zur Diagnostik von Schwierigkeiten beim Erlernen des Lesens und Schreibens

- *Überprüfung nach etwa zehn Wochen (acht Buchstaben):* Eine Überprüfung des Entwicklungsstands im Lesen und Schreiben ist etwa zehn Wochen nach Beginn der 1. Klassenstufe sinnvoll oder spätestens dann, wenn die Schüler:innen mit den ersten acht Buchstaben im Unterricht vertraut gemacht wurden. In einem „synthetisch" vorgehenden Unterricht werden den Kindern die Buchstaben explizit vorgestellt.
- *Zusammenstellung der „Prüfwörter":* Die zu lesenden Wörter werden aus den bereits bekannten Buchstaben aufgebaut. Bei der Testung wird zunächst überprüft, wie viele der bekannten Buchstaben die Kinder lesen und auf Ansage korrekt schreiben können. Dann werden alle im Unterricht schon gelesenen Wörter zusammengestellt und 16 bekannte Wörter unterschiedlicher Länge (drei bis sechs Buchstaben) ausgewählt. Parallel dazu wird eine Liste von zwölf neuen Wörtern erstellt, welche die Kinder im Unterricht zwar noch nicht gelesen haben, die aber aus den schon bekannten Buchstaben zusammengesetzt sind.
- *Liste aus acht Pseudowörtern:* Schließlich wird eine Liste mit acht Pseudowörtern aus den bekannten Buchstaben gebildet. Diese Wörter sollen die Kinder in einer Einzeltestung laut vorlesen, wobei auf ihr Verhalten beim Lesen (spontanes Lesen ohne bzw. mit vorheriger Pause, Lautieren und Zusammenschleifen der Buchstaben, nur Lautieren der Buchstaben, Verweigern des Lesens) und die Korrektheit des „Erlesenen" geachtet wird.
- *Prüfung der Schreibfähigkeiten:* Etwa ein Drittel der gelesenen Wörter sollen die Kinder anschließend niederschreiben.

- *Erwartete Ergebnisse:* Die Leistung der Kinder bei diesem Test gibt einen zuverlässigen Einblick in ihren Entwicklungsstand beim Lesen und Schreiben. Kinder mit Lese- und/oder Rechtschreibschwierigkeiten können nach zehn bis zwölf Wochen Unterricht ca. zwei Drittel der bekannten Wörter, aber weniger als ein Fünftel der neuen Wörter und der Pseudowörter korrekt lesen.
- *Prüfung in der zweiten Hälfte des Schuljahres:* Ein ähnlich zusammengestellter und am jeweils verwendeten Leselehrgang orientierter Test kann auch in der zweiten Hälfte des Schuljahres verwendet werden. Hier sind die Anforderungen entsprechend höher.

Ab dem Ende der 1. Klasse stehen verschiedene standardisierte Tests zur Verfügung, um Schwierigkeiten beim Lesen und/oder Rechtschreiben zu diagnostizieren:

- Für die *Früherkennung von Risikokindern* empfiehlt sich die „Würzburger Leise Leseprobe – Revision" (WLLP-R; Schneider, Blanke, Faust & Küspert, 2011), die sich auch für ein Screening ganzer Schulklassen eignet. Das Verfahren erfasst die Lesegeschwindigkeit, indem die Kinder zu niedergeschriebenen Wörtern ein dazu passendes Bild aus vier Vorlagen auswählen sollen.
- Zur frühen differenzierten Diagnose der Lesefähigkeiten eignet sich auch der „Frühe-Lesefähigkeiten-Test" (FLT I und II; Fischer & Gasteiger-Klicpera, 2013), der bereits ab zehn bzw. 15 erlernten Buchstaben eingesetzt werden kann. Für die Prüfung von Lernverläufen und Lernfortschritten eignet sich das „Inventar zur Erfassung der Lesekompetenz im 1. Schuljahr" (IEL-1; Diehl & Hartke, 2012).
- Zur Überprüfung der Rechtschreibleistung eignen sich Lückentextdiktate, die für jede Klassenstufe normiert sind und eine erste Einschätzung der Schwierigkeiten bei der Aneignung der Schriftsprache ermöglichen (Warnke, Hemminger, Roth & Schneck, 2001). Die „Hamburger Schreib-Probe 1–10" (HSP 1–10; May, Malitzky & Vieluf, 2018) erfasst mittels diktierter Testwörter und -sätze die Rechtschreibfähigkeiten von Kindern der ersten bis zehnten Schulstufe.
- Empfehlenswert ist auch der „Deutsche Rechtschreibtest für das erste und zweite Schuljahr" (DERET 1–2+; Stock & Schneider, 2008), der aus einer Kombination von diktierten Fließtexten und einem Lückentext besteht. Test-Versionen für höhere Klassenstufen sind gleichfalls verfügbar.
- Für die Schulstufen vier und fünf empfiehlt sich der „Diagnostische Rechtschreibtest für 4. Klassen" (DRT 4; Grund, Leonhart & Naumann, 2017a) bzw. der „Diagnostische Rechtschreibtest für 5. Klassen" (DRT 5; Grund, Leonhart & Naumann, 2017b). Geordnet nach Fehlerschwerpunkten ermöglichen diese Verfahren eine genaue Erfassung von Rechtschreibschwierigkeiten auch im unteren Leistungsbereich.

Zur genaueren Abklärung der Schwierigkeiten beim Lesen und Rechtschreiben ist eine Einzeltestung der Kinder zwingend erforderlich. Zunächst geht es um die

Entwicklung der mündlichen Lesefähigkeit. Beim mündlichen Lesen ist sowohl auf die Sicherheit (korrektes Lesen) als auch auf die Geschwindigkeit (flüssiges Lesen) zu achten. Eine umfassende Diagnostik beinhaltet zudem eine Überprüfung des Leseverständnisses, das mit dem mündlichen Sprachverständnis verglichen wird (d.h. dem Verständnis für vorgelesene Texte, welches in dem eingangs geschilderten Fallbeispiel bei Markus nicht beeinträchtigt ist). In höheren Klassenstufen wird zudem das schriftliche Ausdrucksvermögen überprüft (z.B. anhand von Aufsätzen). Für eine differenziertere Diagnostik steht mit dem „Lese- und Rechtschreibtest: Weiterentwicklung des Salzburger Lese- und Rechtschreibtests (SLRT)" (SLRT-II; Moll & Landerl, 2014) ein normiertes Verfahren zur Verfügung, das auch das Lesen von Pseudowörtern umfasst. Generell gilt, dass die Lesegeschwindigkeit zwar ein guter Indikator für die allgemeine Lesefähigkeit ist, ihre alleinige Prüfung aber keine individuell angepasste Förderplanung ermöglicht. Neben der Überprüfung des generellen Leistungsstands ist bei der diagnostischen Untersuchung auf Folgendes zu achten:

- Beim Lesen sollte geprüft werden, wie die Kinder mit unterschiedlich vertrauten und unterschiedlich langen Wörtern umgehen. Kinder mit Lesestörungen haben beim Lesen unvertrauter Wörter sowie von Pseudowörtern besonders große Schwierigkeiten.
- Beim Rechtschreiben sollte sowohl das lauttreue Schreiben (d.h. die Übersetzung von Lauten in Buchstaben, wie z.B. „fa-rad" für Fahrrad) als auch das regelgeleitete Schreiben überprüft werden. Die genaue Analyse der Schreibfehler liefert Hinweise auf den Entwicklungsstand des Kindes und ermöglicht gezielte Maßnahmen zu seiner Förderung (vgl. Kapitel 13).
- Die Testung der Kinder sollte durch Informationen über ihr Leseverhalten in der Klasse sowie im Elternhaus ergänzt werden. In Gesprächen mit Eltern und Lehrkräften sollte zudem geklärt werden, welche Möglichkeiten zur Unterstützung der Intervention durch Elternhaus und Schule bestehen.
- Bei entsprechenden Hinweisen ist eine Abklärung des Hör- und Sehvermögens, der Sprachentwicklung sowie von Verhaltensauffälligkeiten angezeigt.

4.5 Interventionsziele

Verbessert werden sollen das Lesen und das Schreiben des Kindes. Das Vorgehen hat sich am Entwicklungsstand des Kindes und an seinen besonderen Schwierigkeiten oder spezifischen „Symptomen" zu orientieren (z.B. Probleme bei der Buchstaben-Laut-Zuordnung; fehlerhaftes oder stark verlangsamtes Lesen; fehlende Kenntnis der Rechtschreibregeln):

- Um Lese- und/oder Rechtschreibschwierigkeiten bereits vor der Einschulung entgegenzuwirken, konzentriert sich die Förderung im Vorschulalter auf die Verbesserung der phonologischen Bewusstheit (vgl. Kapitel 9).

- In der Phase des Erstleseunterrichts liegt die Betonung auf der Förderung der Buchstabenkenntnis, der Buchstaben-Laut-Zuordnung und der phonologischen Rekodierung (vgl. Kapitel 10). Schwierigkeiten in der korrekten Zuordnung von Buchstaben zu Lauten und umgekehrt werden von den Kindern mitunter verschleiert, indem sie die Wörter schon vorher lesen und auswendig lernen. Die Verwendung von Pseudowörtern schließt diese Möglichkeit aus.
- Sobald grundlegende Lesefertigkeiten beherrscht werden, besteht das nächste Ziel darin, die Lesegeschwindigkeit zu steigern (vgl. Kapitel 11). Dies kann durch Übungen zum raschen Erkennen kurzer Wörter und zur Silbengliederung längerer Wörter erreicht werden und bildet die Voraussetzung dafür, dass auch ein Verständnis für das Gelesene entwickelt werden kann. Nur wenn die Kinder in ihrem Leseverständnis schon so weit fortgeschritten sind, dass sie dem Verlauf einer Geschichte folgen können, besteht Aussicht, dass das Lesen für sie zu einer lohnenden Tätigkeit wird.
- Im Vergleich zur Förderung des Schreibens gilt der Leseförderung die erste Priorität. Verzögerungen in der Leseentwicklung erhöhen die Gefahr, dass das Kind auch im Rechtschreiben zurückbleiben wird.

4.6 Interventionen im Überblick

Der folgende Abschnitt gibt einen kurzen Überblick über evidenzbasierte Förderprogramme (siehe Schulte-Körne, 2021). Weiterführende Informationen zum Aufbau von Lesefertigkeiten sowie zur Förderung von Rechtschreibkenntnissen finden sich in den Kapiteln 9 bis 15. Um den Erwerb des Lesens und Rechtschreibens zu unterstützen, stehen bewährte Interventionsprogramme für die Einzel- und die Kleingruppenförderung zur Verfügung. In der Anfangsphase des Lesens konzentrieren sich Lesetherapien auf Übungen zur Lautbewusstheit (z. B. spielerische Übungen mit Reimwörtern oder zum Austausch von Vokalen, wie in „Fuchs du hust du Guns gustuhlun“), zur Buchstabenkenntnis und vor allem zur Festigung der Buchstaben-Laut-Zuordnungen. Die Lautsynthese wird durch Übungen zum Verschmelzen von Einzellauten zu Wörtern eingeübt. Zu wünschen ist, dass Übungen in der Schule (z. B. im Förderunterricht) und im Kindergarten (zur Prävention) integriert werden. Durch eine systematische Differenzierung im Unterricht können dafür Kapazitäten geschaffen werden (Seifert, Schwab & Gasteiger-Klicpera, 2015). Bei gravierenden Defiziten kann auf eine systematische Einzelfallförderung nicht verzichtet werden. Dafür haben sich folgende Programme bewährt (für einen ausführlichen Überblick siehe Kapitel 10):

- „Lesen lernen durch lauttreue Leseübungen“ von Findeisen, Melenk und Schillo (2021). Dieses Programm beinhaltet Übungen zum lauttreuen Lesen und Schreiben, die für den Grundschul- und Förderunterricht geeignet sind. Die Leseübungen schreiten „synthetisch“ von kleineren zu größeren Einheiten

voran, d.h. vom Lautieren, über das Zusammenschleifen der Laute bis zum Lesen ganzer Wörter und Sätze. Die Kinder lernen zudem, Laute zu identifizieren und verschiedene Laute zu unterscheiden. Das Programm umfasst ein Sprechtraining und legt besonderen Wert auf eine sorgsame Aussprache (durch Übungen zur Sprechmotorik und Artikulation). Die Rechtschreibung wird anhand lautgetreuer Diktate geübt. Anders als in Diktaten im Schulunterricht, wird es in der Förderung strikt vermieden, lauttreues mit regelgeleitetem Rechtschreiben zu vermischen. Der Schwerpunkt liegt auf der Einübung von phonematischen Kompetenzen, wie z.B. der Laut-Buchstaben-Zuordnung und der Unterscheidung ähnlich klingender Laute, wie/b/und/p/oder/g/und/k/. Die Diktate eignen sich auch für das Üben zu Hause.
- „Lautgetreue Lese-Rechtschreibförderung" nach Reuter-Liehr (2020). Dieses Programm bietet exakt ausgearbeitete Übungsstunden für Kinder mit Lese- und/ oder Rechtschreibschwierigkeiten ab der 3. Klasse an. Grundprinzipien sind: (a) Die Betonung des silbenweisen Mitsprechens beim Schreiben und das Einüben des silbenweisen Lesens. Ziel ist die Angleichung des Sprechens an die Rechtschreibung bzw. die Hochsprache. Es soll übermäßig genau und in Silben gegliedert artikuliert werden. (b) Die Analyse der lauttreuen Schreibweise von Wörtern. Das Förderprogramm ist in sechs Phonemstufen gegliedert, bei denen die Zuordnung der Laute zu Buchstaben immer schwerer zu durchschauen ist. (c) Die Unterstützung des Behaltens der Buchstaben-Laut-Zuordnung durch den Einsatz von Handzeichen für alle Buchstaben bzw. Phoneme. Das Programm arbeitet mit spielerischem Material und eignet sich für den Einsatz in Kleingruppen ebenso wie zur Einzelförderung. Zudem umfasst es häusliche Übungen.
- „Kieler Leseaufbau" von Dummer-Smoch und Hackethal (2021) und „Kieler Rechtschreibaufbau" von Dummer-Smoch und Hackethal (2019). Diese Programme eignen sich für Kinder mit gravierenden Rückständen im Lesen und im Rechtschreiben. Aber auch bei älteren Kindern, die in höheren Klassen noch immer Mühe mit den Grundlagen des Lesens haben, und bei erwachsenen Analphabet:innen können diese Programme verwendet werden. Der Leselehrgang umfasst ca. 60 Stunden und steigert in kleinsten Schritten den Schwierigkeitsgrad der Übungen, z.B. bei der Einführung von Vokalen und Konsonanten und deren Kombination zu unterschiedlich schwierigen Wörtern. Das Erlernen der Buchstaben-Laut-Zuordnungen wird durch Lautgebärden unterstützt. Neben Übungsmaterialien in Form von Lese- und Übungsheften werden Spiele, Karteikarten und eine Lernsoftware angeboten. Der Rechtschreibaufbau beginnt mit dem Üben lauttreuer Wörter, für die noch kein Regelwissen erforderlich ist. Das Lernmaterial ist auf den Leselehrgang abgestimmt.

Andere Programme richten sich an Schüler:innen, welche die Anfangsphase des Lesenlernens bereits gemeistert haben. Wirksam sind die zugehörigen Programme allerdings nur, wenn sie regelmäßig (z.B. mehrmals wöchentlich) und über einen längeren Zeitraum durchgeführt werden. Ein Beispiel gibt das „Marburger Rechtschreibtraining“ von Schulte-Körne und Mathwig (2023). Dieses Training eignet sich für Kinder, die zwar die einfachen Laut-Buchstaben-Zuordnungen beherrschen, denen es aber sehr schwerfällt, sich Rechtschreibregeln einzuprägen und die Regeln korrekt anzuwenden. Das Ziel besteht daher darin, den Kindern ein gründliches Wissen über die wichtigsten Rechtschreibregeln zu vermitteln. Dazu werden die Regeln durch Visualisierungshilfen und Entscheidungsbäume illustriert und systematisch eingeübt. Das Programm eignet sich vor allem für die Einzelförderung; es kann aber auch in Gruppen von bis zu fünf Kindern durchgeführt werden. Für Schüler:innen der 1. Klasse eignet es sich nicht, weil diese Kinder noch kein gefestigtes Wissen über Buchstaben und Laut-Buchstaben-Zuordnungen ausgebildet haben.

Hat sich bereits ein größerer Rückstand im Lesen und Rechtschreiben eingestellt, so sind die Interventionen besonders zeitintensiv und mühevoll. Um der Verfestigung von Lese- und/oder Rechtschreibschwierigkeiten entgegenzuwirken und ein Zurückbleiben im Erstleseunterricht zu verhindern, kommt es darauf an, geeignete Fördermaßnahmen möglichst frühzeitig einzuleiten.

4.7 Literatur

Grundlegende Literatur

Klicpera, C., Schabmann, A., Gasteiger-Klicpera, B. & Schmidt, B. (2020). *Legasthenie – LRS: Modelle, Diagnose, Therapie und Förderung* (6. Aufl.). München: Ernst Reinhardt. https://doi.org/10.36198/9783838554822

Schulte-Körne, G. (Hrsg.). (2002). *Legasthenie: Zum aktuellen Stand der Ursachenforschung, der diagnostischen Methoden und der Förderkonzepte*. Bochum: Winkler.

Schulte-Körne, G. (2010). The prevention, diagnosis, and treatment of dyslexia. *Deutsches Ärzteblatt International, 107*, 718–727. https://doi.org/10.3238/arztebl.2010.0718

Weiterführende Literatur

Arbeitsgemeinschaft der Wissenschaftlichen Medizinischen Fachgesellschaften (AWMF). (2015). *Evidenz- und konsensbasierte Leitlinie (AWMF-Registernummer 028-044): Diagnostik und Behandlung von Kindern und Jugendlichen mit Lese- und/oder Rechtschreibstörung.* Berlin: Herausgeber. Verfügbar unter: https://register.awmf.org/de/leitlinien/detail/028-044

Cook, C., Williams, K., Guerra, N., Kim, T. & Sadek, S. (2010). Predictors of bullying and victimization in childhood and adolescence: A meta-analytic investigation. *School Psychology Quarterly, 25*, 65–83. https://doi.org/10.1037/a0020149

Galuschka, K. & Schulte-Körne, G. (2016). Clinical practice guideline: The diagnosis and treatment of reading and/or spelling disorders in children and adolescents. *Deutsches Ärzteblatt International, 113*, 279–286.

Schulte-Körne, G. (2011). Lese- und Rechtschreibstörung im Grundschulalter: Neuropsychologische Aspekte. *Zeitschrift für Psychiatrie, Psychologie und Psychotherapie, 59,* 47–55. https://doi.org/10.1024/1661-4747/a000051

Schulte-Körne, G. (2021). *Lese-/Rechtschreibstörung: Kinder, Jugendliche und Erwachsene mit LRS wirksam unterstützen und fördern.* Stuttgart: Kohlhammer. https://doi.org/10.17433/978-3-17-038367-8

Seifert, S., Schwab, S. & Gasteiger-Klicpera, B. (2015). Effects of a whole-class reading program designed for different reading levels and the learning needs of L1 and L2 children. *Reading and Writing Quarterly, 32*(6), 499–526. https://doi.org/10.1080/10573569.2015.1029176

Steinbirk, C. & Lachmann, T. (2014). *Lese-Rechtschreibstörung: Grundlagen, Diagnostik und Intervention.* Berlin: Springer. https://doi.org/10.1007/978-3-642-41842-6

Material

Bundesinstitut für Arzneimittel und Medizinprodukte. (2023). *ICD-11 für Mortalitäts- und Morbiditätsstatistiken (MMS).* Verfügbar unter: https://www.bfarm.de/DE/Kodiersysteme/Klassifikationen/ICD/ICD-11/uebersetzung/_node.html

Diehl, K. & Hartke, B. (2012). *Inventar zur Erfassung der Lesekompetenz im 1. Schuljahr: Ein curriculumbasiertes Verfahren zur Abbildung des Lernfortschritts (IEL-1).* Göttingen: Hogrefe.

Dilling, H., Mombour, W. & Schmidt, M.H. (Hrsg.). (2015). *Internationale Klassifikation psychischer Störungen: ICD-10, Kapitel V (F). Klinisch-diagnostische Leitlinien* (10. Aufl.). Bern: Hogrefe.

Dummer-Smoch, L. & Hackethal, R. (2019). *Handbuch zum Kieler Rechtschreibaufbau* (5. Aufl.). Kiel: Veris.

Dummer-Smoch, L. & Hackethal, R. (2021). *Handbuch zum Kieler Leseaufbau* (9. Aufl.). Kiel: Veris.

Findeisen, U., Melenk, G. & Schillo, H. (2021). *Lesen lernen durch lauttreue Leseübungen* (Band 1; 5. Aufl.). Bochum: Winkler.

Fischer, U. & Gasteiger-Klicpera, B. (2013). *Der Frühe-Lesefähigkeiten-Test (FLT I und II).* Duisburg: UVRR.

Gasteiger-Klicpera, B., Klicpera, C. & Schabmann, A. (2006). Der Zusammenhang zwischen Lese-, Rechtschreib- und Verhaltensschwierigkeiten: Ergebnisse einer Längsschnittuntersuchung vom Kindergarten bis zur 4. Klasse Grundschule. *Kindheit und Entwicklung, 15,* 55–67.

Grund, M., Leonhart, R. & Naumann, C.L. (2017a). *Diagnostischer Rechtschreibtest für 4. Klassen (DRT 4)* (3., aktualisierte und neu normierte Aufl.). Göttingen: Hogrefe.

Grund, M., Leonhart, R. & Naumann, C.L. (2017b). *Diagnostischer Rechtschreibtest für 5. Klassen (DRT 5)* (3., aktualisierte und neu normierte Aufl.). Göttingen: Hogrefe.

Hendren, R., Haft, S., Black, J., White, N. & Hoeft, F. (2018). Recognizing psychiatric comorbidity with reading disorders. *Frontiers in Psychiatry, 9,* 1–10. https://doi.org/10.3389/fpsyt.2018.00101

Klicpera, C., Humer, R., Gasteiger-Klicpera, B. & Schabmann, A. (2008a). *Der Wiener Früherkennungstest (WFT). Funkelsteine.* Wien: Dorner.

Klicpera, C., Humer, R., Gasteiger-Klicpera, B. & Schabmann, A. (2008b). *Der Wiener Früherkennungstest WFT. Mia und Mo.* Wien: Dorner.

May, P., Malitzky, V. & Vieluf, U. (2018). *Hamburger Schreib-Probe (HSP 1–10).* Hamburg: vpm.

Moll, K. & Landerl, K. (2014). *Lese- und Rechtschreibtest: Weiterentwicklung des Salzburger Lese- und Rechtschreibtests (SLRT) (SLRT II)* (2., korrigierte Aufl.). Göttingen: Hogrefe.

Reuter-Liehr, C. (2020). *Lautgetreue Lese-Rechtschreibförderung (Bd. 1): Eine Einführung in das Training der phonemischen Strategie auf der Basis des rhythmischen Syllabierens mit einer Darstellung des Übergangs zur morphematischen Strategie* (4. Aufl.). Bochum: Winkler.

Schneider, W., Blanke, I., Faust, V. & Küspert, P. (2011). *Würzburger Leise Leseprobe – Revision. Ein Gruppentest für die Grundschule (WLLP-R)*. Göttingen: Hogrefe.

Schulte-Körne, G. & Mathwig, F. (2023). *Das Marburger Rechtschreibtraining. Ein regelgeleitetes Förderprogramm für rechtschreibschwache Kinder* (8. Aufl.). Bochum: Winkler.

Stock, C. & Schneider, W. (2008). *Deutscher Rechtschreibtest für das erste und zweite Schuljahr (DERET 1–2+)*. Göttingen: Hogrefe.

Turunen, T., Poskiparta, E. & Salmivalli, C. (2017). Are reading difficulties associated with bullying involvement? *Learning and Instruction, 52*, 130–138. https://doi.org/10.1016/j.learninstruc.2017.05.007

Warnke, A., Hemminger, U., Roth, E. & Schneck, S. (2001). *Legasthenie – Leitfaden für die Praxis: Begriff – Erklärung – Diagnose – Behandlung – Begutachtung*. Göttingen: Hogrefe.

5 Allgemeine Lernschwäche

Gerhard W. Lauth und Morena Lauth-Lebens

Fallbeispiel

Bianca ist 9;6 Jahre alt und besucht die zweite Klasse einer Grundschule. Sie lebt mit ihrer Mutter und ihren beiden Geschwistern zusammen. Bianca wurde altersgemäß in die erste Klasse der Grundschule eingeschult, wo sie zunächst unauffällig mitarbeitete. Nach einem halben Jahr fiel sie der Klassenlehrerin aber durch ihr verträumtes Verhalten auf. Sie beteiligte sich nur selten am Unterricht und interessierte sich wenig für den Unterrichtsstoff. Auf Ansprache der Lehrerin wusste sie selten, worum es gerade ging. Obwohl sie in der ersten Klasse nur geringe Leistungsfortschritte machte, wurde sie in die zweite Klasse versetzt. Hier vergrößerten sich ihre schulischen Lernrückstände zunehmend. Bianca ließ sich nun leicht entmutigen und hing – statt nachzufragen – lieber ihren eigenen Gedanken nach. Aufgrund des geringen Lernerfolges wiederholt sie nun die zweite Klasse. Nach Aussage ihrer Klassenlehrerin stört Bianca den Unterricht nie; sie sei jedoch sehr verträumt und passiv. Auch mit den anderen Kindern habe sie nur wenig Kontakt. Eine Überprüfung anhand von Arbeitsproben zum Lesen, Schreiben und Rechnen ergibt, dass Bianca die Buchstaben verwechselt, nur wenige Wörter schreiben und nur wenige Rechenoperationen (einfache Additionsaufgaben) ausführen kann. Sie benötigt viel Zeit und muss immer wieder ermutigt werden, um bei der Sache zu bleiben.

Die Überprüfung der Intelligenz anhand eines mehrdimensionalen Untersuchungsverfahrens („Kaufman Assessment Battery for Children – Second Edition", KABC-II; Kaufman & Kaufman, 2015) ergibt einen Intelligenzstatus von IQ = 84. Relative Minderleistungen zeigen sich vor allem im Bereich der sequenziellen Informationsverarbeitung (nonverbales Arbeitsgedächtnis).

5.1 Definition und diagnostische Kriterien nach ICD

Bei allgemeinen Lernstörungen sind die Beeinträchtigungen nicht auf ein Schulfach begrenzt, sondern treten in der Breite auf: in verschiedenen Schulfächern, in der Gesamtleistung, im Lernerfolg. Unter diese Störungen fallen:

(1) *Kombinierte Störungen schulischer Fertigkeiten* nach ICD-10 (F81.3). Gravierende Schwierigkeiten sind sowohl beim Lesen bzw. Rechtschreiben (F81.0 oder F81.1) als auch beim Rechnen (F81.2) festzustellen. Die Leistungen liegen in beiden Lernbereichen (Schriftsprache und Mathematik) eindeutig unter dem Niveau, das aufgrund von Alter, Intelligenz und Beschulung eigentlich zu erwarten ist (vgl. Anhang D in diesem Band). Eine solche Störung liegt laut ICD-10 (Forschungskriterien) dann vor, wenn folgende (Ausschluss-)*Kriterien* erfüllt sind:

- Minderleistungen in standardisierten Schulleistungstests um mindestens zwei Standardabweichungen gegenüber der Altersnorm oder der Leistungserwartung (Intelligenz);
- ein Intelligenzquotient von mindestens 70;
- Ausschluss von (extremen) Unzulänglichkeiten in der Erziehung bzw. in der Beschulung;
- Behinderung der Schulausbildung sowie des Alltagsverhaltens durch die Störung;
- Ausschluss von Seh- oder Hörstörungen bzw. neurologischen Erkrankungen.

(2) *Mangelnde Lernerfolge in der Schullaufbahn*. Ein weiteres (wenngleich nicht klinisches) Anzeichen für das Vorliegen einer allgemeinen Lernschwäche sind Klassenwiederholungen oder der Abgang von der Schule ohne ersten allgemeinbildenden Abschluss (d. h. ohne Mittelschulabschluss). Einen Hinweis auf ausbleibende Lernerfolge gibt zudem der Übertritt von einer höheren Schulform (ggf. auch Regelschule) auf die Förder-, Mittel- oder Realschule.

In der ICD-11 wurde die Kategorie F81.3 „Kombinierte Störungen schulischer Fertigkeiten" gestrichen. Diese erhalten jetzt entweder unter den entwicklungsbedingten Lernstörungen (Developmental Learning Disorders) keine genaue Klassifizierung mehr oder sind, wenn möglich, einer isolierten Beeinträchtigung im Lesen (6A03.0), im schriftlichen Ausdruck (6A03.1) oder in Mathematik (6A03.2) zuzuordnen.

5.2 Epidemiologie und Komorbidität

Bei Grundschulkindern in Deutschland ermittelten Fischbach et al. (2013), dass etwa 2 % von ihnen die Kriterien einer „Kombinierten Störung schulischer Fertigkeiten" im Sinne von ICD-10 erfüllten. Wurde auf das von der ICD-10 geforderte IQ-Diskrepanz-Kriterium verzichtet, so verdoppelte sich die Zahl der Kinder, bei denen eine „Allgemeine Lernschwäche" festzustellen war (siehe Tabelle 5.1). Unter den betroffenen „lernschwachen" Kindern befanden sich mehr Mädchen als Jungen.

Im Jahr 2021 lag die Zahl der Schulabgänger:innen ohne Mittelschulabschluss deutschlandweit bei etwa 47.500 Schüler:innen (Statistisches Bundesamt, 2022). Dies entsprach einer Quote von 6.2%. Innerhalb dieser Gruppe fanden sich mehr Jungen (60%) als Mädchen. Der Anteil ausländischer Jugendlicher ohne ersten Schulabschluss war deutlich höher als der von Jugendlichen mit deutscher Staatsbürgerschaft (siehe Tabelle 5.1). Daten einzelner Bundesländer, wie z.B. aus Hamburg, belegen (siehe Tabelle 5.1), dass sich das Risiko, die Schullaufbahn ohne ersten bzw. allgemeinbildenden Abschluss zu beenden, mit sinkendem Sozialstatus drastisch erhöht. Für Jugendliche ohne Mittelschulabschluss ist es schwierig, einen Ausbildungsplatz zu finden, was im jungen Erwachsenenalter die Gefahr, arbeitslos zu werden, deutlich erhöht (Klemm, 2023).

Tabelle 5.1: Statistische Daten zur Verbreitung und Verteilung von Allgemeinen Lernschwächen

Art der Lernschwäche	Verbreitung	Geschlechterverhältnis	Herkunft
Kombinierte Störungen schulischer Fertigkeiten (unter Anwendung des IQ-Diskrepanz-Kriteriums)	2.0%	Mädchen/Jungen: 1.20 zu 1	
Allgemeine Lernschwäche (ohne Anwendung des IQ-Diskrepanz-Kriteriums)	4.2%	Mädchen/Jungen: 1.58 zu 1	
Quelle: Fischbach et al. (2013): Epidemiologische Untersuchung an 2.195 Kindern (Deutschland) in der Mitte der Grundschulzeit			
Abgang von der allgemeinbildenden Schule ohne Mittelschulabschluss im Jahr 2021 (bundesweit)	47.490 Schüler:innen Quote: 6.2% der Schüler:innen, welche die allgemeinbildenden Schulen in Deutschland verließen	davon Jungen: 60% Mädchen/Jungen: 0.67 zu 1	Anteil unter Jugendlichen mit deutschem Pass: 4.6% Anteil unter ausländischen Jugendlichen: 13.4%
Quellen: Bundesamt für Statistik (2023); Klemm (2023)			

Tabelle 5.1: Fortsetzung

Art der Lernschwäche	Verbreitung	Geschlechterverhältnis	Herkunft	
Fehlender erster Schulabschluss bei Schüler:innen mit unterschiedlich hohem Sozialstatus (ermittelt über Wohnquartiere und -anschriften) in Hamburg (Schuljahr 2020/21)	Quote insgesamt: 5.8 % 35 % der Schüler:innen ohne Abschluss besuchten Sonderschulen		Quote nach der Höhe des Sozialstatus	
			Hoch: Mittel: Niedrig: Sehr niedrig:	2.0 % 5.5 % 10.6 % 10.5 %
Quelle: Jackson (2022)				
Klassenwiederholungen im Schuljahr 2021/22 (bundesweit)	155.795 Schüler:innen Quote: 2.4 % der Schüler:innenschaft	davon Jungen: 58 % Mädchen/Jungen: 0.72 zu 1		
Quelle: Bundesamt für Statistik (2023)				

Die Quote der Klassenwiederholungen lag für das Schuljahr 2021/22 bei ca. 2.4 %, mit starken Schwankungen zwischen den Bundesländern (zwischen 1.2 % und 5 %; Statistisches Bundesamt, 2022). Jungen waren häufiger betroffen als Mädchen.

5.3 Bedingungsmodell: Entstehung und Aufrechterhaltung der Störung

Bei einer kombinierten Schulleistungsstörung handelt es sich um eine allgemeine und tendenziell überdauernde Lernbeeinträchtigung (vgl. Kapitel 1). Infolgedessen liegen ihr auch eher allgemeine und inhaltsübergreifende Ursachen zugrunde, die sich im Wesentlichen auf die Lernvoraussetzungen, die Lernaktivitäten und das Vorwissen beziehen:

(1) *Unzureichende (funktionale) Lernvoraussetzungen.* Oft liegen grundlegende Beeinträchtigungen in den Lernvoraussetzungen vor, etwa mangelnde Sprachkompetenz, mangelndes Arbeitsgedächtnis, unzureichende selektive Aufmerksamkeit, mangelnde Überwachung des Lerngeschehens (exekutive Kontrolle) und Verzögerungen in der kognitiven Entwicklung.

(2) *Unzureichende Lernaktivitäten.* Die Kinder sind beim Lernen ineffektiv und wirken konzeptionslos. Dies zeigt sich beispielsweise darin, dass sie wenig Zeit auf die Lernaufgaben verwenden und schulischen Anforderungen nach Kräften aus dem Wege gehen. Gleichzeitig planen, steuern und überwachen sie ihre Lernaktivitäten nur wenig. Ihre Anstrengungsbereitschaft ist meist gering. Die unzureichenden Lernaktivitäten treten also sowohl im äußeren Benehmen als auch im verdeckten, inneren Verhalten (inneres Sprechen) zu Tage.

(3) *Unzureichendes Vorwissen.* Es fehlt an bereichsspezifischem Wissen darüber, welche Aspekte der Zahlbegriff beinhaltet, wie man den Zehnerübergang meistert, wie sich Zahlen in Teilmengen zerlegen lassen, welche Laute zu welchen Buchstaben gehören, wie Morpheme gelesen und geschrieben werden, welche Rechtschreibregeln in verschiedenen Situationen gelten. Das Vorwissen ist also sehr lückenhaft und bildet kein tragfähiges Fundament, auf dem das weitere Lernen aufbauen kann. Die Kinder agieren auf einer schmalen Wissensbasis und türmen immer weitere Lernrückstände auf.

Diese drei Komponenten verbinden sich zu einem recht stabilen Lernverhalten, bei dem die Schüler:innen:
- Lerninhalte eher nach Zufall beachten („overselection"),
- einzelne Erkenntnisinhalte übergeneralisieren,
- kaum noch Übungsgewinne erzielen,
- einzelne Lerninhalte aktiv meiden.

Die Kinder sind immer weniger in der Lage, dem fortschreitenden Unterricht zu folgen. Stattdessen fallen sie noch weiter zurück und fühlen sich durch die Anforderungen hoffnungslos überlastet. Die betreffenden Schüler:innen verhalten sich wie ein „unausgereift lernendes Kind" („poor child learner" nach Pressley, Johnson und Symons, 1987), dem die Aufgaben „über den Kopf gewachsen sind". Damit wird der Blick auf „kritische, aber fehlende Verhaltensanteile" beim Lernen gelenkt. In der Hauptsache handelt es sich um einen Mangel an metakognitiven oder exekutiven Anteilen (Viesel-Nordmeyer et al., 2023); außerdem fehlen Strategien, die erfolgreich lernende Kinder („integrated strategy user" nach Merchie, Van Keer und Vandevelde, 2014) sicher beherrschen und so miteinander zu verknüpfen wissen, dass sich damit auch anspruchsvolle Aufgaben lösen lassen. Das, was dem Kind an innerem und sprachgebundenem Verhalten fehlt, lässt sich aus verhaltensanalytischer Sicht wie folgt präzisieren:

- Handlungsstrukturierende Fragen („Worum geht es bei dieser Aufgabe?")
- Überlegungen zum eigenen Vorgehen („Was soll ich da machen? Was ist Ziel?")
- Selbstanweisungen („Das ist sehr schwierig. Ich muss hier genau achtgeben!")
- Rückgriff auf allgemeinere Strategien („Warum geht das jetzt nicht auf?")
- Überwachen des eigenen Lernens (Das Lernen fortlaufend beobachten und es bei ausbleibendem Erfolg korrigieren.)
- Heranziehen ähnlicher Lernerfahrungen zum Vergleich (Den Lernweg im Nachhinein überdenken.)

Infolgedessen erzeugen die eigenen Lernhandlungen nur flüchtige und ungenaue Eindrücke. Der damit erzielte Lerngewinn ist gering (vgl. Kapitel 26). Fast zwangsläufig verbindet sich diese Erfahrung mit einem negativen Begabungsselbstbild, geringen Selbstwirksamkeitserwartungen und misserfolgsängstlichem Verhalten (Fokussierung auf den eigenen Misserfolg, Ausmalen des eigenen Scheiterns, Lageorientierung). Die betreffenden Kinder glauben nicht, dass sie die Lernaufgaben angemessen lösen können. Infolgedessen verwenden sie wenig Zeit und Mühe auf das Lernen, arbeiten rasch und oberflächlich oder warten auf die Hilfe von anderen. Dazu gehört auch, dass sie schulischen Anforderungen auf vielfältige Weise ausweichen, z. B. durch Kaspern, Raten, Unterrichtsstörungen, geringe Unterrichtsbeteiligung oder psychosomatische Beschwerden. All dies verstärkt die bestehenden Schwierigkeiten in einem Teufelskreis und festigt den Status des betreffenden Kindes als „schwacher Lerner" bzw. „schwache Lernerin" („limited strategy user" nach Rogiers, Merchie und Van Keer, 2019). Die Kinder sind immer weniger in der Lage, förderliches Lernverhalten und angemessene Lernstrategien, z. B. durch Selbstreflexion und Selbstoptimierung, auszubilden. Selbst bekannten Lernaufgaben begegnen sie „stets von Neuem", starten also immer wieder auf dem Niveau von „Neulingen", obgleich ihnen die Aufgabe eigentlich vertraut sein müsste („good strategy user" nach Pressley, 1986).

5.4 Diagnostik im Überblick

(1) *Differenzialdiagnostik*. Um zu bestimmen, ob eine kombinierte Schulleistungsstörung vorliegt, muss zunächst das Ausmaß der Minderleistung ermittelt werden. Ferner sind vordergründige Erklärungen, wie Seh- und Hörstörungen oder auch extreme Unzulänglichkeiten in der Erziehung und Beschulung, auszuschließen. Für die Diagnosestellung sind folgende Maßnahmen notwendig:

- Abklärung der *allgemeinen intellektuellen Leistungsfähigkeit* mit einem mehrdimensionalen Intelligenztest (etwa Kaufman Assessment Battery – Second Edition, KABC-II von Kaufman und Kaufman, 2015 oder Wechsler Intelligence Scale for Children – Fifth Edition, WISC-V von Petermann, 2017). Zur Einschätzung des Intelligenzniveaus sollten besonders die sprachfreien Untertests

herangezogen werden, weil die Kinder in den sprachgebundenen Untertests aufgrund ihrer Lese-Rechtschreibstörungen erwartungsgemäß schwach abschneiden werden.
- Untersuchung der *Lese-, Rechtschreib- und Rechenleistungen* anhand standardisierter und altersnormierter Schulleistungstests (vgl. Anhang C in diesem Band) sowie durch Einholen von möglichst exakten Leistungsbewertungen durch die unterrichtenden Lehrkräfte.
- Abklärung von *Seh- bzw. Hörstörungen* oder *neurologischen Erkrankungen*, um vordergründige Funktionseinschränkungen auszuschließen.
- Abklärung der *bisherigen Entwicklungsbedingungen* in Schule und Elternhaus.

Ferner wird untersucht, ob weitere, komorbide Verhaltensstörungen vorliegen, wie z. B. Hyperkinetische Störungen (ICD-10, F90), Störung des Sozialverhaltens (ICD-10, F91) oder Störung mit sozialer Ängstlichkeit (ICD-10, F93.2). Falls es Hinweise dafür gibt, sollte das „Diagnostische Interview psychischer Störungen" (DIPS) durchgeführt werden (Schneider, Pflug, In-Albon & Margraf, 2019).

(2) *Therapierelevante Diagnostik.* Um Therapieziele festlegen und die Intervention planen zu können, empfehlen sich außerdem folgende diagnostische Maßnahmen:
- *Orientierende Verhaltensanalyse* über die bisherige Entwicklung des Kindes und seine Lerngeschichte (Inhalte: bisherige Entwicklung des Kindes, Verlauf und Art der Lernschwierigkeiten, familiäre Anregungsbedingungen, Leistungsziele der Eltern, Wertschätzung für schulische Leistungen, Unterstützung des Kindes in schulischen Belangen; vgl. Anhang A in diesem Band).
- *Beobachtung* der Unterrichtsbedingungen und des Unterrichtsverhaltens sowie des Lernverhaltens des Kindes (beispielsweise beim Hausaufgaben machen, Lesen, Schreiben; vgl. Anhang B in diesem Band).
- In begründeten Fällen *Untersuchung der funktionalen Lernvoraussetzungen* (z. B. Gedächtnis, Konzentrationsfähigkeit, selektive Aufmerksamkeit). Hinweise auf eingeschränkte funktionale Lernvoraussetzungen ergeben sich vor allem aus der orientierenden Verhaltensanalyse und aus dem Abschneiden des Kindes in einzelnen Untertests des WISC-V oder der KABC-II (z. B. bei Gedächtnisleistungen, in der Konzentration oder in der räumlichen Orientierung). Anhand weiterer Arbeitsproben und Testverfahren (etwa Gedächtnisproben, Untersuchung der Konzentrationsfähigkeit, Überprüfung des Instruktionsverständnisses) sollte dann geklärt werden, ob tatsächlich ein solcher Leistungseinbruch vorliegt und inwieweit dieser zu den schulischen Minderleistungen beiträgt. Der Nachweis wird im Zuge der verhaltensanalytischen Diagnostik geführt: Behält das Kind Informationen im Schulalltag wirklich schlechter? Gibt es Situationen, in denen es etwas aufgenommen, aber allzu rasch wieder vergessen hat? Lernt das Kind besser, wenn die Gedächtnisanforderungen gering sind oder wenn seine Gedächtnisleistungen unterstützt werden (z. B. durch Bilder, Aufzeichnungen, Hinweise der Lehrkraft)?

5.5 Interventionsziele

Die Förderung zielt darauf ab, die Lernaktivitäten des Kindes zu steigern und eine zunehmend eigenständige Auseinandersetzung mit den Lerninhalten anzubahnen. Je nach Einzelfall werden folgende Teilziele verfolgt:

(1) *Lernaktivitäten initiieren.* Die Kinder haben begreiflicherweise wenig Lust auf die Lernaufgaben. Im Gegenteil, sie gehen ihnen aktiv aus dem Weg. Deshalb stehen motivierende Maßnahmen am Anfang. Der Erfolg zeigt sich darin, dass die Kinder allmählich mehr Lernaktivitäten an den Tag legen, beispielsweise, dass sie rascher an die Aufgabe herangehen, länger arbeiten, mehr Aufgaben lösen und weniger Fehler machen. Um das zu erreichen, werden gezielte Maßnahmen ergriffen. Hierzu empfiehlt sich ein klares Kontingenzmanagement (vgl. Kapitel 35), bei dem

- die Rahmenbedingungen der Lernsituation möglichst angenehm gestaltet werden (etwa durch eine vorausgehende Bedürfnisbefriedigung, wie z.B. fünf Minuten durch den Raum toben lassen oder etwas zu trinken bereithalten);
- Räumlichkeit und („ritualisierter“) Ablauf stets gleich bleiben;
- zum Start einer Lernsituation gewünschte Reaktionen durch positive Verstärkung hervorgerufen werden (z.B. im Rahmen von Blitzaufgaben oder Reimspielen);
- über die gesamte Zeit hinweg erwünschte Teilhandlungen (z.B. gute und rasche Antworten, einen Fehler finden, die richtige Schreibweise über den Wortstamm ableiten) hervorgehoben und unmittelbar verstärkt werden;
- die Intervention so gestaltet wird, dass ca. 90 % aller Lernreaktionen sofort und positiv verstärkt werden können.

(2) *Interesse am Lernen wecken.* Um es den Schüler:innen zu erleichtern, sich auf die Intervention einzulassen, sind die Inhalte so auszuwählen, dass sie zu den persönlichen Hobbys und Interessen passen: Addieren und Subtrahieren werden z.B. mit den Ergebnissen der Bundesliga geübt; flüssiges Lesen wird anhand von Geschichten über Dinosaurier trainiert und Vokabeln werden mithilfe von Liedtexten der Lieblingsband gelernt und eingeprägt (vgl. Kapitel 22).

(3) *Allgemeine Grundlagen für das weitere Lernen schaffen.* Einige Schüler:innen sind kaum in der Lage, die Kapazitäten ihres Arbeitsgedächtnisses zu nutzen, ausreichend lange aufmerksam und konzentriert zu bleiben und/oder die Anleitungen, Hilfen und Anweisungen der therapierenden Person sprachlich gut genug zu verstehen. In solchen Fällen müssen zunächst die entsprechenden Lernvoraussetzungen geschaffen werden. Zuvor ist jedoch der Nachweis zu führen, dass diese funktionalen Mängel hauptverantwortlich für die Entstehung der Problematik sind. Geschult werden sollen nicht beliebige Lernvoraussetzungen, sondern nur solche, die auch tatsächlich eine allgemeine Lernschwäche hervorrufen. Denn die Tatsache, dass ein Kind bestimmte Dinge weniger gut kann, bedeutet noch nicht, dass

das auch der Grund für sein unzureichendes Lernen ist. Sind die mangelnden Erfolge im Förderunterricht Rechnen tatsächlich auf eine „Gedächtnisschwäche" zurückzuführen oder eher die Folge von grundlegenden Missverständnissen in den Rechenoperationen? Sind die Rechtschreibfehler tatsächlich durch „Wahrnehmungsschwächen" bedingt oder eher in unzureichenden Buchstabenkenntnissen begründet? Ist das unzureichende Lernverhalten tatsächlich auf eine „Konzentrationsschwäche" zurückzuführen oder eher auf die Unlust des Schulkindes? Erst wenn sichergestellt ist, dass Gedächtnis-, Wahrnehmungs- oder Konzentrationsschwächen die Ursache für unzureichendes Lernen ist, lohnt es sich, diese basalen Gedächtnisleistungen gezielt aufzubauen und zu fördern.

(4) *Lernstrategien vermitteln.* Um erfolgreich lernen zu können, müssen Schüler:innen bestimmte Schritt-für-Schritt-Abfolgen beherrschen, die beim Lösen verschiedener Arten von Aufgaben relevant sind (z. B. zentrale Inhalte aus Texten herauslösen, Aufsätze planen, einstellige Subtraktionen lösen). Es handelt sich hierbei um „Wie-Prozesse", die für den Lernerfolg zentral sind, aber von den Schüler:innen nicht beherrscht werden. Geht es beispielsweise um die Lösung der Aufgabe 18+5=?, so zerlegt man den zweiten Summanden in 2 und 3 (Schritt 1), um erst einmal zur 20 auffüllen zu können, also 18+2=20 zu rechnen (Schritt 2). Danach addiert man dem Zwischenergebnis die noch fehlende 3 aus dem zweiten Summanden hinzu, also 20+3=23 (Schritt 3). Bei einem Kind, das erfolgreich lernt, laufen die Schrittfolgen meist intuitiv und weitgehend unbewusst ab. Werden sie nicht beherrscht, müssen sie explizit vermittelt und systematisch eingeübt werden.

(5) *Lehrkräfte und Eltern einbeziehen.* Um einmal erreichte Erfolge zu sichern, ist es wichtig, die erworbenen Kenntnisse und Kompetenzen stetig zu üben. Dies gelingt in aller Regel umso besser, je stärker Lehrkräfte und Eltern in die Bemühungen einbezogen werden. Als Bezugspersonen sollen sie dafür sorgen, dass ihre Kinder bzw. ihre Schüler:innen für jeden kleinen Lernerfolg, sei es im Unterricht oder zu Hause, angemessen gelobt oder auf sonstige Weise verstärkt werden.

5.6 Interventionen im Überblick

Verbesserung der funktionalen Lernvoraussetzungen

Hierbei geht es vor allem um die Verbesserung des Arbeitsgedächtnisses, der Aufmerksamkeit, der Kategorisierung, des raschen Erkennens von Regelhaftigkeit und der sprachlichen Verarbeitung, denn erfahrungsgemäß haben Kinder mit allgemeinen Lernstörungen besonders in diesen Bereichen Schwierigkeiten. Wie oben erwähnt, ist vor Beginn der Intervention abzuklären, ob (a) diese Funktionen wirklich unzureichend beherrscht werden *und* (b) dieser Mangel die derzeitige Lernstörung tatsächlich „mitverursacht".

Erst wenn auf diesem Wege plausibel wird, dass es an den funktionalen Lernvoraussetzungen fehlt, wird ein Training in den Lernvoraussetzungen durchgeführt.

(1) *Training von Gedächtnisfähigkeiten.* Dabei werden die Kinder angehalten, die Gedächtnisinhalte aktiv „einzuspeichern". Sie sollen etwa die jeweils relevanten Informationen sortieren, Selbstwiederholungen einsetzen oder Bedeutungszusammenhänge herausarbeiten. Dazu werden ihnen z. B. Wortkarten mit konkreten Objekten (Apfel, Kirsche, Erdbeere, Schaufel, Schraubenzieher) vorgelegt (siehe dazu das von Lehnert (o. J.) entwickelte Lernmaterial „Vocabular: Wortschatzbilder"). Die Kinder sollen die Karten genau anschauen und die jeweiligen Objekte laut benennen, die einzelnen Objekte mittels der Karten in Kategorien sortieren (Obstsorten, Werkzeuge), sich die Objekte durch Selbstwiederholungen (inneres Sprechen) einprägen und ihre Gedächtnisleistung selbst überprüfen. Bei komplexeren Inhalten muss die Schülerin bzw. der Schüler vor dem „aktiven Einspeichern" entscheiden, worauf es wirklich ankommt, und sich nur die wichtigen Dinge merken. Bewährt hat sich dafür folgende Prozedur: (a) Dem Kind wird ein bestimmter Text vorgelegt. (b) Anhand der jeweiligen Überschrift bildet das Kind Erwartungen zum Textinhalt aus. (c) Das Kind liest nun die Geschichte. Dabei unterstreicht es wichtige Passagen und fasst die Geschichte (oder einen Abschnitt daraus) in einem selbst formulierten Satz zusammen.

Es empfiehlt sich, Merkstrategien und Merkfähigkeiten auch im Alltag zu fördern, etwa so, wie dies nachfolgend beschrieben wird:

- Die Mutter fertigt mit dem Kind zusammen einen Einkaufszettel an. Anschließend gehen beide zusammen einkaufen. Das Kind versucht, sich sechs Gegenstände im Kopf zu merken und in den Regalen zu finden.
- Während einer längeren Autofahrt merken sich die einzelnen Familienmitglieder, welche Autos sie überholt haben (z. B. einen roten Opel, einen blauen VW, einen silberfarbenen Audi). Die einzelnen Familienmitglieder prägen sich die Reihenfolge von zunächst sechs, dann acht und schließlich zehn Autos ein. Sie sprechen darüber, was sie getan haben, um sich die Reihenfolge gut zu merken.
- Ein Elternteil schaut sich zusammen mit dem Kind eine Fernsehsendung an. Das Kind wiederholt anschließend der Reihe nach, was geschehen ist und wer dabei auftrat.

Solche Aktivitäten werden vier- bis fünfmal in der Woche durchgeführt. Die Eltern halten die Art der Übung, die Uhrzeit und den Verlauf in einem „Übungstagebuch" fest, das von einer ausgebildeten Fachkraft eingesehen und kommentiert wird.

(2) *Kategorisieren.* Dabei geht es um das rasche und sichere Einordnen von Informationen und das Erkennen von Regelhaftigkeiten (vgl. Kapitel 25). Hierzu hat Klauer (1989, 1991; vgl. Kapitel 49) ein Training zum induktiven Denken entwi-

ckelt, das die Kinder gezielt anleitet, Informationen als übereinstimmend, unterschiedlich, Oberbegriffen zuordenbar oder übertragbar auf neue Situationen zu erkennen. Das Training regt zum Denken und aktiven Umgang mit neuen Informationen an. Es empfiehlt sich, diese Trainingsinhalte mithilfe der Eltern auch im Alltag zu schulen. Beispiele dafür sind:

- Während einer längeren Autofahrt schauen sich die einzelnen Familienmitglieder an, welche Autos vorbeifahren und besprechen, was die einzelnen Autos gemeinsam haben bzw. worin sie sich unterscheiden (z. B. Farbe, Funktion als PKW oder Lastwagen, Aussehen, Hersteller, Motorstärke, Kaufpreis). Sie bestimmen z. B. was ein silberfarbener Audi mit einem roten Opel gemeinsam hat und worin sich die beiden Autos unterscheiden.
- Ein Elternteil schaut sich zusammen mit dem Kind eine Fernsehsendung an. Das Kind beschreibt mit dem Erwachsenen anschließend, was die Figuren gemeinsam haben, worin sie sich unterscheiden und welche Typen aufgetreten sind. Es sagt auch, nach welchen Kriterien es die Ähnlichkeit bzw. Unterschiedlichkeit bestimmt.

Diese Aktivitäten werden mit den Eltern verabredet. Vereinbart wird auch hier, dass die Eltern vier- bis fünfmal in der Woche solche spielerischen Übungen mit ihrem Kind durchführen und dazu begleitend ein „Übungstagebuch“ führen.

Vermittlung von Lernstrategien

Hier wird den Kindern ein „schrittweises“ Vorgehen nahegebracht, mit dem sie komplexere Anforderungen der Reihe nach bewältigen können (Lesen einer Passage aus einem Sachkundebuch; Verstehen einer Textaufgabe; Anfertigung von Notizen; Schreiben eines Aufsatzes; vgl. Kapitel 12, 14, 18). Es geht dabei um ein schrittweises Vorgehen beim Lösen der einzelnen Aufgaben. Wichtige Eckpunkte sind: Aufgaben- oder Problemanalyse, Zielbestimmung, Planung des Vorgehens, Umgang mit negativen Gefühlen beim Lernen (Frustration, Langeweile), Überprüfung des Ergebnisses und gegebenenfalls eine verallgemeinernde Schlussfolgerung ziehen („Was war bei der Aufgabe wichtig?“, „Warum war ich erfolgreich?“). Diese Teilschritte werden oft auch als exekutive Metakognitionen bezeichnet (vgl. Kapitel 27).

Zur Vermittlung der Lernstrategien eignen sich besonders Selbstinstruktionstrainings (vgl. Kapitel 39), kognitives Modellieren (Modelldemonstrationen), heuristische Erkenntnisdialoge und (metakognitive) Lerntagebücher. Unterstützend werden Textbücher, Manuale, bildliche Veranschaulichungen und Kurzvorträge eingesetzt. Die Trainerin bzw. der Trainer bildet das strategische Vorgehen durch Selbstanweisungen, Modelldemonstrationen, Instruktionen oder Erkenntnisdialoge aus. Hierzu werden „mehrschrittige“ Aufgaben, wie z. B. Bildergeschichten, Textaufgaben oder Themen zum Aufsatzschreiben, herangezogen, mit deren Hilfe sich die teils allgemeinen und teils inhaltsspezifischen Vorgehensweisen ausbilden lassen.

Gelenkte Selbstreflexionen (metakognitive Tagebücher, Arbeitsrückblicke, Lernkonferenzen, Lernpartnerschaften zwischen zwei Schüler:innen) sorgen dafür, dass das Lernen selbst zum Gegenstand von Überlegungen, Planungen und Schlussfolgerungen wird. Dabei geht es darum, wie man lernt. Ob die neu gelernten Strategien auch im Alltag verwendet werden, hängt von der Unterstützung durch Eltern und Lehrkräfte ab. Diese sollten die Handlungspläne durch „Prompts“ (Erinnerungshilfen) abrufen und ihren Einsatz durch positive Rückmeldungen, soziale Verstärkungen und den Eintrag von Leistungsrückmeldungen in ein „Feedback-Heft“ nachdrücklich bekräftigen. Denn die Schülerin bzw. der Schüler wird Lernstrategien nur dann übernehmen, wenn sie sichtbare Erfolge nach sich ziehen.

Die Vermittlung von Lernstrategien umfasst folgende Schritte:

- *Lernaufgaben auswählen, für die Lernstrategien ausgebildet werden sollen.* Hierfür bieten sich Aufgabenbereiche an, die nur unzureichend beherrscht werden, aber für das schulische Weiterkommen wichtig sind, wie z. B. Leseverständnis, Aufsatzschreiben, Textaufgaben lösen oder Bruchrechnung.
- *Die Lernstrategien für sich entdecken.* Eine Strategie beschreibt in einer schrittweisen Abfolge, wie man von einem Ausgangspunkt zum Ziel kommt. Einzelne Schritte sind allgemeiner Natur, andere sind inhaltlich definiert, wie das Beispiel von Montague und Bos zeigt. Im Allgemeinen muss die Lerntrainerin bzw. der Lerntrainer die Strategie im Selbstversuch herausfinden, also die Lernaufgabe selbst lösen, sich den eigenen Lösungsweg verdeutlichen, festhalten, welche Schritte im Tun und Denken durchlaufen wurden, das eigene Vorgehen als Selbstanweisungen formulieren und überprüfen, ob die übermittelte Abfolge nützlich und vollständig ist (etwa, indem die Abfolge mit guten Schüler:innen diskutiert wird oder, indem andere Schüler:innen zu ihrem Vorgehen befragt und in ihrem Vorgehen beobachtet werden).

Beispiel für eine Lernstrategie

Montague und Bos (1986) empfahlen, bei der Lösung von mathematischen Textaufgaben in acht Schritten vorzugehen:

1. Die Aufgabe laut lesen.
2. Das zugrunde liegende Problem laut beschreiben.
3. Das Problem in eine Zeichnung oder Skizze übertragen und anschauungsgebundene Bilder entwerfen.
4. Das Problem in eigenen Worten formulieren.
5. Hypothesen über die Zahl der notwendigen Lösungsschritte und die dafür benötigten Operationen bilden.
6. Die richtige Lösung überschlägig schätzen (z. B. „zwischen 50 und 80“).
7. Die Lösung berechnen.
8. Die Lösung und den Lösungsweg überprüfen.

Im Rahmen dieser Abfolge sind besonders die Schritte „die richtige Lösung überschlägig schätzen“ und „das Problem in eignen Worten formulieren“ hervorzuheben. Die Autorinnen berichteten, dass die Vermittlung dieser Vorgehensweise signifikante Verbesserungen in der Mathematikleistung nach sich zog und dabei auch auf komplexere Aufgaben übertragen wurde. Die Strategie festigte sich im Laufe der Zeit, wie eine drei Monate später durchgeführte Nacherhebung zeigte.

- *Aufgaben zusammenstellen, mit denen die Lernstrategie eingeübt werden kann.* Die Aufgaben fangen leicht an und steigern sich in ihrer Schwierigkeit und Unterrichtsnähe. Gerade bei lernschwachen Kindern sollte das strategische Vorgehen zunächst an schulfernem Material (z. B. Suchaufgaben, Bildgeschichten) eingeübt werden, bevor es danach auf schulische Lernaufgaben übertragen wird. Die Aufgabensammlung sollte für acht bis zwölf Sitzungen ausreichen.
- *Durchführung des Lerntrainings (einzeln oder in Gruppen).* Dabei bedient man sich in aller Regel des kognitiven Modellierens, bei dem die Trainerin bzw. der Trainer zunächst „vormacht, wie es geht“. Mithilfe des lauten Denkens wird die Strategie veranschaulicht. Dann werden die Kinder angehalten, die betreffende Strategie Schritt für Schritt zu übernehmen. Die Lernstrategien können aber auch durch Erkenntnisdialoge, kurze Vorträge oder Diskussionen mit den Kindern vorbereitet werden.
- *Unterstützung durch Eltern und Lehrkräfte.* Diese werden über das Strategietraining ausführlich informiert (Was wird vermittelt? Worin besteht die Strategie? Worauf kommt es dabei an?). Sie sollen das Kind bei den Hausaufgaben oder im Unterricht an die Strategien erinnern („Sag' zuerst, wie du vorgehst!“, „Was machst du der Reihe nach?“, „Was kannst du jetzt tun?“). Dafür eignen sich Erkenntnisdialoge, Bildsymbole (Signalkarten) oder auch direkte Anweisungen („Sprich laut aus, was du tust!“). Außerdem sollen sie dem Kind genügend Zeit zum Nachdenken und Vorausplanen geben.
- *Anleitung des Kindes zur Selbstbeobachtung.* Das Kind hält beispielsweise auf einem Fragebogen fest, wann und wo es sich an die Lernstrategien hält, führt ein Lerntagebuch oder diskutiert mit einer Bezugsperson (Mutter, Vater, Lehrkraft, Freund:in, Lernpartner:in), inwieweit es beim Lernen auf die neuen Strategien zurückgegriffen hat.
- *Operante Unterstützung der Lernaktivität.* Ob die vermittelten Fertigkeiten beim Lernen und im Unterricht auch wirklich eingesetzt werden, hängt nicht zuletzt von der Verstärkung im Alltag ab. Eltern und Lehrkräfte sollten die Beteiligung am Unterricht und die Lernfortschritte systematisch belohnen, z. B. durch ein Token-Programm, durch individuelle Rückmeldungen zum Lernverlauf oder durch Anfertigen eines „Protokollbogens“, auf dem die Lernerfolge grafisch veranschaulicht werden.

Integrierte Programme

Darin wird die Verbesserung der Lernvoraussetzungen mit der Vermittlung von Lernstrategien kombiniert. Ein Beispiel gibt das „Lernkompetenztraining“ von Lauth, Husein und Spieß (2006). Bevor komplexe Strategien, z.B. zum Aufsatzschreiben, Gedichte lernen oder Textverstehen, ausgebildet werden, geht es in diesem Training darum, grundlegende Gedächtnisleistungen sowie das Erfassen, Einordnen und Kategorisieren von Informationen zu schulen. Den Schlussteil bilden systematische Übungen, bei denen es darum geht, wie sich das neu erlernte Vorgehen auf den Unterricht übertragen lässt. Das oft auch *schwierige Unterrichts- und Sozialverhalten* der Kinder wird in aller Regel nur in zweiter Linie berücksichtigt, weil ein Rückgang zu erwarten ist, wenn sich allmählich Lernerfolge einstellen.

5.7 Literatur

Grundlegende Literatur

Lauth, G.W., Husein, S. & Spieß, R. (2006). Lernkompetenztraining bei leistungsschwachen Grundschülern. *Kindheit und Entwicklung, 15,* 229–238. https://doi.org/10.1026/0942-5403.15.4.229

Pressley, M. (1986). The relevance of the good strategy user model to the teaching of mathematics. *Educational Psychologist, 21,* 139–161. https://doi.org/10.1080/00461520.1986.9653028

Viesel-Nordmeyer, N., Reuber, J., Kuhn, J.T., Moll, K., Holling, H. & Dobel, C. (2023). Cognitive profiles of children with isolated and comorbid learning difficulties in reading and math: A meta-analysis. *Educational Psychology Review, 35*(34). https://doi.org/10.1007/s10648-023-09735-3

Weiterführende Literatur

Fischbach, A., Schuchardt, K., Brandenburg, J., Klesczewski, J., Balke-Melcher, C., Schmidt, C., et al. (2013). Prävalenz von Lernschwächen und Lernstörungen: Zur Bedeutung der Diagnosekriterien. *Lernen und Lernstörungen, 2*(2), 65–76. https://doi.org/10.1024/2235-0977/a000035

Merchie, E., Van Keer, H. & Vandevelde, S. (2014). Development of the Text-Learning Strategies Inventory: Assessing and profiling learning from texts in fifth and sixth grade. *Journal of Psychoeducational Assessment, 32*(6), 533–547. https://doi.org/10.1177/0734282914525155

Montague, M. & Bos, C.S. (1986). The effect of cognitive strategy training on verbal math problem solving performance of learning disabled adolescents. *Journal of Learning Disabilities, 19,* 26–33. https://doi.org/10.1177/002221948601900107

Pressley, M., Johnson, C.J. & Symons, S. (1987). Elaborating to learn and learning to elaborate. *Journal of Learning Disabilities, 20*(2), 76–91. https://doi.org/10.1177/002221948702000202

Rogiers, A., Merchie, E. & Van Keer, H. (2019). Learner profiles in secondary education: Occurrence and relationship with performance and student characteristics. *The Journal of Educational Research, 112*(3), 385–396. https://doi.org/10.1080/00220671.2018.1538093

Material

Bundesamt für Statistik. (2023). *Statistischer Bericht – Allgemeinbildende Schulen – Schuljahr 2022/2023.* Verfügbar unter: https://www.destatis.de/DE/Themen/Gesellschaft-Umwelt/Bildung-Forschung-Kultur/Schulen/Publikationen/Downloads-Schulen/statistischer-bericht-allgemeinbildende-schulen-2110100237005.html

Jackson, L. (2022). *Das Schuljahr 2021/22 in Zahlen. Das Hamburger Schulwesen.* Hamburg: Institut für Bildungsmonitoring und Qualitätsentwicklung. Verfügbar unter: https://ifbq.hamburg.de/wp-content/uploads/sites/803/2024/03/pdf-gesamtdokument-2021-22.pdf

Kaufman, A. S. & Kaufman, N. L. (2015). *Kaufman Assessment Battery for Children – Second Edition (KABC-II)* (dt. Bearbeitung von P. Melchers & M. Melchers). Göttingen: Hogrefe.

Klauer, K. J. (1989). *Denktraining I. Ein Programm zur intellektuellen Förderung.* Göttingen: Hogrefe.

Klauer, K. J. (1991). *Denktraining II. Ein Programm zur intellektuellen Förderung.* Göttingen: Hogrefe.

Klemm, K. (2023). *Jugendliche ohne Hauptschulabschluss: Demographische Verknappung und qualifikatorische Vergeudung.* Gütersloh: Bertelsmann Stiftung.

Lehnert, S. (o. J.). *Vocabular Wortschatzbilder. Obst, Gemüse, Lebensmittel.* Braunschweig: schubi westermann.

Petermann, F. (Hrsg.). (2017). *Wechsler Intelligence Scale for Children – Fifth Edition (WISC-V).* Frankfurt: Pearson.

Schneider, S., Pflug, V., In-Albon, T. & Margraf, J. (2019). *Kinder-DIPS Open Access: Diagnostisches Interview bei psychischen Störungen im Kindes- und Jugendalter.* Bochum: Forschungs- und Behandlungszentrum für psychische Gesundheit, Ruhr-Universität Bochum.

Statistisches Bundesamt. (2022). *Statistischer Bericht – Allgemeinbildende Schulen – Schuljahr 2021/22.* Verfügbar unter: https://www.destatis.de/DE/Themen/Gesellschaft-Umwelt/Bildung-Forschung-Kultur/Schulen/Publikationen/Downloads-Schulen/statistischer-bericht-allgemeinbildende-schulen-2110100227005.html

6 Lernschwierigkeiten als Folge von Entwicklungsverzögerungen

Armin Castello, Matthias Grünke, Andreas Beelmann und Joachim C. Brunstein

Fallbeispiel

Ella ist 3 Jahre und 6 Monate alt. Ihre Sprache ist einfach (Zweiwortsätze), ihr Wortschatz eingeschränkt und ihre Aussprache so undeutlich, dass selbst ihre Eltern sie manchmal nicht verstehen. Ella läuft noch unbeholfen und fällt häufig hin, weil sie ein Hindernis übersehen hat. Treppen steigt sie im Nachstellschritt. Das Klettern auf Stühle gelingt ihr meist erst nach mehreren Anläufen. Ella weint oft ohne ersichtlichen Grund und ist kaum in der Lage, sich selbst zu beschäftigen. Im Alltag sucht sie häufig die Aufmerksamkeit ihrer Mutter und ärgert sich, wenn diese nicht sofort reagiert. Auch auf einfache Anweisungen der Eltern („Hol bitte mal deine Jacke!") reagiert sie oftmals nicht.

Während der Schwangerschaft traten bei Ellas Mutter Durchblutungsstörungen in der Plazenta auf. Vermutlich in Folge der ungenügenden Versorgung im Mutterleib, wurde das Kind zweieinhalb Monate zu früh geboren. Die ersten Wochen nach der Geburt verbrachte Ella im Brutkasten. „Meilensteine" der motorischen Entwicklung (sitzen, krabbeln, stehen, laufen) erreichte sie erst mit einer Verzögerung von mehreren Monaten. Sie hat einen zwei Jahre älteren Bruder und eine dreieinhalb Jahre ältere Schwester, deren Entwicklung unauffällig verlaufen ist.

Die Eltern fühlen sich durch die alltäglichen Belastungen überfordert. Nur selten beschäftigen sie sich bewusst mit ihren Kindern. Ellas Auffälligkeiten ignorieren sie weitgehend. Erst auf Drängen des Kinderarztes sucht die Mutter gemeinsam mit ihrer Tochter eine Frühfördereinrichtung auf. Der dort tätige Psychologe führte mit Ella den „Wiener Entwicklungstest" (WET; Kastner-Koller & Deimann, 2012) durch. Darin zeigt sie Verzögerungen in allen untersuchten Entwicklungsbereichen. Besonders gravierend sind ihre Rückstände in der Fein- und Grobmotorik, außerdem auch im sprachlichen Bereich. Ihre allgemeine intellektuelle Fähigkeit, gemessen mit der „Wechsler Preschool and Primary Scale of Intelligence" (WPPSI-IV; Petermann & Daseking, 2018), liegt mit einem Gesamt-IQ von 60 im weit unterdurchschnittlichen Bereich. Die medizinischen Befunde sind unauffällig.

6.1 Definition und diagnostische Kriterien nach ICD-10

Eine Entwicklungsverzögerung liegt vor, wenn ein Kind einzelne Etappen in der Entwicklung psychischer Funktionen deutlich langsamer durchläuft und die Etappenziele oder „Meilensteine der Entwicklung" (s. DSM-5, Falkai & Wittchen, 2018, S. 52) erst viel später erreicht als dies nach der Altersnorm, also im Vergleich zu Kindern der gleichen Altersgruppe, zu erwarten ist. Die Entwicklung wirkt verlangsamt, geht schleppend voran, stagniert immer wieder und kann gelegentlich sogar rückläufig sein. Die Rückstände treten in einem oder mehreren der folgenden Funktionsbereiche auf:

- Psychomotorik (Grob- und Feinmotorik, Bewegungskoordination),
- intellektuelle Leistungen (Gedächtnis, Intelligenz, problemlösendes Denken),
- sprachliche Leistungen (Hören, Sprechen, Sprachverständnis),
- Wahrnehmung, Aufmerksamkeit und Konzentration,
- soziale Kommunikation und Interaktion.

„Entwicklungsverzögerung" ist als vorläufige Diagnose zu betrachten. Sie wird bei Kindern unter 5 Jahren gestellt, wenn:

- die diagnostischen Ergebnisse uneinheitlich ausgefallen sind;
- der weitere Verlauf nicht sicher vorhergesagt werden kann;
- das Kind mit standardisierten Verfahren (noch) nicht untersucht werden kann;
- es unklar ist, welcher Diagnose sich die beobachteten Verzögerungen zuordnen lassen.

Entwicklungsverzögerungen beginnen im Kleinkindalter. Im weiteren Verlauf können sie sich verfestigen und zu „Störungen" ausformen, die dann einer der folgenden ICD-10 Kategorien zuzuordnen sind:

- umschriebene Entwicklungsstörungen des Sprechens und der Sprache (F80);
- umschriebene Entwicklungsstörungen schulischer Fertigkeiten (F81);
- umschriebene Entwicklungsstörungen der motorischen Funktionen (F82);
- tiefgreifende Entwicklungsstörungen (F84; u.a. frühkindlicher Autismus, F84.0);
- leichte (F70) bis mittelgradige (F71) Intelligenzminderung;
- hyperkinetische Störungen (F90).

6.2 Epidemiologie, Verbreitung und Altersrelevanz der Störung

Liegt der mit Hilfe eines standardisierten Tests ermittelte Entwicklungsquotient (EQ=Entwicklungsalter/Lebensalter × 100) mehr als 2 Standardabweichungen unter der Altersnorm (EQ<70), so gilt dies als gesicherter Hinweis, dass eine gravierende Entwicklungsverzögerung besteht. Ergebnisse zwischen 1 und 2 Standardabweichungen liegen im Grenzbereich. Schon aus präventiven Gründen sollte der weitere Verlauf auch in diesen Fällen engmaschig nachverfolgt werden.

Bei circa 10 % der Kinder treten Entwicklungsprobleme zumindest vorübergehend auf. Für exaktere Schätzungen fehlt in Deutschland die Datengrundlage. Daseking und Koglin (2022) berichteten aber, dass nach der Auswertung von Krankenkassenunterlagen „... Entwicklungsstörungen mit 17 % die mit Abstand häufigste Diagnose psychischer Störungen im Kinder- und Jugendbereich darstellen“ (S. 131). Betroffen sind Jungen ebenso wie Mädchen (etwa im Verhältnis 3:2).

6.3 Bedingungsmodell: Entstehung und Aufrechterhaltung der Störung

Eine Entwicklungsverzögerung kann vielfältige Ursachen haben. Häufig entsteht sie aus dem Zusammenwirken von biologischen und umweltbezogenen Risiken (Heubrock & Petermann, 2000).

(1) *Neuronale Faktoren.* Hierunter fallen prä-, peri- oder postnatal erworbene Schädigungen des Zentralnervensystems (ZNS).

- Zu den *pränatalen Schädigungen* zählen:
  - genetisch bedingte Fehlbildungen, welche die Größe oder die Struktur des Gehirns betreffen (z. B. Dandy-Walker-Syndrom);
  - Chromosomenanomalien (z. B. Morbus Down);
  - genetisch bedingte Stoffwechselstörungen (z. B. Phenylketonurie);
  - Embryopathien, die durch schädigende Einflüsse (Drogen, Alkohol- und Nikotinmissbrauch, Infektionen, Medikamente) in der frühen Schwangerschaft verursacht werden.
- Zu den *perinatalen Schädigungen* zählt ein unter der Geburt aufgetretener Sauerstoffmangel. Außerdem sind Komplikationen nach einer Frühgeburt relevant, die Zustände wie intraventrikuläre Hirnblutungen oder das Atemnot-Syndrom umfassen.
- Zu den *postnatalen Schädigungen* gehören Encephalopathien, die durch Vergiftungen (z. B. Kohlenmonoxid-Intoxikation) oder Unfälle (z. B. Ertrinken mit anschließender Reanimation) verursacht werden.

(2) *Frühgeburt.* Nach Angaben des Bundesverbands „Das frühgeborene Kind" (https://www.fruehgeborene.de/familie/allgemeine-infos.htm, Abruf am 15.7.2024) werden deutschlandweit ca. 60.000 Kinder pro Jahr vor Vollendung der 37. Schwangerschaftswoche geboren. Mit einer Frühgeburt ist ein erhöhtes Risiko für frühkindliche Hirnschädigungen verbunden. Zudem häufen sich medizinische Komplikationen (Blutvergiftungen, Krampfanfälle, Bradykardien, bronchopulmonale Dysplasie), als deren Folge die Entwicklung des ZNS beeinträchtigt werden kann.

(3) *Sensorische Beeinträchtigungen.* Einschränkungen in der sensorischen Wahrnehmung stören die Aufnahme von Informationen aus der (sozialen) Umwelt und behindern daher auch die intellektuelle Entwicklung. Im Vordergrund stehen Beeinträchtigungen der Seh- und der Hörfähigkeit. Ist der Hörsinn beeinträchtigt, so wird auch die Sprachentwicklung behindert. Eltern und Kinder bemerken diese Beeinträchtigungen oftmals erst sehr spät. Umso wichtiger ist es, die Termine der Früherkennungsuntersuchungen (U1 bis U9) einzuhalten und etwaige Symptome fachärztlich abklären zu lassen.

(4) *Vernachlässigung und Misshandlung.* Erhält ein Kind von seinen Eltern bzw. den jeweils verantwortlichen Betreuungspersonen zu wenig Fürsorge, Anregung und Zuwendung, so kann dies seine geistige und seelische Entwicklung hochgradig schädigen. Dies trifft ebenso für körperliche Misshandlungen (Schläge, Stöße, Schütteln, Verbrennungen) und sexuellen Missbrauch (aktive oder passive Beteiligung von Kindern an sexuellen Aktivitäten) zu. Vernachlässigung und Misshandlung auf der einen Seite und Entwicklungsverzögerungen auf der anderen Seite verstärken sich aber wechselseitig. Denn eine Entwicklungsverzögerung erhöht selbst wieder das Risko, dass ein Kind zum Opfer von Vernachlässigung und Gewalt wird.

(5) *Fehl- und Mangelernährung.* Schwere Mangel- und Unterernährung ist zuallererst ein Armutsproblem und dürfte hierzulande, anders als in anderen Regionen der Erde, meistenteils der Vergangenheit angehören. Anders verhält es sich mit Fehlernährung. Übermäßiger Konsum von Softdrinks und Junk-Food (also Nahrung mit hohem Zucker- und Fettgehalt) wirkt sich negativ auf die geistige Entwicklung bzw. die Entwicklung von Gehirnfunktionen aus – nicht nur bei (jüngeren) Kindern, sondern auch im Jugendalter (Reichelt & Rank, 2017).

Biologisch-genetische Einflüsse werden als die Hauptursachen für die Entstehung von Entwicklungsverzögerungen angesehen. Psychosoziale Risiken können die Symptomatik verschärfen und verfestigen. Im Einzelfall wird es kaum möglich sein, die Verursachungsgeschichte vollständig nachzuvollziehen. Vielmehr kommt es darauf an, Umfang, Verlauf und Schweregrad der Verzögerung so früh wie möglich zu erkennen und diagnostisch abzuklären. Auf dieser Grundlage kann dann geplant werden, wie sich die festgestellten Entwicklungsrückstände durch förderliche Maßnahmen aufholen oder zumindest teilweise ausgleichen lassen (s. Kapitel 8).

6.4 Diagnostik im Überblick

Aufgaben der diagnostischen Untersuchung

- Der Entwicklungsstand des Kindes wird in unterschiedlichen Funktionsbereichen erfasst. Auf diese Weise wird eine etwaige Entwicklungsverzögerung näher bestimmt und im Hinblick auf Umfang und Schwergrad eingeordnet.
- Neben Entwicklungsrückständen werden auch die persönlichen Stärken des Kindes identifiziert. Diese bilden eine Ressource, auf die eine Intervention aufbauen kann.
- Es wird ermittelt, welche Faktoren das momentane Störungsprofil ungünstig beeinflussen. Dazu gehört die Erkundung des häuslichen und familiären Umfelds des Kindes, insb. des Erziehungsverhaltens seiner Eltern.
- Die soweit gesammelten Informationen werden zu einem Bedingungsmodell zusammengefügt, das auf die Situation des einzelnen Kindes zugeschnitten wird. Das Modell soll zwei Fragen beantworten:
  - Wie sind die festgestellten Rückstände entstanden?
  - Durch welche Faktoren werden sie aufrechterhalten?

Daraus ergeben sich Hinweise, an welchen Gegebenheiten die Intervention ansetzen kann. Im Mittelpunkt stehen Faktoren, die einflussreich, aber veränderbar sind.

- Wenn mehrere Funktionsbereiche betroffen sind, sollte eingeschätzt werden, wie stark einzelne Rückstände die Entwicklung des Kindes gefährden. Diese Beurteilung bestimmt, welche der beobachteten Verzögerungen vorrangig zu behandeln sind.
- Ziele, Schwerpunkte und Methoden der Intervention werden in einem Förderplan festgelegt. Dieser führt alle an der Intervention beteiligten Personen auf und klärt organisatorische Details (Zeit, Ort, Dauer, erforderliche Mittel). Festgelegt wird zudem, wie der Erfolg der Intervention geprüft werden soll. Zwei Verfahren stehen im Mittelpunkt:
  - Verlaufsmessungen, die während der Intervention durchgeführt werden: zum einen, um Fortschritte und Rückschläge frühzeitig erkennen zu können; zum anderen, damit zwischenzeitliche Entwicklungen, wie z. B. eine reifungsbedingte Veränderung, nicht übersehen werden.
  - Nacherhebungen, die nach Abschluss der Intervention über einen längeren Zeitraum fortgesetzt werden (ggf. sogar über mehrere Jahre). Nur so lässt sich feststellen, ob die Förderung nicht nur auf kurze Sicht, sondern auch nachhaltig wirkt.

Testverfahren und Messinstrumente

- *Standardisierte Entwicklungstests.* Dafür eignen sich Verfahren, die eine größere Zahl an Skalen mit jeweils eigenen Normen umfassen. Nur so lässt sich eine breite Palette unterschiedlicher Entwicklungsbereiche erfassen und miteinander in Beziehung setzen. Tabelle 6.1 gibt einige Testbeispiele.

Tabelle 6.1: Beispiele für mehrdimensionale Entwicklungstests

Testverfahren	Alter in Jahren	Dauer in Minuten	Skalen
Bayley Scales of Infant and Toddler Development – Third Edition (BALEY-III). Deutsche Bearbeitung von Reuner und Rosenkranz (2015)	0;1–3;6	Vollversion: 50 bis 90 Screening: 20–25	Kognition, Sprache rezeptiv, Sprache expressiv, Feinmotorik, Grobmotorik.
Entwicklungstest für Kinder von 6 Monaten bis 6 Jahren – Revision (ET 6-6-R) von Petermann und Macha (2013)	0;6 – 6	20 bis 60	Körpermotorik, Handmotorik, kognitive Entwicklung, emotionale Entwicklung, Sprachentwicklung, Sozialentwicklung.
Frühkindliche Entwicklungsdiagnostik für Kinder von 0–3 Jahren (FREDI 0–3) von Mähler, Cartschau und Rohleder (2016)	0–3	30 bis 60	Motorik, Sprache, kognitive Entwicklung, sozial-emotionale Entwicklung Eine Kurzfassung (FREDI-Screening) kann als Grobsiebverfahren bei Kindern von 1 bis 3 Jahren eingesetzt werden.
Griffith-Entwicklungsskalen (GES) von Brandt und Sticker (2001)	0;1–2	20 bis 60	Motorik, Persönlich-Sozial, Hören und Sprechen, Auge und Hand, Leistungen (auch als Kurzform des Tests einsetzbar).
Wiener Entwicklungstest (WET) von Kastner-Koller und Deimann (2012)	3–6	60	Motorik, visuelle Wahrnehmung, Gedächtnis, kognitive, sprachliche und sozial-emotionale Fähigkeiten

- *Standardisierte Intelligenztests.* Eine intellektuelle Leistung, die den statistischen Durchschnittswert der Altersgruppe deutlich unterschreitet, ist ein wichtiges Kriterium für die Feststellung einer Entwicklungsverzögerung. Intelligenztests sind für Kinder ab einem Alter zwischen 2 und 3 Jahren verfügbar. Sehr einschlägig sind z. B. folgende Verfahren:
  - Wechsler Preschool and Primary Scale of Intelligence-IV (WPPSI-IV) von Petermann und Daseking (2018)
  - Kaufman Assessment Battery for Children – Second Edition (KABC-II) von Kaufman und Kaufman (2015)
  - Non-verbaler Intelligenztest (SON-R 2–8) von Tellegen, Laros und Petermann (2018).

Ein Leistungstest, der 30 Minuten oder länger dauert, kann gerade für jüngere Kinder sehr belastend sein. Gegebenenfalls empfiehlt es sich, entweder nur einen Teil der Unterskalen durchzuführen (ggf. als Screening-Variante) oder die Testabnahme auf mehrere Termine aufzuteilen.

- *Verhaltensbeobachtungen.* Neben Beobachtungen, die während der Testabnahme angestellt werden, sollte das Verhalten des Kindes in freien Spielsituationen und in der Interaktion mit Familienangehörigen (oder anderen Bezugspersonen) erfasst werden. Sobald das Problemverhalten und das Zielverhalten bestimmt worden sind, sollte die Beobachtung nach vorgegebenen Kriterien in der vertrauten Umgebung des Elternhauses durchgeführt werden (also strukturiert, aber alltagsnah). Festzulegen sind folgende Aspekte: Wann soll das Kind beobachtet werden? In welchen Situationen soll die Beobachtung erfolgen? Wer, außer dem Kind, nimmt teil? Welche Verhaltensmerkmale sollen erfasst werden? Wie soll die Beobachtung protokolliert werden? Dazu ergänzend werden Gelegenheitsbeobachtungen von den Eltern tagebuchartig festgehalten.
- *Gespräche mit den Erziehungsberechtigten.* Im Rahmen von Interviews informieren die Eltern über die Vorgeschichte der Entwicklungsprobleme. Erfasst werden familiäre Vorbelastungen, Komplikationen, die während der Schwangerschaft und/oder bei der Geburt auftraten, Erkrankungen, Unfälle und Umweltbelastungen sowie die derzeitige soziale und materielle Lebenssituation der Familie. Zusätzlich wird geprüft, wie gut das Kind in soziale Beziehungsgefüge eingebunden ist (Kindergartengruppe, Freunde, Verwandte der Familie). Da die Erinnerungen der Eltern oft lückenhaft sind, sollten der Mutterpass und das Kinder-Untersuchungsheft (Vorsorgeuntersuchungen) eingesehen werden. Für einzelne Entwicklungsbereiche stehen strukturierte Elternfragebögen zur Verfügung, wie z. B. zur frühen Erkennung von Sprachentwicklungsstörungen die „Elternfragebögen für die Früherkennung von Risikokindern" (ELFRA) von Grimm, Doil, Aktas und Frevert (2019).
- *(Kinder-)Ärztliche Untersuchungen.* Hinweise auf Entwicklungsverzögerungen ergeben sich häufig im Rahmen der gesetzlich festgelegten Gesundheitsuntersuchungen (U1 bis U9). Laut Angaben des Robert-Koch-Instituts (Schmidtke,

Kuntz, Starker & Lampert, 2018) liegen die Teilnahmequoten bei über 95% (Tendenz steigend). Ergibt sich ein Verdacht, dass Sinnesfunktionen beeinträchtigt sind oder anderweitige Erkrankungen vorliegen könnten (z.B. in den Bereichen Neurologie, Orthopädie, HNO, Augenkunde), ist eine weitere fachärztliche Abklärung angezeigt. Um ein kindgerechtes Behandlungskonzept zu entwickeln, ist es unverzichtbar, dass Fachleute aus der Kindermedizin, Kinderpsychotherapie, Heilpädagogik, Physiotherapie und Logopädie arbeitsteilig zusammenwirken und ihr Vorgehen in den Bereichen Diagnostik und Intervention abstimmen.

6.5 Interventionsziele

Sowohl im DSM-5 als auch in der ICD-10 wird darauf hingewiesen, dass sich Entwicklungsverzögerungen in der Vorgeschichte von Kindern häufen, die mit Beginn des Schulunterrichts spezifische Lernstörungen im Lesen, Schreiben und Rechnen ausbilden. Zur Veranschaulichung einige Beispiele: Schon lange vor der Einschulung fiel das Kind durch Rückstände im Sprechen und im Sprachverständnis auf. Es sprach Wörter falsch aus, konnte keine Reime bilden und verstand Aufforderungen oft nicht richtig. Oder das (Ab-)Zählen der Finger, von Wochentagen oder beim Vorwärtsrücken von Spielfiguren gelang ihm nicht. Vielleicht hatte es auch handmotorische Schwierigkeiten, die sich schon früh beim Greifen, Malen und Bauen mit kleinen Steinen zeigten und die sich jetzt beim Handschreiben im Anfangsunterricht als hinderlich erweisen. Weitere Besonderheiten können sich im Lernverhalten zeigen: Lernspielen ging das Kind aus dem Weg. Beim Vorlesen wollte es nie lange zuhören. Oder es reagierte trotzig und verweigerte sich, als es im Vorschulunterricht Linien und Formen zeichnen und sich erste Buchstaben merken sollte.

- Ein übergeordnetes Ziel in der Behandlung von Entwicklungsverzögerungen besteht in der Prävention von „sekundären" Lernstörungen. Sekundär meint, dass die Lernstörung als Folge früherer Entwicklungsrückstände auftritt, auch wenn sie erst im Kontext der schulischen Anforderungen ausgebildet und sichtbar wird. Präventive Maßnahmen zielen darauf ab, die körperliche, sprachliche, geistige und sozial-emotionale Entwicklung des Kindes so zu stärken, dass es seine Fähigkeiten besser entfalten kann. Auf diese Weise soll verhindert werden, dass das Kind klinische Auffälligkeiten im Lernen und Verhalten ausbilden wird. Der „Eingriff" sollte so früh wie möglich erfolgen, jedenfalls noch bevor das Kind eingeschult wird.
- Ein weiteres Ziel besteht darin, die Lebensqualität der betroffenen Kinder und ihrer Familien zu verbessern. Entwicklungsverzögerungen können durch psychosoziale Belastungen in der Familie verstärkt, mitunter auch mitverursacht werden. Sie können aber auch familiären Stress und abträgliche Verhaltensmuster, etwa im Erziehungsverhalten der Eltern, erzeugen. Eltern, Familienangehörige

und Erziehungspersonen sind daher in die Intervention einzubeziehen: teils, um ein entwicklungsförderliches Erziehungsverhalten auszubilden; und teils, um bei der Verankerung der Intervention in der natürlichen Lernumgebung des Kindes mitzuwirken.

6.6 Interventionen im Überblick

Interventionen bei Entwicklungsverzögerungen nutzen hauptsächlich folgende Ansatzpunkte:

- Das Kind wird durch entwicklungsfördernde Maßnahmen unterstützt, die von dafür ausgebildeten Fachleuten durchgeführt werden (Entwicklungsförderung des Kindes).
- Die Einstellung der Eltern zum Kind und ihr erzieherisches Verhalten werden durch Beratung und Training entwicklungsförderlich ausgerichtet (Schulung der Eltern).
- Die Eltern wirken bei der Umsetzung von verhaltens- und lerntherapeutischen Maßnahmen in der häuslichen Umgebung des Kindes mit (Therapeutische Einbindung der Eltern).

Entwicklungsförderung des Kindes

- *Frühförderung.* Sind die Beeinträchtigungen vielfältig, erstrecken sich also über mehrere Funktionsbereiche, so ist eine umfassende Frühförderung angezeigt (s. dazu Kapitel 8). Erforderlich ist ein multidisziplinär abgestimmtes Vorgehen, bei dem Fachkräfte mit unterschiedlichen Qualifikationsprofilen (s. o.) in aufeinander abgestimmten Maßnahmen so zusammenwirken, dass die Gesundheit des Kindes geschützt und seine Entwicklung gefördert wird. Wichtig ist, dass die Eltern einen unkomplizierten Zugang zu den entsprechenden Versorgungsangeboten erhalten, etwa durch Informationen in Kinderarztpraxen oder sozialpädiatrischen Beratungsstellen z. B. in Geburts- und Kinderkliniken. Eine Schlüsselstellung in der Bereitstellung, Koordination und Qualitätssicherung von Angeboten zur Frühförderung nehmen in Deutschland die kommunalen Kontaktstellen der Bundesstiftung Frühe Hilfen ein (fruehehilfen.de | NZFH Frühe Hilfen). Deren Zielgruppe sind (werdende) Familien, von der Schwangerschaft bis zur Vollendung des dritten Lebensjahrs.
- *Training von schulischen Vorläuferfertigkeiten und Lernvoraussetzungen.* Werden im Vorschulalter Rückstände in der Entwicklung von Fertigkeiten festgestellt, die für den Schriftspracherwerb und das schulische Rechnen grundlegend sind, kann auf praktisch erprobte und wissenschaftlich bewährte Trainings zurückgegriffen werden. Dazu zählen Verfahren zur Förderung des Zahlenverständnisses (Kapitel 16) und zum Aufbau von Kenntnissen über die Lautstruktur der

Sprache (Kapitel 9). Oft erfolgt die Förderung durch eigens geschultes Personal in Kindertagesstätten. Weitere Programme zielen darauf ab, geistige Leistungen zu fördern, die in praktisch allen Lernbereichen benötigt werden. Dazu zählen Trainings zur begrifflich-kategorialen Verarbeitung (Kapitel 25) und zur Förderung des induktiven Denkens (Kapitel 49).

- *Förderung von sprachlichen und motorischen Leistungen.* Die Förderung, etwa bei Schwierigkeiten in der Artikulation oder in der Koordination von Bewegungsabläufen, erfolgt in der Regel in logopädischen und ergotherapeutischen Einrichtungen und wird ggf. durch die Arbeit in kinder-physiotherapeutischen Praxen unterstützt (etwa zur Schulung der Psychomotorik und zur Unterstützung der Bewegungsentwicklung). Zu den Grundprinzipien des Vorgehens gehört, dass:
  - die therapeutischen Maßnahmen durch Teilschritte und Zwischenziele strukturiert werden. Beispiel: Bei einer Artikulationsstörung wird die Aussprache eines Lauts zuerst isoliert durch Übungen zur Lautbildung, Lautunterscheidung und Sprechmotorik geübt. Anschließend wird die Artikulation des Lauts dann in Verbindung mit einer Lautfolge, also einer Silbe, einem Wort oder einem ganzen Satz eingeübt.
  - die Übungen in spielerische Aktivitäten eingebettet werden, die Anknüpfungspunkte auch für das Spielen im Elternhaus und im Kindergarten liefern (Knetmasse formen, Bausteine auftürmen, Perlen aufreihen, Wäscheklammern aufspannen),
  - die trainierten (Teil-)Leistungen durch wiederholendes Üben automatisiert werden, sodass das betreffende Kind sie mit der Zeit immer reibungsloser ausführen kann.
- *Ausformung von erwünschtem Verhalten.* Um Entwicklungsrückstände aufzuholen, muss neues Verhalten aufgebaut werden. Das angestrebte Endverhalten ist aber meist komplex, setzt sich also aus vielen einzelnen Verhaltensbausteinen und zugehörigen Teilfertigkeiten zusammen. In dieser Situation wäre es unrealistisch, das Endverhalten unmittelbar hervorbringen zu wollen. „Shaping“, ein von Skinner entwickeltes Verfahren (s. Peterson, 2004) zur schrittweisen Ausformung von gewünschtem Verhalten, bietet hierfür eine bewährte Lösung an. Es handelt sich um ein verhaltenstherapeutisches Standardverfahren (Borg-Laufs & Hungerige, 2001), das sich durch zwei Merkmale kennzeichnen lässt:
  - *Aufgliederung des Zielverhaltens.* Komplexe Verhaltensmuster werden in eine Abfolge von Einzelschritten zerlegt, die nacheinander zu durchlaufen sind, bis das Zielverhalten vollständig aufgebaut worden ist. Beispiel: Ein Kind zeigt einen impulsiven und unkonzentrierten Arbeitsstil. Ein erstes Teilziel besteht darin, dass das Kind die in seinem Umfeld abgelegten Übungsmaterialien zumindest kurzzeitig in Augenschein nimmt. Später soll es dann lernen, eine einfache Arbeitsanweisung umzusetzen, bevor es schließlich in der Lage ist, sich für längere Zeit und ohne Eingreifen der Eltern mit einer Aufgabenstellung zu beschäftigen. Bei fertigkeitsabhängigen Leistungen ist es oftmals notwendig, die Zusammensetzung der erwünschten (End-)Leistung

zuerst in einer „Aufgabenanalyse" genauer zu bestimmen. Daraus sollte sich dann eine begründbare Abfolge der Übungseinheiten ableiten lassen.

- *Verstärkung der Annäherung an das Zielverhalten.* Wirksam wird dieses Vorgehen aber erst, wenn es mit Methoden des operanten Konditionierens verknüpft wird (Kapitel 19 und 35). Ausschlaggebend ist, dass mit der Belohnung nicht gewartet wird, bis sich das Endverhalten zeigt, sondern dass die Ausführung und Beherrschung jedes Teilschritts sofort bekräftigt wird, sei es verbal oder materiell, ggf. auch durch Tauschverstärker. Danach wird der nächste Handlungsschritt eingeübt und mit den schon erlernten Verhaltenselementen verknüpft („Chaining"). Dabei wird der Maßstab für die Verstärkung schrittweise erhöht. Die Belohnung erfolgt erst, wenn der nächsthöhere Schritt (oder die gesamte, bereits erlernte Abfolge von Schritten) korrekt ausgeführt worden ist.

Dies geschieht so lange, bis das Zielverhalten, dann auch ohne Verstärkung der Teilverhaltensweisen, sicher gezeigt wird. Die Anforderungen und die Übergänge zur jeweils nächsten Stufe werden verhaltensnah festgelegt. Daraus lassen sich Kriterien ableiten, die für die Verlaufskontrolle benötigt werden, etwa im Rahmen eines dafür besonders gut geeigneten „Kriteriums-Veränderungs-Plans" (s. dazu Kapitel 30).

- *Förderung des explorierenden Spielverhaltens.* Bei Kindern mit Entwicklungsverzögerungen ist das Spielverhalten meist eingeschränkt (z. B. bei Funktions-, Symbol- und Konstruktionsspielen). Die Kinder spielen von sich aus nur wenig. Und wenn sie spielen, wirkt ihr Verhalten oft konfus. Was die Kinder zuerst benötigen, ist der Zugang zu entwicklungsförderlichem Spielmaterial (z. B. nach Montessori), das nicht nur ihre Aufmerksamkeit weckt, sondern auch ihre Sinne schult (Farben, Formen und Muster erkennen), sie zur Exploration anregt (Fokussierung der Aufmerksamkeit) und v. a. dazu „bewegt", eigene Handlungen auszuführen (Objekte manipulieren, zusammenfügen, aufeinander bauen, rollen, werfen usw.). Neben Übungszwecken geht es darum, die Selbstständigkeit des Kindes zu stärken. Anfangs braucht es dazu Hilfestellungen, wie Aufforderungen, Ermutigungen, Anleitungen und Belobigungen, etwa durch die Eltern, im Kindergarten oder in therapeutisch angeleiteten Sitzungen. Selbstständigkeit beginnt, wenn das Kind mit dem Spielen von sich aus anfängt und bestimmt, womit es spielen will. Sobald das Kind Fortschritte macht, also mehr Eigeninitiative, Ausdauer und eine verbesserte Handlungskoordination zeigt, werden die Unterstützungen schrittweise abgebaut („Scaffolding").

Schulung der Eltern

- *Informieren und beraten.* Nehmen Eltern Entwicklungsrückstände bei ihrem Kind wahr oder werden auf solche Rückstände aufmerksam gemacht (etwa im Rahmen einer Früherkennungsuntersuchung), so reagieren sie oft besorgt und sind verunsichert. Ihnen fällt es schwer, den Entwicklungsstand ihres Kindes einzuordnen. Sie fragen sich, was sie tun können, um es zu unterstützen. Und sie wissen nicht, welche Hilfen sie dafür in Anspruch nehmen können. Daher sollten die Eltern in Beratungsgesprächen darüber aufgeklärt werden:

- wie der Entwicklungsstand ihres Kindes einzuschätzen ist und mit welchem Entwicklungstempo zu rechnen ist. Verharmlosungen („das gibt sich schon wieder") ist ebenso entgegenzutreten wie unbegründeten Übertreibungen (nicht jeder Stillstand ist als Entwicklungsverzögerung einzustufen und nicht jede Verzögerung muss sich zu einer dauerhaften Störung auswachsen).
- was sie (die Eltern) tun können, um die Entwicklung ihres Kindes günstig zu beeinflussen, z.B. beim gemeinsamen Spielen, beim Vorlesen einer Geschichte, in der Gestaltung von Alltagsroutinen und im erzieherischen Verhalten (Anregungen geben, Selbstständigkeit fördern, Anforderungen stellen, unterstützend wirken).
- welche Möglichkeiten bestehen, die Entwicklung des Kindes durch professionelle Hilfen zu fördern: Welche Maßnahmen sind angezeigt? Wer führt sie durch? Wo, wann und wie lange findet die Förderung statt? Wer erstattet die Kosten?

Der Übergang vom „Informieren" zum „Beraten" ist fließend. Beispiel: Den Eltern eines 3-jährigen Jungen, der sprachliche Entwicklungsrückstände im aktiven und passiven Wortschatz zeigt, wird angeraten, beim Vorlesen von Bilderbuchgeschichten mit der Methode des „dialogischen Lesens" (Kapitel 47) zu arbeiten. Die Sprachproduktion des Jungen soll durch Aktivitäten, wie Fragen stellen, Aussagen wiederholen und umformulieren sowie Verstärken der kindlichen Äußerungen angeregt werden. Das Vorgehen wird gemeinsam mit dem Kind vorgemacht und durch Anleitungen und Videobeispiele veranschaulicht. Wie viel Unterstützung die Eltern bei der Umsetzung im Alltag benötigen, ist im Einzelfall abzuklären. Über besonders geeignete Bilderbücher ist stets zu informieren.

- *Positive Verhaltensbeispiele hervorheben.* Eltern, die über die Entwicklung ihres Kindes besorgt sind, laufen Gefahr, ihre Aufmerksamkeit immer mehr einzuengen. Sie beschäftigen sich ständig damit, was ihr Kind *nicht* kann und was ihm trotz aller Mühe *nicht* gelingen will. Dies beeinträchtigt die Einstellung zum Kind, das dann als „Problemkind" abgestempelt wird.

Um diese Haltung aufzubrechen, sollte der Blick der Eltern geschult und erweitert werden. Dies geschieht, indem die Eltern, etwa in einem Beratungsgespräch, dazu aufgefordert werden, Beispiele für positives Verhalten ihres Kindes und dessen persönliche Stärken zu berichten (was das Kind gut macht, gerne tut, was ihm gefällt, und was es schon alles kann). Für solche Erfahrungen werden Eltern sensibilisiert, wenn sie positive Verhaltensbeispiele in einem Tagebuch notieren, das nach alltäglichen Situationen aufgegliedert ist (beim Spielen, vor dem Kindergartenbesuch, bei den Mahlzeiten usw.).

Ein Beratungskonzept, das an positiven Erziehungserfahrungen anknüpft, ist die „Marte Meo" („aus eigener Kraft") Methode (M. Aarts, Aarts, Foerster

& Bösche, 2023). Diese unterstützt die entwicklungsfördernde Eltern-Kind-Interaktion. Zertifizierte Berater:innen übernehmen die Anleitung. Auf der Basis videografischer Aufzeichnungen aus dem Familienalltag werden gelungene Eltern-Kind-Interaktionen herausgearbeitet und konkret benannt. Die Eltern werden bestärkt, sich die ermittelten Verhaltensmuster zum Vorbild zu nehmen, um sie im Alltag noch gezielter und vor allem öfter umzusetzen.

- *Entwicklungsförderliches Erziehungsverhalten einüben.* Eine entwicklungsförderliche Erziehung zeichnet sich durch folgende Merkmale aus (s. Fuhrer, 2009):
  - Die elterlichen Anforderungen passen zum Entwicklungsstand des Kinds, das vielfältige Anregungen erhält und dabei weder über- noch unterfordert wird.
  - Die Eltern beachten das Verhalten des Kindes, lenken es in die gewünschte Richtung, ermutigen das Kind aber auch, Dinge von sich aus in Angriff zu nehmen.
  - Das Erziehungsverhalten folgt Regeln, auf die sich das Kind verlassen kann und die je nach Entwicklungsstand klar kommuniziert und ggf. ausgehandelt werden.
  - Die Eltern schenken dem Kind Zuwendung, erkennen und beachten seine Bedürfnisse, zeigen Anteilnahme (Freude, wenn etwas gelingt; Trost, wenn etwas misslingt) und unterstützen es, wenn es Hilfe braucht.

Entwicklungsförderliches Verhalten kann von Eltern gelernt und eingeübt werden. Wie ein Elterntraining aufgebaut ist, wird in Kapitel 44 beschrieben. Im Mittelpunkt stehen Situationen, die sich an den Alltag anlehnen und für die Eltern belastend sind. In Deutschland werden Elterntrainings durch Einrichtungen und Organisationen unterstützt, die sich für die Gesundheit und Entwicklung von Kindern und Familien einsetzen. Hier zwei Beispiele, die (auch) in Deutschland verbreitet sind:

- „Starke Eltern – Starke Kinder" (sesk.de) ist der Titel von Elternkursen, die vom „Kinderschutzbund" angeboten werden. Vermittelt wird günstiges Interaktionsverhalten in der Kindererziehung. Die Kurse sind nach Themen gegliedert, wie z. B.: Wie kann ich die Entwicklung meines Kindes unterstützen? Wie setze ich Grenzen? Wie bewältige ich Stress und Belastungen? Die Durchführung erfolgt in Gruppen, sodass sich die Eltern bei der Umsetzung wechselseitig unterstützen können. Über positive Ergebnisse hat Rauer (2009) berichtet.
- „Triple P" (Positive Parenting Program; https://www.triplep.de/de-de/startseite/) nennt sich ein nach Intensitätsstufen (Information, Aufklärung, Beratung, Training, Therapie) gestaffeltes Programm zur Vermittlung erzieherischer Fertigkeiten, z. B. in folgenden Bereichen: Beobachten des Kinds, Sprechen mit dem Kind, Förderung von Selbstständigkeit, Umgang mit Regelverletzungen. Auch die Regulation der eigenen Emotionen (Umgang mit Ärger, Stress und Wut) und die Lösung von Partnerschaftsproblemen, sofern sich diese abträglich auf die Erziehung auswirken, werden fallweise mitbe-

rücksichtigt. Die Umsetzung erfolgt in Einzel- oder Gruppensitzungen. Digitale Kurse erweitern das Angebot. Gut belegt ist, dass Triple P günstige Veränderungen sowohl im Verhalten der Eltern als auch im Verhalten der Kinder bewirkt (Sanders, Kirby, Tellegen & Day, 2014). Dies gilt speziell auch für Kinder mit Entwicklungsproblemen (Skotarczak & Lee, 2015).

Therapeutische Einbindung der Eltern

Bei verhaltenstherapeutischen Interventionen sollten die Erziehungspersonen, allen voran die Eltern, aktiv daran mitwirken, dass therapeutische Erfolge auf den Alltag des Kinds übertragen und dort gefestigt bzw. erweitert werden. Im günstigen Fall können die Eltern die *Rolle von Ko-Therapeut:innen* übernehmen. Dies ist sinnvoll, weil die Behandlung einer Entwicklungsverzögerung regelmäßige, meist tägliche Übungen über einen längeren Zeitraum verlangt. Die Therapeutin bzw. der Therapeut übernimmt eine anleitende und supervidierende Funktion, während den Eltern die Aufgabe zufällt, das vereinbarte Vorgehen in der Interaktion mit dem Kind in der familiären Umwelt umzusetzen. Wie dies erfolgen kann, verdeutlichen die beiden folgenden Beispiele:

- *Beispiel 1: Verhaltensanalyse und Verhaltensänderung.* Im fachlichen Gespräch mit den Eltern (oder einem Elternteil) werden konkrete Beispiele für erwünschtes und unerwünschtes Verhalten des Kindes herausgearbeitet. Hinzu tritt die Bestimmung von (a) Situationsmerkmalen, die dem Verhalten des Kindes vorausgegangen sind, und (b) Konsequenzen, die seinem Verhalten nachgefolgt sind. „Reaktionen“ der Eltern sind für das Kind „Konsequenzen“, die sein weiteres Verhalten bestimmen. Dies gilt auch in umgekehrter Richtung: Die Reaktionen des Kinds können auf das Verhalten der Eltern belohnend oder bestrafend wirken. Auf diese Weise bedingen sich Kind- und Elternverhalten wechselseitig. Ein Leitfaden, wie sich solche „Verkettungen“ im Rahmen eines verhaltensdiagnostischen Interviews aufschlüsseln lassen, findet sich in Anhang A. Anhang B gibt ein Anwendungsbeispiel.

  Die Verhaltensanalyse liefert Ansatzpunkte, was in der Eltern-Kind-Interaktion verändert werden sollte, damit die Entwicklung des Kindes besser unterstützt werden kann. Dazu gehören etwa folgende Maßnahmen:
  - Erwünschtes Kindverhalten wird von den Eltern belohnt – und zwar immer und sofort, wenn das Kind das betreffende Verhalten zeigt.
  - Situative Auslöser erwünschten Verhaltens werden von den Eltern gezielt und regelmäßig herbeigeführt (z. B. beim Spielen und Sprechen mit dem Kind).
  - Gewünschtes Verhalten wird von den Eltern angebahnt (Prompting), durch hilfreiche Anweisungen unterstützt oder im eigenen Verhalten vorgemacht, sodass das Kind aus seiner Beobachtung lernt (z. B. wie es mit einer Geschicklichkeitsaufgabe umgehen kann).

  - Die Verstärkung von unerwünschtem Verhalten (das Kind hat keine Lust, mit dem Vater oder der Mutter eine Geschichte zu lesen, reagiert unwirsch, wird vor ein Video gesetzt und beruhigt sich wieder) wird entweder „gelöscht" (das unwirsche Verhalten wird nicht beachtet) oder durch angemessene negative Konsequenzen ersetzt (etwa durch Verstärkerentzug, also hier: „Videoverbot" für diesen Tag).
- *Beispiel 2: Lerntherapeutisches Üben.* Professionelle Hilfen werden durch Übungen, die zu Hause durchgeführt werden, erweitert und vertieft. Die Durchführung obliegt den Eltern, erfolgt aber therapiegeleitet und orientiert sich an einem Behandlungsplan. Die Eltern erhalten Anweisungen, wann und wie sie die Übungen mit ihrem Kind durchführen sollen. Für die Umsetzung werden sie vorab geschult. Außerdem sorgen sie dafür, dass der Erfolg des Übens kontrolliert werden kann.
  - *Beispiel für eine Elternanleitung.* Der folgende Kasten verdeutlicht das Vorgehen mit Hilfe eines Beispiels, das Brack (2006) gegeben hat. Das betreffende Kind zeigte Rückstände in der Sprachentwicklung. Zum Zeitpunkt der Intervention stand es an der Schwelle zum Einwortsatz. Die häuslichen Übungen folgen den Fortschritten des Kinds. Dafür werden sie schrittweise ausgebaut. Der Ablauf orientiert sich an Verfahren, die sich in der Verhaltenstherapie von Kindern mit Entwicklungsverzögerungen bewährt haben, wie z. B. an der oben beschriebenen „schrittweisen Verhaltensausformung" (oder einer anderen Methode der „Angewandten Verhaltensanalyse"; s. Cooper, Heron & Heward, 2019).

Förderung eines Kindes mit Verzögerungen in der Sprachentwicklung: Anleitung für die Eltern (leicht abgeänderte Darstellung nach Brack, 2006)

Übungsmaterial zusammenstellen (hier: Wörter und Äußerungen des Kindes notieren)

(1) Bitte fertigen Sie eine Liste an, in der Sie die ersten sinnvollen Wörter Ihres Kindes („Mama", „Wau-Wau", „Auto") ebenso notieren wie andere Lautäußerungen, die Sie im Alltag von Ihrem Kind hören („ba", „di" usw.). Tragen Sie etwa 20 Äußerungen in die Liste ein.

Belohnung bereithalten (hier: Fruchtjoghurt bereitstellen)

(2) Bitte stellen Sie zu den Übungen jeweils den Fruchtjoghurt bereit, den Ihr Kind besonders gerne mag. Außerhalb der Übungen geben Sie Ihrem Kind bitte keine Süßigkeiten.

Übungszeitpunkt festlegen

(3) Bitte üben Sie täglich, möglichst zwischen 17.00 und 17.20 Uhr, wenn Sie also Ruhe haben, um sich mit Ihrem Kind ohne äußere Störungen zu beschäftigen. Notieren Sie bitte die genauen Zeiten des Anfangs und Endes der Übungen auf dem Protokollbogen.

Ablauf der Übung

(4) Fangen Sie, so wie wir dies geübt haben, mit etwas Joghurt auf dem Löffel den Blick Ihres Kindes ein. Sprechen Sie dann eines der Wörter oder einen der Laute von der Liste vor. Wenn ihr Kind in etwa 5 Sekunden Ihre Äußerung verständlich nachspricht, geben Sie ihm sofort den Joghurt und loben es. Tut es das nicht bzw. spricht es etwas anderes, dann ignorieren Sie dies bitte. Warten Sie etwa 10 Sekunden. Fangen Sie dann erneut den Blick ihres Kindes für die nächste Äußerung ein.

Abwandlung der Übungsaufgabe

(5) Gehen Sie auf diese Weise die 20 notierten Äußerungen in beliebiger, stets wechselnder Reihenfolge durch. Beachten Sie aber bitte, dass Sie alle 20 Äußerungen bearbeitet haben, bevor Sie die Reihe erneut durchgehen.

Sparsame Anweisungen, keine Bestrafungen

(6) Bitte sprechen Sie außer den Übungsäußerungen und dem Lob nichts anderes während der Übung. Achten Sie vor allem darauf, dass Sie das Kind nicht tadeln oder zum Mitmachen auffordern. Ihr Kind darf sich auf seinem Stuhl frei bewegen. Wenn es die normale Sitzposition verlässt, indem es vom Stuhl herunterklettert oder sich umdreht, dann korrigieren Sie dieses Verhalten, aber nur mit so viel Nachdruck wie absolut notwendig ist. Achten Sie darauf, dass Sie das Kind auf keinen Fall in irgendeiner Form bestrafen.

Protokollführung

(7) Wenn das Kind eine Äußerung richtig nachgesprochen hat, kennzeichnen Sie dies bitte hinter der entsprechenden Äußerung mit einem „+"; andernfalls notieren Sie ein „-".

Verlaufskontrolle

(8) Bitte bringen Sie die ausgefüllte Liste beim nächsten Besuch zur Therapiekontrolle mit.

- *Vorbereitung der Eltern.* Vor Beginn der Übungen verdeutlicht die Therapeutin (oder der Therapeut), wie sich die Eltern während der Übung verhalten sollen (vgl. Kasten). Die Eltern sollen sich verbal zurückhalten. Kritik oder strenge Blicke sind zu unterlassen. Unerwünschtes Verhalten wird ignoriert oder unauffällig korrigiert. Äußere Störungsquellen werden ausgeschaltet. Dieses Vorgehen macht die Therapeutin (oder der Therapeut) modellhaft vor. Danach wird das Elternverhalten im Rollenspiel eingeübt. Die Probe erfolgt in einer Situation, in der ein Elternteil die Übung mit dem Kind durchführt. Zur detaillierten Nachbesprechung wird diese Sitzung aufgezeichnet.
- *Gemeinsame Verlaufskontrolle.* Der Erfolg der häuslichen Übungen wird in eigener Sache kontrolliert. Es ist zu prüfen, ob sich ein Kind in dem verbessert, was es mit den Eltern übt. Dazu wird jede Übungssitzung protokolliert (s. Kasten). Das Protokoll ist noch während der Sitzung auszufüllen. Nach-

trägliche Ergänzungen sollten allenfalls 1 bis 2 Minuten beanspruchen. Regelmäßig ausgefüllte Protokolle belegen, dass die Übungen, so wie vorgesehen, durchgeführt worden sind. Der Verlauf wird von der Therapeutin (bzw. dem Therapeuten) regelmäßig kontrolliert. Erfolge werden sichtbar gemacht, z. B. durch eine Lernkurve oder ein Erfolgsdiagramm. Schwierigkeiten in der Umsetzung werden gleichfalls besprochen. Etwaige Änderungen im Vorgehen sind mit den Eltern abzustimmen.

Zusammenfassend zeichnen sich wirksame Interventionen bei Entwicklungsverzögerungen („Intellectual and Developmental Disabilities") durch folgende Merkmale aus (s. dazu Neil & Liesemer, 2020):

- Sie beachten sowohl die Spezifik als auch die Bandbreite der Entwicklungsrückstände. Dazu müssen die einzelnen Maßnahmen in einem langfristig ausgelegten Behandlungsplan zusammengefügt werden. Alle Maßnahmen werden auf die individuelle Situation des Kinds und seiner Familie zugeschnitten.
- Als therapeutische Verfahren werden praktisch bewährte und wissenschaftlich abgesicherte Methoden der „Angewandten Verhaltensanalyse" (Applied Behavior Analysis) und pädagogischen Verhaltensmodifikation eingesetzt.
- Die geplanten Veränderungen werden im „natürlichen Milieu" des Kindes verankert und in exakt definierten Alltagssituationen umgesetzt (z. B. beim Sprechen daheim, in der Küche, mit Vater oder Mutter, bei der Vorbereitung des Abendbrots, für 15 Minuten, täglich zwischen 17:00 und 18:00).
- Die Eltern werden in das Programm eingebunden und nehmen an professionell angeleiteten Trainings zum Aufbau günstigen Erziehungsverhaltens teil. Die Elterntrainings sollte sich an Alltagssituationen orientieren und verhaltensnah ausgerichtet sein.

Werden diese Voraussetzungen erfüllt, können Entwicklungsverzögerungen, wenn schon nicht vollständig behoben, so doch zumindest abgemildert werden. Dies wirkt dem Risiko entgegen, dass in der Folge (sekundäre) Lernstörungen ausgebildet werden.

6.7 Literatur

Grundlegende Literatur

Brack, U. B. (2006). Verhaltenstherapeutische Förderung entwicklungsgestörter Kinder. In F. Petermann (Hrsg.), *Kinderverhaltenstherapie: Grundlagen, Anwendungen und Ergebnisse* (S. 98–117). Baltmannsweiler: Schneider.

Daseking, M. & Koglin, U. (2022). Entwicklungsstörungen in der Kindheit. *Kindheit und Entwicklung, 31*(3), 131–135. https://doi.org/10.1026/0942-5403/a000381

Neil, N. & Liesemer, K. (2020). Early behavioral intervention for young children with intellectual and developmental disabilities. *Current Developmental Disorder Reports, 7*, 139–148. https://doi.org/10.1007/s40474-020-00201-1

Weiterführende Literatur

Aarts, M., Aarts, J., Foerster, A. & Bösche, H. (2023). *Marte Meo: Möglichkeiten der alltäglichen Entwicklungsunterstützung*. Freiburg: Verlag Herder.

Borg-Laufs, M. & Hungerige, H. (2001). Operante Verfahren. In M. Borg-Laufs (Hrsg.), *Lehrbuch der Verhaltenstherapie mit Kindern und Jugendlichen, Band 2: Interventionsmethoden* (S. 373–401). Tübingen: dgvt.

Cooper, J. O., Heron, T. E. & Heward, W. L. (2019). *Applied behavior analysis* (3rd ed.). Hoboken, NJ: Pearson Education.

Fuhrer, U. (2009). *Lehrbuch der Erziehungspsychologie* (2. Aufl.). Bern: Verlag Hans Huber.

Heubrock, D. & Petermann, F. (2000). *Lehrbuch der Klinischen Kinderneuropsychologie: Grundlagen, Syndrome, Diagnostik und Intervention*. Göttingen: Hogrefe.

Rauer, W. (2009). *Elternkurs „Starke Eltern – Starke Kinder". Wirkungsanalysen bei Eltern und ihren Kindern in Verknüpfung mit Prozessanalysen in den Kursen. Eine bundesweite Studie.* Würzburg: Ergon Verlag.

Reichelt, A. C. & Rank, M. M. (2017). The impact of junk foods on the adolescent brain. *Birth Defects Research, 109*(20), 1649–1658.

Sanders, M., Kirby, J. N., Tellegen, C. L. & Day, J. J. (2014). The Triple-P Parenting Program: A systematic review and meta-analysis of a multi-level system of parenting support. *Clinical Psychology Review, 34*, 337–357.

Schmidtke, C., Kuntz, B., Starker, A. & Lampert, T. (2018). Inanspruchnahme der Früherkennungsuntersuchungen für Kinder in Deutschland – Querschnittergebnisse aus KiGGS Welle 2 und Trends. *Journal of Health Monitoring, 3*(1), 8–14 (abrufbar auf dem Publikationsserver des Robert-Koch-Instituts).

Skotarczak, L. & Lee, G. K. (2015). Effects of parent management training programs on disruptive behavior for children with a developmental disability: A meta-analysis. *Research in Developmental Disabilities, 38*, 272–87.

Material

Bayley, N. (2015). *Bayley Scales of Infant and Toddler Development – Third Edition (BAYLEY-III)* (deutsche Bearbeitung von G. Reuner & J. Rosenkranz). Frankfurt: Pearson.

Brandt, I. & Sticker, E. J. (2001). *Griffith Entwicklungsskalen (GES) zur Beurteilung der ersten beiden Lebensjahre* (2. Aufl.). Göttingen: Hogrefe.

Falkai, P. & Wittchen, H.-U. (2018). *Diagnostisches und Statistisches Manual Psychischer Störungen DSM-5®* (2. Aufl.). Göttingen: Hogrefe.

Grimm, H., Doil, H., Aktas, M. & Frevert, S. (2019). *Elternfragebögen für die Früherkennung von Risikokindern (ELFRA)* (3. Aufl.). Göttingen: Hogrefe.

Kastner-Koller, U. & Deimann, P. (2012). *Der Wiener Entwicklungstest (WET): Ein Verfahren zur Erfassung des allgemeinen Entwicklungsstandes bei Kindern von 3 bis 6 Jahren* (3. Aufl.). Göttingen: Hogrefe.

Kaufman, A. S. & Kaufman, N. L. (2015). *Kaufman Assessment Battery for Children, Second Edition (KABC-II)* (dt. Bearb. von P. Melchers & M. Melchers). Frankfurt: Pearson.

Mähler, C., Cartschau, F. & Rohleder, K. (2016). *Frühkindliche Entwicklungsdiagnostik für Kinder von 0–3 Jahren (FREDI 0–3)*. Göttingen: Hogrefe.

Petermann, F. & Daseking, M. (2018). *Wechsler Preschool and Primary Scale of Intelligence – IV (WPPSI-IV; deutsche Bearbeitung)*. Frankfurt: Pearson.

Petermann, F. & Macha, T. (2013). *Entwicklungstest 6 Monate bis 6 Jahre - Revision. (ET 6-6-R)* (2., korr. Aufl.). Frankfurt: Pearson.

Peterson, G. (2004). A day of great illumination: B. F. Skinner's discovery of shaping. *Journal of the Experimental Analysis of Behavior, 82*(3), 317–328.

Reuner, G. & Rosenkranz, J. (Hrsg.) (2015). *Bayley-Scales of Infant and Toddler Development, Third Edition (BALEY-III) - Deutsche Bearbeitung.* Frankfurt/M.: Pearson.

Tellegen, P. J., Laros, J. A. & Petermann, F. (2018). *SON-R 2-8 - Nonverbaler Intelligenztest. Sprachfreie Intelligenzmessung für Kinder von 2 bis 8 Jahren.* Göttingen: Hogrefe.

Teil 2

Interventionen: Inhalte, Ziele und Vorgehensweisen

7 Ausrichtung und Konzeption der Interventionen

Gerhard W. Lauth, Joachim C. Brunstein und Matthias Grünke

7.1 Worum geht es?

Eine Lernstörung liegt vor, wenn eine Schülerin oder ein Schüler grundlegende Lernziele des Schulunterrichts nicht erreicht und in zentralen Inhalten, wie Lesen, Schreiben und Rechnen, gravierende und dauerhafte Leistungsrückstände aufweist. Zur Klassifikation solcher Rückstände werden in einschlägigen Diagnosesystemen (ICD) zwei Arten der Beeinträchtigung unterschieden:

1. *Umschriebene Entwicklungsstörungen schulischer Fertigkeiten nach ICD-10 (F81.-;* Dilling, Mombour & Schmidt, 2015*) bzw. Lernentwicklungsstörungen nach ICD-11 (6A03;* WHO, 2021*).* Die zugehörigen Diagnosen für Beeinträchtigungen im Lesen, Schreiben und Rechnen werden unabhängig von spezifischen Ursachenzuschreibungen vergeben.
   Auszuschließen sind jedoch folgende Gründe:
   - Störungen in der intellektuellen Entwicklung (Intelligenzminderung);
   - Störungen bestimmter Sinnesfunktionen (Sehen, Hören);
   - unzulängliche Beschulung (fehlende Bildungsmöglichkeiten, fehlende Beherrschung der Unterrichtssprache; vgl. Kapitel 15).
2. *Leistungsmängel bzw. erwartungswidrig niedrige schulische Leistungen.* Diese Diagnosen werden in „Zusatzkategorien" (ICD-10, Z55) erfasst. Die Zuweisungskriterien sind erkennbar offener und werden auf Grundlage plausibler Daten festgestellt (Bericht der Schule, Aktenlage, Schreib- oder Leseprobe). Die für schulische Minderleistungen relevanten Zusatzkategorien werden in Tabelle 7.1 aufgelistet.

Beide Fallzuweisungen nennen keine „Ursachen", sondern halten nur Lernrückstände fest. Dies gilt als „Symptomatik" und besteht in der Hauptsache darin, dass die Kinder innerhalb ihrer Altersgruppe „erheblich und anhaltend" (ICD-11, 6A03) in ihrem Lernstand zurückgeblieben sind. Woran das liegt, ist zunächst offen und muss daher noch herausgefunden werden[1].

Tabelle 7.1: Zusatzkategorien Z55 nach ICD-10 der WHO, Version 1.3, Kapitel XXI

Zusatzkategorien Z55 nach ICD-10 der WHO, Version 1.3, Kapitel XXI	
Z55	Probleme mit Bezug auf die Ausbildung und das Lese-Schreib-Vermögen Exkl.: Störungen der psychischen Entwicklung (F80 bis F89)
Z55.0	Analphabetentum oder geringes Niveau des Lese-Schreib-Vermögens
Z55.1	Schulunterricht nicht verfügbar oder nicht erreichbar
Z55.2	Nicht bestandene Prüfungen
Z55.3	Unzulängliche schulische Leistung
Z55.4	Mangelnde Anpassung an schulische Anforderungen oder Unstimmigkeit mit Lehrkräften und Mitschüler:innen
Z55.8	Sonstige Probleme mit Bezug auf die Ausbildung und das Lese-Schreib-Vermögen Inadäquater Unterricht
Z55.9	Probleme mit Bezug auf die Ausbildung und das Lese-Schreib-Vermögen, nicht näher bezeichnet

Wenn nun aber weder fehlende Begabung noch neurologische Erkrankungen oder Mängel der Beschulung für die jeweils festgestellte Leistungsschwäche verantwortlich sind, stellt sich die Frage, wie eine Lernstörung sonst entsteht. In Kapitel 1 werden dafür folgende Gründe angeführt:

- Dem Kind fehlt es an Motivation zum Lernen. Es legt nicht die an sich gebotenen Lernaktivitäten an den Tag. Es investiert zu wenig Zeit, übt nicht regelmäßig, bearbeitet zu wenige Aufgaben, bereitet sich auf Prüfungen nicht vor, macht im Unterricht kaum mit und versucht nach Möglichkeit, schulischen Anforderungen aus dem Weg zu gehen.
- Auch wenn das Kind lernt, zieht es daraus wenig Gewinn. Das liegt daran, dass das Kind beim Lernen „ohne Ziel und Plan“ vorgeht. Es fängt überhastet an, arbeitet nur oberflächlich, achtet kaum auf Fehler und kontrolliert die Ergebnisse nicht. Mitunter fehlen dem Kind auch allgemeine Voraussetzungen, etwa im Bereich von Gedächtnis- und Aufmerksamkeitsleistungen, um die Wirksamkeit seiner Lernaktivitäten zu erhöhen.

1 Eine gewisse Ausnahme bilden Beschulungsdefizite, die unter Z55 explizit als „Ursache“ genannt werden, bei Lernstörungen aber sonst auszuschließen sind.

- Das Kind hat bereits grundlegende Lücken im schulischen Wissen entwickelt. Das Einmaleins wird nicht sicher beherrscht, die Buchstaben sind teilweise unbekannt, das Lesen erfolgt nur stockend und fehlerhaft, der Wortschatz in Englisch ist zu eingeschränkt, beim Bruchrechnen werden die Regeln nicht beachtet. Weil der Unterricht voranschreitet, wird das Kind immer mehr überfordert. Ohne das erforderliche Vorwissen kann es die im Unterricht dargebotenen Inhalte nicht verstehen und erreicht daher keine Fortschritte beim Lernen.
- Das Kind kennt keine Strategien, um anspruchsvolle und umfassendere Lernaufgaben erfolgreich zu bearbeiten, wie z. B. einen Aufsatz schreiben, eine mehrschrittige Sachaufgabe lösen oder die Abschnitte eines Textes zusammenfassen.
- Trotz Vorschulerziehung bringt das Kind ungünstige Startbedingungen für den Schuleintritt mit. Insbesondere fehlen ihm Vorläuferfertigkeiten, wie Sprachverständnis, Lautbewusstheit, Zahlen- und Mengenvorstellung, sodass es im Anfangsunterricht wenig erfolgreich ist.
- Elternhaus und Schule sind unterschiedlich strukturiert und verlangen dem Kind ungleiche Verhaltensweisen ab, z. B. im sozialen Umgang, in der Sprache oder in den Wertsetzungen. Auch dann ist das Kind nur unzureichend auf die Schule vorbereitet.

Welche Gründe jeweils wirksam sind, variiert
a) von Kind zu Kind, sodass unterschiedliche Schüler:innen mit ähnlichen Symptomen (z. B. einer Rechtschreibstörung) einen ganz spezifischen „Mix“ unterschiedlicher Störungsbedingungen aufweisen können;
b) innerhalb des gleichen Kindes, das sich z. B. beim Erlernen eines Musikinstruments hoch motiviert verhält, während es beim Erlernen von Rechtschreibregeln keine vergleichbare Anstrengung an den Tag legt.

Insgesamt lässt sich somit feststellen, dass die Diagnose „Lernstörung“ als allgemeines „Summenetikett“ vergeben wird. Die konkrete Erscheinungsweise und die genaue Ursache der jeweils vorliegenden Beeinträchtigung werden erst nach Diagnose im Sinne einer „Fallkonzeption“ bestimmt.

7.2 Was ist vor der Intervention zu tun?

Der Auswahl, Planung und Durchführung der Intervention geht eine gründliche diagnostische Untersuchung voraus. Sie klärt die folgenden Fragen:
- Sind die Kriterien einer Lernstörung über den ersten Verdacht hinaus erfüllt?
- Um welche Art der Lernstörung handelt es sich überhaupt?
- Welche Interventionsziele sind demzufolge anzustreben?
- Mit welchen Behandlungsmethoden können die Interventionsziele zuverlässig erreicht werden?

Um diese Fragen zu beantworten, empfiehlt sich eine diagnostische Untersuchung mit folgendem Grundmuster:

1. *Orientierende Verhaltensanalyse mit Eltern und Lehrkräften.* Ein Gesprächs- und Interview-Leitfaden dafür findet sich in Anhang A in diesem Band. Gesammelt werden Informationen über
   - die bisherige Entwicklung des Kindes;
   - den Verlauf und die Art seiner Lernschwierigkeiten;
   - die derzeitige Bewertung seines Lernstandes durch die Lehrkraft;
   - die Bedingungen, unter denen das Kind in der Schule unterrichtet wird;
   - die familiären bzw. häuslichen Anregungsbedingungen;
   - die Leistungsziele der Eltern und deren Wertschätzung für schulische Leistungen;
   - der Umfang und die Qualität der elterlichen Unterstützung in schulischen Belangen.
2. *Erste Einordnung der Lernstörung als isoliert vs. allgemein:*
   - *Liegt eine isolierte Lernstörung vor?* Wenn ja, so müsste es genaue und eingrenzbare Gründe dafür geben, warum das Lernen in einem ganz bestimmten Fach, nicht aber in anderen Lernbereichen beeinträchtigt ist (z. B. eine isolierte Störung im Bereich der Rechtschreibung, aber keine gravierenden Schwierigkeiten beim Lesen; vgl. Kapitel 4).
   - *Ist die Lernstörung allgemein*, also in mehreren Lernbereichen spürbar? Dann müsste es auch einen allgemeinen Grund dafür geben, wie z. B. Entwicklungsverzögerungen, geringe Lernmotivation, hohe Leistungsangst, mangelndes Sprachverstehen oder grundsätzliche Unvereinbarkeiten in den Wertorientierungen zwischen Elternhaus und Schule.
3. *Ergänzende Verhaltensbeobachtung.* Die bisherigen Informationen beruhen auf Berichten des Schulkindes, seiner Eltern oder seiner Lehrpersonen. In erster Linie handelt es sich um Erzählungen, die durch persönliche Sichtweisen (z. B. in der Verantwortungszuschreibung) eingeengt und gefiltert sind. Um eigene Hypothesen zu bilden, empfehlen sich objektivierende Verhaltensbeobachtungen in natürlichen Lernsituationen, etwa bei den Hausaufgaben, beim Schreiben eines Diktats, beim Lösen von Multiplikationsaufgaben oder im laufenden Schulunterricht.

   Folgende Fragen gilt es zu beantworten:
   - Fehlen dem Kind zentrale Vorkenntnisse, wie z. B. Buchstabenkenntnisse, Zählfertigkeiten, Kenntnisse über Rechtschreibregeln oder Wissen über Lösungswege beim Ausrechnen von Ergänzungsaufgaben?
   - Zeigt das Kind zu wenig Eigenaktivität beim Lernen? Fängt es z. B. nur auf direkte Aufforderung hin mit einer Aufgabe an? Rät es häufig Wörter beim Lesen? Kann es Sätze, die es gelesen hat, anschließend nicht wiedergeben?
   - Inwiefern ist die Lernumgebung beteiligt? Beispiel Hausaufgaben machen: Sind am Arbeitsplatz alle Lernmittel greifbar? Gibt es Störungsquellen? Wer-

den von den Eltern umständliche Anweisungen gegeben? Wird das Kind kritisiert, wenn es eine Aufgabe nicht auf Anhieb versteht? (vgl. Anhang B in diesem Band für ein Beobachtungsprotokoll zur Eltern-Kind-Interaktion in einer Hausaufgabensituation)

4. Mit *standardisierten Schulleistungstests* (also Verfahren mit hoher Messgenauigkeit und mit aktuellen Alters- und Klassennormen) werden alle relevanten Schulleistungen objektiv und wohl untergliedert bestimmt (für eine Auswahl geeigneter Testverfahren siehe Anhang C in diesem Band).
5. Mit *Arbeitsproben* werden die inhaltlichen Lernvoraussetzungen weiter eingegrenzt (z. B. durch die Überprüfung von Zahlenvorstellungen, Buchstabenkenntnissen und Rechenoperationen).
6. *Abklärung der allgemeinen intellektuellen Leistungsfähigkeit* mit einem mehrdimensionalen Intelligenztest, wie z. B. der „Kaufman Assessment Battery for Children – Second Edition" (KABC-II; Kaufman & Kaufman, 2015) oder der „Wechsler Intelligence Scale for Children – Fifth Edition" (WISC-V; in deutscher Bearbeitung von Petermann, 2017).
7. Bei konkreten Hinweisen: *Klärung funktioneller Beeinträchtigungen,* etwa in den Bereichen Wahrnehmung (visuell, auditiv, sensumotorisch), Aufmerksamkeit und Gedächtnis, Denken und Sprechen. Die Abklärung erfolgt hypothesengeleitet, nicht auf Vorrat. Beispielsweise wird geprüft, ob das Kind *im Allgemeinen* Dinge im Gedächtnis behalten, ausdauernd lang arbeiten, eine Anweisung verstehen und visuelle oder auditive Reize unterscheiden kann. Ist dies der Fall, liegt eine inhaltsspezifische Erklärung für die festgestellte Leistungsbeeinträchtigung nahe. Anders verhält es sich, wenn in verschiedenen Situationen (Schule, Kindergarten, Familie) und gegenüber unterschiedlichen Personen funktionelle Einschränkungen zu beobachten sind. Diese wären dann als allgemein zu betrachten und, sofern sie das Lernen belegbar erschweren, im Rahmen einer Intervention anzugehen (z. B. einem Gedächtnis- oder Aufmerksamkeitstraining).
8. Im Verdachtsfall: *Abklärung von Seh- bzw. Hörstörungen* oder *neurologischen Erkrankungen.* Werden solche in (kinder-)ärztlichen Untersuchungen nachgewiesen, liegt keine Lernstörung im klinischen Sinne vor, sondern beispielsweise mangelndes Lernen aufgrund einer Sinnesbeeinträchtigung.
9. *Formulierung eines funktionalen Bedingungsmodells.* Um auf der Basis der so erhobenen Angaben eine auf den Einzelfall zugeschnittene Intervention zu planen, müssen die Informationen zunächst noch auf *ursächliche* und *aufrechterhaltende* Bedingungen hin bewertet werden. Zu beantworten sind diese beiden Fragen:
   - Wie kommt die Beeinträchtigung zustande?
   - Was trägt zu ihrer Verfestigung bei?

   Eine Anleitung, wie ein solches Bedingungsmodell aufgestellt und ausformuliert werden kann, bietet das in Anhang A in diesem Band dargestellte SORKC-Modell der Verhaltenstherapie in der Version von Kanfer und Saslow (1965).

7.3 Welche Interventionen stehen zur Verfügung?

Wirksame Interventionen (vgl. Kapitel 31) setzen an den unmittelbaren Ursachen der Lernstörung an (Chen, 2005; Gold, 2018). Sie verfolgen ganz bestimmte Interventionsziele, denen wiederum ganz bestimmte Interventionsmethoden zugeordnet sind. Tabelle 7.2 verdeutlicht diesen Zusammenhang für drei ursächlich zu unterscheidende Formen der Lernstörung.

Tabelle 7.2: Interventionsziele und Interventionsmethoden für drei unterschiedliche Formen von Lernstörungen

Lernstörung durch	Störungstypik	Interventionsziele	Interventionsmethoden	Beispiele
Unzureichendes Lernverhalten	Geringe Lernaktivität (Zeit, Aufgabenmenge)	Steigerung von Häufigkeit und Dauer der Lernaktivitäten	Operante Verstärkung	Die Lehrkraft lobt das Kind für jede aktive Beteiligung am Unterricht. Verstärkerpläne einsetzen
	Zu oberflächliche Bearbeitung von Aufgaben (planlos, flüchtig, ohne Fehlerkorrektur)	Erhöhung der Qualität der Lernaktivitäten	Vermittlung von Lernstrategien und kritisch prüfenden Vorgehensweisen	Dem Kind wird ein Plan zur Lösung von Textaufgaben mit Plus- und Minusrechnung vermittelt.
Inhaltliche Lernrückstände	Zufällige Informationsaufnahme	Gezielter Aufbau der Lerninhalte	Komplexitätsreduktion	Grundlegende Rechenoperationen einüben.
	Fehlendes Aufgaben- und Instruktionsverständnis	Aufbau des fehlenden Vorwissens	Direkte Instruktion	Dem Kind wird inhaltliches Wissen vermittelt, das es anschließend unter Anleitung, später auch selbstständig, übt.

Tabelle 7.2: Fortsetzung

Lernstörung durch	Störungstypik	Interventionsziele	Interventionsmethoden	Beispiele
Fehlende Lernvoraussetzungen	Ungünstige Ausgangslagen für schulisches Lernen (etwa in den Bereichen Sprache, Gedächtnis und Motivation)	Kompensatorische Verbesserung der Lernvoraussetzungen	Auf- und nachholendes Lernen	Übungen zu Hause oder in der Kita, z. B. zum dialogischen Lesen, zur Lautbewusstheit oder zur Denkförderung
	Widersprüchliche Verhaltenserwartungen in Elternhaus und Schule	Stärkere Vernetzung von Elternhaus und Schule	Anregung und Verstärkung des elterlichen Engagements	Eltern werden mit eigenen Aufgaben in den Unterricht einbezogen.

Im Einzelfall können mehrere Verursachungen zusammenwirken, sodass die Lernstörung mehrfach bedingt ist. In der Regel umfasst die Intervention dann auch unterschiedliche Behandlungsmethoden, die gemeinsam oder nacheinander durchgeführt werden (z. B. Leseübungen und Gedächtnisschulung).

Häufigkeit und Qualität der Lernaktivitäten erhöhen

Fehlende oder mangelhafte Lernaktivitäten spielen bei der Entstehung und Aufrechterhaltung von Lernstörungen eine entscheidende Rolle. Wenn eine Schülerinoder ein Schüler zu wenig Zeit für das Lernen aufwendet oder wenn Lerninhalte nur oberflächlich verarbeitet werden, bleibt das Lernergebnis unbefriedigend. Die Lernrückstände verfestigen sich. Ausmaß (Lernzeit) und Qualität (Tiefenverarbeitung) der Lernaktivität sind für den Lernerfolg ausschlaggebend. Unzureichende Lernaktivitäten liegen in zwei Varianten vor:

- Den Schulkindern fehlen grundlegende Vorkenntnisse (geringer Wortschatz, fehlendes Verständnis des Zahlbegriffs) oder Strategien des Wissenserwerbs (kognitive, motivationale und metakognitive Lernstrategien), die zum wirkungsvollen Lernen benötigt werden.
- Die Schulkinder verfallen infolge ihrer schulischen Misserfolge in ein ausgeprägtes Meidungsverhalten. Sie gehen schulischen Anforderungen aus dem

Weg und bilden Strategien aus, die ihnen den Abbruch der Lernaktivitäten ermöglichen (z. B. weinen, wütend werden). Gelingt ihnen dies, so werden die betreffenden Verhaltensweisen noch weiter (negativ) verstärkt.

Wenn Lernstörungen auf solche Schwierigkeiten zurückgehen, sind zwei Maßnahmen angezeigt:

(1) *Lernmotivation erhöhen.* Hierdurch ist sicherzustellen, dass vorhandene Kompetenzen (z. B. Kenntnisse über Strategien des Textverstehens; vgl. Kapitel 12) tatsächlich umgesetzt werden und – was noch grundlegender ist – ausreichend viel Zeit für das Einüben von Fertigkeiten (z. B. das flüssige Lesen von Texten; vgl. Kapitel 11) aufgewendet wird. Zunächst geht es um „Fremdmotivierung", bei der Lernfortschritte durch eine andere Peron (z. B. eine Therapeutin, den Vater, die Klassenlehrerin) unmittelbar zurückgemeldet und verstärkt werden, stets durch Lob oder ggf. mithilfe eines Token-Programms. Hierzu greift man auf einen „Ausformungsplan" zurück. Man beginnt mit denjenigen Verhaltensweisen, die das Kind bereits beherrscht, verstärkt diese systematisch und steigert den Anforderungsgehalt entsprechend den erzielten Fortschritten. Durch dieses Vorgehen wird zielgerichtetes Lernen „ausgeformt" und schrittweise in die Eigenregie des Kindes oder Jugendlichen überstellt (vgl. Kapitel 35).

Zur Motivierung gehören drei Maßnahmen:
- Die Häufigkeit einer erwünschten Lernaktivität wird durch *operante Verstärkung* erhöht (vgl. Kapitel 19). Verstärkt wird (a) der Lernvorgang selbst und (b) jeder einzelne Lernschritt (sich an den Schreibtisch setzen, die Aufgabe abschreiben usw.). Dies geschieht durch Rückmeldungen, die informativ und anerkennend zugleich sind. Die korrekte Verhaltensweise wird sofort bekräftigt, fehlerhafte Aktivitäten werden unmittelbar korrigiert, auch kleine Lernfortschritte werden durch Lob gewürdigt.
- Motivierend wirkt, wenn dem Kind *Aufgaben mit angemessener Schwierigkeit* vorgelegt werden. Im Unterschied zum Lernen im Schulalltag, bei dem Kinder mit Lernschwierigkeiten schnell überfordert sind, sollen im Rahmen der Förderung ausschließlich Aufgaben gestellt werden, die für das Kind mittelschwer sind. Die Aufgabenschwierigkeit wird also dem Lernstand des Kindes angepasst, was für konzentriertes Arbeiten sorgt und erfolgreiche Lösungen wahrscheinlich macht.
- Die *Ursachenerklärung* von Lernergebnissen wird verändert (vgl. Kapitel 50). Die Schüler:innen werden angehalten, Erfolge auf die eigene Person, die Verbesserung des eigenen Vorgehens und ihre erhöhte Anstrengung zurückzuführen. Dadurch soll ihre Überzeugung gestärkt werden, dass sie „wirksame" Lerner:innen sind, d. h. durch eigenes Tun zum Erfolg kommen können.

Sobald das Kind das erwünschte Verhalten mit hinreichender Häufigkeit und Qualität zeigt, wird die Fremdmotivierung allmählich ausgeblendet. Die Motivierung geht schrittweise in die Verantwortung des Kindes über. Den Lernenden wird „nahegebracht", Verhaltensverträge (vgl. Kapitel 36) mit sich selbst abzuschließen und sich für die Erfüllung der dort fixierten Ziele und Vorsätze auch selbst zu belohnen. Eingeübt wird zudem, für sich selbst „realistische" Ziele zu setzen. Denn Zielsetzung ist das Gegenstück zur Vorgabe von Aufgaben mittlerer Schwierigkeit durch andere Personen (Wilbert, 2010). Trainings zur Reattribution (vgl. Kapitel 50) setzen an der Selbstbewertung und an der Erklärung von Lernergebnissen an. Sie zielen darauf ab, dass sich Schüler:innen ihre Erfolge durch ihre wachsende Fähigkeit, Fehler hingegen durch noch unzureichende Bemühungen erklären. All dies dient dazu, die Effekte der Intervention über ihren Abschluss hinaus aufrechtzuerhalten. Um den Aufbau selbstmotivierenden Verhaltens zu fördern, werden anschauliche und praktikable Verfahren zur Selbstbeobachtung des eigenen Lernverhaltens eingeübt. Das Kind wird z.B. darin angeleitet, wie es ein Lernprotokoll erstellen oder ein Lerntagebuch anfertigen kann. Vorteilhaft ist, wenn die Aufgaben und Materialien auf die Interessen der Schüler:innen abgestimmt werden (vgl. Kapitel 22). Denn dies erhöht ihre Bereitschaft, mehr Zeit für das Lernen zu investieren und über die Lerninhalte vertieft nachzudenken (indem z.B. neue Lerninhalte mit Vorkenntnissen verknüpft werden).

(2) *Voraussetzungen für die Informationsverarbeitung verbessern, selbstreguliertes Lernen einüben.* Zunächst ist festzustellen, ob und in welchem Umfang eine Schülerin oder ein Schüler das eigene Lernen schon selbst steuern kann (vgl. Kapitel 26 und 27). Teils lässt sich dies im Verhalten beobachten; teils können die Kinder oder Jugendlichen dazu auch befragt werden. Ertragreiches Lernen erfordert, dass die Schülerin oder der Schüler

- das eigene Lernen plant und die wesentlichen Arbeitsschritte gründlich durchdenkt;
- sich auf die Aufgabe konzentriert und aufmerksam bei der Sache bleibt;
- neue Informationen aufnimmt, kategorisiert und mit gespeicherten Erfahrungen verknüpft;
- die abgespeicherten Lerninhalte in dafür relevanten Situationen (Klassenarbeit, Hausaufgaben) wieder abrufen kann;
- das eigene Lernen überwacht, die Ergebnisse kontrolliert und festgestellte Fehler verbessert.

Defizite in Gedächtnisleistungen (Einprägen, Organisieren, Abrufen von Informationen), in der sprachlichen oder räumlich-visuellen Verarbeitung, im logischen Denken und in der Konzentration beeinträchtigen das Lernen auf breiter Front und werden deshalb in vielen schulischen Anforderungsbereichen sichtbar (vgl. Kapitel 5). Ist dies der Fall, so sollte die Intervention Maßnahmen zur Verbesserung der Aufmerksamkeit (vgl. Kapitel 24) und Selbststeuerung (vgl. Kapitel 26), des Denkens (vgl. Kapitel 49) und der Informationsverarbeitung (vgl. Kapitel 25) sowie des Gedächtnisses (vgl. Kapitel 23) und der metakognitiven Überwachung (vgl. Kapitel 27) umfassen. Denn erst dadurch wird sichergestellt, dass mehr Anstrengung auch zu besseren Lernergebnissen führt.

Der Schülerin oder dem Schüler sollte vermittelt werden, dass die Steuerung des eigenen Lernens nur schrittweise zu erreichen ist. Bewährt hat sich die Arbeit mit Selbstinstruktionen (vgl. Kapitel 39). Bevor das Kind das gewünschte Verhalten von sich aus zeigen kann, wird das Vorgehen durch eine Modellperson vorgemacht. Jeder Schritt bzw. Gedankengang wird durch „lautes Vordenken" nachvollziehbar und verständlich gemacht. Daran schließt sich eine Phase des angeleiteten Übens an, die erneut nach Prinzipien des Selbstinstruktionstrainings ausgestaltet wird. Schritt für Schritt übernimmt das Kind die Modellvorgaben bis es die gewünschte Vorgehensweise mithilfe eines inneren Dialogs (vom „lauten" zum „inneren" Sprechen) weitgehend selbstständig ausführen kann. Um den Lerntransfer zu erleichtern, sollte die vermittelte Vorgehensweise (z. B. eine Strategie für das Einprägen und Abrufen von Gedächtnisinhalten) mithilfe *unterschiedlicher* Aufgabenbeispiele eingeübt werden. In „Erkenntnisdialogen" wird mit dem Kind besprochen, warum und wofür es notwendig ist, sich an ein geplantes, durchdachtes und fehlerkontrollierendes Vorgehen zu halten. Diese Gespräche werden durch Beispiele aus dem früheren und aktuellen Lernen des Kindes vertieft.

Lernrückstände aufholen

Liegen bereits deutliche Rückstände in grundlegenden Kenntnissen und Fertigkeiten vor, so kann ein Schulkind neue Lernangebote immer weniger für sich nutzen. Beeinträchtigt ist in diesem Fall nicht die Lernaktivität. Was fehlt, sind die inhaltlichen Voraussetzungen, um die nächsten Lernschritte erfolgreich zu bestehen. Ein Kind kennt beispielsweise nicht alle Buchstaben des Alphabets, hat noch kein ausgeprägtes Verständnis für Mengen, Zahlen und numerische Relationen erworben (vgl. Kapitel 16), beherrscht das Einmaleins nicht (vgl. Kapitel 17) oder weist lückenhafte Kenntnisse der Englischgrammatik auf. Oder es weiß nicht, wie es sich den Sinn eines Textes erschließen (vgl. Kapitel 12), einen Aufsatz selbstständig verfassen (vgl. Kapitel 14) und Rechtschreibregeln beim Diktatschreiben (vgl. Kapitel 13) anwenden kann. Infolgedessen ist es kognitiv ständig überfordert, greift auf mehr oder weniger zufällig ausgewählte Informationen zurück („Überselektivität") und verknüpft diese willkürlich miteinander (z. B. die vorgegebenen Zahlen einer Textaufgabe mehr oder weniger zufallsgesteuert miteinander verrechnen). Vom Unterricht profitiert es kaum; immer mehr fällt es hinter seine Mitschüler:innen zurück. Für die Intervention ergeben sich hier zwei Ansatzpunkte:

(1) *Wissen aufbauen, Fertigkeiten einüben.* Bestehende Wissenslücken sollen geschlossen, unvollkommen ausgebildete Fertigkeiten eingeübt werden. Hierfür eignen sich Verfahren, welche die Lernsituation für das Kind klar strukturieren und die Lerninhalte auf das Wesentliche begrenzen. Die wichtigsten Interventionsverfahren dafür sind die direkte Instruktion (vgl. Kapitel 37) und die Komplexitätsre-

duktion (vgl. Kapitel 33). Beide vermitteln grundlegende Kenntnisse und Fertigkeiten durch möglichst schnörkellose Instruktionen und intensive Übungsphasen. Das Lernangebot wird so verdichtet, dass sich die Erkenntnisse durch erfolgreiches Üben einstellen. Wenn das gelingt, wird das neu erworbene Wissen sicher eingeordnet und kann rasch als Verhalten abgerufen werden (z. B. der Vorgang der Zahlenzerlegung wird als Verhaltenskette aufgerufen). Zugleich verbindet sich das erfolgreiche Üben mit Lernstrategien und metakognitiven Denkakten. Diese koppeln sich bildlich gesprochen an die Aufgaben an. Es entsteht Reizkontrolle. Für diesen Vorgang ist es erforderlich, dass die Schulkinder eindeutige Lernerfahrungen im Sinne von richtigem bzw. falschem Vorgehen machen und intensive (positive) Verstärkungen erhalten (siehe Kasten „Kalkulierbare Rückmeldungen und Lernfortschritte“).

Kalkulierbare Rückmeldungen und Lernfortschritte

Wenn das eigene Lernen mit klaren und häufigen Rückmeldungen versehen wird, können Lernwege systematisch verbessert und eine zunehmend förderliche Lernstrategie ausgebildet werden. Goldman, Mertz und Pellegrino (1989) haben dies schon früh bei Kindern gezeigt, die nur langsam und sehr fehlerhaft rechnen konnten. Allein schon der Umstand, dass sie einfache Rechenaufgaben (Addition) mit ansteigender Schwierigkeit bearbeiteten und Rückmeldungen zur Richtigkeit ihrer Lösungen erhielten, ließ ein niveauvolleres, komplexeres und in Ansätzen strategischeres Lösungsverhalten entstehen.

Notwendig dafür ist allerdings, dass die Lernergebnisse verbindlich werden, also kein vorübergehendes, zufälliges Ereignis bleiben, sondern als richtig oder falsch erkannt und mit günstigen bzw. ungünstigen Vorgehensweisen verknüpft werden. Die einzelnen Lernerfahrungen verdichten sich dann zu kategorialen Erkenntnissen, Begriffen und Begriffssystemen, Regeln und letztlich auch Strategien. Veranlasst wird dies durch:

- die Formulierung von Lernzielen;
- die Feststellung, ob die Erfolgskriterien erreicht worden sind;
- die Verknüpfung des eigenen Lernverhaltens mit den jeweils erreichten Ergebnissen.

Dieser Prozess wird anfänglich von Lehrkräften und Eltern gesteuert, geht dann aber zunehmend in die Verantwortung der Kinder oder Jugendlichen über.

Die jeweilige Intervention sollte nicht als „Nachhilfe“ missverstanden werden. Angewandt werden vielmehr gesicherte Erkenntnisse der (kognitiven) Lerntheorie. Dazu gehören Regeln, wie Kenntnisse schrittweise aufgebaut werden (Shaping) und Lernsituationen so auszugestalten sind, dass Lernerfolge erzielt werden. Günstig dafür sind folgende Lernbedingungen:

- Dem Kind werden Aufgaben vorgelegt, die relativ zu seinem Kenntnisstand „mittelschwer" sind.
- Das Kind wird bei seinem Lernen zu sichtbaren, von außen nachvollziehbaren Reaktionen veranlasst (diktierte Sätze niederschreiben; den Rechenweg einer Aufgabe notieren).
- Falsche Antworten werden möglichst schon beim Entstehen unterbunden („Halt!") und ein nochmaliger Versuch eingefordert („Versuch es noch mal!"). Gerät dieser wieder falsch, wird die richtige Lösung genannt oder der Lösungsweg von der Lehrperson kurz vorgemacht. Langatmige Erklärungen unterbleiben, weil dies den Vollzug der Lernhandlung unterbrechen würde.
- Ebenso prompt werden korrekte Antworten bekräftigt (positive Rückmeldung, Lob).
- Schreitet der Lernerfolg voran, wird die Schwierigkeit der Aufgaben gesteigert. Der Übergang zur nächsten Schwierigkeitsstufe kann erfahrungsgemäß eingeleitet werden, wenn 80 bis 90 % der Aufgaben des vorherigen Schwierigkeitsniveaus korrekt gelöst wurden.

Diese Bedingungen lassen sich sehr gut mithilfe PC gesteuerter Lernprogramme herstellen (vgl. Kapitel 29). Kinder mit Lernstörungen sollten aber nicht „einsam und verlassen" an den Computer gesetzt werden. Vielmehr empfiehlt es sich, sie bei der Bearbeitung der dargebotenen Aufgaben anzuleiten (durch Erläuterungen), zu unterstützen (durch Lösungshinweise) und zu verstärken (durch Lob).

(2) *Aufgabenspezifische Strategien vermitteln.* Bereits in der Grundschule werden Anforderungen gestellt, die komplex und anspruchsvoll sind. Dem Kind wird ein offenes Problem nahegebracht (z. B. einen Erlebnisaufsatz schreiben) oder ihm wird Wissen aus unterschiedlichen Inhaltsbereichen abverlangt (z. B. bei der schriftlichen Lösung einer mehrschrittigen Textaufgabe). Für die Lösung müssen dann Kenntnisse über Lesen, Schreiben, Rechnen und aus dem Sachkundeunterricht miteinander verknüpft werden. Vor allem aber wird eine Strategie benötigt, wie eine in sich verflochtene Aufgabe in eine geordnete Abfolge von Handlungsschritten überführt werden kann, also z. B. eine Textaufgabe sorgfältig lesen, wichtige Größen markieren, die Art der Aufgabe einordnen, eine dazu passende Abbildung auswählen, aus der Abbildung die Rechengleichung herleiten, die Gleichung ausrechnen, per Gegenprobe kontrollieren und das Ergebnis in einem Schlusssatz ausformulieren (vgl. Kapitel 18). Eine Strategie lässt sich mit einem „geistigen Werkzeug" vergleichen, das für die Bearbeitung einer Aufgabe benötigt wird, solange dafür noch keine eingeschliffene Routine zur Verfügung steht. In dieser Situation liefert die Strategie den „Gesamtplan", wie bei der Lösung der Aufgabe vorzugehen ist, welche Bearbeitungsschritte notwendig sind und in welcher Abfolge die Schritte auszuführen sind.

Um Lernstrategien zuverlässig zu vermitteln, haben sich Verfahren der expliziten Instruktion und der kognitiven Modellierung bewährt (vgl. Kapitel 26). Bei Kindern, die sich mit der Aneignung von Lernstrategien schwertun, stellt das oben erwähnte Selbstinstruktionstraining (vgl. Kapitel 39) das Mittel der Wahl dar. Erleichtert wird die Strategieanwendung durch Gedächtnishilfen und veranschaulichende Lernmaterialien. Beispiele dafür werden in den Kapiteln 12 und 14 für die Bereiche Lesen und Schreiben gegeben. „Arbeitsblätter“, wie sie im Schulunterricht verwendet werden, können unterstützend wirken, bieten aber keinen Ersatz für die gezielte Anregung metakognitiver Gedanken zur Planung, Überwachung und Korrektur des eigenen strategiegeleiteten Verhaltens. Um ein planvolles und fehlerkorrigierendes Vorgehen anzubahnen, sind Modellverhalten sowie angeleitetes und selbstständiges Üben gefragt. Günstig ist, in diese Aktivitäten mehrere Kinder einzubeziehen, entweder in kooperativ arbeitenden Kleingruppen oder in tutoriell lernenden Zweier-Teams (vgl. Kapitel 40). Denn gerade jüngeren Schüler:innen fällt es oft einfacher, eine Vorgehensweise mit anderen zu „besprechen“ als sie ganz allein für sich „überdenken“ zu müssen.

Zusammenarbeit zwischen Elternhaus und Schule verbessern

Ökologische Entwicklungstheorien (Bronfenbrenner, 1981) machen deutlich, dass der Übergang von einem Mikrosystem in ein anderes immer mit einem gewissen Risiko behaftet ist. Der Wechsel vom Kindergarten in die Schule (vgl. Kapitel 43) oder der Übertritt von der Schule in die Arbeitswelt (vgl. Kapitel 44) sind Beispiele für solche Übergänge. Das Risiko ist besonders hoch, wenn das Kind oder die bzw. der Jugendliche nur unzureichend auf die nachfolgende Umwelt vorbereitet ist. Beim Übergang vom Elternhaus in die Schule entstehen Probleme vor allem durch unzureichende Lernvoraussetzungen, wie mangelndes Sprachverständnis oder Rückstände in Mengen- und Zahlvorstellungen, und durch die Unvereinbarkeit sozialer (z. B. Regelung sozialer Konflikte) und leistungsbezogener Anforderungen (z. B. Zielsetzungs- und Ausdauerverhalten).

Das elterliche Engagement für schulische Belange variiert erfahrungsgemäß beträchtlich zwischen Desinteresse und Überbesorgtheit. Im ungünstigen Fall werden in Elternhaus und Schule Anforderungen gestellt, die isoliert nebeneinanderstehen oder sogar Rollen- und Wertkonflikte heraufbeschwören. Für eine Intervention bieten sich zwei Ansatzpunkte:

(1) *Startbedingungen verbessern, schulischem Versagen entgegenwirken.* Hier geht es darum, die Basis für erfolgreiches Lernen noch vor oder gleich zu Beginn des Schuleintritts zu legen. Dies wird für unterschiedliche Lern- und Entwicklungsbereiche in mehreren Kapiteln dieses Bands beschrieben (vgl. Kapitel 8, 9, 16, 47, 49). Damit Grundschulkinder das Lesen, Schreiben und Rechnen zuverlässig erlernen können, sollten sie Vorläuferfertigkeiten beherrschen, die schon vor dem Schuleintritt ausgebildet werden (z. B. Lautbewusstheit und Zahlbegriff). Hier kommt es darauf an, Kinder mit Entwicklungsrückständen früh zu erkennen und gezielt zu

fördern. Die dafür verfügbaren Programme sollten in der Schlussphase der Kindergartenzeit (Vorschule) oder spätestens zu Beginn des Schuleintritts zum Einsatz kommen.

Maßnahmen zur Frühprävention setzen noch sehr viel früher ein (z.B. bei Kindern aus Armutsverhältnissen möglichst bereits mit Beginn des Spracherwerbs). Hier ist eine enge Zusammenarbeit mit den Eltern unabdingbar, denn die entsprechenden Maßnahmen werden in der Familie und in gemeindenahen Einrichtungen durchgeführt (vgl. Kapitel 8). Ansatzpunkte zur Förderung sind nicht nur im kognitiven, sondern auch im sozial-emotionalen Bereich zu finden (z.B. eine sichere Bindung zwischen Eltern und Kind aufbauen; die Familie bei der Bewältigung psychosozialer Belastungen unterstützen).

„Frühe“ Interventionen sollten nicht mit dem Schuleintritt enden. Vielmehr kann die Schule selbst einen Beitrag dazu leisten, dass Risiken für die Ausbildung von Lernstörungen erkannt und eingedämmt werden. Dies kann z.B. durch einen fachkundig durchgeführten Förderunterricht geschehen (vgl. Kapitel 28) oder durch ein eigens entwickeltes schulisches Präventionsprogramm (vgl. Kapitel 45) erreicht werden. Hier geht es darum, Kindern mit einem erhöhten Risiko für die Ausbildung von Lernstörungen solche Fertigkeiten zu vermitteln, die für den erfolgreichen Besuch des Regelunterrichts benötigt werden. Dazu gehören u.a. einen altersangemessenen Wortschatz aufbauen (vgl. Kapitel 15), die Beziehung zwischen Lauten und Buchstaben erlernen (vgl. Kapitel 10), einen gesicherten Zahlbegriff erwerben (vgl. Kapitel 16) oder grundlegende Funktionen der Aufmerksamkeit (vgl. Kapitel 24) und des Gedächtnisses (vgl. Kapitel 23) schulen. Eine weitere Erkenntnis besteht darin, dass solche Maßnahmen erst dann verstärkt in Umlauf kommen, wenn sie in der Gesetzgebung und in der Schulorganisation verbindlich verankert werden (Jimerson, Burns & VanDerHeyden, 2016; vgl. Kapitel 45).

(2) *Kooperationen herstellen, Übertragung in den Alltag sichern.* Sind schulische Minderleistungen Ausdruck gravierender Unterschiede zwischen den Lebenswelten „Elternhaus“ und „Schule“, so muss die Intervention auf eine engere „Verschaltung“ dieser beiden Mikrosysteme abzielen (vgl. Kapitel 43). Gleiches gilt für die Vernetzung schulischer und beruflicher Umwelten beim Eintritt in die Arbeitswelt (vgl. Kapitel 44). Primär geht es darum, zwischen zwei Systemen ein Verhältnis der positiven Interdependenz herzustellen. Im schulischen Bereich heißt das im Wesentlichen: Eltern und Lehrkräfte stimmen ihre erzieherischen Ziele und Handlungen aufeinander ab, ggf. unter Anleitung und Beratung einer dritten, professionellen Person.

Die Kooperation zwischen Schule und Elternhaus kann durch zwei Strategien verstärkt werden:

- Die Eltern werden systematisch in den Kontext der Schule eingebunden und an seiner Ausgestaltung beteiligt. Sie werden beispielsweise zur Unterstützung des

schulischen Lernens herangezogen. Die zugehörigen Maßnahmen können von der Teilhabe an schulischen Entscheidungen (z. B. hinsichtlich des Lehrplans, der Lehrmethoden oder der Gestaltung des Förderunterrichts) bis hin zur aktiven Mitwirkung im Schulunterricht reichen (etwa beim Erstlese-Unterricht oder der lebensnahen Ausgestaltung des Sachkundeunterrichts).
- Die Schule wirkt durch eigene Hilfen in das Elternhaus hinein. Mütter und Väter erhalten Anleitungen, wie sie das Lernen ihrer Kinder fördern können, etwa bei der Betreuung der Hausaufgaben (vgl. Kapitel 42) oder bei der Gestaltung gemeinsamer Leseaktivitäten (vgl. Kapitel 47). Wichtig ist, dass die Hilfen nicht gleichsam nebenbei von der Klassenlehrkraft erteilt werden, sondern in ein wissenschaftlich begründetes Programm eingebettet sind. Darüber hinaus ist zu berücksichtigen, dass ungünstige Lernvoraussetzungen auf der Seite des Kindes häufig auch begrenzte Fördermöglichkeiten (z. B. eine begrenzte Sprachkompetenz) auf der Seite der Eltern widerspiegeln. In diesem Fall sollten die entsprechenden Kompetenzen zunächst an die Eltern vermittelt werden (etwa in Form eines Elterntrainings), bevor diese dann als Mediator:innen das schulische Lernen ihrer Kinder unterstützen (vgl. Kapitel 41).

Beide Strategien lassen sich auf weitere, für die Bewältigung sozial-ökologischer Übergänge relevante Mikrosysteme übertragen. Im Rahmen von *Even Start*, einem in mehreren US-Bundesstaaten geförderten Vor- und Grundschulprogramm, werden z. B. Kooperationen zwischen Elternhaus und Schule in Vorklassen angebahnt, bevor dann im Verlauf der Grundschulzeit eine weitere Vertiefung erfolgt (etwa indem Eltern für zwei Jahre täglich für mindestens 15 Minuten im Schulunterricht mitarbeiten; siehe Robinson, 2012). Kindergarten und Vorschule bieten eine Schnittstelle an, um Eltern in die schulische Entwicklung ihrer Kinder einzubinden, aber auch, um ihnen die dafür erforderlichen Fertigkeiten zu vermitteln (z. B. hinsichtlich des Erwerbs und der Vermittlung von Lesefertigkeiten). Auf diesem Weg lässt sich der „kritische" Übergang vom Kindergarten in die Schule „abflachen" und für die Kinder besser bewältigen. Unter Beteiligung der späteren Lehrkräfte kann der Erwerb schulischer Fertigkeiten bereits in der „Vorschule" angebahnt und vorbereitet werden. Kinder mit Lernrisiken werden frühzeitig erkannt und können gefördert werden, bevor ihre ungünstigen Lernvoraussetzungen nach dem Schuleintritt zu gravierenden Problemen auswachsen.

Bei alledem bleibt zu beachten, dass Eltern keine Hilfslehrkräfte für die Schule sind. Manchmal können schulrelevante Fertigkeiten durch gemeinsame Aktivitäten im häuslichen Umfeld „fast von selbst" oder „quasi nebenbei" vorbereitet werden: Um Zahlen- und Mengenvorstellungen auszubilden, kommen z. B. nicht nur Würfelspiele (o. Ä.) in Frage. Alltagsnahes Rechnen können Kinder auch beim Kochen und Backen erlernen (LeFevre et al., 2009).

Um bei Lernstörungen wirkungsvoll intervenieren zu können, ist die Zusammenarbeit mit Elternhaus und Schule zentral. Denn eine Intervention wirkt vor allem, wenn sie regelmäßig und alltagsnah durchgeführt wird und von vertrauten Bezugspersonen Unterstützung findet. Schon deshalb ist die Mitarbeit der Eltern, aber auch der Lehrkräfte gefragt. Eltern werden als Mediator:innen (vgl. Kapitel 41) eingesetzt, die in Absprache bzw. unter Anleitung tätig werden und dadurch in abgestimmter Weise die Förderung ihrer Kinder im Alltag übernehmen. Auf diesem Weg werden Lernvoraussetzungen aufgebaut, die dem Auftreten von Lernstörungen entgegenwirken, aber auch das Risiko vermindern, dass es nach Abschluss der Intervention erneut zu Rückfällen kommt. Werden die therapeutischen Maßnahmen zu wenig mit der häuslichen und schulischen Lernumgebung des Kindes verschränkt, bleiben die erwünschten Effekte oftmals auf die therapeutische Situation begrenzt. Auch deshalb ist es wichtig, Eltern und Lehrkräfte in lerntherapeutische Vereinbarungen einzubeziehen. Je besser dies gelingt, desto günstiger ist die Aussicht, dass Schwierigkeiten beim Lernen überwunden werden können, bevor sie sich zu gravierenden Minderleistungen in der Schule ausgewachsen haben.

7.4 Literatur

Grundlegende Literatur

Chen, H.-T. (2005). *Practical program evaluation: Assessing and improving planning, implementation, and effectiveness.* Thousand Oaks, CA: Sage.

Gold, A. (2018). *Lernschwierigkeiten: Ursachen, Diagnostik, Intervention* (2. Aufl.). Stuttgart: Kohlhammer. https://doi.org/10.17433/978-3-17-032278-3

Jimerson, S.R., Burns, M.K. & VanDerHeyden, A.M. (Eds.). (2016). *Handbook of response to intervention: The science and practice of multi-tiered systems of support* (2nd ed.). New York, NY: Springer. https://doi.org/10.1007/978-1-4899-7568-3

Weiterführende Literatur

Bronfenbrenner, U. (1981). *Die Ökologie der menschlichen Entwicklung. Natürliche und geplante Experimente.* Stuttgart: Klett-Cotta.

Goldman, S.R., Mertz, D.L. & Pellegrino, J.W. (1989). Individual differences in extended practice functions and solution strategy for basic addition facts. *Journal of Educational Psychology, 81,* 481–496. https://doi.org/10.1037/0022-0663.81.4.481

LeFevre, J.-A., Skwarchuk, S.-L., Smith-Chant, B.L., Fast, L., Kamawar, D. & Bisanz, J. (2009). Home numeracy experiences and children's math performance in the early school years. *Canadian Journal of Behavioral Sciences, 42,* 55–66. https://doi.org/10.1037/a0014532

Robinson, P.A. (2012). Literacy engagement and parental development through Even Start family literacy participation. *Journal of Research and Practice for Adult Literacy, Secondary, and Basic Education, 1,* 19–29.

Wilbert, J. (2010). *Förderung der Motivation bei Lernstörungen.* Stuttgart: Kohlhammer. https://doi.org/10.17433/978-3-17-022918-1

Material

Dilling, H., Mombour, W. & Schmidt, M.H. (Hrsg.). (2015). *Internationale Klassifikation psychischer Störungen: ICD-10, Kapitel V (F). Klinisch-diagnostische Leitlinien* (10. Aufl.). Bern: Hogrefe.

Kanfer, F.H. & Saslow, G. (1965). Behavioral analysis: An alternative to diagnostic classification. *Archives of General Psychiatry, 12,* 529–538. https://doi.org/10.1001/archpsyc.1965.01720360001001

Kaufman, A.S. & Kaufman, N.L. (2015). *Kaufman Assessment Battery for Children – Second Edition (KABC-II)* (dt. Bearbeitung von P. Melchers & M. Melchers). Göttingen: Hogrefe.

Petermann, F. (Hrsg.). (2017). *Wechsler Intelligence Scale for Children – Fifth Edition (WISC-V).* Frankfurt: Pearson.

WHO. (2021). *ICD-11 for Mortality and Morbidity Statistics.* Verfügbar unter: https://icd.who.int/browse11/l-m/en#/http%3a%2f%2fid.who.int%2ficd%2fentity%2f1498766637?view=G0

8 Frühprävention von Lernstörungen

Tanja Jungmann

Fallbeispiel

Paul ist vier Jahre alt. Aufgrund mehrerer Probleme wurde das Jugendamt schon vor drei Jahren auf ihn und seine Eltern aufmerksam: langjährige Arbeitslosigkeit und Alkoholabhängigkeit des Vaters, geringes Familieneinkommen, depressive Episoden der Mutter. Die Mutter war damals im 6. Monat schwanger und erwartete Zwillinge. Bei ihrem ersten Hausbesuch fiel einer Familienbegleiterin auf, dass es für Paul im häuslichen Umfeld nur wenige Anregungen zum Lernen gab:

- Die Familie verfügte weder über Bilderbücher noch über adäquates Spielzeug.
- Während des Hausbesuchs saß Paul vor dem Großbildfernseher und schaute sich einen Zeichentrickfilm an.
- Die Familienbegleiterin nahm Anhaltspunkte für einen wenig förderlichen kommunikativen Umgang im Alltag wahr. Beispielsweise unterstützte die Mutter Paul kaum in seinem Explorationsverhalten, während sie gemeinsam ein von der Familienbegleiterin mitgebrachtes Bilderbuch betrachteten.

Daraufhin wurde eine Maßnahme zur Frühprävention eingeleitet. Diese hatte zum Ziel, die Entwicklung des Jungen durch langfristige Verbesserungen der häuslichen Lebensbedingungen zu unterstützen. Dazu gehörten u.a. ein Umzug in eine größere Wohnung und die Reduktion des Alkoholkonsums des Vaters. Einmal wöchentlich suchte die Familienbegleiterin Paul und seine Eltern in deren Wohnung auf. Sie brachte Bilderbücher mit, die Paul gemeinsam mit seiner Mutter anschaute. Der Umgang der Mutter mit Paul wurde von der Familienbegleiterin aufgegriffen und wenn notwendig korrigiert. Beispielsweise zeigte die Mutter immer wieder auf einen im Buch abgebildeten Hundewelpen und forderte Paul auf, „Wauwau" zu sagen, weil er das schon „so schön" könne. Paul folgte dem aber nicht und fing nach mehrmaliger Aufforderung an zu quengeln. Er zog sich am Wohnzimmerstuhl hoch und wollte den Fernseher einschalten. Die Mutter berichtete, dass das häufig so gehe, weil Paul keine Ausdauer habe.

Die Familienbegleiterin griff diese Interaktion auf. Zunächst hob sie hervor, was die Mutter gut gemacht hatte (Zeigegeste und Aufforderungen an das Kind, sich zu äußern). Danach schlug sie vor, dass die Mutter stärker dem Interesse Pauls folgen sollte, um davon ausgehend eine Geschichte zu erzählen, auf Bilder zu zeigen und sprachanregende Fragen zu stellen.

Um Pauls sprachliche Fertigkeiten zu verbessern, sollte die Mutter außerdem Sing- und Reimspiele mit ihm machen. Hierzu übte die Familienbegleiterin das Lied vom Taktwechsel „Musik, Musik, wir machen heut' Musik" ein, worauf Paul sofort freudig in die Hände klatschte und seine Zunge gespitzt aus den Mundwinkeln streckte. Im Anschluss an das gemeinsame Singen griff Paul nach dem Bilderbuch und begann es durchzublättern. Er zeigte auf den Hund, strahlte seine Mutter an und lautierte „Wawa".

Im Zuge dieser frühpräventiven Maßnahme konnten die bei Paul festgestellten Entwicklungsrückstände in einigen Bereichen aufgeholt und in anderen zumindest abgemildert werden. Der Junge war jetzt z. B. in der Lage, sich längere Zeit (>15 Minuten) eigenständig mit Bilderbüchern zu beschäftigen. Zwar zeigte er immer noch Probleme bei der Aussprache schwieriger Konsonantenverbindungen (z. B. bl, kn, gr), nsgesamt artikulierte er sich aber gut verständlich. Sein Wortschatz lag mit schätzungsweise 1.500 Wörtern in einem akzeptablen Bereich für Kinder dieses Alters.

8.1 Kurzbeschreibung der Methode und ihres theoretischen Hintergrunds

Die historischen Wurzeln der Frühprävention liegen in den „Head Start"-Programmen der 1960er Jahre. Diese wollten die ungünstigen Entwicklungschancen von benachteiligten Kindern ausgleichen und langfristig bessere schulische Erfolge ermöglichen (Love et al., 2005). Da sich die Maßnahmen bewährten, wurde Frühförderung zu einem eigenständigen Interventionsansatz ausgebaut, dessen Umsetzung durch speziell dafür eingerichtete Organisationen, wie Frühförderzentren, Familienzentren und Einrichtungen der Entwicklungsrehabilitation, unterstützt wurde.

Die Notwendigkeit der Frühprävention begründet sich in dem vielfach bestätigten Befund, dass Kinder der sozialen Grundschicht mit deutlichen Nachteilen ins Schulleben starten. Ursächlich dafür ist ein geringer Anregungsgehalt der häuslichen Lernumgebung (z. B. wenig Gelegenheit zum Spielen, wenig im Haushalt verfügbare Bücher, wenig Gelegenheiten für beiläufige Lernerfahrungen im Alltag). Daraus resultieren Defizite in der Sprachentwicklung, im Weltwissen und in der Selbststeuerung. Besonders markant sind Rückstände in der Entwicklung literaler (Lesen und Schreiben) und basisnumerischer (Rechnen) Kompetenzen (Niklas,

Cohrssen, Lehrl & Napoli 2021). Ohne frühpräventive Angebote besteht kaum Aussicht, dass diese Rückstände auf die Entwicklung von Kindern aus der Mittelschicht über die Schulzeit hinweg aufgeholt werden können (Lareau, 2011).

8.2 Indikation der Methode

Frühprävention ist angezeigt, wenn
a) ein Kind im Vergleich zu seiner Altersgruppe gravierende Entwicklungsrückstände oder Fehlentwicklungen zeigt (vgl. Kapitel 6) und
b) die Familie über keine hinreichenden Ressourcen verfügt, damit Rückstände aufgeholt und Fehlentwicklungen korrigiert werden können.

Das ist besonders dann der Fall, wenn nach ICD-10 folgende Risikobedingungen vorliegen:
- körperliche Misshandlung des Kindes (Z61.3)
- emotionale und andere Formen der Vernachlässigung des Kindes (Z62.2)
- Feindseligkeiten gegenüber dem Kind und ständige Schuldzuweisungen an das Kind (Z62.3)
- ungenügende elterliche Überwachung und Kontrolle (Z62.6) einerseits; Überbehütung bzw. elterliche Überprotektion (Z62.1) andererseits

Diese Bedingungen gelten als besonders gefährdend, wenn sie mindestens sechs Monate lang bestehen. Entwicklungsrückstände sind oft (aber nicht immer) mit psychosozialen Beeinträchtigungen, wie beengten Wohnverhältnissen, chronischem Geldmangel, zerstrittenen (Eltern-)Paarbeziehungen, niedrigem Bildungsniveau und Alleinerziehung verknüpft. Weitere Gründe sind Behinderungen oder chronische Erkrankungen des Kindes.

8.3 Detaillierte Beschreibung des Vorgehens

Grundsätzlich können in der Frühprävention zwei Vorgehensweisen unterschieden werden:
1. *Verhaltensprävention.* Diese richtet die Intervention auf die Person des Kindes und die Stärkung seiner Kompetenzen aus. Hierunter fällt die *alltagsintegrierte Förderung* der Sprachentwicklung und der sprachlichen Handlungsmöglichkeiten durch dafür förderliche Interaktionen mit pädagogischen Fachkräften in Alltagssituationen. Im Unterschied dazu handelt es sich bei der *additiven Förderung* um Programme für Kleingruppen von Kindern, bei denen ausgeprägte Risiken für eine Entwicklungsstörung festgestellt worden sind. Neben der Förderung der Sprache zielen diese Programme auf die Förderung der Voraussetzungen des Schriftspracherwerbs, auf die Aneignung basisnumerischer Kompetenzen und

auf den Aufbau selbstregulatorischer Fertigkeiten (Bedürfnisaufschub, Ausdauer, Konzentrationsfähigkeit) ab.

2. *Verhältnisprävention.* Diese richtet die Intervention auf die Eltern, ggf. auch die Tageseltern oder pädagogischen Fachkräfte aus. Im Mittelpunkt stehen die Gestaltung der Lernumgebung des Kindes, das Erziehungsverhalten und die Erwachsenen-Kind-Interaktion. Die Erfüllung von Grundbedürfnissen nach Nahrung, Schlaf und Sicherheit muss gewährleistet sein. Geeignete Bilderbücher und Spielmaterialien sollten vorhanden sein. Um Lernangebote auch tatsächlich nutzen zu können, bleibt das Kind auf den sozialen Austausch mit einem kompetenten Erwachsenen angewiesen (wenn der Vater oder die Mutter dem Kind z.B. etwas vorliest, ihm etwas erzählt oder mit ihm Würfel o.Ä. spielt). Frühprävention im Sinne der Verhältnisprävention ist vor allem bei Kindern im Altersbereich von null bis drei Jahren angebracht. Die Angebote finden in Form „Früher Hilfen" statt.

Verhältnisprävention am Beispiel der „Frühen Hilfen"

Zielgruppe und Organisation. „Frühe Hilfen" sind Angebote für Eltern ab der Schwangerschaft und für Familien mit Kindern im Altersbereich bis drei Jahre. Die zugehörigen Hilfsangebote ...

- ... sind niedrigschwellig angelegt. Sie richten sich vor allem an Familien in belastenden Lebenslagen.
- ... dienen der Stärkung der elterlichen Beziehungs- und Erziehungskompetenz. Dafür bieten sie den Eltern Unterstützung, Beratung und Begleitung an.
- ... wollen jedem Kind eine gesunde Entwicklung ermöglichen. Insbesondere soll gewährleistet werden, dass das Kind in einer gewaltfreien Umgebung aufwachsen kann.

Die zugehörigen Angebote werden üblicherweise von Einrichtungen der Kinder- und Jugendhilfe, des Gesundheitswesens, der Frühförderung und der Schwangerschaftsberatung unterbreitet. Fachkräfte aus den genannten Bereichen werden in lokalen Netzwerken koordiniert und arbeiten eng zusammen. Häufig fungieren Familienhebammen oder Familiengesundheits- und Kinderkrankenpfleger:innen als Erziehungspartner:innen der Eltern: Sie unterstützen die Eltern in Erziehungsfragen, vor allem aber bei der Ausgestaltung der Beziehung zu ihrem Kind (https://www.fruehehilfen.de/).

Ein Beispiel dafür ist das in den USA entwickelte Curriculum „Partners in Parenting Education" (PIPE) (Perkins, Butterfield & Ottern, 2002) als Bestandteil des evidenzbasierten „Nurse Family Partnership" Programms (Olds, 2006). Ein ähnliches Programm wurde unter der Bezeichnung „Pro Kind" als eines von zehn Modellprojekten unter dem Dach des Nationalen Zentrums Frühe Hilfen durchgeführt und evaluiert.

Nurse Family Partnership (NFP)

Bei dem NFP-Programm handelt es sich um ein evidenzbasiertes Hausbesuchsprogramm für Erstgebärende der sozialen Grundschicht. Vorgesehen sind 64 Hausbesuche, die sich über einen Zeitraum von zweieinhalb Jahren erstrecken und von Familiengesundheitsschwestern („Nurses") durchgeführt werden. Das Programm beginnt in der Schwangerschaft und endet mit dem zweiten Geburtstag des Kindes. Ziele sind die Förderung einer gesunden Schwangerschaft, die Förderung der kindlichen Entwicklung und die Erlangung finanzieller Unabhängigkeit der Familien.

Vor ihrem Einsatz werden die Nurses in folgenden Kompetenzen geschult: Gesprächsführung, Bildungsarbeit, diagnostische Untersuchungen und Interventionsplanung. Das Training umfasst Handreichungen für die einzelnen Hausbesuche, die gezielt an die Bedürfnisse der Mütter und ihrer Familien angepasst werden. Eine weitere Aufgabe der Nurses besteht darin, (werdende) Mütter und deren Familien mit anderen Akteuren im Gesundheits-, Bildungs- und Sozialwesen zu vernetzen.

Die Wirksamkeit des NFP-Programms wurde umfassend untersucht (siehe Olds, 2006). Positive Effekte wurden in folgenden Bereichen nachgewiesen: verbesserte mütterliche Gesundheit während der Schwangerschaft; höhere Schulreife der Kinder; bessere Familienplanung mit längeren Abständen zwischen den Schwangerschaften; höhere Beschäftigungsrate der Mütter. Zudem konnten positive Effekte auf das Kindeswohl nachgewiesen werden. Die Kinder mussten z. B. seltener wegen körperlicher Verletzungen in Krankenhäusern behandelt werden.

Bei PIPE fungieren die Familienbegleiter:innen als Partner:innen, die den Eltern beim Bindungsaufbau und bei der feinfühligen Beziehungsgestaltung zu ihrem Kind und bei dessen Erziehung zur Seite stehen. Es handelt sich um einen in sich geschlossenen, bindungstheoretisch fundierten Baustein, in dem der Eltern-Kind-Interaktion im gemeinsamen Spiel, das auf dem Fußboden („floor time") arrangiert wird, eine zentrale Bedeutung zukommt. Zunächst wird die Mutter gebeten, eine Decke auf dem Boden auszubreiten, auf der sie selbst mit dem eigenen Kind und die Familienbegleiterin mit einer Babypuppe sitzen. Die Familienbegleiterin macht mit der Puppe eine Kommunikations- oder Spielsituation vor. Beispielsweise wird gemeinsam ein Bilderbuch betrachtet (vgl. Kapitel 47). Durch den Einsatz der Zeigegeste wird die Aufmerksamkeit auf den Hund im Bilderbuch gelenkt und sprachlich begleitet: „Schau mal, da ist ein Hund!", „Wie macht der Hund?" Die Familienbegleiterin nimmt Blickkontakt zur Puppe auf, lächelt sie ermutigend an und gibt genügend Zeit für die Antwort. Bleibt die Antwort aus, übernimmt sie den Redeanteil des Kindes: „Der Hund macht wauwau" oder „Der Hund bellt".

Dies wird durch Nachahmung des Hundebellens begleitet. Fällt das Kind in das Bellen ein oder klatscht es fröhlich in die Hände, so wird es dafür lobend verstärkt.

Anschließend wird die Mutter aufgefordert, die gleiche Aktivität mit ihrem Kind auszuprobieren. Die mütterliche Wahrnehmung der kindlichen Signale, ihre Zuwendung zum Kind und positive kindliche Reaktionen (Herstellen von Blickkontakt, Lächeln) führen zu einer gegenseitigen Verstärkung des einander zugewandten Verhaltens. Daran anknüpfend bespricht die Familienbegleiterin mit der Mutter, wie diese die Entwicklung ihres Kindes schon frühzeitig fördern kann. Mit Blick auf die auditive und die visuelle Wahrnehmungsfähigkeit des Kindes begründet die Familienbegleiterin z. B. die Bedeutung einer angemessenen elterlichen Stimulation. Auf diese Weise wird der Mutter verdeutlicht, dass sie im Leben ihres Kindes eine wichtige Rolle als „erste Lehrperson" einnimmt.

Ziele. Das Programm soll folgende elterliche Fähigkeiten fördern:
- aktives Zuhören und aufmerksames Hinsehen in der Kommunikation mit dem Kind;
- Feinfühligkeit und Empathie durch das Herstellen von Nähe und Vertrautheit zum Kind, aber auch durch Loslassen des Kindes in Explorations- und Autonomiephasen;
- Gestaltung des gemeinsamen Spiels unter Beachtung des kognitiven, sprachlichen und motorischen Entwicklungsstandes des Kindes. Im Vordergrund sollten Spielaktivitäten stehen, die in der *Zone der proximalen Entwicklung* des Kindes liegen, also vom Kind zunächst mit Unterstützung der Eltern, dann aber immer selbstständiger ausgeführt werden *(Scaffolding)*.

Durchführung. Jede der 28 Lerneinheiten untergliedert sich in vier Schritte:
1. *Informieren:* Welche Informationen ausgewählt und wie sie vermittelt werden, hängt vom Alter des Kindes und seinem Entwicklungsstand, aber auch von der Persönlichkeit der Eltern und ihrem kulturellen Hintergrund ab (z. B. die Auswahl eines Bilderbuchs; wird die Geschichte frei erzählt, vorgelesen oder im Dialog mit dem Kind entwickelt).
2. *Modellieren:* Die ausgewählte Aktivität (z. B. gemeinsame Betrachtung eines Bilderbuchs unter Einsatz von sprachanregenden Fragen) wird durch die Familienbegleiterin stets an einer Puppe, also nicht mit dem Kind selbst, vorgeführt. Die Puppe wird eingesetzt, um zu verhindern, dass das Kind im Kontakt mit der Familienbegleiterin positiver reagiert als bei der eigenen Mutter; denn dies würde das elterliche Selbstkonzept gefährden und wäre der Beziehung zwischen Familienbegleiterin und Mutter abträglich. Durch das Modellieren wird die Aktivität, hier also das sprachförderliche Vorgehen beim gemeinsamen Betrachten eines Bilderbuchs, fassbarer gemacht. Es liefert ein positives Beispiel, wie das Zusammenspiel zwischen Eltern und Kind ausgestaltet werden kann.
3. *Begleitetes Ausprobieren:* Damit die elterliche Aufmerksamkeit voll auf das Kind gerichtet wird, sollte die Interaktion an einem ruhigen Ort stattfinden. Die Spiel-

fläche wird in der Regel durch eine Spieldecke definiert. Wichtig ist, dass das Spiel oder das gemeinsame Betrachten eines Bilderbuchs den Eltern ebenso wie dem Kind Spaß macht. Die Familienbegleiterin übernimmt die Rolle der Mentorin. Ist der Mutter oder dem Vater ein Signal entgangen (z.B. ein Lächeln oder ein Stirnrunzeln des Kindes), so lenkt die Familienbegleiterin die elterliche Aufmerksamkeit auf die nonverbale Kommunikation des Kindes. Die Eltern werden beispielsweise gefragt, wie sie die Kommunikation des Kindes deuten. In dieser Phase ist es nützlich, wenn die Eltern-Kind-Interaktion videografisch aufgenommen wird.

4. *Auswerten:* In der rückblickenden Betrachtung des Videos können die Eltern die Perspektive des Kindes einnehmen und werden für dessen sprachliche und nonverbalen Signale sensibilisiert. Außerdem können sie ihr eigenes Verhalten aus der Außenperspektive betrachten und reflektieren: Hatten die Eltern und das Kind Freude an der gemeinsamen Aktivität? Ging es ihnen in der Interaktion gut? Wenn nicht, haben die Eltern eine Idee, warum dies so gewesen ist und wie sie damit umgehen könnten? Auf dieser Grundlage können Eltern und Familienbegleiterin gemeinsam herausfinden, was in der spielerischen Interaktion schon gut funktioniert hat und woran noch gearbeitet werden muss bzw. was zu verbessern ist (z.B. Fragen an das Kind richten; Reaktionen des Kindes abwarten; sensibler für die nonverbalen Signale des Kindes werden).

Alltagsintegrierte Frühprävention am Beispiel des „Heidelberger Elterntrainings" (HET) von Buschmann (2011)

Zielgruppe und Organisation. Das Programm (siehe Buschmann & Sachse, 2018) richtet sich an Eltern zwei- bis dreijähriger Kinder, die im Rahmen der pädiatrischen Vorsorgeuntersuchung U7 im Alter von 21 bis 24 Monaten einen aktiven Wortschatz im „Elternfragebogen für die Früherkennung von Risikokindern" (ELFRA-2; Grimm, Doil, Aktas & Frevert, 2019) von weniger als 50 Wörtern haben. Auszuschließen sind etwaige Primärerkrankungen, wie hochgradige Störungen der Intelligenz, Autismus, Zerebralparesen oder Schwerhörigkeit.

Entwicklungs- und Interaktionsdiagnostik. Eine differenzialdiagnostische Abklärung der verzögerten Sprachentwicklung erfolgt durch den Einsatz von Elternfragebögen mit pädaudiologischer Untersuchung vor Beginn des Trainings. Die nonverbale Intelligenz des Kindes wird mit dem „Snijders-Oomen Intelligenztest 2–8 – Revision" (SON-R 2–8; Tellegen, Laros & Petermann, 2018) gemessen. Das kindliche Verhalten wird von den Eltern und ggf. von einer pädagogischen Fachkraft mit der „Child Behavior Checklist für 1,5 bis 5-jährige Kinder von Thomas M. Achenbach" (CBCL 1½-5 Jahre) beurteilt (Plück, Scholz & Döpfner, 2022). Zudem werden der Lautbestand und der mundmotorische Status erfasst.

Die Eltern-Kind-Interaktion wird in einer Bilderbuchsituation per Video aufgezeichnet. Die Aufnahme wird später gemeinsam hinsichtlich des Sprachverhaltens reflektiert. Die Ergebnisse dieser Analyse stellen den Ausgangspunkt für das Training dar. Die Erfolgskontrolle erfolgt unmittelbar nach Trainingsende sowie in einer Nachfolgeuntersuchung, die sechs Monate später mit einem standardisierten „Sprachentwicklungstest für Kinder" (SETK-2; Grimm, 2016; SETK 3–5; Grimm, 2015) durchgeführt wird.

Ziele. Die Eltern sollen in ihrer Kompetenz als Interaktionspartner:in des Kindes gestärkt werden und das Kind in seinem Sprachvermögen fördern. In einer Schulung lernen die Eltern, wie sie ...

- ... sprachhemmende Verhaltensweisen, wie einseitige Bestimmung der Kommunikation, explizite Aufforderung zum Nachsprechen und direktives Interaktionsverhalten bei sich selbst erkennen, abbauen und durch sprachförderliche Verhaltensweisen ersetzen können. Beispiele dafür sind das Kind führen lassen, seine Reaktionen geduldig abwarten, die Äußerungen des Kindes bestätigend aufgreifen und das von ihm Gesagte weiterführen.
- ... die Sprechfreude ihres Kindes wecken, seinen Wortschatz erweitern und es in die Grammatik einführen können.

Durchführung. Das Heidelberger Elterntraining wird in Gruppen mit fünf bis zehn Teilnehmer:innen durchgeführt. Es besteht aus sieben Bausteinen und beginnt mit einem persönlichen Vorgespräch bzw. einem Informationsabend, an dem die Ziele und die Organisation des Trainings erläutert und erörtert werden. Im Training selbst geht es darum ...

- ... den Eltern Wissen über Voraussetzungen eines gelingenden Spracherwerbs, über Ursachen für Verzögerungen in der Sprachentwicklung und über Grundprinzipien der sprachförderlichen Kommunikation zu vermitteln.
- ... mit den Eltern sprachförderliche Verhaltensweisen in unterschiedlichen Situationen einzuüben, wie z. B. beim Anschauen eines Bilderbuchs, in Alltagssituationen oder beim gemeinsamen Spielen.

Die dafür eingesetzten Arbeitsmethoden sind abwechslungsreich: Vorträge, Videoausschnitte, Gruppendiskussionen, Übungen zum sprachförderlichen Elternverhalten und Anwendungen zu Hause. Etwa ein halbes Jahr nach dem Elterntraining findet eine Nachschulung statt. Dabei wird das Elternverhalten noch einmal genau auf den Stand der Sprachentwicklung des Kindes abgestimmt. Anhand von Beispielsätzen üben Mutter und Vater korrigierende Rückmeldungen an das Kind ein. Das Kind sagt z. B.: „Da is ein Wawa". Die Mutter oder der Vater greift diese Aussage bestätigend auf, korrigiert und erweitert sie aber zugleich: „Genau, das ist ein brauner Hund". Da viele Kinder zunehmend Interesse an kleinen Geschichten entwickeln, werden mit den Eltern Strategien erarbeitet, um das Vorlesen für die Erweiterung der sprachlichen Kompetenzen des Kindes zu nutzen (z. B. durch die Vermittlung eines Schemas zur inhaltlichen Ausgestaltung einer eigenen Erzählung). Abschließend erhalten die Eltern spielerische Anregungen zur Schulung der Mundmotorik.

Spezifische Frühprävention „Hören, lauschen, lernen" von Küspert und Schneider (2018; vgl. Kapitel 9)

Zielgruppe und Organisation. Das Programm richtet sich an Vorschulkinder mit deutscher und nicht-deutscher Muttersprache im letzten Kindergartenhalbjahr. Die eigentliche Zielgruppe bilden Kinder, die aufgrund einer gering ausgeprägten phonologischen Bewusstheit ein erhöhtes Risiko für die spätere Entwicklung einer Lese-Rechtschreibstörung aufweisen (vgl. Kapitel 4).

Entwicklungs- und Eingangsdiagnostik. Defizite in der phonologischen Bewusstheit im weiteren Sinne (z. B. Erkennen und Bilden von Reimwörtern oder Silbenklatschen und Silbenschwingen) und im engeren Sinne (z. B. Zerlegen eines Wortes in seine Einzellaute oder Zusammensetzung eines Wortes aus Einzellauten) können mit dem „Bielefelder Screening zur Früherkennung von Lese- und Rechtschreibschwierigkeiten" (BISC; Jansen, Mannhaupt, Marx & Skowronek, 2002) oder mit dem „Würzburger Screening zur Früherkennung von Lese- und Rechtschreibschwierigkeiten" (LRS-Screening; Endlich, Küspert, Lenhard, Marx & Schneider, 2019) erfasst werden. Beide Verfahren ermöglichen es, differenziert einzuschätzen, ob ein Kind ein erhöhtes Risiko aufweist, Lese- und/oder Rechtschreibschwierigkeiten zu zeigen.

Ziele. Das hauptsächliche Ziel von „Hören, lauschen, lernen" besteht darin, Schwierigkeiten im Schriftspracherwerb vorbeugend entgegenzuwirken. Weitere Programmziele sind die Förderung der deutschen Sprache, die Verbesserung von Vorläuferfertigkeiten des Schriftspracherwerbs, die Förderung grammatischer Lerninhalte und die Reflexion sprachlicher Regeln.

Durchführung. Die Förderung findet täglich für 10 bis 20 Minuten in der Kindertagesstätte, dort aber abgegrenzt vom Kindergartenalltag statt. Optimal ist eine Gruppenstärke zwischen vier und acht Kindern. In größeren Gruppen besteht die Gefahr, dass zu wenig auf die Erfordernisse der einzelnen Kinder eingegangen werden kann. Die Übungsbausteine sind darauf ausgerichtet, die Kinder von der phonologischen Bewusstheit im weiteren Sinne zur phonologischen Bewusstheit im engeren Sinne zu führen. Die sechs Programmmodule bauen aufeinander auf, steigen in der Schwierigkeit allmählich an und zielen zunehmend auf die phonologische Bewusstheit im engeren Sinne ab. Jedes Modul besteht aus einer Auswahl von sieben bis 15 Spielen. Ein wesentliches Übungsprinzip ist, dass alle Kinder an allen Spielen beteiligt werden, wobei sich das Tempo am schwächsten Kind orientiert. Das Programm ist auf einen Zeitraum von mindestens 20 Wochen angelegt und wird von pädagogischen Fachkräften durchgeführt. Zu dem Programm liegen zwei Arbeitsbücher vor: „Hören, lauschen, lernen" (Küspert & Schneider, 2018) und darauf aufbauend „Hören, lauschen, lernen 2" (Plume & Schneider, 2004). Das Aufbautraining umfasst spielerische Übungen zur Buchstabenkenntnis und zur Buchstaben-Laut-Zuordnung, die sich auch für Kinder am Beginn der Grundschulzeit noch eignen.

Spezifische Frühprävention „Mengen, zählen, Zahlen" (MZZ) von Krajewski, Nieding und Schneider (2007; vgl. Kapitel 16)

Zielgruppe und Organisation. Das Programm richtet sich an Vorschulkinder mit fehlendem Zahlverständnis. Diese Kinder haben Schwierigkeiten, Rangreihen zu bilden, Größen zu vergleichen, zu zählen und Mengen hinsichtlich ihrer Größe zu vergleichen. Solche rechnerischen Grundfertigkeiten sollen durch MZZ systematisch aufgebaut werden.

Entwicklungs- und Eingangsdiagnostik. Kinder, die Entwicklungsrückstände im mathematischen Vorwissen aufweisen, sollten vor Schuleintritt, in der Regel also in Kindertageseinrichtungen erkannt und so gefördert werden, dass schulischen Rechenschwierigkeiten entgegengewirkt werden kann (Weißhaupt, Peucker & Wirtz, 2006). Mit der „Neuropsychologischen Testbatterie für Zahlenverarbeitung und Rechnen bei Kindern – Kindergartenversion" (ZAREKI-K; von Aster, Bzufka & Horn, 2009) lässt sich im letzten Kindergartenjahr feststellen, ob ein Kind Defizite in mathematischen Grundfertigkeiten aufweist.

Ziele. Das Programm geht von drei Ebenen in der Entwicklung mathematischer Kompetenzen im Vorschulalter aus:

- Ebene I: Mengenunterscheidung, Nennung von Zahlwörtern in stabilen Reihenfolgen
- Ebene II: unpräzises Anzahlkonzept, d.h. Mengenbewusstsein für „viel" und „wenig", Fähigkeit zum Mengenvergleich bei deutlichen Mengenunterschieden
- Ebene III: Fähigkeit zum Zerlegen und Zusammensetzen von Mengen

Durchführung. Das Programm eignet sich für Gruppen von bis zu neun Vorschulkindern. Angeboten werden Übungen, die sich aus den vorgenannten Ebenen herleiten (Krajewski & Schneider, 2004). Dafür werden vier bis sechs Übungen bereitgestellt, die in einer Förderstunde zu absolvieren sind. Vor allem zu Beginn werden die Aufgaben konkret handelnd vollzogen (z.B. Zuordnungen treffen); später werden dann verstärkt gedankliche Vollzüge und handelndes Prüfen gefordert (z.B. beim Zerlegen von Mengen). Das Programm wird, wie oben beschrieben, meist in Gruppen durchgeführt. Eine Einzelförderung ist angezeigt, wenn bei einem Kind Basisfertigkeiten bereits auf Ebene I eingeschränkt sind. Zum Training gehören ein Manual mit Zielen und Leitfragen sowie eine Box mit den erforderlichen Materialien (Karten mit Mengendarstellungen, Holzchips, Zahlenstreifen, Zahlenhaus und Zahlentreppe).

8.4 Wirksamkeit und Wirksamkeitsbedingungen

In einer metaanalytischen Übersicht stellten Beelmann und Karing (2013) fest, dass frühpräventive Maßnahmen in der Regel kleine bis mittlere Effekte erzielen (also Effektstärken zwischen 0.20 und 0.50). Eine Auswertung von Wirksamkeitsstudien im deutschsprachigen Bereich ergab lediglich für den Bereich des Wissenserwerbs mittlere Effektstärken, während im Verhaltens- und Gesundheitsbereich deutlich geringere Effekte festzustellen sind. Gezielte, auf eine Risikogruppe zugeschnittene Maßnahmen erweisen sich meist als wirksamer als universell ausgerichtete Programme, deren Zielgruppe alle Kinder sind (Beelmann & Schmitt, 2012; Schneider, 2018).

Andere Metaanalysen zeigen, dass frühpräventive Maßnahmen sowohl die Kompetenzen der Eltern als auch die Entwicklungsmöglichkeiten der Kinder verbessern (Barnett, 2011). Die Wirksamkeit der Interventionen steigt mit der Güte der Umsetzung und mit der Einhaltung der Programmvorgaben im Manual. Was die Frage der „Dosierung" betrifft, so wächst mit der Anzahl der Hausbesuche auch die Wirksamkeit der Intervention. Als Mindestkriterium gilt, dass die Umsetzungsrate über 60 % liegen muss. Um spürbare Effekte zu bewirken, müssen also mehr als 60 % der geplanten Besuche auch tatsächlich durchgeführt und entsprechend der vorgesehenen Inhalte umgesetzt werden (Sweet & Applebaum, 2004). Stärkere Effekte werden erzielt, wenn die Hausbesuche durch eigens dafür qualifiziertes Fachpersonal (Familienbegleiter:innen) durchgeführt werden.

Auch im Bereich der „Frühen Hilfen" erzielen Präventionsansätze, die sich auf spezielle Förderziele konzentrieren (z. B. die Verbesserung der Eltern-Kind-Interaktion), stärkere Wirkungen als Präventionsprogramme, die ein breites Spektrum unterschiedlicher Zielgrößen in Angriff nehmen (z. B. die Gesundheit der Eltern, deren Lebensplanung und den Aufbau von sozialen Netzwerken zur Unterstützung der Familie). Meist sind die erzielten Effekte klein und schwanken erheblich, je nach Förderprogramm. In einer Übersichtsarbeit zur Wirksamkeit „Früher Hilfen" in Deutschland ermittelten Taubner, Munder, Unger und Wolter (2013) einen kleinen Effekt auf die psychische Gesundheit und das Wohlbefinden der Mütter ($d = 0.28$), aber keine Effekte auf die mütterliche Kompetenz, die erlebte soziale Unterstützung und auf die Entwicklung der Kinder. Die Datengrundlage für solche Analysen ist allerdings schmal (Jungmann, Kurtz & Brand, 2011).

8.5 Literatur

Grundlegende Literatur

Lareau, A. (2011). *Unequal childhoods. Class, race, and family life* (2nd ed.). Berkeley, CA: University of California Press. https://doi.org/10.1525/9780520949904

Love, J.M., Kisker, E.E., Ross, C., Raikes, H.H., Constantine, J.M., Boller, K. et al. (2005). The effectiveness of early head start for 3-year-old children and their parents: Lessons for policy and programs. *Developmental psychology, 41*(6), 885–901. https://doi.org/10.1037/0012-1649.41.6.885

Niklas, F., Cohrssen, C., Lehrl, S. & Napoli, A.R. (Eds.). (2021). *Children's competencies development in the home learning environment*. Lausanne: Frontiers Media SA. https://doi.org/10.3389/978-2-88971-122-2

Olds, D. (2006). The nurse-family partnership: An evidence based preventive intervention. *Infant Mental Health Journal, 27*(1), 5–25. https://doi.org/10.1002/imhj.20077

Sweet, M.A. & Applebaum, M. (2004). Is home visiting an effective strategy? A meta-analytic review of home visiting programs for families with young children. *Child Development, 75*(5), 1435–1456. https://doi.org/10.1111/j.1467-8624.2004.00750.x

Weiterführende Literatur

Barnett, S. (2011). Effectiveness of early educational intervention. *Science, 333,* 975–978. https://doi.org/10.1126/science.1204534

Beelmann, A. & Karing, C. (2013). Zur Effektivität präventiver Maßnahmen. Allgemeine Befunde, Wirksamkeitsfaktoren und die Förderung von Kindern und Jugendlichen in schwierigen Lebenssituationen. In B. Röhrle & H. Christiansen (Hrsg.), *Prävention und Gesundheitsförderung, Bd. V: Hilfen für Kinder und Jugendliche in schwierigen Situationen* (S. 39–52). Tübingen: DGVT.

Beelmann, A. & Schmitt, C. (2012). Einflussfaktoren auf die Effektivität. In M. Fingerle & M. Grumm (Hrsg.), *Prävention von Verhaltensauffälligkeiten bei Kindern und Jugendlichen. Programme auf dem Prüfstand* (S. 120–141). München: Reinhardt.

Buschmann, A. & Sachse, S. (2018). Heidelberg interaction training for language promotion in early childhood settings (HIT). *European Journal of Education, 53,* 66–78. https://doi.org/10.1111/ejed.12263

Jungmann, T., Kurtz, V. & Brand, T. (2011). Entwicklungsförderung im Rahmen Früher Hilfen – Vorläufige Befunde aus dem Modellprojekt „Pro Kind". *Verhaltenstherapie & Psychosoziale Praxis, 43,* 291–302.

Schneider, W. (2018). Nützen Sprachförderprogramme im Kindergarten, und wenn ja, unter welcher Bedingung? *Zeitschrift für Pädagogische Psychologie, 32*(1–2), 53–74. https://doi.org/10.1024/1010-0652/a000213

Taubner, S., Munder, T., Unger, A. & Wolter, S. (2013). Zur Wirksamkeit präventiver Früher Hilfen in Deutschland – ein systematisches Review und eine Metaanalyse. *Praxis der Kinderpsychologie und Kinderpsychiatrie, 62*(8), 598–619. https://doi.org/10.13109/prkk.2013.62.8.598

Weißhaupt, S., Peuker, S. & Wirtz, M.A. (2006). Vorhersage mathematischer Fähigkeiten bei Erstklässlern aufgrund kognitiver Leistungen im Vorschulalter. *Psychologie in Erziehung und Unterricht, 53*(4), 236–245.

Material

Aster, M. G. von, Bzufka, M. W. & Horn, R. (2009). *Neuropsychologische Testbatterie für Zahlenverarbeitung und Rechnen bei Kindern – Kindergartenversion (ZAREKI-K)*. Göttingen: Hogrefe.

Buschmann, A. (2011). *Heidelberger Elterntraining zur frühen Sprachförderung. Trainermanual* (2. Aufl.). München: Elsevier.

Endlich, D., Küspert, P., Lenhard, W., Marx, P. & Schneider, W. (2019). *Laute, Reime, Sprache – Würzburger Screening zur Früherkennung von Lese-Rechtschreibschwierigkeiten (LRS-Screening)*. Göttingen: Hogrefe.

Grimm, H. (2015). *Sprachentwicklungstest für drei- bis fünfjährige Kinder (3;0–5;11 Jahre; SETK 3–5;* 2. Aufl.). Göttingen: Hogrefe.

Grimm, H. (2016). *Sprachentwicklungstest für zweijährige Kinder (2;0–2;11 Jahre; SETK-2)*. Göttingen: Hogrefe.

Grimm, H., Doil, H., Aktas, M. & Frevert, S. (2019). *Elternfragebögen für die Früherkennung von Risikokindern (ELTRA*; 3. Aufl.). Göttingen: Hogrefe.

Jansen, H., Mannhaupt, G., Marx, H. & Skowronek, H. (2002). *Bielefelder Screening zur Früherkennung von Lese-Rechtschreibschwierigkeiten (BISC)*. Göttingen: Hogrefe.

Krajewski, K., Nieding, G. & Schneider, W. (2007). *Mengen, zählen, Zahlen: Die Welt der Mathematik verstehen (MZZ)*. Berlin: Cornelsen.

Krajewski, K. & Schneider, W. (2004). Frühe Diagnose und Prognose von Rechenschwäche mit dem DEMAT. In Akademie für Lehrerfortbildung und Personalführung Dillingen (Hrsg.), *Rechenstörungen. Hilfen für Kinder mit besonderen Schwierigkeiten beim Erlernen der Mathematik* (S. 84–92). Donauwörth: Auer.

Küspert, P. & Schneider, W. (2018). *Hören, lauschen, lernen – Sprachspiele für Kinder im Vorschulalter* (7. Aufl.). Göttingen: Vandenhoeck & Ruprecht.

Perkins, J., Butterfield, P. & Ottern, N. (2002). *Listen, love and play: Educator's guide. The partners in parenting education curriculum*. Brighton, CO: How to read your baby.

Plück, J., Scholz, K., Döpfner, M. für die Arbeitsgruppe Deutsche Child Behavior Checklist. (2022). *Manual deutsche Vorschulalter-Formen der Child Behavior Checklist von Thomas M. Achenbach. Elternfragebogen für Klein- und Vorschulkinder (CBCL/1½–5) und Fragebogen für ErzieherInnen von Klein- und Vorschulkindern (C-TRF/1½–5)*. Göttingen: Hogrefe.

Plume, E. & Schneider, W. (2004). *Hören, lauschen, lernen 2: Spiele mit Buchstaben und Lauten für Kinder im Vorschulalter*. Göttingen: Vandenhoeck & Ruprecht.

Tellegen, P. J., Laros, J. A. & Petermann, F. (2018). *Non-verbaler Intelligenztest (SON-R 2–8)*. Göttingen: Hogrefe.

Weblinks

Nationales Zentrum Frühe Hilfen (NZFH): https://www.fruehehilfen.de/
Nurse-Family Partnership®: https://www.nursefamilypartnership.org/

9 Förderung von phonologischer Bewusstheit

Wolfgang Schneider und Petra Küspert

Fallbeispiel

Jonas (6;2) verbringt sein letztes Jahr im Kindergarten und ist damit ein Vorschulkind. Er lebt mit seinen Eltern sowie einer Schwester und einem Bruder zusammen. Beide Geschwister sind bereits eingeschult. Während die Schwester keine schulischen Probleme zeigt, bestehen beim Bruder, der die dritte Klasse besucht, erhebliche Schwierigkeiten beim Lesen und Schreiben. Jonas wurde beim Einschulungstest im Kindergarten hinsichtlich seines kognitiven, motorischen, sozialen und motivationalen Entwicklungsstands als „schulreif" eingestuft. Er interessiert sich für Zahlen und kleine Rechenaufgaben und ist in der Lage, seinen Vornamen zu schreiben. Am Vorschulprogramm des Kindergartens nimmt er gerne und erfolgreich teil. Sprechen und Sprache sind unauffällig. Bei Übungen, die sich auf das Erkennen formaler Aspekte der gesprochenen Sprache beziehen, schneidet er aber deutlich schwächer ab als gleichaltrige Kinder. Es fällt ihm beispielsweise sehr schwer, sich Gedichte oder Liedertexte zu merken. Die sich reimenden Zeilenenden kann er nicht als Gedächtnisstütze verwenden. Es gelingt ihm auch nicht, zu vorgegebenen Wörtern passende Reimwörter zu finden. Er beachtet nur semantische Aspekte, verbindet also z. B. „Haus" mit „Tür" statt „Haus" mit „Maus".

Auch die Silbengliederung (z. B. beim rhythmisierenden Sprechen von Liedertexten) gelingt ihm kaum. Bei der Untersuchung mit dem LRS-Screening „Laute, Reime, Sprache – Würzburger Screening zur Früherkennung von Lese-Rechtschreibschwierigkeiten" (Endlich, Küspert, Lenhard, Marx & Schneider, 2019) zeigt Jonas Schwächen in den Untertests „Phonologische Bewusstheit", „Phonologisches Arbeitsgedächtnis" und „Nachsprechen von Sätzen". Daher ist davon auszugehen, dass Jonas ein hohes Risiko für die Entwicklung von Lese-Rechtschreibschwierigkeiten aufweist.

Die Intervention besteht darin, dass Jonas (a) ein Programm zur Förderung der phonologischen Bewusstheit durchläuft und daran anschließend (b) an einem Buchstaben-Laut-Training teilnimmt. Der erste Programmbaustein („Hören, lauschen, lernen I" nach Küspert und Schneider, 2018) erstreckt sich über zehn Wochen und umfasst tägliche Sitzungen von zehn bis 15 Minuten. Die Förderung wird als Gruppentraining für Vorschulkinder von den Erzieher:innen des Kindergartens durchgeführt. Auch die Eltern werden mit einbezogen. Sie erhalten eine zum Trainingsprogramm passende Multimedia-CD mit Sprachspielen („Hören - Sehen - Lernen"; Coninx & Stumpf, 2007), die sie mit Jonas zu Hause üben. Im Laufe der Förderung werden immer feinere formale Einheiten der gesprochenen Sprache behandelt (Wörter - Silben - Laute). Schritt für Schritt verbessert Jonas seine Kenntnisse über die Lautstruktur der Sprache und erwirbt damit eine wichtige Voraussetzung für das Erlernen der Schriftsprache in der Schule.

Durch den Einsatz des zweiten Trainingsbausteins („Hören, lauschen, lernen II" nach Plume und Schneider, 2004) wird Jonas das Prinzip der Buchstaben-Laut-Verbindung beispielhaft und auf sehr spielerische Weise vermittelt. Nach Abschluss des Trainings zeigt der Junge einen deutlichen Zuwachs sowohl in der phonologischen Bewusstheit als auch in seinem Wissen, welche Laute welchen Buchstaben (und umgekehrt) zuzuordnen sind. Die Prognose für den Schriftspracherwerb ist jetzt deutlich günstiger.

9.1 Kurzbeschreibung der Methode und ihres theoretischen Hintergrunds

Untersuchungen zur Prävention von Lese-Rechtschreibproblemen haben gezeigt, dass grundlegende Fertigkeiten zum Erwerb der Schriftsprache bereits vor Schuleintritt entwickelt werden (Marx, 2007; Schneider & Näslund, 1999). Als „Vorläufermerkmale" sind sie für den späteren Erfolg beim Erlernen des Lesens und Schreibens mit ausschlaggebend. Eine der wichtigsten Vorläuferfertigkeiten stellt die *phonologische Bewusstheit* dar. Generell versteht man darunter die Fähigkeit, die Lautstruktur der gesprochenen Sprache analysieren und manipulieren zu können. Dabei unterscheidet man zwischen phonologischer Bewusstheit im „weiteren" und im „engeren" Sinne (Marx, Jansen, Mannhaupt & Skowronek, 1993):

- Phonologische Bewusstheit *im weiteren Sinne* bezieht sich auf die Fähigkeit, größere Einheiten der Sprache wie Wörter, Silben oder Reime bestimmen zu können (z. B. Wörter in Sätzen und Silben in Wörtern zu unterscheiden; Reime zu erkennen und Reime zu bilden).
- Phonologische Bewusstheit *im engeren Sinne* beinhaltet hingegen die Fähigkeit, auch kleinere Einheiten der Sprache, also die Laute eines gesprochenen Wortes zu erkennen (z. B. den Anfangslaut und den Endlaut eines Wortes; die Segmentierung eines Wortes in seine Laute sowie umgekehrt die Verbindung von Lauten zu einem Wort).

Beim Lesenlernen muss das Kind seine Aufmerksamkeit erstmals bewusst auf den Aufbau des Sprachsystems richten und sich mit den „kleineren Einheiten“ der Sprache auseinandersetzen. Es muss also phonologische Bewusstheit im engeren Sinne erwerben. Diese Fähigkeit bildet sich erst im Zuge des Erstleseunterrichts ab Schulbeginn allmählich aus. Liegen bei einem Kind Defizite in der phonologischen Verarbeitung vor (z. B. beim Aufschlüsseln und Verbinden von Lauten), so muss mit Schwierigkeiten beim Schriftspracherwerb gerechnet werden (vgl. Kapitel 4).

Längsschnittstudien (Klicpera & Gasteiger-Klicpera, 1993; Landerl & Wimmer, 1994; Marx et al., 1993; Schneider, 2008) haben gezeigt, dass Defizite in der phonologischen Bewusstheit (z. B. beim Erkennen von Reimen) das problemfreie Erlernen des Lesens und Schreibens in der Schule gefährden. Bei etwa 5 bis 9 % der Kinder eines Altersjahrgangs sind gravierende Rückstände in der phonologischen Bewusstheit vor dem Schuleintritt festzustellen. Folglich liegt es nahe, diese Rückstände durch gezielte Fördermaßnahmen auszugleichen. Ein viel beachtetes Förderprogramm dafür haben Lundberg, Frost und Petersen (1988) in Schweden vorgelegt. Sie konnten zeigen, dass sich phonologische Bewusstheit bei Vorschulkindern gezielt trainieren lässt, sodass die förderlichen Effekte des Übungsprogramms noch bis zum Ende der Grundschulzeit nachweisbar sind. In Anlehnung an die Arbeiten von Lundberg und Mitarbeitenden hat unsere Arbeitsgruppe ein Programm für den deutschen Sprachraum entwickelt („Würzburger Trainingsprogramm“, „Hören, lauschen, lernen I“; siehe Küspert & Schneider, 2018), das ähnlich positive Ergebnisse erbringt.

Das Ziel der Würzburger Trainingsprogramme („Hören, lauschen, lernen I und II“) besteht darin, dass Kinder Rückstände in der phonologischen Bewusstheit noch vor Schulbeginn aufholen und auf dieser Grundlage (Vor-)Kenntnisse über Buchstaben-Laut-Verknüpfungen aufbauen sollen. Entsprechend wurden die Programme als Gruppentrainings für Kindergärten konzipiert. Sie eignen sich aber auch für die individuelle Förderung im Elternhaus oder in einer therapeutischen Einrichtung. Die Würzburger Trainingsprogramme kombinieren den schrittweisen Aufbau phonologischer Kompetenzen („Hören, lauschen, lernen I“; Küspert & Schneider, 2018) mit nachfolgenden Übungen zur Buchstaben-Laut-Zuordnung („Hören, lauschen, lernen II“; Plume & Schneider, 2004). Durch eine Multimedia-Version („Hören – Sehen – Lernen“; Coninx & Stumpf, 2007), die das häusliche Üben mit den Eltern unterstützt, kann die Intensität der Förderung weiter ausgebaut werden. Bemühungen, die phonologische Bewusstheit eines Kindes zu verbessern, sind nicht mit einem vorgezogenen Erlernen des Lesens und Schreibens zu verwechseln. Im Vordergrund des jeweiligen Trainings steht die Schulung der akustischen Unterscheidung sprachlicher „Segmente“ wie Wörter, Reime, Silben und Phoneme („Hören, lauschen, lernen I“) sowie der Aufbau von Kenntnissen über Laut-Buchstaben-Zuordnungen, welche Laute sich also welchen Buchstaben – und umgekehrt, welche Buchstaben sich welchen Lauten, zuordnen lassen („Hören, lauschen, lernen II“).

Die Programme sind spielerisch gestaltet. Sie vermitteln den Kindern einen Einblick in die Lautstruktur der Sprache und fördern zugleich ihre Freude im Umgang mit sprachlichem Material. Die Übungen werden auf einer DVD („Hören, lauschen, lernen – vorgespielt" von Küspert und Schneider, 2007) veranschaulicht.

9.2 Indikation der Methode

Programme zur Förderung der phonologischen Bewusstheit wurden für Kinder entwickelt, die vor dem Schuleintritt gravierende Schwierigkeiten zeigen, die Lautstruktur der gesprochenen Sprache zu erkennen, also Wörter, Silben und Phoneme zu identifizieren und voneinander abzugrenzen. Beim Einsatz der hier vorgestellten Würzburger Trainingsprogramme sind folgende Punkte zu beachten:

- Die Programme eignen sich zur Förderung von Vorschulkindern, welche die Struktur der gesprochenen Sprache nicht ausreichend gut nachvollziehen können, sich also z. B. schwer damit tun, Reime zu bilden, Wörter in Silben zu zerlegen und Silben zu Wörtern zusammenzuziehen. Das Training kann speziell mit solchen Risikokindern durchgeführt werden. Es besteht aber auch die Möglichkeit, alle Vorschulkinder eines Kindergartens in die Förderung einzubeziehen. Das Tempo sollte sich dann am schwächsten Kind der Gruppe orientieren.
- Die Trainingsprogramme wurden zwar für Vorschulkinder im letzten Halbjahr der Kindergartenzeit entwickelt, sie eignen sich aber auch für die Förderung sogenannter „Kann-Kinder", über deren Einschulung noch zu entscheiden ist. Für wesentlich jüngere Kinder eignen sich die Programme nicht, da sonst die Gefahr der Überforderung besteht.
- Die Trainingsprogramme können auch in Sprachheilkindergärten umgesetzt werden. Je nach Leistungsstand der Kinder sollte dann aber das Tempo verlangsamt werden. Auch Vorschulkinder mit Sprechstörungen (etwa Stammeln) können mithilfe dieser Förderung eine zufriedenstellende phonologische Bewusstheit aufbauen. Ihre Unterstützung im Kindergarten ersetzt aber keinesfalls eine sprachtherapeutische Behandlung.
- Die Programme eignen sich auch für Kinder mit Migrationshintergrund. Die Umsetzung erfordert dann meist ein langsameres und stärker individualisiertes Vorgehen (Weber, Marx & Schneider, 2007).

9.3 Detaillierte Beschreibung des Vorgehens

Diagnostik von Defiziten in der phonologischen Bewusstheit

Vorschulkinder, die besondere Risiken für die Ausbildung von Lese- und Rechtschreibschwierigkeiten aufweisen, können durch folgende diagnostische Verfahren erkannt werden:

- Das LRS-Screening „Laute-Reime-Sprache: Verfahren zur Früherkennung von Lese-Rechtschreibschwierigkeiten" von Endlich et al. (2019; siehe Endlich & Schneider, 2018) kann als „Nachfolger" des sehr populären „Bielefelder Screening" (BISC; Jansen,Mannhaupt, Marx & Skowronek , 2002) angesehen werden. Die Normdaten des BISC sind veraltet. Zudem wurde angezweifelt, ob sich mithilfe des BISC Schwierigkeiten beim Schriftspracherwerb (Lesen und Rechtschreiben) zuverlässig voraussagen lassen (Scheerer-Neumann, 2018). Mit dem LRS-Screening werden zwei Kompetenzbereiche erfasst: (a) Kompetenzen im Bereich der phonologischen Informationsverarbeitung (phonologische Bewusstheit, phonologisches Arbeitsgedächtnis, Geschwindigkeit der Verarbeitung von verbalen Informationen) und (b) linguistische Kompetenzen, d.h. Wortschatz, Grammatik auf Wort- und Satzebene sowie (rezeptives und produktives) Buchstabenwissen. Da es bei einem Screening darum geht, Kinder mit einem erhöhten Risiko zu identifizieren, sind die Testaufgaben überwiegend leicht zu lösen oder allenfalls mittelschwer. Das Screening wird als Einzeltest durchgeführt. Die Dauer beträgt ca. 20 bis 30 Minuten. In einer auf drei Jahre angelegten Normierungsstudie (Endlich & Schneider, 2018) wurde das LRS-Screening einmal zu Beginn und ein weiteres Mal gegen Ende des letzten Kindergartenjahrs durchgeführt. Die Normdaten liegen somit für zwei Messzeitpunkte vor (ca. 11 Monate und 4 Monate vor Schulbeginn). Gegen Mitte und gegen Ende des ersten Schuljahrs wurden die Lese- und Rechtschreibleistungen der untersuchten Kinder bestimmt. Analysen, in denen geprüft wurde, wie gut sich Lese- und Rechtschreibleistungen im ersten Schuljahr aus den LRS-Screenings im letzten Kindergartenjahr voraussagen lassen, erbrachten ermutigende Ergebnisse: Sie geben Hinweise auf Defizite in den Bereichen der linguistischen Kompetenz und phonologischen Informationsverarbeitung und stützen die Vorstellung, dass das LRS-Screening die ihm zugedachte Funktion als „Frühwarnsystem" für spätere Probleme beim Schriftspracherwerb erfüllen kann.
- Besonders ökonomisch sind Screenings, die sich als Gruppentests durchführen lassen, wie z.B. der „Gruppentest zur Erfassung der phonologischen Bewusstheit für Kindergartenkinder und Schulanfänger" von Barth und Gomm (2004). Die Durchführungszeit beträgt ca. 60 Minuten. Der Test umfasst Aufgaben zur Reimerkennung, Silbensegmentierung, Anlautanalyse, Lautsynthese, Wortlängen-Erfassung und Identifikation von Endlauten. Entweder wird der Test in der Mitte des letzten Kindergartenjahrs durchgeführt; ggf. kann das Ergebnis dann ein vorschulisches Training der phonologischen Bewusstheit veranlassen. Oder der Test wird am Schulanfang durchgeführt, um die Lernausgangslage zu bestimmen, verbunden mit dem Ziel, Kinder mit besonderem Förderbedarf in ihrer schulischen Entwicklung zu unterstützen.
- Mit dem „Münsteraner Screening" nach Mannhaupt (2006a) liegt ein weiteres standardisiertes Gruppentestverfahren für die Schuleingangsphase vor. Bis zu acht Kinder können gleichzeitig getestet werden. Das Verfahren lehnt sich an das BISC an und umfasst Aufgaben zur phonologischen Bewusstheit, zum

phonologischen Arbeitsgedächtnis, zum Abruf aus dem Langzeitgedächtnis und zur visuellen Aufmerksamkeitssteuerung. Etwa 2.800 Erstklässler:innen bildeten die Normstichprobe. Die Durchführungszeit beträgt ca. 30 Minuten.

- Mit den „Basiskompetenzen für Lese-Rechtschreibleistungen" (Bako 1–4) von Stock, Marx und Schneider (2017) liegt ein Test vor, mit dem sich die phonologischen Kompetenzen von Grundschulkindern von der 1. bis zur 4. Klassenstufe erfassen lassen. Der Einzeltest umfasst 74 Aufgaben, die sieben Untertests zugeordnet werden: (a) Segmentieren von Pseudowörtern, (b) Ersetzen von Vokalen in Wörtern, (c) Bestimmung des Restwortes nach Eliminierung des Anfangslautes, (d) Lautkategorisierung, (e) Bestimmung von Vokallängen in Wörtern, (f) Phonemvertauschung in Wörtern (durch Vertauschen der beiden ersten Laute wird z.B. aus dem Wort „Löwe" das Pseudowort „Ölwe") sowie (g) Wortumkehr (ein vorgegebenes Wort soll rückwärts wiedergegeben werden). Die Durchführungszeit beträgt ca. 30 Minuten.

Förderung durch die Würzburger Trainingsprogramme

Das Würzburger Trainingsprogramm „Hören, lauschen, lernen I" bietet vielseitige Übungen an, durch die Vorschulkinder in spielerischer Weise lernen, die lautliche Struktur der Sprache zu erkennen. Dadurch soll der Erwerb der Schriftsprache in der Schule erleichtert und Risiken für Lese-Rechtschreibschwierigkeiten entgegengewirkt werden. Das kombinierte Training verknüpft Übungen zur phonologischen Bewusstheit („Hören, lauschen, lernen I") mit nachfolgenden Übungen zur Buchstaben-Laut-Zuordnung („Hören, lauschen, lernen II").

(1) „Hören, lauschen, lernen I" (Küspert & Schneider, 2018) umfasst 57 „Sprachspiele" zu sechs aufeinander aufbauenden Übungseinheiten und wird im letzten Halbjahr der Kindergartenzeit von den dort tätigen Erzieher:innen durchgeführt. Es erstreckt sich über einen Zeitraum von 20 Wochen, wobei täglich Übungen im Umfang von zehn bis 15 Minuten vorgesehen sind. Werden „Hören, lauschen, lernen I" und „Hören, lauschen, lernen II" miteinander kombiniert bzw. nacheinander eingesetzt, so wird Programm I bereits nach zehn Wochen beendet, um die Förderung mit Programm II, das sich gleichfalls über zehn Wochen erstreckt, fortzusetzen. Ebenso wie die alleinige Durchführung von „Hören, lauschen, lernen I" beansprucht die Kombination der beiden Programme (I und II) somit eine 20-wöchige Trainingszeit. Die Übungen werden mit Bildern, Bewegungsspielen und Singspielen ausgestaltet. Den exakten Ablauf regelt ein im Manual enthaltener Trainingsplan. Im Einzelnen umfasst „Hören, lauschen, lernen I" folgende Übungseinheiten:

- *Lauschspiele:* Das Training beginnt mit Lauschspielen, bei denen die Kinder üben, ihre Aufmerksamkeit auf Geräusche zu richten. Während die Erzieherin bzw. der Erzieher ein bestimmtes Geräusch erzeugt (z.B. Papier zusammenknüllen, Schlüsselbund fallen lassen), sollen die Kinder mit geschlossenen Augen genau zuhören, um das Geräusch danach benennen zu können. Dadurch sollen die Kinder lernen, sich auf die Geräusche ihrer Umgebung zu konzentrieren und genaues Zuhören einüben.

- *Reimen:* In der zweiten Woche lernen die Kinder, formale Merkmale der gesprochenen Sprache zu beachten. Hierzu werden Reimspiele eingesetzt. Zu Beginn spricht die Erzieherin bzw. der Erzieher einen Reim vor und lässt ihn von den Kindern wiederholen. Dazu werden viele bekannte Kinderreime verwendet. Später dürfen die Kinder dann selber zu vorgegebenen Wörtern dazu passende Reimwörter bilden (z. B. „Eine Schnecke kroch um die ... Ecke.").
- *Sätze und Wörter:* Ab der dritten Woche lernen die Kinder, dass sich gesprochene Sätze in kleinere Einheiten, nämlich in Wörter, zergliedern lassen. Die Kinder bekommen z. B. die Aufgabe, in vorgesprochenen Sätzen (anfangs Zwei-Wort-Sätze, später dann längere Sätze) jedes einzelne Wort durch Hinlegen eines Bauklötzchens zu markieren (z. B. drei Klötzchen für den Satz „Jan trinkt Saft"). Im weiteren Verlauf der Übungen lernen die Kinder, Wörter miteinander zu verbinden, sodass ein neues, zusammengesetztes Wort entsteht (z. B. aus den Wörtern „Schnee" und „Mann" das zusammengesetzte Wort „Schneemann").
- *Silben:* Ab der fünften Woche werden Übungen zu Silben durchgeführt. Hier sammeln die Kinder erste Erfahrungen damit, dass sich Wörter in Silben zerlegen lassen (Analyse) und, dass sich umgekehrt, Wörter aus mehreren Silben zusammenfügen lassen (Synthese). Die Kinder „klatschen" z. B. einzelne Silben in Wörtern (E-le-fant) und lernen, einzelne vorgegebene Silben zu einem Wort zu verbinden.
- *Anlaute:* In der siebten Trainingswoche wird die kleinste sprachliche Einheit eingeführt: der Laut bzw. das Phonem. In den vorangehenden Übungen konnten sich die Kinder noch auf größere sprachliche Einheiten oder auf den Rhythmus der Sprache beziehen. Jetzt müssen sie eine vergleichsweise schwierigere Abstraktionsleistung erbringen: Da Laute koartikuliert werden, sind sie schwer zu isolieren. Um den Kindern dies zu erleichtern, beginnt die fünfte Übungseinheit mit der Bestimmung des Anlautes im Wort. Zunächst werden leicht erkennbare Phoneme, wie Vokale oder dehnbare Laute (/m//s//r/), behandelt. Später werden dann auch Plosivlaute (/p//k//t/) eingeführt. Um den Kindern den Umgang mit den Lauten zu erleichtern, werden möglichst viele Sinneserfahrungen angesprochen: Laute können gehört werden; wir können sie an der Mundstellung des anderen erkennen; oder wir erspüren sie über die Resonanzräume unseres Körpers. Zunächst spricht die Erzieherin bzw. der Erzieher die Wörter vor, dehnt dabei den Anlaut (z. B. Nnnn-adel) und lässt die Kinder nachsprechen. Dann sollen die Kinder Bildkarten nach Wörtern sortieren, die den gleichen Anlaut besitzen. Schließlich üben sie, den Anlaut vom Rest des Wortes zu trennen (aus Rrr-eis wird Eis), oder einem Wort einen neuen Anlaut hinzuzufügen (aus Ohr wird Rrrr-ohr).

- *Laute:* Bei dieser Übungseinheit, die ab der elften Woche durchgeführt wird, geht es um die Analyse und Synthese von Lauten. Die Kinder lernen, sich auf Laute innerhalb des Wortes zu konzentrieren. Die Trainingseinheit beginnt mit Übungen zum Zusammenziehen einzelner Laute zu einem Wort *(Phonemsynthese)*. Zu Beginn spricht die Erzieherin bzw. der Erzieher kurze Wörter in Einzellauten vor (/l//o//s/), lässt die Kinder wiederholen und das Wort benennen. Danach wird das Zerlegen eines Wortes in seine Lautbestandteile *(Phonemanalyse)* geübt, wobei die Erzieherin bzw. der Erzieher kurze Worte langsam vorspricht und die Kinder die Einzellaute benennen sollen. Später wird in Spielen der Umgang mit den Lauten geübt. Die Kinder sollen z. B. aus einem Bilderset dasjenige Bild heraussuchen, auf dem das längste Wort dargestellt ist, oder sie sollen sich aus einer Anzahl von Bildkarten, die auf dem Tisch liegen, diejenigen herausnehmen, auf denen Wörter mit einer bestimmten Anzahl von Lauten dargestellt sind.

(2) „Hören, lauschen, lernen II" (Plume & Schneider, 2004) besteht aus Übungen zur Buchstaben-Laut-Zuordnung. Das Programm soll die auditive Wahrnehmung eines Lautes mit dessen visueller Repräsentation (dem Buchstaben oder Graphem) verknüpfen. Es enthält sowohl Übungen, bei denen ein Laut einem bestimmten Buchstaben zugeordnet wird als auch Übungen, bei denen Buchstaben mit Anlauten verknüpft werden. Dabei geht es nicht um eine vollständige Erschließung des Alphabets, sondern um eine Erläuterung des zentralen Prinzips. Daher werden in den Übungen nur diejenigen zwölf Buchstaben berücksichtigt, die in der ersten Klasse am häufigsten vorkommen (A, E, M, I, O, R, U, S, L, B, T, N). „Hören, lauschen, lernen II" wird über einen Zeitraum von zehn Wochen täglich, also fünfmal wöchentlich, durchgeführt. Jede Sitzung dauert zehn bis 15 Minuten. Der exakte Ablauf wird im Manual beschrieben. Das Training gliedert sich in zwei Abschnitte:

- Der erste Abschnitt umfasst die *Verknüpfung eines einzelnen Lautes mit dem zugehörigen visuellen Symbol* sowie die gleiche Verknüpfung nur in umgekehrter Richtung. Zu diesem Zweck werden „Buchstaben-Laut-Geschichten" eingesetzt. Dabei wird jeder Laut in ein Szenario eingebettet, in dem er dann mit dem passenden Buchstaben verknüpft wird. Bei der Einführung des Buchstabens „A" wird z. B. ein Arztbesuch nachgespielt, bei dem man den Mund öffnen und „Aaah" sagen muss. Die Grapheme werden zusätzlich in Form von Tastbuchstaben vorgegeben und können dadurch auch erfühlt werden. Andere Übungen, wie z. B. das „Buchstabenturnen", tragen dazu bei, dass die Buchstabenform motorisch kodiert werden kann. Die Palette der Übungen umfasst den Umgang mit „Buchstabenwürfeln", bei denen zufällig geworfene Buchstaben schnell identifiziert werden sollen, und mit „Buchstabenkartenspielen", bei denen ein gezogener Buchstabe korrekt benannt werden muss.
- Im zweiten Abschnitt geht es darum, den *Anlaut* eines Wortes mit dem zugehörigen Buchstaben zu verknüpfen. Die Kinder lernen beispielsweise, den Anlaut

von Wörtern wie „Ameise“ oder „Apfel“ zu erkennen und mit dem Buchstaben „A“ zu verbinden. Das vorrangige Ziel besteht darin, eine Gedächtnisstütze zur Einprägung von Graphem-Phonem-Korrespondenzen zu schaffen. Weitere spielerisch gestaltete Übungen sind das „Anlaut-Lotto“ und das „Anlautdomino“. Beim Anlaut-Lotto sind Buchstaben mit Bildern zu verbinden, die den entsprechenden Anlaut aufweisen. Beim Anlautdomino werden die Karten so aneinandergelegt, dass neben einem Buchstaben jeweils das Bild mit dem korrespondierenden Anlaut liegt (z. B. ein „A“ neben dem Bild eines Apfels).

9.4 Hinweise für die organisatorische Umsetzung

Umsetzung in Kindertagesstätten

- Die Würzburger Trainingsprogramme wurden speziell für den Einsatz in Kindergärten entwickelt. Sie sind für die Durchführung im letzten Halbjahr der Vorschulzeit gedacht. Hierfür ist ein ruhiger, separater Raum erforderlich. Die Kleingruppen sollten aus vier bis acht Kindern bestehen. Bei Jungen oder Mädchen mit gravierenden Problemen oder zusätzlichen Störungen (z. B. im Aufmerksamkeitsbereich) kann eine individuelle Förderung in einer Beratungsstelle oder therapeutischen Praxis angezeigt sein.
- Die Trainingsmanuale enthalten neben einer detaillierten Beschreibung der Übungseinheiten einen exakt einzuhaltenden Zeitplan, der die gesamte Interventionsphase regelt. Die Programme sind weitgehend selbsterklärend. Sie enthalten alle notwendigen Informationen über theoretische Hintergründe und die praktische Umsetzung der Übungen und befähigen die Erzieher:innen zur selbstständigen Durchführung. Zudem werden Fortbildungsveranstaltungen angeboten, die den Erzieher:innen die notwendige Sicherheit bei der Umsetzung der Trainingsprogramme geben sollen.
- Die Förderung ist nur dann effizient, wenn sie konsequent, systematisch und vollständig durchgeführt wird. Vor allem schwächere Kinder benötigen kontinuierliches (d. h. tägliches) Üben in relativ kurzen Zeiteinheiten (zehn bis 15 Minuten). Auch der hierarchische Aufbau der Übungseinheiten ist unbedingt einzuhalten.
- Das zugehörige Multimedia-Programm („Hören – Sehen – Lernen“) kann begleitend bzw. unterstützend zum Gruppentraining eingesetzt werden. Zudem eignet es sich für das häusliche Üben (wenn z. B. keine Förderung im Kindergarten erfolgt). Bei der Durchführung des Programms sollten sich die Eltern von einer geschulten Fachkraft, z. B. in einer Frühförderungs- oder Beratungsstelle, anleiten lassen. Hinweise auf Defizite in der Lautbewusstheit sollten in einer dafür geeigneten fachpsychologischen oder sprachtherapeutischen Einrichtung abgeklärt werden.

Programme für Grundschulkinder

Für den Beginn der Grundschulzeit liegen mittlerweile eigens entwickelte Programme zur Schulung der phonologischen Bewusstheit vor. Typischerweise werden sie mit einem *Screening* bzw. „Grobsiebverfahren“ kombiniert. Die Übungen der Förderprogramme sind auf die Testinstrumente abgestimmt, sodass sich mit dem jeweiligen Instrument die Wirksamkeit der Förderung „trainingsnah“ überprüfen lässt. Das von Mannhaupt (2006b) entwickelte „Münsteraner Trainingsprogramm“ dient der Förderung der phonologischen Bewusstheit im ersten Grundschuljahr. Das Programm baut auf dem oben erwähnten „Münsteraner Screening“ auf. Die Förderung umfasst 80 teils spielerisch gestaltete Übungen, die auf den Ebenen Satz, Wort, Silben und Laute durchlaufen werden. Ein weiteres Beispiel ist das von Martschinke, Kirschhock und Frank (2001) entwickelte Förderprogramm „Leichter lesen und schreiben lernen mit der Hexe Susi“. Das zugehörige Testverfahren ist der „Rundgang durch Hörhausen“. Die Förderung, die ebenfalls für das erste Grundschuljahr vorgesehen ist, umfasst Übungen zur Schulung der phonologischen Bewusstheit im weiteren wie im engeren Sinne.

9.5 Wirksamkeit und Wirksamkeitsbedingungen

In drei längsschnittlichen Kontrollgruppen-Studien, die in der zweiten Hälfte der 1990er Jahre mit je ca. 200 Vorschulkindern durchgeführt wurden, erwiesen sich die Würzburger Trainingsprogramme kurz-, aber auch langfristig als wirksam (Schneider & Marx, 2008). Die größten Erfolge wurden erzielt, wenn die Förderung der phonologischen Bewusstheit mit dem Training der Buchstaben-Laut-Zuordnung kombiniert wurde. Internationale Studien erbrachten ähnliche Befunde (Bus & van Ijzendoorn, 1999). Bis zum Ende der Grundschulzeit waren die geförderten Kinder gegenüber solchen, die nicht gefördert wurden, im Lesen und im Schreiben im Vorteil. In einer Studie mit Risikokindern (laut BISC) zeigte sich, dass diejenigen, die mit „Hören, lauschen, lernen I und II“ gefördert worden waren, während der ersten drei Grundschuljahre im Lesen wie im Schreiben annähernd gleich gute Leistungen erreichten wie Kinder einer unausgelesenen Vergleichsgruppe.

Neuere Studien (Scheerer-Neumann, 2018; Schneider, 2018) und Metaanalysen (Fischer & Pfost, 2015; Wolf, Schroeders & Kriegbaum, 2016), in denen die Ergebnisse der Förderung unter aktuellen Bildungsbedingungen und unabhängig von einem spezifischen Programm überprüft wurden, zeichnen folgendes Bild: Nach wie vor werden positive Effekte auf die phonologische Bewusstheit am Ende der Kindergartenzeit festgestellt. Auf das Erlernen des Lesens und Schreibens am Anfang und im Verlauf der Grundschule erzielen die Trainings aber nur (noch) mäßige Wirkungen. Dies ist mutmaßlich auf zwei Faktoren zurückzuführen:

- Zum einen ist davon auszugehen, dass in den Kindergärten inzwischen fundiertere Sprachförderansätze umgesetzt werden. Ebenso wurden zwischenzeitlich Verbesserungen im Erstleseunterricht erzielt. Diese an sich erfreulichen Entwicklungen könnten die Durchschlagskraft der Trainings, zumindest im Vergleich zu Gruppen mit konventioneller Förderung und Beschulung, abschwächen.
- Zum anderen ist zu beobachten, dass die in Vorschuleinrichtungen durchgeführten Trainings längst nicht immer „so wie geplant“ bzw. „getreu des Manuals“ umgesetzt werden, sondern beispielsweise nur unvollständig, nicht in der vorgesehenen Abfolge oder in abweichender Vermittlungstechnik. Wenn dann in der Konsequenz kein Zuwachs in der phonologischen Bewusstheit bewirkt wird, ist auch nicht damit zu rechnen, dass sich das Lesen und Rechtschreiben am Beginn der Grundschulzeit „trainingsbedingt“ verbessern wird.

Anhand von Studien, die Wolf et al. (2016) für eine Metaanalyse über die Wirksamkeit von Trainings der phonologischen Bewusstheit speziell im deutschsprachigen Bereich zusammengestellt haben, stellte Schneider (2018) fest, dass mehr als ein Drittel davon keine zuverlässigen Verbesserungen in der phonologischen Bewusstheit hervorgebracht hatten. In denjenigen Studien, in denen solche Effekte zuverlässig und mit hinreichender Stärke auftraten, ließen sich auch Transfereffekte z. B. auf das Rechtschreiben nachweisen (vgl. Kasten „Verknüpfung von Trainings der phonologischen Bewusstheit mit schriftsprachlichen Leistungen“). Wird ein Training zur phonologischen Bewusstheit fachgerecht konzipiert und mit gebotener Sorgfalt umgesetzt, darf unverändert mit nachhaltigen und generalisierungsstarken Effekten gerechnet werden. Dies gilt auch für Kinder mit nichtdeutscher Muttersprache und für Kinder mit Sprachentwicklungsstörungen (Scheerer-Neumann, 2018; Schneider, 2017).

Verknüpfung von Trainings der phonologischen Bewusstheit mit schriftsprachlichen Leistungen

Auch wenn sich die phonologische Bewusstheit noch am Beginn der Grundschulzeit verbessern lässt: Die Wirkung solcher „späten“ Interventionen auf den Schriftspracherwerb ist sehr begrenzt. Einsiedler, Frank, Kirschhock, Martschinke und Treinies (2002) fanden z. B., dass das von Forster und Martschinke (2002) entwickelte „Hexe-Susi“-Programm die phonologische Bewusstheit im ersten Grundschuljahr verbessern konnte. Das Lesenlernen selbst profitierte von der Förderung aber kaum. Für Kinder mit gravierenden Entwicklungsrückständen mag eine Förderung der phonologischen Bewusstheit auch noch nach der Einschulung angezeigt sein. Mit einer Breitenwirkung, also Vorteilen für alle trainierten Kinder, ist zu diesem späten Zeitpunkt aber nicht zu rechnen (Fischer & Pfost, 2015; Wolf et al., 2016). Ein Beispiel, wie dieses Problem überwunden werden kann, gibt das Würzburger Trainingsprogramm „PHONIT“ (Stock & Schneider, 2011) sowie das zugehörige Testverfahren Bako 1–4 (Stock et al., 2017). PHONIT bahnt den Transfer von Fördereffekten auf schriftsprachliche Leistungen direkt an, indem in den Klassenstufen 1 bis 3 die Förderung der phonologischen Bewusstheit im engeren Sinne direkt mit Anwendungen auf die Rechtschreibung verbunden wird. Der gleichen Logik folgt das „Lautarium" (Klatte, Steinbrink, Bergström & Lachmann, 2017), ein computerbasiertes Trainingsprogramm zur Förderung von Grundschulkindern mit Lese-Rechtschreibschwierigkeiten (vgl. Kapitel 29). Verschränkt mit der Förderung phonologischer Kompetenzen werden in diesen Programmen also ganz gezielt Leistungen in den Bereichen Rechtschreibung und Leseflüssigkeit mittrainiert.

Insgesamt betrachtet fällt die Bilanz zur Wirksamkeit von Maßnahmen, die der Förderung der phonologischen Bewusstheit in Vorschule und Schule dienen, somit durchaus positiv aus. Um in der Lebenswirklichkeit möglichst vieler Kinder anzukommen, genügt es aber nicht, wissenschaftlich bewährte Programme zu veröffentlichen und die Fördermaterialien über dafür geeignete Verlage in Umlauf zu bringen. Um zu gewährleisten, dass die Umsetzung „vor Ort" zuverlässig erfolgt, wird qualifiziertes, in der Regel eigens geschultes Personal benötigt. Und um für eine möglichst weite Verbreitung zu sorgen, ist es erforderlich, Entscheidungsträger:innen in Ministerien, Landesinstituten und Kita-Verwaltungen dafür zu gewinnen, Programme, die wirksam und umsetzbar sind, in Einrichtungen der Vor- und Grundschule auf breiter Front zum Einsatz zu bringen (Schneider, 2019).

9.6 Literatur

Grundlegende Literatur

Lundberg, I., Frost, J. & Petersen, O.P. (1988). Effects of an extensive program for stimulating phonological awareness in preschool children. *Reading Research Quarterly, 23,* 253–284. https://doi.org/10.1598/RRQ.23.3.1

Schneider, W. & Marx, P. (2008). Früherkennung und Prävention von Lese-Rechtschreibschwächen. In F. Petermann & W. Schneider (Hrsg.), *Enzyklopädie der Psychologie, Serie V* (Entwicklungspsychologie; Bd. 7: Angewandte Entwicklungspsychologie; S. 237–273). Göttingen: Hogrefe.

Weiterführende Literatur

Bus, A.G. & van Ijzendoorn, M.H. (1999). Phonological awareness and early reading: A meta-analysis of experimental training studies. *Journal of Educational Psychology, 91,* 403–414. https://doi.org/10.1037/0022-0663.91.3.403

Einsiedler, W., Frank, A., Kirschhock, E.-M., Martschinke, S. & Treinies, G. (2002). Der Einfluss verschiedener Unterrichtsformen auf die phonologische Bewusstheit sowie auf Lese-Rechtschreibleistungen im ersten Schuljahr. *Psychologie in Erziehung und Unterricht, 49,* 194–209.

Endlich, D. & Schneider, W. (2018). Würzburger Screening zur Früherkennung von Lese-/Rechtschwierigkeiten. In W. Schneider & M. Hasselhorn (Hrsg.), *Schuleingangsdiagnostik* (Tests und Trends; Bd. 16; S. 187–206). Göttingen: Hogrefe.

Fischer, M. Y. & Pfost, M. (2015). Wie effektiv sind Maßnahmen zur Förderung phonologischer Bewusstheit? *Zeitschrift für Entwicklungspsychologie und Pädagogische Psychologie, 47,* 35–51. https://doi.org/10.1026/0049-8637/a000121

Klicpera, C. & Gasteiger-Klicpera, B. (1993). *Lesen und Schreiben – Entwicklung und Schwierigkeiten.* Bern: Huber.

Landerl, K. & Wimmer, H. (1994). Phonologische Bewusstheit als Prädiktor für Lese- und Schreibfertigkeiten in der Grundschule. *Zeitschrift für Pädagogische Psychologie, 8,* 153–164.

Marx, H., Jansen, H., Mannhaupt, G. & Skowronek, H. (1993). Predictions of difficulties in reading and spelling on the basis of the Bielefeld screening. In H. Grimm & H. Skowronek (Eds.), *Language acquisition problems and reading disorders: Aspects of diagnosis and intervention* (pp. 219–242). Berlin: De Gruyter. https://doi.org/10.1515/9783110879575.219

Marx, P. (2007). *Lese- und Rechtschreiberwerb.* Paderborn: Schöningh. https://doi.org/10.36198/9783838529462

Scheerer-Neumann, G. (2018). *Lese-Rechtschreibschwäche und Legasthenie – Grundlagen, Diagnostik und Förderung* (2., aktualisierte Aufl.). Stuttgart: Kohlhammer. https://doi.org/10.17433/978-3-17-034159-3

Schneider, W. (2008). Entwicklung der Schriftsprachkompetenz vom frühen Kindes- bis zum frühen Erwachsenenalter. In W. Schneider (Hrsg.), *Entwicklung von der Kindheit bis zum Erwachsenenalter – Befunde der Münchner Längsschnittstudie LOGIK* (S. 167–185). Weinheim: Beltz.

Schneider, W. (2017). *Lesen und schreiben lernen – Wie erobern Kinder die Schriftsprache?* Berlin: Springer. https://doi.org/10.1007/978-3-662-50319-5

Schneider, W. (2018). Nützen Sprachförderprogramme im Kindergarten, und wenn ja, unter welcher Bedingung? *Zeitschrift für Pädagogische Psychologie, 32,* 53–74. https://doi.org/10.1024/1010-0652/a000213

Schneider, W. (2019). Programme zur Förderung kognitiver Fähigkeiten in Vorschule und Schule: Wie effektiv sind sie, und wie gut sind die Verfahren praktisch implementiert? *Zeitschrift für Pädagogische Psychologie, 33,* 5–16. https://doi.org/10.1024/1010-0652/a000231

Schneider, W. & Näslund, J. C. (1999). The impact of early phonological processing skills on reading and spelling in school. In F. E. Weinert & W. Schneider (Eds.), *Individual development from 3 to 12: Findings from the Munich Longitudinal Study* (pp. 126–147). Cambridge: Cambridge University Press.

Weber, J., Marx, P. & Schneider, W. (2007). Die Prävention von Lese-Rechtschreibschwierigkeiten bei Kindern mit nichtdeutscher Herkunftssprache durch ein Training der phonologischen Bewusstheit. *Zeitschrift für Pädagogische Psychologie, 21,* 65–76. https://doi.org/10.1024/1010-0652.21.1.65

Wolf, K. M., Schroeders, U. & Kriegbaum, K. (2016). Metaanalyse der Wirksamkeit einer Förderung der phonologischen Bewusstheit in der deutschen Sprache. *Zeitschrift für Pädagogische Psychologie, 30,* 9–33. https://doi.org/10.1024/1010-0652/a000165

Material

Barth, K. & Gomm, B. (2004). *Gruppentest zur Erfassung phonologischer Bewusstheit bei Kindergartenkindern und Schulanfängern.* München: Ernst Reinhardt.

Coninx, F. & Stumpf, P. (2007). *Hören - Sehen - Lernen. Die Solinger Sprachspiele zur phonologischen Bewusstheit und Laut-Buchstaben-Zuordnung.* Göttingen: Vandenhoeck & Ruprecht.

Endlich, D., Küspert, P., Lenhard, W., Marx, P. & Schneider, W. (2019). *Laute, Reime, Sprache - Würzburger Screening zur Früherkennung von Lese-Rechtschreibschwierigkeiten (LRS-Screening).* Göttingen: Hogrefe.

Forster, M. & Martschinke, S. (2002). *Leichter lesen und schreiben lernen mit der Hexe Susi.* Donauwörth: Auer.

Jansen, H., Mannhaupt, G., Marx, H. & Skowronek, H. (2002). *Bielefelder Screening zur Früherkennung von Lese-Rechtschreibschwierigkeiten* (*BISC*; 2., überarbeitete Aufl.). Göttingen: Hogrefe.

Klatte, M., Steinbrink, C., Bergström, K. & Lachmann, T. (2017). *Lautarium - Ein computerbasiertes Trainingsprogramm für Grundschulkinder mit Lese-Rechtschreibschwierigkeiten.* Göttingen: Hogrefe.

Küspert, P. & Schneider, W. (2007). *Hören, lauschen, lernen - vorgespielt. Anleitung zur Durchführung des Trainingsprogramms (DVD).* Göttingen: Vandenhoeck & Ruprecht.

Küspert, P. & Schneider, W. (2018). *Hören, lauschen, lernen - Sprachspiele für Kinder im Vorschulalter* (7., komplett überarbeitete Aufl.). Göttingen: Vandenhoeck & Ruprecht.

Mannhaupt, G. (2006a). *Münsteraner Screening zur Früherkennung von Lese-Rechtschreibschwierigkeiten (MÜSC).* Berlin: Cornelsen.

Mannhaupt, G. (2006b). *Münsteraner Trainingsprogramm. Ein Programm zur Förderung der phonologischen Bewusstheit für den Schulanfang.* Berlin: Cornelsen.

Martschinke, S., Kirschhock, E.-M. & Frank, A. (2001). *Diagnose und Förderung im Schriftspracherwerb. Der Rundgang durch Hörhausen.* Donauwörth: Auer.

Plume, E. & Schneider, W. (2004). *Hören, lauschen, lernen II.* Göttingen: Vandenhoeck & Ruprecht.

Stock, C., Marx, P. & Schneider, W. (2017). *Basiskompetenzen für Lese-Rechtschreibleistungen. Ein Test zur Erfassung der phonologischen Bewusstheit vom ersten bis vierten Grundschuljahr* (*BAKO 1-4;* 2., ergänzte und aktualisierte Aufl.). Göttingen: Hogrefe.

Stock, C. & Schneider, W. (2011). *PHONIT - Ein Trainingsprogramm zur Verbesserung der phonologischen Bewusstheit und der Rechtschreibleistung im Grundschulalter.* Göttingen: Hogrefe.

10 Aufbau von Lesefertigkeiten

Christian Klicpera †, Barbara Gasteiger-Klicpera und Katharina Prinz

Fallbeispiel

Bereits in der 1. Grundschulklasse waren die Leseschwierigkeiten von Lea aufgefallen. Nach längerer Förderung las sie in der 3. Klasse zwar relativ fehlerfrei, dafür aber sehr langsam und mühevoll. Das vordringliche Ziel der Intervention bestand darin, ihre Lesegeschwindigkeit zu erhöhen, sodass sie auch längere zusammenhängende Texte lesen konnte. Im Förderunterricht wurde mit ihr die Methode des wiederholten Lesens eingeübt. Aus einem Buch, für das sie sich interessierte, wurde eine Geschichte aufgenommen, wobei bewusst etwas langsamer gesprochen wurde. Die Audioaufnahme wurde ihr gemeinsam mit Kopfhörern und dem geschriebenen Text ausgehändigt. In der Förderstunde hörte sie sich die Geschichte zuerst an und las dabei laut mit.

Nach einer kurzen Übung der Wörter, bei denen sie Unsicherheiten gezeigt hatte, bekam sie die Audioaufnahme mit nach Hause. Sie sollte sie öfters anhören, dabei laut mitlesen und die Lautstärke allmählich reduzieren, bis sie die Geschichte selbst flüssig vorlesen konnte. Sobald dies mit einer Geschichte geklappt hatte, wurde das gleiche Vorgehen auf andere Geschichten ausgedehnt.

Zunächst waren die Geschichten noch sehr kurz. Sobald Lea aber etwas Übung hatte, wurden die Geschichten länger (bis zu 20 Seiten), sodass sie einen Spannungsbogen aufbauen und Lea in ihren Bann ziehen konnten. Die Aufnahmen wurden abwechslungsreich gestaltet. Unterschiedliche Sprecher:innen übernahmen die Rollen der vorkommenden Personen. Außerdem wurde die Geschichte mit Musik und Geräuschen untermalt. Lea sollte sich die Geschichte wenigstens einmal täglich anhören und dabei mitlesen. Einen Teil der Geschichte sollte sie mehrmals üben, damit sie ihn am nächsten Tag in der Förderstunde vorlesen konnte. Anfangs musste sie jede Geschichte 20- bis 30-mal üben, bevor sie den Text flüssig lesen konnte. Da Lea allmählich eine größere Geläufigkeit im Lesen erreichte, verringerte sich die Anzahl der Wiederholungen mit der Zeit.

10.1 Kurzbeschreibung der Methoden und ihres theoretischen Hintergrunds

Zur Leseförderung werden ganz unterschiedliche Methoden eingesetzt. Am besten lassen sich die Methoden nach dem Fertigkeitsniveau der Schüler:innen voneinander abgrenzen. Maßnahmen, die unterrichtsbegleitend eingesetzt werden, sind von Maßnahmen zu unterscheiden, die speziell der Förderung von Schüler:innen mit Lernschwächen dienen. Daraus ergeben sich drei Förderansätze:

- *Präventive Konzepte*, welche die Grundlagen für das Erlernen des Lesens schaffen sollen. Die zugehörigen Programme werden bereits im Kindergarten bzw. im Vorschulunterricht oder auch begleitend zum Erstleseunterricht eingesetzt. Vor allem geht es um die Förderung der phonologischen Bewusstheit (vgl. Kapitel 9). In alphabetischen Schriftsystemen besteht zwischen der phonologischen Bewusstheit bei Schuleintritt und dem Erfolg beim Lesen- und Schreibenlernen ein mehr oder weniger starker Zusammenhang, der von der Regelmäßigkeit der Buchstaben-Laut-Zuordnung in der jeweiligen Schriftsprache abhängig ist. Kindern, die schon bei Schuleintritt in der Lage sind, die Laute eines Wortes zu identifizieren und auszugliedern sowie isoliert gesprochene Laute zusammenzuziehen, fällt der Erstleseunterricht leichter als Kindern, die diese Voraussetzungen bei der Einschulung nicht mitbringen. Zumindest im deutschen Sprachraum sind Trainings der phonologischen Bewusstheit meist nur kurzfristig wirksam. Ein Teil der diesbezüglich trainierten Kinder kann nach Schuleitritt immer noch Leseschwierigkeiten entwickeln (Pfost, Blatter, Artelt, Stanat & Schneider, 2019).
- *Begleitende Fördermaßnahmen*, die im Erstleseunterricht der ersten Klasse, bei anhaltenden Schwierigkeiten in der Lesesicherheit aber auch noch in den höheren Klassen durchgeführt werden. Hier handelt es sich um Ansätze, die bei Kindern zum Tragen kommen, die beim Erlernen der grundlegenden Schritte des Lesens Schwierigkeiten haben. Die Kinder lesen sehr stockend und fehlerhaft. Grundlegende Lese- und Rechtschreibfertigkeiten sollen innerhalb der ersten beiden Schuljahre aufgebaut werden. Wesentlich für den Erstleseunterricht ist, dass sich Kinder Buchstaben-Laut-Verbindungen vorstellen, erarbeiten und einprägen können. Außerdem sollen sie lernen, beim Lesen von bekannten und kürzeren Wörtern Laute über Buchstaben und Silben zusammenzuziehen. Kinder mit ungünstigen Lernvoraussetzungen entwickeln keine ausreichende Sicherheit in der Identifikation einzelner Buchstaben. Zudem erwerben sie keine Routinen im Erkennen und Zusammenlauten von Wortbestandteilen. Damit sich solche Schwierigkeiten nicht verfestigen, müssen sie frühzeitig erkannt and angegangen werden. Noch während des Erstleseunterrichts sollten die betreffenden Schüler:innen zusätzlich unterstützt und je nach Schwierigkeit gezielt gefördert werden (Seifert, Schwab & Gasteiger-Klicpera, 2015).

- Methoden, die auf eine *Erhöhung der Leseflüssigkeit* bzw. auf die Verbesserung der Geläufigkeit und Geschwindigkeit beim Lesen abzielen. Neben dem Erlernen der Buchstaben-Laut-Zuordnungen besteht ein wesentlicher Teil der Leseförderung darin, die Anzahl der Wörter zu erhöhen, die rasch erkannt und sofort „abgelesen" werden können. Wesentlich dafür ist, dass sich die Kinder einen *Sichtwortschatz* aneignen. Dieser umfasst alle Wörter, die von einem Kind innerhalb einer Sekunde gelesen werden können. Das Ziel der Förderung besteht darin, den Sichtwortschatz auf den Großteil der häufig vorkommenden Wörter auszuweiten und die Lesegeschwindigkeit durch Automatisierung der schnellen Worterkennung zu steigern (Klicpera et al., 2020).

10.2 Indikation der Methoden

Kinder, die durch mangelnde Lernvoraussetzungen auffallen und im Leseunterricht immer weiter hinter den Leistungsstand ihrer Mitschüler:innen zurückfallen, sollten frühzeitig erkannt und umgehend gefördert werden. Nur so lässt sich verhindern, dass ihre Leseschwierigkeiten weiter auswachsen werden. Denn im Vergleich zu Kindern mit günstigeren Voraussetzungen profitieren diese benachteiligten Kinder deutlich weniger vom Unterricht. Zusätzlich erschwerend wirkt, dass sie auch außerhalb des Unterrichts kaum Interesse am Lesen zeigen. Die verschiedenen Förderansätze weisen jeweils spezifische Indikationen auf:

- Präventive Maßnahmen zur *Förderung der phonologischen Bewusstheit* (vgl. Kapitel 9) sind bei Kindern angezeigt, die am Beginn des letzten Kindergartenjahres zum schwächsten Fünftel ihrer Jahrgangsgruppe gehören. Diese Kinder haben ein erhöhtes Risiko, beim Schriftspracherwerb zu versagen bzw. gravierende Schwierigkeiten beim Lesen und Rechtschreiben nach dem Schuleintritt zu entwickeln. Ob ein solches Risiko besteht, wird durch den Einsatz von „Grobsiebverfahren" (Screenings) abgeklärt, wie z. B. dem „Test zur Erfassung der phonologischen Bewusstheit und der Benennungsgeschwindigkeit" (TEPHOBE) von Mayer (2020). Prinzipiell ist es möglich, die phonologische Bewusstheit auch noch in der 1. Grundschulklasse zu fördern. Mit nachhaltigen Effekten auf den Schriftspracherwerb ist bei einem solch späten Zeitpunkt aber nicht mehr zu rechnen (Einsiedler, Frank, Kirschhock, Martschinke & Treinies, 2002; Pfost et al., 2019).
- Begleitende *Fördermaßnahmen während des Erstleseunterrichts* in der 1. Klasse und bei anhaltenden Schwierigkeiten auch noch in den höheren Klassen benötigen vor allem Kinder, die Schwierigkeiten beim Einprägen von Buchstaben-Laut-Zuordnungen sowie beim Zusammenlauten und Gliedern von Wörtern zeigen. Damit auf solche Schwierigkeiten prompt reagiert werden kann, ist es ratsam, frühe Stadien der Leseentwicklung aufmerksam zu beobachten und jenen Kindern, die zurückbleiben, gezielte Hilfen, z. B. in Lerntherapien oder

im Förderunterricht, anzubieten. Bei einigen Kindern wird der Förderbedarf schon nach wenigen Monaten offensichtlich. Bei anderen werden die Schwierigkeiten erst später bemerkt, wenn es z. B. um das Erlesen unbekannter Wörter oder von „Pseudowörtern" geht (Pseudowörter lassen sich gut aussprechen, haben aber keine Wortbedeutung).

- Maßnahmen zur *Förderung der Leseflüssigkeit* (vgl. Kapitel 11) bzw. der Geläufigkeit und Geschwindigkeit beim Lesen können bei Kindern ab der 2. Klasse eingesetzt werden. Angezeigt ist die Förderung, wenn ein Kind keine angemessene, mit seinen Mitschüler:innen vergleichbare Erhöhung der Lesegeschwindigkeit erreicht oder bei einem Lesetest, wie dem „Lese- und Rechtschreibtest" (SLRT-II; Moll & Landerl, 2014), ein auffällig geringes Lesetempo zeigt. Diese Kinder benötigen zusätzliche Übungszeit für das wiederholte Lesen von Wörtern und Texten. Damit sie beginnen, auch von sich aus zu lesen, sollte ihr Leseinteresse gestärkt werden.

10.3 Detaillierte Beschreibung des Vorgehens

Präventive Ansätze: Förderung der phonologischen Bewusstheit

Zur Prävention von Lese-Rechtschreibschwierigkeiten hat es sich in verschiedenen Ländern bewährt, Trainings der phonologischen Bewusstheit für Kinder im Vorschulalter anzubieten. Für den deutschen Sprachraum haben Küspert und Schneider (2018) ein in Schweden entwickeltes Programm adaptiert und erweitert (vgl. Kapitel 9). Verteilt über das gesamte letzte Kindergartenjahr wird mit Kindern, die diese Lautbewusstheit noch nicht ausreichend ausgebildet haben, die Aufgliederung von Wörtern in kleinere Einheiten (z. B. Silben), das Erkennen von einzelnen Lauten und das Zusammenschleifen von Lauten zu Silben und Wörtern eingeübt. Hilfreich ist, wenn ein Training der phonologischen Bewusstheit mit einem Buchstabentraining kombiniert wird. Defizite, die aus einem unsystematischen Leseunterricht resultieren, vermag selbst ein solches Training nicht zu kompensieren.

Begleitende Fördermaßnahmen während des Erstleseunterrichts in der 1. Klasse und bei anhaltenden Schwierigkeiten in der Lesesicherheit in den höheren Klassen

(1) *Förderung des Behaltens der Buchstaben-Laut-Zuordnung.* Das Erlernen einer alphabetischen Schrift setzt voraus, dass Kinder über ein gesichertes Wissen verfügen, welche Buchstaben mit welchen Lauten verbunden sind (und umgekehrt,

welche Laute durch welche Buchstaben dargestellt werden). Schwierigkeiten in diesem Bereich müssen durch übungsintensive Verfahren behoben werden. Das Training kann schon im letzten Kindergartenjahr beginnen. Erfolgreich ist es vor allem dann, wenn es mit Übungen zur phonologischen Bewusstheit kombiniert wird (vgl. Kapitel 9).

Um es Kindern zu erleichtern, Laute zu identifizieren, die bestimmten Buchstaben zuzuordnen sind, und sich diese Verbindungen auch dauerhaft einzuprägen, sollte ihnen die Artikulation der Laute unmittelbar vor Augen geführt werden (Schaubilder dazu finden sich in Kossow, 1991 und Findeisen, Melenk & Schillo, 2021). Damit Kinder die Artikulation genau beobachten können, bietet es sich an, bei solchen Übungen einen „logopädischen Spiegel" einzusetzen. Darin kann das Kind sowohl sich selbst als auch seine Therapeutin bzw. seinen Therapeuten sehen.

(2) *Unterricht im phonologischen Rekodieren.* Um Leseschwierigkeiten entgegenzuwirken, sollten die Kinder systematisch im phonologischen Rekodieren unterrichtet werden. Zum Üben sollten sie ausreichend Zeit erhalten. Das deutsche Schriftsystem zeichnet sich durch eine besonders hohe Regelmäßigkeit in den Buchstaben-Laut-Zuordnungen aus. Ausnahmen beschränken sich meist auf Fremdwörter. Die Aneignung dieser Zuordnungen wird dadurch erleichtert, dass in häufig genutzten Wörtern immer wieder dieselben Zuordnungen vorkommen. Lehrgänge für den Erstleseunterricht nutzen diese Regelmäßigkeiten, indem nur Wörter verwendet werden, bei denen die Buchstaben-Laut-Zuordnungen bekannt sind. Weicht man davon ab, wird der Schriftspracherwerb für Kinder mit ungünstigen Lernvoraussetzungen zusätzlich erschwert. Um das Lesenlernen zu erleichtern, bieten sich Übungen mit der Silbentreppe an: An einen Konsonanten werden unterschiedliche Vokale angehängt. Die sich daraus ergebenden Silben werden dann vorwärts wie rückwärts gelesen (Findeisen et al., 2021).

(3) *Interventionen im Rahmen des Erstleseunterrichts.* Im günstigen Fall werden Leseschwierigkeiten schon in den ersten Monaten nach dem Schuleintritt erkannt. Wird eine darauf abgestimmte Förderung angeboten, können die Kinder die festgestellten Rückstände frühzeitig aufholen. Grundlage dafür bildet der jeweils verwendete Leselehrgang. Systematische Erfahrungen mit Interventionen im Rahmen des Erstleseunterrichts werden vorwiegend aus dem englischen Sprachraum berichtet. Ein bekanntes Beispiel ist das „Reading Recovery" Programm. Bei einer Übungszeit von 30 Minuten täglich, in der das Kind von einer Fachkraft in einer Eins-zu-eins-Situation angeleitet wird, verspricht dieses Programm, Rückstände in der frühen Phase der Leseentwicklung in drei bis vier Monaten auszugleichen (Pinnell, Lyons, Deford, Bryk & Seltzer, 1994). Dass die Schriftsprachentwicklung dadurch auch auf lange Sicht verbessert wird, ist aber keineswegs selbstverständlich (May, Blakeney, Shrestha, Mazal & Kennedy, 2022). Um Kinder mit ungünstigen Startbedingungen nachhaltig zu fördern, reicht eine einmalige, zeitlich

begrenzte Intervention oftmals nicht aus (vgl. Kapitel 31). Auch in späteren Phasen der Lese-Rechtschreibentwicklung benötigen diese Kinder zusätzliche Förderung über den Regelunterricht hinaus (z. B. beim sinnerfassenden Lesen, beim regelgeleiteten Rechtschreiben oder beim schriftlichen Ausdruck; Vellutino et al., 1996; Snowling et al., 2020).

Reading Recovery: Frühzeitige Förderung im Erstleseunterricht

Reading Recovery Programme zielen auf die frühzeitige Förderung des Lesens in der 1. Klasse ab. Die Förderung besteht darin, den Kindern durch das Lesen einer kurzen Geschichte zusätzliche Gelegenheit zum Üben, aber auch zum Erwerb von Lesestrategien zu geben. Erfolgreiche Programme im englischsprachigen Bereich (Schwartz, 2005) verbinden die Leseübungen mit einem systematischen Unterricht zum Erlernen der Buchstaben-Laut-Zuordnungen (phonologisches Rekodieren). Dies müsste bei Programmen mit der deutschen Sprache, in der die Buchstaben-Laut-Zuordnungen noch viel regelmäßiger sind, besonders betont werden. Viele Übungsformen, die erfahrene Grundschullehrkräfte verwenden und die z. B. Findeisen et al. (2021) und Blumenstock (2004) zusammengestellt haben, helfen dabei, Schwierigkeiten zu überwinden, die Kinder beim Behalten von Buchstaben-Laut-Zuordnungen, bei der Ausbildung der phonologischen Bewusstheit sowie der darin eingeschlossenen Phonemanalyse und -synthese zeigen. Dies gilt für das Anbahnen des Lesens durch Übungen zum Lautieren, über das allmähliche Zusammenschleifen der Laute bis hin zum Zusammenlauten von ganzen Wörtern.

(4) *Förderung von Worterkennen und Sicherheit im Lesen in höheren Klassen.* Auch in den nächsten Klassenstufen muss sich die Förderung an der Art und am Ausmaß der Schwierigkeiten im mündlichen Lesen orientieren. Kinder, die noch Probleme beim Behalten der Buchstaben-Laut-Zuordnungen und beim Erlesen kurzer, einfach aufgebauter Wörter haben, benötigen weiterhin Hilfe beim Einprägen dieser Verbindungen und beim Zusammenlauten der Buchstaben. Lautgebärden können dabei unterstützend wirken. Bei größeren Leseschwierigkeiten ist zu empfehlen, einfach strukturierte und den Kindern gut vertraute Wörter zum Üben auszuwählen (Blumenstock, 2004). Dafür eignen sich Förderlehrgänge, die Wörter mit zunehmendem Schwierigkeitsgrad und Lesematerialien mit größtmöglicher Lauttreue verwenden. Beispiele dafür sind der „Kieler Leseaufbau" von Dummer-Smoch und Hackethal (2021), die „Lautgetreuen Leseübungen" von Findeisen et al. (2021) und das Programm zur „Lautgetreuen Lese-Rechtschreibförderung" von Reuter-Liehr (2021). In diesem letztgenannten Programm werden die Übungen in sechs Phonemstufen gegliedert (vgl. „Phonemstufen nach Reuter-Liehr (2021)").

Phonemstufen nach Reuter-Liehr (2021)

- **Phonemstufe 1:** Hier kommen nur nicht-lautgleiche Vokalzeichen sowie Buchstaben für Dauerkonsonanten vor. Bei mehrsilbigen Wörtern wird das silbengliedernde Sprechen eingehalten. Die Doppelkonsonanten werden in einen aus- und einen anlautenden Teil gegliedert.
- **Phonemstufe 2:** Hier werden Dauerkonsonanten (h, z, j, ch) eingeführt, die leicht mit anderen Konsonanten verwechselt bzw. nicht immer realisiert werden. Zudem werden harte und weiche Stoppkonsonanten an intervokalischen Stellen vorgestellt.
- **Phonemstufe 3:** Es werden Konsonantenhäufungen innerhalb einer Silbe eingeführt, wobei am Silbenanfang beide und am Silbenende wenigstens der erste dauerhaft aussprechbar sein müssen: z. B. schm (schmecken); schl (schlafen); fl (flauschig); fr (froh).
- **Phonemstufe 4:** Behandelt werden Konsonantenhäufungen, ergänzt durch Verbindungen, in denen ein Verschlusslaut an erster Stelle steht.
  - **Phonemstufe 4a:** Das „qu“ wird eingeführt.
  - **Phonemstufe 4b:** Es werden Konsonantenhäufungen wie „st“ und „sp“, sowie dreigliedrige Konsonantenverbindungen, wie „str“ und „spr“, eingeführt.
- **Phonemstufe 5:** Behandlung von „ie“ als Schreibung des/i:/.
- **Phonemstufe 6:** Schreibung des „ß“ (Unterscheidung des scharfen und des weichen s).

Sobald der Bereich der einsilbigen Wörter überschritten wird, sollte das Erlesen durch Übungen zur Wortanalyse unterstützt werden. Solche Übungen konzentrieren sich auf die Zusammensetzung der Wörter aus häufiger vorkommenden Buchstabengruppen, aus Silben oder auch aus *Morphemen* (diese bestehen aus einem Wortstamm als kleinster bedeutungstragender Einheit, an die Endungen, Zeitformen und Vor- oder Nachsilben angehängt werden). Auf diese Weise wird das Erlesen als stufenweiser Prozess ausgestaltet, der durch die Identifikation größerer, bekannter Einheiten erleichtert wird. In den vorhandenen deutschsprachigen Förderprogrammen wird besonders die Silbengliederung betont. Das Programm von Reuter-Liehr (2021) führt die Silbengliederung als eine dem Lesen und Schreiben vorausgehende Aktivität ein. Durch das *Silbenschreiten* (und ähnliche Aktivitäten) sollen die Kinder beim Lesen und Schreiben an den Aufbau der Wörter und die Silbengliederung gewöhnt werden. Zunächst sollen sie die Wörter in Silben gliedern, indem sie bei jeder Silbe einen Schritt setzen und dabei mit den Armen schwingen. Dann sollen sie diese Gliederung beim Lesen vornehmen. Und schließlich sollen sie die Silbengliederung im Geschriebenen kenntlich machen, indem sie unter den Wörtern Silbenbögen eintragen. Diese Vorgehensweise hat sich im deutschen Sprachraum gut bewährt (Klicpera, Weiss & Gasteiger-Klicpera, 2013).

Aneignung eines Sichtwortschatzes und Erhöhung der Lesegeschwindigkeit

Um die Informationsaufnahme zu beschleunigen und die Wahrnehmungsgeschwindigkeit beim Lesen zu erhöhen, bieten sich folgende Vorgehensweisen an:

(1) *Einsatz von „Blitzkarten“.* Die Wörter werden einzeln auf Karten geschrieben. Beim Üben soll das Kind Gruppen von fünf bis zehn Wörtern erlesen. Danach werden die Karten immer kürzer gezeigt, bis die Darbietungszeit knapp eine Sekunde beträgt. Das Kind muss die Wörter also immer rascher benennen. Hierdurch werden Wahrnehmungsstrategien eingeübt: Die Kinder erlesen die Wörter nicht mehr buchstabenweise, sondern erfassen auf einen Blick größere Worteinheiten, wie z. B. die Silben eines Wortes oder auch das Wort als Ganzes. Unterstützend kann ein Computer eingesetzt werden, der die Darbietungszeit für korrekt gelesene Wörter automatisch verkürzt.

(2) *Erhöhung der Lesegeläufigkeit durch „wiederholtes“ Lesen.* Bei Kindern, welche die Buchstaben-Laut-Zuordnungen beherrschen, sollte die Geläufigkeit des Lesens auch bei verbundenen Texten gesteigert werden. Teils wird dies durch das raschere Erkennen und Wiedergeben einzelner Wörter erreicht. Schon dafür braucht es viel Übungszeit. Die Fortschritte in der Lesegeschwindigkeit, die ein Kind bei einzelnen Wörtern erreicht, werden nämlich kaum auf andere Wörter übertragen. Aus diesem Grund ist als zusätzliche Übungsform das *wiederholte* Lesen von Texten zu empfehlen (Klicpera & Gasteiger-Klicpera, 1998). Auch in dem eingangs beschriebenen Fallbeispiel wurde dieses Vorgehen gewählt, um die Lesefertigkeiten Leas zu verbessern (vgl. Kapitel 11).

(3) *Gruppieren des Wortmaterials.* Für die Beschleunigung der Worterkennung und die Steigerung der Lesegeschwindigkeit ist ausschlaggebend, dass größere schriftsprachliche Einheiten, wie Silben und Buchstabengruppen, erfasst werden (Levy, 2001). Durch Üben sollen diese Einheiten immer schneller zugänglich gemacht und immer rascher abgerufen werden. Deshalb kommt es beim Üben darauf an, Wörter nach Gemeinsamkeiten (z. B. gleiche Vor- oder Nachsilben) und nach Merkmalen, die dem Kind besonders schwerfallen (z. B. Verwechslungen von -chs, -ks und -xs), zu gruppieren. Bei den Leseübungen werden diese kritischen Einheiten immer wieder hervorgehoben. Die Darbietung erfolgt entweder mit Blitzkarten oder mithilfe eines Computers.

(4) *Unterstützung der Lesemotivation.* Um die Geläufigkeit des Lesens zu erhöhen, sollte die Lesemotivation gestärkt werden. Bezüglich Grammatik und Wortwahl sollten die Texte gut verständlich sein. Als Übungsmaterial eignen sich die von Tacke (2012) herausgegebenen Lesehefte, die für verschiedene Schulstufen vorliegen. Von Beginn an sollte dem Kind vermittelt werden, dass seine Bemühungen von Erfolg gekrönt sind. Voraussetzung dafür ist, dass die Schwierigkeit des

Textes für das Kind gut zu meistern ist. Bei der Auswahl der Texte sollten auch die Interessen des Kindes berücksichtigt werden (vgl. Kapitel 22). Lesematerial, das sich an diesen Kriterien orientiert und Texte ähnlichen Inhalts in abgestufter Komplexität anbietet, findet sich in Paleczek, Seifert, Kulmhofer-Brommer, Waldmüller und Gasteiger-Klicpera (2019).

10.4 Hinweise für die organisatorische Umsetzung

Um die Lesefertigkeiten möglichst gut zu fördern, sollten unterschiedliche Aspekte bei ihrer Umsetzung berücksichtigt werden:

- *Frühförderung während des Erstleseunterrichts.* Dass Kinder mit Schwierigkeiten beim Lesen- und Schreibenlernen so früh wie möglich gefördert werden, ist nicht nur pädagogisch sinnvoll, sondern auch höchst effektiv. Frühzeitig eingeleitete Fördermaßnahmen können negative Folgen von Leseschwierigkeiten (z. B. Desinteresse am Lesen) mildern. Daher sollten in der Schule zusätzliche Personen für die individuelle Betreuung von Kindern mit Leseschwierigkeiten zur Verfügung stehen. Nicht immer müssen dies voll ausgebildete Lehrkräfte sein. Viele Aufgaben können von engagierten, für die jeweilige Aufgabe geschulten Lai:innen übernommen werden. Aber auch dann, wenn Lehrkräfte die Förderung selbst übernehmen, benötigen sie dafür eine besondere Vorbereitung und Supervision. Um die Effekte zu generalisieren, muss die Förderung möglichst eng auf den Klassenunterricht abgestimmt werden. Die Förderung sollte zeitlich begrenzt sein und ihr Erfolg kontinuierlich überprüft werden (Schwartz, 2005).
- *Realisierung von Förderprogrammen in der Schule.* Obwohl die Schule der passende Ort für zusätzliche Fördermaßnahmen ist, besteht die Gefahr, dass die Intervention in Konkurrenz zu den regulären Unterrichtsangeboten tritt und daher nur halbherzig durchgeführt wird. Detaillierte Untersuchungen in Österreich haben auf gravierende Mängel bei der Auswahl der Kinder für die jeweilige Fördermaßnahme und bei der Durchführung der Förderangebote aufmerksam gemacht (Klicpera, Gasteiger-Klicpera & Schabmann, 1993). Wenn die Kurse keinem klaren Konzept folgen und keine Vorkehrungen zur Qualitätssicherung ergriffen werden, ist die Gefahr groß, dass trotz allen Bemühens keine Erfolge erzielt werden (vgl. Kapitel 28 und 45).
- *Mitschüler:innen als Tutor:innen.* Mitschüler:innen können die Leseförderung im Unterricht unterstützen (vgl. Kapitel 40). Bewährt hat sich die Arbeit in Kleingruppen, ebenso wie das Lernen in Paaren. Schüler:innen bevorzugen leistungsheterogene Gruppen, in denen sie sich gegenseitig helfen können und nicht zu sehr auf die Unterstützung der Lehrkraft angewiesen sind. Es sollte aber darauf geachtet werden, dass die Lerngruppen oder Lesepaare klare Anweisungen und Arbeitsaufträge erhalten, sodass allen beteiligten Kindern klar

ist, was genau zu tun ist und wie bei der Erledigung der anstehenden Aufgabe vorzugehen ist (Topping, Duran & van Kehr, 2016). Dies gilt auch für die Bildung der Gruppen und die Aufgaben- und Rollenverteilung im Team.

- *Zusammenarbeit mit den Eltern.* Viele Fördermaßnahmen können auch von den Eltern durchgeführt werden (McElvany & Artelt, 2007). Dafür benötigen die Eltern Anleitung und Beratung (vgl. Kapitel 41 und 42). Im Vordergrund stehen das gemeinsame Lesen und das Vorlesen des Kindes. Da in der Schule meist wenig Zeit für selbstständiges Lesen bleibt, ist es sinnvoll, wenn die Eltern den Kindern bei den ersten Schritten des Lesenlernens zur Seite stehen. Denn gerade diese ersten Schritte sind für Kinder mit Lese- und Rechtschreibschwierigkeiten besonders mühevoll. Wenn Eltern dann noch zusätzlichen Druck ausüben, besteht die Gefahr, dass ein Kind die Freude am Lesen schnell verliert. Ein Beispiel dafür, wie das gemeinsame Lesen abwechslungsreich gestaltet werden kann, bietet das „Paired Reading" Programm („Paarweises Lesen" nach Topping et al., 2016). Eltern und Kinder lesen abwechselnd eine Geschichte. Wichtig ist, dass das Kind vom Inhalt der Geschichte gefesselt wird, dass es also wissen will, was weiter passiert und wie die Geschichte ausgeht. Beim gemeinsamen Lesen kommt es weniger auf eine ganz bestimmte Technik an. Wichtig ist, dass die Eltern mit ihren Kindern regelmäßig lesen und dass sie die Lesesituation für das Kind so interessant wie möglich gestalten. Mit den Eltern sollte besprochen werden, wie sie auf Lesefehler so reagieren können (unterstützend statt kritisierend; unaufwendig statt ausufernd; unmittelbar statt verzögert), dass der Lesefluss wenig gestört wird und das Kind die Lust am Lesen nicht verliert.

„Paarweises Lesen" nach Topping, Duran und van Kehr (2016)

Eine im anglo-amerikanischen Sprachraum praktisch erprobte und empirisch bewährte Technik stellt das „paarweise Lesen" dar. In der Schulklasse werden Paare gebildet, wobei jedes Paar aus einem Kind, das vergleichsweise gut lesen kann (Tutor:in), und einem schwächer lesenden Kind (Tutand:in) zusammengesetzt wird.

Beide Kinder sollen dreimal wöchentlich für je eine halbe Stunde miteinander ein Buch lesen, wobei das leseschwächere Kind vom lesestärkeren unterstützt wird. Die Übungsdauer sollte mindestens acht Wochen umfassen. Die Leseaktivität wechselt zwischen dem gemeinsamen lauten Lesen und dem Vorlesen des schwächeren Kindes ab. Das schwächere Kind kann so lange vorlesen, wie es möchte.

Bei Lesefehlern ist das Vorgehen wie folgt: Das lesestärkere Kind soll dem leseschwächeren wenigstens vier Sekunden Zeit geben, damit es das falsch gelesene Wort korrigieren kann. Andernfalls sagt das lesestärkere Kind das richtige Wort vor und das leseschwächere Kind spricht es nach. Die Kinder werden vorab informiert, dass die Bücher sehr interessant und schön zu lesen sind, dass es aber darauf ankommt, die Vorzüge der Bücher selbst zu entdecken. Daher sollen die Lesepartner:innen auch über den Inhalt des Gelesenen miteinander sprechen. Jedes Kind soll am Ende des gemeinsamen Lesens einige Fragen zum Inhalt beantworten. Dadurch wird die Aufmerksamkeit auf das Textverständnis gelenkt. Wichtig ist, dass die Lehrkraft die Arbeit der Lernpaare überwacht und Fehler korrigiert, die einem Paar, z.B. bei der Aufgabenteilung, unterlaufen sind.

10.5 Wirksamkeit und Wirksamkeitsbedingungen

Internationale Untersuchungen zeigen, dass sich die *phonologische Bewusstheit* gut trainieren lässt (vgl. Kapitel 9). Allerdings lassen sich Erfahrungen aus anderen Sprachräumen nicht ohne Weiteres auf das deutsche Schriftsprachsystem übertragen. Wenn die Förderung erst nach Beginn der Einschulung einsetzt, haben Trainings der phonologischen Bewusstheit im deutschsprachigen Bereich keinen spürbaren Einfluss auf die Entwicklung der Lesefähigkeit (Ise, Engel & Schulte-Körne, 2012; Pfost et al., 2019).

Förderprogramme für Leseschwierigkeiten sollten an den jeweiligen Teilleistungsschwierigkeiten der Kinder ansetzen. Allgemeine Trainings, z.B. von Wahrnehmungsfunktionen, haben sich als unwirksam erwiesen (Ise et al., 2012; Klicpera & Gasteiger-Klicpera, 1996). Beziehen sich die Interventionen auf einzelne, konkrete Fertigkeiten, wie das alphabetische Dekodieren oder das rasche Worterkennen, dann werden, sofern frühzeitig interveniert wird, auch längerfristig bedeutsame Effekte erzielt (Denton et al., 2021). Dementsprechend ist die Förderung von Schüler:innen mit Lese-Rechtschreibstörungen besonders effektiv, wenn sie in den ersten Klassenstufen eingeleitet und in Einzel- oder Kleingruppensettings umgesetzt wird. Bei jüngeren Grundschulkindern kommt es auf das Erlesen einzelner Wörter an. Später, also bei älteren Schüler:innen, richtet sich die Aufmerksamkeit immer mehr auf das Verstehen dessen, was gelesen wird. Leseverständnis entsteht, wenn unter Verwendung von Vorwissen kleinere und größere Schlussfolgerungen (*Inferenzbildung*) aus dem Gelesenen gezogen werden (vgl. Kapitel 12). Grundlegend dafür sind, neben inhaltlichem und sprachlichem Hintergrundwissen, umfassende Kenntnisse der Wortbedeutungen.

Maßnahmen zur Förderung der Lesesicherheit und des Worterkennens erreichen meist keine hohen Effektstärken. Bei Schüler:innen mit Teilleistungsstörungen ermittelte Swanson (1999) aber immerhin eine mittlere Effektstärke von 0.59. Der Erfolg der Intervention ist von der Intelligenz des Kindes unabhängig. Bei Kindern, die eine zusätzliche Förderung bereits während des Erstleseunterrichts erhalten, sind die Erfolge größer. Phonologische Defizite stehen der erfolgreichen Förderung entgegen. Zu bedenken ist, dass Fortschritte in der Lesesicherheit keineswegs zwingend Fortschritte in der Lesegeschwindigkeit nach sich ziehen.

Bezüglich der *Förderung der Geläufigkeit und Geschwindigkeit beim Lesen* gilt, dass Übungen zur schnellen Worterkennung zumindest kurzfristig die Lesegeschwindigkeit verbessern können. Damit dieser Effekt stabil bleibt, sind die Wörter wenigstens 15-mal zu wiederholen. Um die Lesegeschwindigkeit nachhaltig zu verbessern, sollten die Übungen möglichst an jedem Schultag stattfinden (Mercer, Campbell, Miller, Mercer & Lane, 2000). Bei Kindern mit erhöhtem Risiko für eine Lese-Rechtschreibstörung sollte die tägliche Übungszeit bei etwa 50 Minuten liegen. Das Training sollte sich über mindestens acht Wochen erstrecken und das Kind sollte nach Möglichkeit von einer Fachkraft angeleitet werden (Torgesen, 2005).

Kim, An, Shin, Lee und Park (2020) führten eine Metaanalyse über Einzelfallstudien zur Förderung von Kindern mit Leseschwierigkeiten durch. Sie stellten fest, dass Interventionen zur schnellen Worterkennung die höchste Wirksamkeit erzielten, gefolgt von Interventionen zum Leseverständnis, zum Aufbau des Wortschatzes und zur Förderung der phonologischen Bewusstheit. Die Fördereffekte zur Leseflüssigkeit fielen dagegen nur mäßig aus. Dass Interventionen zur Förderung des Leseverständnisses wirksam sind, fanden auch Fliderman, Austin, Boucher, O'Donell und Swanson (2021) für die Klassenstufen 3 bis 12 (vgl. Kapitel 31). Bei Kindern mit Leseschwierigkeiten in den unteren Klassenstufen ist zu beachten, dass Schwierigkeiten im Leseverständnis häufig mit Schwierigkeiten beim Erlesen einzelner Wörter verbunden sind. Bei jüngeren Kindern sollten das Verständnis von Textaussagen und das Lesen von Wörtern daher gemeinsam geschult werden (Fliderman et al., 2021).

In einer Übersichtsarbeit zur Förderung von Leseleistungen bei Kindern und Jugendlichen mit Lesestörungen stellten Galuschka und Schulte-Körne (2015) fest, dass Trainings besonders erfolgversprechend sind, wenn sie sich direkt am Lesevorgang orientieren. Typisch dafür sind systematische Übungsprogramme (a) zur Buchstaben-Laut-Zuordnung (und umgekehrt) sowie (b) zur Zergliederung und zum Zusammenfügen von Wortbestandteilen (z. B. Silben). Deutschsprachige Programme, die solche Übungen in den Mittelpunkt der Förderung stellen, sind „Flüssig lesen lernen" nach Tacke (2012) und die „Lautgetreue Lese-Rechtschreibförderung" nach Reuter-Liehr (2021). In einer Wirksamkeitsanalyse deutschsprachiger Programme zur Förderung von Kindern mit Lese-Rechtschreibstörungen fanden Ise et al. (2012), dass die Wirksamkeit der Intervention von deren Dauer und Intensität abhängt. Um wirksam zu sein, sollte die Förderung mindestens 20 bis 30 Übungseinheiten umfassen (Kim et al., 2020).

Auch im Bereich der Leseförderung gilt: Die Effekte, die Wochen oder Monate nach der Intervention ermittelt werden, fallen meist schwächer aus als die Effekte, die unmittelbar nach der Intervention zu beobachten sind. Um abzusichern, dass der trainingsbedingte Zuwachs in der jeweiligen Leseleistung über die Zeit aufrechterhalten wird, bietet es sich an, Wiederauffrischungssitzungen durchzuführen.

10.6 Literatur

Grundlegende Literatur

Klicpera, C. & Gasteiger-Klicpera, B. (1998). *Psychologie der Lese- und Schreibschwierigkeiten - Entwicklung, Ursachen, Förderung* (2. Aufl.). Weinheim: Beltz.

Klicpera, C., Schabmann, A., Gasteiger-Klicpera, B. & Schmidt, B. (2020). *Legasthenie - LRS: Modelle, Diagnose, Therapie und Förderung* (6. Aufl.). München: Ernst Reinhardt. https://doi.org/10.36198/9783838554822

Snowling, M.J., Hulme, C. & Nation, K. (2020). Defining and understanding dyslexia: Past, present and future. *Oxford Review of Education, 46,* 501–513. https://doi.org/10.1080/03054985.2020.1765756

Weiterführende Literatur

Denton, A.C., Hall, C., Cho, E., Cannon, G., Scammacca, N. & Wanzek, J. (2021). A meta-analysis of the effects of foundational skills and multicomponent reading interventions on reading comprehension for primary-grade students. *Learning and Individual Differences, 93,* 102062. https://doi.org/10.1016/j.lindif.2021.102062

Einsiedler, W., Frank, A., Kirschhock, E.M., Martschinke, S. & Treinies, G. (2002). Der Einfluss verschiedener Unterrichtsmethoden auf die phonologische Bewusstheit sowie auf die Lese- und Rechtschreibleistungen im 1. Schuljahr. *Psychologie in Erziehung und Unterricht, 49,* 194–209.

Fliderman, M. J, Austin, C.R., Boucher, A.N., O'Donnell, K. & Swanson, E.A. (2021). A meta-analysis of the effects of reading comprehension interventions on the reading comprehension outcomes of struggling readers in third through 12th Grades. *Exceptional Children,* 1–22. https://doi.org/10.1177/00144029211050860

Galuschka, K. & Schulte-Körne, G. (2015). Evidenzbasierte Interventionsansätze und forschungsbasierte Programme zur Förderung der Leseleistung bei Kindern und Jugendlichen mit Lesestörung: Ein systematisches Review. *Zeitschrift für Erziehungswissenschaften, 18,* 473–487. https://doi.org/10.1007/s11618-015-0650-6

Ise, E., Engel, R.R. & Schulte-Körne, G. (2012). Was hilft bei der Lese-Rechtschreibstörung? Ergebnisse einer Metaanalyse zur Wirksamkeit deutschsprachiger Förderansätze. *Kindheit und Entwicklung, 21*(2), 122–136. https://doi.org/10.1026/0942-5403/a000077

Kim, D., An, Y., Shin, H.G., Lee, J. & Park, S. (2020). A meta-analysis of single-subject reading intervention studies for struggling readers: Using Improvement Rate Difference (IRD). *Heliyon, 6,* 1–8. https://doi.org/10.1016/j.heliyon.2020.e05024

Klicpera, C., Gasteiger-Klicpera, B. & Schabmann, A. (1993). *Lesen und Schreiben. Entwicklung und Schwierigkeiten.* Bern: Huber.

Klicpera, C., Weiss, J. & Gasteiger-Klicpera, B. (2013). Erfolg einer schulischen Legastheniker-Förderung für Kinder der 3. und 4. Schulstufe nach dem Programm von Reuter-Liehr. *Heilpädagogische Forschung, 39*(2), 87–95.

May, H., Blakeney, A., Shrestha, P., Mazal, M. & Kennedy, N. (2022). *Longer-term impacts of Reading Recovery through third and fourth grade: A regression discontinuity study from 2011–2012 through 2016–2017.* Paper presented at the Annual Meeting of the American Education Research Association. San Diego, CA.

McElvany, N. & Artelt, C. (2007). Das Berliner Eltern-Kind Leseprogramm: Konzeption und Effekte. *Psychologie in Erziehung und Unterricht, 4,* 314–332.

Mercer, C.D., Campbell, K.U., Miller, M.D., Mercer, K.D. & Lane, H.B. (2000). Effects of a reading fluency intervention for middle schoolers with specific learning disabilities. *Learning Disabilities Research and Practice, 15,* 179–189. https://doi.org/10.1207/SLDRP1504_2

Paleczek, L., Seifert, S., Kulmhofer-Brommer, A., Waldmüller, K. & Gasteiger-Klicpera, B. (2019). LARS – Ein Leseförderprogramm mit Wortschatzarbeit und differenzierten Materialien für den inklusiven Unterricht in der Grundschule. In L. Paleczek & S. Seifert (Hrsg.), *Inklusiver Leseunterricht. Leseentwicklung, Diagnostik und Konzepte* (S. 283–312). Wiesbaden: Springer.

Pinnell, G.S., Lyons, C.A., Deford, D.E., Bryk, A.S. & Seltzer, M. (1994). Comparing instructional models for the literacy education of high-risk first graders. *Reading Research Quarterly, 29,* 8–39. https://doi.org/10.2307/747736

Pfost, M., Blatter, K., Artelt, C., Stanat, P. & Schneider, W. (2019). Effects of training phonological awareness on children's reading skills. *Journal of Applied Developmental Psychology, 65,* 101067. https://doi.org/10.1016/j.appdev.2019.101067

Schwartz, R.M. (2005). Literacy learning of at-risk first-grade students in the Reading Recovery early intervention. *Journal of Educational Psychology, 97,* 257–267. https://doi.org/10.1037/0022-0663.97.2.257

Seifert, S., Schwab, S. & Gasteiger-Klicpera, B. (2015). Effects of a whole-class reading program designed for different reading levels and the learning needs of L1 and L2 children. *Reading & Writing Quarterly: Overcoming Learning Difficulties, 32*(6), 499–526. https://doi.org/10.1080/10573569.2015.1029176

Swanson, H.L. (1999). Reading research for students with LD: A meta-analysis of intervention outcomes. *Journal of Learning Disabilities, 32,* 504–532. https://doi.org/10.1177/002221949903200605

Topping, K., Duran, D. & van Kehr, H. (2016). *Using peer-tutoring to improve reading skills. Peer-assisted learning.* London: Routledge.

Torgesen, J.K. (2005). Recent discoveries on remedial interventions for children with dyslexia. In M.J. Snowling & C. Hulme (Eds.), *The science of reading: A handbook* (pp. 521–537). Oxford, UK: Blackwell.

Vellutino, F.R., Scanlon, D.M., Sipay, E.R., Small, S.G., Pratt, A., Chen, R.S. et al. (1996). Cognitive profiles of difficult-to-remediate and readily remediated poor readers: Early intervention as a vehicle for distinguishing between cognitive and experiential deficits as basic causes of specific reading disability. *Journal of Educational Psychology, 88,* 601–638. https://doi.org/10.1037/0022-0663.88.4.601

Material

Blumenstock, L. (2004). *Handbuch der Leseübungen. Vorschläge und Materialien zur Gestaltung des Erstleseunterrichts mit Schwerpunkt im sprachlich-akustischen Bereich* (7. Aufl.). Weinheim: Beltz.

Dummer-Smoch, L. & Hackethal, R. (2021). *Handbuch zum Kieler Leseaufbau* (10. Aufl.). Kiel: Veris.

Findeisen, U., Melenk, G. & Schillo, H. (2021). *Lesen lernen durch lauttreue Leseübungen* (5. Aufl.). Bochum: Winkler.

Klicpera, C. & Gasteiger-Klicpera, B. (1996). Auswirkungen einer Schulung des zentralen Hörvermögens nach edukinesiologischen Konzepten auf Kinder mit Lese- und Rechtschreibschwierigkeiten. *Heilpädagogische Forschung, 22,* 57–64.

Kossow, H.J. (1991). *Leitfaden zur Bekämpfung der Lese-Rechtschreibschwäche. Übungsbuch und Kommentare* (2. Aufl.). Berlin: VEB Deutscher Verlag der Wissenschaften.
Küspert, P. & Schneider, W. (2018). *Hören, lauschen, lernen. Sprachspiele für Kinder im Vorschulalter - Würzburger Trainingsprogramm zur Vorbereitung auf den Erwerb der Schriftsprache* (7. Aufl.). Göttingen: Vandenhoeck & Ruprecht.
Levy, B.A. (2001). Moving the bottom: Improving reading fluency. In M. Wolf (Ed.), *Dyslexia, fluency and the brain* (pp. 357–379). Parkton, MD: York Press.
Mayer, A. (2020). *Test zur Erfassung der phonologischen Bewusstheit und der Benennungsgeschwindigkeit (TEPHOBE)*. München: Reinhardt.
Moll, K. & Landerl, K. (2014). *Lese- und Rechtschreibtest: Weiterentwicklung des Salzburger Lese- und Rechtschreibtests (SLRT) (SLRT-II)* (2., korrigierte Aufl.). Göttingen: Hogrefe.
Reuter-Liehr, C. (2021). *Lautgetreue Lese-Rechtschreibförderung* (Bd. 3, 5. Aufl.). Bochum: Winkler.
Tacke, G. (2012). *Flüssig lesen lernen*. Donauwörth: Auer.

11 Flüssiges Lesen fördern

Vanessa A. Völlinger

Fallbeispiel

Annika besucht die 3. Klasse einer Grundschule. Im Vergleich zu ihren Mitschüler:innen liest sie auffällig langsam und mühevoll. Bei längeren Wörtern macht sie viele Lesefehler. Sie überliest Wortendungen oder ganze Wörter, ohne sich selbst zu korrigieren. Liest sie einen Text laut vor, ist keine Betonung erkennbar. Annika vermeidet es, im Unterricht vorzulesen. Sie sagt, dass ihr das Lesen keinen Spaß mache und sie auch in ihrer Freizeit nicht gerne lese.

Eine testdiagnostische Untersuchung zeigt, dass Annika sowohl im Leseverständnis als auch in der Leseflüssigkeit Rückstände im Vergleich zu anderen Kindern ihrer Klassenstufe aufweist. Im „Leseverständnistest für Erst- bis Siebtklässler – Version II" (ELFE II; Lenhard, Lenhard & Schneider, 2020) erreicht sie einen T-Wert von 39 (Durchschnittswert: T = 50; *SD* = 10). Im „Salzburger Lese-Screening für die Schulstufen 2–9" (SLS 2–9; Wimmer & Mayringer, 2014), welches der Erfassung des flüssigen Lesens dient, erreicht sie einen Rohwert von 15 (Lesequotient 75, einzuordnen im schwachen Bereich). Aufgrund des deutlich unterdurchschnittlichen SLS-Wertes und der beobachteten Auffälligkeiten beim lauten Vorlesen, werden als Ziel der Förderung festgelegt, dass Annika sich im flüssigen Lesen verbessern und Anschluss an die Leistungen ihrer Altersgruppe finden soll.

Mithilfe der Intervention sollen zunächst Annikas Lesegeschwindigkeit erhöht und ihre Lesefehler verringert werden. In einer Anschlussphase soll Annika dann angeleitet werden, eine sinngestaltende Betonung beim Lesen auszubilden. Dazu arbeitet Annika zweimal pro Woche für je 45 Minuten mit einer Förderkraft bzw. Trainerin zusammen. In den Sitzungen wird die Methode des „wiederholten Lesens" eingesetzt. Um die Automatisierung in der Worterkennung zu fördern und die Lesegeschwindigkeit zu steigern, liest Annika in jeder Sitzung einen Text mehrmals laut vor und wird bei Lesefehlern durch ihre Trainerin korrigiert. Um die Wirksamkeit des Vorgehens abzusichern, wird wöchentlich die „Lernfortschrittsdiagnostik Lesen“ (LDL; Walter, 2010) eingesetzt. Vor Beginn der Förderung wird die LDL dreimal eingesetzt. Als Ausgangswert werden für Annika 23 Punkte (T-Wert=33) ermittelt. Ausgehend von diesem Wert wird dann ein Leistungsziel festgelegt. Da keine Normen für eine durchschnittliche wöchentliche Leistungsverbesserung vorliegen, kann man sich bei der Zielwahl an den Normen standardisierter Verfahren wie z. B. der LDL orientieren. Als Zielwert wird eine Leseflüssigkeit im durchschnittlichen Leistungsbereich angestrebt (mindestens 44 Punkte, T-Wert>40). Dafür wird eine Trainingszeit von zehn Wochen eingeplant.

In den beiden ersten Wochen kann Annika ihre Leseleistungen sichtbar steigern. In der dritten, vierten und fünften Woche fällt sie hinter das anvisierte Ziel zurück. Darauf reagiert die Förderkraft mit einer Programmänderung. Um Annikas *Sichtwortschatz* auszubauen, führt sie ergänzend die Methode der „Blitzwortkarten“ ein. Nach zehn Trainingswochen ist anhand der LDL zu erkennen, dass sich Annikas Leseflüssigkeit verbessert hat. In der zehnten Woche erreicht sie 46 Punkte (T-Wert=41), sodass ihre Leistung jetzt im durchschnittlichen Bereich einzuordnen ist.

11.1 Kurzbeschreibung der Methode und ihres theoretischen Hintergrunds

Mit flüssigem Lesen wird das korrekte, mühelose, zügige und ausdrucksreiche Lesen eines Textes bezeichnet (Meyer & Felton, 1999). Dementsprechend umfasst flüssiges Lesen vier Aspekte (Rosebrock & Nix, 2006):

1. Lesegenauigkeit: Gute Leser:innen lesen sorgfältig und genau. Lesefehler unterlaufen ihnen kaum. Geschieht dies dennoch, so erkennen sie ihren Fehler selbstständig und verbessern ihn von sich aus.
2. Automatisierung: Gute Leser:innen erkennen viele Wörter automatisch, quasi auf den ersten Blick. Dazu greifen sie beim Lesen auf einen umfangreichen Sichtwortschatz zurück.
3. Lesegeschwindigkeit: Gute Leser:innen lesen Texte zügig, optimalerweise in Gesprächsgeschwindigkeit. Ihr Lesetempo passen sie der Schwierigkeit des Textes und dem gegebenen Leseanlass an.
4. Ausdrucksvolles Vorlesen („Prosodie“): Gute Leser:innen lesen ausdrucksstark, sodass beim Vorlesen die Bedeutung des Gelesenen verdeutlicht wird (z. B. durch Betonung von Wörtern; durch Setzen von Pausen; durch Heben oder Senken der Stimme).

Im Laufe der Leseentwicklung schreiten Kinder vom anfänglichen Erraten von Wörtern, über das langsame Erlesen von Wörtern zum schnellen Erkennen von

Wörtern voran. Die größten Entwicklungsschritte absolvieren sie in den ersten Schuljahren (Richter, Isberner, Naumann & Kutzner, 2012). Am Beginn der Grundschule lernen sie, welche Laute welchen Buchstaben zuzuordnen sind. Auf dieser Grundlage können unbekannte Wörter „lautierend“ erlesen werden *(rekodieren)*. Wenn das erlesene Wort im Wortschatz des Kindes abgespeichert ist, kann anschließend auch seine Wortbedeutung abgerufen werden *(dekodieren)*.

In dieser Entwicklung nehmen Vorgänge, die *automatisch*, d.h. ohne viel Aufmerksamkeit und Anstrengung ablaufen, einen immer größeren Raum ein. Zuerst werden nicht mehr einzelne Buchstaben erlesen, sondern größere Einheiten, wie z.B. Silben, erfasst. Später werden dann komplette Wörter als Ganzes erkannt. Die Leserin bzw. der Leser sieht ein geschriebenes Wort (orthografischer Aspekt), ordnet diesem eine bestimmte Bedeutung zu (semantischer Aspekt) und ruft die Lautierung für die korrekte Aussprache ab (phonologischer Aspekt). Geübte Leser:innen greifen beim Lesen auf einen umfangreichen Sichtwortschatz zurück. Dieser umfasst vertraute, bereits abgespeicherte Wörter, die von ihrer Schreibung her als Ganzes erkannt werden. Erst wenn das Lesen zügig erfolgt, kann die Bedeutung des Gelesenen verstanden werden. Die Fähigkeit, einzelne Wörter rasch zu erkennen, bildet die Voraussetzung dafür, dass auch ganze Sätze oder Textabschnitte mit angemessenem Tempo gelesen werden. Wiederholendes Lesen beschleunigt diesen Vorgang. Nicht zuletzt kommt es beim lauten Vorlesen darauf an, die Bedeutung des Vorgelesenen durch eine angemessene Betonung zu untermalen. Dazu variieren gute Vorleser:innen Sprechmerkmale, wie Tempo, Tonhöhe und Melodie, und machen kürzere oder längere Pausen, um z.B. an einer bestimmten Textstelle Spannung zu erzeugen.

Ist das Kind in der Lage, einen Text ohne größere Anstrengung vorzulesen, so kann es seine Aufmerksamkeit jetzt darauf ausrichten, sich intensiver mit dem Inhalt des Gelesenen zu beschäftigen (LaBerge & Samuels, 1974). Bei Schüler:innen mit Leseschwierigkeiten entwickelt sich die Automatisierung nur zögerlich und bleibt letztlich unvollständig. Teils oder ganz wird ihre Aufmerksamkeit durch das buchstaben- oder silbenweise Erlesen jedes einzelnen Wortes ausgelastet. Daher fällt es Kindern mit Leseschwierigkeiten schwer, sich die Bedeutung eines Textes durch eigenes Nachdenken zu erschließen (Cirino et al., 2013).

Wie gut ein Text verstanden wird, spiegelt sich auch darin wider, ob der Text ausdrucksvoll vorgelesen wird (Hasbrouk & Glaser, 2018; Kuhn & Stahl, 2003). Nach der „Tandemtheorie“ des Lesens (Paige, Rasinski, Magpuri-Lavell & Smith, 2014) machen geübte Leser:innen beim Vorlesen kaum Fehler, versuchen aber, den jeweiligen Text ausdrucksstark vorzutragen. Ihre Lesegeschwindigkeit passen sie dem Verständnis der Textaussagen an. So wird ein Text, der einfach geschrieben ist, zügiger gelesen als ein Text, der unvertraute Aussagen und schwierige Formulierungen enthält.

Leseflüssigkeit bildet eine wichtige Voraussetzung für die Entwicklung des Leseverständnisses (Rasinski & Padak, 2013). Kim, Quinn und Petscher (2021) fanden, dass die Höhe der Leseflüssigkeit, gemessen bei Kindern der 1. Klasse, die Qualität des sinnverstehenden Lesens in der 3. Klasse vorhersagte. Die Ausbildung eines sicheren Leseflusses stellt daher ein wichtiges Lernziel für die Leseentwicklung im Grundschulalter dar.

Kinder, die flüssig lesen können, lesen oft und viel, was sich auf die Entwicklung ihrer Lesefähigkeiten günstig auswirkt (Chall, 1996; Stanovich, 1986). Rückstände im flüssigen Lesen verfestigen sich hingegen schnell (Landerl & Wimmer, 2008). Kinder mit Leseschwierigkeiten empfinden das Lesen oftmals als anstrengend oder gar als quälend. Lesesituationen versuchen sie aus dem Weg zu gehen. Daher fehlt es ihnen an Übungszeit; ihre Defizite weiten sich immer mehr aus (Rosebrock, Nix, Rieckmann & Gold, 2014). Ohne intensive Förderung lassen sich diese Rückstände kaum mehr aufholen. Klicpera und Gasteiger-Klicpera (1993) fanden, dass Schüler:innen, die Mitte der Grundschulzeit durch eine geringe Leseflüssigkeit auffielen, am Ende der 4. Klasse Rückstände im flüssigen Vorlesen von mehr als zwei Schuljahren aufsummiert hatten.

Um einer solchen Verfestigung entgegenzuwirken, sollte sich eine Intervention auf die vier Eckpfeiler guten Vorlesens stützen: Genauigkeit, Automatisierung, Geschwindigkeit und Ausdrucksstärke. Dies lässt sich erreichen, indem unterschiedliche Vorgehensweisen miteinander verknüpft werden: unmittelbares Feedback und sofortige Fehlerkorrektur zur Förderung der Lesegenauigkeit; Einsatz von „Blitzwortkarten“ zur Ausbildung der automatischen Worterkennung; wiederholendes Lesen zur Steigerung der Lesegeschwindigkeit sowie gemeinsames Lesen mit einer Modellperson zur Förderung des ausdrucksvollen Vorlesens.

Erfassung der Leseflüssigkeit

Ein gängiges Maß zur Bestimmung der Leseflüssigkeit ist die *Anzahl korrekt gelesener Wörter pro Minute*. Sowohl die Leseintention als auch die Textschwierigkeit verändern das Lesetempo. Versierte Vorleser:innen erreichen eine Lesegeschwindigkeit von 120 bis 150 Wörtern pro Minute (Rosebrock & Gold, 2018). Dieses Tempo entspricht in etwa der durchschnittlichen Sprechgeschwindigkeit in einer Gesprächssituation. Wie die Leseflüssigkeit eines einzelnen Kindes oder Jugendlichen einzustufen ist, ergibt sich anhand standardisierter Tests aus dem Vergleich mit anderen Kindern und Jugendlichen derselben Alters- oder Klassenstufe. Nach der LDL von Walter (2010) liegt die mittlere Lesegeschwindigkeit bei Kindern der 2. Klasse bei durchschnittlich 47 bis 49 Wörtern pro Minute. In der 4. Klasse steigt die Geschwindigkeit dann rasch auf durchschnittlich 94 bis 95 Wörter pro Minute an.

11.2 Indikation der Methode

Eine Förderung des flüssigen Lesens ist angezeigt, wenn ein Kind im Vergleich zu anderen Kindern seiner Alters- oder Klassenstufe deutlich langsamer liest und beim Lesen viele Fehler macht. Gelesen wird mühevoll, oftmals nur stockend und das Vorgelesene hört sich eintönig an.

In einer testdiagnostischen Untersuchung werden unterschiedliche Aspekte der Leseflüssigkeit sowie das Leseverständnis abgeprüft. Für Schüler:innen der Grundschule und Sekundarstufe können folgende Instrumente eingesetzt werden:

- „Lernfortschrittsdiagnostik Lesen“ (LDL; Walter, 2010): Dieses Testverfahren wird zur Diagnostik der Leseflüssigkeit im Einzelsetting eingesetzt. Erfasst wird als gängiges Maß der Leseflüssigkeit die Anzahl der pro Minute korrekt gelesenen Wörter (siehe „Erfassung der Leseflüssigkeit“). Das Verfahren kann zur Abbildung des momentanen Leistungsniveaus, aber auch verlaufsorientiert zur Lernfortschrittsdiagnostik verwendet werden.
- „Salzburger Lese-Screening für die Schulstufen 2–9“ (SLS 2–9; Wimmer & Mayringer, 2014): Dieses Verfahren erfasst basale Lesefähigkeiten, insbesondere aber die Lesegeschwindigkeit, in Einzel- oder Gruppensettings.
- „Lesegeschwindigkeits- und -verständnistest für die Klassen 5–12“ (LGVT 5–12+; Schneider, Schlagmüller & Ennemoser, 2017): Damit werden ab der 5. Klasse Lesetempo und Leseverständnis erfasst.
- „Ein Leseverständnistest für Erst- bis Siebtklässler – Version II“ (ELFE II; Lenhard et al., 2020): Erfasst werden Leseverständnis, Leseflüssigkeit und Lesegenauigkeit auf der Wort-, Satz- und Textebene. Das Verfahren kann im Einzel- oder im Gruppensetting eingesetzt werden.
- „Lesetestbatterien für die Klassenstufen 6–7 (LESEN 6–7) oder 8–9 (LESEN 8–9)“ (Bäuerlein, Lenhard & Schneider, 2012): Überprüft werden die basale Lesefähigkeit sowie das Textverständnis für erzählende und für erklärende Texte im Einzel- oder Gruppensetting.
- „Skala zur Einschätzung der Intonationsfähigkeit“ (Rosebrock et al., 2014): Auf einer vierstufigen Skala wird der Ausdruck beim lauten Vorlesen eingeschätzt. Dafür werden Texte mit unterschiedlichen Schwierigkeitsstufen bereitgestellt. Für die Beurteilung können aber auch andere Texte verwendet werden.

Werden trotz hinreichender Kenntnisse der Buchstaben-Laut-Zuordnungen Rückstände im zügigen und korrekten Lesen festgestellt, so ist eine direkte Förderung der Leseflüssigkeit angezeigt. Um zu prüfen, wie gut die Buchstaben-Laut-Zuordnungen beherrscht werden, werden dem Kind gut lesbare, aber bedeutungsfreie Wörter zum Vorlesen vorgelegt. Kann das Kind solche „Pseudowörter“ korrekt lautieren, so ist davon auszugehen, dass es die Buchstaben-Laut-Zuordnungen beherrscht. Ergibt die Testung, dass die Leseflüssigkeit unauffällig ist, aber Defizite im Textverständnis bestehen, so sollte vorrangig das sinnverstehende Lesen geschult werden (vgl. Kapitel 12).

11.3 Detaillierte Beschreibung des Vorgehens

Eine Förderung des flüssigen Lesens sollte möglichst alle vier Aspekte des flüssigen Lesens als Ansatzpunkte der Intervention auswählen. Um das Kind nicht zu überfordern, ist je nach Art der Defizite ein stufenweises Vorgehen zu empfehlen. Sind Lesefehler noch ein größeres Problem, so wie im oben beschriebenen Fallbeispiel, sollte das korrekte Vorlesen zunächst im Mittelpunkt der Förderung stehen. Daran anschließend wären die schnelle Worterkennung und die Steigerung der Lesegeschwindigkeit auf der Satz- und Textebene anzugehen. Und darauf aufbauend kann dann auch das ausdrucksvolle Vorlesen geschult werden.

Nachfolgend werden Aufbau und Ablauf eines solchen Trainings für das eingangs beschriebene Fallbeispiel von Annika dargestellt. Die Förderung wird im Eins-zu-ein-Verhältnis durch eine Fachkraft durchgeführt, die im Folgenden als „Trainerin“ bezeichnet wird.

Motivation für die Förderung herstellen

Um Annika für die Teilnahme an dem Training einzunehmen, erarbeitet die Trainerin mit ihr in einem „Kennenlerngespräch“, (a) warum und wofür flüssiges Lesen wichtig ist (um beim Lesen etwas dazuzulernen; um Texte zu lesen, deren Inhalt interessant ist; um sich mit anderen über Texte austauschen zu können); (b) worin Annikas Schwierigkeiten beim Lesen bestehen (siehe Fallbeispiel) und (c) was ihr helfen könnte, diese Schwierigkeiten zu überwinden. Es sollte deutlich werden, dass ein Training Mühe macht, aber lohnenswert ist und, dass das Kind (hier Annika) durch eigene Anstrengung und mithilfe der Trainerin erfolgreich sein wird. Veranschaulicht wird dies durch den Vergleich z. B. mit sportlichen Fähigkeiten, die intensiv und regelmäßig trainiert werden müssen, um gute Leistungen zustande zu bringen. Gegebenenfalls werden die Förderziele in Rahmung eines „Verhaltensvertrags“ (vgl. Kapitel 36) präzisiert und mit der Schülerin verbindlich vereinbart. Treten Verhaltensschwierigkeiten, wie z. B. unaufmerksames Arbeitsverhalten oder andauernde Motivationsprobleme hinzu, so sollte die Förderung durch Belohnungsanreize (z. B. Tausch-Verstärker) ergänzt werden (vgl. Kapitel 19 und 35). Die Schülerin sammelt dann Punkte, etwa für engagierte Mitarbeit oder für pünktliches Erscheinen, die sie gegen Belohnungen, zumeist bei den Eltern, eintauschen kann.

Im „Kennenlerngespräch“ wird Annika über den organisatorischen Rahmen des Trainings informiert, so z. B. über Dauer und Umfang der Stunden, über die genauen Termine und über den Trainingsraum. Um für die Schülerin ansprechendes Textmaterial auswählen zu können, erfragt die Trainerin, welche Hobbys und Interessen Annika hat. Außerdem erklärt sie Annika die Lernverlaufsgrafik, welche anhand der Daten aus der LDL (Walter, 2010) erstellt werden soll. Um Annikas Ausgangslage einschätzen zu können, wird die LDL in der Woche vor Trainingsbeginn an drei unterschiedlichen Tagen durchgeführt. Als Ausgangswert (Median der drei Messungen) werden für Annika 23 Punkte (T-Wert=33) ermittelt. Dieser Punkt wird in der Grafik markiert (siehe Pfeilspitze in Abbildung 11.1). Anschließend wird mit Annika besprochen, dass der Zielwert für die Förderung 44 Punkte betragen soll (siehe gestrichelte Linie in Abbildung 11.1). Dies entspricht einer Leistung im unteren Durchschnittsbereich.

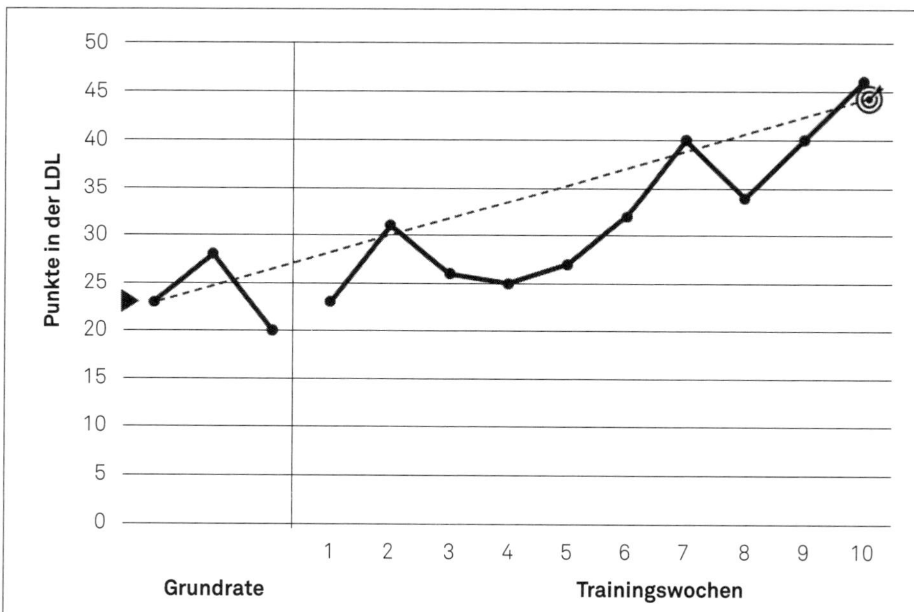

Abbildung 11.1: Annikas Lernverlaufsdiagramm für die in der LDL erreichten Punkte. Die senkrechte Linie markiert den Beginn des Trainings. Zuvor wurde Annikas Leseleistung drei Mal erfasst (Grundrate). Die gestrichelte Linie stellt die Ziellinie in der Trainingsphase dar, die durchgezogene Linie zeigt Annikas tatsächlichen Leistungsverlauf.

Woche 1 bis Woche 4 der Förderung

Zu Beginn liegt der Schwerpunkt der Förderung darauf, Annikas Lesefehler zu vermindern und ihre Lesegeschwindigkeit zu erhöhen. Das Training findet zweimal pro Woche für 30 bis 45 Minuten statt. Einmal in der Woche wird zu Beginn der

Trainingsstunde die LDL nach Walter (2010) durchgeführt. Nach der Sitzung wertet die Trainerin den Test aus, trägt den erreichten Wert in das Verlaufsdiagramm (vgl. Abbildung 11.1) ein und berichtet Annika in der folgenden Stunde, wie viele Punkte sie erreicht hat.

Bevor der Text für die jeweilige Stunde zum ersten Mal gelesen wird, überlegt die Trainerin zusammen mit Annika anhand der Überschrift, worum es in dem Text gehen könnte. So wird bestehendes Vorwissen aktiviert und Annikas Interesse für den Textinhalt angeregt. Obgleich es in der Förderung vorrangig um das flüssige Lesen geht, sollte der Inhalt der behandelten Texte stets besprochen werden. Dies verdeutlicht, worin das Ziel des flüssigen Lesens besteht: Mühelos zu Lesen, um den Text besser verstehen zu können.

Anschließend liest Annika den Text mehrmals laut vor („Repeated Reading"). Für jeden Durchgang notiert die Trainerin auf einem Leseprotokoll, wie viele Wörter Annika pro Minute richtig gelesen hat.

- Im *ersten Durchgang* liest Annika den Text laut vor. Wenn sie einen Fehler macht, weist die Trainerin sie darauf hin und fordert sie auf, das Wort nochmals zu lesen. Liest Annika das Wort abermals fehlerhaft, versucht die Trainerin, das Wort gemeinsam mit Annika zu erlesen. Ist dies zu schwierig, kann die Trainerin das Wort auch selbst vorlesen. Wichtig ist, dass Annika das betreffende Wort anschließend selbst vorlesen kann. Die Lehrkraft notiert auf ihrem Protokoll, an welchen Stellen Annika Lesefehler macht und welchen Textumfang sie innerhalb einer Minute korrekt gelesen hat. Auf dieser Grundlage wird das Ziel für die aktuelle Trainingsstunde festgelegt: Wie viele Wörter pro Minute will Annika *am Ende der Stunde* richtig lesen können? Das Ziel sollte herausfordernd, aber erreichbar sein. Annika liest einen Text im ersten Durchgang mit 30 korrekten Wörtern pro Minute. Das Ziel wird auf 45 Wörter festgelegt, was einer Steigerung um 50 % entspricht. Die korrekt gelesenen Wörter werden auf einem Leseprotokoll notiert. Damit Annika sehen kann, welche Fortschritte sie innerhalb einer Sitzung macht, wird das Leseprotokoll in Form einer Treppe dargestellt (vgl. Abbildung 11.2). Dort trägt Annika selbst ein, wie viele Stufen in Richtung ihres Ziels sie schon erklommen hat. Wörter, die Annika Schwierigkeiten bereiten oder die ihr unbekannt sind, werden mit ihr besprochen, sodass sie diese Wörter anschließend leichter erlesen kann.
- Im *zweiten Durchgang* liest Annika den Text erneut laut vor. Die Trainerin achtet auf Lesefehler, notiert diese und unterstützt Annika bei der Korrektur. Außerdem erfasst sie für eine Minute die Leseflüssigkeit. Die erreichte Treppenhöhe von 34 korrekt gelesenen Wörtern pro Minute markiert Annika wieder selbst. Wörter, bei denen sie Fehler gemacht hat, werden nochmals geübt, damit sich die Fehler nicht wiederholen und den Lesefluss stören.
- Es folgt mindestens noch ein *dritter Durchgang*, nach dem gleichen, bereits beschriebenen, Vorgehen. Falls erforderlich und zeitlich möglich, können *weitere*

Durchgänge folgen. Wichtig ist, dass Annika ihr Stundenziel erreicht und die Sitzung mit gestärktem Selbstvertrauen verlassen kann.

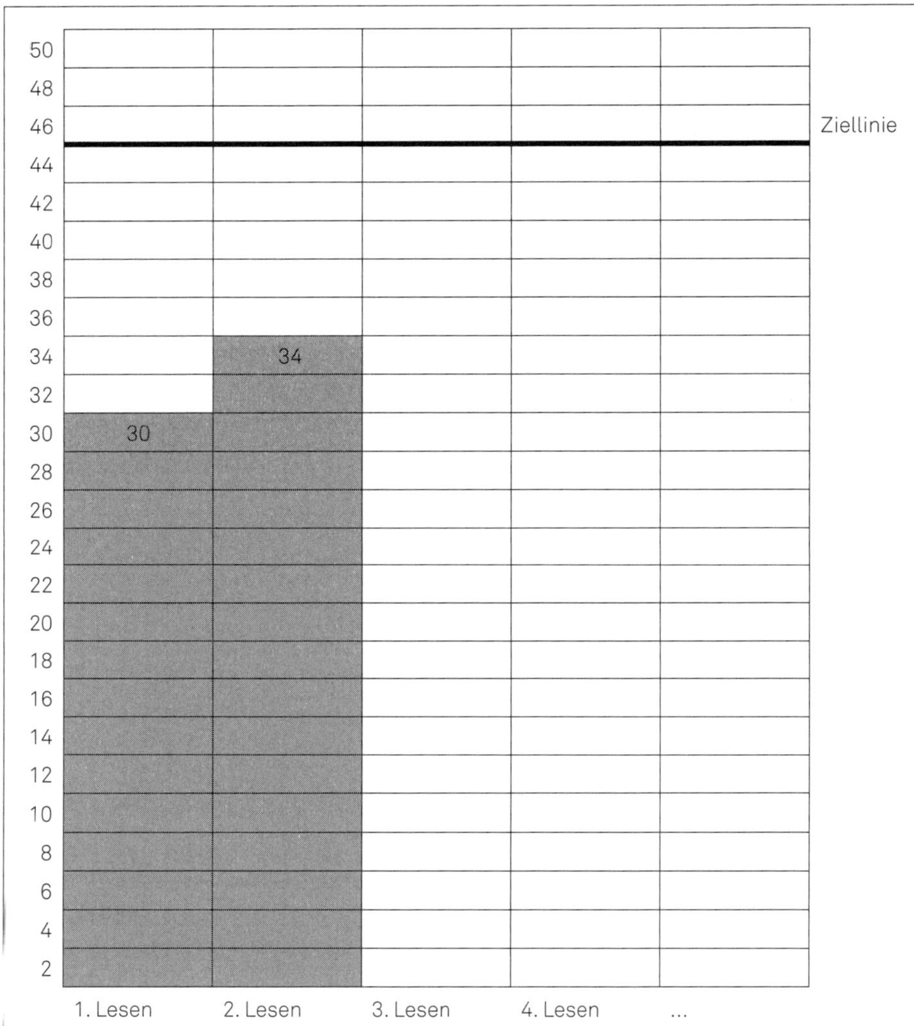

Abbildung 11.2: Beispiel für ein Leseprotokoll in Treppenform

Programmanpassung ab Woche 5 der Förderung

Während sich Annikas Leseleistung anfänglich positiv verändert hat, fällt ihre Entwicklung in der dritten, vierten und fünften Woche hinter das gesteckte Ziel zurück (vgl. Abbildung 11.1). Darauf reagiert die Trainerin mit einer Programmanpassung. Um Annikas Sichtwortschatz auszubauen, ergänzt sie das bisherige Vorgehen um die Methode der „Blitzwortkarten".

Die ersten beiden Durchgänge des lauten Vorlesens bleiben unverändert. Danach wird eine Übung mit „Blitzwortkarten“ eingefügt. Dazu bereitet die Trainerin Karteikarten vor, auf denen Schlüsselwörter, die in einem Text häufig vorkommen, notiert sind. Die Karten werden nacheinander präsentiert. Annika soll das Wort, das auf der Karte steht, so schnell wie möglich laut lesen. Die Darbietungszeit der Karteikarten wird schrittweise verringert, bis eine Karte nur noch ganz kurz, etwa für eine Sekunde, gezeigt wird. So sollen die Wörter in Annikas Sichtwortschatz übertragen werden. Die Übung dient gezielt der schnellen Worterkennung. Daran schließen sich weitere Lesedurchgänge an, bis das Stundenziel erreicht wird.

Einbindung des Leseverständnisses

Am Ende jeder Sitzung werden ca. fünf Minuten dafür reserviert, um Annikas Verständnis des mehrfach gelesenen Textes zu überprüfen. Wahlweise setzt die Trainerin dafür folgende Vorgehensweisen ein (vgl. Kapitel 12):

- Sie bittet Annika, die wichtigsten Aussagen des Textes in eigenen Worten wiederzugeben. Fehlen Informationen, so weist sie Annika darauf hin und ergänzt mit ihr gemeinsam die Lücken.
- Sie bittet Annika, nach dem Lesen der Textüberschrift eigene Fragen zum Text zu stellen. Am Ende der Sitzung prüft Annika, ob sie ihre Fragen jetzt beantworten kann.
- Sie bittet Annika zu beschreiben, was sie in dem Text vielleicht noch nicht verstanden hat. Im gemeinsamen Gespräch werden etwaige Unklarheiten ausgeräumt.
- Die Trainerin fragt Annika, wie es in dem Text weitergehen könnte – was Annika auf der Grundlage des gelesenen Textes also gerne zusätzlich erfahren möchte – und was (bei einem längeren Text) in den folgenden Abschnitten an neuen Dingen berichtet werden könnte.

Abschluss der Förderung und Ausblick

Im Verlauf des Trainings steigert Annika die Anzahl der LDL-Punkte ganz erheblich, sodass sie in der zehnten Woche das anvisierte Ziel von 44 Punkten erreicht (vgl. Abbildung 11.1). Damit liegt ihre Leseflüssigkeit, im Vergleich zu anderen Schüler:innen ihrer Klassenstufe, nunmehr im unteren Durchschnittsbereich. Um diesen Erfolg abzusichern, wird die Förderung noch zwei Wochen lang fortgesetzt.

Auf dieser Grundlage sollte das ausdrucksvolle Vorlesen in zusätzlichen und eigens angesetzten Förderstunden geschult werden. Dafür bietet sich die Methode des „chorischen Lesens“ an. Die Trainerin und die Schülerin lesen einen Text synchron, also gleichzeitig, laut vor. Die Trainerin achtet darauf, langsam und deutlich zu lesen, damit die Schülerin laut mitlesen und die Betonung mitvollziehen kann. Die Sprechweise der Trainerin liefert die Vorlage, wie ein Wort oder ein Satz intoniert, also von der Sprechmelodie her so betont werden kann, dass die Bedeutung des Gelesenen unterstrichen wird. Zugleich vermittelt die Trainerin Kenntnisse, was bei der Betonung zu beachten ist, wie z. B. die Satzzeichen, die in einem Text „mitzulesen" sind (Stimme heben vor Fragezeichen; kurze oder längere Pause bei Komma und Punkt).

11.4 Hinweise für die organisatorische Umsetzung

Trainiert werden sollte mindestens zweimal pro Woche für je 30 bis 45 Minuten. Regelmäßiges Üben bringt die Automatisierung beim Lesen voran.

Bei der Methode des wiederholten Lesens sollte darauf geachtet werden, dass die Kinder das mehrmalige Lesen ein und desselben Textes nicht als zu eintönig empfinden. Daher sollten die Lesedurchgänge, wie oben beschrieben, durch andere Aufgaben („Blitzwortkarten", Besprechung des Textinhaltes, Klärung unbekannter Wörter) aufgelockert werden. Den Kindern sollte erklärt werden, dass sie beim wiederholten Lesen „gegen sich selbst antreten" und sich nicht nur von Sitzung zu Sitzung, sondern auch innerhalb ein und derselben Sitzung verbessern können. Dies wird durch Anschauungsmaterial verdeutlicht, wie z. B. durch ein Diagramm bzw. eine grafische Darstellung der jeweils erreichten Leistung in den einzelnen Lesedurchgängen (Walter & Eichhorn, 2018; vgl. Abbildung 11.2).

Die Auswahl des Lesematerials sollte sich an den Interessen der Schüler:innen sowie am aktuellen Leistungsstand des einzelnen Kindes orientieren (vgl. Kapitel 22). Texte, die für Kinder interessant sind, fördern die Lesemotivation und erhöhen die Bereitschaft, an einem übungsintensiven Training regelmäßig und zuverlässig teilzunehmen (Guthrie & Humenick, 2004). Damit die Schüler:innen von Beginn an Erfolgserlebnisse haben, dürfen die Texte nicht zu schwierig sein. Der Schwierigkeitsgrad sollte etwas über dem Niveau liegen, das ein Kind ohne Unterstützung flüssig lesen kann. Die Länge der Texte sollte so bemessen werden, dass ein Text innerhalb einer Fördersitzung mehrmals gelesen werden kann. Die Schrift sollte ausreichend groß, die Schriftart gut zu lesen sein. Damit das Lesen innerhalb einer Sitzung mehrfach wiederholt werden kann, sollte ein einzelner Lesedurchgang höchstens fünf Minuten dauern.

Um die Lesegeschwindigkeit unaufwendig erfassen zu können, empfiehlt es sich, für jeden Text eine „Protokollform" zu erstellen. Auf dieser Form wird für jede Zeile die Wortanzahl am Seitenrand notiert. So kann die Trainerin leicht feststellen, wie viele Wörter pro Minute das Kind in einem Durchgang gelesen hat. Auch Lesefehler werden in dem Protokoll notiert. Die verschiedenen Durchgänge werden durch unterschiedliche farbliche Eintragungen markiert. Die Festlegung des Leseziels innerhalb einer Sitzung orientiert sich an der Regel, dass eine Steigerung um 50 % der Ausgangsleistung meist realistisch ist. Zeigt sich jedoch, dass dies zu hoch oder auch zu niedrig gegriffen ist, so wird die Steigerung kleinschrittig an die Situation des jeweiligen Kindes angepasst.

Der Erfolg der Förderung sollte fortlaufend bewertet werden. Dafür bietet sich der Einsatz von Lernverlaufs- bzw. von Lernfortschrittstests wie dem von Walter (2010) entwickelten LDL-Verfahren an. Auf dieser Grundlage lässt sich auch überprüfen, ob die Fördereffekte auf ungeübte Texte übertragen werden. Zudem ist das Verfahren hilfreich, um Förderziele zu formulieren und gemeinsam mit dem Kind zu vereinbaren.

11.5 Wirksamkeit und Wirksamkeitsbedingungen

Dass Trainingsprogramme zur Steigerung der Leseflüssigkeit wirksam sind, konnte sowohl durch Einzelstudien als auch in Metaanalysen belegt werden (National Institute of Child Health and Human Development (NICHD), 2000; Steinle, Stevens & Vaughn, 2021; Therrien, 2004). Die meisten Untersuchungen stützen sich auf die Methode des wiederholten Lesens (vgl. „Laut Lesen oder einfach nur viel Lesen?“). In der Regel fördern solche Trainingsprogramme nicht nur die Lesegenauigkeit und Lesegeschwindigkeit (d=0.41; NICHD, 2000), sondern wirken sich auch vorteilhaft auf das Leseverständnis aus (d=0.35; NICHD, 2000).

Laut Lesen oder einfach nur viel Lesen?

Methoden zur Förderung des flüssigen Lesens lassen sich in *Lautleseverfahren* und in *Vielleseverfahren* einteilen. Im Mittelpunkt von Lautleseverfahren steht die Einübung des flüssigen und betonten Lesens. Entweder erfolgt die Anleitung, so wie im Fallbeispiel, durch eine erwachsene Person; oder die Umsetzung erfolgt im einem tutoriellen Zweier-Team (vgl. Kapitel 40), so wie beim Verfahren des „Paired Reading“. Dort lesen die Schüler:innen in Paaren, wechseln sich beim Vorlesen ab und korrigieren ihre Fehler gegenseitig. Eine in Deutschland verbreitete Version dieser Methode haben Rosebrock et al. (2014) entwickelt.

Vielleseverfahren folgen der Vorstellung, dass sich allein schon die Steigerung der Lesezeit bzw. des Umfangs des gelesenen Textmaterials positiv auf die Leseleistung auswirken kann. Zu den vorgeschlagenen Maßnahmen gehört u. a. die Einführung einer „stillen Lesezeit“, in der die Schüler:innen aufgefordert werden, vorbereitete Texte zu lesen. Zur Motivierung wird zusätzlich ein Belohnungssystem eingesetzt (Punkte sammeln für Texte, die gelesen worden sind).

Nach bestehender Evidenz übertreffen die Effekte, die Lautleseverfahren auf Leseleistungen ausüben, die Effekte, die durch Vielleseverfahren hervorgebracht werden (NICHD, 2000; Rosebrock et al., 2014). Die Steigerung der Lesezeit kann daher als notwendige, keineswegs aber hinreichende Maßnahme zur Verbesserung der Leseflüssigkeit verstanden werden. Was hinzutreten muss, sind Vorgehensweisen, welche durch Wiederholung und Automatisierung das Lesen von Texten erleichtern.

Die Wirksamkeit eines Trainings zum flüssigen Lesen wird erhöht (Therrien, 2004), wenn ...

- ... mit einer erwachsenen Person bzw. mit einer geschulten Fachkraft geübt wird.
- ... sich die Anzahl der Lesedurchgänge an einem individuell abgestimmten Trainingsziel orientiert (statt an einer starr festgelegten Anzahl von Durchgängen).
- ... der Lernfortschritt kontinuierlich aufgezeichnet und für das Kind anschaulich gemacht wird.
- ... Lesefehler registriert und unter Mitwirkung des Kindes korrigiert werden.

Die gezielte Förderung flüssigen Lesens ist meist ab der zweiten Klassenstufe möglich, d.h. zu einem Zeitpunkt, zu dem die Buchstaben-Laut-Zuordnungen weitgehend gesichert sind. In den Klassenstufen 2, 3 und 4 sind solche Trainings in etwa gleich wirksam (Martens et al., 2007; Müller, Krizan, Hecht, Richter & Ennemoser, 2013).

Erkenntnisse liegen auch zur erforderlichen Länge des Trainings vor. In einer Metaanalyse fanden Roberts, Dumas, McNeish und Coté (2022), dass die Förderung flüssigen Lesens die stärkste Wirksamkeit ($d = 1.34$) erzielt, wenn der Gesamtaufwand bei etwa 37 Stunden liegt. Zeitaufwendig und übungsintensiv ist vor allem die Automatisierung der (schnellen) Worterkennung.

Bewährt hat sich zudem, Übungen zum flüssigen Lesen mit Maßnahmen zur Förderung des selbstregulierten Lernens zu kombinieren. Zielsetzung, Selbstüberwachung und die motivationsförderliche Attribution von Lernfortschritten dienen allesamt dazu, dass ein Kind engagiert dieses recht aufwendige Training durchhalten wird (Didion, Toste & Benz, 2020).

11.6 Literatur

Grundlegende Literatur

Rosebrock, C., Nix, D., Rieckmann, C. & Gold, A. (2014). *Leseflüssigkeit fördern: Lautleseverfahren für die Primar- und Sekundarstufe* (3. Aufl.). Hannover: Klett Kallmeyer.

Steinle, P.K., Stevens, E. & Vaughn, S. (2021). Fluency interventions for struggling readers in grades 6 to 12: A research synthesis. *Journal of Learning Disabilities, 55*(1), 3–21. https://doi.org/10.1177/0022219421991249

Therrien, W.J. (2004). Fluency and comprehension gains as a result of repeated reading: A meta-analysis. *Remedial and Special Education, 25*(4), 252–261. https://doi.org/10.1177/07419325040250040801

Weiterführende Literatur

Chall, J.S. (1996). *Stages of reading development.* Fort Worth, TX: Harcourt Brace College Publishers.

Cirino, P.T., Romain, M.A., Barth, A.E., Tolar, T.D., Fletcher, J.M. & Vaughn, S. (2013). Reading skill components and impairments in middle school struggling readers. *Reading and Writing, 26*(7), 1059–1086. https://doi.org/10.1007/s11145-012-9406-3

Didion, L., Toste, J.R. & Benz, S.A. (2020). Self-determination to increase oral reading fluency performance: Pilot and replication single-case design studies. *Learning Disabilities Research & Practice, 35*(4), 218–231. https://doi.org/10.1111/ldrp.12234

Guthrie, J.T. & Humenick, N.M. (2004). Motivating students to read: Evidence for classroom practices that increase reading motivation and achievement. In P. McCardle & V. Chhabra (Eds.), *The voice of evidence in reading research* (pp. 329–354). Baltimore, MD: Brookes Publishing.

Hasbrouk, J. & Glaser, D. (2018). *Reading fluently does not mean reading fast. International Literacy Association Leadership Brief.* Verfügbar unter: https://www.ldaustralia.org/research-papers/literacy-leadership-brief-reading-fluently-does-not-mean-reading-fast/

Kim, Y.-S.G., Quinn, J.M. & Petscher, Y. (2021). What is text reading fluency and is it a predictor or an outcome of reading comprehension? A longitudinal investigation. *Developmental Psychology, 57*(5), 718–732. https://doi.org/10.1037/dev0001167

Klicpera, C. & Gasteiger-Klicpera, B. (1993). *Lesen und Schreiben: Entwicklung und Schwierigkeiten; die Wiener Längsschnittuntersuchungen über die Entwicklung, den Verlauf und die Ursachen von Lese- und Schreibschwierigkeiten in der Pflichtschulzeit* (1. Aufl.). Bern: Hans Huber.

Kuhn, M.R. & Stahl, S.A. (2003). Fluency: A review of developmental and remedial practices. *Journal of Educational Psychology, 95*(1), 3–21. https://doi.org/10.1037/0022-0663.95.1.3

LaBerge, D. & Samuels, S.J. (1974). Toward a theory of automatic information processing in reading. *Cognitive Psychology, 6,* 293–323. https://doi.org/10.1016/0010-0285(74)90015-2

Landerl, K. & Wimmer, H. (2008). Development of word reading fluency and spelling in a consistent orthography: An 8-year follow-up. *Journal of Educational Psychology, 100*(1), 150–161. https://doi.org/10.1037/0022-0663.100.1.150

Martens, B.K., Eckert, T.L., Begeny, J.C., Lewandowski, L.J., DiGennaro, F.D., Montarello, S.A. et al. (2007). Effects of a fluency-building program on the reading performance of low-achieving second and third grade students. *Journal of Behavioral Education, 16*(1), 38–53. https://doi.org/10.1007/s10864-006-9022-x

Meyer, M.S. & Felton, R.H. (1999). Repeated reading to enhance fluency: Old approaches and new directions. *Annals of Dyslexia, 49,* 283–306. https://doi.org/10.1007/s11881-999-0027-8

Müller, B., Krizan, A., Hecht, T., Richter, T. & Ennemoser, M. (2013). Leseflüssigkeit im Grundschulalter: Entwicklungsverlauf und Effekte systematischer Leseförderung. *Lernen und Lernstörungen, 2*(3), 131–146. https://doi.org/10.1024/2235-0977/a000039

National Institute of Child Health and Human Development (NICHD). (2000). *Teaching children to read: An evidence-based assessment of the scientific research literature on reading and its implications for reading instruction.* Verfügbar unter: https://www.nichd.nih.gov/sites/default/files/publications/pubs/nrp/Documents/report.pdf

Paige, D. D., Rasinski, T., Magpuri-Lavell, T. & Smith, G. S. (2014). Interpreting the relationships among prosody, automaticity, accuracy, and silent reading comprehension in secondary students. *Journal of Literacy Research, 46*(2), 123–156. https://doi.org/10.1177/1086296X14535170

Rasinski, T. & Padak, N. (2013). *From fluency to comprehension: Powerful instruction through authentic reading.* New York, NY: Guilford.

Richter, T., Isberner, M.-B., Naumann, J. & Kutzner, Y. (2012). Prozessbezogene Diagnostik von Lesefähigkeiten bei Grundschulkindern. *Zeitschrift für Pädagogische Psychologie, 26*(4), 313–331. https://doi.org/10.1024/1010-0652/a000079

Roberts, G. J., Dumas, D. G., McNeish, D. & Coté, B. (2022). Understanding the dynamics of dosage response: A nonlinear meta-analysis of recent reading interventions. *Review of Educational Research, 92*(2), 209–248. https://doi.org/10.3102/00346543211051423

Rosebrock, C. & Gold, A. (2018). Flüssigkeit als Kategorie für die Diagnose und Förderung von Lesefertigkeit. In S. Kutzelmann & C. Rosebrock (Hrsg.), *Praxis der Lautleseverfahren* (S. 7–19). Baltmannsweiler: Schneider Verlag Hohengehren.

Rosebrock, C. & Nix, D. (2006). Forschungsüberblick: Leseflüssigkeit (Fluency) in der amerikanischen Leseforschung und -didaktik. *Didaktik Deutsch, 20*, 90–112.

Rosebrock, C., Nix, D., Rieckmann, C. & Gold, A. (2014). *Leseflüssigkeit fördern: Lautleseverfahren für die Primar- und Sekundarstufe* (3. Aufl.). Hannover: Klett Kallmeyer.

Stanovich, K. E. (1986). Matthew effects in reading: Some consequences of individual differences in the acquisition of literacy. *Reading Research Quarterly, 21*(4), 360–407. https://doi.org/10.1598/RRQ.21.4.1

Vygotsky, L. S. (1978). *Mind in society: The development of higher psychological processes.* Cambridge: Harvard University Press.

Walter, J. & Eichhorn, J.-M. (2018). Wie Lucas mit dem Repeated Reading seine Leseflüssigkeit verbesserte. In S. Kutzelmann & C. Rosebrock (Hrsg.), *Praxis der Lautleseverfahren* (S. 126–143). Baltmannsweiler: Schneider Verlag Hohengehren.

Material

Bäuerlein, K., Lenhard, W. & Schneider, W. (2012). *Lesetestbatterie für die Klassenstufen 6–7: Verfahren zur Erfassung des basalen Lesekompetenz und des Textverständnisses (LESEN 6–7).* Göttingen: Hogrefe.

Bäuerlein, K., Lenhard, W. & Schneider, W. (2012). *Lesetestbatterie für die Klassenstufen 8–9: Verfahren zur Erfassung des basalen Lesekompetenz und des Textverständnisses (LESEN 8–9).* Göttingen: Hogrefe.

Lenhard, W., Lenhard, A. & Schneider, W. (2020). *Ein Leseverständnistest für Erst- bis Siebtklässler - Version II (ELFE II*; 4., unveränderte Aufl.). Göttingen: Hogrefe.

Schneider, W., Schlagmüller, M. & Ennemoser, M. (2017). *Lesegeschwindigkeits- und -verständnistest für die Klassen 5–12 (LGVT 5–12+;* 2., erweiterte und neu normierte Aufl.). Göttingen: Hogrefe.

Walter, J. (2010). *Lernfortschrittsdiagnostik Lesen: Ein curriculumbasiertes Verfahren (LDL).* Göttingen: Hogrefe.

Walter, J. (2013). *Verlaufsdiagnostik sinnerfassenden Lesens (VSL).* Göttingen: Hogrefe.

Wimmer, H. & Mayringer, H. (2014). *Salzburger Lese-Screening für die Schulstufen 2–9 (SLS 2–9).* Bern: Hogrefe.

12 Förderung des sinnverstehenden Lesens durch reziprokes Lehren

Nadine Spörer, Vanessa A. Völlinger, Anke Demmrich und Joachim C. Brunstein

Fallbeispiel

Jule (10 Jahre) besucht die 5. Klasse einer Grundschule im Land Brandenburg. Ihre Klassenlehrerin beschreibt sie als ein stilles Kind. Jule sei zwar meist aufmerksam; an Unterrichtsgesprächen beteilige sie sich aber kaum. Sie gebe schnell auf, wenn sie eine Aufgabe nicht sofort versteht. Im Fach Deutsch seien ihre Leistungen insgesamt „ausreichend", mitunter aber nur „mangelhaft".

Eine testdiagnostische Untersuchung ergibt, dass Jules kognitive Grundfähigkeiten im nicht-sprachlichen Bereich („Grundintelligenztest Skala 2 – Revision", CFT 20-R von Weiß, 2019) durchschnittlich, im verbalen Bereich („Wortschatztest", WS nach Weiß, 2019) hingegen leicht unterdurchschnittlich ausgeprägt sind. Ihre Fähigkeit, Sätze in altersangemessenem Tempo zu lesen („Salzburger Lese-Screening für die Schulstufen 2–9", SLS 2–9 von Wimmer & Mayringer, 2014), liegt gleichfalls knapp unter dem Durchschnitt. Im „Leseverständnistest für Erst- bis Siebtklässler – Version II" (ELFE II; Lenhard, Lenhard & Schneider, 2020) erreicht sie Werte, die mehr als eine Standardabweichung unter dem Altersdurchschnitt liegen (Prozentrang < 16). Die Lehrerin berichtet, dass Jule lange überlegen muss und manchmal auch nur schweigt, wenn im Unterricht Fragen zu Texten besprochen werden.

Die Intervention findet unterrichtsergänzend statt. Um Jules Leseverständnis zu verbessern, werden ihr Lesestrategien vermittelt. Die Förderung umfasst acht Wochen (zwei Schulstunden pro Woche) und wird nach der Methode des „Reziproken Lehrens" in einer Lesegruppe durchgeführt. Jules Gruppe umfasst sechs Kinder, die von einer Trainerin angeleitet werden. Im Austausch mit den anderen Kindern übt Jule in 16 Sitzungen folgende Strategien ein: *Klären* („Welche Wörter verstehe ich nicht?"), *Zusammenfassen* („Was ist der Kern einer Aussage?"), *Fragen* („Was würde die Lehrerin zu diesem Text fragen?") und *Vorhersagen* („Wie wird der Text weitergehen?"). Nach der

Förderung kann Jule nicht nur die Bedeutung einzelner Textaussagen, sondern auch den Sinn einer Abfolge von Textabschnitten besser herausarbeiten. Nach Einschätzung ihrer Klassenlehrerin entspricht ihre Leistung jetzt annähernd dem Klassendurchschnitt.

12.1 Kurzbeschreibung der Methode und ihres theoretischen Hintergrunds

Beim reziproken Lehren handelt es sich um ein von Palincsar und Brown (1984) entwickeltes Verfahren, um das sinnverstehende Lesen von Kindern und Jugendlichen zu verbessern. Die Zielgruppe waren Schüler:innen, die Texte nur ganz oberflächlich lasen. Zwar konnten sie für kurze Zeit einzelne Sätze eines Textes nahezu wortwörtlich wiedergeben, in loser Abfolge aufsagen oder auf Nachfrage im Text wiederfinden. Sie waren aber weder in der Lage, Beziehungen zwischen Textaussagen herzustellen noch das Gelesene mit dem eigenen Vorwissen zu verbinden.

Sinnverstehendes Lesen erfordert eine vertiefte Verarbeitung von Textinformationen (Lenhard, 2019; Richter & Schnotz, 2018). Wichtige Grundlagen dafür bilden Kenntnisse der Wortbedeutungen und das Wissen um die Regeln des Satzbaus. Um einen Text zu verstehen, müssen einzelne Sätze oder kleinere Textabschnitte, jenseits aller Erläuterungen und stilistischen Besonderheiten, auf ihren Aussagekern (oder ihre „Bedeutung") hin untersucht und verdichtet werden. Informationen innerhalb ebenso wie zwischen den Abschnitten werden miteinander verknüpft, sodass Schritt für Schritt ein stimmiges und prägnantes Gesamtbild des Gelesenen ausgeformt wird. Da ein Text nie völlig selbsterklärend ist, werden beim sinnverstehenden Lesen stets auch Informationen erzeugt, die nicht im Text stehen, sondern dem eigenen Vorwissen entnommen werden. Dafür ist es erforderlich, aus dem wörtlich Gelesenen eigene Schlussfolgerungen zu ziehen. So etwa auf der Ebene eines Satzes, dem ein an sich unerwähnter Vorgang oder Sachverhalt gedanklich beigefügt wird. Der Satz: „Der Kellner rutschte aus und ließ die teuren Teller fallen" (angelehnt an Klicpera und Gasteiger-Klicpera, 1995, S. 138; siehe auch Lenhard et al., 2020) lässt schon beim ersten Lesen die Vorstellung entstehen, dass das Geschirr in Scherben geht und der Kellner sich darüber ärgern wird. Schlussfolgerungen können aber noch viel weiter über die eigentliche Textgrundlage hinausführen; so z. B., wenn aus der gedanklichen Verknüpfung von Text und Vorwissen eine neue Idee bei der Leserin bzw. dem Leser ausgebildet wird.

Um solche Leistungen anzubahnen, gingen Palincsar und Brown in zwei Schritten vor. Zuerst ermittelten sie Lesestrategien, die es Schulkindern ermöglichen, die Bedeutung des Gelesenen aus einem Text herauszuarbeiten. Danach entwickelten sie eine Methode, wie sich Kinder die betreffenden Strategien aneignen können.

Bei der Auswahl wirksamer Lesestrategien orientierten sich Palincsar und Brown an Vorgehensweisen, die „gute" Leser:innen auszeichnen (Philipp, 2015). Charakteristisch sind folgende Aktivitäten:

- Vorwissen zum Thema und zum Textaufbau abrufen
- Kernideen aus dem Text herausarbeiten und miteinander verbinden
- Unstimmigkeiten zwischen Textaussagen aufspüren und bereinigen
- Eigene Gedanken zum Gelesenen machen und auf Richtigkeit prüfen
- Fortschritte im eigenen Verständnis überwachen
- Offene Probleme nachbearbeiten

Aus diesen Merkmalen leiteten Palincsar und Brown vier Strategien ab, die leseschwache Kinder erlernen sollten:

- Unklarheiten beseitigen, um Verständnisprobleme auf der Wort-, Satz- und Textebene auszuräumen (unbekannte Wörter, schwierige Sätze, widersprüchlich wirkende Aussagen);
- Textabschnitte möglichst kurz und prägnant in eigenen Worten zusammenfassen, um so die Kernaussagen kenntlich zu machen;
- Fragen stellen, um den Text mit eigenem Vorwissen zu verknüpfen und zu kontrollieren, ob das Gelesene zu neuen Kenntnissen und Einsichten führt;
- Vorhersagen treffen, um den Sinn des bisher Gelesenen auf nachfolgende Textabschnitte anzuwenden und zu prüfen, ob die Vorhersagen zutreffend sind.

Diese Strategien werden in Gruppen von vier bis sechs Kindern eingeübt. Gelesen wird abschnittsweise. Die Strategien werden zunächst unter Anleitung einer Trainerin oder eines Trainers und danach im Austausch zwischen den Gruppenmitgliedern in eine Abfolge von Handlungsschritten gebracht und auf Textbeispiele angewendet. Namensgebend für die Methode ist folgendes Vorgehen: Für jeden Textabschnitt wird ein Kind bestimmt, das die Rolle der „Gruppenlehrerin" bzw. des „Gruppenlehrers" übernimmt. Die anderen Kinder übernehmen die Rolle der „Schüler:innen" . In diesen Rollen wechseln sich die Kinder von Abschnitt zu Abschnitt ab. Nur zu Beginn übernimmt die Trainerin oder der Trainer die Aufgabe, die Strategien zu erläutern, ihre Nützlichkeit zu begründen und „laut denkend" vorzumachen, wie eine Strategie angewendet wird.

Das Besondere dieses Vorgehens besteht darin, dass die Kinder Aufgaben übernehmen, wie sie sonst eine Lehrkraft erfüllt. In dieser Rolle entscheiden sie, welches Kind eine bestimmte Strategie anwenden soll. Sie melden zurück, ob die Strategie korrekt eingesetzt worden ist. Und sie machen am Textbeispiel vor, wie die Strategie noch besser zu handhaben ist.

Den theoretischen Hintergrund dieser Methode bilden Modelle des metakognitiv angeleiteten (Palincsar & Brown, 1984) und selbstregulierten Lernens (Schünemann, Spörer & Brunstein, 2013). Beim selbstregulierten Lernen greifen kognitive und metakognitive Aspekte des Wissenserwerbs ineinander (Brunstein & Spörer, 2018): Die Lernenden setzen sich eigene Ziele, wählen dafür geeignete

Strategien aus, planen deren Anwendung und prüfen, ob sie zum Ziel geführt hat. Das Kind, das in einer reziproken Lesegruppe die Funktion einer Lehrkraft übernimmt, steuert und überwacht, wie ein Textabschnitt in der Gruppe bearbeitet wird. Frei nach dem Prinzip „durch Lehren lernen wir" (Lucius Annaeus Seneca) hilft diese Tätigkeit, das Wissen des Kindes zu schärfen, wann und wie sich eine Lesestrategie einsetzen lässt und wie das Ergebnis zu bewerten ist (Spörer, Brunstein & Kieschke, 2009). Letztlich soll jedes Kind dazu befähigt werden, sich die zentralen Aussagen eines Textes selbstständig zu erarbeiten. Daher wird der Erfolg der Methode daran festgemacht, ob sich das Leseverständnis verbessert hat, wenn ein Kind einen Text ohne Mitwirkung anderer liest.

12.2 Indikation der Methode

Reziprokes Lehren wurde für Kinder mit Rückständen im Leseverständnis entwickelt. Es eignet sich aber auch dafür, das Leseverständnis in leistungsheterogenen Gruppen, wie z. B. einer Klasse am Ende der Primarstufe, zu fördern. Die Kinder sollten flüssig lesen können und über einen angemessenen Wortschatz verfügen. Rückstände in grundlegenden Lesefähigkeiten sollten vorab aufgeholt werden (vgl. Kapitel 10 und 11).

Testdiagnostische Untersuchung

Vor der Intervention sollten neben Merkmalen des Leseverständnisses auch dafür relevante Lernvoraussetzungen geprüft werden. Dafür bieten sich folgende standardisierte Testverfahren an:

- „Ein Leseverständnistest für Erst- bis Siebtklässler – Version II" (ELFE II) von Lenhard et al. (2020) zur Erfassung von Leseverständnis, Leseflüssigkeit und Lesegenauigkeit auf der Wort-, Satz- und Textebene.
- „Lesegeschwindigkeits- und -verständnistest für die Klassen 5–12+" (LGVT 5–12+) von Schneider, Schlagmüller und Ennemoser (2017) zur Erfassung von Leseverständnis, Leseflüssigkeit und Lesegenauigkeit in höheren Klassenstufen (bis zur 13. Klasse).
- „Würzburger Leise Leseprobe – Revision" (WLLP-R) von Schneider, Blanke, Faust und Küspert (2011) zur Erfassung der Leseleistung (Lesegeschwindigkeit) von Kindern im Grundschulalter.
- „Salzburger Lese-Screening für die Schulstufen 2–9" (SLS 2–9) von Wimmer und Mayringer (2014) zur Erfassung von basalen Lesefertigkeiten (Lesegeschwindigkeit).
- „Würzburger Lesestrategie-Wissenstest für die Klassen 7–12" (WLST 7–12) von Schlagmüller und Schneider (2007) zur Erfassung metakognitiver Kompetenzen beim Lesen.

Um trainingsbegleitend Fortschritte im Leseverständnis abzubilden, eignet sich die „Verlaufsdiagnostik sinnerfassenden Lesen“ (VSL) für die 2. bis 6. Jahrgangsstufe von Walter (2013).

12.3 Detaillierte Beschreibung des Vorgehens

Reziprokes Lehren kann bei Kindern ab der 3. Klasse umgesetzt werden, hat sich aber auch bei Jugendlichen und Erwachsenen bewährt (Hart & Speece, 1998). Die Umsetzung erfolgt im regulären Unterricht, im Förderunterricht oder in Fördergruppen außerhalb des Unterrichts. Das Training besteht aus einer Einführungs- und einer Durchführungsphase. Für die Einführung sollten mindestens drei, für die Durchführung zehn bis 15 Unterrichtsstunden veranschlagt werden (Spörer, Koch, Schünemann & Völlinger, 2016). Der nachfolgend beschriebene Ablauf beruht auf Trainingserfahrungen in fünften Klassen. In unteren Klassen sollte mehr Zeit, vor allem für die Einführungsphase, eingeplant werden.

Die erste Trainingsstunde: Klären und Fragen

In dieser Stunde geht es darum, die Kinder für das Training zu motivieren und zu verdeutlichen, wie die beiden ersten Strategien, Klären und Fragen, angewendet werden. Die Trainerin (oder ggf. ein Trainer) erarbeitet im Gespräch mit den Schüler:innen, warum es wichtig ist, einen Text zu verstehen, und warum dies manchmal leichter und manchmal schwieriger ist. Sie führt den Begriff der „Strategie“ ein, indem sie mit den Kindern bespricht, wie sie beim Lesen eines Textes vorgehen und welche anderen Aktivitäten nützlich sein könnten, um das Gelesene noch besser begreifen zu können. Die Einführung jeder Strategie gliedert sich in drei Schritte:

1. Die Trainerin erklärt, was die zu vermittelnde Strategie bedeutet und wofür sie nützlich ist. Die Kinder sollen verstehen, was mit der Bezeichnung der Strategie gemeint ist.
2. Durch kognitives Modellieren veranschaulicht die Trainerin die Anwendung der jeweiligen Strategie. Anhand eines Textbeispiels beschreibt sie detailliert, wie sie beim Lesen vorgeht, und verbalisiert laut ihre handlungsleitenden Gedanken.
3. Danach üben die Kinder die Strategie ein. Die Trainerin wählt ein Kind aus, das die Strategie anwenden soll. Dieser Schritt wird mehrmals wiederholt, bis alle Kinder Gelegenheit hatten, die Strategie zu erproben und das Vorgehen allmählich zu verinnerlichen.

Vorgehen beim Klären. Die Trainerin erläutert, dass es beim Klären darum geht, die Bedeutung von unbekannten Wörtern und ggf. von schwierigen Sätzen herauszufinden. Dazu sollen die Kinder wie folgt vorgehen:

1. Zuerst sollen sie versuchen, das Wort mit Hinweisen im Text zu klären. Sie lesen das unklare Wort nochmals; danach den Satz, in dem das Wort steht.
2. Führt dies nicht zum Erfolg, suchen sie an anderen Stellen des Textabschnitts nach Hinweisen, die auf die Bedeutung des Wortes hindeuten. Solche Hinweise können Erklärungen in Klammern oder Kommata sein. Zudem werden die Kinder auf Hinweiswörter wie „oder", „diese", „es" und „sie" aufmerksam gemacht.
3. Erst wenn die Kinder ein Wort gar nicht klären können, bitten sie ihre Trainerin um Hilfestellung.

Beim gemeinsamen Üben hält sich die Trainerin immer mehr zurück. Sie gibt den Kindern weiterhin Hilfestellungen und erteilt ihnen Rückmeldungen zum korrekten Vorgehen, etwa in folgender Form: „Erinnere dich, wie ich es gemacht habe! Ich habe gelesen, was in dem Satz vor und was in dem Satz nach dem schwierigen Wort steht".

Vorgehen beim Fragen formulieren. Die zweite Strategie, die in dieser Stunde eingeführt wird, ist das Stellen von Fragen zum Text:
1. Die Trainerin erkundigt sich, was sich die Kinder unter dieser Strategie vorstellen und erarbeitet mit ihnen Ideen, warum es nützlich ist, *verständnisorientierte* Fragen zu stellen („Wieso helfen uns eigene Fragen dabei, einen Text besser zu verstehen?").
2. Anschließend erklärt sie, dass es um solche Fragen geht, wie sie auch eine Lehrerin oder ein Lehrer stellen könnte („Welche Frage würdet ihr stellen, wenn ihr erfahren möchtet, ob jemand den Text verstanden hat?") und erarbeitet zusammen mit den Kindern dafür geeignete Fragewörter (wie, wo, warum, was, wer, wann).
3. Die Trainerin erarbeitet mit den Kindern, dass sich gute Fragen auf das Wichtige in einem Textabschnitt beziehen. Die Kinder lernen, *einfache* Fragen, die sich mithilfe einer einzigen Textstelle beantworten lassen, von *anspruchsvollen* Fragen zu unterscheiden, die sich nur beantworten lassen, wenn mehrere Textstellen miteinander verknüpft werden.

Die zweite Trainingsstunde: Zusammenfassen und Vorhersagen

In der zweiten Stunde werden die beiden vorangehend behandelten Strategien kurz wiederholt. Danach wird als dritte Strategie das Zusammenfassen von Textabschnitten eingeführt:

Vorgehen beim Zusammenfassen. Für das Zusammenfassen eignet sich folgendes Vorgehen:
1. Die Trainerin fragt, was sich die Kinder unter dieser Strategie vorstellen und erarbeitet mit ihnen, warum es nützlich ist, einen Textabschnitt in einer eigenen,

möglichst knapp verfassten Aussage so zusammenzufassen, dass der Kerngedanke dabei herausgearbeitet wird.
2. Anschließend veranschaulicht sie, wie sich ein Abschnitt Schritt für Schritt zusammenfassen lässt. Die Kinder lernen, eine Zusammenfassung zu erstellen, indem sie (a) die Hauptperson bzw. Hauptsache benennen; (b) die wichtigsten Dinge, die über die Hauptperson bzw. Hauptsache berichtet werden, in eigenen Worten wiedergeben und (c) die so ermittelten Informationen in einem (einzigen) Satz miteinander verbinden.
3. Beim nächsten Abschnitt werden die Kinder aktiv einbezogen, z.B. durch folgende Aufforderung: „Nachdem ich den Abschnitt gelesen habe, überlege ich mir zuerst, wer hier die Hauptrolle hat. Wer kann mir denn die Hauptperson oder Hauptsache nennen?“ Auf diese Weise lernen die Kinder, einen Textabschnitt in eigenen Worten zusammenzufassen.

Vorgehen beim Vorhersagen. Im zweiten Teil der Stunde wird die vierte Strategie, das Vorhersagen, eingeführt. Beim Vorhersagen geht es darum, Vermutungen anzustellen, worum es im folgenden Textabschnitt gehen wird:
1. Die Kinder lernen, wahrscheinliche von unwahrscheinlichen Vorhersagen zu unterscheiden. Um begründbare Vorhersagen zu treffen, werden die Kinder aufgefordert, bei der Vorhersage auf das eigene Vorwissen zurückzugreifen. Handelt es sich beispielsweise um einen Text über ein bestimmtes Tier, so äußern die Kinder häufig Vermutungen, die sich auf Themen wie Aussehen, Nahrungssuche oder Aufzucht der Jungen beziehen.
2. Des Weiteren zeigt die Trainerin, wie sie die Strategie des Vorhersagens selbst anwendet. Sie liest einen Textabschnitt laut vor und äußert auf dieser Grundlage eine Vermutung dazu, worum es im nächsten Abschnitt gehen könnte.
3. Danach fordert sie die Kinder auf, eigene Vermutungen zum Fortgang des Textes zu äußern. Um sicherzustellen, dass sich die Kinder auf wahrscheinliche Vorhersagen konzentrieren, sollte eine Vermutung stets auch begründet werden.

Die dritte Trainingsstunde: Einführung in die Gruppenarbeit

In dieser Stunde werden die Kinder mit den Aufgaben und mit der Rollenverteilung beim reziproken Lehren vertraut gemacht. Sie erfahren, dass sie in den kommenden Stunden die vier Lesestrategien in kleinen Gruppen einüben werden. Zudem erfahren sie, dass sie während der Gruppenarbeit abwechselnd die Rolle der „Lehrerin“ (oder des „Lehrers“) und der „Schülerin“ (oder des „Schülers“) übernehmen sollen. Es wird erklärt, dass die Gruppenlehrkraft (Rolle der Lehrerin oder des Lehrers) folgende Aufgaben zu erfüllen hat:

- Sie bestimmt, welches Kind einen Textabschnitt laut vorlesen soll. Danach fordert sie die anderen Gruppenmitglieder („Schüler:innen“) auf, eine bestimmte Strategie anzuwenden. Praktisch hat es sich bewährt, die Strategien nach einer festen Abfolge anzuwenden. Mit wachsender Routine kann die Reihenfolge abgeändert und die Auswahl der Strategien flexibler gestaltet werden.
- Nachdem eine „Schülerin“ oder ein „Schüler“ eine Strategie umgesetzt hat, erhält sie oder er von der Gruppenlehrkraft eine Rückmeldung. Daraus sollte hervorgehen, wie gut die Ausführung gelungen ist. Außerdem soll die Gruppenlehrkraft Hinweise geben, in welcher Hinsicht die Umsetzung noch verbessert werden kann. Die übrigen Gruppenmitglieder werden in diese Diskussion einbezogen.
- Bei größeren Schwierigkeiten, eine Strategie umzusetzen, gehört es zu den Aufgaben der Gruppenlehrkraft, die Anwendung nochmals vorzumachen. Damit die Gruppenmitglieder das Vorgehen nachvollziehen können, soll sie alle Überlegungen laut aussprechen, so wie sie dies bei der Trainerin beobachtet hat („Ich sollte als erstes die Hauptperson benennen.“).
- Nachdem ein Abschnitt bearbeitet worden ist, bestimmt die Gruppenlehrkraft, welche Schülerin oder welcher Schüler diese Rolle für den nächsten Abschnitt übernimmt. Als Regel gilt, dass die Rolle der Lehrkraft über die Sitzungen hinweg auf *alle* Kinder gleichmäßig zu verteilen ist.

Zur Unterstützung erhält die Gruppenlehrkraft eine Merkkarte, auf der ihre Aufgaben notiert sind (vgl. Abbildung 12.1). In der Rolle der „Schülerin“ oder des „Schülers“ haben die Gruppenmitglieder die Aufgabe, das zu tun, wozu sie ihre Lehrkraft auffordert, nämlich einen Textabschnitt vorzulesen, eine Strategie anzuwenden, die Antwort zu verbessern und anderen Gruppenmitgliedern zu helfen.

Bevor die Gruppenarbeit beginnt, werden Regeln für die Zusammenarbeit vereinbart. Die Regeln (z. B. „Wir hören einander zu!“) werden auf einem für alle gut sichtbaren Plakat notiert. Zudem bespricht die Trainerin mit den Kindern, was eine „gute“ Rückmeldung kennzeichnet. Dazu beginnt sie etwa wie folgt: „Das Kind, das die Rolle der Lehrerin oder des Lehrers übernimmt, hat die Aufgabe, den anderen zu helfen. Dazu gehört, zu sagen, was eine Schülerin oder ein Schüler gut gemacht hat, aber auch auszusprechen, was noch besser gemacht werden könnte.“ Beispiele für gute Rückmeldungen werden an die Tafel geschrieben („Deine Zusammenfassung war gut, aber noch etwas zu lang.“; „Versuche einmal, alles, was du gesagt hast, in einem einzigen Satz zu sagen!“). Zur Veranschaulichung macht die Trainerin das Verhalten einer „guten Lehrkraft“ vor. Sie fordert ein Kind auf, einen Textabschnitt vorzulesen. Dann bittet sie die Kinder, Unklarheiten zu benennen, Zusammenfassungen zu formulieren und Fragen zum Text zu stellen. Danach fragt sie, worum es im folgenden Abschnitt gehen könnte. Nach Anwendung einer Strategie erteilt sie ermutigende und informative Rückmeldungen. Dazu greift sie auf die mit den Kindern erarbeiteten Beispiele zurück.

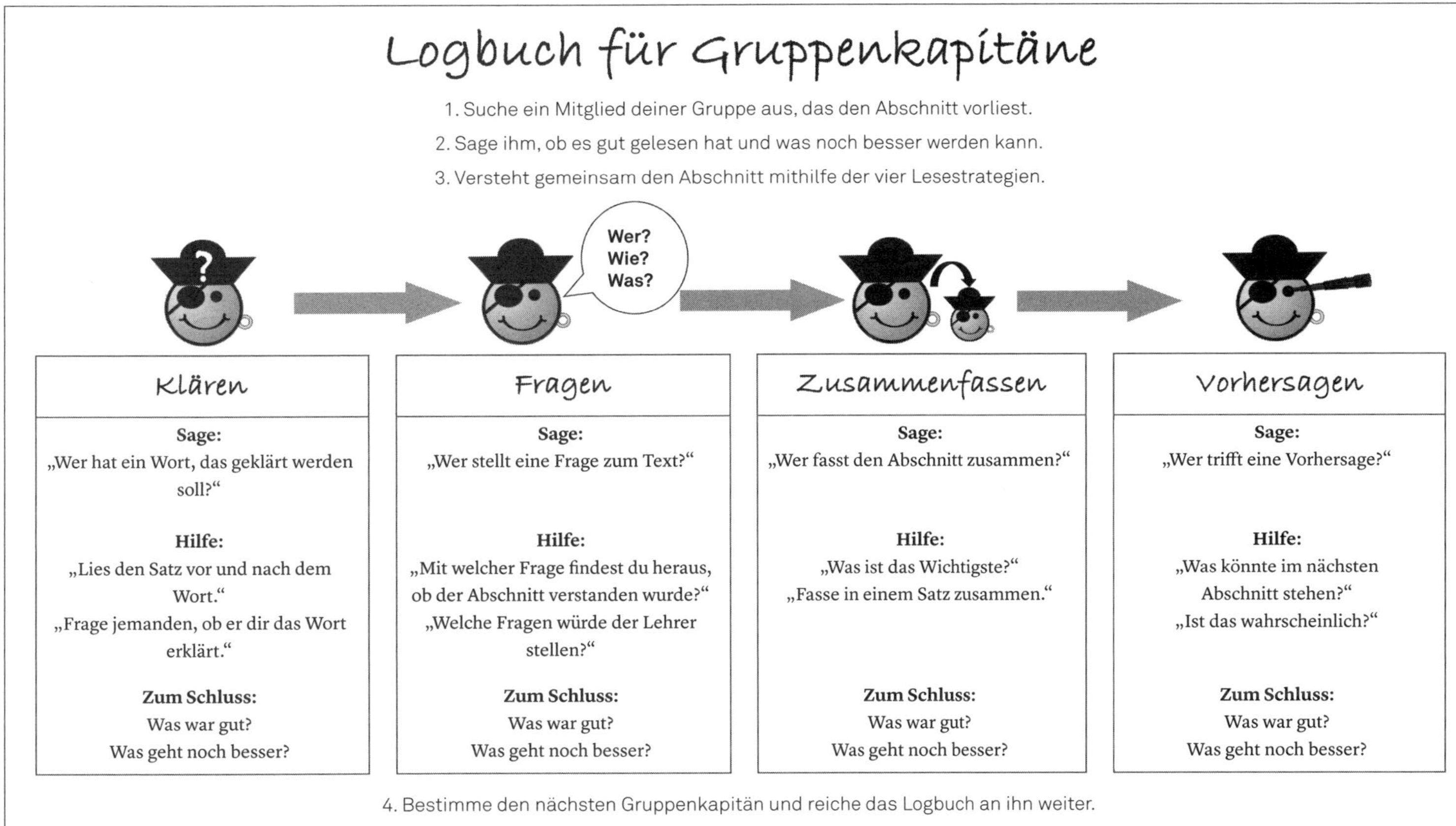

Abbildung 12.1: Beispiel einer Merkkarte für dasjenige Kind, das die Rolle der Gruppenlehrkraft übernimmt (hier für die Rahmengeschichte „Käpt'n Carlo sucht den Leseschatz“ aus Spörer, Koch, Schünemann & Völlinger, 2016, S. 93)

Die vierte Trainingsstunde: Selbstständiges reziprokes Lehren

Ab der vierten Stunde sind die Kinder meist in der Lage, „reziprok", d.h. im Dialog miteinander und in wechselnden Rollen zu arbeiten. Am Beginn dieser und jeder weiteren Stunde werden die Strategien knapp wiederholt. Jeder Gruppe sollten mindestens zwei Texte zur Auswahl gestellt werden. Je nach Interessenslage entscheidet die Gruppe, welchen Text sie bearbeiten möchte.

Während die Kinder immer selbstständiger arbeiten, beobachtet die Trainerin ihre Zusammenarbeit und erteilt Hilfestellungen. Hat ein Kind eine Frage gestellt, die für das Verständnis eines Textes wesentlich ist, so kann es dafür auch von der Trainerin gelobt werden („Das war wirklich eine tolle Frage!"). Zudem greift die Trainerin ein, wenn die Kinder Fehler machen oder ihre Rolle nicht ausfüllen. Wenn ein Kind z.B. eine ungenaue Zusammenfassung abgibt, die Gruppenlehrkraft diese aber als gut befindet und daher im Text fortfahren will, greift die Trainerin ein und fordert die Kinder auf, die Zusammenfassung neu zu bewerten („War die Zusammenfassung wirklich kürzer als der Text?"). In die Korrektur werden alle Gruppenmitglieder einbezogen („Was meint ihr: Was könnte bei dieser Zusammenfassung noch weggelassen werden?").

Gegen Ende jeder Sitzung überdenken die Kinder, wie gut sie in ihrer Lesegruppe zusammengearbeitet haben. Jedes Kind sollte positive Erfahrungen berichten („Was mir gut gefallen hat"), aber auch Verbesserungswürdiges ansprechen („Was mir nicht so gut gefallen hat und was das nächste Mal anders laufen sollte"). Zusammen mit der Trainerin werden Lösungen erarbeitet, die in der nächsten Sitzung umzusetzen sind.

Die folgenden Trainingsstunden: Festigung der Lesestrategie-Anwendung

Im weiteren Verlauf zieht sich die Trainerin von ihrer anleitenden Rolle noch mehr zurück. Sie beobachtet weiterhin die Gruppenarbeit. Bei Bedarf gibt sie Hinweise und Hilfen, wobei die Kinder die Verantwortung für das gemeinsame Lernen immer mehr selbst übernehmen. Die Trainerin greift nur ein, wenn sie Fehler im Vorgehen bemerkt oder direkt um Hilfe gebeten wird. Regelmäßig wird ein Leseverständnisquiz durchgeführt, das sich auf die in der Gruppe gelesenen Texte bezieht. Die Quizfragen werden von den Kindern allein beantwortet. Verbesserungen von Quiz zu Quiz werden in Diagrammen deutlich gemacht. Anhand ihrer Lernkurven können die Kinder selbst feststellen, dass sich ihre Fähigkeit, Texte zu verstehen, verbessert hat. Ergänzend dazu können Lernfortschritte durch einen verlaufsorientierten Test, wie das oben angegebene Verfahren von Walter (2013) erfasst werden.

12.4 Hinweise für die organisatorische Umsetzung

Eine Lesegruppe sollte mindestens vier, höchstens aber sechs Kinder umfassen. Das Textmaterial sollte in klar untergliederte Abschnitte aufgeteilt sein. Die Textschwierigkeit ist an das Leseniveau der Kinder anzupassen. Die Themen sollten Interesse weckend sein und eine Wahlmöglichkeit offenlassen.

Während der Gruppenarbeit sitzen die Kinder an zusammengerückten Tischen. Lese- und Informationsmaterial, wie Lesebücher und Nachschlagewerke, sind griffbereit. Die Trainerin achtet darauf, dass die Kinder respektvoll und hilfsbereit miteinander umgehen. Bei Regelverletzungen greift sie konsequent ein. Unterstützendes Verhalten wird durch Lob bekräftigt. In schwierigen Fällen kann ein Verstärkungsplan vereinbart werden (vgl. Kapitel 19 und 35).

Für das Training steht ein Manual, inkl. aller erforderlicher Materialien zur Verfügung (Spörer et al. 2016). Gleich ob Lehrkräfte oder andere Personen die Methode umsetzen wollen: Der Durchführung ist eine mehrtägige Schulung voranzustellen. Neben der Klärung von inhaltlichen und organisatorischen Fragen ist abzusichern, dass das „kognitive Modellieren" der Lesestrategien beherrscht wird. Damit wirksame Komponenten des Trainings nicht verloren gehen, ist die Umsetzung in ganzen Klassen besonders umsichtig vorzunehmen (Hacker & Tenent, 2002). Nützlich sind Materialien, welche die Kinder darin anleiten, ihr Lernverhalten zu beobachten, es auf Stärken und Schwächen hin zu überprüfen und Verbesserungen vorzuplanen. Dafür eignen sich Lesetagebücher mit vorgegebenen Fragen, welche die Kinder dazu anregen, ihre Erfahrungen bei der Strategieanwendung festzuhalten („Was konnte ich schon gut?", „Was ist mir noch schwergefallen?"), sich Ziele für die kommenden Sitzungen zu setzen („Ich möchte die Kernidee eines Textabschnitts knapper zusammenfassen können."; „Ich sollte bereits zur Überschrift eigene Fragen stellen.") und zu überprüfen, ob diese Ziele erreicht worden sind. Bewährt haben sich zudem Merkhilfen, die daran erinnern, welche Aufgaben die Gruppenlehrkraft übernimmt. Die Aufgaben sollten einfach und klar benannt werden, etwa in folgender Form: „1. Suche dir ein Gruppenmitglied aus, das den Abschnitt vorlesen soll."; „2. Sage diesem Kind, ob es gut gelesen hat und was es noch besser machen kann."; „3. Versteht gemeinsam den vorgelesenen Abschnitt mithilfe der vier Lesestrategien."

Erfolgt die Umsetzung im Klassenverband, so sollten die Lesegruppen leistungsheterogen zusammengesetzt werden. Ein im Lesen stärkeres Kind mag schon nach wenigen Trainingsstunden in der Lage sein, die Lesestrategien korrekt und selbstständig anzuwenden. Dadurch kann es zum Modell für leseschwächere Gruppenmitglieder werden. Aber auch Kinder mit höherer Lesekompetenz profitieren von der Gruppenarbeit (Seuring & Spörer, 2010). Durch Aktivitäten wie Vormachen, Erklären, Unterstützen und Korrigieren, erweitern und vertiefen sie ihr eigenes Wissen über gutes Lesen (vgl. Kapitel 40).

Wenn Kinder wenig Erfahrung mit dem Lernen in Gruppen haben, sollten teambildende Maßnahmen eingeplant werden. Jede Gruppe kann z. B. ein Wappen ausgestalten, das anschließend in der Klasse vorgestellt wird. Die Wappen werden zu Beginn einer Trainingsstunde auf die Gruppentische gestellt, sodass jedes Kind ohne viel Gerangel zu seinem Tisch findet.

Die Dauer der Einführung und der Durchführungsphase sind an das Vorwissen der Schüler:innen anzupassen. Es macht keinen Sinn, mit der Durchführungsphase „laut Zeitplan" zu beginnen, wenn die Lerninhalte der Einführungsphase noch nicht verinnerlicht worden sind. Erfahrungsgemäß gilt folgende Regel: Je größer die Klasse und damit die Anzahl der Lerngruppen, desto mehr Zeit sollte für die Durchführungsphase veranschlagt werden. Ansonsten besteht die Gefahr, dass die Lehrkraft überfordert wird und den Überblick über die Zusammenarbeit in den Gruppen verliert.

12.5 Wirksamkeit und Wirksamkeitsbedingungen

Reziprokes Lehren ist ein sehr erfolgreiches Förderprogramm. In einer Metaanalyse, die 16 Studien umfasste, fanden Rosenshine und Meister (1994), dass die Methode sowohl bei standardisierten Tests (d = 0.32) als auch bei schul- und alltagsnahen Leseaufgaben (d = 0.88) unterrichtsüblichen Methoden der Leseförderung überlegen ist. In einer umfangreichen Forschungssynthese kam Hattie (2009) zu dem Schluss, dass reziprokes Lehren zu den wirksamsten Lehr-Lern-Methoden überhaupt gehört.

In der ersten Erprobung fanden Palincsar und Brown (1984), dass leseschwache Kinder der 7. Klasse nach einem nur sechswöchigem Training (eine Förderstunde pro Schultag) Rückstände von bis zu zwei Schuljahren aufgeholt hatten. Diese Effekte erwiesen sich nach einem Jahr als stabil. Die Wirksamkeit des reziproken Lehrens wurde hauptsächlich bei Schüler:innen zwischen dem 5. und 8. Schuljahr überprüft. Mittlerweile liegen Befunde vor, wonach reziprokes Lehren bereits ab der 3. Klasse umsetzbar ist und dort zu substanziellen Verbesserungen des Leseverständnisses führt (Spörer, et al., 2009; Völlinger, Supanc & Brunstein, 2018).

Die Wirksamkeit der Lesestrategien im Einzelnen wurde nur selten untersucht. Rosenshine und Meister (1994) vermuteten, dass „Fragen stellen" und „Textabschnitte zusammenfassen" die stärksten Wirkkomponenten des Trainings bilden. Spörer et al. (2009) bestätigten, dass die Strategie des Zusammenfassens eine zentrale Rolle bei der Förderung des Leseverständnisses spielt. Dennoch ist zu beachten: Andere Vorgehensweisen, die auf den ersten Blick eher unscheinbar daherkommen, wie das Klären von Wortbedeutungen, schaffen erst die Grundlage dafür, dass voraussetzungsvollere Strategien, wie Kernideen ermitteln, erfolgreich umgesetzt werden können (vgl. Beispiel im Anhang dieses Kapitels).

Für Kinder, die langsam und stockend lesen, wird die Wirksamkeit der Methode gesichert, indem Elemente des selbstregulierten Lernens in die Strategievermittlung eingebunden werden (Schünemann et al., 2013; Spörer & Schünemann, 2014). Sind die Leserückstände zu gravierend, können die Texte alternativ auch über Band und Kopfhörer abgespielt werden (van den Bos, Brand-Gruwel & Aarnoutse, 1998). Letztlich ausschlaggebend bleibt, wie gut eine Gruppe zusammenarbeitet. Je besser es gelingt, die Aufgabe als Gruppenlehrkraft auszufüllen und in dieser Position informative Rückmeldungen zur Strategieanwendung zu geben, desto höher fallen die Zugewinne im Leseverständnis für alle Kinder aus (Schünemann, Spörer, Völlinger & Brunstein, 2017). Sowohl die vorgeplante Einübung der vier Lesestrategien als auch die Übernahme der Rolle als Lehrkraft tragen dazu bei, dass die Förderung des sinnverstehenden Lesens auch im Klassenverband gelingen kann (Völlinger, Spörer, Lubbe & Brunstein, 2018).

12.6 Literatur

Grundlegende Literatur

Palincsar, A.S. & Brown, A.L. (1984). Reciprocal teaching of comprehension-fostering and comprehension-monitoring activities. *Cognition & Instruction, 1,* 117–175. https://doi.org/10.1207/s1532690xci0102_1

Schünemann, N., Spörer, N., Völlinger, V.A. & Brunstein, J.C. (2017). Peer feedback mediates the impact of self-regulation procedures on strategy use and reading comprehension in reciprocal teaching groups. *Instructional Science, 45,* 395–415. https://doi.org/10.1007/s11251-017-9409-1

Spörer, N., Brunstein, J.C. & Kieschke, U. (2009). Improving students' reading skills: Effects of strategy instruction and reciprocal teaching. *Learning and Instruction, 19,* 272–286. https://doi.org/10.1016/j.learninstruc.2008.05.003

Weiterführende Literatur

Brunstein, J.C. & Spörer, N. (2018). Selbstgesteuertes Lernen. In D.H. Rost, J.R. Sparfeldt & S.R. Buch (Hrsg.), *Handwörterbuch Pädagogische Psychologie* (5., überarbeitete und erweiterte Aufl.; S. 742–749). Weinheim: Beltz.

Hacker, D.J. & Tenent, A. (2002). Implementing reciprocal teaching in the classroom: Overcoming obstacles and making modifications. *Journal of Educational Psychology, 94,* 699–718. https://doi.org/10.1037/0022-0663.94.4.699

Hart, E.R. & Speece, D.L. (1998). Reciprocal teaching goes to college: Effects of postsecondary students at risk for academic failure. *Journal of Educational Psychology, 90,* 670–681. https://doi.org/10.1037/0022-0663.90.4.670

Hattie, J. (2009). *Visible learning: A synthesis of over 800 meta-analyses relating to achievement.* London: Routledge.

Klicpera, C. & Gasteiger-Klicpera, B. (1995). *Psychologie der Lese- und Schreibschwierigkeiten - Entwicklung, Ursachen, Förderung.* Weinheim: Beltz.

Lenhard, W. (2019). *Leseverständnis und Lesekompetenz: Grundlagen - Diagnostik - Förderung* (2., aktualisierte Aufl.). Stuttgart: Kohlhammer. https://doi.org/10.17433/978-3-17-035020-5

Philipp, M. (2015). *Lesestrategien. Bedeutung, Formen und Vermittlung.* Weinheim: Beltz Juventa.

Richter, T. & Schnotz, W. (2018). Textverstehen. In D. H. Rost, J. R. Sparfeldt & S. R. Buch (Hrsg.), *Handwörterbuch Pädagogische Psychologie* (5., überarbeitete und erweiterte Aufl.; S. 826–837). Weinheim: Beltz.

Rosenshine, B. & Meister, C. (1994). Reciprocal teaching: A review of the research. *Review of Educational Research, 64,* 479–530. https://doi.org/10.3102/00346543064004479

Schünemann, N., Spörer, N. & Brunstein, J. C. (2013). Integrating self-regulation in whole-class reciprocal teaching: An analysis of incremental effects on fifth graders' reading comprehension, reading strategies and self-efficacy for reading. *Contemporary Educational Psychology, 38,* 289–305. https://doi.org/10.1016/j.cedpsych.2013.06.002

Seuring, V. A. & Spörer, N. (2010). Reziprokes Lehren in der Schule: Förderung von Leseverständnis, Leseflüssigkeit und Strategieanwendung. *Zeitschrift für Pädagogische Psychologie, 24,* 191–205. https://doi.org/10.1024/1010-0652/a000016

Spörer, N. & Schünemann, N. (2014). Improvements of self-regulation procedures for fifth graders' reading competence. Analysing effects on reading comprehension, reading strategy performance, and motivation for reading. *Learning and Instruction, 33,* 147–157.

van den Bos, K. P., Brand-Gruwel, S. & Aarnoutse, C. A. J. (1998). Text comprehension strategy instruction with poor readers. *Reading and Writing: An Interdisciplinary Journal, 10,* 471–498. https://doi.org/10.1023/A:1007976225000

Völlinger, V. A., Spörer, N., Lubbe, D. & Brunstein, J. C. (2018). A path analytic test of the reading strategies mediation model: Relating cognitive competences and motivational influences to individual differences in fifth-graders' reading comprehension. *Journal of Educational Research, 111,* 733–745. https://doi.org/10.1080/00220671.2017.1412930

Völlinger, V. A., Supanc, M. & Brunstein, J. C. (2018). Examining between-group and within-group effects of a peer-assisted reading strategies intervention. *Psychology in the Schools, 55,* 573–589. https://doi.org/10.1002/pits.22121

Materialien

Lenhard, W., Lenhard, A. & Schneider, W. (2020). *Ein Leseverständnistest für Erst- bis Siebtklässler - Version II (ELFE II*; 4., unveränderte Aufl.). Göttingen: Hogrefe.

Schlagmüller, M. & Schneider, W. (2007). *Würzburger Lesestrategie-Wissenstest für die Klassen 7–12: Ein Verfahren zur Erfassung metakognitiver Kompetenzen bei der Verarbeitung von Texten (WLST 7–12).* Göttingen: Hogrefe.

Schneider, W., Blanke, I., Faust, V. & Küspert, P. (2011). *Würzburger Leise Leseprobe - Revision: Ein Gruppentest für die Grundschule (WLLP-R).* Göttingen: Hogrefe.

Schneider, W., Schlagmüller, M. & Ennemoser, M. (2017). *Lesegeschwindigkeits- und -verständnistest für die Klassen 5–12 (LGVT 5–12+;* 2., erweiterte und neu normierte Aufl.). Göttingen: Hogrefe.

Spörer, N., Koch, H., Schünemann, N. & Völlinger, V. A. (2016). *Das Lesetraining mit Käpt'n Carlo für 4. und 5. Klassen. Ein Lehrermanual mit Unterrichtsmaterialien zur Förderung des verstehenden und motivierten Lesens.* Göttingen: Hogrefe. https://doi.org/10.1026/02723-000

Walter, J. (2013). *Verlaufsdiagnostik sinnerfassenden Lesens (VSL).* Göttingen: Hogrefe.

Weiß, R. H. (2019). *Grundintelligenztest Skala 2 - Revision (CFT 20-R) mit Wortschatztest (WS) und Zahlenfolgentest (ZF) - Revision (WS/ZF-R;* 2., überarbeitete Aufl.). Göttingen: Hogrefe.

Wimmer, H. & Mayringer, H. (2014). *Salzburger Lese-Screening für die Schulstufen 2-9 (SLS 2-9).* Göttingen: Hogrefe.

12.7 Anhang

Textbeispiel und Gesprächsausschnitt zum reziproken Lehren

Geheimnisvolle Sandgemälde
(ausschnittsweise aus Spörer, Koch, Schünemann & Völlinger, 2016)

Die Atacama-Wüste im Südwesten von Peru ist ein trockener, heißer und lebensfeindlicher Ort. Und trotzdem gibt es dort eine Hochebene, die von zahlreichen Tieren und Menschen bevölkert ist. Kolibris, Spinnen, Greifvögel, Äffchen, Menschen mit Flügeln und Schnurrhaaren findet man dort. Allerdings sind sie nicht aus Fleisch und Blut, sondern als riesige Sandbilder in den trockenen Wüstenboden gemalt. Geoglyphen nennen Archäologen diese jahrhundertealten, rätselhaften Kunstwerke, denn sie sehen aus wie Hieroglyphen in der Erde.

Entdeckt wurden die Gemälde im Sand bereits vor über 80 Jahren. Seither rätseln Forscher über Ursprung, Sinn und Zweck der Geoglyphen. Wer hat sie erschaffen? Und warum? Welche unbekannte Kultur konnte so komplizierte geometrische Formen erbauen - ohne Kontrollblick aus der Luft? Denn Flugzeuge gab es damals noch nicht. Vor einigen Jahren startete auch ein deutsches Team von Archäologen ins weit entfernte Peru, um das Wunderwerk zu untersuchen. [...]

Anschließend wird ein Ausschnitt aus einer Trainingssitzung wiedergegeben und kommentiert. Die Kinder besuchen die 5. Klasse einer Grundschule und haben bereits fünfmal mit der Methode Texte bearbeitet. An der Unterhaltung sind drei Kinder beteiligt. Sie haben gerade den ersten Abschnitt gelesen und versuchen nun, unbekannte Wörter zu klären bzw. Unklarheiten zu beseitigen.

Annika: Hat jemand ein Wort, das geklärt werden soll? *(Annika übernimmt für den ersten Abschnitt die Rolle als Gruppenlehrerin)*

Emilia: Also Atacama, gleich am Anfang.

Annika: Okay. Hast du den Satz weitergelesen? *(liest den Satz vor)* Die Atacama-Wüste im Südwesten von Peru ist ein trockener, heißer und lebensfeindlicher Ort.

Emilia: Ja. Nochmal den Satz lesen ... Ah, dann ist das bestimmt der Name.

Annika: Noch ein Wort?

Daniel: Geoglyphen. Da steht ja, dass die wie Hieroglyphen in der Erde sind. Wisst ihr, was Hieroglyphen sind?

Emilia: Ja, das sind diese Bilder.

Annika: Ja. Die Schrift in Ägypten. Hilft das?
Daniel: Okay. Ich denke schon.
Annika: Noch ein Wort? *(wartet ab)* Nein? Dann weiter. Wer stellt eine Frage zum Abschnitt?
Emilia: Was gibt es in der Atacama-Wüste?
Annika: Okay. Daniel, weißt du die Antwort?
Daniel: Na, die Kunstwerke, diese, diese ... *(sucht im Text)* Geoglyphen.
Annika: Gut, eine sehr gute Frage. Jetzt zusammenfassen. Daniel, machst du das?
Daniel: Ja, ich kann es ja mal versuchen. Also: Diese Wüste ist heiß und trocken und da gibt es diese Kunstwerke, diese Geoglyphen.
Annika: Ja, das war schon ganz gut. Aber du kannst auch, denke ich, „heiß und trocken" weglassen, weil das ja sowieso zu einer Wüste dazu gehört. Okay?
Daniel: Ja, okay. Danke.
Annika: Gut. Jetzt vorhersagen. Wer trifft eine Vorhersage?
Emilia: Das mach ich. Also im nächsten Abschnitt könnte noch mehr zu diesen Geo-Dings, Geoglyphen stehen.
Annika: Gut, das hätte ich auch gedacht. Dann mach doch gleich weiter. Hier ist das Logbuch. *(reicht die Merkkarte mit den Aufgaben für die Gruppenlehrkraft an Emilia weiter)*
Emilia: So, ah, da geht's weiter. Daniel, liest du mal den nächsten Abschnitt vor. *(Emilia übernimmt die Rolle als Gruppenlehrerin für den zweiten Textabschnitt)*
Daniel: *(liest vor)*
Emilia: Danke. Du hast gut gelesen, nur einmal kurz gestockt. Hat jemand was zu klären?
Daniel: Kultur vielleicht? Ich lese gleich mal den ganzen Satz: Welche unbekannte Kultur konnte so komplizierte geometrische Formen erbauen?
Emilia: Ja?
Daniel: Dann sind damit vielleicht die Menschen gemeint, die da leben ... in Peru?
Annika: Ja, ich denke schon.
Emilia: Okay. Dann weiter. Eine Frage?
Annika: Warte mal, können wir noch mal hier schauen *(sucht im Abschnitt)* – Archäologen.
Emilia: Oh, klar. *(liest laut)* ... ein deutsches Team von Archäologen ins weit entfernte Peru, um das Wunderwerk zu untersuchen. Wer weiß es?
Annika: Also, das müssen ja Menschen sein, also ein Team, Wissenschaftler, oder?
Emilia: Ja, genau. Wer hat eine Frage?
Daniel: Wieso war es so schwierig, ähm, dieses Kunstwerk zu erbauen?
Emilia: *(ruft auf)* Annika!
Annika: Weil es noch keine Flugzeuge gab?
Emilia: Das war eine sehr gute Frage, weil ich sie selbst nicht gewusst habe. [...]

13 Aufbau von Rechtschreibkenntnissen

Michaela Timberlake und Theresa Neusser

Fallbeispiel

Andrej (10;2 Jahre) wächst zweisprachig auf. Zu Hause und in der Freizeit spricht er vorrangig Russisch, in der Schule Deutsch. Bereits bei der Einschulung fiel auf, dass Andrej Buchstaben weder erkennen noch niederschreiben konnte. Seine Seh- und Hörfähigkeit erwiesen sich als unauffällig. Mittlerweile besucht er die vierte Klasse. Seine Rechtschreibleistungen liegen deutlich unter dem Niveau seiner Mitschüler:innen. Der in Abbildung 13.1 dargestellte, von Andrej spontan geschriebene Text verdeutlicht dies: Neben Fehlern bei der Groß- und Kleinschreibung fallen Schwierigkeiten mit gängigen Buchstabenkombinationen (wie <sp> in *sp*ielen), Doppelkonsonanten und dem Dehnungs-h auf. Artikel lässt Andrej teilweise aus und auch die Falldeklination gelingt ihm nicht immer („mit meine freunde"). Andrej schreibt an vielen Stellen, wie er spricht (z. B. „ganisch", „fare"). Teilweise verwendet er aber bereits orthografische Muster (z. B. „ganich*t*", „schp*ie*le") (angelehnt an die Modellstufen von Valtin und Sasse, 2016).

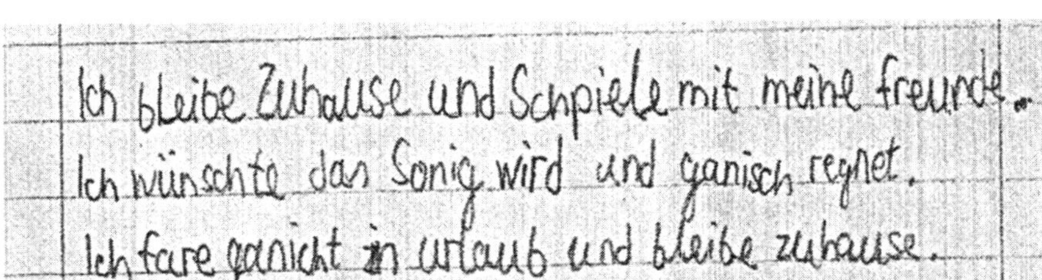

Abbildung 13.1: Schriftprobe von Andrej

Im Rahmen der diagnostischen Überprüfung führt die zuständige Förderschullehrkraft mit Andrej den „Deutschen Rechtschreibtest für das dritte und vierte Schuljahr" (DERET 3-4+; Stock & Schneider, 2008a) durch. Sowohl die quantitative als auch die qualitative Auswertung der Testleistungen bestätigen das Profil der Fehlerarten. In den Bereichen Groß-Kleinschreibung,

Zeichensetzung, Dehnungsfehler und fehlerhafte Wortendungen erreicht Andrej Leistungen, die unter einem Prozentrang von 10 liegen. Das entspricht einer schwachen bis sehr schwachen Leistung (Stock & Schneider, 2008a). Andrejs Schriftbild ist gut lesbar. Auch wenn er gelegentlich noch etwas langsamer als seine Mitschüler:innen liest, beherrscht Andrej das Lesen weitgehend altersentsprechend. Im Rechnen erzielt er Ergebnisse, die dem Durchschnitt der vierten Klasse entsprechen. Somit sind die zunächst zu prüfenden Kriterien für einen Anspruch auf sonderpädagogische Förderung nicht erfüllt. Um festzustellen, ob eine „isolierte Rechtschreibstörung" nach ICD (vgl. Kapitel 4) vorliegt, wird eine intelligenzdiagnostische Untersuchung durchgeführt.

Die Intervention besteht in der *Entwicklungsgemäßen Rechtschreibförderung*. Diese wird auf Andrejs Niveau des Schriftspracherwerbs abgestimmt und verfolgt im Wesentlichen vier Ziele:

a) Erweiterung der Buchstaben-Laut-Beziehung, insbesondere von Buchstabenkombinationen,
b) Vermittlung von Lernstrategien, die sich an größeren Einheiten wie Silben, Wortstämmen oder Endungen orientieren,
c) Erweiterung des Grundwortschatzes sowie
d) Einüben von Rechtschreibregeln.

Durch das Einüben von Buchstabenkombinationen und durch den Einsatz von Wortlisten, die sich an den Wortbausteinen orientieren, gelingt es Andrej immer besser, Rechtschreibfehler zu vermeiden und Regeln der Rechtschreibung zu beachten. Auch bei der korrekten Verwendung grammatischer Strukturen verbessert sich Andrejs Leistung ganz allmählich.

13.1 Kurzbeschreibung der Methode und ihres theoretischen Hintergrunds

In der Entwicklung der Rechtschreibförderung sind sehr unterschiedliche Methoden empfohlen und verwendet worden. Maßgeblich dafür waren unterschiedliche Vorstellungen, worauf Schwierigkeiten beim Rechtschreiben ursächlich zurückzuführen sind.

(1) *Störungen auf funktionaler Ebene.* In den 1960er und 1970er Jahren wurde die Rechtschreibförderung von der *Legastheniedefinition* geprägt. Trotz „intakter" oder „relativ gut ausgeprägter" Intelligenz sah man gravierende Schwierigkeiten beim Lesen und Schreiben in speziellen kognitiven und neurologischen Defiziten begründet. Als mögliche Ursachen wurden u. a. genannt: minimale zerebrale Dysfunktionen, eine zu schwach ausgeprägte Hemisphärendominanz, Schwächen in der Raum-Lage-Orientierung, Defizite in der visuellen Wahrnehmung, Linkshändigkeit, Gliederungs- und Differenzierungsschwächen und Lautnuancentaubheit. Gefragt

waren daher Programme, die Defizite in der Ausbildung grundlegender (Wahrnehmungs-)Funktionen in Angriff nahmen, zumeist unter Verwendung von sprachfreiem Material. Ein Beispiel dafür sind Frostigs Übungen zur Förderung der visuellen Wahrnehmung (Frostig, Horne & Miller, 1977). Eingeübt wurden damit die visuomotorische Koordination, die Figur-Grund-Unterscheidung, die Formkonstanz, die Raum-Lage-Wahrnehmung und das Erfassen räumlicher Beziehungen. Eine geradlinige, nämlich symptombezogene Förderung von Lese- und Rechtschreibleistungen kam in solchen Förderkonzepten höchstens am Rande vor (Greisbach, 2010).

(2) *Rechtschreibung als Entwicklungsprozess.* Da solche Förderansätze kaum Erfolge erzielten (Ise, Engel & Schulte-Körne, 2012), kam es Ende der 1970er Jahre zu einer Neuorientierung in der Rechtschreibförderung (Scheerer-Neumann, 2023). Die Aufmerksamkeit richtete sich jetzt auf Fragen, die das Lesen und Schreiben selbst betrafen: Über welches Wissen und über welche Fertigkeiten müssen Kinder verfügen, um Lese- und Schreibaufgaben erfolgreich zu bewältigen? Welche gedanklichen Vorgänge und welche geistigen Leistungen sind dafür zu erbringen? Und welche Einschränkungen und Hindernisse sind dafür verantwortlich, dass der Erwerb von Lese- und Rechtschreibfertigkeiten zumindest bei einigen Kindern nicht gelingt oder nur mit deutlichen Verzögerungen auftritt? Als richtungsweisend erwies sich ein Forschungsansatz, der den Erwerb schriftsprachlicher Leistungen von seiner Entwicklung her betrachtet und in einzelne Phasen mit fließenden Übergängen unterteilt. Ein bekanntes Beispiel dafür ist Friths (1985) Unterscheidung zwischen „logografischer", „alphabetischer" und „orthografischer" Phase, die sich in vielen aktuellen Stufenmodellen der Entwicklung von Lese-Rechtschreib-Fertigkeiten wiederfindet (z.B. Schründer-Lenzen, 2013; Scheerer-Neumann, 2023). Die in Tabelle 13.1 umrissenen Entwicklungsstufen orientieren sich an einem von Valtin und Sasse (2016) entwickelten Modell. Schwierigkeiten beim Erwerb des Lesens und des Rechtschreibens werden dort als Verzögerungen im Entwicklungsverlauf verstanden, wobei jeder Übergang von einer bestimmten Stufe zur nächsthöheren als möglicher „Stolperstein" in der Weiterentwicklung des schriftsprachlichen Könnens betrachtet wird.

(3) *Entwicklungsgemäße Rechtschreibförderung.* Die entwicklungsgemäße Rechtschreibförderung orientiert sich an dem in Tabelle 13.1 dargestellten Stufenmodell. Ihr Grundprinzip lautet: *Verbesserungen in Rechtschreibleistungen werden nur dann erzielt, wenn die Rechtschreibung auf dem entwicklungsgemäßen Niveau des Kindes gefördert und eingeübt wird.*

Diagnostisch ist eingangs zu klären, welche Einsichten das Kind über die Schriftsprache bereits entwickelt hat. Vorhandene Einsichten gilt es zu stützen und weiterzuentwickeln. Ausgangspunkt der Förderung bildet diejenige Entwicklungsstufe, auf der sich das Kind aktuell befindet. Die Interventionsmaßnahmen gehen von dem festgestellten Entwicklungsstand aus und bauen die daran anknüpfenden Leistungen mit dafür geeigneten Methoden auf. Lernfortschritte werden regelmäßig mit Verfahren der Lernverlaufsdiagnostik (Strathmann, Klauer & Greisbach, 2010) und des curriculumbasierten Messens (Voß, Sikora & Mahlau, 2017) überprüft. Ziele und Methoden der Förderung werden auf die jeweils festgestellten Lernfortschritte, z. B. in der Bewältigung eines Phasenübergangs, abgestimmt.

Tabelle 13.1: Entwicklungsmodell für das Lesen- und Schreibenlernen (in Anlehnung an Valtin & Sasse, 2016, S. 183)

Stufe	Fähigkeiten und Einsichten des Kindes	Lesen	Schreiben
1	Nachahmung äußerer Verhaltensweisen	„Als-ob"-Lesen: Nachahmen des Lesetonfalls oder des Seitenumblätterns	„Als-ob"-Schreiben: Kritzeln mit Elementen von Druck- und Schreibschrift sowie Wortabständen
2	Kenntnis einzelner Buchstaben anhand figurativer Merkmale	Naiv-ganzheitliches Lesen: Erkennen und Erraten von Wörtern anhand von einzelnen Buchstaben	Malen von Buchstabenreihen, Symbolen oder des eigenen Namens
3	Beginnende Einsicht in den Buchstaben-Laut-Bezug Kenntnis einiger Buchstaben/Laute	Benennen von Lautelementen, häufig am ersten Buchstaben orientiert	Verschriftlichen prägnanter Lautelemente, Skelettschreibungen (z. B. *HS* für *Hase*)
4	Einsicht in die Buchstaben-Laut-Beziehung	Buchstabenweises Erlesen (z. B. *G-a-r-t-e-n*), gelegentlich ohne Sinnentnahme	Verschriftlichen nach dem Prinzip „Schreibe wie du sprichst" (z. B. *Rola – Roller*; *hoite – heute*; *mia – mir*)
5	Verwendung orthografischer Muster	Fortgeschrittenes Erlesen: Verarbeitung größerer Einheiten (z. B. mehrgliedrige Schriftzeichen, Silben, Endungen wie -en, -er)	Verwendung orthografischer Muster (z. B. Auslautverhärtung, Umlaute), und gelegentlich auch falsche Generalisierungen (z. B. -er am Wortende führt zu *Oper* statt *Opa*)
6	Automatisierung von Teilprozessen	Entfaltete Lesefähigkeit: Automatisiertes Worterkennen	Entfaltete orthografische Kenntnisse: Dudenschreibweise

13.2 Indikation der Methode

Eine Förderung von Rechtschreibkenntnissen ist angezeigt, wenn eine Schülerin bzw. ein Schüler in einem standardisierten Rechtschreibtest Leistungen erbringt, die unterhalb eines Prozentrangs (PR) von 25 liegen. Dies ist vornehmlich bei den folgenden Störungen der Fall:

- Lese- und Rechtschreibstörung (ICD-10, F 81.0; vgl. Kapitel 4)
- Isolierte Rechtschreibstörung (ICD-10, F81.1; ICD-11, 6A03.1; vgl. Kapitel 4)
- Allgemeine Lernschwäche (ICD-10, F81.3; ICD-11, 6A03.3; vgl. Kapitel 5)

Je nach Entwicklungsrückstand und Schweregrad der Rechtschreibschwäche sind folgende Maßnahmen angebracht (vgl. Kapitel 45):

- PR zwischen 11 und 25: binnendifferenzierende Maßnahmen innerhalb des Regelunterrichts,
- PR zwischen 6 und 10: Maßnahmen im Rahmen klassenübergreifender Fördergruppen sowie
- PR kleiner als 5: außerschulische Maßnahmen zur lerntherapeutischen Einzelförderung.

13.3 Detaillierte Beschreibung des Vorgehens

Warum es wichtig ist, „Schreiben zu lernen" und „so zu schreiben, dass andere es lesen können" wird dem Kind durch eine spielerische Herangehensweise vermittelt (z. B. einen „Kritzelbrief" schreiben oder einen Einkaufszettel malen). Mit der Förderung von Rechtschreibleistungen wird erst begonnen, wenn das Kind versteht, dass es verschiedene Laute gibt (Phoneme), die durch Buchstaben oder Buchstabenketten abgebildet werden (Grapheme). So wird der Laut/ʃ/in *Sch*üssel durch die Buchstaben <sch> oder durch die Buchstabenkombination <sp> wie in *Sp*iel verschriftlicht. Auf diese Weise lernt das Kind, dass Sprache aus einzelnen Lauten besteht und, dass diese durch Buchstaben, Silben, Wortteile, Wörter und Sätze schriftlich abgebildet werden.

Die Intervention geht vom Stand der bisher erreichten Rechtschreibleistung aus (vgl. Kasten „Entwicklung und Förderung der Rechtschreibung"), soll aber auch den jeweils nächsthöheren Entwicklungsschritt anbahnen. Die Aufgabenschwierigkeit bewegt sich auf mittlerem Niveau. Neben der Verbesserung der Rechtschreibleistung und dem Aufbau eines Grundwortschatzes zielt die Intervention darauf ab, das Selbstbild des Kindes als „gute Schreiberin" bzw. „guter Schreiber" zu stärken und die Selbsttätigkeit beim Schreiben zu fördern. Unterstützend wirkt die Nutzung von Wortlisten oder Wörterbüchern sowie der Umgang mit Materialien und Medien, die Möglichkeiten zur Selbstkontrolle bieten, wie beispielsweise der Einsatz von Lernsoftware (vgl. Kapitel 29) oder das Üben mit der Wortkartei (vgl. Kapitel 48). Im Einzelnen umfasst die Intervention eine diagnostische Abklärung und die entsprechenden Maßnahmen.

Entwicklung und Förderung der Rechtschreibung

Beginnende Einsicht in den Buchstaben-Laut-Bezug
- Förderung der phonologischen Bewusstheit
- Einführung und Sicherung der Buchstabengestalten sowie deren Lautwerte
- Einführung von Lauthandzeichen
- Förderung der Grafomotorik

Einsicht in strukturelle Regelmäßigkeiten
- Festigung der Einsicht in die Buchstaben-Laut-Beziehungen
- Einführung von Buchstabenkombinationen (z. B.: ei, au, eu/äu, ch/sch, st, sp)
- silbenorientierte Förderung
- Anbahnung eines Grundwortschatzes (Merkwörter)

Verwendung orthografischer Muster
- an größeren Einheiten und Wortteilen orientierte Förderung, wie z. B. Vor- und Nachsilben, Wortstämme, Stammerweiterungen (morphemorientiert)
- Sicherung des Grundwortschatzes
- Einführung bzw. Vertiefung von Rechtschreibregeln und (Lern-)Strategien
- Anleitung zur Nutzung eines Wörterbuchs bzw. der Rechtschreibhilfe am PC

Diagnostische Abklärung

Eine wirksame Rechtschreibförderung beginnt mit der Ermittlung des Lernstandes des Kindes. Im Mittelpunkt der diagnostischen Untersuchung steht die aktuelle Rechtschreibentwicklung: Was wird bereits sicher beherrscht? Welche Stufe der nächsten Entwicklung ist anzugehen? Dazu werden Gespräche mit den Schüler:innen, deren Eltern und der Klassenlehrkraft sowie ggf. einer Förderschullehrkraft geführt. Schreibhefte und Klassenarbeiten werden eingesehen; zusätzlich werden Schreibübungen durchgeführt. Hypothesengeleitet schließen sich daran weitere testdiagnostische Untersuchungen an:
- Als Kompetenz, die der Rechtschreibleistung vorgelagert ist, sollte die phonologische Bewusstheit überprüft werden (z. B. mit den „Basiskompetenzen für Lese-Rechtschreibleistungen“, BAKO 1–4 von Stock, Marx und Schneider, 2017).
- Rechtschreibleistungen werden mithilfe standardisierter Tests erfasst. Dafür bieten sich die klassenstufenbezogenen Versionen folgender Tests an: „Diagnostischer Rechtschreibtest“ (DRT) von Müller (2003, 2024a, b) bzw. von Grund, Leonhart und Naumann (2017a, b); „Deutscher Rechtschreibtest“ (DERET) von Stock und Schneider (2008a, b) bzw. von Martinez Méndez, Schneider und

Hasselhorn (2015); „Hamburger Schreib-Probe 1-10" (HSP+ 1-10) von May, Malitzky und Vieluf (2018).
- Schwierigkeiten bei der Ausführung der Schreibbewegungen (Grafomotorik) können entweder mit einem Test (z.B. „Screening und Differentialdiagnostik der Grafomotorik im schulischen Kontext", GRAFOS-2 von Sägesser Wyss, Eckhart und Maurer, 2016) oder durch eine Beobachtung des Bewegungsablaufs bei der Handschreibung bestimmt werden.
- Um Sinnesbeeinträchtigungen auszuschließen, sollte die Seh- und Hörfähigkeit geprüft werden.

Bei der Auswertung der Testergebnisse geht es zuerst darum, etwaige Leistungsdefizite einzuordnen. Dazu werden die Testergebnisse mit den Testnormen verglichen. Aufschlussreich ist zudem die qualitative Analyse der Schreibungen, denn erst deren Überprüfung ermöglicht es, Rückschlüsse auf den Stand der Rechtschreibentwicklung zu ziehen. Auf der Grundlage der von den Testautor:innen vorgeschlagenen Fehlerkategorien und Rechtschreibstrategien sowie eigenen Beobachtungen, an welchen Stellen das Kind Fehler macht und Schwierigkeiten zeigt, erfolgt eine abschließende Einordnung, in welcher Phase der Rechtschreibentwicklung sich das betreffende Kind aktuell befindet.

Interventionsmaßnahmen

Die darauffolgende Intervention orientiert sich am Leistungs- und Entwicklungsstand des Kindes. Dementsprechend sollten auf der Seite des Kindes folgende Einsichten gefördert werden:

1. Einsicht in den Buchstaben-Laut-Bezug

- *Schulung der phonologischen Bewusstheit.* Eine der wichtigsten Einsichten, die ein Kind auf dem Weg zur automatisierten Rechtschreibung erwerben muss, ist die Erkenntnis, dass Sprache neben der inhaltlichen Ebene auch eine formale Struktur aufweist. Der Lautstrom der gesprochenen Sprache ist in einzelne Sätze, Wörter, Silben und Einzellaute zerlegbar. Treten Schwierigkeiten beim Erlernen der Schriftsprache sehr früh auf (beispielsweise schon im Anfangsunterricht), so sollten die zur Ausbildung der phonologischen Bewusstheit erforderlichen Fertigkeiten eingeübt werden. Dazu zählen u.a. die Satzsegmentierung, das Silbensprechen, das Erkennen und Produzieren von Reimen, das Isolieren von An-, In- und Auslauten sowie die Analyse und Synthese von bedeutungstragenden Lauten. In Kapitel 9 wird dargestellt, mit welchen Verfahren die Lautbewusstheit möglichst noch vor dem Schuleintritt oder andernfalls unmittelbar danach gefördert werden kann.
- *Einführung und Sicherung der Buchstaben und Laute.* Immer wieder zeigen Testergebnisse, dass Kinder selbst am Ende des zweiten Schuljahres noch nicht alle Buchstabenformen sicher beherrschen und flüssig schreiben können (Damm-

eyer, 2008). Fragt ein Kind z.B.: „Wie ging noch mal das große G?“, so zeigt dies, dass das Kind im Umgang mit den Elementen der Schriftsprache noch sehr unsicher ist. Gelingt es nicht, das korrekte Schriftbild und die notwendigen Schreibbewegungen rasch und mühelos abzurufen, so wird es dem Kind noch viel weniger gelingen, größere Einheiten, wie Silben oder Konsonantenhäufungen, korrekt zu erfassen. Oftmals scheitert es dann schon am ersten Laut. In solchen Fällen kann die Einführung eines Lautgebärdensystems, das als grob- und feinmotorische Gedächtnishilfe wirkt, die Abspeicherung erleichtern (Dummer-Smoch & Hackethal, 2016).

- *Förderung der Schreibbewegung.* Ein weiterer Aspekt, der auf dieser Stufe der Schreibentwicklung bedeutsam ist, betrifft die Förderung der Schreibmotorik. Anzustreben ist, dass das Kind flüssig und unverkrampft schreiben kann. Dies wird durch die Förderung der Körperkontrolle, Kopfbewegung, Augen-Hand-Koordination, Drehbewegung im Handgelenk, Daumenopposition sowie eines angepassten Muskeltonus erreicht. Letztlich kommt es darauf an, dass das Kind seine eigene Schrift lesen kann. Die bloße Unterscheidung der Buchstaben reicht für ihre Schreibung nicht aus. Dafür ist das Einüben der Schreibbewegungen notwendig (Klicpera,Schabmann, Gasteiger-Klicpera & Schmidt, 2020). Die Förderung orientiert sich an folgenden Prinzipien (Schilling, 2018):
  - von der gebundenen zur freier werdenden Bewegung;
  - von der großräumigen zur kleinräumigen Bewegung;
  - von der anschaulich-einfachen zur abstrakt-komplexen Darstellung;
  - von der Förderung einzelner Elemente einer Bewegungsklasse (Linien, Striche, Zielstriche, Bögen bzw. Kreise, Zielpunkte, Winkel) zu Variationen und Verknüpfungen der Elemente.

2. Einsicht in strukturelle Regelmäßigkeiten

- *Festigung der Buchstaben-Laut-Beziehung.* Zunächst ist das Wissen über die Beziehungen zwischen den Buchstaben und Lauten zu festigen. Ein rascher Abruf der gespeicherten Buchstabengestalten und Lautwerte ist notwendig, um immer wieder neues Wortmaterial erfassen und schreiben zu können. Buchstabenkombinationen wie z.B. <ei>, <st> oder <sp> werden in ihrer Abweichung von der Lautsprache bestimmt und eingeübt. Erste, leichte Ableitungsregeln beim <äu> lassen das Kind Regelhaftigkeiten im Aufbau des Sprachsystems entdecken.
- *Vermittlung von Lernstrategien.* Ein wesentlicher Bestandteil jeder Intervention, die auf den Aufbau und die Vertiefung von Rechtschreibkenntnissen zielt, besteht in der expliziten Vermittlung von Lernstrategien. Hierbei ist die Einsicht zu vermitteln, dass schriftsprachliche Informationen nicht als Einzelbuchstaben im Kurzzeitgedächtnis gespeichert werden, sondern in größeren Einheiten, den sogenannten Chunks („Stücke“ oder „Klumpen“). Es lassen sich aber nur solche Informationen „bündeln“, die als Verknüpfungen im Langzeitgedächtnis

abgespeichert sind. Aufnahme, Speicherung und Abruf von Sprachinformationen werden zu Beginn des Schriftspracherwerbs durch die Silbensegmentierung erleichtert (Walter, 1996). Lese-Schreiblehrgänge, wie die Lehrreihe „ABC der Tiere" (Handt, Kuhn & Mrowka-Nienstedt, 2023) und Fördermethoden, wie der „Kieler Leseaufbau" (Dummer-Smoch & Hackethal, 2016) oder das „Basistraining" von Kleinmann (2024), zeigen, wie der Schriftspracherwerb auf dieser Stufe durch die Einführung von Silben unterstützt werden kann. Die Programme sind systematisch aufgebaut und orientieren sich an lautgetreuen Wörtern. Strategien, wie das Mitsprechen, das Mitschwingen, das synchrone Sprechschreiben und das Silbenbogenlesen (Reuter-Liehr, 2020), können den Schriftspracherwerb auf dieser frühen Entwicklungsstufe zusätzlich unterstützen.

- *Aufbau eines Grundwortschatzes.* Ein weiteres zentrales Element der Rechtschreibförderung besteht in der Einführung eines Grundwortschatzes. Kurzwörter, die in Texten häufig vorkommen, wie *der, die, das, und, sind, ist, hat, er, sie, wir*, sind häufig zu üben. So kann ein Grundstock von sicher beherrschten Wörtern aufgebaut werden. Es empfiehlt sich, eine Lernkartei zu führen (vgl. Kapitel 48), mit der das Kind auch selbstständig üben kann. Als Materialien bietet Sennlaub (2015) einen für Erstklässler:innen geeigneten Anfangswortschatz und ein „Erstes Wörterverzeichnis" für das 2. Schuljahr an. Auch stellen einige Bundesländer im Rahmen ihrer Curricula Grundwortschätze zur Verfügung.

3. Einsicht in orthografische Muster

- *Förderung von Lernstrategien.* In Weiterführung der silbenorientierten Förderung besteht die nächste Aufgabe darin, das Gedächtnismaterial so zu strukturieren, dass nun auch größere sprachliche Einheiten verarbeitet werden können. Hierzu hat sich die Orientierung an größeren Einheiten bzw. Wortteilen bewährt (sog. „Morphem-Methode"). Durch das Erkennen von bestimmten Wortteilen, wie Vorsilben, Wortstämmen und Endungen *(an-fahr-en, Vor-fahr-t, ge-fähr-lich)*, können von den Schüler:innen strukturelle Sprachmerkmale entdeckt werden, die über die reine Sprechsilbe hinausgehen. Einen sehr systematischen Zugang zu dieser Vorgehensweise bieten z.B. „Die Wortbaustelle: Morphemtraining für LRS-Schüler 5.–7. Klasse" von Kleinmann (2023) und das „Morphemunterstütztes Grundwortschatz-Segmentierungstraining" (MORPHEUS) von Kargl und Purgstaller (2010). Auch beim Aufbau von Rechtschreibregeln kann die Morphem-Methode unterstützend wirken. Viele Rechtschreibphänomene, wie die Umlautkonstanz *(laufen, er läuft)*, die Auslautverhärtung *(Rind, Rinder, er legt, legen)* und zum Teil auch die Doppelkonsonanz *(rennen, er rennt)* sowie die Groß- und Kleinschreibung (*Schönheit, verantwortlich*) können so sehr gut verdeutlicht werden.
- *Einüben von Rechtschreibregeln.* Für das gezielte Einüben von Rechtschreibmustern existieren bewährte Programme, wie das „Marburger Rechtschreibtraining" von Schulte-Körne und Mathwig (2023) oder der „Orthografikus" von Winzen (2011). Mit dem „Marburger Rechtschreibtraining" liegt ein Förderprogramm

für das regelgeleitete Rechtschreiben vor. Ausgehend von der Unterscheidung zwischen Vokalen und Konsonanten sowie der Länge und Kürze eines Vokals werden Rechtschreibphänomene wie die Groß- und Kleinschreibung, die Auslautverhärtung, die Dehnung und die Konsonantenverdopplung eingeübt. Neben systematisch aufgebauten Lerneinheiten bietet der „Orthografikus" Materialien an (Beobachtungsbogen, Kompetenzraster, Erfolgskontrollen), mit deren Hilfe sich der Entwicklungsstand und die Lernfortschritte des Kindes einordnen lassen.
- *Sicherung des Grundwortschatzes.* Die Einführung und die Festigung eines Grundwortschatzes sind für den Erwerb von Rechtschreibwissen und Rechtschreibsicherheit unabdingbar. Dafür bietet sich die Arbeit mit Karteikartensystemen an (vgl. Kapitel 48). Der Lernstoff muss überschaubar sein und eingegrenzt werden. Ergänzende Schreibübungen sind sinnvoll, sofern sie dem Kind ein planvolles, strukturiertes und schrittweises Erarbeiten neuer Wörter nahebringen. Dafür eignen sich z. B. die vier FRESCH-Strategien („Silben schwingen", „Groß oder klein?", „Verlängern und weiterschwingen", „Ableiten"), die nach der „Freiburger Rechtschreibschule" (Brezing, Maisenbacher, Renk, Rinderle & Wehrle, 2022) vermittelt werden. Abbildung 13.2 zeigt beispielhaft einen Satz von Merkkarten, die sich an den Strategien der „Freiburger Rechtschreibschule" orientieren (Brezing et al., 2022).
- *Nutzung eines Wörterbuchs als Arbeitstechnik.* Einen Zugang zum selbstgesteuerten Aufbau von Rechtschreibkenntnissen bietet die Nutzung eines Wörterbuchs. Dabei sollte in zwei Schritten vorgegangen werden: Zunächst kommt es darauf an, dass die Kinder die Reihenfolge des Alphabets sicher beherrschen. Daran schließen sich Übungen zum Nachschlagen im Wörterbuch (oder bei älteren Schüler:innen im Internet) an. Der kontinuierliche Gebrauch des Wörterbuchs in unterschiedlichen Situationen, wie z. B. in Förderstunden, im Regelunterricht und bei den Hausaufgaben, ermöglicht ein schnelles und erfolgreiches Suchen in Nachschlagewerken.

So wie für die meisten Förderbereiche gilt auch für die Rechtschreibförderung, dass die Übungen abwechslungsreich gestaltet sein sollen. Außerdem sollten sie verschiedene Sinne ansprechen (etwa durch Höraufgaben mit Audiodateien, Apps oder Lernsoftware, unterschiedliche Schreibutensilien, Stempel, Fühlkästen, Arbeit mit der Filztafel, Schiefertafel und mit Knete). Als motivierende Medien sollten in der Therapie Computer oder Tablet und andere digitale Geräte nicht fehlen. Das Spektrum reicht von der Verwendung reiner Schreib- und Textverarbeitungsprogramme bis hin zum selbstständigen Üben mit didaktisch begründeter Lernsoftware (vgl. Kapitel 29). Generell sollte das Übungs- und Lernmaterial folgenden Kriterien genügen:
- Es sollte übersichtlich und einfach strukturiert sein, sodass wichtige Lernstrategien von Grund auf erarbeitet und angewendet werden können.
- Es sollte genaue Aufgabenstellungen und einfache Instruktionen enthalten.

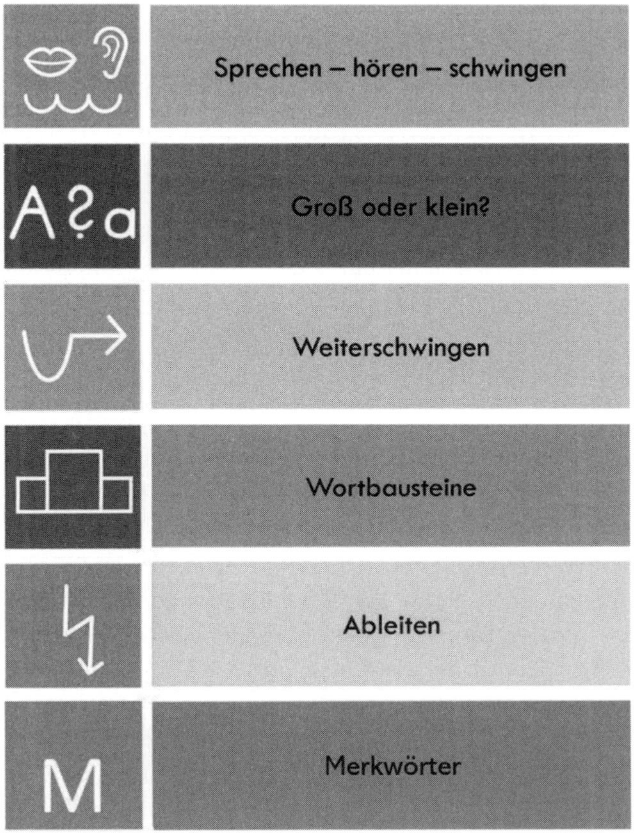

Abbildung 13.2: Merkkarten für die Vermittlung von Rechtschreibstrategien (FRESCH) nach der „Freiburger Rechtschreibschule" (Brezing et al., 2022).

- Es sollte auf die Interessen der Schüler:innen abgestimmt sein.
- Es sollte häufiges Üben in unterschiedlichen Kontexten ermöglichen (einen Brief schreiben; eine E-Mail, SMS oder einen Post abfassen; eine Einkaufsliste zusammenstellen; Einladungen zu einer Geburtstagsfeier anfertigen).

13.4 Hinweise für die organisatorische Umsetzung

Das geschilderte Vorgehen ist relativ aufwendig und erfordert regelmäßiges Üben über einen längeren Zeitraum. Idealerweise findet die Förderung werktäglich in einer Kleingruppe oder auch zu Hause mit den Eltern statt. Selbstverständlich sind enge Absprachen und die Zusammenarbeit mit der zuständigen Lehrkraft notwendig (vgl. Kapitel 41 und 42). Im optimalen Fall erstellt die Lehrkraft selbst ein auf das Schulkind abgestimmtes Programm, das auf einer niedrigeren Stufe ansetzt als der Rechtschreibunterricht im Klassenverband. Liegen Schwierigkeiten gleich in mehreren Bereichen der Rechtschreibung vor, so sollte die Förderung mit demjenigen beginnen, welcher der niedrigsten Entwicklungsstufe zuzuordnen ist. Jeder einzelne Schritt sollte übersichtlich dokumentiert werden, z. B. in Form eines Förderplans, in dem auch die Lernfortschritte des Kindes und darauf abgestimmte Anpassungen des Interventionsprogramms festzuhalten sind. Die einzelnen Förderstunden sollten nach einer gleichbleibenden Struktur ablaufen. Nur wenn die Kinder wissen, was von ihnen erwartet wird, können sie ein Gefühl der Sicherheit entwickeln, die Angst vor Fehlern verlieren und ihr Selbstbild in Bezug auf das (Recht-)Schreiben verbessern. Regelmäßige Entspannungsphasen sind gleichfalls einzuplanen.

Besonders motivierend wirkt, wenn die Förderung in einer Kleingruppe durchgeführt wird. Dadurch erfährt das Kind, dass andere Kinder, so wie es selbst, „ihre liebe Not“ mit der Rechtschreibung haben. Gemeinsames Üben mit den Eltern dient vor allem dazu, das neu erworbene Rechtschreibwissen weiter zu festigen. Die Eltern werden darüber aufgeklärt, dass die Förderung zu einer bestimmten Zeit, an einem bestimmten Ort und für eine bestimmte Dauer durchzuführen ist. Außerdem werden sie angeleitet, eindeutige Anweisungen zu geben, richtiges Schreiben sofort zu loben, keine Kritik bei Fehlern zu üben, Lernfortschritte in einer Lernkurve (Prozentsatz richtig geschriebener Wörter) festzuhalten und Lernerfolge ggf. durch Token zu verstärken, die das Kind am Ende einer Woche gegen eine Belohnung eintauschen kann (vgl. Kapitel 19 und 35). Eine umfassende Einbindung der Eltern setzt voraus, dass die Beziehung zwischen Eltern und Kind durch die schulischen Probleme noch nicht zu sehr belastet ist und dass die Eltern mit der deutschen Rechtschreibung vertraut sind. Beim häuslichen Üben sollten die Eltern sicherstellen, dass eine für ihr Kind (und auch für sie selbst) angstfreie und entspannte Atmosphäre herrscht.

13.5 Wirksamkeit und Wirksamkeitsbedingungen

Die Wirksamkeit der vorangehend beschriebenen Interventionsmaßnahmen ist je nach Förderbereich unterschiedlich gut belegt. Zusammenfassend lässt sich Folgendes festhalten:

- Maßnahmen zur *Förderung der Schreibmotorik* sind besonders wirksam, wenn die Reihenfolge der durchzuführenden Bewegungen vorgegeben wird, z. B. durch Zahlen oder Pfeile, welche die Schreibrichtung anzeigen.
- Programme zur *Förderung der Einsicht in die Buchstaben-Laut-Beziehung* sind im Hinblick auf die Rechtschreibung besonders effektiv, wenn sie mit Trainings zur phonologischen Bewusstheit kombiniert werden (Ehri, 2022; Schneider, Roth & Ennemoser, 2000).
- Hilfreich ist, wenn die Rechtschreibförderung an größeren Einheiten, wie z. B. Wortstämmen oder Vor- und Nachsilben, ansetzt (Wanzek et al., 2006). Ein sil-

ben- bzw. wortteilorientierter Ansatz eignet sich besonders bei Schüler:innen mit ausgeprägten Symptomen einer Lese-Rechtschreibstörung bzw. Dyslexie (Gellert, Arnbak, Wischmann & Elbro, 2021; Kargl, Purgstaller & Fink , 2014).
- Fördererfolge lassen sich auch mit einem *silbenbasierten Grundwortschatztraining* erreichen (Murjahn, Latoska & Borg-Laufs, 2005). Vor allem im Bereich der Konsonantenverdopplung verbessert das silbenbasierte Mitsprechen die korrekte Schreibung der Wörter.

Um Rechtschreibleistungen in unterschiedlichen Entwicklungsphasen systematisch zu verbessern, stehen umfangreiche Förderprogramme zur Verfügung, wie z.B. „Lautgetreue Rechtschreibförderung" nach Reuter-Liehr (2020), PHONIT: Ein Trainingsprogramm zur Verbesserung der phonologischen Bewusstheit und Rechtschreibleistung im Grundschulalter" von Stock und Schneider (2011), das „Marburger Rechtschreibtraining" von Schulte-Körne und Mathwig (2023) oder das „Würzburger orthografisches Training" (WorT) von Berger et al.(2009). Zunehmend verfügbar sind auch software-gestützte und wissenschaftlich abgesicherte Lernprogramme (vgl. Kapitel 29), wie z.B. das „Lautarium: Ein computerbasiertes Trainingsprogramm für Grundschulkinder mit Lese-Rechtschreibschwierigkeiten", das Klatte, Steinbrink, Bergström und Lachmann (2017) für die Förderung lese- und rechtschreibschwacher Grundschulkinder entwickelt haben.

In einer metaanalytischen Untersuchung fanden Galuschka et al.(2020), dass Interventionen, die auf phonologischen (lautgetreu), orthografischen (regelbasiert) und morphematischen (am Wortaufbau orientiert) Merkmalen der (Schrift-) Sprache aufbauen, gute Fördererfolge erzielen. Die dafür ermittelten Effektstärken lagen im mittelstarken bis starken Bereich. Starke Effekte wurden auch erreicht, wenn unterstützende Lernsoftware eingesetzt wurde und die Förderung in einem lerntherapeutischen Eins-zu-Eins-Setting erfolgte. Trainingseffekte mittlerer Stärke ermittelten ebenso Ise et al. (2012) in einer Metaanalyse zur Rechtschreibförderung im deutschsprachigen Bereich. Voraussetzung dafür war, dass die jeweilige Intervention „symptomnah" erfolgte, d.h. auf die unmittelbaren Ursachen der jeweiligen Rechtschreibschwierigkeiten ausgerichtet war. Beachtenswert ist, dass die so erreichten Trainingserfolge von der allgemeinen Intelligenz weitgehend unabhängig sind (Weber, Marx & Schneider, 2002).

13.6 Literatur

Grundlegende Literatur

Frith, U. (1985). Beneath the surface of developmental dyslexia. In K.E. Patterson, J.C. Marshall & M. Coltheart (Eds.), *Surface dyslexia: Cognitive neuro-psychological studies of phonological reading* (pp. 301–330). Hillsdale: Erlbaum.

Klicpera, C., Schabmann, A., Gasteiger-Klicpera, B. & Schmidt, B. (2020). *Legasthenie – LRS. Modelle, Diagnose, Therapie und Förderung* (6. Aufl.). München: Ernst Reinhardt. https://doi.org/10.36198/9783838554822

Valtin, R. & Sasse, A. (2016). Schriftspracherwerb. In U. Heimlich & F. B. Wember (Hrsg.), *Didaktik des Unterrichts im Förderschwerpunkt Lernen. Ein Handbuch für Studium und Praxis* (3. Aufl.; S. 179–190). Stuttgart: Kohlhammer.

Weiterführende Literatur

Ehri, L.C. (2022). What Teachers Need to Know and Do to Teach Letter-Sounds, Phonemic Awareness, Word Reading, and Phonics. *Reading Teacher, 76*(1), 53-61. https://doi.org/10.1002/trtr.2095

Galuschka, K., Görgen, R., Kalmar, J., Haberstroh, S., Schmalz, X. & Schulte-Körne, G. (2020). Effectiveness of spelling treatment approaches for learners with dyslexia. A meta-analysis and systematic review. *Educational Psychologist, 55*(1), 1–20.

Gellert, A.S., Arnbak, E., Wischmann, S. & Elbro, C. (2021). Morphological Intervention for Students with Limited Vocabulary Knowledge: Short- and Long-Term Transfer Effects. *Reading Research Quarterly, 56*(3), 583-601. https://doi.org/10.1002/rrq.325

Greisbach, M. (2010). Visuelle und auditive Wahrnehmung. In B. Hartke, K. Koch & K. Diehl (Hrsg.), *Förderung in der schulischen Eingangsstufe* (S. 121–142). Göttingen: Hogrefe.

Ise, E., Engel, R.R. & Schulte-Körne, G. (2012). Was hilft bei der Lese-Rechtschreibstörung? Ergebnisse einer Metaanalyse zur Wirksamkeit deutschsprachiger Förderansätze. *Kindheit und Entwicklung, 21*(2), 122–136. https://doi.org/10.1026/0942-5403/a000077

Kargl, R., Purgstaller, C. & Fink, A. (2014). *Morphematik im Kontext der Rechtschreibförderung – Chancen und Grenzen eines besonders effizienten Förderansatzes.* Idstein: Schulz-Kirchner Verlag. https://doi.org/10.25656/01:11872

Murjahn, I., Latoska, K. & Borg-Laufs, M. (2005). Computergestützte Rechtschreibförderung mit dem Programm COLLI. Ergebnisse zweier Evaluationsstudien. *Psychologie in Erziehung und Unterricht, 52*, 261–271.

Scheerer-Neumann, G. (2023). *Lese-Rechtschreib-Schwäche und Legasthenie: Grundlagen, Diagnostik und Förderung* (3. Aufl.). Stuttgart: Kohlhammer. https://doi.org/10.17433/978-3-17-034159-3

Schneider, W., Roth, E. & Ennemoser, M. (2000). Training phonological skills and letter knowledge in children at risk for dyslexia: A comparison of three kindergarten intervention programs. *Journal of Educational Psychology, 92*(2), 284–295. https://doi.org/10.1037/0022-0663.92.2.284

Schründer-Lenzen, A. (2013). *Schriftspracherwerb* (4. Aufl.). Wiesbaden: Springer VS. https://doi.org/10.1007/978-3-531-18947-5

Strathmann, A., Klauer, K.J. & Greisbach, M. (2010). Lernverlaufsdiagnostik – dargestellt am Beispiel der Entwicklung der Rechtschreibkompetenz in der Grundschule. *Empirische Sonderpädagogik, 2*(1), 64–77.

Voß, S., Sikora, S. & Mahlau, K. (2017). Vorschlag zur Konzeption eines curriculumbasierten Messverfahrens zur Erfassung der Rechtschreibleistungen im Grundschulbereich. *Empirische Sonderpädagogik, 9*(2), 184–194.

Walter, J. (1996). *Förderung bei Lese- und Rechtschreibschwäche.* Göttingen: Hogrefe.

Wanzek, J., Vaughn, S., Wexler, J., Swanson, E.A., Edmonds, M. & Kim, A.-H. (2006). A synthesis of spelling and reading interventions and their effects on the spelling outcomes of students

with LD. *Journal of Learning Disabilities, 39*(6), 528–543. https://doi.org/10.1177/00222194060390060501
Weber, J.-M., Marx, P. & Schneider, W. (2002). Profitieren Legastheniker und allgemein lese-rechtschreibschwache Kinder in unterschiedlichem Ausmaß von einem Rechtschreibtraining? *Psychologie in Erziehung und Unterricht, 49*(1), 56–70.

Material

Berger, N., Küspert, P., Lenhard, W., Marx, P., Schneider, W. & Weber, J. (2009). *Würzburger orthografisches Training. Ein adaptierbares Rechtschreibtrainingsprogramm für die Grundschule (WorT)*. Berlin: Cornelsen.
Brezing, H., Maisenbacher, D., Renk, G. J., Rinderle, B. & Wehrle, M. (2022). *FRESCH – Freiburger Rechtschreibschule. Grundlagen, Diagnosemöglichkeiten, LRS-Förderung in der Schule (Alle Klassenstufen)* (5. Aufl.). Hamburg: AOL.
Dammeyer, H. (2008). *Bergedorfer Test zur Buchstabenkenntnis – Mit Fördermaterial*. Buxtehude: Persen.
Dummer-Smoch, L. & Hackethal, R. (2016). *Kieler Leseaufbau* (9. Aufl.). Kiel: Veris.
Frostig, M., Horne, D. & Miller, A. M. (1977). *Visuelle Wahrnehmungsförderung*. Dortmund: Borgmann.
Grund, G., Leonhart, R. & Naumann, C. L. (2017a). *Diagnostischer Rechtschreibtest für 4. Klassen (DRT 4;* 3. Aufl.). Göttingen: Hogrefe.
Grund, G., Leonhart, R. & Naumann, C. L. (2017b). *Diagnostischer Rechtschreibtest für 5. Klassen (DRT 5;* 3. Aufl.). Göttingen: Hogrefe.
Handt, R., Kuhn, K. & Mrowka-Nienstedt, K. (2023). *ABC der Tiere 1 – Silbenfibel* (Neubearbeitung). Offenburg: Mildenberger.
Kargl, R. & Purgstaller, C. (2010). *Morphemunterstütztes Grundwortschatz-Segmentierungstraining (MORPHEUS)*. Göttingen: Hogrefe.
Klatte, M., Steinbrink, C., Bergström, K. & Lachmann, T. (2017). *Lautarium. Ein computerbasiertes Trainingsprogramm für Grundschulkinder mit Lese-Rechtschreibschwierigkeiten*. Göttingen: Hogrefe.
Kleinmann, K. (2023). *Die Wortbaustelle. Morphemtraining für LRS-Schüler 5.–7. Klasse*. Augsburg: Brigg.
Kleinmann, K. (2024). *Lese-Rechtschreib-Schwäche? Das Basistraining – anschaulich und systematisch (2.–4. Klasse)*. Horneburg: Persen.
Martinez Méndez, R., Schneider, M. & Hasselhorn, M. (2015). *Deutscher Rechtschreibtest für fünfte und sechste Klassen (DERET 5–6+)*. Göttingen: Hogrefe.
May, P., Malitzky, V. & Vieluf, U. (2018). *Hamburger Schreib-Probe1–10 (HSP 1–10)*. Hamburg: Verlag für pädagogische Medien.
Müller, R. (2003). *Diagnostischer Rechtschreibtest für 3. Klassen (DRT 3;* 4. Aufl.). Göttingen: Hogrefe.
Müller, R. (2024a). *Diagnostischer Rechtschreibtest für 1. Klassen (DRT 1;* 3. Aufl.). Göttingen: Hogrefe.
Müller, R. (2024b). *Diagnostischer Rechtschreibtest für 2. Klassen (DRT 2;* 5. Aufl.). Göttingen: Hogrefe.
Reuter-Liehr, C. (2020). *Lautgetreue Lese-Rechtschreibförderung, Band 1: Von der lautorientiert/phonemischen zur orthogrphisch/morphemischen Strategie – ein Behandlungssystem*. Bochum: Winkler.

Sägesser Wyss, J., Eckhart, M. & Maurer, M. N. (2024). *Screening und Differentialdiagnostik der Grafomotorik im schulischen Kontext. Instrument zur Erfassung des grafomotorischen Entwicklungsstandes bei Kindern zwischen 4 und 9 Jahren (GRAFOS-2).* Göttingen: Hogrefe.

Schilling, F. (2018). *Spielen. Malen. Schreiben. Marburger graphomotorische Übungen.* Dortmund: Verlag Neues Lernen.

Schulte-Körne, G. & Mathwig, F. (2023). *Das Marburger Rechtschreibtraining. Ein regelgeleitetes Förderprogramm für rechtschreibschwache Kinder* (8. Aufl.). Bochum: Winkler.

Sennlaub, G. (2015). *Von A bis Zett. Wörterbuch für Grundschulkinder – Allgemeine Ausgabe.* Berlin: Cornelsen.

Stock, C., Marx, P. & Schneider, W. (2017). *Basiskompetenzen für Lese-Rechtschreibleistungen. Ein Test zur Erfassung der phonologischen Bewusstheit vom ersten bis vierten Grundschuljahr (BAKO 1–4;* 2. Aufl.). Göttingen: Hogrefe.

Stock, C. & Schneider, W. (2008a). *Deutscher Rechtschreibtest für das dritte und vierte Schuljahr (DERET 3–4+).* Göttingen: Hogrefe.

Stock, C. & Schneider, W. (2008b). *Deutscher Rechtschreibtest für das erste und zweite Schuljahr (DERET 1–2+).* Göttingen: Hogrefe.

Stock, C. & Schneider, W. (2011). *PHONIT: Ein Trainingsprogramm zur Verbesserung der phonologischen Bewusstheit und der Rechtschreibleistung im Grundschulalter.* Göttingen: Hogrefe.

Winzen, H. J. (2011). *Orthografikus. Band 1* (3. Aufl.). Oberursel: Finken.

14 Förderung der Schreibkompetenz

Cornelia Glaser

Fallbeispiel

Daniel ist 11 Jahre alt und besucht die 4. Klasse einer Grundschule. Seine Leistungen beim Aufsatzschreiben werden von seiner Lehrerin als mangelhaft beurteilt. Sie sagt, Daniel lasse seit einem Jahr keinerlei Fortschritte erkennen. Seine Aufsätze seien zu kurz, inhaltlich unvollständig, ungegliedert, ohne Zusammenhang, wirkten „hingeschmiert" und zeigten keinerlei Spannung. Da Daniel schon immer schlechte Noten für seine Aufsätze bekam, „hasst" er es inzwischen, Aufsätze zu schreiben. Die schlechten Noten ärgern ihn zwar, er hat aber keine Idee, was er besser machen könnte. Die Anleitungen, die er von seiner Lehrerin im Unterricht erhält, könne er sich nicht merken. Daher verstehe er auch nicht, warum er so schlechte Noten bekommt.

Daniel nimmt an einer „Schreibklasse" teil, in der ein „Selbstregulatorisches Aufsatztraining" durchgeführt wird (Förderunterricht in einer Kleingruppe mit vier Schüler:innen). In sechs 90-minütigen Sitzungen (pro Woche je eine Sitzung) geht es um folgende Inhalte: (1) Daniel werden Strategien zum Planen, Schreiben und Überarbeiten von Aufsatztexten vermittelt *(Erwerb von Schreibstrategien)*. (2) Daniel wird darin angeleitet, die Ausführung dieser Strategien selbst zu überwachen und ggf. so zu korrigieren, dass der entstehende Text seinen Schreibabsichten immer besser entspricht *(Selbstüberwachung und Selbstkorrektur)*. (3) Daniel wird aufgefordert, sich eigene Ziele zu setzen und zu sagen, welche Verbesserungen er bei der Anwendung der neu erlernten Strategien erreichen möchte *(Zielsetzung)*. Er überwacht zudem, ob er seinen Zielen näherkommt. Um ihm dies zu erleichtern, erhält er fortlaufend Rückmeldungen über die Qualität seiner Aufsätze *(Selbstbewertung)*. (4) Mit Daniel wird besprochen, dass Fortschritte, die er in der Strategiebeherrschung macht, auch Verbesserungen in der Qualität seiner Aufsatztexte hervorbringen *(Stärkung der Selbstwirksamkeit)*.

14.1 Kurzbeschreibung der Methode und ihres theoretischen Hintergrunds

Die hier vorgestellte Methode zur Förderung der Schreibkompetenz beruht auf der Vorstellung, dass die Fähigkeit, eigene Texte zu produzieren in einem zeitaufwendigen und mühevollen Prozess reflektierenden Lernens ausgebildet wird. Dabei wird Wissen darüber erworben, welche Textsorten es gibt (z. B. eine Erzählung, ein Bericht, eine Argumentation) und wie diese aufgebaut sind. Mit der Zeit werden auch Strategien ausgebildet, um beispielsweise eine Erzählung zu planen, niederzuschreiben und zu überarbeiten. Wenn nun ein neuer Text geschrieben wird, kommt dieses Hintergrundwissen wieder ins Spiel und muss so auf die Schreibaufgabe angewendet werden, dass ein inhaltlich vollständiger, innerlich zusammenhängender, gut verständlicher und stilistisch ansprechender Text entsteht. Hierfür werden aufgabenspezifische Strategien (z. B. eine Strategie zur Planung eines Aufsatztextes) benötigt, welche die Schreibenden fortlaufend überwachen und kontrollieren müssen, um das Vorgehen so auszuformen, dass der Text die gewünschte Qualität erhält (also beispielsweise zum Anlass passt, verständlich ist und ansprechend auf Leser:innen wirkt; Glaser & Brunstein, 2008; Zimmerman & Risemberg, 1997).

Leitideen, wie ein planvolles und reflektiertes Vorgehen beim Schreiben gefördert werden kann, hat Zimmerman (1998) in einem zyklischen Trainingsmodell des selbstregulierten Lernens unterbreitet. Nach seiner Vorstellung sind dafür vier Aktivitäten notwendig, die eng miteinander verwoben sind:

1. Zielsetzung und Strategieplanung;
2. Überwachung des korrekten Strategieeinsatzes;
3. Bewertung der Ergebnisse des Strategieeinsatzes;
4. Selbstbewertung des Lernerfolgs und der erzielten Leistungsergebnisse.

Diese Prinzipien finden sich in Schreibstrategietrainings wieder, die Schüler:innen mit Lernstörungen oder mit gravierenden Schwierigkeiten beim Schreiben ein planvolles, strategisches und reflektierendes Vorgehen vermitteln. Hierfür haben sich folgende Vorgehensweisen bewährt (Graham & Harris, 2009):

- Den Schüler:innen werden textsortenspezifische Schreibstrategien nahegebracht, mit deren Hilfe sie ihre Texte planen, überprüfen und korrigieren können. Dabei wird ihnen auch Wissen über die Besonderheiten der jeweiligen Textsorte vermittelt (z. B. erzählende, berichtende und argumentative Texte).
- Mit den Schüler:innen werden selbstregulatorische Techniken eingeübt, wie Zielsetzung, Selbstüberwachung und Selbstbewertung. Mithilfe dieser Techniken können sie ihr strategiegeleitetes Vorgehen beim Abfassen eines Textes selbst beobachten und ggf. verbessern. Die gleichen Techniken werden eingesetzt, um eigene Lernfortschritte zu erfassen und Verbesserungen in der Aufsatzqualität für die Schüler:innen sichtbar zu machen.

- Die Schreibstrategien und die selbstregulatorischen Techniken werden den Schüler:innen durch Vormachen der Arbeitsweise an einem Beispiel unter lauter Verbalisierung aller handlungsleitenden Gedanken vermittelt (kognitives Modellverhalten). Dabei wird ihnen auch demonstriert, wie sich Schwierigkeiten beim Schreiben, wie z.B. eine Schreibblockade, überwinden lassen.
- Am Anfang erhalten die Schüler:innen intensive Anleitungen und mehr Hilfen. Beides wird allmählich reduziert. Die Vermittlung schreitet über Phasen des kooperativen Übens voran und schließt mit der selbstständigen Ausführung von Schreibaufgaben ab.

Ein gut bewährtes Trainingsprogramm, das diesem Vorgehen entspricht, haben Harris und Graham (1996) mit dem „Self-Regulated Strategy Development" (SRSD) Modell vorgelegt. Den Schüler:innen werden Schreibstrategien sowie Methoden zur Selbstüberwachung und Selbststeuerung des Schreibprozesses, einschließlich Vorausplanung und Überarbeitung des Textes, vermittelt. Zudem wird Wissen über Schreibaufgaben aufgebaut und die Motivation zum Schreiben gefördert.

14.2 Indikation der Methode

Die Programme zur strategiebasierten Schreibförderung eignen sich besonders für Schüler:innen, die
- über wenig Strategiewissen verfügen;
- kaum Zeit und Anstrengung in die Planung und Revision ihrer Aufsätze investieren;
- die Überwachung und Korrektur des Schreibprozesses vernachlässigen;
- ihre Schreibleistung unrealistisch einschätzen.

Um Texte kompetent schreiben zu können, müssen Schüler:innen sowohl Texte planen und überarbeiten können als auch über ausreichend basale Schreibfertigkeiten, wie z.B. eine sichere Rechtschreibung und eine flüssige Handschrift, verfügen (siehe Sturm, Nänny & Wyss, 2017). Wenn das Programm bei Schüler:innen mit Rückständen beim flüssigen Schreiben und in der Rechtschreibung eingesetzt werden soll, sind folgende Anpassungen angebracht:
- Handschrift und Rechtschreibung können zeitweise ausgeblendet werden, um der Textproduktion Vorrang einzuräumen.
- Die Instruktionsphase kann vertieft werden, wobei kognitives Modellverhalten zu einem vollständigen Selbstinstruktionstraining ausgebaut wird (vgl. Kapitel 39).
- Das Aufsatztraining kann mit einem Training basaler Schreibfertigkeiten kombiniert werden (etwa einem Training der Rechtschreibung oder der flüssigen Handschreibung; vgl. Kapitel 13).

Darüber hinaus kann das Training auch mit verhaltensauffälligen Schüler:innen durchgeführt werden. In diesem Fall empfiehlt es sich, die Schreibförderung mit operanten Methoden zur Förderung der Verhaltenssteuerung und des Arbeitsverhaltens zu kombinieren (Glaser, Palm & Brunstein, 2012).

14.3 Detaillierte Beschreibung des Vorgehens

Die folgende Darstellung orientiert sich an dem SRSD-Rahmenmodell von Harris und Graham (1996) sowie einem darauf aufbauenden selbstregulatorischen Aufsatztraining (SAT), das Glaser (2005) für deutschsprachige Schüler:innen ab dem Ende der Grundschulzeit entwickelte und das als Manual mit Unterrichtsmaterialien für Lehrkräfte der Primarstufe (Glaser & Palm, 2014) und der Sekundarstufe (Glaser, Keßler & Palm, 2011) vorliegt. Das Programm umfasst je nach Leistungsniveau vier bis sechs Trainingseinheiten. Es wird in Kleingruppen mit vier bis fünf Schüler:innen in Förderstunden oder im Klassenunterricht durchgeführt. Die Trainingssitzungen finden ein- oder zweimal wöchentlich über einen Zeitraum von drei bis sechs Wochen statt. Thema und Art der Aufsätze (Bildergeschichten, Erlebniserzählungen, argumentative Aufsätze) werden auf den Lehrplan abgestimmt.

Aufbau der einzelnen Sitzungen

Jede Trainingseinheit besteht aus drei Bausteinen:

1. Eingehende Erläuterung und Begründung des strategischen Vorgehens (explizite Strategieinstruktion) durch die Trainerin (vorliegend wird stets von der *Trainerin* gesprochen; es könnte sich aber ebenso um einen *Trainer* handeln) oder ggf. eine eigens dafür geschulte Lehrkraft (in den meisten Untersuchungen zu diesem Programm wurden ausgebildete Trainerinnen für die Durchführung der Unterrichtsstunden eingesetzt)
2. Kognitives Modellieren von Schreibstrategien und Selbstregulationstechniken beim Abfassen von Texten
3. Individuelles Einüben der vermittelten Strategien unter Anleitung der Lerntrainerin

Erste Trainingseinheit: Schreibstrategien, Selbstbewertung und Zielsetzung

Den Schüler:innen wird grundlegendes Wissen über die Struktur und den Inhalt erzählender Texte vermittelt, einschließlich der zugehörigen Strategien und Gedächtnisstützen. Darüber hinaus werden die Schüler:innen angeleitet, die Qualität ihrer Aufsätze danach zu bewerten, inwieweit es ihnen gelungen ist, die jeweils erlernte Strategie beim Schreiben umzusetzen. Hierfür bietet sich folgendes Vorgehen an:

- Die Trainerin erarbeitet, teils direkt erklärend und teils im Dialog mit den Schüler:innen, am Beispiel einer kurzen Geschichte (a) die *A-H-A-Strategie* (Anfang, Hauptteil, Abschluss) zur Organisation von Aufsatztexten und (b) die *7-W-Fragen-Strategie* zur Erzeugung der wichtigsten Aufsatzelemente (Wer ist die Hauptperson? Was ist ihr Ziel? Wo spielt die Geschichte? Wann spielt die Geschichte? Was sind die Handlungsschritte? Was ist der Höhepunkt? Wie endet die Geschichte?). Damit sich die Schüler:innen Struktur und Inhalt erzählender Texte besser einprägen können, erhalten sie ein Lesezeichen, das die A-H-A-Strategie sowie die 7-W-Fragen illustriert.
- Danach stellt die Trainerin den Schüler:innen das sogenannte *7-W-Fragen-Protokoll* vor. Auf diesem Protokoll sind die betreffenden Fragen als Symbole dargestellt. Jedem Symbol ist ein Kästchen zugeordnet, das von der Trainerin durch ein Häkchen markiert wird, wenn das betreffende Element in der Geschichte der Schülerin bzw. des Schülers enthalten ist.
- Im nächsten Schritt werden die Schüler:innen darin angeleitet, vor dem Schreiben einer Geschichte Vorsätze zu bilden, was sie dieses Mal besser machen möchten. Die Trainerin regt die Kinder dazu an, besonders auf solche Geschichtenelemente zu achten, die in dem vorangehenden 7-W-Fragen-Protokoll als fehlend ausgewiesen worden sind – Geschichtenelemente, die im Aufsatz also nicht ausreichend berücksichtigt worden sind.
- Zum Schluss macht die Trainerin die Kinder mit der *3-Schritte-Technik* vertraut, die sie bei der Abfassung ihrer Aufsätze beachten sollen. Die Schritte beziehen sich auf folgende Aktivitäten:
  a) *Planen:* Ideen sammeln, ordnen und miteinander verknüpfen;
  b) *Schreiben:* Ideen in Sätze und in Textabschnitte umwandeln;
  c) *Überarbeiten:* Den bis dahin geschriebenen Text nach inhaltlichen (Vollständigkeit), strukturellen (Aufbau) und stilistischen Kriterien (Ausdruck) überarbeiten.

Fallbeispiel

Die Geschichte, die Daniel vor Beginn des Trainings zu einer Bilderserie geschrieben hat, besteht aus fünf Sätzen, die lose aneinandergereiht sind. Seine Geschichte endet abrupt. Ziel, Ort und Zeit des Geschehens werden nicht benannt. Ein Höhepunkt ist nicht erkennbar. Als Daniel sein 7-W-Fragen-Protokoll für diese Geschichte durcharbeitet, findet er dort nur die Kästchen mit den Symbolen für Person und Handlung markiert. Daniel ist zuversichtlich, dass ihm A-H-A und die 7-W-Fragen, inkl. der zugehörigen Gedächtnisstütze, beim Schreiben seines nächsten Aufsatzes helfen werden. In Absprache mit der Trainerin nimmt er sich vor, besonders auf das Ziel der Hauptperson und den Höhepunkt der Geschichte zu achten.

Zweite Trainingseinheit: Strategische Planung

Mithilfe eines *Geschichtenplans* (vgl. Abbildung 14.1), der die 7-W-Fragen durch Symbole veranschaulicht, werden die Schüler:innen darin angeleitet, die Gliederung ihres Aufsatzes festzulegen, noch bevor sie mit dem eigentlichen Schreiben beginnen. Die Kinder lernen, ihre Ideen zu ordnen und schriftlich zu fixieren. Außerdem werden sie angeleitet, ihre Pläne kritisch zu überdenken und solange zu ergänzen und abzuändern, bis ein vollständiger und in sich stimmiger Plan vorliegt. Vorgegangen wird folgendermaßen:

- Zum Thema einer Bildgeschichte entwickelt die Trainerin Ideen, indem sie Vorwissen aktiviert („Wo habe ich so etwas schon einmal gesehen und erlebt?"), Brainstorming praktiziert („Was fällt mir noch alles dazu ein?") und die Schüler:innen um Mithilfe bittet („Habt ihr noch weitere Ideen?").
- Die Trainerin sortiert die Ideen nach der A-H-A-Strategie in die zugehörigen Textabschnitte (Anfang, Hauptteil, Abschluss) und ordnet sie nach der sachlogischen Abfolge der 7-W-Fragen (Was geschieht zuerst? Was geschieht danach?). Danach trägt sie die Ideen stichwortartig in den Geschichtenplan ein.
- Daran anschließend überprüft die Trainerin, ob ihre Ideensammlung vollständig ist. Für noch fehlende Geschichtenelemente schreibt sie Stichwörter auf, wobei sie auch Ideen der Schüler:innen aufgreift („Auf dem Geschichtenplan fehlt noch ein Stichwort für die Zeit. Ich überlege, wann meine Geschichte spielen könnte?").
- Zum Schluss überlegt die Trainerin „laut denkend", wie sie ihre Ideen in Sätze umwandeln könnte. Zunächst sucht sie beispielsweise nach einem treffenden Einführungssatz („Womit fange ich an?"). Dabei prüft sie unterschiedliche Formulierungen. Um beim Schreiben keine Stichpunkte zu übersehen, hakt sie das jeweilige Symbol auf dem Geschichtenplan ab, sobald sie den betreffenden Inhalt als Satz notiert hat.

Fallbeispiel

Daniel sieht auf seinem 7-W-Fragen-Protokoll, dass er beim Planen seines ersten Aufsatzes an Ziel und Höhepunkt gedacht hat, so wie er es sich das vorgenommen hatte. Dennoch hat er insgesamt nur vier der sieben W-Fragen in seine Geschichte eingebaut. Das heißt: Sein Aufsatz ist noch immer unvollständig. Daniel ist zuversichtlich, dass ihm der Geschichtenplan helfen wird, das nächste Mal an *alle* Elemente zu denken. Konkret nimmt er sich vor, beim Planen und Schreiben des zweiten Aufsatzes besonders auf den Ort und die Zeit der Geschichte zu achten. Diese Vornahmen trägt er in sein Protokoll ein.

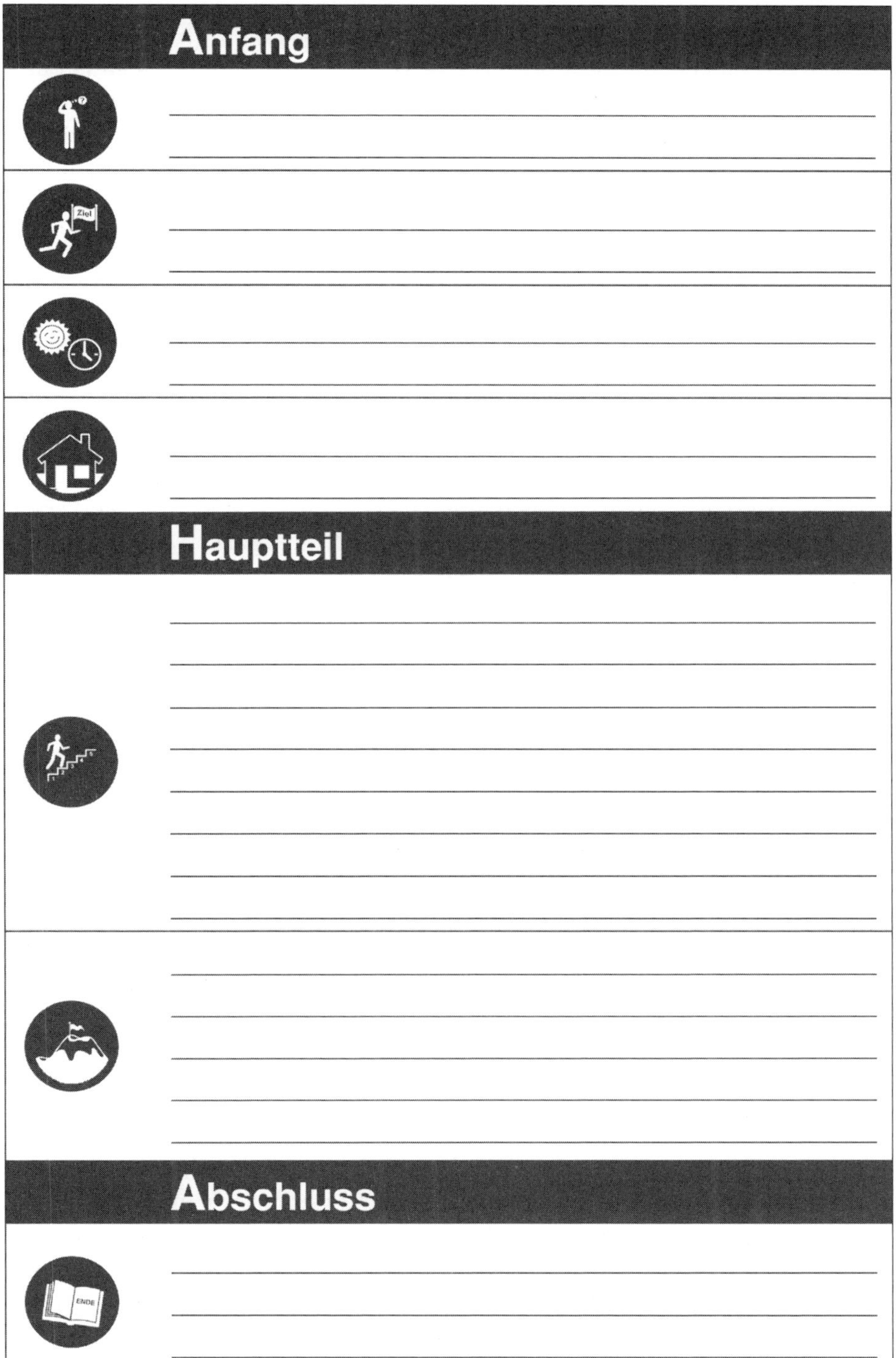

Abbildung 14.1: Beispiel für einen Geschichtenplan zum Schreiben eines erzählenden Aufsatztextes (Glaser & Palm, 2014).

Dritte Trainingseinheit: Selbstkontrolle und Selbstkorrektur

Die Trainerin modelliert, wie sie eine *Checkliste* einsetzt, um die Qualität eines Textentwurfs zu kontrollieren. Danach zeigt sie Schritt für Schritt, wie sie bei der Überarbeitung des Entwurfs vorgeht. Darüber hinaus werden die Schüler:innen mit einem *„erweiterten" 7-W-Fragen-Protokoll* vertraut gemacht. Auf diesem Protokoll wird vermerkt, inwieweit der Geschichtenanfang anschaulich beschrieben worden ist. Das Vorgehen gliedert sich wie folgt:

- Die Trainerin liest einen fiktiven Aufsatz einer Schülerin bzw. eines Schülers laut vor und hakt auf der Checkliste die Elemente ab, die in der Geschichte verwirklicht wurden (die also tatsächlich vorhanden sind). Fehlende Elemente bleiben unmarkiert. Im Anschluss daran demonstriert sie, wie sie alle fehlenden Elemente in eigens dafür vorgesehene Leerzeilen in den Text einfügt. Jedes ergänzte Element hakt sie wiederum auf der Checkliste ab.
- Die Trainerin liest den Text dann noch einmal vor. Dabei überlegt sie laut, wie sie den Geschichtenanfang noch anschaulicher gestalten kann („Die Person kann sich ein Leser oder eine Leserin immer noch nicht gut vorstellen. Ich muss also genauer beschreiben, wie die Person aussieht und welche Eigenschaften sie hat."). Elemente, die noch besser beschrieben werden könnten, markiert sie auf der Checkliste.
- Daran anschließend überarbeitet die Trainerin den Geschichtenanfang. Dafür benutzt sie eine *Ausgestaltungskarte*, auf der abwechslungsreiche Adjektive und Adverbien (z.B. für die Eigenschaften und das Aussehen einer Person) sowie bildhafte Beschreibungen (z.B. für Jahreszeiten, Tageszeiten, Landschaften, Gebäude) aufgelistet sind. Sie denkt laut darüber nach, welche Wörter und Umschreibungen für eine anschauliche Gestaltung des Geschichtenanfangs taugen, und fügt diese in die entsprechende Leerzeile in den Text ein.
- Zum Schluss erläutert die Trainerin, wie die Schüler:innen aus dem „erweiterten" 7-W-Fragen-Protokoll ablesen können, inwieweit ihnen die sprachliche Ausgestaltung von Person, Ziel, Zeit und Ort gelungen ist. Zudem bespricht sie mit den Kindern, welche Ziele sie sich für ihren nächsten Aufsatz setzen wollen.

Fallbeispiel

Seinem 7-W-Fragen-Protokoll entnimmt Daniel, dass er beim Schreiben seines zweiten Aufsatzes an alle inhaltlichen Elemente gedacht hat. Daniel ist stolz und will sich nun auf die Ausgestaltung des Geschichtenanfangs konzentrieren. Er glaubt, dass ihm die Checkliste dabei helfen wird, noch bessere Geschichten zu schreiben. In seinem 7-W-Fragen-Protokoll vermerkt er, dass er in der dritten Trainingsgeschichte versuchen will, die Hauptperson, ihr Ziel und den Ort der Geschehnisse anschaulich zu beschreiben.

Vierte Trainingseinheit: Sprachliche Ausgestaltung

Hier lernen die Kinder stilistische „Kniffe“ kennen, mit denen sie den Hauptteil einer Geschichte spannender und abwechslungsreicher gestalten können. Dafür gibt es eine weitere *Ausgestaltungskarte*, auf der abwechslungsreiche Verben und Adjektive sowie Beispielphrasen zur bildlichen Beschreibung von Handlung, Höhepunkt und Ende der Geschichte notiert sind. Darüber hinaus erhalten die Kinder wiederum ein *7-W-Fragen-Protokoll*, einschließlich zugehöriger Zielsetzungen, mit dessen Hilfe sie ihre Geschichten selbst bewerten können. Der Ablauf dieser Sitzung gliedert sich wie folgt:

- Die Trainerin liest den Hauptteil einer fiktiven Geschichte einer Schülerin bzw. eines Schülers laut vor. Nach jedem Satz überlegt sie, welche gängigen Verben (sagen, gehen, sehen usw.) durch stilistisch anspruchsvollere Ausdrücke (flüstern, schreien, schleichen, laufen, blicken, betrachten) ersetzt werden könnten. Außerdem ermittelt sie Stellen, an denen ausdrucksstarke Adjektive (fleißig, enttäuscht, fröhlich) eingefügt werden können. Alle verbesserungswürdigen Stellen markiert sie im Text.
- Sodann demonstriert die Trainerin, wie sie die Ausgestaltungskarte benutzt, um eintönige Verben durch ausdrucksstärkere zu ersetzen („Anstelle von *gehen* kann ich hier besser *schleichen* schreiben.“; „Hier passt *schreien* besser als *sagen*.“) sowie abwechslungsreiche Adjektive hinzuzufügen.
- Anschließend liest die Trainerin diejenigen Sätze im Hauptteil vor, die den Höhepunkt der Geschichte beschreiben. Gemeinsam mit den Kindern markiert sie Textstellen, die von spannenden Ausdrücken und bildlichen Beschreibungen für die Gedanken und Gefühle (Angst, Freude, Wut, Überraschung) der beteiligten Personen profitieren könnten.
- Mithilfe der Ausgestaltungskarte sucht die Trainerin jetzt nach passenden Ausdrücken und bildhaften Beschreibungen für Gedanken und Gefühle (z. B. „Vor Freude in die Luft springen.“; „Vor Wut auf den Boden stampfen.“) und schreibt diese in die dafür vorgesehenen Leerzeilen („Hier hat meine Hauptperson also große Angst. Das beschreibe ich am besten durch die Redewendung ‚Vor Angst den Atem anhalten‘.“). Für den Abschluss der Geschichte wählt sie gemeinsam mit den Kindern eine Beschreibung aus, die bildhaft und anschaulich illustriert, wie sich die Hauptperson nun, am Ende der Geschichte, fühlt.
- Abschließend demonstriert die Trainerin, dass sie zukünftig zusätzliche Kästchen auf den 7-W-Fragen-Protokollen markieren wird, wenn Handlung, Höhepunkt und Ende der Geschichte treffend beschrieben werden. Die Kinder regt sie dazu an, ihre Ziele und Vornahmen darauf zu konzentrieren, wie sie die sprachliche Ausgestaltung des Hauptteils und Endes einer Geschichte weiter verbessern könnten.

Fallbeispiel

Daniel hat erneut Fortschritte gemacht. Im 7-W-Fragen-Protokoll seines letzten Aufsatzes sind nun die Symbole für jede der W-Fragen markiert. Zusätzlich sind die Kästchen zur sprachlichen Ausgestaltung von Person und Ziel abgehakt. Daniel sagt der Trainerin, dass ihm die Checkliste dabei geholfen hat, diejenigen Geschichtenteile zu ergänzen, die er sonst beim Schreiben immer ausgelassen hatte. In der vierten Trainingsgeschichte will er sich auf die Ausgestaltung des Handlungsablaufs und Höhepunkts konzentrieren. Entsprechend markiert er die zugehörigen Kästchen in seinem 7-W-Fragen-Protokoll.

Fünfte und sechste Trainingseinheit: Wiederholen und Üben

Diese beiden Sitzungen dienen dazu, dass die Schüler:innen die Anwendung der vermittelten Strategien einüben, festigen und selbstständig ausführen. Die Trainerin nimmt sich jetzt zurück und dosiert ihre Unterstützung so, wie dies nach dem individuellen Kenntnisstand der Kinder angezeigt ist. Mit zunehmender Beherrschung der Strategien reduziert sie das Ausmaß der Anleitung. Sie achtet darauf, dass die Kinder ihre Aufsätze ohne Hilfsmaterialien schreiben. Am Ende des Trainings sollen sie in der Lage sein, ihre Aufsätze selbstständig zu planen, aufzuschreiben und zu überarbeiten.

14.4 Hinweise für die organisatorische Umsetzung

Problemen im Aufsatzschreiben kann präventiv begegnet werden, wenn das Training bereits ab der 4. Klasse in den Regelunterricht integriert wird. Die Förderung sollte eng mit den Inhalten des Lehrplans verzahnt werden. Bei Kindern, die wie Daniel gravierende Schwierigkeiten im Aufsatzschreiben zeigen und darüber hinaus allgemeine Lern- und Verhaltensschwierigkeiten aufweisen, sollte das Programm im Förderunterricht als Einzel- oder Kleingruppentraining durchgeführt werden. Um den Transfer in den Regelunterricht zu erleichtern und der Gefahr zu begegnen, dass in Training und Unterricht widersprüchliche Anweisungen erteilt werden, sollte das Vorgehen in den Förderstunden mit der Fachlehrerin abgestimmt werden (vgl. Kapitel 28).

14.5 Wirksamkeit und Wirksamkeitsbedingungen

Sowohl Gruppenuntersuchungen als auch Einzelfallstudien belegen, dass SRSD-basierte Schreibförderprogramme die Schreibleistung von Schüler:innen mit und ohne Lernstörung am Ende der Grundschulzeit sowie in der Sekundarstufe I deutlich und nachhaltig verbessern (Graham, Harris & McKeown, 2013). Außerdem wirken die Programme bei verschiedenen Textarten (z.B. auch beim Schreiben von argumentierenden Texten; siehe Hisgen, Barwasser, Wellmann & Grünke, 2020). Textqualität und Strategiewissen, aber auch spezifische Schreibleistungen, wie Planen und Revidieren sowie die schreibbezogene Selbstwirksamkeit werden positiv verändert (Brunstein & Glaser, 2011; Glaser, Keßler & Brunstein, 2009). Als besonders wirksam haben sich SRSD-basierte Programme zur Schreibförderung bei Schüler:innen mit Lernschwierigkeiten *(learning disabilities)* erwiesen (d=1.33, laut einer Metaanalyse von Gillespie Rouse & Graham, 2014).

Das Programm ist vielseitig einsetzbar: Es kann in den Regelunterricht eingebettet werden (bei mindestens zwei Schulstunden pro Woche), lässt sich aber auch gezielt in der Einzelförderung verwenden (z.B. im Förderunterricht). Ergänzende Übungen, beispielsweise zur Verbesserung der Handschrift, Erhöhung der Ausdauer, Verknüpfung mit Rechtschreibregeln, Verbesserung der Satzkonstruktion und zum Aufbau der Verhaltenssteuerung bei auffälligem Lern- und Arbeitsverhalten, können bedarfs- bzw. fallweise „zugeschaltet" und in die Förderung integriert werden (Keller & Glaser, 2017; Lane et al., 2008).

14.6 Literatur

Grundlegende Literatur

Glaser, C. & Brunstein, J.C. (2008). Förderung selbstregulierten Schreibens. In W. Schneider & M. Hasselhorn (Hrsg.), *Handbuch der Psychologie: Pädagogische Psychologie* (S. 371–380). Göttingen: Hogrefe.

Glaser, C., Keßler, C. & Brunstein, J.C. (2009). Förderung selbstregulierten Schreibens bei Viertklässlern: Effekte auf strategiebezogene, holistische und subjektive Maße der Schreibkompetenz. *Zeitschrift für Pädagogische Psychologie, 23,* 5–18. https://doi.org/10.1024/1010-0652.23.1.5

Graham, S. & Harris, K.R. (2009). Evidence-based writing practices: Drawing recommendations from multiple sources. Teaching and learning writing. *British Journal of Educational Psychology, Monograph Series II, 6,* 95–111. https://doi.org/10.1348/000709909X421928

Weiterführende Literatur

Brunstein, J.C. & Glaser, C. (2011). Testing a path-analytic mediation model of how self-regulated writing strategies improve upper-elementary school students' composition skills: A randomized controlled trial. *Journal of Educational Psychology, 103,* 922–938. https://doi.org/10.1037/a0024622

Glaser, C., Palm, D. & Brunstein, J.C. (2012). Schreibstrategieinstruktion bei Viertklässlern mit und ohne Problemverhalten: Effekte von Selbstüberwachung und operanter Verstärkung auf Schreibleistung und Arbeitsverhalten. *Zeitschrift für Pädagogische Psychologie, 26,* 19–30. https://doi.org/10.1024/1010-0652/a000057

Gillespie Rouse, A. & Graham, S. (2014). A meta-analysis of writing interventions for students with learning disabilities. *Exceptional Children, 80*(4), 454–473. https://doi.org/10.1177/0014402914527238

Graham, S., Harris, K. R. & McKeown, D. (2013). The writing of students with LD and a meta-analysis of SRSD writing intervention studies: Redux. In L. Swanson, K. R. Harris & S. Graham (Eds.), *Handbook of learning disabilities* (2nd ed.; pp. 405–438). New York, NY: Guilford Press.

Hisgen, S., Barwasser, A., Wellmann, T. & Grünke, M. (2020). The effects of a multicomponent strategy instruction on the argumentative writing performance of low-achieving secondary students. *Learning Disabilities: A Contemporary Journal, 18*(1), 93–110.

Keller, E. & Glaser, C. (2017). Effekte einer kombinierten Förderung von Rechtschreibfertigkeiten und Schreibstrategien auf die Aufsatzleistung von rechtschreibschwachen Fünftklässlern. *Empirische Sonderpädagogik, 4*, 302–322.

Lane, K. L., Harris, K. R., Graham, S., Weisenbach, J., Brindle, M. & Morphy, P. (2008). The effects of self-regulated strategy development on the writing performance of second grade students with behavioral and writing difficulties. *Journal of Special Education, 41*, 234–253. https://doi.org/10.1177/00224669073103 70

Sturm, A., Nänny, R. & Wyss, S. (2017). Entwicklung hierarchieniedriger Schreibprozesse. In M. Philipp (Hrsg.), *Handbuch Schriftspracherwerb und weiterführendes Lesen und Schreiben* (S. 84–104). Weinheim: Beltz Juventa.

Zimmerman, B. J. (1998). Academic studying and the development of personal skill: A self-regulatory perspective. *Educational Psychologist, 33*, 73–86. https://doi.org/10.1080/00461520.1998.9653292

Zimmerman, B. J. & Risemberg, R. (1997). Becoming a self-regulated writer: A social cognitive perspective. *Contemporary Educational Psychology, 22*, 73–101. https://doi.org/10.1006/ceps.1997.0919

Material

Glaser, C. (2005). *Förderung der Schreibkompetenz bei Grundschülern: Effekte einer integrierten Vermittlung kognitiver Schreibstrategien und selbstregulatorischer Fertigkeiten* (Dissertation). Universität Potsdam. http://opus.kobv.de/ubp/volltexte/2005/217/.

Glaser, C., Keßler, C. & Palm, D. (2011). *Aufsatztraining für 5. bis 7. Klassen: Ein Manual für Lehrkräfte mit Unterrichtsmaterialien.* Göttingen: Hogrefe.

Glaser, C. & Palm, D. (2014). *Aufsatztraining für 4. bis 6. Klassen: Ein Lehrermanual mit Unterrichtsmaterialien zur Förderung von Schreibkompetenz und Arbeitsverhalten.* Göttingen: Hogrefe.

Harris, K. R. & Graham, S. (1996). *Making the writing process work: Strategies for composition and self-regulation* (2nd ed.). Cambridge, MA: Brookline Books.

15 Sprachbarrieren im Unterricht abbauen

Anne Barwasser und Matthias Grünke

Fallbeispiel

Als ihre Förderung begann, war Bahira 9 Jahre alt. Sie besuchte die 4. Klasse einer städtischen Grundschule. Zuhause, im Kreise ihrer Familie, sprach sie ausschließlich arabisch. Vor knapp zwei Jahren war sie mit ihren Eltern aus Syrien nach Deutschland gekommen. Bis zu ihrer Förderung bereitete Bahira das Fach Deutsch enorme Schwierigkeiten. Eine umfangreiche diagnostische Abklärung erbrachte folgende Befunde: (a) Bahira las sehr stockend und musste schon auf der Wortebene Hürden überwinden. (b) Deutlich unterdurchschnittliche Leistungen zeigte sie beim Wortlesen. Ihre Ergebnisse beim Lesen von Pseudowörtern waren jedoch unauffällig. (c) Ihr Wortschatz war sehr gering; entsprechend große Schwierigkeiten zeigte sie in der Sprachproduktion. (d) Die Klassenlehrerin berichtete, dass sich Bahira am Unterricht kaum beteilige. Das Mädchen gab an, dass sie nicht alles verstehe und sich deswegen nur selten melden würde. (e) Im Gespräch zeigte sich Bahira hoch motiviert. Sie teilte z. B. mit, dass sie sehr gerne lesen und schreiben lernen möchte.

Um Bahiras expressiven Wortschatz und ihre Leistungen im Wortlesen zu verbessern, plante ein an ihrer Grundschule tätiger Sonderpädagoge eine Intervention mit der „Storytelling"-Methode. Die Förderung erfolgte im Eins-zu-eins-Setting. Sie erstreckte sich über einen Zeitraum von zwei Monaten und umfasste wöchentlich zwei Sitzungen à 45 Minuten. Das Wortmaterial wurde altersentsprechend ausgewählt und auf zweierlei Weise geübt: (1) Mittels direkter Instruktion, unter Verwendung von Bildkarten *(Intentional Learning)* und (2) mittels Automatisierung, auf der Grundlage von selbstgeschriebenen Geschichten, wobei das Vorgehen nach der „Storytelling"-Methode vermittelt wurde *(Incidental Learning)*.

Um zu prüfen, inwieweit diese Maßnahmen die erwünschte Wirkung erzielten, erfasste der Sonderpädagoge regelmäßig Bahiras Lernverlauf. Nach jeder Sitzung legte er ihr Aufgaben zum expressiven Wortschatz und zum Wortlesen vor. Um Bahiras Motivation zu stärken, sollte sie ihre Lernfortschritte selbst in das Verlaufsdiagramm eintragen. Zusätzlich erhielt sie sitzungsweise Rückmeldungen zu ihren Leistungen. Bereits nach vier Wochen zeigte Bahira spürbare Verbesserungen im expressiven Wortschatz und im Wortlesen.

15.1 Kurzbeschreibung der Methode und ihres theoretischen Hintergrunds

Um dem Unterricht hierzulande folgen zu können, müssen die Schüler:innen Deutsch verstehen. Viele hier lebende Kinder und Jugendliche kommunizieren in ihren Familien aber in einer anderen Sprache, die sie als Erstsprache erworben haben. Ein erheblicher Teil von ihnen ist erst kürzlich zugewandert und hatte bis dahin mit der deutschen Sprache keinerlei Berührung. Was im Unterricht vor sich geht, erschließt sich ihnen deswegen kaum. Ein zu geringer Wortschatz kann sich auf praktisch alle Unterrichtsfächer negativ auswirken. Zusätzliche Belastungsfaktoren, wie z. B. traumatische Erlebnisse, unzureichende häusliche Förderung oder Entwicklungsverzögerungen, verschärfen die Verständnisprobleme oft noch weiter.

Fehlendes Sprachverständnis und mangelnde Sprachproduktion behindern schulisches Lernen umfassend und tiefgreifend. Bei Kindern wie Bahira kommt es daher darauf an, wirksame Hilfen so schnell wie möglich bereitzustellen. Zu Beginn geht es darum, das Bedingungsgefüge aufzuschlüsseln, das die sprachlichen Einschränkungen verursacht hat und weiterhin aufrechterhält. Bei der Planung der Intervention stehen die aufrechterhaltenden Bedingungen im Vordergrund. Denn die Ursache der Einschränkung ist häufig in dem Umstand zu sehen, dass Deutsch gar nicht oder noch viel zu wenig gelernt worden ist. Um der Verfestigung sprachlicher Rückstände entgegenzuwirken, muss der Sprachgebrauch verstärkt und systematisch gefördert werden. Neben der Verbesserung sprachlicher Fähigkeiten geht es darum, Umgebungsbedingungen zu schaffen, die vielfältige Gelegenheiten bieten, um Deutsch im alltäglichen Austausch mit anderen einzuüben.

In Anlehnung an Jeuk (2018) sind bei der Planung und Durchführung der Intervention folgende Aspekte zu beachten:

(1) *Motivierende Bedingungen herstellen.* Wenn sich Kinder und Jugendliche mit Sprachbarrieren neue Sprachkompetenzen aneignen, so müssen sie dafür eine Menge Anstrengung und Ausdauer einsetzen. Die Motivation, dies zu tun, steigt an, wenn die Schüler:innen erleben, wie sie aus der Verbesserung ihrer Sprachkenntnisse einen persönlichen Nutzen ziehen können. Kinder und Jugendliche mit Sprachbarrieren sollten erfahren, dass „Sprechen und Verstehen“ mehr *Teil-*

habe am sozialen Leben und mehr *Erfolg beim schulischen Lernen* ermöglichen. Sprachliche Fortschritte ziehen also positive Konsequenzen nach sich, die, gemeinsam mit den Rückmeldungen der Lehrkräfte, meist die Form einer sozialen Verstärkung annehmen (vgl. Kapitel 19). Die Lehrkraft freut sich z. B., wenn sich das Kind von sich aus meldet und lobt es für seine Antwort. Sprachliche Fortschritte wirken aber auch aus sich selbst heraus belohnend und selbstverstärkend. Das Kind ist „stolz", dass es am Unterricht nun aktiver teilnehmen kann; und es „freut" sich, dass es jetzt sehr viel einfacher ist, Kontakte zu Mitschüler:innen herzustellen.

(2) *Gelegenheiten zum Sprechen schaffen.* Sprachanwendungen, die in überschaubaren Settings, wie z. B. in einer Lerngruppe oder in einer Förderklasse, vollzogen werden, bringen das Lernen umso mehr voran, je häufiger die teilnehmenden Kinder oder Jugendlichen (a) zu Sprechakten veranlasst werden, (b) für Erfolge und Lernfortschritte bekräftigt werden und (c) sofern sie Fehler machen, dazu sofort einen korrigierenden Hinweis erhalten.

(3) *Einen Grundwortschatz für Alltagssituationen aufbauen.* Schriftsprachliche Kompetenzen beruhen stets auf einem gut entwickelten Wortschatz (Sparks & Luebbers, 2018). Etwa 100 Wörter decken bereits die Hälfte des gebräuchlichen Repertoires von Grundschulkindern ab (Mahlstedt, 1985). Den Kern der alltäglichen Kommunikation bilden ca. 750 Wörter. Mit 2.500 bis 3.000 Wörtern lässt sich zumindest in Grundzügen all das ausdrücken, was eine Person gewöhnlich mitteilen will. Das aktive Vokabular einer muttersprachlichen Person, die über eine Grundbildung verfügt, umfasst ungefähr 5.000 Wörter. Um anspruchsvolle Texte zu verstehen, wird ein Wortschatz von ca. 20.000 Wörtern benötigt (Council of Europe, 2020). Das Schulministerium des Landes Nordrhein-Westfalen gibt für Kinder in der Primarstufe einen verbindlichen Grundwortschatz vor (Ministerium für Schule und Bildung des Landes Nordrhein-Westfalens, 2023). Bei einer Förderung ist darauf zu achten, dass Schüler:innen mit sprachlichen Barrieren zunächst diejenigen Wörter lernen, die sie für die Kommunikation im Alltag am meisten benötigen.

(4) *Rückmeldungen geben.* Häufige Rückmeldungen und sofortige Fehlerkorrekturen erleichtern das Lernen. Dies gilt auch und gerade für den Spracherwerb. Deshalb sollten Kinder bzw. Jugendliche in jeder Sitzung nicht weniger als fünfmal Feedback erhalten. Damit die (Erfolgs-)Rückmeldungen nachhaltig wirken, sind sie mit einer Fähigkeitszuschreibung (vgl. Kapitel 50) zu verbinden („Du hast dir das Wort sehr gut gemerkt. Das hast du geschafft, weil du dich so toll konzentriert hast"). Lernfortschritte, die im Verlauf der Förderung erzielt werden, sind regelmäßig zu erfassen und rückzumelden. Vorteilhaft ist, wenn die Schüler:innen ihre Lernkurven selbst erstellen. Verstärkungen in Form von Leistungspunkten oder Vergünstigungen tragen dazu bei, die Lernmotivation auf einem hinreichend hohen Niveau zu halten.

15.2 Indikation der Methode

Eine Förderung sprachlicher Kompetenzen bei Kindern und Jugendlichen, die Deutsch nicht als Erstsprache gelernt haben, ist angezeigt, wenn unterdurchschnittliche Leistungen in mindestens einem der folgenden Merkmalsbereiche festgestellt werden:

- expressiver und rezeptiver Wortschatz
- Leseflüssigkeit
- Textverständnis
- expressives Schreiben
- mathematische Operationen und Textaufgaben

15.3 Detaillierte Beschreibung des Vorgehens

Testdiagnostische Untersuchung

Um den Stand der sprachlichen Leistungen erfassen zu können, werden folgende Testverfahren eingesetzt:

- „Sprachstandserhebungstest für Kinder im Alter zwischen 5 und 10 Jahren" (SET 5–10) von Petermann (2018). Erfasst werden Wortschatz, semantische Relationen, Verarbeitungsgeschwindigkeit, Sprachverständnis, Sprachproduktion, Grammatik, Morphologie und auditive Merkfähigkeit. Zielgruppe sind fünf- bis zehnjährige Kinder mit und ohne Migrationshintergrund. Die Durchführung erfolgt im Einzelsetting und dauert ca. 45 Minuten.
- „Linguistische Sprachstandserhebung – Deutsch als Zweitsprache" (LiSe-DaZ®) von Schulz und Tracy (2011). Überprüft werden die sprachlichen Fähigkeiten von Kindern mit Deutsch als Zweitsprache oder als Muttersprache. Sieben Untertests erfassen morphologische, syntaktische und semantische Aspekte des sprachlichen Wissens (Sprachproduktion und Sprachverständnis) von Mädchen und Jungen im Altersbereich zwischen 3;00 und 6;11 (wenn Deutsch die Muttersprache ist) bzw. 7;11 Jahren (wenn Deutsch die Zweitsprache ist). Für Kinder mit Deutsch als Zweitsprache wurde eine eigene Normstichprobe erhoben. Das Verfahren wird als Einzeltest durchgeführt und dauert je nach Alter des Kindes zwischen 20 und 30 Minuten.
- „Lese- und Rechtschreibtest" (SLRT-II) von Moll und Landerl (2014). Mit diesem Test lassen sich Schwächen im Schriftspracherwerb bei Kindern in den Klassenstufen 1 bis 6 erfassen. Für Schüler:innen mit Deutsch als Zweitsprache ist der „Ein-Minuten-Leseflüssigkeitstest" besonders relevant. Bei diesem Untertest geht es um das Vorlesen von Wörtern und von Pseudowörtern. Das Wortlesen prüft die automatische bzw. direkte und damit schnelle Worterkennung; das Erlesen von Pseudowörtern erfasst das lautierende bzw. syntheti-

sche Lesen. Sind Schüler:innen beim Wortlesen ungefähr genauso langsam wie beim Lesen der Pseudowörter, so zeigt dies, dass sie keine abgespeicherten Sichtwörter abrufen können und ihnen somit basale Lesefertigkeiten noch fehlen (z. B. Kenntnisse über Buchstaben-Laut-Zuordnungen oder Kenntnisse des lateinischen Alphabets). Der SLRT-II wird als Einzeltest durchgeführt. Die Abnahme des kompletten Tests (einschl. Rechtschreibung) beansprucht etwa 30 Minuten. Der Leseflüssigkeitstest dauert max. fünf Minuten; ebenso viel Zeit wird für seine Auswertung benötigt.

Planung der Förderung

Die hier vorgestellte Intervention zielt darauf ab, einen Grundwortschatz aufzubauen. Dafür wird die „Storytelling-Methode" eingesetzt. Im Mittelpunkt steht das Erzählen von interessanten und kurzweiligen Geschichten. Was inhaltlich dargelegt wird, ist durch Gestik und Mimik zu unterstützen. Durch Fragen und Gespräche werden die Zuhörer:innen in den Vortrag eingebunden. An prägnanten Textstellen sind die zu vermittelnden Wörter in die Geschichten einzufügen. Die betreffenden Wörter wurden bereits vorab eingeübt. Dafür werden Bildkarten verwendet (vgl. Abbildung 15.1). Geübt werden Nomen für „physische Dinge", wie sie in der Wirklichkeit „greifbar-körperlich" vorkommen. Abstrakte Nomen (z. B. Bezeichnungen für Ideen oder Gefühle) können in die Übungen eingestreut werden, müssen dann aber durch einfach verständliche Symbole repräsentiert werden. Bei Schüler:innen, die nur spärliche schriftsprachliche Kenntnisse besitzen, geht es in erster Linie darum, die Bilder korrekt zu benennen. So wird der Grundwortschatz Wort für Wort aufgebaut. Können Buchstabenkenntnisse vorausgesetzt werden, ist es angebracht, unter das jeweilige Bild auch das dazu passende Wort abzudru-

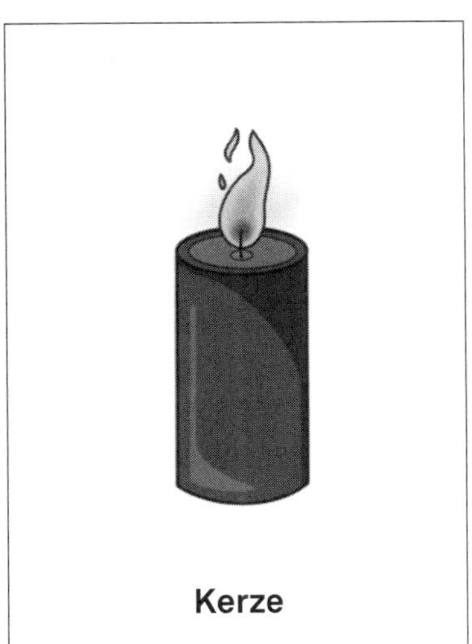

Abbildung 15.1:
Beispiel für eine Bildkarte mit Abdruck des passenden Wortes (nach Jungjohann et al., 2021)

cken. Auf diese Weise werden die Schüler:innen mit der Schreibung bzw. mit dem Schriftbild des Wortes vertraut gemacht (vgl. Abbildung 15.1).

Tabelle 15.1 gibt einen Überblick zum Vorgehen in einer Sitzung. Die gesamte Förderung, einschl. ihrer Zeitvorgaben und Materialien, wird auf die sprachlichen Voraussetzungen des einzelnen Kindes bzw. der oder des Jugendlichen abgestimmt.

Tabelle 15.1: Aufbau einer Sitzung der Intervention für das Fallbeispiel „Bahira"

Schritt	Zeit	Inhalt	Material	Sitzung
Begrüßung	5 Minuten		-.-	Jede Sitzung
Wiederholen der Wörter und der Geschichte vom letzten Mal	5 bis 10 Minuten		Bildkarten	Ab 2. Sitzung
Direkte Instruktion von zehn Wörtern	10 Minuten		Bildkarten	Jede Sitzung
Storytelling und Bildkarten	15 Minuten		Geschichten und Bildkarten	Jede Sitzung
Lernverlaufsmessung/ Datenerhebung	5 bis 10 Minuten		PowerPoint Folien mit den Bildern/ Wörtern	(optional) jede Sitzung
Rückmeldebogen und Belohnung	5 Minuten		Rückmeldebogen, Aufkleber und Aufklebeblatt	(optional) jede Sitzung
Verabschiedung und Ausblick	5 Minuten		-.-	Jede Sitzung

Vermittlung des Grundwortschatzes

Ein Förderblock umfasst ca. acht Sitzungen. In jedem Block werden 30 bis 40 Wörter vermittelt. Handelt es sich um Schüler:innen, die über keinerlei Kenntnisse der deutschen Sprache verfügen, so ist die Menge der zu lernenden Wörter auf höchstens 20 zu begrenzen. In jeder Sitzung wählt die Lehrkraft zufallsabhängig zehn Wörter aus der Wortsammlung aus und übt sie mit den Schüler:innen ein. Diese Vokabeln werden in die jeweilige Geschichte eingebaut. Nach jeder Sitzung wird erfasst, wie viele neue Lernwörter sich die Schüler:innen angeeignet haben. So kann die Lehrkraft den Erfolg der Förderung einschätzen und das Vorgehen ggf. noch genauer auf den Einzelfall abstimmen. Darüber hinaus können die Schüler:innen sehen, wie sie sich im Verlauf der Förderung immer weiter verbessern.

Jede Sitzung gliedert sich in drei Phasen (vgl. Abbildung 15.2) (beschrieben wird hier ein Vorgehen für Schüler:innen, bei denen Buchstabenkenntnisse vorausgesetzt werden können).

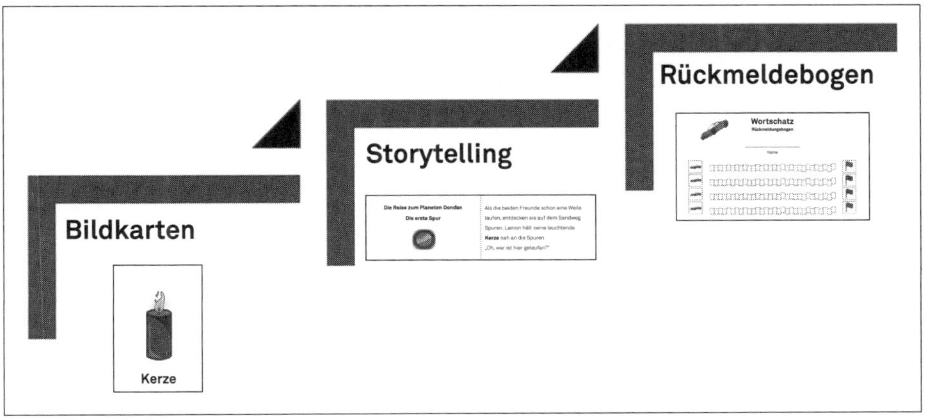

Abbildung 15.2: Überblick zur Struktur der Förderung einer Sitzung

1. Phase: Einüben der Lernwörter. Die Schüler:innen platzieren sich so (etwa in einem Halbkreis), dass sie der Lehrkraft visuell wie auditiv gut folgen können. Im ersten Schritt werden die zehn bereits ausgewählten Wörter mithilfe der Bildkarten (im Format DIN A4) direkt an die Schüler:innen vermittelt und mit ihnen gemeinsam eingeübt. Kitzinger (2020) und Jungjohann, Lutz, Barwasser und Gebhardt (2021) haben dafür geeignete Bildkarten zusammengestellt. Wichtig ist, dass die Grafiken einheitlich gezeichnet sind und, dass auch das Übungswort gut erkennbar ist. Jedes Wort wird nach einem festen Ablauf erarbeitet:

a) Die Lehrkraft hält eine Bildkarte hoch, deckt das geschriebene Wort mit dem Finger ab, zeigt auf die Abbildung und beginnt den Dialog z. B. mit folgenden Fragen: *„Habt ihr eine Idee, wie das passende Wort zu dem Bild heißen könnte?“* oder *„Was seht ihr auf dem Bild?“*. Falls Wörter aus der vorherigen Stunde wiederholt werden, sind die Fragen entsprechend anzupassen. Der Einstieg würde dann z. B. so erfolgen: *„Könnt ihr euch noch erinnern, wie das passende Wort lautet?“*.
b) Die Lehrkraft lässt den Schüler:innen Zeit, das korrekte Wort zu benennen. Durch gezielte Hinweise (z. B. bei Kerze: *„es leuchtet“*) kann sie unterstützend eingreifen. Die Schüler:innen werden für das richtige Wort gelobt. Verstärkt wird aber auch, wenn sich die Schüler:innen aktiv einbringen und hilfreiche Überlegungen äußern.

c) Wenn das richtige Wort genannt wurde, deckt die Lehrkraft das geschriebene Wort auf und bittet die Schüler:innen, sich dieses anzuschauen und es zu wiederholen. Gelernt wird also nicht nur das Wort und die damit verbundene Bedeutung. Auch das Schriftbild wird eingeprägt, wodurch das Lesen und Schreiben des Wortes erleichtert wird.
d) Im Falle eines Fehlers nennt die Lehrkraft das richtige Wort. Danach bittet sie die Schüler:innen, das Wort zu wiederholen.

2. Phase: Lernwörter im Kontext üben. Die zuvor vermittelten Wörter werden in eine Geschichte eingebettet, die aus 250 bis 300 Wörtern besteht. Abbildung 15.3 zeigt einen entsprechenden Textausschnitt. Jedes gelernte Wort kommt in der Geschichte zwei Mal vor. Die relevanten Wörter werden farblich markiert, nur möglichst nicht mit „rot". Wichtig ist, dass die Texte gut verständlich sind und die Interessen der Schüler:innen ansprechen. Dies lässt sich auf zweierlei Weise sicherstellen: (a) Eine Geschichte wird mit dem Lesbarkeitsindex (LIX, www.supertext.ch/tools/lix) geprüft und ggf. so umformuliert, dass sie dem Sprachniveau B1 entspricht. Nur bei besonders leistungsstarken Schüler:innen kann ein Text auch auf dem Niveau B2 verwendet werden. (b) Im Vorfeld der Förderung sind die Interessen der Schüler:innen zu erkunden, z. B. in einer kurzen Fragerunde, in der alle berichten, was sie besonders gerne tun und womit sie sich am liebsten beschäftigen.

Die Reise zum Planeten Dondan

Die erste Spur

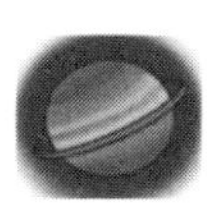

Als die beiden Freunde schon eine Weile laufen, entdecken sie auf dem Sandweg Spuren. Lamon hält seine leuchtende **Kerze** nah an die Spuren.
„Oh, wer ist hier gelaufen?"

Abbildung 15.3: Ausschnitt aus einer Geschichte

Der Ablauf in dieser Phase gestaltet sich wie folgt:
a) Die Lehrkraft liest eine vorbereitete Geschichte vor und untermalt ihren Vortrag gestisch und mimisch. Währenddessen verfolgen die Schüler:innen die schriftlich abgedruckte Geschichte, z. B. mithilfe eines Ringordners mit Aufstellfunktion.
b) Wenn ein markiertes Übungswort auftaucht, unterbricht die Lehrkraft ihre Erzählung. Sie zeigt den Schüler:innen die zugehörige Bildkarte, die ihnen aus der ersten Phase vertraut ist. Dabei verdeckt die Lehrkraft das geschriebene Wort und deutet auf das Bild.
c) Die Schüler:innen werden aufgefordert, das richtige Wort zum Bild zu nennen (z. B. Kerze).

d) Bei korrekter Antwort setzt die Lehrkraft die Erzählung fort, bis das nächste Übungswort in der Geschichte vorkommt. Im Falle eines Fehlers werden die Schüler:innen nochmals aufgefordert, das korrekte Wort zu nennen. Gelingt dies nicht, nennt die Lehrkraft das richtige Wort und die Schüler:innen wiederholen es. Auf der Bildkarte zeigt die Lehrkraft sowohl auf das Bild als auch auf das geschriebene Wort.

3. Phase: Erfolge dokumentieren und rückmelden. Für jede Sitzung notiert sich die Lehrkraft, wie viele und welche Wörter die Schüler:innen auf Anhieb kannten, beim zweiten Anlauf wussten oder erst nach dem „Vorsagen" richtig benennen konnten. Auf diese Weise bestimmt die Lehrkraft, welche Vokabeln noch nicht sicher beherrscht werden und daher beim nächsten Mal erneut zu üben sind. Idealerweise sollte der Leistungsstand aller beteiligten Schüler:innen am Ende jeder Sitzung individuell geprüft werden. Dafür bietet sich folgendes Vorgehen an: Erstellt wird eine PowerPoint Präsentation. Auf jeder Folie wird für das einzuübende Wort ein Bild gezeigt. Die Schüler:innen sollen das korrekte Wort zum Bild nennen. Dieses Vorgehen setzt sich von Folie zu Folie fort. Anschließend teilt die Lehrkraft den Schüler:innen mit, wie viele Punkte sie erreicht haben. Ihre „Treffer-Zahl" dürfen sie in einen Rückmeldebogen eintragen. Abbildung 15.4 zeigt ein Beispiel, bei dem in jeder Sitzung 30 Wörter überprüft wurden. Die Querbalken bilden die aufeinanderfolgenden Fördereinheiten ab. Die Kästchen stehen für die zu erlernenden Wörter, wobei jedes Kästchen ein korrekt benanntes Lernwort erfasst. Die Kästchen sind am Ende einer Sitzung farbig auszumalen. Für jedes korrekt benannte Wort wird also ein Kästchen farbig ausgefüllt.

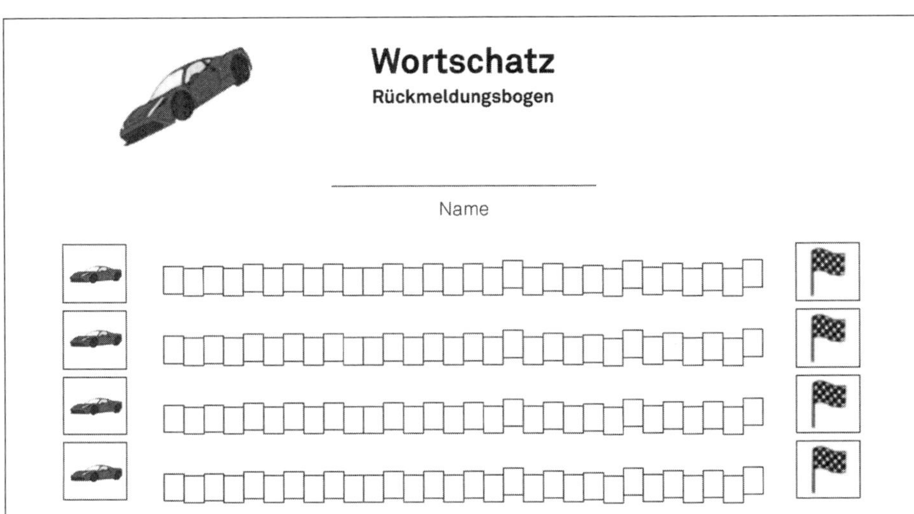

Abbildung 15.4: Beispiel für einen Rückmeldebogen

Ist das Vorgehen erfolgreich, so wird die Anzahl der farbigen Felder von Sitzung zu Sitzung zunehmen. Am Ende können im Idealfall alle Kästchen bis zur Zielflagge ausgemalt werden. Auf diese Weise ist es den Schüler:innen möglich, ihre Lernfortschritte von Sitzung zu Sitzung nachzuverfolgen. Sollte es aufgrund zeitlicher Engpässe nicht möglich sein, diese engmaschige Lernverlaufsmessung umzusetzen, so kann das Vorgehen auch abgeändert werden. Die Schüler:innen tragen ihre Fortschritte dann z. B. nur einmal pro Woche in den Rückmeldebogen ein. Auf der Grundlage der erzielten Fortschritte können Belohnungen verteilt werden (wie z. B. ein Aufkleber pro Sitzung oder pro Woche, sofern sich die Kinder bzw. Jugendlichen individuell verbessert haben).

15.4 Hinweise für die organisatorische Umsetzung

Schüler:innen mit fehlenden Deutschkenntnissen erlernen die Sprache am besten durch Anwendungen in vielfältigen Alltagssituationen. Das hier beschriebene Vorgehen unterstützt solche Anwendungen, ersetzt sie aber nicht. Was die richtige „Dosierung" betrifft, orientiert sich die Förderung an Grundprinzipien, die im Response to Intervention Ansatz (vgl. Kapitel 45) vertreten werden. Bei vergleichsweise guten Voraussetzungen (die Leistung in einem Sprachtest liegt oberhalb des untersten Quartils) kann eine Förderung, die zweimal pro Woche für je 30 Minuten in einer Kleingruppe stattfindet, bereits genügen, um die Entwicklung der Sprachkenntnisse wirksam zu unterstützen. Sind die Rückstände gravierend (die Leistung liegt unterhalb des fünften Perzentils), so ist eine Einzelförderung vorzuziehen. An jedem Schultag sollte dann für jeweils 45 Minuten geübt werden.

Die Intervention sollte in einem Raum stattfinden, in dem die Lernenden entspannt und ungestört arbeiten können. Vor Beginn der Förderung sollten die Schüler:innen informiert werden, wie die Sitzungen ablaufen und welche Ziele die unterschiedlichen Übungen verfolgen. Eltern und ggf. Lehrkräfte (sofern das Training nicht von einer Lehrkraft durchgeführt wird) sind entsprechend zu informieren und über das Vorgehen im Einzelnen aufzuklären.

15.5 Wirksamkeit und Wirksamkeitsbedingungen

Die Wirksamkeit des hier beschriebenen Vorgehens wurde von Barwasser, Bracht und Grünke (2021), Barwasser, Urton, Knaak und Grünke (2022) sowie Barwasser, Calhoon, Knaak und Grünke (2024) in mehreren Studien (vgl. Kapitel 30) überprüft. Maße des expressiven und rezeptiven Wortschatzes, des Wortlesens sowie der phonologischen Bewusstheit dienten als Erfolgskriterien. Untersucht wurden Schüler:innen unterschiedlicher Altersgruppen, mit oder ohne Lern- und Verhaltensstörungen. In allen Fällen war es möglich, die sprachlichen Leistungen der

Schüler:innen zuverlässig zu verbessern. Weder die Klassenstufe noch das Vorliegen einer Auffälligkeit beeinflussten den Erfolg. Insgesamt stellt der hier vorgestellte „Storytelling"-Ansatz ein gut umsetzbares und auf die individuellen Lernvoraussetzungen gut anpassbares Verfahren zur Verbesserung der Sprachkompetenz bei Schüler:innen mit geringen Sprachkenntnissen, hier in der Unterrichtssprache Deutsch, dar.

15.6 Literatur

Grundlegende Literatur

Jeuk, S. (2018). *Deutsch als Zweitsprache in der Schule: Grundlagen – Diagnose – Förderung* (4. Aufl.). Stuttgart: Kohlhammer.

Weiterführende Literatur

Barwasser, A., Bracht, J. & Grünke, M. (2021). A storytelling approach on vocabulary, reading, and letter sound fluency of struggling first graders with German as second language with and without behavioral problems. *Frontiers in Psychology, 12*, 683873. https://doi.org/10.3389/fpsyg.2021.683873

Barwasser, A., Calhoon, M. B., Knaak, T. & Grünke, M. (2024). English L2 vocabulary acquisition through storytelling for adolescents with and without learning disabilities. *Language Teaching Research*. Advance online publication.

Barwasser, A., Urton, K., Knaak, K. & Grünke, M. (2022). Intentional and incidental vocabulary acquisition through multi-component storytelling. The case of German L2 primary school students. *Language Teaching Research, 28*(6), 2543–2486.

Council of Europe. (2020). *Common European framework of reference for languages*. Straßburg: Council of Europe Publishing.

Mahlstedt, D. (1985). Grundwortschatz und kindliche Schriftsprache. *Diskussion Deutsch, 16*, 89–105.

Ministerium für Schule und Bildung des Landes Nordrhein-Westfalens. (2023). *Grundwortschatz für die Primarstufe*. Verfügbar unter: www.schulministerium.nrw/gute-praxis-grundwortschatz-fuer-die-primarstufe

Sparks, R. L. & Luebbers, J. (2018). How many U.S. high school students have a foreign language reading "disability"? Reading without meaning and the simple view. *Journal of Learning Disabilities, 51*(2), 194–208.

Material

Jungjohann, J., Lutz, S., Barwasser, A. & Gebhardt, M. (2021). *Bildkarten für Unterricht und Förderung*. Universität Regensburg.

Kitzinger, A. (2020). *METACOM8*. Verfügbar unter: https://www.metacom-symbole.de/

Moll, K. & Landerl, K. (2014). *Lese- und Rechtschreibtest: Weiterentwicklung des Salzburger Lese- und Rechtsschreibtests (SLRT) (SLRT-II*; 2., korrigierte Aufl.). Göttingen: Hogrefe.

Petermann, F. (2018). *Sprachstandserhebungstest für Kinder im Alter zwischen 5 und 10 Jahren (SET 5-10*; 3., aktualisierte und teilweise neu neunormierte Aufl.). Göttingen: Hogrefe.

Schulz, P. & Tracy, R. (2011). *Linguistische Sprachstandserhebung - Deutsch als Zweitsprache (LiSe-DaZ)*. Göttingen: Hogrefe.

16 Förderung des Zahlverständnisses

Kristin Krajewski

Fallbeispiel

Nina (7 Jahre) besucht seit drei Monaten die erste Klasse der Grundschule. Sport, Kunst, Musik, Religion, Sachkunde und das Lesen- und Schreibenlernen machen ihr großen Spaß, nur im Mathematikunterricht tut sie sich schwer. Beim Schreiben von Ziffern, Aufsagen der Zahlwortfolge und beim Eins-plus-Eins-Rechnen im Zahlenraum bis zehn hat sie keine Schwierigkeiten. Jedoch scheitert sie, wenn sie Zahlen zwischen eins und zehn in kleinere Zahlen zerlegen soll. Sie wirkt dann völlig blockiert, kann ihr Eins-plus-Eins-Wissen nicht mehr anwenden und spricht auf keine Hilfestellung der Lehrerin an. Die in einer Erziehungsberatungsstelle durchgeführte diagnostische Untersuchung zeigt, dass Nina eine durchschnittliche Intelligenz hat und keine Auffälligkeiten in ihrer motorischen, sozialen oder emotionalen Entwicklung aufweist. In einer ergänzenden Untersuchung ihrer numerischen Fähigkeiten zeigt sich, dass Nina Dinge immer nur von links nach rechts auszählt und nie eine andere Reihenfolge wählt. Es stellt sich heraus, dass sie noch keine Zahlvorstellung besitzt. Beispielsweise versteht sie nicht, dass Zahlen für Mengen und Größen stehen. Die Eltern berichten, dass Nina schon sehr früh ihren älteren Bruder beim Zählen nachahmte und mit ihm gemeinsam Kopfrechenaufgaben auswendig lernte.

Die Intervention wird in zusätzlichen Förderstunden in oder außerhalb der Grundschule durchgeführt. Mithilfe des Programms „Mengen, zählen, Zahlen" (MZZ; Krajewski, Nieding & Schneider, 2007) sollen Ninas Lücken im numerischen Grundverständnis systematisch geschlossen werden. Nach achtwöchiger Förderung hat Nina ein Größenverständnis von Zahlen erworben: Sie weiß jetzt, dass Zahlen unterschiedlich große Mengen und Größen repräsentieren, dass also beispielsweise 5 größer ist als 3, weil zur Zahl 5 mehr Dinge gehören als zur Zahl 3. Zudem versteht sie jetzt, dass der Unterschied zwischen zwei Zahlen wieder eine Menge ist, die sich mit einer Zahl darstellen lässt.

16.1 Kurzbeschreibung der Methode und ihres theoretischen Hintergrunds

Das nachfolgend beschriebene Verfahren „Mengen, zählen, Zahlen“ (MZZ; Krajewski et al., 2007) dient der Prävention und Intervention bei Kindern mit Rechenschwächen (vgl. Kapitel 3). Es eignet sich besonders für Kinder im Vorschulalter und im ersten Schuljahr, kann bei vorliegender Rechenschwäche aber auch bei Schüler:innen mit einem Förderschwerpunkt im Lernen oder in der geistigen Entwicklung eingesetzt werden. Die Kinder sollen damit zu einem sicheren Zahlverständnis kommen. Dazu lernen sie die Zahlen bis zehn in Verbindung mit entsprechenden Anzahlen und Größen kennen. Zudem wird ein grundlegendes Verständnis für Relationen zwischen Zahlen („ist drei größer/mehr als“ oder „ist zwei kleiner/weniger als“) erzeugt. Die Förderung orientiert sich an vier Prinzipien:

- *Inhaltsspezifische Förderung.* Das Programm zielt unmittelbar auf mathematische statt auf unspezifische Inhalte.
- *Systematischer, entwicklungsorientierter Kompetenzaufbau.* Zunächst werden Zahlen- und Ziffernkenntnisse gesichert und Größenvorstellungen von Zahlen aufgebaut. Danach werden höhere Kompetenzen vermittelt, die auf das Verständnis für die Beziehungen zwischen Zahlen zielen.
- *Ressourcenorientierte Förderung.* MZZ berücksichtigt die begrenzten Arbeitsgedächtnisressourcen von Kindern und setzt strukturorientierte Darstellungsmittel ein, um ihnen Aufbau, Regeln und abstrakte Strukturen des Zahlenraums bis zehn „klar sichtbar“ nahezubringen.
- *Fokussierung der Aufmerksamkeit.* Das Programm lenkt die Aufmerksamkeit der Kinder ausschließlich auf numerische Lerninhalte, lässt also alles Nebensächliche weg und reduziert dadurch die Anforderungen an exekutive Funktionen (Krajewski & Ennemoser, 2010).

MZZ orientiert sich an drei Ebenen in der Entwicklung des numerischen Denkens (vgl. Abbildung 16.1):

- *Ebene 1: Numerische Basisfertigkeiten (Zahlwörter ohne Größenbezug).* Bereits Säuglinge können zwischen der Ausdehnung und dem Volumen zweier Mengen unterscheiden (*Größenunterscheidung*). Bei diskreten Anzahlen oder „Stückzahlen“ gelingt ihnen das jedoch noch nicht. Unabhängig hiervon beginnen Kinder etwa ab zwei Jahren *Zahlwörter aufzusagen* und bringen diese zunehmend auch in die richtige Abfolge. Sie verstehen jedoch noch nicht, dass die aufgesagten Zahlen für Mengen und Größen stehen. Beispielsweise „zählen“ sie an den Fingern „eins-zwei-drei“, wissen aber noch nicht, dass zum Wort „drei“ *alle* drei bisher abgezählten Finger gehören. Die „Drei“ steht für sie einzig für den (dritten) Mittelfinger.

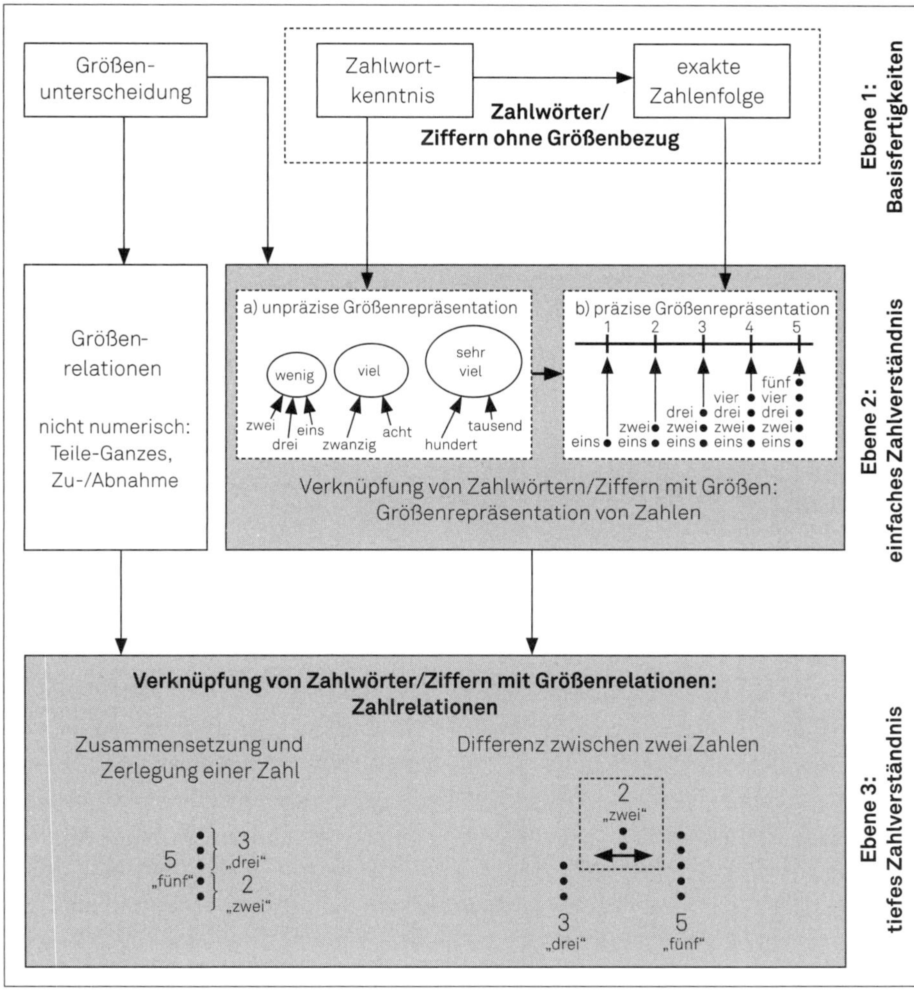

Abbildung 16.1: Entwicklungsmodell der Zahl-Größen-Verknüpfung (nach Krajewski, 2007, 2013)

- *Ebene 2: Einfaches Zahlverständnis (Verknüpfung von Zahlwörtern mit Mengen und Größen).* Zahlen werden jetzt mit Mengen oder Größen in Verbindung gebracht. Die Verknüpfung bildet sich in zwei Phasen heraus.
  a) Ab etwa drei Jahren verstehen Kinder, dass Zahlwörter groben Mengenbegriffen entsprechen, wie beispielsweise „wenig", „viel", oder „sehr viel" *(unpräzise Größenrepräsentation).* So wissen sie hier bereits, dass manche Zahlwörter (etwa „zwei" oder „eins") für „wenig" stehen; andere Zahlwörter (z. B. „zwanzig") bringen sie mit „viel" in Verbindung; und Zahlwörter

wie „hundert“ oder „tausend“ speichern sie unter dem Begriff „sehr viel“ ab. Da sie Zahlwörter aber nur sehr groben Größenkategorien zuordnen, können sie nahe beieinanderliegende Zahlen noch nicht voneinander unterscheiden (z. B. „15“ und „16“, denn beide Zahlen bedeuten für sie „viel“).

b) In der nächsten Phase *(präzise Größenrepräsentation)* wird die aufsteigende Zahlenfolge mit exakt aufsteigenden Quantitäten in Verbindung gebracht *(Anzahlseriation)*. Jedes einzelne Zahlwort wird einer exakten Anzahl von Elementen zugeordnet *(Kardinalverständnis)*. Unabhängig von diesem Verständnis entwickelt sich auch das Verständnis für *Größenrelationen ohne Zahlbezug* weiter. Die Kinder erkennen, dass sich numerisch unbestimmte Mengen und Größen („alle“) in Teilmengen („einige“ und „einige“) zerlegen und wieder zusammensetzen lassen und, dass sich Mengen und Größen quantitativ nur dann verändern, wenn etwas hinzukommt oder verschwindet.

- *Ebene 3: Tiefes Zahlverständnis (Verknüpfung von Zahlwörtern mit Größenrelationen)*. Hier beginnen Kinder zu verstehen, dass eine Zahl (z. B. fünf) in kleinere Zahlen (z. B. drei und zwei) zerlegt und wieder zusammengesetzt werden kann *(Zusammensetzung und Zerlegung von Zahlen)*. Außerdem erkennen sie, dass der Unterschied zwischen zwei Zahlen selbst wieder eine Zahl ergibt *(Zahldifferenzen)*.

Diese Entwicklungsfolge wird für verschiedene Repräsentationsformen (Zahlwörter, Ziffern, Material zum Anfassen, bildliche Darstellung) nicht zwangsläufig gleichzeitig durchlaufen. Beispielsweise kann es vorkommen, dass ein Kind im Umgang mit verbalen Zahlwörtern (also „drei“, „acht“ oder „zehn“) bereits das Anzahlkonzept (Ebene 2) beherrscht, während es mit Ziffern (also 3, 8 oder 10) noch gar nicht vertraut ist und sich hier noch auf Ebene 1 befindet. Zudem werden die höheren Ebenen im kleinen Zahlenraum (z. B. bis 20) früher erreicht als in größeren Zahlräumen (z. B. bis 100), sodass sich ein Kind gleichzeitig in verschiedenen Entwicklungsphasen befinden kann, je nachdem, um welche Zahlwortreihe es geht.

Die beschriebenen Fähigkeiten bilden das Fundament der Grundschulmathematik. Dementsprechend lassen sich die meisten Rechenschwierigkeiten am Ende der vierten Grundschulklasse auf Schwierigkeiten im Zahlverständnis (Verknüpfung von Zahlwörtern mit Mengen und Größen; Ebene 2) zurückführen (Krajewski & Schneider, 2009). Diese Rückstände wachsen sich mit dem Schuleintritt nicht einfach aus, sondern bleiben oftmals in der Grundschulzeit bestehen und gefährden die Aneignung der Schulmathematik auch später noch, nach dem Übergang in die Sekundarstufe I (Ennemoser & Krajewski, 2013; Moser Opitz, 2007).

16.2 Indikation der Methode

Mit dem Förderprogramm sollen gravierende Mängel und Lücken im Zahlverständnis geschlossen werden. Das ist vor allem dann nötig, wenn dem Kind ...

- ... noch unklar ist, dass Zahlen mit Größen verknüpft sind, aufsteigende Zahlen also für zunehmende Stückzahlen, Volumina, Längen und Zeiteinheiten stehen (Verständnis von Kardinalzahlen, Ebene 2).
- ... das Verständnis dafür fehlt, dass Beziehungen zwischen Zahlen entsprechende Beziehungen zwischen Mengen und Größen widerspiegeln, dass also Zahlen in andere Zahlen zerlegt werden können und dass der Unterschied zwischen zwei Zahlen wieder eine Zahl ergibt (Verständnis für Zahlbeziehungen; Ebene 3).
- ... das Kopfrechnen nur durch Auswendiglernen gelingt, es aber scheitert, wenn die Rechenaufgabe anschaulich dargestellt oder in eine andere Aufgabe überführt werden soll (beispielweise weiß das Kind zwar, dass „zwei und drei gleich fünf ergibt"; die Frage „wie viele von zwei bis fünf fehlen", kann es aber nicht beantworten).
- ... Rechenaufgaben im Zahlenraum bis 20 unverständlich sind (z. B. wenn eine solche Aufgabe selbst am Ende der Grundschulzeit nur durch Zählen gelöst werden kann).

Die Förderung ist ferner bei einer isolierten Rechenstörung (ICD-10, F81.2) und bei einer kombinierten Schulleistungsstörung (ICD-10, F81.3) bzw. einer Lernentwicklungsstörung mit Beeinträchtigung in Mathematik (ICD-11, 6A03.2) angezeigt, ggf. auch bis in die Sekundarschulzeit hinein.

16.3 Detaillierte Beschreibung des Vorgehens

Diagnostik

In der diagnostischen Untersuchung werden Rückstände im Zahlverständnis durch die beiden folgenden Verfahren bestimmt:

(1) *Test mathematischer Basiskompetenzen im Kindergartenalter* (MBK 0; Krajewski, 2018). Dieses Verfahren eignet sich für Kinder im Alter zwischen vier und sieben Jahren. Es wird als Einzeltest durchgeführt und dauert etwa eine halbe Stunde. Geprüft wird, wie gut ein Kind ...

a) ... numerische Basisfertigkeiten beherrscht, also z. B. die *Zahlenfolge* und die *Ziffern von 1 bis 20* kennt. Dazu dienen Aufgaben, wie „Zahlenfolge vorwärts", „Zahlenfolge rückwärts" und das „Bestimmen von Nachfolgern und Vorgängern" sprachlich dargebotener Zahlen (Ebene 1).

b) ... das *Anzahlkonzept* (Zuordnung von Mengen zu Zahlen und umgekehrt), die *Anzahlseriation* (in eine Lücke aufsteigender Anzahlen soll die passende Anzahl eingefügt werden), *Zahlvergleiche* (Größenvergleiche zweier Zahlen) und *Mengenvergleiche* (Vergleich von Mengen, bei denen räumliche Ausdehnung und Anzahl nicht korrespondieren) beherrscht (Ebene 2).
c) ... *Anzahlunterschiede* für vorgegebene Punktereihen erfasst und bei *Textaufgaben* ein Verständnis für Zahlbeziehungen zeigt (Ebene 3).

(2) *Test mathematischer Basiskompetenzen ab Schuleintritt* (Ennemoser, Krajewski & Sinner, 2017). Dieses Gruppenverfahren wurde für die vier Quartale des ersten Grundschuljahres normiert und beansprucht etwa eine Schulstunde. Hier werden folgende Leistungen erfasst:
a) auf Ebene 1: die Kenntnis der Ziffern *(Zahlendiktat)* und der Zahlenfolge bis 20 (Ergänzen von *Zahlenlücken*);
b) auf Ebene2: das *Anzahlkonzept* (Zuordnung von Mengen zu Zahlen), die *Anzahlseriation* (in eine Lücke aufsteigender Anzahlen ist die passende Anzahl einzufügen), *Zahlvergleiche* (Größenvergleiche zweier Zahlen) und die Orientierung auf dem *Zahlenstrahl*;
c) auf Ebene 3: das Verständnis für *Eins-mehr* und *Eins-weniger* (d.h. dafür, dass Nachfolger- bzw. Vorgängerzahlen ein Element mehr oder weniger enthalten), die *Zerlegung von Zahlen* und *Teil-Ganzes-Beziehungen* sowie das Verständnis für die Beziehungen zwischen Zahlen, überprüft durch vier *Textaufgaben*.

Weiterführend stehen mit den „Tests mathematischer Basiskompetenzen für die zweite bis vierte Klasse“ (MBK 2–4+; Krajewski & Ennemoser, in Druck) bzw. „für die vierte bis 13. Klasse“ (MBK 4–13+; Ennemoser & Krajewski, in Druck) zwei weitere normierte Gruppentestverfahren zur Verfügung, mit denen sich die beschriebenen Entwicklungsebenen der Zahl-Größen-Verknüpfung „im bis fünfstelligen“ bzw. „im bis 13-stelligen“ Zahlenraum diagnostisch erfassen lassen.

Förderung

Mit dem Förderprogramm MZZ wird das Verständnis von Zahlen Schritt für Schritt aufgebaut oder nachgeholt. Für die Förderung sind 24 halbstündige Sitzungen vorgesehen, die sich über einen Zeitraum von acht Wochen verteilen (also drei Sitzungen pro Woche). Die Kinder durchlaufen das Programm nicht nach einem starren Zeittakt, sondern stets in Abhängigkeit von ihrem bisherigen Lernfortschritt. Wichtig ist, dass ein Kind das für jede Sitzung vorgesehene Lernziel zuverlässig erreicht hat, bevor es in der nächsten Sitzung neue Lernaufgaben bearbeitet. Das Vorgehen wird für verschiedene Förderschwerpunkte („Größenrepräsentation von Zahlen“; „Größenordnung der Zahlen“; „Teil-Ganzes-Beziehungen und Differenzen zwischen Zahlen“) verdeutlicht.

Förderschwerpunkt „Größenrepräsentation von Zahlen“

Ziele. Das Kind soll „sich bewusst machen“ und besser verstehen, dass hinter Zahlen Mengen bzw. Größen stehen. Zahlwörter, Ziffern und Mengen werden zum Anzahlkonzept verknüpft (Kompetenzebenen 1 und 2). Dies wird über folgende Teilziele erreicht:

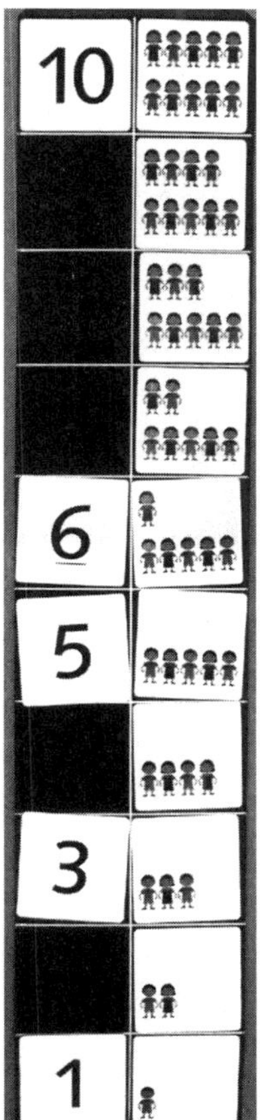

- Beherrschen der Zahlenfolge und der Ziffern von 1 bis 10 (Ebene 1)
- Einordnen von Zahlen in die Zahlenfolge, z. B. 4, 5, ?, 7 (Ebene 1)
- Zuordnen von Mengen zu Zahlen und umgekehrt (Ebene 2)
- Übertragung von Mengen und Zahlen in korrespondierende Darstellungsweisen (Zahlwort, Ziffer, Menge) (Ebene 2)

Materialien. Es werden Materialien verwendet, bei denen die *Anzahl* der Elemente mit der *Ausdehnung* bzw. mit dem *Volumen* der Gesamtmenge korrespondiert. Eine „größere“ Zahl wird also auch „sichtbar mehr“. Für alle Zahlen werden die gleichen Materialien verwendet (z. B. 3 Kinder, 3 blaue Chips, 3 Finger für die Zahl 3; und entsprechend 5 Kinder, 5 blaue Chips, 5 Finger für die Zahl 5).

Leitfragen. Folgende Fragen sollen das Kind zur gedanklichen Auseinandersetzung mit den Aufgaben und Materialien anregen: Zähle, wie viele das sind! Welche Zahl ist das? Wohin gehört diese Zahl? Welche Zahl kommt zwischen diese beiden Zahlen? Warum sage ich vier, tippe aber nur eins an? Welche Menge passt zu dieser Zahl? Was haben alle Kärtchen zu einer Zahl gemeinsam? Wodurch unterscheiden sich die Zahlen voneinander? Woher weißt du das? Wie hast du das herausgefunden?

Sitzungen. 6

Förderschwerpunkt „Größenordnung der Zahlen"

Ziele. Dem Kind soll vermittelt werden, dass Zahlen aufgrund ihrer Mächtigkeit (Anzahl, Größe) miteinander verglichen werden können und die Zahlenfolge daher eine Folge aufsteigender Größen ist (Kompetenzebene 2). Dies wird über folgende Teilziele erreicht:

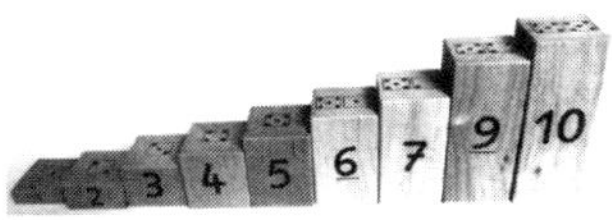

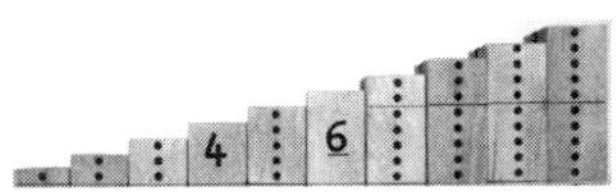

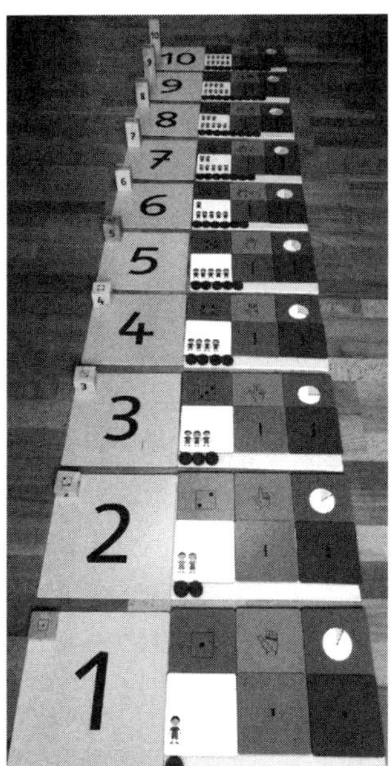

- Beherrschung der Begriffe: mehr = mehr Dinge = größere Zahl = längerer Zahlenstreifen = größere Zahlenstufe; weniger = weniger Dinge = kleinere Zahl = kürzerer Zahlenstreifen = kleinere Zahlenstufe
- Anzahlen eins bis zehn in die richtige Reihenfolge bringen
- Vergleichen von Zahlen und Verbalisierung von Unterschieden; z. B.: „Vier Chips sind mehr als drei Chips."
- Bestimmung der genauen Position einzelner Anzahlen in der Zahlenfolge
- Anzahlen mit Längen und Höhen verknüpfen und dabei Folgendes erkennen: Große Anzahlen bilden große Stufen und lange Reihen. Kleine Anzahlen bilden kleine Stufen und kurze Reihen.
- Erkennen, dass zur nächsten Zahl immer eins dazukommt (Ebene 3; Zunahme-um-Eins-Prinzip)

Leitfragen. Beispiele dafür sind: Bei welcher Zahl sind mehr/weniger Dinge? Welche Dinge sind dort mehr/weniger als hier? Wie viele Dinge liegen bei dieser Zahl mehr als bei der anderen? Welche Zahl ist kleiner und welche Zahl ist größer? Welche Menge (Anzahl) fehlt in der Reihe? Warum ist die Reihe bei der 4 länger/kürzer als bei der 3/7? Warum ist der Turm, die Zahlenstufe bei der 6 größer/kleiner als bei der 4/8? Wo liegt eins mehr, eins weniger? Welcher Punkt, Streifen, Finger ist von der vorherigen Zahl zu dieser Zahl hinzugekommen? Woher weißt du das? Wie hast du das herausgefunden?

Sitzungen. 12

Förderschwerpunkt „Teil-Ganzes-Beziehungen und Differenzen zwischen Zahlen"

Ziele. Hier wird gezielt das Verständnis gefördert, dass Beziehungen zwischen Mengen mit Zahlen dargestellt werden können. Die Kinder sollen sich darüber klar werden, dass sich Zahlen in andere Zahlen zerlegen und aus ihnen zusammensetzen lassen und dass der Unterschied zwischen zwei Zahlen wieder eine Zahl ist (Kompetenzebene 3). Dies wird über folgende Teilziele erreicht:

- Ermitteln der Anzahl einer Gesamtmenge (Gesamtzahl, Gesamtgröße)
- Veranschaulichen und feststellen, dass sich größere Zahlen aus kleineren Zahlen zusammensetzen
- Veranschaulichen und feststellen, dass der Unterschied zwischen zwei Zahlen wieder eine Zahl ist

Leitfragen. Wie viel sind beide Zahlen zusammen? Welche Zahl ist so hoch wie beide zusammen? Welche Zahl ist so lang wie beide zusammen? Welche Karte hat so viele Kinder wie beide zusammen? Wie viele Dinge gehören zu dieser Zahl mehr/weniger als zur anderen Zahl? Wie viel ist dies Zahl mehr/weniger als diese Zahl? Woher weißt du das? Wie hast du das herausgefunden?

Sitzungen. 6

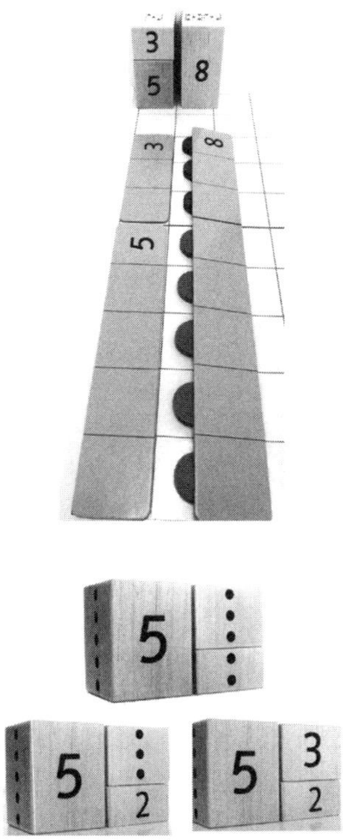

© Kristin Krajewski

Dem Programm liegt eine Handanweisung bei. Für jede Sitzung wird angegeben:

- welches Material benötigt wird (Material);
- was bereits vor der Sitzung vorbereitet werden sollte (Vorbereitung);
- über welche Kompetenzen ein Kind am Ende dieser Sitzung verfügen sollte (Ziele);
- durch welche Fragen der Kompetenzerwerb unterstützt wird (Leitfragen);
- was genau zu tun ist, zu welchen einzelnen Erkenntnissen die Kinder dabei gelangen und wie sie diese sprachlich wiedergeben sollten (Durchführung);
- wie ein Kind am Ende der Sitzung zusammenfassen soll, was es dazugelernt hat (Abschluss).

Bei der Förderung mit MZZ werden Materialen eingesetzt (z. B. eine „Zahlentreppe"; Krajewski, 2008), die den Zahlenraum veranschaulichen und das Wesentliche der Zahlen, nämlich ihre Größenrelationen, hervorheben sollen. Durch die Auseinandersetzung mit diesen Darstellungsmitteln erlangen die Kinder grundlegende mathematische Erkenntnisse. Sie werden darin angeleitet, Gesetzmäßigkeiten der Zahlen visuell zu erfassen (z. B. größere Anzahlen nehmen mehr Volumen ein), sich diese aber zugleich auch sprachlich bewusst zu machen (z. B.: „8 ist größer als 7, denn zur 8 gehören mehr Dinge [und mehr Volumen] als zur 7."). Die verwendeten visuellen Darstellungsmittel dienen auch dazu, das Gedächtnis der Kinder zu entlasten (vgl. Kapitel 3).

16.4 Hinweise für die organisatorische Umsetzung

Das Programm wird in Kleingruppen (vier bis sechs Kinder) oder in der Einzelförderung eingesetzt. Gut geeignet ist es für die präventive Förderung von Vorschulkindern sowie im ersten halben Jahr nach dem Schuleintritt. Die Förderung kann auch als Bestandteil des Anfangsunterrichts im Schulfach Mathematik stattfinden. Hierfür sollte mindestens ein zweiter Materialkoffer zur Verfügung stehen.

16.5 Wirksamkeit und Wirksamkeitsbedingungen

Das MZZ-Programm hat sich bei Kindergartenkindern mit einem Risiko für die Ausbildung einer Rechenschwäche, bei Vorklassen-Kindern und Grundschulkindern mit verzögerter mathematischer Entwicklung und bei Schüler:innen mit einem Förderschwerpunkt im Lernen oder in der geistigen Entwicklung bewährt. Die zugehörigen Wirksamkeitsstudien zeigen Folgendes:

- MZZ geförderte Kindergartenkinder verbesserten sich in ihrem Zahlverständnis sowohl kurz- als auch langfristig stärker als Kinder, die entweder kein Training, ein Denktraining oder eine andere mathematische Förderung erhalten hatten (Krajewski, Nieding & Schneider, 2008). Positive Effekte zeigten sich insbesondere bei Risikokindern. Langfristig profitierten MZZ geförderte Kinder auch in ihrem schulischen Rechenverständnis (Renner, Krajewski & Schneider, 2023). Gut belegt ist, dass MZZ eine differenzierte Frühförderung ermöglicht, die auf den jeweiligen Entwicklungsstand des Kindes abgestimmt ist (Krajewski, Renner, Nieding & Schneider, 2008).
- Kinder, die vom Schuleintritt zurückgestellt worden waren und eine Vorklasse besuchten, verbesserten sich mit Hilfe von MZZ substanziell in ihren mathematischen Grundkompetenzen (Hasselhorn & Linke-Hasselhorn, 2013).

- In weiteren Studien zeigte sich, dass die Förderung rechenschwacher Erstklässler:innen mit ausgewählten Teilkomponenten des MZZ-Programms (Förderschwerpunkte 2 und 3) vorteilhafte Effekte auf schulische Mathematikleistungen erzielen kann (Ennemoser & Krajewski, 2007; Ennemoser, Sinner & Krajewski, 2015). Auch die unterrichtsintegrierte MZZ-Förderung erwies sich als wirksam (Ennemoser, 2010).
- Schüler:innen mit einem Förderschwerpunkt im Lernen oder in der geistigen Entwicklung profitierten zumindest kurzfristig von einer MZZ-Förderung (Kuhl, Sinner & Ennemoser, 2012; Sinner & Kuhl, 2010).
- Die im MZZ-Manual vorgesehene Methode der „direkten Instruktion" (vgl. Kapitel 37) führte im Vergleich zu einer rein peer-gestützten Förderung zu besseren Lernerfolgen (Vossen, 2018).

16.6 Literatur

Grundlegende Literatur

Krajewski, K. (2013). Wie bekommen die Zahlen einen Sinn: Ein entwicklungspsychologisches Modell der zunehmenden Verknüpfung von Zahlen und Größen. In M. von Aster & J. H. Lorenz (Hrsg.), *Rechenstörungen bei Kindern: Neurowissenschaft, Psychologie, Pädagogik* (2., überarbeitete Aufl.; S. 155–179). Göttingen: Vandenhoek & Ruprecht. https://doi.org/10.13109/9783666462580.155

Krajewski, K. & Ennemoser, M. (2010). Die Berücksichtigung begrenzter Arbeitsgedächtnisressourcen in Unterricht und Lernförderung. In H.-P. Trolldenier, W. Lenhard & P. Marx (Hrsg.), *Brennpunkte der Gedächtnisforschung* (S. 337–365). Göttingen: Hogrefe.

Krajewski, K. & Schneider, W. (2009). Early development of quantity to number-word linkage as a precursor of mathematical school achievement and mathematical difficulties: Findings from a four-year longitudinal study. *Learning and Instruction, 19,* 513–526. https://doi.org/10.1016/j.learninstruc.2008.10.002

Weiterführende Literatur

Aster, M. von (2005). Wie kommen Zahlen in den Kopf? In M. von Aster & J. H. Lorenz (Hrsg.), *Rechenstörungen bei Kindern: Neurowissenschaft, Psychologie, Pädagogik* (S. 13–33). Göttingen: Vandenhoek & Ruprecht.

Ennemoser, M. (2010). Training mathematischer Basiskompetenzen als unterrichtsintegrierte Maßnahme in Vorklassen. *Empirische Pädagogik, 24*(4), 336–352.

Ennemoser, M. & Krajewski, K. (2007). Effekte der Förderung des Teil-Ganzes-Verständnisses bei Erstklässlern mit schwachen Mathematikleistungen. *Vierteljahreszeitschrift für Heilpädagogik und ihre Nachbargebiete, 76,* 228–240.

Ennemoser, M. & Krajewski, K. (2013). Entwicklungsorientierte Diagnostik mathematischer Basiskompetenzen in den Klassen 5 bis 9. In M. Hasselhorn, A. Heinze, W. Schneider & U. Trautwein (Hrsg.), *Diagnostik mathematischer Kompetenzen* (S. 225–240). Göttingen: Hogrefe.

Ennemoser, M. & Krajewski, K. (2015). Pädagogisch-psychologische Lernförderung im Kindergarten- und Einschulungsalter. In E. Wild & J. Möller (Hrsg.), *Pädagogische Psychologie* (2. Aufl.; S. 371–399). Heidelberg: Springer.

Ennemoser, M., Sinner, D. & Krajewski, K. (2015). Kurz- und langfristige Effekte einer entwicklungsorientierten Mathematikförderung bei Erstklässlern mit drohender Rechenschwäche. *Lernen und Lernstörungen, 4*, 43–59. https://doi.org/10.1024/2235-0977/a000091

Hasselhorn, M. & Linke-Hasselhorn, K. (2013). Fostering early numerical skills at school start in children at risk for mathematical achievement problems: A small sample size training study. *International Education Studies, 6*(3), 213–220. https://doi.org/10.5539/ies.v6n3p213

Krajewski, K. (2007). Entwicklung und Förderung der vorschulischen Mengen-Zahlen-Kompetenz und ihre Bedeutung für die mathematischen Schulleistungen. In G. Schulte-Körne (Hrsg.), *Legasthenie und Dyskalkulie: Aktuelle Entwicklungen in Wissenschaft, Schule und Gesellschaft* (S. 325–332). Bochum: Winkler.

Krajewski, K., Nieding, G. & Schneider, W. (2008). Kurz- und langfristige Effekte mathematischer Frühförderung im Kindergarten durch das Programm „Mengen, zählen, Zahlen". *Zeitschrift für Entwicklungspsychologie und Pädagogische Psychologie, 40*, 135–146. https://doi.org/10.1026/0049-8637.40.3.135

Krajewski, K., Renner, A., Nieding, G. & Schneider, W. (2008). Frühe Förderung von mathematischen Kompetenzen im Vorschulalter. *Zeitschrift für Erziehungswissenschaft, 10* (Sonderheft 11/2008), 91–103.

Krajewski, K. & Simanowski, S. (2017). Qualitätskriterien für Förderansätze zur Prävention von Rechenschwäche. *Frühförderung interdisziplinär, 2*, 93–105. https://doi.org/10.2378/fi2017.art08d

Kuhl, J., Sinner, D. & Ennemoser, M. (2012). Training quantity-number competencies in students with intellectual disabilities. *Journal of Cognitive Education and Psychology, 11*, 128–142. https://doi.org/10.1891/1945-8959.11.2.128

Moser Opitz, E. (2007). *Rechenschwäche/Dyskalkulie. Theoretische Klärungen und empirische Studien an betroffenen Schülerinnen und Schülern.* Bern: Haupt.

Renner, A., Krajewski, K. & Schneider, W. (2023). *Wirksamkeitsevaluation einer strukturorientierten vorschulischen Förderung mathematischer Basiskompetenzen.* Zur Veröffentlichung eingereichtes Manuskript.

Sinner, D. & Kuhl, J. (2010). Förderung mathematischer Basiskompetenzen in der Grundstufe der Schule für Lernhilfe. *Zeitschrift für Entwicklungspsychologie und Pädagogische Psychologie, 42*, 241–251. https://doi.org/10.1026/0049-8637/a000026

Vossen, A. (2018). *Evaluation eines peer-gestützten Trainings früher mathematischer Kompetenzen bei Vorschülern* (Dissertation). Universität Gießen.

Material

Ennemoser, M. & Krajewski, K. (in Druck). *Test mathematischer Basiskompetenzen für die fünfte bis 13. Klasse (MBK 4–13+).* Göttingen: Hogrefe.

Ennemoser, M., Krajewski, K. & Sinner, D. (2017). *Test mathematischer Basiskompetenzen ab Schuleintritt (MBK 1+).* Göttingen: Hogrefe.

Krajewski, K. (2008). *Mathematik plus - Zahlentreppe: Lehrmittel für das 1. Schuljahr*. Berlin: Cornelsen.

Krajewski, K. (2018). *Test mathematischer Basiskompetenzen im Kindergartenalter (MBK 0)*. Göttingen: Hogrefe.

Krajewski, K. & Ennemoser, M. (in Druck). *Test mathematischer Basiskompetenzen für die zweite bis vierte Klasse (MBK 2-4+)*. Göttingen: Hogrefe.

Krajewski, K., Nieding, G. & Schneider, W. (2007). *Mengen, zählen, Zahlen: Die Welt der Mathematik verstehen (MZZ)*. Berlin: Cornelsen.

17 Grundfertigkeiten des Rechnens vermitteln

Jürgen Wilbert

Fallbeispiel

Marcel ist 8 Jahre alt und besucht die dritte Klasse einer Grundschule. Seit dem Ende der Sommerferien werden dort die ersten Arbeiten in Mathematik geschrieben. Marcels Lehrerin fallen seine schlechten Leistungen vor allem in den grundlegenden mathematischen Operationen (Addieren, Subtrahieren, Multiplizieren und Dividieren) auf. Selbst um einfache Additionsaufgaben im Zahlenraum bis 20 zu lösen, benötigt Marcel sehr viel Zeit.

Im zuständigen Förderzentrum sucht die Lehrerin fachlichen Rat. Die hinzugezogene Sonderpädagogin führt mit dem Jungen den „Heidelberger Rechentest" (HRT 1–4) von Haffner, Baro, Parzer und Resch (2005) durch. Vor allem in den Unterskalen zu mathematischen Operationen zeigt Marcel sehr schwache Leistungen (Prozentränge < 10), die auf eine Rechenschwäche hindeuten. In einem Unterrichtsbesuch stellt die Sonderpädagogin fest, dass der Mathe-Unterricht ansprechend gestaltet und didaktisch gelungen ist. Die Kinder können dem Stoff gut folgen. Daher wird beschlossen, Marcels Leistungen im Bereich der Zahlenkombination (d. h. mathematischen Operationen mit Zahlen, die durch Abzählen oder durch Abruf aus dem Langzeitgedächtnis gelöst werden) nach Prinzipien der direkten Instruktion in Einzelsitzungen zu fördern. Als Trainingsprogramm wird „Math-Flash" ausgewählt. Das Ziel besteht darin, dass Marcel an das Leistungsniveau seiner Mitschüler:innen herangeführt werden soll. Die Intervention findet in der Zeit des offenen Ganztags, also nachmittags in der Schule, statt.

Durch regelmäßige Tests verfolgt die Sonderpädagogin Marcels Fortschritte. Er spricht gut auf das Training an und verbessert sich fortlaufend. Nach vier Monaten erreicht er das Förderziel. Marcel kann die Ergebnisse einfacher Rechenoperationen jetzt korrekt und zügig aus dem Gedächtnis abrufen. Es fällt ihm nun auch leichter, Textaufgaben zu verstehen und richtig zu lösen. Wie erhofft, findet Marcel im Mathematikunterricht wieder Anschluss an das Leistungsniveau seiner Klasse.

17.1 Kurzbeschreibung der Methode und ihres theoretischen Hintergrunds

Rechenstörungen werden in der Regel ab dem dritten Schuljahr festgestellt. Bis dahin haben sich mathematische Defizite so weit gefestigt, dass sie eindeutig zu diagnostizieren sind (Fletcher, Lyon, Fuchs & Barnes, 2007). In den ersten Jahren des Mathematikunterrichts fallen vielen Kindern die beiden folgenden Anforderungen besonders schwer:

- *Erwerb von mathematischem Faktenwissen.* Darunter sind die im Langzeitgedächtnis abgespeicherten Ergebnisse einfacher Rechenvorgänge zu verstehen (z.B. 4+5=9). Wenn die zugehörigen Operationen sicher und flüssig beherrscht werden, so entlastet dies das Arbeitsgedächtnis. Zwischenergebnisse werden rasch abgerufen und müssen nicht erst durch aufwendiges Abzählen bestimmt werden. Auch komplexe Rechenaufgaben lassen sich nun störungsfreier lösen. Mängel im mathematischen Faktenwissen gehen meist auf unausgereifte Abzählstrategien zurück. Daraus resultieren Rechenfehler und die Zeit zum Lösen der Aufgaben verlängert sich.
- *Lösen von Textaufgaben.* Hier müssen Schüler:innen sprachliche Informationen in eine rechnerische Darstellung umformen. Danach sind die erforderlichen Rechenvorgänge auszuführen. Das jeweils ermittelte numerische Ergebnis muss dann wieder in den Bedeutungszusammenhang des Aufgabentextes gestellt und in einen schlüssigen Ergebnissatz umgeformt werden.

Defizite in den beiden vorgenannten Bereichen hängen oft mit Beeinträchtigungen der folgenden Art zusammen:

- vergleichsweise geringe Kapazität des Arbeitsgedächtnisses;
- beeinträchtigte Verarbeitung phonologischer Informationen;
- unzureichend ausgebildete nonverbale Problemlösefähigkeit.

Rechnerische Fertigkeiten werden in mehreren Entwicklungsstufen erworben. Bei einer Aufgabe wie z.B. „2+5“ vollzieht sich die Entwicklung folgendermaßen:

- Das Kind bildet zunächst zwei und fünf Elemente, indem es mit den Fingern der linken Hand bis zwei zählt und mit den Fingern der rechten Hand bis fünf. Anschließend zählt es dann mit eins beginnend die Finger beider Hände ab. Das Ergebnis entspricht der Zahl, mit der das letzte Element bzw. der letzte Finger bezeichnet wird („7“).
- Im weiteren Verlauf geht das Kind dazu über, vom ersten Summanden an weiter hochzuzählen. Dazu benennt es den ersten Summanden und zählt dann unter Verwendung der Finger weiter aufwärts, bis die Anzahl der Finger dem zweiten Summanden entspricht.
- In einer weiteren Stufe erkennt das Kind die Kommutativität der Summanden. Es beginnt jetzt mit der größeren Zahl („5“) und zählt unter Zuhilfenahme der Finger um die Größe des zweiten Summanden („2“) weiter, bis es das Ergeb-

nis ermittelt hat. Durch wiederholendes Üben werden die Aufgaben immer stärker mit dem richtigen bzw. schon bekannten Resultat verknüpft.

Schließlich sind die Assoziationen so stark ausgeprägt, dass sich der Gedächtnisabruf schneller und zuverlässiger vollzieht als das Abzählen. Kinder mit einer Rechenschwäche durchlaufen grundsätzlich die gleichen Entwicklungsstufen wie Kinder ohne Rechenprobleme. Sie benötigen dafür aber deutlich mehr Zeit und Übung. Wirksame Fördermaßnahmen gehen stets von der höchsten Entwicklungsstufe aus, die das Kind bereits erreicht hat.

Um bei Kindern mit ungünstigen Lernvoraussetzungen, wie z.B. einer eingeschränkten Merkfähigkeit, mathematisches Faktenwissen aufzubauen, sind Methoden der direkten Instruktion (vgl. Kapitel 37) besonders gut geeignet. Diese gewährleisten, dass begrenzte Gedächtnisressourcen beim Lernen optimal genutzt werden. Die hier vorgestellte Intervention zur Einübung mathematischen Faktenwissens beruht auf Prinzipien, die Fuchs et al. (2008) wie folgt umschrieben haben:

1. *Explizite Instruktion.* Alle Schritte, die nötig sind, um eine Aufgabe zu lösen, werden „explizit", also ausdrücklich, vorgegeben. Dies erfolgt etwa durch folgende Anleitungen: „Schau dir die Aufgabe genau an. Überlege, ob du das Ergebnis auswendig kennst. Wenn nicht, nimmt die größere der beiden Zahlen und addiere die kleinere Zahl hinzu. Versuche, dir das Ergebnis einzuprägen". Explizite Instruktionen bündeln die Aufmerksamkeit und richten sie auf die anzuwendende Lernstrategie aus. Sie bahnen den Lösungsweg vor und entlasten so das Arbeitsgedächtnis.
2. *Minimieren der Herausforderungen.* Die Abfolge der einzelnen Lernschritte wird exakt festgelegt. Die Aufgaben werden in Teile zergliedert und dem Kind nacheinander vorgelegt. Jeder Schritt baut auf dem vorangehenden auf und muss für das Kind stets bewältigbar sein.
3. *Rückgriff auf eine starke konzeptionelle Basis.* Die Ziele der Instruktion orientieren sich an Erkenntnissen über die Entwicklung und den Erwerb mathematischer Fähigkeiten. Die Planung der Intervention geht vom diagnostisch erfassten Ausgangszustand des Kindes aus und gibt darauf aufbauend an, durch welche Anweisungen, Aufgaben und Materialien ein Zuwachs an mathematischen Kenntnissen und Fertigkeiten erreicht werden kann.
4. *Wiederholendes Üben.* Um mathematisches Faktenwissen aufzubauen, empfiehlt es sich, eine Abfolge „kleinerer" Lerneinheiten einzuplanen und die zu vermittelnden Vorgehensweisen möglichst „einfach" zu halten (vgl. Kapitel 33). Regelmäßiges und wiederholendes Üben dient dazu, dass das Kind sein neu erworbenes Wissen so weit automatisiert, dass es darauf schnell und sicher, also ohne größere Beanspruchung des Arbeitsgedächtnisses, zurückgreifen kann.
5. *Zusammenfassende Überprüfung.* Am Ende jeder Trainingseinheit wird überprüft, ob bzw. inwieweit das Kind die Lerninhalte sicher beherrscht. So erhält das Kind kontinuierliche Rückmeldungen über seine Lernerfolge und über den Stand des bisher erlangten Wissens.

6. *Einsatz motivierender Anreize.* Kinder mit einer Rechenschwäche erleben immer wieder, dass sie den Anforderungen des Mathematikunterrichts nicht gewachsen sind. Deshalb neigen sie dazu, emotional belastende Erfahrungen, die sie mit Mathe-Aufgaben verbinden, aus dem Weg zu gehen. Um dem zu begegnen, werden in die Lernförderung motivierende Anreize eingebaut. Dies können Belohnungen bzw. Verstärker sein (vgl. Kapitel 19), aber auch Erfolgserlebnisse, die Kindern im Rahmen der Förderung sichtbar vor Augen geführt werden (indem z. B. eine Grafik erstellt wird, die verdeutlicht, wie sehr sich das Kind verbessert hat).
7. *Erfassen der Lernfortschritte.* So vielschichtig Lernprobleme sind, so unterschiedlich können die Lernverläufe einzelner Kinder sein. Auch gut bewährte Interventionen wirken zuweilen nur bei einem Teil der Kinder. Durch die fortlaufende Überwachung des Lernerfolgs bei jedem einzelnen Kind, können fehlende Fortschritte frühzeitig erkannt werden. Dies eröffnet Spielräume, um die Intervention so abzuändern, dass Fehlschläge vermieden und *Erfolge für alle Kinder* erzielt werden.

17.2 Indikation der Methode

Das anschließend beschriebene Vorgehen eignet sich für Kinder, die (a) bei der Addition und Subtraktion im Zahlenraum bis 20 deutlich zu lange auf der Entwicklungsstufe des Abzählens verharren und/oder (b) über keine effektiven Strategien verfügen, um die Ergebnisse von Rechenoperationen rasch und zuverlässig aus dem Gedächtnis abrufen zu können. Um diese Problematik abzuklären, werden die Unterskala „Rechenoperationen" aus dem „Heidelberger Rechentest" (HRT 1–4; Haffner et al., 2005) und der „Arithmetik"-Untertest aus dem „Deutschen Mathematiktest für dritte Klassen" (DEMAT 3+; Roick, Göllitz & Hasselhorn, 2018) eingesetzt. Die vorgenannten Schwierigkeiten treten besonders häufig bei Kindern mit einer Rechenstörung nach der ICD auf (vgl. Kapitel 3). Fehlen einem Kind pränumerische „Vorläuferfertigkeiten" (z. B. Mengen erfassen und vergleichen können), so sollten diese zuerst aufgebaut werden (vgl. Kapitel 16), bevor mathematisches Faktenwissen über die Grundrechenarten vermittelt wird.

17.3 Detaillierte Beschreibung des Vorgehens

Grundlage des Trainings bildet die sorgfältige Diagnose, welchen Entwicklungsstand das Kind beim Rechnen erreicht hat. Daraus wird anschließend die jeweilige Fördermaßnahme abgeleitet. Abbildung 17.1 verdeutlicht den Zusammenhang. Anhand von Leistungstests, Beobachtungen, Arbeitsproben und Gesprächen mit den beteiligten Personen wird ein individuelles Förderziel festgelegt. So kann es beispielsweise sein, dass ein Kind in einem standardisierten Verfahren bei Subtraktionsaufgaben im zweistelligen Bereich einen Prozentrang unter zehn erreicht. Die Beobachtung seines rechnerischen Verhaltens, bei der das Kind zum „lauten Denken“ aufgefordert wird, bestätigt, was die Analyse der Rechenergebnisse (70–18=53, 55–12=44, 85–27=59 ...) bereits vermuten ließ: Das Kind löst die Aufgaben in zwei Sprüngen, indem es zunächst die Zehner voneinander abzieht und daran anschließend die Einer unter Zuhilfenahme der Finger zurückzählend voneinander subtrahiert. Beim zweiten Schritt unterlaufen dem Kind dann meist noch Fehler.

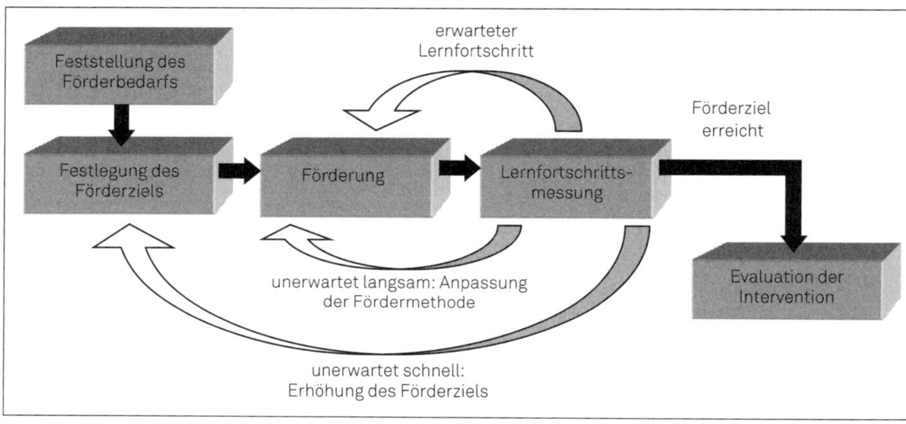

Abbildung 17.1: Diagnostik und Lernfortschrittsmessung als Teil des Interventionsprozesses

Das Ziel der Intervention orientiert sich am Lehrplan (vgl. Kapitel 3). Im vorgestellten Beispiel geht es z. B. darum, die Fähigkeit des Kindes, Subtraktionsaufgaben zu lösen, auf das Niveau eines durchschnittlichen Schulkindes am Ende der zweiten Klasse anzuheben. Dazu werden dem Kind unaufwendige, aber zielführende Strategien vermittelt und vorgemacht (z. B. durch kognitives Modellieren). Sein mathematisches Faktenwissen wird durch einschleifendes Üben Schritt für Schritt aufgebaut. In jeder einzelnen Sitzung werden seine Lernfortschritte „formativ“ erfasst. Bewegen sich die Leistungen des Kindes auf dem gewünschten Niveau, so wird der Interventionserfolg abschließend auch „summativ“ beurteilt. Diese Überprüfung umfasst Lernstandtests, Unterrichtsbeobachtungen und Arbeitsproben.

Die sitzungsweise durchgeführte Lernverlaufsmessung folgt dem Prinzip des „curriculumbasierten Messens“ (CBM). Am Ende jeder Fördereinheit bearbeitet das Kind z. B. einen dreiminütigen Test. Vorgelegt werden Aufgaben, die dem angestrebten Zielniveau entsprechen. Das Kind soll in der vorgegebenen Zeit so viele Aufgaben wie möglich lösen. Werden Aufgaben zur Zahlenkombination vorgelegt, so wird die Anzahl der richtigen Ziffern zu jeder Aufgabe bestimmt und das Resultat in Form einer Verlaufskurve abgebildet (vgl. Abbildung 17.2).

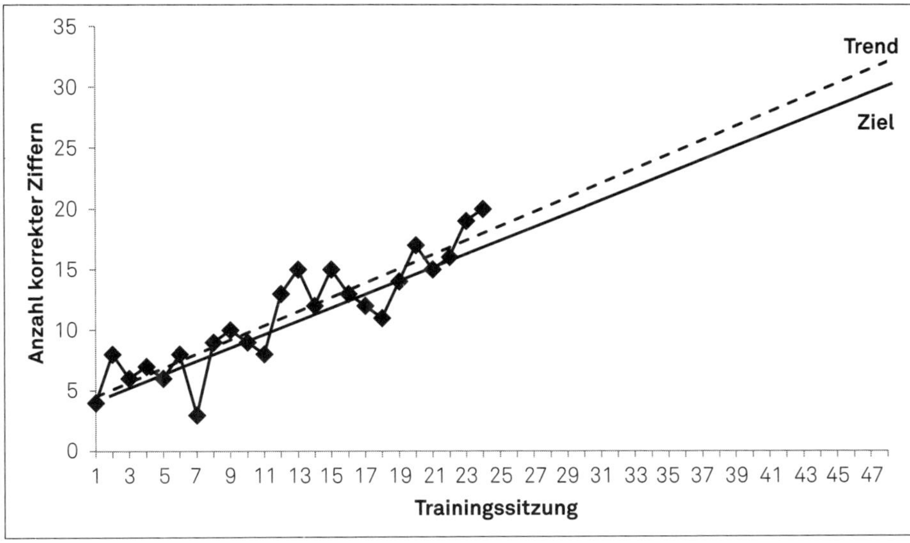

Abbildung 17.2: Lernfortschrittsmessung zur formativen Evaluation des Trainings

Um das Ausgangsniveau zu bestimmen, werden die ersten drei Messungen gemittelt. Von diesem Wert ausgehend wird eine Gerade zum Zielniveau für die letzte Trainingswoche gezogen. Die Gerade liefert einen Vergleichsmaßstab, anhand dessen die Entwicklung des Kindes im Verlauf des Trainings eingeordnet wird. Wird die Zielgerade dreimal hintereinander unterschritten, so wird dies als Zeichen dafür gewertet, dass das Trainingsziel gefährdet ist. In dieser Situation ist zu entscheiden, ob (a) das Trainingsziel niedriger anzusetzen ist, (b) das Training abgeändert und besser auf das Kind angepasst werden muss oder (c) das Training für das Kind ungeeignet, sodass ein anderes Training heranzuziehen ist. Durch Einfügen einer Trendlinie (gestrichelte Linie in Abbildung 17.2) lässt sich auch erkennen, wenn ein Kind unerwartet große Lernfortschritte macht. Entweder wird dann das Trainingsziel erhöht oder die Intensität der Übungen gesteigert.

Die Intervention findet regelmäßig, in dichter zeitlicher Staffelung statt (z.B. 16 Wochen à drei Sitzungen mit einer Dauer von 25 Minuten). Die Aufgaben werden direkt und unaufwendig präsentiert. Bei einem Training mit „Flash Cards" werden z.B. Karteikarten eingesetzt. Auf jeder Karte ist nichts anderes notiert als genau eine Rechenaufgabe. Die Lerninhalte werden über die einzusetzenden Aufgaben definiert. Das Standardset besteht aus 200 Karten bzw. Aufgaben, in denen als Subtrahenden und Addenden die Zahlen 0 bis 9 verwendet werden (vgl. Anhang dieses Kapitels). Das Ziel besteht darin, dass die auf den Karten notierten Additions- und Subtraktionsaufgaben *fehlerfrei* und *zügig* gelöst werden sollen.

Die Inhalte der Trainingssitzungen bauen aufeinander auf. Zu Beginn werden leichte, am Ende schwierige Aufgaben gestellt. Das Training folgt dem Grundsatz, dass durch wiederholendes Üben immer stärkere Assoziationen zwischen Aufgabe und Ergebnis herausgebildet werden. Als Lösungsstrategien werden zunächst Abzählstrategien vermittelt. Im Laufe des Trainings werden diese dann durch Strategien zum Gedächtnisabruf ersetzt.

Der Ablauf jeder Sitzung untergliedert sich wie folgt:

1. *Aufwärmphase (2 Minuten).* Die Trainerin oder der Trainer zieht per Zufall Flash-Card Aufgaben aus dem Standardset. Das Kind gibt für jede Aufgabe eine Antwort. Ist die Antwort richtig, wird die Karte auf den „Korrekt“-Stapel abgelegt. Ist sie falsch, wird das Kind dazu aufgefordert, das Ergebnis durch Abzählen zu ermitteln. Die Karte selbst wird dann auf dem „Inkorrekt“-Stapel abgelegt. Nach zwei Minuten zählt das Kind die korrekten Antworten und trägt das Ergebnis in eine Grafik ein.
2. *Strategie-Instruktion (5 bis 10 Minuten).* In dieser Phase werden dem Kind neue Konzepte und Strategien vermittelt. Abzählstrategien werden durch Allegorien versinnbildlicht und mithilfe konkreter Handlungen veranschaulicht. Dies kann z. B. unter Zuhilfenahme von Bauklötzen geschehen, wobei die Addition durch das Hinzunehmen und die Subtraktion durch das Weglegen von Klötzen veranschaulicht wird. Oder die Grundrechenarten werden anhand eines auf dem Boden eingezeichneten Zahlenstrahls erläutert. Das Addieren wird als Vorwärtsschreiten und das Subtrahieren als Rückwärtsgehen verdeutlicht. Im Mittelpunkt steht die Doppel-Strategie: „Entweder du weißt es, oder du zählst es!“. Anfangs wird das Kind dazu aufgefordert, genauer zu erklären, wie es bei Additions- und bei Subtraktionsaufgaben beim Abzählen vorgeht. Die gemeinsame Erarbeitung des strategiegeleiteten Vorgehens erfolgt dann unter Zuhilfenahme des Zahlenstrahls oder wird durch Handlungen an konkreten Dingen gestützt.
3. *Sitzungsspezifische Übung (1 Minute).* Die Flash-Cards werden der Reihe nach dargeboten. Die Aufgaben ergeben sich aus dem Lerninhalt der jeweiligen Sitzung (vgl. Tabelle 17.1). Nach einer Minute wird gezählt, wie viele Karten auf dem „Korrekt“-Stapel liegen. Die Trainerin bzw. der Trainer merkt sich das Ergebnis und ermutigt das Kind, sich in der nächsten Sitzung weiter zu verbessern.

Tabelle 17.1: Übersicht über den Ablauf der 48 Sitzungen

Sitzung	Aufgaben	Methode
1 und 2	+1 und −1 (2 + 1; 8 + 1; 7 − 1; 4 − 1; …)	Lösung anhand eines Modells des Zahlenstrahls sowie zählbaren Gegenständen (z. B. Bausteinen); Erläuterung des Kommutativgesetzes.

Tabelle 17.1: Fortsetzung

Sitzung	Aufgaben	Methode
3 und 4	+0 und −0 (2 + 0; 8 + 0; 7 − 0; 4 − 0; ...)	Lösung anhand eines Modells des Zahlenstrahls sowie zählbaren Gegenständen.
5 und 6	+1, −1, +0, −0	Siehe Sitzung 3 und 4.
Kriterien des zielerreichenden Lernens werden eingeführt. Diese werden am Ende jeder Sitzung geprüft. Jeder Aufgabentyp wird mindestens eine und maximal vier Sitzungen lang behandelt.		
7	Doppelungen der Zahlen 0 bis 6 (0 + 0; 1 + 1; 2 + 2; ...; 6 + 6) (0 − 0; 2 − 1; 4 − 2; ...; 12 − 6)	Rehearsal (wiederholtes Nachsprechen); Aufgaben und Lösungen werden gesungen.
8	+2 und −2	Siehe Sitzung 3 und 4.
9	Zwei Rechenstrategien werden eingeführt („Man weiß es, oder man zählt es“): *Auswendig erinnern* oder, wenn der Abruf nicht sofort gelingt, *Aufwärtszählen*. Beim Aufwärtszählen werden die Finger oder der Zahlenstrahl zur Hilfe genommen. Bei Additionsaufgaben wird von der größeren Zahl ausgehend die kleinere Zahl hochgezählt. Die Antwort ist die letzte Zahl, die ausgesprochen wird. Bei Subtraktionsaufgaben wird ein neuer Begriff eingeführt: Die *Minusnummer* ist der Subtrahend und die *Startnummer* ist der Minuend. Beim Aufwärtszählen wird mit der Minusnummer angefangen und solange mit den Fingern hochgezählt, bis die Startnummer erreicht ist. Die Antwort ist die Anzahl verwendeter Finger. In allen weiteren Sitzungen werden die Schüler:innen an die beiden Strategien erinnert.	
10 bis ~27	Einführung zusätzlicher Aufgabensets. Beginnend mit dem 5er Set (Additionsaufgaben mit dem Resultat 5 und Subtraktionsaufgaben mit dem Minuend 5), dann das 6er, 7er, ..., 12er Set. Pro Set werden maximal vier Sitzungen verwendet.	
~28 bis 48	Doppelung der Zahlen 7 bis 10 (siehe Sitzung 7) Bearbeitung der 13er bis 18er Sets	

4. *Computergestütztes Üben (7½ Minuten).* Um die Flüssigkeit des Gedächtnisabrufs zu erhöhen, wird diese Übung computergestützt durchgeführt. Sie besteht aus zehn Aufgaben, die dem Inhalt der aktuellen Sitzung entsprechen, und weiteren fünf Aufgaben aus früheren Sitzungen. Die jeweilige Aufgabe und ihre Lösung werden für ca. eine Sekunde am Bildschirm präsentiert (z.B. 4+3=7) und danach sofort wieder ausgeblendet. Danach soll das Kind die Aufgabe und ihre Lösung selbst eingeben. Macht es einen Fehler, so wird es zur richtigen Eingabe angeregt. Die Übung endet, wenn das Kind die Aufgaben zweimal korrekt beantwortet hat, spätestens jedoch nach 7½ Minuten. Am Ende erhält das Kind am PC eine Rückmeldung, inwieweit es das Ziel der Sitzung erreicht hat. Die Trainerin oder der Trainer erhält ebenfalls eine Rückmeldung: Hat das Kind die zehn (neuen) Aufgaben innerhalb der vorgesehenen Zeit zweimal korrekt beantwortet, wird die Meldung „Lernziel erreicht" eingeblendet; andernfalls wird „Wiederholen" zurückgemeldet. Wurde das Lernziel erreicht oder wurden bereits vier Sitzungen zu einem Lernziel durchlaufen, so beginnt die folgende Sitzung mit dem nächsten Aufgabenpaket.
5. *Prüfung des Lernerfolgs (2 Minuten).* Zum Schluss erhält das Kind ein Blatt mit 15 Aufgaben, die nach dem Zufallsprinzip aus dem Aufgabenpaket der jeweiligen Sitzung ausgewählt werden. Das Kind hat eine Minute Zeit, so viele Aufgaben wie möglich zu lösen. Danach wendet es das Blatt und erhält weitere 15 Aufgaben, die es wieder in einer Minute lösen soll. Die Trainerin bzw. der Trainer umkreist die korrekten Aufgaben. Das Kind nimmt das Arbeitsblatt mit nach Hause.

Das Arbeitsverhalten wird durch ein Verstärkerprogramm gestützt. In den einzelnen Phasen einer Sitzung kann sich das Kind einen Stern verdienen, der ihm jedoch verwehrt wird, wenn es unaufmerksam gewesen ist oder sich nicht angestrengt hat. Für das erfolgreiche Durchlaufen einer Sitzung wird eine Belohnung in Aussicht gestellt. Die Sterne können z.B. auf eine Karte mit Feldern eingeklebt werden, die zu einer Schatzkiste führen. Hat ein Kind alle Felder beklebt, erhält es dafür ein kleines Geschenk.

17.4 Hinweise für die organisatorische Umsetzung

Das hier beschriebene Training wurde vorwiegend für die Einzelförderung konzipiert. Seine Prinzipien lassen sich aber auch auf Schulklassen oder auf das Lernen in Kleingruppen übertragen. Zu beachten ist, dass stets für *jedes* Kind der Leistungsstand zu ermitteln ist. Denn erst darauf aufbauend kann der Förderplan entwickelt werden (s.o.). In leistungsheterogenen Gruppen kann dies schwierig werden, denn die einzelnen Schüler:innen unterscheiden sich dann in ihrem Lerntempo. Die dafür erforderliche Binnendifferenzierung ist aufwendig und von einer Lehrkraft im Schulalltag schwer zu leisten. Insofern bietet es sich an, eher mit leistungshomogenen Gruppen zu arbeiten. Denkbar ist aber auch, dass das Lerntempo in heterogenen Gruppen an den schwächeren Kindern ausgerichtet wird. Unverzichtbar bleibt, dass die Lernfortschritte jedes einzelnen Kindes fortlaufend registriert werden.

17.5 Wirksamkeit und Wirksamkeitsbedingungen

Dass „direkte Instruktion" in Unterricht und Förderung wirksam ist, konnte in umfangreichen Studien immer wieder belegt werden (Grünke, 2006; Stockard, Wood, Coughlin & Khoury, 2018). Speziell zum Programm „Math Flash" berichteten Fuchs et al. (2008) eine Evaluationsstudie, an der 133 Kinder mit gravierenden Rechenproblemen teilnahmen. Ob die Kinder dem Training oder einer Kontrollgruppe zugeordnet wurden, bestimmte sich nach dem Zufallsprinzip. Nach der Förderung übertrafen die Kinder der Interventionsgruppe die Kinder der Kontrollgruppe beim Lösen von Aufgaben zur Zahlenkombination mit einer Effektstärke, die im hohen Bereich angesiedelt war ($d = 0.85$).

Keine Methode ist bei allen Kindern erfolgreich. In der vorgenannten Trainingsstudie zeigten immerhin 14 % der Kinder trotz Intervention keine oder nur geringfügige Verbesserungen. Solchen „Non-Respondern" kann nur geholfen werden, wenn Lernerfolge fortlaufend überwacht und die Übungen den individuellen Erfordernissen angepasst werden. Dass dieses Vorgehen erfolgversprechend ist, konnte von Powell et al. (2015) im Rahmen eines „Response-to-Intervention"-Ansatzes (vgl. Kapitel 45) bei rechenschwachen Kindern gezeigt werden.

17.6 Literatur

Grundlegende Literatur

Fuchs, L.S., Fuchs, D., Powell, S.R., Seethaler, P.M., Cirino, P.T. & Fletcher, J.M. (2008). Intensive intervention for students with mathematics disabilities: Seven principles of effective practice. *Learning Disability Quarterly, 31,* 79–92. https://doi.org/10.2307/20528819

Grünke, M. (2006). Zur Effektivität von Fördermethoden bei Kindern und Jugendlichen mit Lernstörungen: Eine Synopse vorliegender Metaanalysen. *Kindheit und Entwicklung, 15,* 238–253. https://doi.org/10.1026/0942-5403.15.4.239

Stockard, J., Wood, T.W., Coughlin, C. & Khoury, C.R. (2018). The effectiveness of direct instruction curricula: A meta-analysis of a half century of research. *Review of Educational Research, 88*(4), 479–507. https://doi.org/10.3102/0034654317751919

Weiterführende Literatur

Fletcher, J.M., Lyon, G.R., Fuchs, L.S. & Barnes, M.A. (2007). *Learning disabilities: From identification to intervention*. New York, NY: Guilford.

Fuchs, L.S., Compton, D.L., Fuchs, D., Paulsen, K., Bryant, J.D. & Hamlett, C.L. (2005). The prevention, identification, and cognitive determinants of math difficulty. *Journal of Educational Psychology, 97,* 493–513. https://doi.org/10.1037/0022-0663.97.3.493

Powell, S.R., Fuchs, L.S., Cirino, P.T., Fuchs, D., Compton, D.L. & Changas, P.C. (2015). Effects of a multitier support system on calculation, word problem, and prealgebraic performance among at-risk learners. *Exceptional Children, 81*(4), 443–470. https://doi.org/10.1177/0014402914563702

Material

Haffner, J., Baro, K., Parzer, P. & Resch, F. (2005). *Heidelberger Rechentest: Erfassung mathematischer Basiskompetenzen im Grundschulalter (HRT 1–4)*. Göttingen: Hogrefe.

Roick, T., Göllitz, D. & Hasselhorn, M. (2018). *Deutscher Mathematiktest für dritte Klassen (DEMAT 3+;* 2., überarbeitete Aufl.). Göttingen: Hogrefe.

Videos

National Center on Intensive Intervention. (2016, October 10). *What should we consider when teaching students with math difficulty?* Verfügbar unter: https://www.youtube.com/watch?v=dQX9Cl0s04I

Thales Academy. (2016, März 17). *Direct instruction: A Thales Academy short film*. Verfügbar unter: https://www.youtube.com/watch?v=GIrldg89g54

17.7 Anhang

Flash-Card Set der 200 Additions- und Subtraktionsaufgaben

0+0=	2+0=	4+0=	6+0=	8+0=	0−0=	2−2=	4−4=	6−6=	8−8=
0+1=	2+1=	4+1=	6+1=	8+1=	1−0=	3−2=	5−4=	7−6=	9−8=
0+2=	2+2=	4+2=	6+2=	8+2=	2−0=	4−2=	6−4=	8−6=	10−8=
0+3=	2+3=	4+3=	6+3=	8+3=	3−0=	5−2=	7−4=	9−6=	11−8=
0+4=	2+4=	4+4=	6+4=	8+4=	4−0=	6−2=	8−4=	10−6=	12−8=
0+5=	2+5=	4+5=	6+5=	8+5=	5−0=	7−2=	9−4=	11−6=	13−8=
0+6=	2+6=	4+6=	6+6=	8+6=	6−0=	8−2=	10−4=	12−6=	14−8=
0+7=	2+7=	4+7=	6+7=	8+7=	7−0=	9−2=	11−4=	13−6=	15−8=
0+8=	2+8=	4+8=	6+8=	8+8=	8−0=	10−2=	12−4=	14−6=	16−8=
0+9=	2+9=	4+9=	6+9=	8+9=	9−0=	11−2=	13−4=	15−6=	17−8=
1+0=	3+0=	5+0=	7+0=	9+0=	1−1=	3−3=	5−5=	7−7=	9−9=
1+1=	3+1=	5+1=	7+1=	9+1=	2−1=	4−3=	6−5=	8−7=	10−9=
1+2=	3+2=	5+2=	7+2=	9+2=	3−1=	5−3=	7−5=	9−7=	11−9=
1+3=	3+3=	5+3=	7+3=	9+3=	4−1=	6−3=	8−5=	10−7=	12−9=
1+4=	3+4=	5+4=	7+4=	9+4=	5−1=	7−3=	9−5=	11−7=	13−9=
1+5=	3+5=	5+5=	7+5=	9+5=	6−1=	8−3=	10−5=	12−7=	14−9=
1+6=	3+6=	5+6=	7+6=	9+6=	7−1=	9−3=	11−5=	13−7=	15−9=
1+7=	3+7=	5+7=	7+7=	9+7=	8−1=	10−3=	12−5=	14−7=	16−9=
1+8=	3+8=	5+8=	7+8=	9+8=	9−1=	11−3=	13−5=	15−7=	17−9=
1+9=	3+9=	5+9=	7+9=	9+9=	10−1=	12−3=	14−5=	16−7=	18−9=

18 Text- und Sachaufgaben besser rechnen

Gerhard W. Lauth und Morena Lauth-Lebens

Fallbeispiel

Oliver (16 Jahre alt) gilt als hochbegabt. Deshalb wechselte er vor knapp zwei Jahren von der Realschule auf ein Gymnasium, das sich der Begabtenförderung verschrieben hat. Trotz seiner hohen Intelligenz fasste er dort aber nicht recht Fuß. Seine Leistungen liegen deutlich unter dem Klassendurchschnitt. Seit dem Schulwechsel verschlechterten sie sich fortlaufend. Mittlerweile steht er in mehreren Fächern auf 4 oder 4–. Die Tendenz ist weiter negativ.

Als der Junge eine Lerntherapie aufnimmt, stellt sich heraus, dass er wenig für die Schule tut. Größere Arbeitsintensität und Arbeitsorganisation entfaltet er nur, wenn er in der Schule Zusatzaufgaben erhält oder selbstständig arbeiten kann; beispielsweise in Chemie, Physik oder Informatik (z. B. an der Homepage der Schule). Schwierigkeiten gibt es jedoch in Fächern, die er als „langweilig" (wiederholend, insbesondere auf die schwächeren Schüler:innen eingehend, wenig Leistungsanreize setzend) empfindet. Das sind vor allen Dingen Deutsch, Englisch, Mathematik, Biologie und Ethik. Hier steht er bei 4 oder 4–. Eines dieser Problemfächer ist Mathematik (Note 4-). Oliver hat hier Schwierigkeiten, die vorgegebenen Lösungswege nachzuvollziehen. Oft findet er andere Lösungswege verständlicher. Diese werden in Klassenarbeiten jedoch nicht anerkannt. Insbesondere Textaufgaben empfindet er als mechanisch und „unintellektuell". Er weigert sich, diese „konstruierten" Aufgaben zu rechnen. Bei der Diagnostik muss er zu entsprechenden Arbeitsproben überredet werden. Aber auch dann beschäftigt er sich nur kurz mit den Textaufgaben, kritisiert die Themenstellung, macht überschlägige Berechnungen und meint, dass es damit genug sei.

In der Diagnostik zeigt sich, dass Oliver mittlerweile in vielen Unterrichtsfächern massive Lücken aufweist. Ferner wendet er kaum Lernstrategien an, sondern setzt darauf, dass er „intuitiv lernt" bzw. erst gar nicht lernen muss, weil er die Lerninhalte unmittelbar versteht.

Mit dem Jungen wird ein Vertrag geschlossen, der kontinuierliches Lernen zum Ziel hat. Sein Lernen wird mit Punkten belohnt, die er gegen eine Jugendreise an die Cote d'Azur eintauschen kann. Zusätzlich werden ihm Strategien vermittelt, insbesondere auch solche für Textaufgaben. Der Junge geht mit Enthusiasmus an das Programm heran, macht gute Fortschritte und holt auf. Er kann sich die Jugendreise verdienen, weil er sich an die Absprachen hält und die ausgelobten Tokens bekommt.

18.1 Kurzbeschreibung der Methode und ihres theoretischen Hintergrunds

Text- und Sachaufgaben stellen eine Art Zahlenrätsel dar, bei dem Worte ein Alltagsproblem beschreiben, Teilinformationen in Form von Zahlen gegeben werden und das formulierte Alltagsproblem mittels einer Zahl beantwortet werden soll. Solche Aufgaben werden gestellt, weil die Schulkinder lernen sollen, wie man Alltagsprobleme mathematisch löst. Wenn man die Erkenntnisse der kognitiven Psychologie heranzieht, erkennt man unschwer, dass Textaufgaben komplex sind, weil sie (1) mehrere Arbeitsschritte erfordern, die das Schulkind der Reihe nach durchlaufen sollte, (2) nur Teilinformationen bekannt geben, die das Schulkind bewerten und einordnen muss, (3) durch Rechnen gelöst werden, sodass das Schulkind ein mathematisches Modell erzeugen muss und (4) alltagsentsprechende Lösungen verlangen, sodass das Schulkind die Plausibilität seiner Lösung im Blick haben muss. Mit einem Wort: Unter den verbalen Informationen verbirgt sich eine Rechenoperation, die aufgespürt und zu einer Lösung geführt werden soll. Beispiele für solche Aufgaben sind:

- Ein Kochrezept für vier Personen auf zwölf Personen umrechnen und den Einkaufzettel dementsprechend umschreiben.
- Kalkulieren, ob man mit 15 Liter Farbe die gesamte Hauswand streichen kann, wenn pro Quadratmeter 0.8 Liter Farbe zu veranschlagen ist.
- Den Fahrpreis für die Bahnstrecke von München nach Hannover für vier Personen berechnen, wenn im Nachtzug ein Rabatt von 25 % auf den Gesamtpreis und zusätzlich ein Rabatt für die dritte und vierte Person gewährt wird.

Obwohl die Kinder die notwendigen Rechenschritte beherrschen, können sie das zugrundeliegende Problem nicht erkennen. Die Lösung scheitert an der Abbildung des Sachverhaltes; rasch entsteht „kognitive Überlastung" (cognitive overload; Sweller, 2005), bei der die zielführenden Informationen nicht (mehr) herausgefiltert werden und willkürliche Informationsaufnahme stattfindet. Dadurch entstehen „kurzschlüssige" Reaktionen, wie Aufgeben, Vorgehen nach Versuch und Irrtum sowie eine erhöhte innere Reaktionsbereitschaft (Verwirrung, Planlosigkeit, Selbstzweifel).

In den 1990er Jahren wurden wiederholt Vergleichsuntersuchungen zwischen Schulkindern durchgeführt, die beim Rechnen von Textaufgaben Schwierigkeiten hatten bzw. unauffällig waren. Beide Gruppen unterschieden sich im Wesentlichen in ihrem Herangehen an die Aufgaben: Schulkinder mit Schwierigkeiten arbeiteten weniger problemlösend; Schulkinder, die die Aufgaben gut lösen konnten, griffen hingegen eher auf eine problemlösende Strategie zurück (Montague & Bos, 1990). Dies entspricht dem „good strategy user"-Modell, wonach gute Lerner:innen Strategien heranziehen, wenn es schwierig wird. Schlechte Lerner:innen aber nicht; sei es, weil sie die Strategie nicht kennen, sie ihren Nutzen momentan nicht sehen oder den Aufwand eines Strategieeinsatzes scheuen.

Aus diesen Befunden wurden bereits früh Vorgehensweisen entwickelt, wie man das Rechnen von Textaufgaben verbessern kann. Danach empfiehlt sich eine Strategie, die den Schwerpunkt auf das Verstehen der Textaufgabe und das planvolle – strategische – Vorgehen legt (Montague & Bos, 1986). Bei dieser Strategie kommt es besonders auf zwei Phasen an: (a) die Wiedergabe des Problems in eigenen Worten und (b) das „Abschätzen des Lösungsraumes". Zusätzlich wurden grafische Darstellungen, die die Wortaussagen veranschaulichen, als sehr wirkungsvoll befunden. Das entsprechende Training wird unter dem Begriff „solve it" zusammengefasst (Montague, Warger & Morgan, 2000). Neuere Publikationen wählen den Begriff „Schema basiert" oder „Schema-Instruktion" und meinen damit, dass die Schulkinder einen Plan erhalten, mit dem sie ihr Vorgehen gliedern, ihr Wissen organisieren und ihr zukünftiges Lernen lenken können. Infolgedessen werden die Methoden bevorzugt bei Schulkindern und Jugendlichen mit eingeschränkten Lernmöglichkeiten eingesetzt (Peltier, Vannest & Marbach, 2018).

18.2 Indikation der Methode

Eine spezielle Förderung beim Rechnen von Textaufgaben ist dann indiziert, wenn die Leistungen in einem standardisierten Test unterhalb einem Prozentrang von 15 liegen. Dies ist in erster Linie bei folgenden Störungsbildern der Fall:

- Rechenstörungen (ICD-10, F81.2; ICD-11, 6A03.2; vgl. Kapitel 3)
- Allgemeine Lernschwäche (ICD-10, F81.3; vgl. Kapitel 5)
- Underachievement (vgl. Kapitel 2)

Während Kinder und Jugendliche mit guten intellektuellen Voraussetzungen oftmals auch ohne besonderes Zutun mathematische Kompetenzen zur Bewältigung von Alltagsproblemen ausbilden, benötigen schwächere Kinder besondere Anregungen, um ein entsprechendes Verständnis zu entwickeln.

18.3 Detaillierte Beschreibung des Vorgehens

Diagnostik

Am Anfang steht eine differenzierte Diagnostik, die sich auf die folgenden Fragen bezieht:

Liegen die notwendigen Voraussetzungen zum Lösen von Textaufgaben vor? Hierzu gehören hauptsächlich grundlegende Fertigkeiten in den benötigten Grundrechenarten sowie ein ausreichendes Vokabular in Bezug auf Relationen und Maßeinheiten (größer, kleiner, mehr, weniger, Stunde, Minute, Kilometer, Uhrzeit etc.). Diese Voraussetzungen werden geprüft, wenn ein entsprechender Verdacht besteht, weil beispielsweise deutliche Minderleistungen auch in anderen Fächern vorliegen, die Sprachfähigkeit allgemein niedrig ist oder im Intelligenztest einzelne Subtests auf deutliche Einschränkungen in den Grundfertigkeiten hinweisen (z. B. Gedächtnis, Wortschatz, räumliche Vorstellungen). Für die Prüfung dieser Voraussetzungen können herangezogen werden:

- Intelligenztests
- Allgemeine Schulleistungstests
- Notentafel
- Kleine Arbeitsproben bzw. Abfragen von Relationen und Maßeinheiten

Liegt die Leistung bei den Textaufgaben unter Prozentrang 15? Für deren Erfassung kann zurückgegriffen werden, auf u. a.:

- Das „Rechenfertigkeiten- und Zahlenverarbeitungs-Diagnostikum für die 2. bis 6. Klasse“ (RZD 2-6; Jacobs & Petermann, 2014)
- Die „Neuropsychologische Testbatterie für Zahlenverarbeitung und Rechnen bei Kindern – Revidierte Fassung“ (ZAREKI-R;) von Aster, Weinhold-Zulauf & Horn, 2013)
- Die „Basisdiagnostik Mathematik für die Klassen 4–8 (BASIS-MATH 4–8; Moser Opitz et al., 2010)

Wie rechnet das Schulkind momentan? Hierzu wird das Kind gebeten, seine Lösung zu verbalisieren. Es beschreibt seinen Lösungsweg möglichst genau. Bei Bedarf wird nachgefragt. In aller Regel stellt man hierbei fest, dass die Kinder ...

- ... willkürliche Entscheidungen treffen (z. B. wenn das Wort „mehr“ im Text auftaucht, addieren sie; wenn Teilmengen genannt werden, dividieren sie).
- ... den Verstehensprozess willkürlich abbrechen (overselection) und eine Rechenoperation starten, die nicht begründet ist.
- ... vermuten, dass fast immer eine feststehende Rechenoperation durchzuführen ist (z. B. Dreisatz).

Förderung

Die Förderung folgt im Wesentlichen den Methoden der direkten Instruktion. Diese besagen kurzgefasst, dass ...

- ... die angestrebten Verhaltensziele genau operationalisiert werden („Was tut jemand, der eine Textaufgabe rechnet?“).
- ... das Lernziel in seine Teile heruntergebrochen wird (hier: Text laut lesen, das Gelesene wiedergeben, das Problem visualisieren, die Aufgabe in eigenen Worten wiedergeben etc.).
- ... diese Teile in sinnvollen Einheiten einzeln und nacheinander so lange geübt werden, bis sie beherrscht werden (discret trial learning, z. B. zuerst das Verstehen der Textaufgaben üben und das Rechnen noch aussparen).
- ... neue Teile erst „drankommen“, wenn die vorausgehenden sicher beherrscht werden (z. B. wenn die Textaufgaben hinreichend verstanden werden, kommt das Rechnen hinzu).

Teilziel 1: Die Textaufgabe verstehen

(1) *Die Textaufgabe laut lesen, das Problem beschreiben.* Dieser Arbeitsschritt umfasst 2 Tätigkeiten:

1. *Die Textaufgabe laut lesen.* Das Schulkind liest den Text laut vor. Unklare Begriffe werden markiert und entweder aus dem Text erschlossen oder auf einem vorbereiteten Arbeitsblatt eingesehen. Wichtige Angaben werden ebenfalls markiert (z. B. gelber Marker).
2. *Das Problem beschreiben.* Das Problem wird eingeordnet (z. B. es geht um die Summe unterschiedlicher Einzelergebnisse; der Aufzug fährt über mehrere Etagen: Auf welcher steht er jetzt?; Jonathan hat 12 Euro bei sich, dafür will er sechs Dinge kaufen: Reicht das Geld?) und in seinen Grundzügen wiedergeben.

(2) *Das Problem visualisieren.* Das Schulkind fertigt eine Skizze an (wie in den Beispielen für Textaufgaben dargestellt), die das Problem veranschaulicht. Als sehr wirkungsvoll erweisen sich grafische Veranschaulichungen in Form von Diagrammen, Tabellen, Zeichnungen, Plänen, manipulierbare Materialien bzw. computerunterstützte Hilfen (Videoausschnitte, interaktive Videoprogramme, Tutorials). Sie veranschaulichen die wörtliche Darstellung und machen sie erfahrbar(er).

(3) *Das Schulkind gibt die Aufgabenstellung in eigenen Worten wieder.* Es schildert die Problemstellung in eigenen Worten. Diese Formulierung wird mit dem workout example abgeglichen. Bei (weitgehender) Übereinstimmung gilt die Redefinition als korrekt.

Es empfiehlt sich die Tätigkeiten 1, 2 und 3 so lange einzuüben bis mittelschwere Textaufgaben auf diese Weise „verstanden“ werden. In aller Regel wird man zehn Aufgaben bearbeiten lassen, von denen mindestens acht korrekt wiedergegeben werden. Beispiele für unterschiedliche Klassenstufen veranschaulichen die Tätigkeiten.

Beispiel für eine Textaufgabe aus der 3. Klasse

„Ein Vertreter legte mit seinem Auto in vier Tagen insgesamt 900 km zurück. Am ersten Tag fuhr er 176 km, am zweiten Tag 30 km mehr als am ersten Tag. Am vierten Tag fuhr er 269 km. Wie viele Kilometer legte er am dritten Tag zurück?“ (Quelle: Übungsblatt zu Textaufgaben (klassenarbeiten.de))

- Lautes Lesen des Problems: Das Schulkind liest den Text laut. Es unterstreicht „900 km“ sowie „269 km“.
- Lautes Beschreiben des Problems: „Der Vertreter ist an vier Tagen unterwegs. Er fährt insgesamt 900 Kilometer.“
- Visualisieren des Problems:. Die Wegstrecken werden in anschauungsgebundenen Bildern als Balken gezeichnet (siehe Abbildung 18.1).
- Formulieren des Problems in eigenen Worten: „Der Vertreter fährt 900 km. Es soll heraufgefunden werden, wie viel er an Tag 3 gefahren ist.“

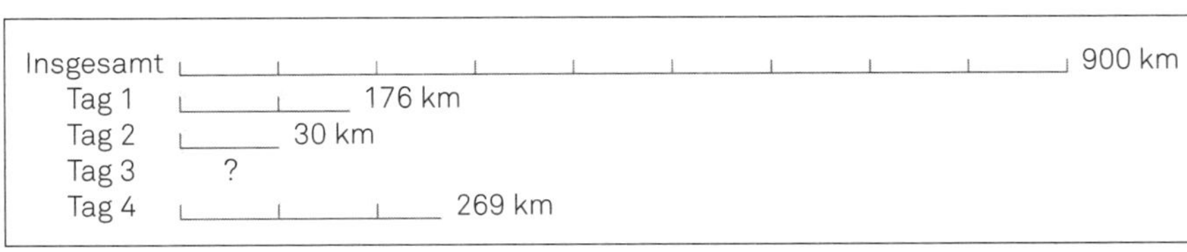

Abbildung 18.1: Beispiel für anschauungsgebundene Bilder zur Visualisierung des Problems

Beispiele für Textaufgaben aus der 5. Klasse (1. Halbjahr)

„Das Hochhaus Tour Montparnasse in Paris hat 57 Ober- und zwei Untergeschosse. Einer der Aufzüge steht im 5. Obergeschoss. Er fährt 6 Etagen hoch, dann vier Etagen herunter, dann weitere 2 Stationen abwärts und anschließend 31 Etagen nach oben. Auf welcher Etage steht der Aufzug jetzt und wie weit ist es von hier aus in das 2. Untergeschoss?“ (Quelle: Übungsblatt 2176 - Textaufgaben und Zweisatz (klassenarbeiten.de))

- Lautes Lesen des Problems: Das Schulkind liest den Text laut und unterstreicht „5. Etage“, „6 Etagen hoch“, „vier Etagen herunter“, „2 Stationen abwärts“, „31 Etagen nach oben“.
- Lautes Beschreiben des Problems: „Der Aufzug fährt durch das Hochhaus; am Ende soll ich die Etage angeben, auf der er steht.“
- Visualisieren des Problems: Hochhaus mit 57 Etagen und 2 Kellergeschossen skizzieren, die 5. Etage einzeichnen.
- Formulieren des Problems in eigenen Worten: „Der Aufzug steht auf der 5. Etage, er fährt in mehreren Abschnitten durch das Haus, wo steht er am Ende?“

„Eine Milchkuh liefert in einem Jahr etwa 4.500 l Milch. Bauer Müller hat 19 Milchkühe. Er behauptet, dass er im letzten Jahr 100.000 l Milch in der Molkerei abgeliefert hat. Kann das sein? Begründe:“ (Quelle: Übungsblatt 2176 – Textaufgaben und Zweisatz (klassenarbeiten.de))

- Lautes Lesen des Problems: Die Aufgabe laut lesen, Unterstreichen von „4.500 l Milch“, „19 Milchkühe“, „100.000 l“.
- Lautes Beschreiben des Problems: „Eine Milchkuh gibt 4.500 Liter Milch pro Jahr! Der Bauer hat 19 Kühe.“
- Visualisieren des Problems: Wiese mit 19 Kühen; über einer Kuh steht „4.500 l pro Kuh“
- Formulieren des Problems in eigenen Worten: „Eine Kuh gibt 4.500 Liter Milch; wie viel Milch geben 19 Kühe?“

(4) *Sicherung des Ergebnisses.* Die bisherigen Textaufgaben werden vorgelegt. Das Schulkind soll sein bisheriges Vorgehen begrifflich fassen und regelhaft abbilden. Für diesen Arbeitsschritt gilt das Motto „Was hast du gemacht?“; „Worauf kommt es an?“; „Was war erfolgreich?“

Die erarbeitete Problemdefinition wird an einem workout example verprobt. Wenn der Kern der Aufgabe und deren wichtigste Eckpunkte formuliert worden sind, gilt die Definition als korrekt.

Teilziel 2: Die Aufgabe lösen und rechnen

Wenn die Textaufgaben zu 80 % verstanden worden sind, wird zum Lösen mittels Rechnens übergegangen. Hierzu werden die bisherigen Aufgaben erneut vorgelegt. Das Kind erinnert die Problemstellung und errechnet jetzt die Lösung.

(5) *Bildung von Hypothesen über die Anzahl der Lösungsschritte und die hierbei benötigten Operationen.* Die Zahl der Lösungsschritte braucht nicht vollständig zu sein. Sie soll aber den Zeit- und Energieaufwand abbilden sowie einen gewissen Plan für die Lösung bereitstellen. Die Beispielaufgabe für die 3. Klasse würde damit als fünfschrittig wahrgenommen werden:

1. Die Tagesstrecken in eine Tabelle eintragen.
2. Die drei bekannten Tagesstrecken addieren.
3. Die Differenz zu 900 km (zurückgelegte Gesamtstrecke des Vertreters) bestimmen.
4. Die Differenz aus dem vierten Schritt definiert die Strecke am 3. Tag.
5. Die 4. Tagesstrecke zur Probe aufaddieren.

(6) *Überschlag der Lösung.* Das Lösungsspektrum wird vorausschauend und überschlägig kalkuliert. Es wird also ein Überschlag angefertigt, der die wahrscheinliche Lösung angibt. Beispielsweise wird die Lösung beim Vertreterbeispiel bei 170 liegen.

(7) *Berechnung der Lösung.* Die Rechenoperationen durchführen und das Ergebnis im Vergleich zwischen der berechneten Lösung und dem Überschlag prüfen (die Probe machen).

(8) *Selbstkontrolle.,* Diese ergibt sich aus dem Schritt-für-Schritt-Vorgehen (Teilschritt 5). Das Schulkind kann dafür die einzelnen Punkte der Lösungsstrategie wie auf einer Checkliste durchgehen und bei Vollzug abhaken.

Eine Übersicht über alle Schritte gibt der Kasten „Arbeitsplan zum besseren Rechnen von Text- und Sachaufgaben“:

Arbeitsplan zum besseren Rechnen von Text- und Sachaufgaben

Teilziel 1:Das Verstehen schulen

- Etwa 40 mittelschwere Textaufgaben, bezogen auf das Können des Kindes bereitstellen.
- Die Textaufgaben zu 10er Blöcken bündeln (diese Aufgaben sollen eine ähnliche Struktur und Schwierigkeit haben).
- Ein workout example zu jeder Aufgabe bereitstellen.
- Das Vorgehen schriftlich für das Schulkind festhalten, gegebenenfalls den Mediator:innen aushändigen.
- Das Vorgehen selbst vormachen und es vom Schulkind an der gleichen Aufgabe nachvollziehen lassen.
- Das Kind mit knappen Anweisungen (prompts) bei den Punkten 1, 2, 3, 4 und 5 anleiten

Wenn die Textaufgaben zu etwa 80 % verstanden worden sind, zum Lösen bzw. Rechnen übergehen.

Teilziel 2: Die Aufgaben lösen, rechnen

- Die Aufgaben aus A erneut heranziehen, das Problem erinnern und es nochmals genau nennen.
- Die Zahl der Lösungsschritte zum Lösen veranschlagen (Punkt 4).
- Einen Überschlag über die Lösung machen lassen (Punkt 6).
- Die Aufgabe rechnen und eine Probe machen (Punkt 7 und 8).

18.4 Hinweise für die organisatorische Umsetzung

Die Intervention sollte vergleichsweise massiert – also zwei- bis dreimal in der Woche als Einzelförderung oder in der Kleingruppe außerhalb des regulären Unterrichts stattfinden. Als „Trainerin“ bzw. „Trainer“ kommen Lehrpersonen aber auch Eltern, Großeltern oder ältere Geschwister infrage, wenn sie ausreichend gut und eng angeleitet werden.

18.5 Wirksamkeit und Wirksamkeitsbedingungen

Die geschilderten Methoden zum besseren Rechnen von Textaufgaben wurden häufig auf ihre Wirksamkeit überprüft. Recht übereinstimmend wird eine insgesamt gute und durchaus stabile Wirksamkeit festgestellt. Mehr noch: Der Einsatz von Strategieinstruktionen (verbunden mit grafischen Hilfestellungen) gilt als die effektivste Fördermöglichkeit (Reid & Lienemann, 2006). In der Metaanalyse von Kroesbergen und van Luit (2003) erreichten derartige Ansätze im Schnitt eine gewichtetet Effektstärke von $d=1.45$. Eine weitere Metaanalyse auf der Basis von 28 Primärstudien bei lernbeeinträchtigten Schulkindern hebt die Bedeutung von zusätzlichen Veranschaulichungen hervor (Xin & Jitendra, 1999). Danach steigern die computergestützte Unterstützung und die Veranschaulichung die Wirkung des Strategietrainings deutlich. Die Effektstärken belaufen sich auf $d=1.80$ (computergestützte Instruktionen), $d=1.77$ (Repräsentationstechniken) und $d=0.74$ (Strategietraining). Die computergestützte Unterrichtung bestand darin, dass tutorielle oder videogestützte Hilfen angeboten wurden. Bei der Repräsentation wurden Diagramme, Bilder, Übersichten, Pläne etc. eingebracht. Folgt man diesem detaillierten Befund, empfehlen sich verbesserte und tutorielle Repräsentationen der Aufgaben sowie Strategietraining als sinnvolle Maßnahmen. Alle anderen Interventionen fielen hingegen deutlich ab bzw. blieben wirkungslos.

18.6 Literatur

Grundlegende Literatur

Montague, M. & Bos, C.S. (1990). Cognitive and metacognitive characteristics of eighth grade students' mathematical problem solving. *Learning and individual differences, 2*(3), 371–388. https://doi.org/10.1016/1041-6080(90)90012-6

Sweller, J. (2005). Implications of cognitive load theory for multimedia learning. In R.E. Mayer (Ed.), *The Cambridge handbook of multimedia learning* (pp. 19–30). Cambridge: University Press.

Xin, Y.P. & Jitendra, A.K. (1999). The effects of instruction in solving mathematical word problems for students with learning problems: A meta-analysis. *The Journal of Special Education, 32*(4), 177–225.

Weiterführende Literatur

Kroesbergen, E.H. & van Luit, J.E.H. (2003). Mathematics interventions for children with special educational needs. A meta-analysis. *Remedial and Special Education, 24,* 97–114. https://doi.org/10.1177/07419325030240020501

Montague, M. & Bos, C.S. (1986). The effect of cognitive strategy training on verbal math problem solving performance of learning disabled adolescents. *Journal of Learning Disabilities, 19*(1), 26–33. https://doi.org/10.1177/002221948601900107

Peltier, C. J., Vannest, K. J. & Marbach, J. J. (2018). A meta-analysis of schema instruction implemented in single-case experimental designs. *The Journal of Special Education, 52*(2), 89–100. https://doi.org/10.1177/0022466918763173

Material

Aster, M. G. von, Weinhold-Zulauf, M. & Horn, R. (2013). *Neuropsychologische Testbatterie für Zahlenverarbeitung und Rechnen bei Kindern – Revidierte Fassung (ZAREKI-R;* 4., aktualisierte Aufl.). Frankfurt: Pearson.

Garderen, D. von (2007). Teaching students with LD to use diagrams to solve mathematical word problems. *Journal of Learning Disabilities, 40,* 540–553. https://doi.org/10.1177/00222194070400060501

Jacobs, C. & Petermann, F. (2014). *Rechenfertigkeiten- und Zahlenverarbeitungs-Diagnostikum für die 2. bis 6. Klasse (RZD 2–6;* 2., überarbeitete und erweiterte Aufl.). Göttingen: Hogrefe.

Lenhard, W., Hasselhorn, M. & Schneider, W. (2011). *Kombiniertes Leistungsinventar zur allgemeinen Schulleistung und für Schullaufbahnempfehlungen in der vierten Klasse (KLASSE 4).* Göttingen: Hogrefe.

Montague, M., Warger, C. & Morgan, H. (2000). Solve It! Strategy instruction to improve mathematical problem solving. *Learning Disabilities Research & Practice, 15*(2), 110–116. https://doi.org/10.1207/SLDRP1502_7

Moser Opitz, E., Reusser, L., Moeri Müller, M., Anliker, B., Wittich, C. & Freesemann, O. (2010). *Basisdiagnostik Mathematik für die Klassen 4–8 (BASIS-MATH 4–8).* Göttingen: Hogrefe.

Reid, R. & Lienemann, T. O. (2006). *Strategy instruction for students with learning disabilities.* New York, NY: Guilford.

Simon, H. & Grünke, M. (2010). *Förderung bei Rechenschwäche.* Stuttgart: Kohlhammer. https://doi.org/10.17433/978-3-17-022916-7

Wittmann, E. C. & Müller, G. N. (2008). *Mathe 1700: Probieren und Kombinieren: Arbeitsheft für das 4. Schuljahr.* Stuttgart: Klett.

Wittmann, E. C. & Müller, G. N. (2010a). *Mathe 1700: Verstehen und Trainieren: Arbeitsheft für das 1. Schuljahr.* Stuttgart: Klett.

Wittmann, E. C. & Müller, G. N. (2010b). *Mathe 1700: Verstehen und Trainieren: Arbeitsheft für das 2. Schuljahr.* Stuttgart: Klett.

Wittmann, E. C. & Müller, G. N. (2011). *Mathe 1700: Verstehen und Trainieren: Arbeitsheft für das 3. Schuljahr.* Stuttgart: Klett.

19 Motivierung durch operante Verstärkung

Friedrich Linderkamp

Fallbeispiel

Eigentlich ist der 14-jährige Dominik ein durchschnittlicher Schüler. Mit dem Rechnen hatte er aber schon immer Probleme. Zurzeit besucht er die 8. Klasse einer Gesamtschule. Im letzten Zeugnis gab es wieder eine „6" in Mathematik. Die Eltern machen sich große Sorgen und bangen um Dominiks Schullaufbahn. Sein Mathematiklehrer beobachtet bei ihm zunehmende Lustlosigkeit und Passivität im Unterricht. Durch Kaspereien fällt Dominik im Unterricht unangenehm auf. Bei den Hausaufgaben lässt er jede Anstrengung vermissen. Gespräche mit den Eltern und dem Mathe-Lehrer, eine Verhaltensbeobachtung im Unterricht und Arbeitsproben bestätigen, dass Dominik im Fach Mathematik erhebliche Wissenslücken angesammelt hat. Im Bereich der Prozent- und Zinsrechnung liegt er z.B. weit hinter dem Wissensstand seiner Mitschüler:innen zurück. Dominiks kognitive Lernvoraussetzungen werden mit dem „Adaptiven Intelligenz Diagnostikum 3" (AID 3; Kubinger & Holocher-Ertl, 2014) überprüft. Bei einem Gesamt-IQ von 109 ist auszuschließen, dass Dominiks „Mathe-Schwäche" auf Defizite in der Grundintelligenz zurückgehen.

In einem „Familiengespräch" werden alle Probleme und Unzufriedenheiten erörtert. Abgeklärt werden die Wünsche und Ziele Dominiks sowie die seiner Eltern. Die Angaben werden auf Karten notiert und nach ihrer Wichtigkeit geordnet. In einem Verhaltensvertrag (vgl. Abbildung 19.1) wird vereinbart, dass Dominik dreimal in der Woche je zwanzig Minuten lang Mathematikaufgaben übt und seine Hausaufgaben nach verbindlichen Regeln anfertigen wird. Außerdem verpflichtet sich Dominik, sich in jeder Mathe-Stunde wenigstens zweimal mündlich zu beteiligen. Vereinbart wird zudem ein Verstärkerplan. Nach fünf gelungenen häuslichen Übungen erhält Dominik eine Eintrittskarte für die Eislaufbahn. Nach vier Wochen werden neue Vereinbarungen getroffen und ein Anschlussvertrag beschlossen. Im Laufe der ersten beiden Wochen verbessert sich Dominiks Arbeitshaltung schon spürbar. Im weiteren Verlauf verbessern sich auch seine Mathe-Leistungen.

Für das nächste Zeugnis wird ihm in Aussicht gestellt, dass er auf eine „4“ oder vielleicht sogar eine „3“ in Mathematik kommen kann.

Dominik & Dominiks Mutter schließen folgenden

Vertrag

Herr Berger (Mathematiklehrer) stellt am Anfang der Woche drei Aufgabenzettel mit Mathe-Übungsaufgaben zusammen und gibt sie Dominik mit nach Hause. Die Aufgabenzettel sind für jeweils eine Übungseinheit am Montag, Mittwoch und Freitag im Umfang von 20 Minuten vorgesehen.

Dominik beginnt diese Aufgaben immer um 16.40 Uhr und übergibt den bearbeiteten Aufgabenzettel um 17.00 Uhr seiner Mutter.

Während dieser Zeit ist Dominiks Mutter in der Wohnung und steht auf Abruf für Hilfen zur Verfügung.

Dominiks Mutter darf aber nur dann dazu kommen, wenn Dominik sie darum bittet.

Nach Abgabe des Aufgabenzettels kontrolliert Dominiks Mutter, ob Dominik, ohne zu schmieren und gemäß der vorangestellten Beispielaufgaben, die Aufgaben bearbeitet hat.

Wenn dies der Fall ist, zeichnet sie den Zettel ab und macht einen roten Stern in den Küchenkalender. Wenn Dominik fünf Sterne gesammelt hat, finanziert seine Mutter ihm einen Eintritt für die Eislaufbahn.

Dieser Vertrag tritt ab dem kommenden Montag in Kraft und gilt bis zu den Weihnachtsferien.

Freitag, 15.11.2024

________________ ________________

Dominik Dominiks Mutter

Abbildung 19.1: Verhaltensvertrag zwischen Dominik und seiner Mutter

19.1 Kurzbeschreibung der Methode und ihres theoretischen Hintergrunds

Bei Kindern mit Lernstörungen werden oft Probleme mit der Lern- und Leistungsmotivation beklagt: Ein Bestreben, etwas dazuzulernen, fehlt. Das Kind bemüht sich nicht hinreichend um Erfolg. Und es glaubt selbst kaum daran, anspruchsvolle Aufgaben meistern zu können. Diese Haltung mag auf frühere Misserfolge und frustrierende Lernerfahrungen zurückzuführen sein. Aktuell geht es aber darum, dass Anreize zum Lernen fehlen, unzureichend ausgeprägt sind (es gibt eben Interessanteres) oder zumindest nicht die erwünschte Wirkung erzielen (weil sich z. B. unter Leistungsdruck schlecht etwas Neues lernen lässt). Zur Förderung der Motivation müssen daher zuallererst wirksame Anreize für angemessenes Lernverhalten ermittelt werden. Um das Auftreten des jeweils erwünschten Verhaltens zu fördern (die Hausaufgaben erledigen; sich im Unterricht melden; am Platz sitzen bleiben), werden Methoden des operanten Verstärkungslernens eingesetzt. Dabei werden „Reize" dargeboten oder entfernt, mit der Folge, dass das jeweilige Verhalten in seiner Auftretenshäufigkeit erhöht oder reduziert wird. Die Reize werden danach unterschieden, ob sie eine

- Verstärkung (das vorausgehende Verhalten wird häufiger ausgeführt) oder eine
- Bestrafung (das vorausgehende Verhalten wird seltener gezeigt)

des vorausgehenden Verhaltens bewirken. Tabelle 19.1 zeigt dies im systematischen Überblick.

Tabelle 19.1: Zwei Arten von Verstärkung und Bestrafung (nach Mazur, 2006, S. 256)

	Verhalten nimmt zu	**Verhalten nimmt ab**
Reiz wird dargeboten	**Positive Verstärkung**	**Direkte Bestrafung**
Beispiel	→ Belohnung [C+] *Die Lehrkraft lobt die Unterrichtsbeteiligung von Noah.* *Folge: Noahs Beteiligung wächst.*	→ Bestrafung [C−] *Der Sportlehrer rügt das Umherlaufen von Matthias.* *Folge: Das Umherlaufen wird in seiner Häufigkeit verringert.*
Reiz wird entfernt	**Negative Verstärkung**	**Indirekte Bestrafung**
Beispiel	→ Bestrafung entfällt [₵−] *Jessica klagt beim Test über Kopfschmerzen. Daraufhin darf sie den Test unterbrechen.* *Folge: Kopfschmerzen werden vermehrt geltend gemacht.*	→ Belohnung entfällt [₵+] *Finn streitet heftig mit seiner Mutter. Daraufhin wird ihm das Taschengeld für die nächste Woche gestrichen.* *Folge: Streitverhalten nimmt ab.*

In der pädagogischen Verhaltensmodifikation wird versucht, angemessenes Lernverhalten durch operante Verstärkung auszubilden. Grundlegend ist die Erkenntnis, dass sich die Auftretenshäufigkeit eines Verhaltens erhöht, wenn es konsequent und zeitnah belohnt wird. Ferner auch dann, wenn eine unangenehme Konsequenz (Consequence=C) entfällt (negative Verstärkung). Dies ist etwa der Fall, wenn eine Lehrkraft im eskalierenden Streit („coercive interaction") mit einem Schüler am Ende nachgibt (der aversive Reiz des Schimpfens der Lehrkraft fällt dann weg) und somit das Störverhalten des Schülers belohnt wird.

Das Verhältnis zwischen der (Verhaltens-)Reaktion „R" und der Konsequenz „C" wird als Kontingenz bezeichnet. Je regelhafter die Konsequenz eintritt, desto größer ist die verstärkende oder abschwächende Wirkung, die auf die zukünftige Ausführung des vorangehend gezeigten Verhaltens erzielt wird.

Der operanten Verstärkung liegen lerntheoretische Erkenntnisse zugrunde, die in den 20er Jahren des vergangenen Jahrhunderts experimentell erarbeitet wurden und ab den 1950er Jahren, v.a. in den USA, auf den schulischen Kontext übertragen wurden. Wegbereiter war Skinner (1954), u.a. mit Arbeiten zur „Programmierten Instruktion". Im Rahmen kleiner Lerneinheiten, die systematisch aufeinander aufbauten, wurden den Lernenden Informationen dargeboten, die zunächst abzuspeichern waren und dann in Prüfungsphasen engmaschig kontrolliert wurden. Ob die Antwort (Reaktion) richtig oder falsch war, wurde sofort zurückgemeldet. Die beobachteten Lernfortschritte waren beträchtlich. Begründet wurde dies damit, dass die Lernenden (a) das Tempo, in dem sie lernten, je nach ihren Fortschritten individuell bestimmen konnten und (b) jederzeit eine Rückmeldung abrufen konnten, ob eine Antwort schon richtig oder noch korrekturbedürftig war.

In den 1960er und 1970er Jahren wurde dieses Lehrprogramm kritisiert, weil es zu starr, zu undemokratisch und ethisch bedenklich erschien. Seither erweiterten sich lerntheoretisch fundierte Therapien konzeptionell: Weg von einer statisch-technischen Rahmung hin zu einer Ausrichtung, die sich am Entwicklungsgeschehen des Kindes orientiert und die Veränderungswünsche sowohl des Kindes als auch seiner Bezugspersonen ausdrücklich berücksichtigt (Lauth & Linderkamp, 2018). Aufgrund ihrer gut belegten Wirksamkeit wird wieder stärker auf Prinzipen der Lerntheorien zurückgegriffen. So z.B., wenn für das ganze Klassenzimmer ein wirksames Verhaltensmanagement („Classroom Management") gefordert wird oder wenn für ein Kind, das sich auffällig verhält (z.B. mutistisch, impulsiv oder unbeteiligt), eine Intervention im Unterricht umgesetzt wird.

Um in solchen Situationen zuverlässige Effekte zu erzeugen, muss das erwünschte (Ziel-)Verhalten systematisch verstärkt werden (Linderkamp, 2009; Reinecker, 1999). Vorbereitend erfordert dies vier Schritte:

(1) *Definition des Zielverhaltens*, das vom Kind oder Jugendlichen gezeigt werden soll und auch tatsächlich gezeigt werden kann (das Ziel muss also erreichbar sein), z.B. sich in einer Unterrichtsstunde zweimal melden; die Hausaufgaben in befriedigender Qualität anfertigen; die Englischvokabeln täglich ins Vokabelheft übertragen; von sich aus mit den Hausaufgaben beginnen.

(2) *Bestimmung der Verstärker*, die auf das Zielverhalten eine belohnende Wirkung ausüben. Daher müssen sie auf die Interessen, Wünsche und Bedürfnisse des Kindes oder Jugendlichen abgestimmt werden. Prinzipiell kommen dafür folgende Verstärkerarten in Frage:

a) materielle Verstärker (Süßigkeiten, Spielsachen)
b) Aktivitätsverstärker (spielen, basteln, ins Kino gehen, vorlesen)
c) soziale Verstärker (loben, würdigen, zunicken, anlächeln, vor der Gruppe hervorheben)
d) Tauschverstärker, die sich bei hinreichender Menge gegen materielle oder Aktivitätsverstärker eintauschen lassen.

(3) *Festlegung des Verstärkerplans,* um das erwünschte Verhalten in der Phase des Verhaltensaufbaus „kontinuierlich" (also jedes Mal) zu verstärken. Später, wenn es um die Aufrechterhaltung des erreichten Verhaltens geht, sollte „intermittierend" (also nur noch gelegentlich und unregelmäßig) verstärkt werden. Ein Verstärkerplan kann vorsehen, dass mehr als nur eine einzige Verhaltensweise verstärkt wird. Die Verstärkung erfolgt dann wahlweise:

- *Sequenziell:* Zunächst wird ein bestimmtes Zielverhalten anvisiert (z.B. Reduzierung von Unterrichtsstörungen). Danach wird die Verstärkung auf ein anderes Verhalten ausgerichtet (z.B. aktive Unterrichtsbeteiligung).
- *Alternierend:* Der Fokus der Verstärkung wechselt regelmäßig, etwa in Wochenfrist, von einem Verhalten zum anderen.
- *Parallel:* Beide Arten des Zielverhaltens werden gleichzeitig angegangen.

(4) *Verstärkung des Zielverhaltens,* indem der Verstärker unmittelbar, eindeutig und ausschließlich auf das gezeigte Verhalten hin erteilt wird (vgl. Kapitel 35). Der Erfolg der Verstärkung wird regelmäßig bestimmt. Hierzu werden Veränderungen des Zielverhaltens protokolliert und nach Häufigkeit, Dauer, Intensität und Qualität eingestuft. Festgehalten wird, in welcher Situation, zu welchem Zeitpunkt und von welcher Person die Registrierung vorgenommen wird. Selbstregistrierungen durch das Kind oder den Jugendlichen sind ebenso möglich.

19.2 Indikation der Methode

Durch operante Verstärkung sollen die Quantität (Lernzeit, Beteiligung) und Qualität (Sorgfalt, Genauigkeit) der Lernaktivitäten eines Kindes oder Jugendlichen gesteigert werden. Dies ist vor allem bei Motivationsproblemen angezeigt, die mit folgenden Störungen im Zusammenhang stehen:

- Lern- und Leistungsstörungen (ICD-10, F81 bzw. ICD-11, 6A03);
- Anpassungsstörungen (ICD-10, F43.20–28 bzw. ICD-11, 6B43);
- Underachievement (vgl. Kapitel 2).

19.3 Detaillierte Beschreibung des Vorgehens

(1) *Problemsituation analysieren und diagnostisch abklären.* Hierfür ist es angezeigt, unterschiedliche Arten zu nutzen:

- In einem *strukturierten Interview*, das mit den Bezugspersonen (Eltern und Lehrkräfte) und mit dem Kind oder Jugendlichen selbst durchgeführt wird, werden Faktoren (Situationen, Verhalten, Konsequenzen) ermittelt, welche die mangelhafte Lernaktivität bedingen. Das Interview sollte sich an folgenden Leitfragen orientieren:
  - Wie und seit wann äußern sich die Motivationsprobleme?
  - Welche Schulfächer sind betroffen?
  - Sind spezielle Auslöser bekannt (Lebensereignisse, Erkrankungen, familiäre Belastungen)?
  - Sind die Motivationsprobleme in Persönlichkeitsmerkmalen des Kindes begründet (z. B. in seiner ausgeprägten Schüchternheit)?
  - Wie reagiert das Kind auf Erfolg und Misserfolg?
  - Wie reagiert das soziale Umfeld (Gleichaltrige, Lehrkräfte) auf das Verhalten des Kindes?
  - Gibt es Situationen, in denen sich keine Motivationsprobleme zeigen?
  - Welche Vorlieben und Stärken hat das Kind?
  - Wie verläuft die Interaktion in kritischen Lernsituationen (z. B. Hausaufgaben, Vorbereitung auf Klassenarbeit)?
- Zur Absicherung der interviewgestützten Problemanalyse wird eine gezielte *Verhaltensbeobachtung* durchgeführt, etwa bei den Hausaufgaben oder im laufenden Unterricht. Je nach Art des Verhaltens werden dafür unterschiedliche Beobachtungsprotokolle benötigt.
  - *Häufigkeitsprotokolle:* Registriert wird, wie häufig ein bestimmtes Verhalten (z. B. Reinrufen, Melden) innerhalb einer bestimmten Zeitspanne auftritt. Abbildung 19.2 verdeutlicht dies für das Fallbeispiel.
  - *Dauerprotokolle:* Aufgezeichnet wird, wie lange ein bestimmtes Verhalten (z. B. Tagträumen, konzentriertes Arbeiten) andauert.
  - *Intervallprotokolle:* Damit werden sowohl die Häufigkeit als auch die Dauer des Verhaltens erfasst.
- Die Beobachtungen werden mithilfe einer *funktionalen Verhaltensanalyse* ausgewertet (siehe Anhänge A und B in diesem Band). Im Mittelpunkt steht der Zusammenhang (Kontingenz) zwischen Verhalten und Konsequenz: Welches Verhalten zieht welche Art von Konsequenz nach sich? Auf diese Weise wird deutlich, welche „Funktion" das Auftreten oder das Ausbleiben eines Verhaltens erfüllt und so dazu beiträgt, das motivationale Probleme auftreten und verfestigt werden (McKenna, Flower, Kyung Kim, Ciullo & Haring, 2015).
  - *Beispiel für das vermehrte Auftreten eines unerwünschten Verhaltens:* Das Kind wird bei den Hausaufgaben wütend → die Mutter gibt nach → das Kind beendet seine Arbeit an den noch unfertigen Schulaufgaben. Der „Wutausbruch"

Name: Dominik	Tag: 22.11.	Fach: Mathematik	
Zeit	Beteiligungen	Störungen	Stärke*
8:15			
8:20		II	3;1
8:25		II	1;1
8:30		I	1
8:35			
8:40		II	2;2
8:45			
8:50	I		
8:55		II	1;3
9:00			
*1 = wenig problematisch; 2 = ziemlich problematisch; 3 = sehr problematisch			

Abbildung 19.2: Häufigkeitsprotokoll für Beteiligungen und Störungen

des Kindes wird durch den Wegfall der aversiv eingefärbten Hausaufgaben negativ verstärkt.

- *Beispiel für das vermehrte Ausbleiben eines erwünschten Verhaltens:* Das Kind meldet sich im Unterricht, wird dann aber unsicher und gerät bei der Antwort ins Stocken → die Mitschüler:innen beginnen zu lachen. Dadurch wird das an sich erwünschte Melde-Verhalten bestraft. Das Kind wird sich zukünftig seltener melden, um unangenehmen Konsequenzen zu entgehen.

Tabelle 19.2 verdeutlicht das Vorgehen anhand einer gelingenden und einer misslingenden Verhaltensepisode aus Dominiks Mathe-Unterricht. Zuerst wird die genaue zeitliche Abfolge der Verhaltensäußerungen aller beteiligten Personen bestimmt (hier: Dominik, Kai, Mathe-Lehrer). Es folgt die funktionale Interpretation, indem innerhalb des Geschehens verstärkende und bestrafende Reize bestimmt werden. Auf diese Weise können hilfreiche und abträgliche Verstärkungsmuster identifiziert und einander gegenübergestellt werden.

- Überprüft werden außerdem der *Leistungsstand* und die kognitiven *Lernvoraussetzungen.* Zum Einsatz kommen standardisierte Leistungstests (siehe Anhang C in diesem Band) und mehrdimensionale Intelligenztests, so wie bei Dominik das „Adaptive Intelligenz Diagnostikum 3“ (AID 3; Kubinger & Holocher-Ertl, 2014).

Tabelle 19.2: Beispiel für die funktionale Analyse des Unterrichtsverhaltens von Dominik

Positives Beispiel	Negatives Beispiel
1. Dominik redet mit Kai 2. Lehrer kommt und ermahnt beide (C–) 3. Kai rechnet 4. Dominik bekritzelt Tischplatte 5. Lehrer kommt zu Kai und lobt ihn (C+, soziale Verstärkung); Dominiks Verhalten ignoriert er dabei (Löschung) 6. Dominik hört auf zu kritzeln, schaut auf Kais Heft, dann auf seines 7. Lehrer wendet sich an Dominik: „Genau, so kannst du anfangen, also genau so, wie du es bei Kai siehst. Prima, hier oben geht's los." (C+)	1. Dominik redet mit Kai 2. Lehrer kommt und ermahnt beide (C–) 3. Kai rechnet 4. Dominik bekritzelt Tischplatte 5. Lehrer kommt zu Dominik, unterbricht den Unterricht und schimpft lautstark, „was das denn wieder soll" (C–) 6. Dominik bockt und kritzelt weiter; Mitschüler:innen werden aufmerksam (C+) 7. Lehrer schimpft weiter, droht die Eltern einzubestellen (C–), winkt dann aber gleich wieder ab und entfernt sich von Dominik (Ȼ–)

(2) *Zielverhalten vereinbaren, Verstärker festlegen.* Bei der Ausarbeitung der Zielvereinbarung, die in einen Verhaltensvertrag eingerahmt werden sollte (vgl. Kapitel 36), gilt es Folgendes zu beachten:

- Bei der Aushandlung müssen die Wünsche und Bedürfnisse der Schülerin bzw. des Schülers, der Eltern und der Lehrkräfte miteinander abgeglichen werden. Abweichungen und Konflikte müssen konstruktiv aufgelöst und zusammengeführt werden. Nur so ist sicherzustellen, dass die Vereinbarung von allen Seiten als verbindlich angenommen wird.
- Die Ziele werden positiv definiert und in Form des erwünschten Verhaltens festgelegt. Das Verhalten muss beobachtbar sein und wird mit einem Kriterium verknüpft, das angibt, ob das Verhalten, so wie vereinbart, ausgeführt worden ist (z. B. zweimal in jeder Mathe-Stunde melden; pünktlich, zur vereinbarten Zeit mit den Hausaufgaben beginnen).
- Das Verhaltensergebnis bleibt zunächst im Hintergrund: Melden ist erst einmal wichtiger als die richtige Antwort zu geben. Vereinbart wird z. B., dass die Mathe-Aufgaben vollständig und sorgfältig, durch Aufschreiben des Lösungswegs, bearbeitet werden; aber nicht gleich, dass auch die Lösung stimmen muss, denn dafür benötigt das Kind eventuell zusätzliche Anleitungen. Im Rahmen einer systematischen *Verhaltensformung* („Shaping") wird die schrittweise Annäherung an das erwünschte Ergebnis verstärkt. Nachdem ein Kind den Rechenweg beherrscht, wird es nun für korrekte Teillösungen und dann schließlich auch für das richtige Endergebnis belohnt. Das Grundprinzip lautet: Verstärkt wird nur das, was für das Kind auch machbar ist.

- Festzulegen ist, wie das Zielverhalten registriert wird: Von wem wird es festgehalten (z. B. vom Lehrer nach der Mathe-Stunde; von der Mutter zur festgelegten Hausaufgabenzeit)? Und wie wird es dokumentiert (auf einem vorgefertigten Formular, ggf. mit Prozentangaben zum erwünschten Verhalten)?
- Wirksam sind Verstärker nur dann, wenn sie den Vorlieben (Interessen und Hobbys) und Wünschen (z. B. Besuch eines Konzerts) des Kindes oder Jugendlichen entsprechen. Die Verstärker müssen aber auch erzieherisch verantwortbar sein (also kein vermehrter Videokonsum und keine Übersättigung mit Süßigkeiten). Gut umzusetzen sind Verstärkungen mithilfe von Token (Sternchen, Aufkleber, Marken). Wird in absehbarer Zeit (z. B. nach einer Woche) eine vorab festgelegte Anzahl von Token eingesammelt, so können diese gegen eine spürbare Belohnung eingetauscht werden. Dafür bieten sich nicht nur materielle Geschenke an (z. B. kleinere Spielsachen); besonders eignen sich Aktivitäten, die für beide Seiten belohnend wirken (z. B. ein gemeinsamer Besuch des Pony-Hofs). Welche Verstärker eingesetzt werden und nach welchen Regeln ihre Vergabe erfolgt, ist in der Zielvereinbarung für alle Beteiligten nachvollziehbar festzuhalten.
- Zu regeln sind auch die Konsequenzen, die unerwünschtes oder störendes Verhalten nach sich zieht. Regelverletzungen, die nur sporadisch, eher unabsichtlich und kurzzeitig auftreten (z. B. reinrufen; kurz schwätzen; für einen Moment unaufmerksam sein), sollten „gelöscht" werden, denn allein schon die Zuwendung von Aufmerksamkeit kann unerwünschtes Verhalten verstärken. Bei groben Verletzungen (z. B. andere Kinder werden gestört; die Hausaufgabe bleibt unerledigt), können auch Bestrafungen vereinbart werden, bevorzugt im Rahmen eines „Response-Cost-Systems", in dem Token, die bereits erworben wurden, vom vorhandenen „Konto" wieder abgezogen werden.
- Der Wert einer Verstärkung hängt auch davon ab, in welchen Kontext die Konsequenz eingebettet ist. Sättigung vermindert den Wert einer Belohnung (z. B. „Süßigkeiten"). Und aversive Situationen, wie z. B. ein Streit zwischen Eltern und Kind, erhöhen den Stellenwert einer Bestrafung. Dieser Zusammenhang ist bei der Vergabe der Verstärker zu beachten (nach Möglichkeit in einer unaufgeregten Situation).

(3) *Vereinbarung umsetzen und Wirksamkeit überprüfen.* Nachdem eine Übereinkunft erzielt worden ist, wird das erwünschte Verhalten von nun an, so wie vereinbart, verstärkt. Während der „Laufzeit des Vertrags" wird das Zielverhalten regelmäßig registriert. Die Protokollierung erfolgt durch eine Bezugsperson (z. B. die Mutter oder den Vater direkt nach den Hausaufgaben oder durch die Lehrkraft. direkt nach jeder Mathe-Stunde) sowie, sofern die Voraussetzungen dafür erfüllt sind, durch das Kind oder den Jugendlichen selbst. Für diesen Zweck werden einfach handhabbare Beobachtungsbögen vorbereitet (vgl. Abbildung 19.3). Das protokollierte Verhalten wird regelmäßig in Ergebniskonferenzen bespro-

chen. Dort erhalten die Kinder ermutigende Rückmeldungen (z. B. Anerkennung durch die Bezugspersonen; Hervorheben der erreichten Fortschritte) und werden zu selbstbestätigenden Aussagen angeregt („Das habe ich gut hingekriegt!"). Probleme in der praktischen Durchführung werden gemeinsam erörtert und abgestellt.

Mein Detektivbogen

Name: Dominik

Thema: Beteiligung im Mathematikunterricht

Datum	mündliche Beteiligung			Wie war die Situation? Was hast du empfunden?
	0 x	1 x	2 x	
29.11.		X		vorher: irgendwie ungewohnt, habe Angst gehabt nachher: o.k.; bin ein bisschen stolz gewesen
01.12.	X			vorher: eigentlich hatte ich dazu keinen Bock nachher: enttäuscht, Berger war irgendwie sauer
06.12.			X	vorher: war ziemlich nervös nachher: war super! Berger hat mich sogar gelobt
				vorher: nachher:

Abbildung 19.3: Beispiel für einen Beobachtungsbogen, hier ausgefüllt von Dominik

Wurde das Zielverhalten erfolgreich aufgebaut, so empfiehlt es sich, von der kontinuierlichen Verstärkung zu einer Intervallverstärkung überzugehen. Nach jeder Verstärkung wird ein fester oder variabler Zeitraum eingeplant, bevor das Zielverhalten neuerdings belohnt wird. Intervallpläne zielen auf keine weitere Steigerung des Zielverhaltens ab, wohl aber auf seine Verstetigung und Aufrechterhaltung. Im Zuge der erreichten Lernfortschritte können externe Verstärker schrittweise durch *Selbstverstärkungen* abgelöst werden. Die Kinder oder Jugendlichen weisen sich die Token dann selbst zu und ersetzen Belohnungen von außen durch Selbstbekräftigungen (z. B. Selbstlob, Selbstermutigungen, Selbstbelohnungen). Die wirksamste Selbstbekräftigung ist der Stolz, den das Kind erlebt, wenn es seine eigenen Fortschritte und Erfolge sieht und diese internal, d. h. auf die eigene Person oder auf eigene Anstrengung bezogen, attribuiert.

19.4 Hinweise für die organisatorische Umsetzung

Prinzipien des operanten Lernens sind im Unterricht gut umzusetzen und leiten die Ausarbeitung eines geeigneten Verstärkungsplans an. Bei Dominik soll in den Mathe-Stunden die Beteiligung erhöht, provozierendes Verhalten hingegen verringert werden. Dafür bietet sich ein *paralleler Verstärkerplan* an: Beim freiwilligen Melden wird Dominik sozial verstärkt, indem er nach der Stunde dafür ein Lob von seinem Lehrer erhält. Bei zweimaliger Beteiligung erhält Dominik zwei Sternchen in sein Heft. Wenn er zehn Sternchen gesammelt hat, finanziert ihm die Mutter einen Kinobesuch. Leichte Provokationen, die den Unterrichtsfluss nicht allzu sehr stören, werden ignoriert und dadurch gelöscht. Schwerwiegende Störungen werden aktiv unterbunden und „indirekt" durch den Abzug von Sternchen in Dominiks Heft bestraft.

Für die Verhaltensmodifikation in der Schule bietet es sich an, Aktivitätsverstärker einzusetzen. Denn nach dem sogenannten *Premack-Prinzip* gilt: Verhaltensweisen, die nur selten auftreten, können durch Verhaltensweisen verstärkt werden, die mit höherer Wahrscheinlichkeit auftreten. Die Bearbeitung von wenig geliebten Rechenaufgaben lässt sich z. B. verstärken, indem daran anschließend ein beliebtes Bewegungsspiel durchgeführt wird. Auch für die Verhaltensmodifikation in Gruppen (ggf. in der gesamten Schulklasse) lässt sich das Premack-Prinzip gut nutzen.

Was ist zu tun, wenn ein Kind das gewünschte Verhalten nur ganz selten zeigt, sodass es auch nur ganz selten verstärkt werden kann? Dann sind zusätzliche Maßnahmen erforderlich. Fachsprachlich geht es darum, das gewünschte Verhalten zu „evozieren", es also gezielt hervorzurufen, um es sodann unmittelbar zu verstärken. Hier einige Beispiele: Die Lehrperson arbeitet dem Kind bei der Lösung einer Aufgabe aktiv zu. Die Mutter erinnert bei den Hausaufgaben an das gewünschte Verhalten. Eine Lehrperson hebt bisherige Erfolge hervor, verbunden mit der Ermutigung, es mit einer neuen Aufgabe zu versuchen.

Damit die Verhaltensmodifikation im Unterricht gelingen kann, sollte die Beziehung zwischen Lehrkraft und Kind durch Vertrauen und Unterstützung geprägt sein. Die Lehrkraft sollte die Problemlage des Kindes als verhaltensbezogene, situationsabhängige und veränderbare Größe betrachten. Begünstigt wird dies, wenn das Lernverhalten und die Lernergebnisse des Kindes an dessen eigenem Maßstab gemessen werden. Denn kaum etwas motiviert ein Kind mehr, als im Wettbewerb zu sich selbst die eigenen Leistungen zu verbessern. Anspornende und ermutigende Rückmeldungen orientieren sich daher an einer individuellen, auf den Leistungsstand des Kindes abgestimmten Vergleichsnorm (Rheinberg & Krug, 2017).

19.5 Wirksamkeit und Wirksamkeitsbedingungen

Die Wirksamkeit der operanten Verstärkung ist gut belegt. Hier einige Beispiele dafür:

- Im Rahmen einer bis zum 19. Lebensjahr reichenden Längsschnittstudie mit 678 Schüler:innen der ersten Klasse wiesen Bradshaw, Zmuda, Kellam und Ialongo (2009) nach, dass ein präventiv ausgerichtetes und verhaltensorientiertes Klassenraum-Management-Programm („Good Behavior Game“ nach Barrish, Saunders und Wolf, 1969; siehe auch „KlasseKinderSpiel“ von Hillenbrand und Pütz, 2008) vorteilhafte Wirkungen in beeindruckender Breite entfaltete. Die operante Verstärkung der Kinder bei direkter Instruktion und stärkerer Bezugnahme auf die Lehrinhalte war mit besseren Schulleistungen, weniger sonderpädagogischen Hilfen, mehr Schulabschlüssen und mehr College-Einschreibungen verknüpft.
- Im Rahmen einer unterrichtsintegrierten Schreibförderung, an der 117 Viertklässler:innen teilnahmen, fanden Glaser, Palm und Brunstein (2012), dass Schüler:innen mit aggressivem und hyperaktivem Problemverhalten von der Vermittlung von Schreibstrategien (vgl. Kapitel 14) erst dann richtig profitierten, wenn zugleich ihr Arbeitsverhalten durch ein Belohnungssystem verstärkt wurde. Solche Befunde verdeutlichen, dass sich Techniken der operanten Verstärkung sehr gut mit der Vermittlung spezieller Lerninhalte verbinden lassen.
- In einer Metaanalyse zur Wirksamkeit behavioraler vs. non-behavioraler Therapien, die Weisz et al. (2017) auf der Grundlage von 447 Studien mit insgesamt 30.431 Kindern und Jugendlichen durchführten, erwiesen sich operante Ansätze nach dem Urteil der Lehrkräfte, der Eltern und der beteiligten Kinder und Jugendlichen als wirksam. Die Effektstärken lagen zwischen 0.43 und 0.48. Non-direktive Verfahren schnitten nach Auskunft der Kinder und Jugendlichen sowie der Eltern ähnlich positiv ab. Die Lehrkräfte stuften solche Verfahren aber als praktisch wirkungslos ein (Effektstärken nahe 0).
- Aus den Ergebnissen einer Metaanalyse, welche die Wirksamkeit des „Belohnungslernens“ früh belegte, schlussfolgerten Cameron und Pierce (1994), dass Belohnungssysteme äußerst nützlich seien, um Ausdauer und Anstrengung beim (schulischen) Lernen zu fördern. Gerade bei Kindern, die gravierende Lernschwierigkeiten zeigen und eine ablehnende Haltung zum Schulunterricht einnehmen, bietet es sich an, auf bewährte Verfahren der operanten Verstärkung zurückzugreifen. Der Einsatz von Belohnungssystemen ist bei Kindern sehr beliebt. Bei Jugendlichen kann der Übergang zur Selbstverstärkung nahtlos vollzogen werden. Nicht zu unterschätzen ist auch die Wirkung auf die Erziehungspersonen. Denn deren Verhalten wird nun zuverlässiger, ist für das Kind besser vorherzusehen und orientiert sich im Rahmen des „Behandlungsplans“ vorrangig an belohnenden statt bestrafenden Reizen.

19.6 Literatur

Grundlegende Literatur

Lauth, G.W. & Linderkamp, F. (2018). Verhaltenstherapie bei Kindern und Jugendlichen. In G.W. Lauth & F. Linderkamp (Hrsg.), *Verhaltenstherapie mit Kindern und Jugendlichen* (S. 14–34; 4., vollständig überarbeitete Aufl.). Weinheim: Beltz.

McKenna, J.W., Flower, A., Kyung Kim, M., Ciullo, S. & Haring, C. (2015). A systematic review of function-based interventions for students with learning disabilities. *Learning Disabilities Research & Practice, 30*, 15–28. https://doi.org/10.1111/ldrp.12049

Reinecker, H. (1999). Methoden der Verhaltenstherapie. In H. Reinecker (Hrsg.), *Lehrbuch der Verhaltenstherapie* (S. 147–333). Tübingen: dgvt.

Weiterführende Literatur

Bradshaw, C.P., Zmuda, J.H., Kellam, S.G. & Ialongo, N.S. (2009). Longitudinal impact of two universal preventive interventions in first grade on educational outcomes in high school. *Journal of Educational Psychology, 101*, 926–937. https://doi.org/10.1037/a0016586

Cameron, J. & Pierce, W.D. (1994). Reinforcement, reward, and intrinsic motivation: A meta-analysis. *Review of Educational Research, 64*, 363–423. https://doi.org/10.3102/00346543064003363

Glaser, C., Palm, D. & Brunstein, J.C. (2012). Schreibstrategieinstruktion bei Viertklässlern mit und ohne Problemverhalten: Effekte von Selbstüberwachung und operanter Verstärkung auf Schreibleistung und Arbeitsverhalten. *Zeitschrift für Pädagogische Psychologie, 26*, 19–30. https://doi.org/10.1024/1010-0652/a000057

Mazur, J.E. (2006). *Lernen und Verhalten* (6. Aufl.). München: Pearson.

Rheinberg, F. & Krug, S. (2017). *Motivationsförderung im Schulalltag* (6. Aufl.). Göttingen: Hogrefe. https://doi.org/10.1026/01950-000

Skinner, B.F. (1954). The science of learning and the art of teaching. *Harvard Educational Review, 24*, 86–97.

Weisz, J.R., Kuppens, S., Ng, M.Y., Eckshtain, D., Ugueto, A.M., Vaughn-Coaxum, R. et al. (2017). What five decades of research tells us about the effects of youth psychological therapy: A multilevel meta-analysis and implications for science and practice. *American Psychologist, 72*(2), 79–117. https://doi.org/10.1037/a0040360

Material

Barrish, H.H., Saunders, M. & Wolf, M.M. (1969). Good Behavior Game: Effects of individual contingencies for group consequences on disruptive behavior in a classroom. *Journal of Applied Behavior Analysis, 2*, 119–124. https://doi.org/10.1901/jaba.1969.2-119

Hillenbrand, C. & Pütz, K. (2008). *KlasseKinderSpiel: Spielerisch Verhaltensregeln lernen*. Hamburg: Körber Stiftung.

Kubinger, K.D. & Holocher-Ertl, S. (2014). *Adaptives Intelligenz Diagnostikum 3 (AID 3)*. Göttingen: Hogrefe.

Linderkamp, F. (2009). Operante Methoden. In S. Schneider & J. Margraf (Hrsg.), *Lehrbuch der Verhaltenstherapie: Band 3. Störungen im Kindes- und Jugendalter* (S. 209–220). Heidelberg: Springer.

20 Unterrichtsbeteiligung erhöhen

Johann Borchert und Bodo Hartke

Fallbeispiel

Marko (8 Jahre) besucht die zweite Klasse einer Grundschule. Gemeinsam mit seiner jüngeren Schwester lebt er bei seinen Eltern. Im ersten Schuljahr waren seine Leistungen noch gut. Seit Beginn der zweiten Klasse verschlechterten sie sich aber zunehmend. An seinen Hausaufgaben sitzt Marko viel zu lang, manchmal mehrere Stunden, ohne, dass er viel zustande bringt. Auf Anraten der Klassenlehrerin hat die Mutter die tägliche Hausaufgabenzeit jetzt auf 45 Minuten begrenzt. Im Unterricht beansprucht Marko die volle Aufmerksamkeit seiner Klassenlehrerin. Arbeitsanweisungen und Aufforderungen ignoriert er meistens. Stößt er bei der Bearbeitung einer Aufgabe auf Schwierigkeiten, bittet er seine Lehrerin übereilt um Unterstützung. Kann er eine Aufgabe nicht auf Anhieb lösen, gibt er schnell auf und wendet sich auch dann Hilfe suchend an seine Lehrerin: „Ich kann das nicht! Wie geht das?" Am Unterrichtsgeschehen beteiligt sich Marko kaum. Er verhält sich passiv, ist unkonzentriert, zeigt wenig Interesse und wirkt oft verträumt. Manchmal spielt er dann oder malt etwas nebenbei. Direkt stört er den Unterricht aber nicht.

Die Überprüfung seines Leistungsstands ergibt, dass Marko im Lesen wie im Rechnen (u.a. beim Zehnerübergang) Rückstände aufweist. Nach der „Wechsler Intelligence Scale for Children – Fifth Edition" (WISC-V; Wechsler, 2017) liegt seine intellektuelle Leistungsfähigkeit im durchschnittlichen Bereich. Durchschnittlich fallen auch seine Leistungen (Tempo, Güte und Verlauf) im „Differentiellen Konzentrationstest für Kinder" (DKT-K; Funsch & Arias Martin, 2017) aus.

Um den Jungen aktiver in den Unterricht einzubinden, geht die Klassenlehrerin wie folgt vor:

- Sie legt Marko Aufgaben vor, die seinem Leistungsstand entsprechen. Für selbstständiges Arbeiten lobt sie ihn sofort und bestätigt seine Fähigkeiten.
- Sie vereinbart mit Marko, dass er sich mindestens zweimal pro Stunde melden soll. Dafür wird sie Marko jedes Mal entweder mit einem Lob oder durch anerkennendes Nicken bekräftigen.

- Sie händigt Marko einen Protokollbogen aus. Darauf notiert er, wann er die Lehrerin um Hilfe gebeten und ob er diese Hilfe auch wirklich benötigt hat.
- Mit der Mutter vereinbart die Lehrerin, dass Marko zum zügigen und selbstständigen Bearbeiten der Hausaufgaben angehalten werden soll. Wenn Marko seine Aufgaben in der vereinbarten Zeit und mit ausreichender Qualität erledigt hat, erhält er zur Belohnung einen Punkt. Die Punkte sammelt er und tauscht sie gegen Zeiten ein, in denen sein Vater mit ihm spielt.

Vier Wochen nach Beginn der Intervention ist zu beobachten, dass Marko mehr am Unterricht teilnimmt. Drei- bis viermal pro Stunde meldet er sich ganz von sich aus. Wenn er auf Schwierigkeiten stößt, erwartet er immer noch viel Unterstützung von seiner Lehrerin. Bevor die Lehrerin ihm hilft, fordert sie ihn auf, es zuerst noch einmal allein zu versuchen.

20.1 Kurzbeschreibung der Methode und ihres theoretischen Hintergrunds

Unterrichtsbeteiligung umfasst alle Aktivitäten, die Schüler:innen ausführen, um die Aufgaben und Themen einer Unterrichtsstunde zu bearbeiten und zu verstehen. Das Spektrum reicht von passiver Aufmerksamkeit (z. B. Zuhören, Hinschauen), über das Befolgen von Anweisungen (z. B. ein Arbeitsblatt lesen), bis hin zur aktiven Mitarbeit (z. B. sich melden, Fragen stellen, Vorschläge unterbreiten, sich an Gruppendiskussionen beteiligen). Inwieweit Schüler:innen dies gelingt, hängt nicht nur von ihrer Motivation und ihren Vorkenntnissen ab, sondern auch von den jeweiligen situativen Umständen. Unterrichtsbeteiligung wird durch folgende Merkmale begünstigt:

- *Auf der Seite der Schülerin bzw. des Schülers:* schulische Erfolgserlebnisse; fundiertes fachliches, lernstrategisches und metakognitives Wissen; hohe Leistungsmotivation und ein positives Selbstkonzept schulischer Fähigkeiten; gute Konzentrationsfähigkeit; geringe Ängstlichkeit; gut entwickeltes Sozialverhalten
- *Auf der Seite des Unterrichts:* Anforderungen, die auf individuelle Lernvoraussetzungen abgestimmt sind; aktivierende Unterrichtsformen, wie Gruppendiskussionen, Projektarbeit und kooperatives Lernen; systematische Verstärkung des erwünschten Verhaltens (z. B. Lob für gute Mitarbeit); Instruktionen, die eindeutig, klar und gut verständlich sind; Lerninhalte, die Interesse wecken, lebensnah ausgestaltet sind und mit anschaulichen Lernmaterialien unterfüttert werden; ein partnerschaftliches Lernklima, in dem die Schüler:innen an Unterrichtsentscheidungen beteiligt werden
- *Auf der Seite des Elternhauses:* Väter und Mütter, welche die schulischen Interessen ihres Kindes verstärken und darauf achten, dass schulische Aufgaben sorgfältig erledigt werden; Eltern, die auf Lernschwierigkeiten des Kindes ermutigend und unterstützend reagieren

Entsprechend viele Gründe gibt es, warum sich Schüler:innen zu wenig am Unterricht beteiligen. Oft wirken gleich mehrere Faktoren zusammen, wie z. B. Misserfolge, die entmutigen, in Verbindung mit einem Unterricht, der kaum Interesse, Neugier oder Ehrgeiz weckt.

Interventionen zur Steigerung der Unterrichtsbeteiligung setzen an drei Punkten an:
- *Aktives und selbstverantwortliches Verhalten wird durch Belohnung verstärkt.* Dazu setzt die Lehrkraft operante Techniken ein und greift auf Verfahren zum Aufbau und zur Verbesserung selbstkontrollierten Verhaltens zurück (vgl. Kapitel 19).
- *Der Unterricht wird adaptiv gestaltet.* Die Anforderungen werden auf die Lernvoraussetzungen der Schüler:innen, wie z. B. ihr Vorwissen und ihre Interessen abgestimmt. Außerdem werden aktivitätsanregende Lehrmethoden, wie kooperatives und selbstgesteuertes Lernen, eingesetzt.
- *Die Eltern werden darin angeleitet, sich in häuslichen Lernsituationen förderlich zu verhalten.* Sie werden darüber informiert, wie sie ihre Kinder bei der Erledigung der Hausaufgaben unterstützen und belohnen können. Gegebenenfalls werden die erwünschten Vorgehensweisen eingeübt.

20.2 Indikation der Methode

Unterrichtsbeteiligung stellt ein Schlüsselelement erfolgreichen Lernens dar (Ma, Shen, Krenn, Hu & Yuan, 2016). Deshalb ist anzustreben, dass sich möglichst alle Schüler:innen am Unterricht beteiligen.

Darüber hinaus gibt es spezielle Indikationen, wie z. B. bei Schüler:innen mit
- hoher Leistungsängstlichkeit;
- geringer Leistungsmotivation;
- (selektivem) Mutismus;
- erwartungswidrig niedrigen Schulleistungen („Underachievement", vgl. Kapitel 2).

Bei gravierenden Leistungs- und Verhaltensproblemen, wie Aufmerksamkeitsstörungen, Störungen des Sozialverhaltens oder Lese-Rechtschreibschwächen, ergänzt die Förderung der Unterrichtsbeteiligung symptomspezifische Maßnahmen, die im Rahmen einer umfassenden Lern- und/oder Verhaltenstherapie durchgeführt werden.

20.3 Detaillierte Beschreibung des Vorgehens

(1) *Beobachtung der Unterrichtsbeteiligung.* Zunächst stellt sich die Frage, ob im gegebenen Fall eine unzureichende Beteiligung vorliegt. Mithilfe des „Münchener Aufmerksamkeitsinventars" (MAI) von Helmke und Renkl (1992) wird hierzu eine

Verhaltensbeobachtung durchgeführt (vgl „Münchener Aufmerksamkeitsinventar (MAI) nach Helmke und Renkl (1992)).

Münchener Aufmerksamkeitsinventar (MAI) nach Helmke und Renkl (1992)

Der Unterrichtskontext wird nach vier fachlichen (lehrkraftzentrierter Unterricht, Stillarbeit, Tests bzw. Lernzielkontrollen und Übergangsphasen) und vier nicht fachlichen Bereichen (Musik, Klassenführung, prozedurale und private Interaktionen) eingeteilt.

Zur Erfassung des Arbeitsverhaltens im Unterricht werden Zeitstichproben genommen, in denen die Aufmerksamkeit *aller* oder auch *einzelner* Kinder nach den folgenden Kategorien erfasst wird:

- *On-Task passiv:* Die Schüler:innen tun im Unterricht das, was sie tun sollten, z. B. an die Tafel sehen oder eine Aufgabe schriftlich bearbeiten.
- *On-Task aktiv:* Die Schüler:innen zeigen spontanes, selbstinitiiertes Engagement, z. B. sich freiwillig melden oder Fragen stellen.
- *On-Task reaktiv:* Die Schüler:innen reagieren angemessen auf Anforderungen der Lehrkraft, indem sie z. B. eine Frage beantworten oder etwas aufsagen.
- *Off-Task passiv:* Ohne den Unterrichtsverlauf zu stören, werden angebotene Lernmöglichkeiten verpasst, weil eine Schülerin bzw. ein Schüler z. B. geistig abwesend ist oder unter dem Tisch spielt.
- *Off-Task aktiv:* Der Unterrichtsverlauf wird offenkundig gestört. Ein Schüler oder eine Schülerin unterhält sich z. B. laut oder streitet sich mit einer Mitschülerin oder einem Mitschüler.
- *No-Task:* Lernangebote werden weder genutzt noch verpasst, weil momentan keine Aufgabenstellung vorliegt.

Nach einer vorab festgelegten Reihenfolge werden alle Schüler:innen in mehreren Zyklen für jeweils fünf Sekunden beobachtet. Kodiert werden das Aufmerksamkeitsverhalten und die jeweilige Kontextbedingung. Von der Durchführung her ist das Verfahren zeitaufwendig, dafür aber aussagekräftig und sehr zuverlässig (Helmke & Renkl, 1992). Soll ein einzelner Schüler bzw. eine einzelne Schülerin beobachtet werden, so kann der Protokollbogen dafür entsprechend angepasst werden (siehe Anhang am Ende des Kapitels). Die Häufigkeit der On-Task- und Off-Task-Eintragungen gibt Aufschluss über das Ausmaß der Unterrichtsbeteiligung.

(2) *Bedingungsanalyse der unzureichenden Unterrichtsbeteiligung.* Um herauszufinden, warum sich ein Schüler oder eine Schülerin zu wenig am Unterricht beteiligt,

werden Fragen zum Unterricht und dem Verhalten der Schülerin bzw. des Schülers geprüft.

Klassenführung und Unterrichtssituation:
- Stimmen die Unterrichtsanforderungen mit dem Vorwissen und dem Können des Kindes überein?
- Ist der Unterricht angemessen strukturiert (Gliederung in Lernphasen; Passung zwischen Lehrmethoden, Lernmaterialien und Lernzielen)?
- Wird das Kind im Unterricht über- oder unterfordert?
- Versteht das Kind die Anweisungen und Erläuterungen der Lehrkraft?
- Werden (auch kleinere) Beiträge des Kindes positiv aufgenommen und von der Lehrkraft verstärkt?
- Wird die mangelnde Unterrichtsbeteiligung durch negative Verstärkung gefestigt (das Kind wird z.B. „in Ruhe gelassen")?

Verhalten und Leistungsmöglichkeiten der Schülerin bzw. des Schülers:
- Bestehen Leistungsrückstände, die eine erfolgreiche Mitarbeit erschweren?
- Hat das Kind inhaltliche Interessen, die mit schulischen Lernaufgaben verknüpft werden können?
- Weiß das Kind, was von ihm erwartet wird?
- Kann sich das Kind gegen Ablenkungen „abschirmen" und auf eine Aufgabe konzentrieren?
- Verfügt das Kind über die kommunikativen Voraussetzungen zur Mitarbeit (Zuhören, Informationen umsetzen, Gesprächsregeln beachten)?
- Kann das Kind systematisch arbeiten, d.h. nachdem es sich eine Aufgabenstellung erschlossen hat, die betreffende Aufgabe in allen notwendigen Teilschritten bearbeiten und das Ergebnis kontrollieren?
- Kann sich das Kind überschaubare und kurzfristig erreichbare Ziele setzen?
- Traut sich das Kind zu, auch in der Gegenwart anderer Kinder zu arbeiten? Fürchtet es sich vor „Hänseleien" oder vor Kritik?
- Welche Wirkungen haben außerschulische Einflüsse auf das Unterrichtsverhalten des Kindes?

Um diese Fragen zu beantworten, werden Verhaltensbeobachtungen, explorierende Gespräche mit der Klassenlehrkraft, mit dem Schulkind selbst und mit dessen Eltern sowie lernzielorientierte Kurztests durchgeführt. Im Ergebnis sollte die Bedingungsanalyse alle Informationen liefern, um die Schwerpunkte der Förderung im Einzelfall festzulegen.

(3) *Förderung der Beteiligung.* Eine Schülerin bzw. ein Schüler kann sich am Unterricht nur dann beteiligen, wenn sie oder er ...
- ... die sprachlichen Mitteilungen der Lehrkraft, also ihre Anweisungen, Erklärungen und Veranschaulichungen, überhaupt versteht.
- ... Aufgaben erhält, deren Schwierigkeit der eigenen Leistungsfähigkeit in etwa entspricht.

- ... über Lernvoraussetzungen verfügt, die für die Bewältigung der unterrichtlichen Anforderungen unabdingbar sind (z. B. Ausdauer, Konzentration, Kommunikation).

Um eine Passung zwischen individuellen Fähigkeiten und unterrichtlichen Anforderungen herzustellen, empfehlen sich folgende Vorgehensweisen:
- *Innere Differenzierung.* Innerhalb des Klassenverbands werden leistungshomogene Gruppen gebildet, in denen Schüler:innen entsprechend ihrem Kenntnisstand gezielt gefördert werden. Dazu gehören die Anpassung der Aufgabenschwierigkeit an das individuelle Leistungsniveau, gezielte Hilfen durch die Lehrkraft und zusätzliche Unterstützungsangebote für leistungsschwächere Schüler:innen (z. B. gemeinsames tutorielles Lernen; vgl. Kapitel 40).
- *Individualisierung.* Prinzipien der inneren Differenzierung werden hier auf einzelne Schüler:innen angewandt. Voraussetzung dafür ist ein hierarchisch aufbereiteter Lehrstoff und eine fortlaufende, den Lernprozess begleitende Diagnostik. Bei lernschwachen Schüler:innen hat es sich bewährt, individualisierte Lernprogramme mit positiver Verstärkung zu verbinden.
- *Adaptiver Unterricht.* Nach diesem Konzept (siehe Hartke, 2000; Walter, 2008) wird der Unterricht so ausgeführt, dass er den individuellen Lernvoraussetzungen der Schüler:innen entspricht. Mit Kurztests und Arbeitsproben wird die individuelle Leistung erfasst. Danach werden Aufgaben gestellt, die dem Leistungsstand des Schülers bzw. der Schülerin entsprechen. Die Anweisungen sind hoch strukturiert, die Aufgaben werden kleinschrittig aufgebaut. Die Lernzeit wird an die individuellen Fähigkeiten angepasst. Es wird so viel Zeit bereitgestellt (z. B. durch Förderstunden oder Hausaufgabenhilfen), wie dies im Einzelfall für das Erreichen des Lernziels erforderlich ist. Lernfortschritte werden fortlaufend festgehalten. Zudem erhält die Schülerin bzw. der Schüler Lernhilfen (z. B. zur Veranschaulichung von Aufgaben), die den persönlichen Erfordernissen entsprechen. Lernmaterial und Aufgaben werden auf bestehende Interessen abgestimmt. Um selbstständiges Lernen anzubahnen, wird die Schülerin bzw. der Schüler an der Auswahl der Aufgaben und Themen beteiligt (vgl. Kapitel 22).

(4) *Verstärkung angemessenen Unterrichtsverhaltens.* Zur Förderung des unterrichtsbezogenen Verhaltens eignen sich Methoden der kognitiven Verhaltensmodifikation. Damit Marko (aus dem Fallbeispiel) lernt, sein hilfesuchendes und abhängiges Verhalten im Unterricht zu kontrollieren, werden bei ihm Verfahren zur Selbstbeobachtung und Selbstbewertung eingesetzt.

Fallbeispiel

Vor allem in Phasen der Stillarbeit fordert Marko von seiner Klassenlehrerin ständig Hilfen ein. Vereinbart wird, dass er mithilfe eines Protokollbogens, der vier Unterrichtstunden abdeckt, registrieren soll, wie oft er solche Hilfen unbedingt benötigt (Selbstbeobachtung). In den Stillarbeitsphasen vermerkt er durchschnittlich sieben Hilfgesuche.

Daraufhin trifft die Lehrerin mit Marko folgende Regelung:

a) Marko protokolliert *vor* Beginn der Arbeitsphase, ob er mit weniger als sieben Hilfen auskommen wird.
b) Marko kann weiterhin Hilfen bei seiner Lehrerin anfordern. Bevor er dies tut, soll er in seinem Protokoll nun aber folgende Fragen beantworten: „Schaue ich auf meine Aufgabe?", „Denke ich an meine Aufgabe?", „Arbeite ich an meiner Aufgabe?". Nur wenn er diese Fragen allesamt mit „Ja" beantwortet, wird er die Lehrerin um Hilfe bitten.

Am Ende jeder Unterrichtsstunde bewerten Marko und seine Klassenlehrerin, wie erfolgreich die Stillarbeitsphase war: Ob die anfängliche Einschätzung zur Anzahl notwendiger Hilfen realistisch war und wie gut sich Marko beim Arbeiten selbst kontrollieren konnte. Besonders erfolgreiche Stunden werden von der Klassenlehrerin mit Münzverstärkern belohnt (siehe Hartke & Vrban, 2020).

Um gerade auch bei leistungsschwächeren Schüler:innen eine Steigerung der Unterrichtsbeteiligung zu erwirken, werden Rückmeldungen erteilt, die sich an der individuellen Bezugsnorm (Rheinberg & Krug, 2017) orientieren. Dabei wird die momentan erzielte Leistung mit den vorher erbrachten Leistungen verglichen. Bei Verbesserungen wird das Kind gelobt. Außerdem wird ihm mitgeteilt, was es gut gemacht hat. Bei einem Misserfolg wird das Kind auf seine Fehler hingewiesen und die Lösung wird gemeinsam mit ihm erarbeitet. Das Kind sollte sein Arbeitsergebnis sofort korrigieren und dafür auch sofort gelobt werden.

(5) *Kooperation mit den Eltern.* Wichtige Ansatzpunkte für die Zusammenarbeit mit den Eltern sind die Hausaufgaben sowie die Erziehung des Kindes zur Selbstständigkeit. Die Hausaufgaben nehmen stets eine Schlüsselstellung in der Beratung ein. Die Eltern erhalten eine genaue Anleitung, wie sie ihrerseits die Hausaufgaben angehen sollen. Hierzu empfiehlt es sich, nach der in Kapitel 42 dargestellten Methode vorzugehen:

- Mit dem Kind wird geklärt, welche Aufgaben für diesen Tag anstehen.
- Das Kind bestimmt, in welcher Reihenfolge es die Aufgaben bearbeiten will.
- Das Kind gibt an, wie viel Zeit es für jede Aufgabe verwenden will.
- Nachdem die ersten Hausaufgaben erledigt worden sind, wird die Zeit gestoppt (Küchenwecker). Die Qualität der bisher geleisteten Arbeit wird sowohl vom Kind als auch vom betreuenden Elternteil eingeschätzt.
- Wurde die Zeit eingehalten und eine ausreichende Qualität erreicht, wird dafür ein Belohnungspunkt vergeben. Eine bestimmte Anzahl von Punkten kann später (z. B. am Ende der Schulwoche) gegen eine belohnende Aktivität eingetauscht werden (z. B. eine Freizeitaktivität).

- Die Eltern werden professionell beraten (z. B. von einer entsprechend geschulten Lehrkraft) und mit diesem Vorgehen vertraut gemacht.
- Die Lehrkraft sollte regelmäßig Rückmeldungen über das Leistungsverhalten des Kindes an die Eltern geben (z. B. in einem Heft, das eigens für diesen Zweck angelegt wird).

(6) *Evaluation.* Nach sechs bis acht Schulwochen werden Verhaltensbeobachtungen durchgeführt und mit den Ausgangsdaten verglichen. Dafür wird wieder das „Münchener Aufmerksamkeitsinventar" (MAI; Helmke & Renkl, 1992) eingesetzt. Ergänzend sollte festgehalten werden, wie häufig sich eine Schülerin oder ein Schüler in einer Unterrichtsstunde freiwillig meldet – und dies am besten über mehrere Schulwochen hinweg und später nochmals nach einer längeren Zwischenzeit. Wurde vor Beginn der Förderung die „Grundrate" der Meldungen ermittelt, so lassen sich auf diese Weise präzise Aussagen über den Erfolg der Förderung und die Nachhaltigkeit der durchgeführten Interventionsmaßnahme treffen (vgl. Kapitel 30).

Das hier skizzierte Vorgehen zur Steigerung der Unterrichtsbeteiligung haben Hartke und Vrban (2019) in einer Handreichung für Lehrkräfte („Schwierige Schüler: 49 Handlungsmöglichkeiten bei Verhaltensauffälligkeiten") praxisnah dargestellt. Das Material umfasst Hilfen zur Beschreibung des Verhaltens des Kindes in Unterrichtssituationen, zur Zielfindung und zur Handlungsauswahl sowie zur Überprüfung der Wirksamkeit der jeweils getroffenen Maßnahmen.

20.4 Hinweise für die organisatorische Umsetzung

Die Umsetzung des hier beschriebenen Vorgehens erfolgt durch die zuständige Lehrkraft, ggf. mit Unterstützung einer Therapeutin oder eines Therapeuten. Letztere übernimmt Aufgaben in den Bereichen Diagnostik und Evaluation, erstellt den Interventionsplan, stets in Abstimmung mit der Lehrkraft, und überwacht die Durchführung der geplanten Maßnahmen. All dies erfordert regelmäßige Rückmeldungen, Absprachen und ggf. Korrekturen des bereits eingeschlagenen Vorgehens.

20.5 Wirksamkeit und Wirksamkeitsbedingungen

Um das schulische Arbeits- und Sozialverhalten von Schüler:innen, einschl. ihrer Lernmotivation und Eigenverantwortung, zu verbessern, sollten zwei Vorgehensweisen miteinander kombiniert werden: (a) Die Instruktionen der Lehrkraft sollten optimiert und ggf. wirksamer ausgestaltet werden (z. B. hinsichtlich der Klarheit der Instruktionen, der Aktivierung der Lernenden und der Gliederung der Aufgaben und des Lernstoffs) und (b) der Unterricht sollte an die individuellen Voraussetzungen und Bedürfnissen der Lernenden angepasst werden. Sind diese Bedingungen erfüllt, so können im Vergleich zu „unbehandelten" Kontrollklassen dauerhafte Vorteile im Lernen und in der Leistungsentwicklung erzielt werden (Hartke, 2000).

Die angestrebte Unterrichtsbeteiligung sollte mit dem jeweiligen Kind (oder Jugendlichen) zuerst ausgehandelt werden, bevor sie daran anschließend auf die vereinbarte Art und Weise systematisch verstärkt wird (vgl. Kapitel 19, 35 und 36). In einer Wirksamkeitsstudie mit 180 dritten Klassen, in denen jeweils ein leistungsschwaches Kind eine solche Intervention erhielt, konnten substanzielle Fördereffekte im „Verhalten" wie in der „Leistung" (Lesefertigkeiten) nachgewiesen werden (Hartke, Diehl & Vrban, 2008).

20.6 Literatur

Grundlegende Literatur

Hartke, B. (2000). Unterrichtsformen. In J. Borchert (Hrsg.), *Handbuch der Sonderpädagogischen Psychologie* (S. 364–380). Göttingen: Hogrefe.

Hartke, B., Diehl, K. & Vrban, R. (2008). Planungshilfen zur schulischen Prävention – Früherkennung und Intervention bei Lern- und Verhaltensstörungen. In J. Borchert, B. Hartke & P. Jogschies (Hrsg.), *Frühe Förderung entwicklungsauffälliger Kinder und Jugendlicher* (S. 218–234). Stuttgart: Kohlhammer.

Walter, J. (2008). Adaptiver Unterricht erneut betrachtet: Über die Notwendigkeit systematischer formativer Evaluation von Lehr- und Lernprozessen und die daraus resultierende Diagnostik und Neudefinition von Lernstörungen nach dem RTI-Paradigma. *Zeitschrift für Heilpädagogik, 59,* 202–215.

Weiterführende Literatur

Corno, L. & Snow, R.E. (1986). Adapting teaching to individual differences among learners. In M.C. Wittrock (Ed.), *Handbook of research on teaching* (pp. 605–629). New York, NY: Macmillan.

Funsch, K., Arias Martin, B. & Halder-Sinn, P. (2011). Differentieller Konzentrationstest für Kinder (DKT-K): Entwicklung und empirische Überprüfung eines computergestützten Verfahrens zur Erfassung der längerfristigen Konzentrationsfähigkeit. *Diagnostica, 57*(1), 2–16. https://doi.org/10.1026/0012-1924/a000025

Ma, X., Shen, J., Krenn, H.Y., Hu, S. & Yuan, J. (2016). A meta-analysis of the relationship between learning outcomes and parental involvement during early childhood education and early elementary education. *Educational Psychology Review, 28,* 771–801. https://doi.org/10.1007/s10648-015-9351-1

Rheinberg, F. & Krug, S. (2017). *Motivationsförderung im Schulalltag* (4., aktualisierte Aufl.). Göttingen: Hogrefe. https://doi.org/10.1026/01950-000

Wang, M. C. (1992). *Adaptive education strategies: Building on diversity*. Baltimore, MD: Brooks Publishing.

Material

Funsch, K. & Arias Martin, B. (2017). *Differentieller Konzentrationstest für Kinder (DKT-K)*. Göttingen: Hogrefe.

Hartke, B. & Vrban, R. (2019). *Schwierige Schüler: 49 Handlungsmöglichkeiten bei Verhaltensauffälligkeiten* (12. Aufl.). Horneburg: Persen.

Hartke, B. & Vrban, R. (2020). *Schwierige Schüler: 84 Handlungsmöglichkeiten bei Verhaltensauffälligkeiten und sonderpädagogischen Förderbedarf* (3. Aufl.). Horneburg: Persen.

Helmke, A. & Renkl, A. (1992). Das Münchener Aufmerksamkeitsinventar (MAI): Ein Instrument zur systematischen Verhaltensbeobachtung der Schüleraufmerksamkeit im Unterricht. *Diagnostica, 38*, 130–141.

Wechsler, D. (2017). *Wechsler Intelligence Scale for Children - Fifth Edition (WISC-V)*. Frankfurt: Pearson.

20.7 Anhang

Protokollbogen zur Einzelbeobachtung des Aufmerksamkeitsverhaltens in Anlehnung an das „Münchener Aufmerksamkeitsinventar“ (MAI) von Helmke und Renkl (1992)

Beobachtungsbogen Unterrichtsbeteiligung

Fach ____________ Beobachtungsbeginn ________ Beobachtungsende ________

Schüler:in ____________________ Beobachter:in ____________________

Beobachtungszyklus ________ von ________

Nummer des 5-Sekunden-Intervalls	Fachliche und nicht fachliche Kontexte								Unterrichtsbeteiligung					
	☐ Lehrkraftzentrierter Unterricht	☐ Stillarbeit	☐ Test, Lernzielkontrolle	☐ Übergang	☐ Musik	☐ Klassenführung	☐ Prozedurale Interaktionen	☐ Private Interaktionen	1 No-Task	2 Off-Task, aktiv	3 Off-Task, passiv	4 On-Task, passiv	5 On-Task, aktiv	6 On-Task, reaktiv
01														
02														
03														
...														
25														
Gesamt-anzahl														

Kontextnotationen erfolgen bei jeder Veränderung. Notationen zur Beteiligung erfolgen kontinuierlich alle fünf Sekunden.

21 Regelkonformes Verhalten im Unterricht fördern

Gerhard W. Lauth und Henri Julius[1]

Fallbeispiel

Seit einer Woche besuchen Lasse, Lukas und Patrick die vierte Klasse einer neuen Grundschule. Zuvor besuchten sie eine Schule, in der ihre Klassenlehrkraft in den letzten beiden Jahren viermal gewechselt hatte. Alle Jungen kommen aus Familien, in denen beide Eltern berufstätig sind und daher wenig Zeit mit ihren Kindern verbringen können. Im Unterricht fallen Lasse, Lukas und Patrick auf, weil sie immer wieder dazwischenreden, sich unerlaubt vom Platz entfernen und der Lehrerin oftmals nicht zuhören.

Im Verlauf einer Schulwoche erfasst die Klassenlehrerin täglich, wie häufig im Unterricht Regelverstöße auftreten. Wie vermutet, liegt das Störverhalten der drei Jungen weit über dem Klassendurchschnitt. Um dem entgegenzuwirken, erläutert die Lehrerin vor der ganzen Klasse noch einmal die einzuhaltenden Verhaltensregeln. Die einzelnen Regeln, wie z. B. ,,Wenn wir auf dem Platz sitzen, darf nur ein Kind sprechen“ oder ,,Wer etwas sagen will, muss sich vorher melden“, verdeutlicht die Lehrerin mit Beispielen. Im Anschluss beschreibt sie, wie sie als Lehrerin auf Regelverstöße reagieren wird. Die Bandbreite reicht von einfachen Maßnahmen, wie nonverbalen Hinweisen, etwa in Form eines „ermahnenden Blicks“, bis hin zu gravierenden Schritten, wie dem zeitweiligen Ausschluss eines Kindes aus dem Klassengeschehen („Time out“). Zusätzlich verstärkt die Lehrkraft bei Lasse, Lukas und Patrick das erwünschte, also regelkonforme Verhalten, mithilfe eines Token-Programms. Nach drei Wochen zeigt sich, dass die Zahl der Regelverstöße bei den drei Jungen deutlich (um bis zu 80 %) zurückgegangen ist und nun in etwa im Klassendurchschnitt liegt.

---

1 Dieses Kapitel beruht auf der Neubearbeitung eines Beitrags, den Henri Julius für die 2. Auflage (2014) des Bands (Kapitel 22) verfasst hat. Die Bearbeitung für die vorliegende 3. Auflage erfolgte durch den Erstautoren, Gerhard W. Lauth. Henri Julius wird bei diesem Kapitel daher als Zweitautor genannt.

21.1 Kurzbeschreibung der Methoden und ihres theoretischen Hintergrunds

Regelkonformes Verhalten wird im Unterricht begünstigt, wenn die drei folgenden Bedingungen erfüllt sind (Emmer & Evertson, 2012):

- Der Unterricht wird an die Fähigkeiten der Schüler:innen angepasst und unter Berücksichtigung ihrer Bedürfnisse und Interessen ausgestaltet.
- Die Lehrkraft behält während des Unterrichts *alle* Schüler:innen im Blick.
- Die Schüler:innen haben im Unterricht einen leichten Zugang und eine gute Sicht zu häufig verwendeten Materialien und Medien.

Wenn es dennoch zu Regelverstößen kommt, greifen Lehrkräfte auf ein Repertoire an Maßnahmen zurück, mit denen sie Schüler:innen dazu anhalten wollen, die verletzten Regeln wieder einzuhalten. Beispiele für solche *reaktiven Maßnahmen* sind: Den Regelverstoß besprechen; das Störverhalten zum gewünschten Verhalten hin umlenken; Eltern, Kolleg:innen oder Berater:innen hinzuziehen; aversive Kontrolle ausüben (z. B. durch Strafandrohung oder tatsächliche Bestrafung). Die jeweiligen Maßnahmen sind in der subjektiven Theorie der Lehrpersonen verankert (Lauth-Lebens, Lauth & Rietz, 2018). Sie spiegeln persönliche Erfahrungswerte wider und vermitteln ein Gefühl der Sicherheit, was in herausfordernden Situationen, wie z. B. bei Disziplinproblemen, zu tun ist, um regelkonformes Verhalten im Unterricht wiederherzustellen. Vom Standpunkt der Verhaltenslenkung aus gesehen haben reaktive Maßnahmen mehrere Nachteile:

- Sie werden meist erst eingeleitet, wenn die Störung bereits unübersehbar geworden ist.
- Sie erfolgen so spät, dass der tatsächliche Geschehensablauf oft übersehen wird (weil der Ursprung der Störung z. B. unbemerkt blieb).
- Erfolge werden eher zufällig oder nur kurzfristig bewirkt.
- Das eigentlich erwünschte, also regelkonforme Verhalten gerät aus dem Blickfeld.

Mehr Erfolg versprechen *vorausschauende Interventionen*. Diese fördern positive Verhaltensweisen und bilden das gewünschte Verhalten systematisch aus. Zusammengefasst werden solche Maßnahmen unter dem Oberbegriff des „Classroom Management" (Emmer & Sabornie, 2015; Romano & Weinstein, 2022). Die zugehörigen Programme und Strategien konzentrieren sich auf das Zusammenspiel zwischen der jeweiligen Lehrkraft und ihren Schüler:innen. Sie beziehen sich auf die Einführung von Regeln, auf die Verstärkung der Regelbefolgung, auf die Führung des Unterrichts selbst und auf die Gestaltung der Lernumgebung. „Classroom Management" orientiert sich an Prinzipien der pädagogischen Verhaltensmodifikation und gründet sich auf Ergebnissen der empirischen Unterrichtsforschung. Traditionelle Verfahren der Klassenführung, die stark lehrkraftgelenkt ausgerichtet waren, wurden später durch Maßnahmen der „Kooperativen Verhaltensmodifikation" (Redlich & Schley, 1978) ergänzt. „Kooperativ" meint, dass Lehrkräfte und Schüler:innen zusammenwirken, um Konflikte im Klassenzimmer gemeinschaftlich zu lösen. Folglich wirken die Schüler:innen aktiv mit, wenn es um die Analyse von Problemlagen und um die Vereinbarung von Verhaltensregeln im Klassenzimmer geht.

21.2 Indikation der Methoden

„Classroom Management" und „Kooperative Verhaltensmodifikation" streben gleichermaßen regelkonformes Verhalten im Unterricht an. Sie unterscheiden sich in ihrer Ausgangsposition und in ihrem Anspruch an die Selbststeuerung der Schüler:innen:

- Methoden des „Classroom Management" sind der traditionellen (operanten) Verhaltensmodifikation verpflichtet. Selbstkontrolle auf der Seite der Schüler:innen wird nicht vorausgesetzt, wohl aber angestrebt. „Classroom Management" ist angezeigt, wenn Disziplinprobleme im Unterricht auftreten und die Selbststeuerung der Schüler:innen gering ausgeprägt ist.
- In der „Kooperativen Verhaltensmodifikation" steht die Selbststeuerung der Schüler:innen im Vordergrund. Die Schüler:innen müssen in der Lage sein, Unterrichtskonflikte gemeinsam mit ihrer Lehrkraft zu erörtern und zu lösen. Das Vorgehen ist indiziert, wenn gemeinsame sowie wirksame Regeln dafür gefunden werden sollen.

21.3 Detaillierte Beschreibung des Vorgehens

„Classroom Management" zielt darauf ab, für die Schüler:innen einer Klasse eine störungsfreie Lernumgebung zu schaffen, um dadurch die aktive Lernzeit (also die Zeit, in der sich Schüler:innen mit den vorgesehenen Lerninhalten auseinandersetzen) während des Unterrichts zu erhöhen (Cangelosi, 2013). Dafür eignen sich folgende Maßnahmen und Vorgehensweisen:

(1) *Verhalten der Lehrkraft.* Seit Kounins (1970) Pionierarbeit ist bekannt, dass Unterrichtsstörungen mit dem Verhalten der Lehrkraft zusammenhängen. Unterrichtsbeobachtungen zeigten, dass sich Lehrkräfte, deren Klassen wenig Disziplinprobleme, dafür aber hohe Mitarbeit zeigten, durch folgende Merkmale auszeichneten:

- *Allgegenwärtigkeit:* Die Lehrkraft ist zu jeder Zeit auf dem Laufenden, was im Klassenzimmer vor sich geht, und gibt ihren Schüler:innen dies auch zu verstehen. Dazu gehört, dass die Lehrkraft bei Unterrichtsstörungen rechtzeitig und umsichtig eingreift. Sie wendet sich dann an die Verursacher:innen der Störung und nicht an deren Mitläufer:innen bzw. Nachfolger:innen.
- *Überlappung:* Die Lehrkraft löst Disziplinprobleme, ohne das laufende Unterrichtsgeschehen zu unterbrechen. Sie nähert sich beispielsweise zwei miteinan-

der zankenden Schülern räumlich an, spricht dabei aber weiterhin zur Klasse. Würde sie den Unterricht unterbrechen, könnte dies ein Zeitfenster für weiteres Störverhalten öffnen.

- *Reibungslosigkeit und Schwung:* Die Lehrkraft gestaltet die Unterrichtsabläufe unterbrechungsfrei, mit fließenden Übergängen zwischen den einzelnen Lehr- und Lernphasen. Die Tätigkeiten der Schüler:innen folgen zügig aufeinander, sodass zwischenzeitlich (z.B. bei einem Aktivitätswechsel) kein Leerlauf entsteht. Dafür müssen die Schüler:innen zu jedem Zeitpunkt wissen, was sie tun sollen und was von ihnen erwartet wird.
- *Gruppenmobilisierung:* Die Lehrkraft gestaltet den Unterricht so, dass die gesamte Klasse oder zumindest größere Gruppen von Schüler:innen zum Mitdenken und Mitmachen angeregt werden. Beispiel: Eine Frage richtet die Lehrkraft an alle Schüler:innen, statt nur an ein ganz bestimmtes Kind, sodass alle in der Klasse geistig aktiv sind.

(2) *Einführung und Einhaltung von Regeln.* Wenn regelkonformes Verhalten gefördert werden soll, müssen zuerst Regeln für die Klassengemeinschaft eingeführt werden. Im Grundschulalter sollte die Anzahl der Regeln auf höchstens sechs beschränkt werden. Jede Regel sollte positiv, also in Gebotsform, statt als Verbot ausgedrückt werden, also z.B. in folgender Form:

- „Wenn die Lehrerin (oder der Lehrer) etwas sagt, sehen die Kinder die Lehrerin (oder den Lehrer) an und hören aufmerksam zu. Die gleiche Regel gilt, wenn eine Schülerin oder ein Schüler im Unterricht etwas mitteilt."
- „Wenn ein Kind etwas sagen möchte, meldet es sich zuerst und wartet dann ab, bis die Lehrerin (oder der Lehrer) das Kind auch aufruft."

Gerade bei Kindern im Grundschulalter ist darauf zu achten, dass sie die Regeln gut verstanden haben. Daher ist es sinnvoll, jede Regel mit Beispielen zu verdeutlichen. Damit Klassenregeln angenommen werden, sollten sie nicht einfach vorgeschrieben werden. Vielmehr sollten die Schüler:innen an der Erarbeitung der Regeln beteiligt werden.

Sind die Regeln festgelegt, gilt es im nächsten Schritt zu vereinbaren, welche Folgen ein etwaiger Regelverstoß nach sich ziehen wird. Die einzelnen Maßnahmen werden nach gestufter Eindringlichkeit vorgehalten: Leichte, eher alltägliche Regelverstöße werden nach dem Prinzip der „geringsten Intervention" (Slavin, 2006, S. 365) pariert. Führt dies nicht zum Ziel, werden nachdrücklichere Maßnahmen ausgeführt (Slavin, 2006):

- *Nonverbale Signale senden:* Zu den „unaufdringlichsten" Interventionen gehört, wenn die Lehrkraft mit nonverbalen Hinweisen, etwa in der Form eines „strengen Blicks", auf die Regelverletzung reagiert. Auf diese Weise kann die Lehrkraft Störungen schon in ihrer Entstehungsphase unterbinden, ohne dass die Aufmerksamkeit der anderen Schüler:innen vom Unterricht abgelenkt wird.

- *Regelgemäßes Verhalten verstärken:* Die Lehrkraft verstärkt entweder direkt bei dem fraglichen Kind oder stellvertretend bei dessen Mitschüler:innen das gewünschte, regelkonforme Verhalten. Damit erhöht sie die Wahrscheinlichkeit, dass ein mit dem Fehlverhalten unvereinbares Verhalten von nun an häufiger auftreten wird. Zugleich sinkt die Auftretenshäufigkeit der Regelverstöße.
- *Verbales Ermahnen:* Die Lehrkraft erinnert an die verletzte Regel, indem sie eine Ermahnung ausspricht. Zunächst nur einmal, aber sofern dies nichts bewirkt, auch mehrmals. Die Ermahnungen sollten dem Störverhalten unmittelbar folgen. Sie sollten das kritische Verhalten ansprechen, ohne die persönlichen Eigenschaften des Kindes oder Jugendlichen herabzuwürdigen.
- *Strafen:* Erst wenn all dies nichts hilft, werden negative Konsequenzen in Aussicht gestellt. Die Ankündigung erfolgt in der Form „entweder - oder", d.h. entweder kehrt ein Schüler bzw. eine Schülerin zum regelkonformen Verhalten zurück oder er bzw. sie nimmt unangenehme Folgen in Kauf. Die Bestrafung sollte von kurzer Dauer sein, als mäßig unangenehm empfunden werden und in zeitlicher Nähe mit ihrer Ankündigung umgesetzt werden (vgl. Kasten „Bestrafung"). So könnte ein Schüler oder eine Schülerin, der oder die mehrmals, aber erfolglos ermahnt wurde, andere bei der Stillarbeit nicht zu stören, dadurch bestraft werden, dass ihm oder ihr in der Pause eine Arbeit im Dienste der Klassengemeinschaft auferlegt wird. Um glaubwürdig zu bleiben, muss eine bereits angekündigte, aber nicht beachtete Strafankündigung dann auch konsequent umgesetzt werden.

Bestrafung

Wie schon Skinner (1968) erkannte, liegt ein Nachteil der Bestrafung darin, dass sie Wut oder Angst auslösen kann. In der Folge wird das Lernen beeinträchtigt und die Einstellung zu Schule und Unterricht trübt sich ein. Sind Bestrafungen unumgänglich, so sollte die Lehrkraft beachten, dass der Schüler bzw. die Schülerin ...

- ... genau weiß, für welches Verhalten er oder sie bestraft wird.
- ... im Moment der Bestrafung nicht emotional aufgewühlt ist.
- ... nach der Bestrafung zügig in das Unterrichtsgeschehen eingebunden wird, ohne dass der Regelverstoß nochmals kritisiert wird.
- ... die Strafe möglichst bei Beginn des Fehlverhaltens und nicht erst nach seiner Beendigung erhält.
- ... stets auch für positives, also regelkonformes Verhalten gelobt bzw. verstärkt wird.

(3) *Analyse der Ursachen von Regelverstößen.* Häufen sich Regelverstöße in der Klasse, so sollten die Ursachen dafür geklärt werden. Die funktionale Analyse (siehe Anhang A in diesem Band) des Problemverhaltens umfasst zwei Aspekte:

- Das (unerwünschte) Zielverhalten wird operationalisiert (reinrufen, umherlaufen, schwätzen) und durch die Erhebung einer Grundrate (vgl. Kapitel 30) im Hinblick auf die Häufigkeit und Intensität seines Auftretens näher bestimmt.
- Die vorausgehenden Bedingungen und die nachfolgenden Konsequenzen, die das Zielverhalten auslösen und verstärken, werden präzise ermittelt. Bei der Analyse der verstärkenden Momente sollte das Augenmerk nicht nur auf die Lehrkraft, sondern auch auf die Mitschüler:innen gerichtet werden (vgl. „Ungewollte Verstärkung von Regelverstößen“).

Ungewollte Verstärkung von Regelverstößen

Lehrkräfte können Regelverstöße ungewollt verstärken, indem sie der betreffenden Schülerin bzw. dem betreffenden Schüler (erst) nach dem Verstoß ihre volle Aufmerksamkeit widmen. Eine andere, kaum zu überschätzende Verstärkerquelle bilden Mitschüler:innen, die das an sich störende Verhalten eines Kindes (z. B. herumkaspern im Unterricht) durch Zuwendung, Aufmerksamkeit und Anerkennung wirksam belohnen können.

Grundsätzlich gilt: Je häufiger und regelmäßiger eine Konsequenz auf ein bestimmtes Verhalten gefolgt ist, desto leichter lässt sich das infrage stehende Verhalten auch wieder abbauen. Eine intermittierende Verstärkung, die dann auch noch unregelmäßig auf das Verhalten folgt, macht das unerwünschte Zielverhalten löschungsresistent.

Negative Verstärkung liegt vor, wenn es Schüler:innen gelingt, durch Regelverstöße dem als unangenehm erlebten Unterricht zu „entkommen“. Wenn ein Schüler bzw. eine Schülerin kurzzeitig aus dem als langweilig empfundenen Unterricht ausgeschlossen wird, so kann dies, wenngleich kontraintuitiv, dazu führen, dass das eigentlich abzubauende Fehlverhalten aufrechterhalten wird (weil der Ausschluss eben nicht als Strafe wirkt, sondern eine aversive Situation zumindest vorübergehend beendet wird).

(4) *Regelüberschreitungen vermindern.* Hierzu bieten sich folgende Maßnahmen der pädagogischen Verhaltensmodifikation an:

- Regelüberschreitungen sollte jeglicher Belohnungswert entzogen werden. Beispiel: Das Störverhalten wird von der Mathematiklehrerin umfassend beachtet, was zugleich ein Fortschreiten im Unterricht verhindert. Das Störverhalten wird (negativ) verstärkt, weil es den Wegfall einer unangenehmen Situation zur Folge hat. Wirksamer wäre es, wenn die Mathe-Lehrerin (a) möglichst viele Schüler:innen zu positiven Reaktionen veranlassen könnte und (b) jeden gelungenen Unterrichtsbeitrag durch Lob und Ankerkennung verstärken würde.
- Regelkonformes Verhalten sollte durch positive Verstärkung gefestigt und weiter aufgebaut werden. Dieses Ziel lässt sich durch den Einsatz von Token-

Programmen (vgl. Kapitel 19 und 35) erreichen. Wurde ein solches Programm erst einmal verankert, können Schüler:innen bei Regelübertretungen mit Entzug von Verstärkern bestraft werden. Für die verschiedenen Arten von Regelverstößen wird eine vorher festgelegte Anzahl von Token entzogen. Diese Form der Bestrafung ist weniger aversiv als die direkte Bestrafung, in der ein Strafreiz gesetzt wird. Die negativen Begleiterscheinungen (Trotz, Unwilligkeit, Widerspruch, Ärger), die mit der direkten Bestrafung verbunden sind, werden durch dieses Vorgehen mindestens abgeschwächt.
- Wenn die Einhaltung von Regeln durch Verstärkung belohnt und der Verstoß gegen Regeln durch den Entzug von Token bestraft wird, sollte man einen Kontingenzvertrag abfassen, der die Verhaltensziele und die dazugehörigen Verhaltensweisen und Konsequenzen festhält. Der Vertrag sollte auf dem Prinzip der Freiwilligkeit beruhen und die Zustimmung aller Beteiligten finden (vgl. Kapitel 36).

(5) *Kooperative Verhaltensmodifikation.* Operante Methoden der Verhaltensmodifikation wurden kritisiert, weil sie ihren Akzent auf die Fremdsteuerung und Fremdkontrolle des Verhaltens, hier von Schüler:innen im Klassenzimmer, setzen. Redlich und Schley (1978) griffen diese Kritik auf und entwickelten einen Ansatz zur „Kooperativen Verhaltensmodifikation". Unterricht sollte demzufolge die Selbststeuerungsfähigkeit der Kinder oder Jugendlichen stärken. Dies geschieht, indem Verhaltensregeln „kooperativ", d.h. im Zusammenwirken der Lehrkraft mit allen Schüler:innen der Klasse ausgehandelt, festgelegt und beschlossen werden. Unabdingbare Voraussetzung dafür ist, dass die Beziehung zwischen Lehrkraft und Schüler:innen durch ein Mindestmaß an Vertrauen und Verlässlichkeit geprägt ist (Julius, 2001). Der Ablauf lässt sich wie folgt skizzieren:
- Wie in einschlägigen Modellen zum Problemlösen vorgesehen (siehe Lauth, 2008), erfolgt zuerst eine Analyse des anliegenden Problems (Regelübertretungen im Unterricht) und zwar sowohl aus der Perspektive der Lehrkraft wie auch aus der Perspektive der einzelnen Schüler:innen.
- Als Ergebnis eines Aushandlungsprozesses setzt sich die Klassengemeinschaft (Lehrkräfte und Schüler:innen) sodann Ziele, auf die sich alle Beteiligten geeinigt haben und von denen sich die Klasse, einschl. der Lehrkraft, eine Änderung der unbefriedigenden Ausgangssituation verspricht.
- Um die miteinander geteilten Ziele zu erreichen, werden Verhaltensregeln sowohl für die Schüler:innen als auch für die Lehrkraft vereinbart (z.B. „Alle Schüler:innen beteiligen sich in jeder Stunde aktiv am mündlichen Unterricht"). Auch für Lehrkräfte können diese Regeln mitunter herausfordernd sein, insb. wenn sie in die Gestaltung des Unterrichts eingreifen (der z.B. abwechslungsreicher und aktivierender gestaltet werden soll).
- Die Kontrolle, ob die vereinbarten Regeln eingehalten werden, obliegt nicht mehr einseitig der Lehrperson, sondern wird, gestützt auf die Selbstbeobachtungen und Selbstbewertungen der Schüler:innen, in die Hände der gesamten

Klassengemeinschaft gelegt. Die Beobachtungen werden durch Grafiken oder Schaubilder klassenöffentlich gemacht. Die Auswertung erfolgt in „Klassenkonferenzen", in denen auch ein Änderungsbedarf festgestellt werden kann.

21.4 Hinweise für die organisatorische Umsetzung

Die Regeln zum Verhalten im Unterricht sollten gleich zu Beginn des Schuljahres ausgehandelt und vereinbart werden. Denn gerade die ersten Tage des Schuljahres sind ganz entscheidend, um eine Klassenordnung ins Leben zu rufen und fest zu verankern (Emmer, Evertson & Anderson, 1980).

Programme zur Verhaltensmodifikation lassen sich sowohl auf einzelne Schüler:innen als auch auf die gesamte Klasse anwenden. Vor allem im erstgenannten Fall ist es angebracht, die Eltern zu informieren und in das Programm einzubeziehen. Dafür bietet es sich an, das regelkonforme Verhalten des Kindes in tabellarischer Form, z.B. mit einer Tagesbilanzkarte (siehe Abbildung 21.1), festzuhalten. Die

Tagesbilanz

für: ______________________________

in der Woche von: ______________________________

Bitte Anweisungen und Kommentare auf der Rückseite notieren.

Vereinbartes Verhalten	Montag	Dienstag	Mittwoch	Donnerstag	Freitag
Kam pünktlich aus der Pause zurück					
Stellte die erteilten Aufgaben in der vorgesehenen Zeit fertig					
Arbeitete im Unterricht aktiv mit					

Einzutragen je Tag: 1 Punkt (gar nicht erfüllt) bis 10 Punkte (vollständig erfüllt)

Unterschriften der Eltern:

Montag: ______________________

Dienstag: ______________________

Mittwoch: ______________________

Donnerstag: ______________________

Freitag: ______________________

Abbildung 21.1: Beispiel für eine Tagesbilanzkarte („Daily Report Card")

Tabelle wird den Eltern vorgelegt. Wenn das Kind einen vereinbarten Wert für das erwünschte Verhalten erreicht hat, wird es von seinen Eltern belohnt. Denn die Eltern verfügen über weitaus wirkungsvollere Verstärker (z. B. Freizeitaktivitäten) als die Lehrperson.

Werden Programme zur Verhaltensmodifikation „universell" auf ganze Klassen angewendet, so erfolgt dies meist unter Rückgriff auf ein Münzverstärkungskonzept (Token-Programm). Bei einem solchen Ansatz können alle Kinder in der Klasse für regelkonformes Verhalten Token sammeln und gegen vorab festgelegte Verstärker (z. B. zusätzliche Spielzeiten) eintauschen. Bei Gruppenkontingenz-Programmen wird die gesamte Klasse belohnt, sofern *alle* Schüler:innen das erwünschte Verhalten gezeigt haben. Trifft dies bei nur einem Kind oder Jugendlichen nicht zu, so entfällt für alle die Belohnung. Bei diesem Vorgehen sind Vorkehrungen zu treffen, damit einzelne Schüler:innen nicht drangsaliert werden, sofern sie das erwünschte Verhalten nicht gezeigt haben.

21.5 Wirksamkeit und Wirksamkeitsbedingungen

Dass „Classroom Management" nützlich ist, leuchtet auf den ersten Blick ein. Regelverstöße werden seltener, die aktive Lernzeit wird erhöht und die Qualität der sozialen Interaktionen, sei es zwischen den Schüler:innen oder zwischen den Schüler:innen und ihrer Lehrkraft, nimmt zu. Neuere Studien stützen diese Vorstellung, dämpfen aber überzogene Erwartungen. In einer Metaanalyse untersuchten Korpershoek, Harms, de Boer, van Kuijk und Doolaard (2016) die Wirksamkeit von Strategien und Programmen des „Classroom Management" auf ein breites Spektrum an Erfolgskriterien (Verhalten, Leistungen, sozial-emotionales Lernen). Insgesamt ermittelten sie eine Wirksamkeit, die signifikant und positiv ausfiel, von der Höhe her aber nur knapp die untere Grenze eines schwachen Effekts übertraf ($g = 0.22$). Mäßig positive Effekte berichteten auch Herman, Reinke, Dong und Bradshaw (2022) für ein in den USA weit verbreitetes „Classroom Management" Programm (CHAMPS), wobei positive Effekte, z. B. auf die Englischleistung, durch einen Anstieg der aktiven Lernzeit („Time on Task") bewirkt wurden. Lehrkräfte, die sich in ihrer Klassenführung verbessern möchten, benötigen Schulungen und Trainings, die umso effektiver sind, je eher sie ein individualisiertes Coaching-Konzept anbieten, bei dem die Probleme aus Sicht der Lehrkraft im Vordergrund stehen und neu entwickelte Lösungsansätze in der Praxis umgesetzt werden (Garrett, Citkowicz & Williams, 2019).

Insgesamt ist „Classroom Management" für erfolgreiches Lernen im Klassenzimmer notwendig, wohl aber nicht hinreichend. Gerade für Kinder mit Lernschwächen ist die Erhöhung der aktiven Lernzeit wesentlich, um wieder Anschluss an schulische Standards zu finden (vgl. Kapitel 1). Was hinzutreten muss, ist die effektive Nutzung der Zeit durch die Auswahl von passenden Lerninhalten, Unterrichtsmethoden und Fördermöglichkeiten sowie, in gravierenden Fällen, von lerntherapeutischen Interventionen, die unter der Anleitung von professionell ausgebildeten Fachkräften umgesetzt werden.

21.6 Literatur

Grundlegende Literatur

Emmer, E.T. & Sabornie, E.J. (Eds.). (2015). *Handbook of classroom management*. New York, NY: Routledge.

Kounin, J. (1970). *Discipline and group management in classrooms*. New York, NY: Holt, Reinhart and Winston.

Redlich, A. & Schley, W. (1978). *Kooperative Verhaltensmodifikation*. München: Urban & Schwarzenberg.

Weiterführende Literatur

Cangelosi, J.S. (2013). *Classroom management strategies: Gaining and maintaining students' cooperation* (7th ed.). New York, NY: Wiley.

Emmer, E.T. & Evertson, C.M. (2012). *Classroom management for middle and high school teachers* (9th ed.). Needham Heights, MA: Allyn & Bacon.

Garrett, R., Citkowicz, M. & Williams, R. (2019). How responsive is a teacher's classroom practice to intervention? A meta-analysis of randomized field studies. *Review of Research in Education, 43*(1), 106–137. https://doi.org/10.3102/0091732X19830634

Herman, K.C., Reinke, W.M., Dong, N. & Bradshaw, C.P. (2022). Can effective classroom behavior management increase student achievement in middle school? Findings from a group randomized trial. *Journal of Educational Psychology, 114*(1), 144–160. https://doi.org/10.1037/edu0000641

Korpershoek, H., Harms, T., de Boer, H., van Kuijk, M. & Doolaard, S. (2016). A meta-analysis of the effects of classroom management strategies and classroom management programs on students' academic, behavioral, emotional, and motivational outcomes. *Review of Educational Research, 86*(3), 643–680. https://doi.org/10.3102/0034654315626799

Lauth, G.W. (2008). Problemlösen. In G.W. Lauth, F. Linderkamp, S. Schneider & U.B. Brack (Hrsg.), *Verhaltenstherapie mit Kindern und Jugendlichen* (S. 616–624). Weinheim: Beltz.

Lauth-Lebens, M., Lauth, G.W. & Rietz, C. (2018). Subjektive Theorien von Lehrpersonen über schwierige Unterrichtssituationen. *Lernen und Lernstörungen, 7*(4), 253–262. https://doi.org/10.1024/2235-0977/a000228

Slavin, R. (2006). *Educational psychology: Theory and practice* (8th ed.). Boston, MA: Allyn & Bacon.

Material

Emmer, E.T., Evertson, C. & Anderson, L. (1980). Effective classroom management at the beginning of the school year. *Elementary School Journal, 80,* 219–231. https://doi.org/10.1086/461192

Julius, H. (2001). Bindungstheoretisch abgeleitete Interventionen für die schulische Arbeit mit verhaltensgestörten Kindern. *Heilpädagogische Forschung, 26,* 175–192.

Romano, M. & Weinstein, C.A. (2022). *Elementary classroom management: Lessons from research and practice* (8th ed.). New York, NY: McGraw-Hill.

Skinner, B.F. (1968). *The technology of teaching.* New York, NY: Appleton-Century-Crofts.

22 Förderung von Interessen

Ulrich Schiefele

Fallbeispiel

Der in einer Erziehungsberatungsstelle tätige Lerntherapeut betreut eine Gruppe von fünf Schüler:innen der 7. Klasse einer Realschule. Ihre Lernaktivität innerhalb, aber auch außerhalb des Unterrichts ist nach Aussage der Klassenlehrerin sehr mangelhaft. Sie zeigen keinerlei Beteiligung am Unterricht und machen ihre Hausarbeiten, falls überhaupt, nur sehr unvollständig. Besonders gravierend sind ihre Defizite in den Fächern Mathematik und Physik. Hier haben sich ihre Leistungen im laufenden Schuljahr dramatisch verschlechtert, sodass bei einigen die Versetzung gefährdet ist. Eine diagnostische Untersuchung ergibt, dass die kognitiven Fähigkeiten der beteiligten Schüler:innen durchgehend unauffällig sind. In einem Gespräch wird jedoch deutlich, dass ihre Einstellung zur Schule, besonders aber zum mathematisch-naturwissenschaftlichen Unterricht, gleichgültig bis ablehnend ist. Sie vermögen dem Lernstoff keinerlei Bedeutung abzugewinnen, wissen nicht, „wofür all die komplizierten Berechnungen gut sein sollen", und lernen nur, wenn es unbedingt nötig ist (z.B. unmittelbar vor einer Klassenarbeit). Die Klassenlehrerin berichtet, dass ihre Versuche, diese Schüler:innen durch gutes Zureden und mahnende Hinweise zum Lernen zu motivieren, erfolglos geblieben sind. Sie zeigten keinerlei freiwillige Mitarbeit, wirkten gelangweilt und wiesen mittlerweile deutliche Rückstände gegenüber ihren Mitschüler:innen auf.

Der Lerntherapeut vereinbart mit den Schüler:innen, diese Rückstände in einem Nachhilfeprogramm (zwölf einstündige Gruppentreffen) aufzuholen, das ihr Interesse an Mathematik und Physik wecken soll. In den Sitzungen werden schulische Lerninhalte mit lebenspraktischen Anwendungen und Freizeitinteressen verknüpft *(persönliche Bedeutsamkeit)*. Die Schüler:innen erhalten Gelegenheit, Aufgaben selbst auszuwählen *(Selbstbestimmung)*, werden aber dazu angehalten, die Schwierigkeit so zu dosieren, dass die Aufgaben für sie mit Anstrengung zu bewältigen sind *(Kompetenz)*. Während und nach der Bearbeitung erhalten sie von dem Lerntherapeuten Rückmeldungen zu ihrem Vorgehen.

Lernfortschritte werden lobend anerkannt, Schwierigkeiten gemeinsam in der Gruppe diskutiert. Die Schüler:innen bearbeiten Aufgaben im Team *(soziale Einbindung)*, wobei jedes Mitglied die eigenen Lösungsideen erläutert und dazu von den anderen Mitgliedern Rückmeldungen und Hilfestellungen erhält.

Als Ergebnis der Intervention ist festzustellen, dass die Schüler:innen Freude an den Gruppensitzungen und allmählich auch an der Bearbeitung der Aufgaben entwickeln. Sie arbeiten zuerst zögerlich, dann aber immer häufiger auch freiwillig und aktiv mit. Darüber hinaus melden sie sich z. B. von sich aus zu Wort und haben weniger Angst, etwas Falsches zu sagen. Ihre Lehrerin berichtet, dass sie nun auch im Schulunterricht aktiver mitarbeiten. Sie melden sich, machen eigene Vorschläge, wie eine Aufgabe zu lösen ist, und fertigen ihre Hausarbeiten mit größerer Sorgfalt an. Ihre Lernrückstände haben sie auch nach zwölf Stunden nicht völlig aufholen können. Aber zumindest die Versetzung ist, wie die Klassenlehrerin mitteilt, jetzt bei keinem von ihnen mehr gefährdet.

22.1 Kurzbeschreibung der Methode und ihres theoretischen Hintergrunds

Im Bereich des schulischen Lernens äußert sich Interesse darin, dass eine Schülerin bzw. ein Schüler einem Lerngegenstand, dies kann ein ganzes Unterrichtsfach oder ein spezielles Aufgabengebiet sein, hohe Wertschätzung entgegenbringt und die Beschäftigung damit emotional als befriedigend erlebt. Interesse ist daran erkennbar, dass sich eine Schülerin bzw. ein Schüler freiwillig, intensiv und über längere Zeit mit einem Thema beschäftigt (z. B. auch in der Freizeit), dabei positive Gefühle erlebt (Lernfreude), von sich aus mehr über das Thema erfahren will (Neugier) und das eigene Wissen und Können fortlaufend erweitern möchte (Kompetenzzuwachs; Krapp, 1998, 2018; Schiefele, 2009). Eine zentrale Voraussetzung dafür ist, dass eine Lerntätigkeit mit der Erfüllung grundlegender Bedürfnisse nach *Kompetenz*, *Selbstbestimmung* und *sozialer Einbindung* verbunden wird (Deci & Ryan, 2002). Im Schulunterricht werden diese Bedürfnisse zufriedengestellt, wenn Schüler:innen

- positive Rückmeldungen zu ihrer Kompetenz erhalten (z. B. in Form von anerkennenden Äußerungen über ihre Lernfortschritte),
- bestimmte Aspekte des Unterrichtsgeschehens selbst beeinflussen können (z. B. die Auswahl der Themen und Aufgaben) und
- von ihren Lehrkräften partnerschaftlich, statt autoritär und bevormundend, behandelt werden.

Desinteresse liegt hingegen vor, wenn einem Lerngegenstand keinerlei persönliche Bedeutung zugemessen wird (vgl. „Merkmale von Desinteresse an einem

Unterrichtsfach"). Gelernt wird dann allenfalls unter Zwang, z. B. wegen der Androhung einer bestimmten Bestrafung (Ausgehverbot, Kürzung des Taschengelds) oder generell, um negative Konsequenzen des „Nichtstuns" zu vermeiden (z. B. eine schlechte Prüfungsleistung wegen fehlender Vorbereitung; siehe Prenzel, 1997). Selbst dann erfolgt die Beschäftigung mit dem Lerngegenstand nur oberflächlich (weil Lerninhalte z. B. nur auswendig gelernt werden), tritt nur sporadisch auf (z. B. immer kurz vor einer Prüfung) und umfasst keine Reflexion des eigenen Tuns (das Lernen wird z. B. nicht geplant und in seinen Ergebnissen nicht auf Fehler überprüft). Desinteresse kann fachspezifisch sein, wie im Fall einer ausgeprägten Abneigung gegenüber einem bestimmten Unterrichtsfach. Desinteresse kann aber auch mehrere oder sogar alle Unterrichtsfächer in der Schule betreffen. Im Extremfall stellt sich ein Zustand völliger „Demotivation" ein, etwa weil sich eine Schülerin oder ein Schüler in der Schule völlig überfordert fühlt, unter starker Angst leidet oder eine depressive Störung ausgebildet hat.

Merkmale von Desinteresse an einem Unterrichtsfach

Die Schülerin bzw. der Schüler ...

- ... stuft das betreffende Fach für sich als nutz- und bedeutungslos ein.
- ... zeigt von sich aus keinerlei freiwillige Lernaktivitäten.
- ... lernt ausschließlich „fremdgesteuert", d. h. auf äußere Veranlassung hin.
- ... erlebt die Beschäftigung mit dem Lerngegenstand als langweilig und mühevoll.
- ... macht sich keine eigenständigen Gedanken, die aber notwendig wären, um neu aufgenommene Informationen mit dem eigenen Vorwissen zu verknüpfen.
- ... setzt nur Lernstrategien ein, die wenig aufwendig sind (z. B. Auswendiglernen) und bestenfalls das absolut erforderliche Minimum an Leistung sichern.

Aus den beiden folgenden Gründen kann mangelndes Interesse an den in der Schule gelehrten Fächern die schulische Laufbahn eines Kindes oder Jugendlichen gravierend beeinträchtigen (Schiefele & Wild, 2000):

1. Interesse beeinflusst sowohl die Quantität als auch die Qualität von Lernhandlungen (Schiefele, 2009). Der quantitative Effekt besteht darin, dass interessierte Schüler:innen schon von sich aus sehr viel mehr Zeit für das Lernen, hier in einem bestimmten Schulfach, verwenden als desinteressierte Schüler:innen. Letztere lernen und üben weniger, sodass sich mit der Zeit gravierende Lernrückstände einstellen. Der qualitative Effekt besteht darin, dass interessierte Schüler:innen, im Vergleich zu solchen, die desinteressiert sind, deutlich

anspruchsvollere Maßstäbe an das eigene Lernen anlegen. Beim Lernen aus Sachtexten geht es ihnen z. B. darum, Zusammenhänge zu erkennen, wichtige von nebensächlichen Aspekten zu unterscheiden und das neu erworbene Wissen auf veränderte Aufgabenstellungen anzuwenden. Hierzu setzen sie Strategien der Tiefenverarbeitung ein, wie z. B. die zentralen Aussagen eines Textes in ihrer Beziehung zueinander mithilfe einer grafischen Darstellung herauszuarbeiten. Außerdem zeigen sie ein hohes Maß an „metakognitiver Aktivität" beim Lernen: Sie planen ihr Vorgehen gründlich, überwachen ihre Lernfortschritte regelmäßig und setzen sich mit Fehlern intensiv auseinander (vgl. Kapitel 27). Bei desinteressierten Schüler:innen sind solche Vorgehensweisen nur sehr selten zu beobachten. Ist die Lernaktivität schon vom Umfang her viel zu gering und erfolgt die Bearbeitung der Aufgaben dann auch noch oberflächlich, so können sich aus dieser Kombination sehr rasch tiefgreifende Defizite im Wissen und Verstehen eines Unterrichtsfachs entwickeln. Die daraus folgenden Misserfolgserlebnisse verstärken zusätzlich das ohnehin schon vorhandene Desinteresse.

2. Interessen beeinflussen persönliche Entscheidungen, die in der Bildungslaufbahn getroffen werden (Krapp, 1998). Welche Leistungskurse in der gymnasialen Oberstufe gewählt werden, hängt z. B. ganz entscheidend von den Interessen der Schüler:innen ab. Bei fehlendem Interesse gehen Schüler:innen anspruchsvollen Anforderungen aus dem Weg. Sich mit herausfordernden Aufgaben auseinanderzusetzen, ist aber nötig, um das eigene Wissen und Können in einem Unterrichtsfach voranzubringen.

Das Ziel der Interessenförderung besteht darin, den *persönlichen Wert* und damit den *Bedeutungsgehalt eines Lerngegenstands* für den Lernenden oder die Lernende zu erhöhen. Angestrebt wird, dass sich der oder die Lernende freiwillig, aktiv und vertieft mit dem Lerngegenstand auseinandersetzt und, im günstigsten Fall, bei der Ausführung der Lerntätigkeit positive Gefühle erlebt, die selbstbelohnend wirken. Um Interessen zu fördern, bieten sich vier Ansatzpunkte an:
1. Förderung der Kompetenzwahrnehmung
2. Förderung der Selbstbestimmung
3. Förderung der sozialen Einbindung
4. Förderung der persönlichen Bedeutsamkeit des Lerngegenstands

In allen vier Bereichen tragen Interventionen dazu bei, dass zu einem Lerngegenstand ein persönlicher Bezug aufgebaut werden kann. Die drei erstgenannten Ansatzpunkte legen *indirekte* Methoden zur Förderung von Interessen nahe. Das Interesse an einem Fachgebiet wird gesteigert, indem die Lerntätigkeit mit der Befriedigung grundlegender Bedürfnisse verbunden wird. Demgegenüber zielen Maßnahmen, die der vierten Kategorie zuzuordnen sind, ganz *direkt* darauf ab, das Interesse an einem Lerninhalt zu erhöhen, indem z. B. der persönliche Nutzen oder die lebenspraktische Bedeutung des zugehörigen Lerngebiets hervorgehoben werden.

22.2 Indikation der Methode

- Interessenförderung ist angezeigt, wenn Lernstörungen auf quantitativ (zu geringe Lernzeit) und/oder qualitativ (Mangel an strategiegeleitetem und reflektierendem Vorgehen) unzureichenden Lernaktivitäten beruhen.
- Interessenförderung ist bei Schüler:innen angezeigt, denen es aufgrund fehlender Motivation nicht gelingt, ihre kognitiven Fähigkeiten in angemessener Weise in schulische Leistungen umzusetzen („Underachievement“; vgl. Kapitel 2).

Der wichtigste Anwendungsbereich der schulischen Interessenförderung liegt in den naturwissenschaftlichen Fächern, vor allem aber in Mathematik und Physik. Gerade hier geht das Interesse im Laufe der Schulzeit kontinuierlich zurück. Dieser negative Trend ist bei Mädchen noch weitaus stärker als bei Jungen ausgeprägt. Beruhen die Lernstörungen auf fehlenden Basisfertigkeiten, eingeschränkten Wissens- und Begriffssystemen oder massiven emotionalen Belastungen (z. B. Leistungsangst), so müssen primär diese Problembereiche in Angriff genommen werden. Die Förderung schulischer und fachbezogener Interessen kann hier nur ergänzend wirken, um die Lernbereitschaft zu erhöhen und die Lernsituation emotional positiv einzufärben.

22.3 Detaillierte Beschreibung des Vorgehens

Diagnostische Voruntersuchung

Vor Beginn der Förderung werden folgende Bereiche abgeklärt:

- Um die Interessen von Schüler:innen zu erfassen, bieten sich befragende Methoden an. Neben Bereichen des Desinteresses, bis hin zu Abneigungen gegenüber bestimmten Schulfächern, sollten immer auch positive Interessensgebiete, z. B. aus dem Freizeitbereich, erfasst werden. Letztere bieten wertvolle Anknüpfungspunkte, an denen sich die Interessenförderung im schulischen Bereich orientieren kann. Ein Interesseninterview beginnt daher mit Fragen zu Interessen und Abneigungen innerhalb und außerhalb der Schule: „Womit beschäftigst du dich in der Schule und womit in der Freizeit besonders gerne?“, „Was machst du in der Schule besonders ungern?“. Die darauf erfolgenden Angaben werden in einem verhaltensdiagnostischen Interview (siehe Anhang A in diesem Band) hinsichtlich ihrer auslösenden Bedingungen (z. B. autoritäres Verhalten der Lehrkraft, Überforderung durch die Aufgabe) und ihrer Konsequenzen (z. B. Langeweile, Versagensängste, Anstrengungsvermeidung) konkretisiert. Um einen Überblick über das Interessensprofil einer Schülerin bzw. eines Schülers zu erhalten, bietet es sich an, strukturierte Fragebögen einzusetzen (Bergmann & Eder, 2005).

- Es sollte geprüft werden, ob Basisfertigkeiten, Wissensbestände und metakognitive Fertigkeiten in ausreichendem Maße vorhanden sind, um einen Lernerfolg zu gewährleisten (siehe dazu die in Anhang C in diesem Band aufgeführten Tests). Werden in einem oder mehreren dieser Bereiche gravierende Defizite festgestellt, so werden zusätzliche Maßnahmen ergriffen, um die Lernvoraussetzungen und das Kenntnisniveau einer Schülerin oder eines Schülers zu verbessern (vor allem in den Bereichen Lesen, Schreiben und Rechnen; vgl. Kapitel 10 bis 18).
- Es wird überprüft, ob der beobachtete Interessenmangel (geringe Lernaktivität, planloses Vorgehen, oberflächliche Bearbeitungsstrategien) auf andere motivationale und emotionale Probleme zurückzuführen ist, wie z. B. auf Prüfungs- und Schulangst. Auch in diesem Fall sollten vor oder neben der Interessenförderung zusätzliche Maßnahmen eingeleitet werden, um die entsprechenden Probleme direkt anzugehen (z. B. durch Maßnahmen zum Abbau von Leistungsängsten).

Förderung von Interessen

Interessenförderung (Prenzel & Lankes, 1989) konzentriert sich auf die vier oben aufgeführten Bereiche: Förderung der *wahrgenommenen Kompetenz*, der *Selbstbestimmung*, der *sozialen Einbindung* und des *Bedeutungsgehalts des Lerngegenstands.* Jeder dieser Bereiche umfasst übergeordnete Interventionsziele, die genauer spezifiziert und mit konkreten Interventionsmaßnahmen verbunden werden müssen, damit sie von einer Lehrkraft oder einer Lerntherapeutin bzw. einem Lerntherapeuten verhaltensnah umgesetzt werden können.

(1) *Förderung der Kompetenzwahrnehmung.* Die Förderung der Kompetenzwahrnehmung zielt darauf ab, die Lernaktivität zu steigern und Fortschritte im Kenntniszuwachs mit der eigenen Anstrengung und dem eigenen strategischen Vorgehen zu verknüpfen. Es geht also darum, dass beim Lernen das Vertrauen in die eigenen Fähigkeiten gestärkt wird. Dies kann auf folgende Weise erreicht werden:

- *Rückmeldungen und Bekräftigungen.* Um die Motivation von desinteressierten Schüler:innen aufzubauen, benötigen sie positive Rückmeldungen. Auch kleine Lernfortschritte sollten zurückgemeldet werden. Negative Rückmeldungen (Tadel, Warnungen, Vorwürfe) sollten unterlassen werden, weil sie problematische Lernhaltungen (z. B. die Abneigung gegen Mathematik) noch weiter verstärken. Gerade bei Schwierigkeiten sollten Lehrkräfte, Eltern und Lerntherapeut:innen eine vertrauensvolle Haltung zum Können des Kindes einnehmen. Dieses Vertrauen äußert sich „offen" durch die verbale Bekräftigung der Fähigkeiten des Kindes („Du kannst das!"), durch Verweise auf seine früheren Lernerfolge („Das hast du doch schon mal geschafft!") und durch Ermutigungen, weiterzumachen („Probiere es doch noch einmal aus!"). Beispiele für ähnliche Verbalisierungen im Bereich der Hausaufgabenbetreuung sind Anhang B in diesem Band zu entnehmen.

- *Förderung aktiver Beteiligung und lebenspraktischer Anwendungen.* Interesse wird durch möglichst reale und lebensnahe Lernhandlungen sowie durch eigene Aktivitäten gefördert. Selbst etwas zu tun ist wirksamer als etwas nur gezeigt zu bekommen. Wenn dies in konkreten und alltagspraktischen Anwendungen realisiert wird, ergeben sich rasch positive Folgen. Im Fach Deutsch sollen die Schüler:innen z. B. eine Kurzgeschichte in ein Theaterstück umwandeln und es dann mit verteilten Rollen spielen. Im Fach Biologie diskutieren die Schüler:innen ethische Probleme von Tierexperimenten und nehmen dabei bewusst kontroverse Standpunkte ein. In naturwissenschaftlichen Fächern dürfen sie selbstständig experimentieren und ihre Erkenntnisse an lebenspraktischen Aufgaben ausprobieren (z. B. Trinkwasser analysieren, Schadstoffe im Boden bestimmen).
- *Klare, strukturierte und anschauliche Präsentation des Lernstoffs.* Obwohl es nahezu selbstverständlich klingt: Interesse im und am Unterricht kann sich nur entwickeln, wenn Anleitungen und Erklärungen möglichst *einfach* (d. h. sprachlich klar statt kompliziert), *anschaulich* (d. h. beispielhaft statt abstrakt) und *strukturiert* (d. h. in einer sachlogischen Abfolge von Lernschritten) erteilt werden (vgl. Kapitel 33). Gerade bei Schüler:innen mit Leistungsproblemen besteht sonst die Gefahr, dass sie ihr Interesse am Lerngegenstand schon aus einem fehlenden Verständnis der Aufgabenstellung heraus verlieren (vgl. Kapitel 38) und deshalb auch keine Erfahrungen des eigenen Könnens machen werden.
- *Soziale Unterstützung.* Um Interesse zu fördern, sollten Schüler:innen bei der Lösung von Aufgaben so viel Unterstützung erhalten, wie es angesichts ihres Kenntnisstands unbedingt erforderlich ist, um einen Lernerfolg zu erreichen. Dazu gehört, dass die Schwierigkeit der Aufgaben an den Kenntnisstand angepasst wird: Die Schülerin oder der Schüler muss also in der Lage sein, eine Aufgabe bei hinreichender Anstrengung zu lösen. Überreglementierendes Verhalten ist zu vermeiden, da Fremdkontrolle mit einem Verlust an Interesse an einer Lerntätigkeit verbunden ist. Statt die Hausaufgaben ihres Kindes durch ständige Anweisungen, Befehle und kritische Anmerkungen zu erschweren, ist es besser, wenn eine Mutter ihr Kind einen Teil der Aufgaben zuerst einmal selbstständig bearbeiten lässt, bevor sie anschließend mit ihm etwaige Schwierigkeiten bespricht (vgl. Kapitel 42).

(2) *Förderung von Selbstbestimmung.* Interesse kann sich nur dann ausbilden, wenn beim Lernen ein Mindestmaß an Autonomie erlebt wird. Dies wird erreicht, indem Handlungsspielräume und Wahlfreiheiten eröffnet werden, welche die Schüler:innen durch eigene Entscheidungen ausfüllen können (Hartinger, 2006). Dafür bieten sich folgende Vorgehensweisen an:

- *Mitbestimmung.* Die Schüler:innen werden an der Auswahl des Lernstoffs und der Lernziele beteiligt. Am Beginn einer Unterrichtswoche vereinbart die Lehrkraft gemeinsam mit ihren Schüler:innen, an welchen Aufgaben und Themen diese arbeiten wollen. Mit Unterstützung der Lehrkraft setzen die Schüler:innen gemeinsame Ziele fest. Zudem entwickeln sie einen Zeit- und Arbeitsplan, in dem festgelegt wird, bis wann welcher Arbeitsschritt auszuführen ist und wann das angestrebte Ziel erreicht werden soll.

- *Handlungsspielräume.* Es werden Lernmethoden eingesetzt, die ein hohes Maß an Selbststeuerung erlauben und Handlungsspielräume bieten. Dafür eignen sich Projektunterricht, Freiarbeit und kooperatives Lernen in Teams weit mehr als Methoden des Frontalunterrichts.
- *Aushandeln von Verhaltensregeln.* Notwendige Zwänge und Einschränkungen, wie z.B. Verhaltensregeln für den Unterricht oder für das Lernen in Kleingruppen, werden gemeinsam diskutiert, ausgehandelt und fixiert. Dies geschieht in der Form einer schriftlichen Vereinbarung, deren Einhaltung von den Schüler:innen und ihrer Lehrkraft zu vereinbarten Zeitpunkten kontrolliert wird (oder auch bedarfsweise, wenn eine Regel ganz offensichtlich verletzt wird).
- *Selbstbewertung.* Auf negative Konsequenzen aller Art, wie z.B. Androhung von Strafen oder ermahnende Hinweise auf Prüfungen, wird verzichtet. Stattdessen werden den Schüler:innen Techniken vermittelt, wie sie ihre eigenen Lernfortschritte dokumentieren und bewerten können (indem sie z.B. Lernprodukte, die ihnen besonders gut gelungen sind, in einem Portfolio sammeln oder eine persönliche Lernkurve anlegen, die ihre Fortschritte sichtbar macht).
- *Ankopplung an übergeordnete Ziele.* Uninteressant erscheinende, aber notwendige Teile des Lehrstoffs (z.B. die Durchführung aufwendiger Berechnungen, um ein mehrschrittiges mathematisches Problem zu lösen) werden dadurch interessant „gemacht", dass sie mit einem persönlich bedeutungsvollen und lebenspraktisch relevanten Oberziel verknüpft werden (die eingeübten Berechnungen werden z.B. auf die Erklärung eines Phänomens der Astronomie, wie der Bestimmung der Flugbahn eines Kometen, angewandt und später mit der tatsächlichen Flugbahn verglichen).

(3) *Förderung der sozialen Einbindung.* Eine weitere Möglichkeit, Interesse für einen Lerngegenstand zu erzeugen, besteht darin, die Lerntätigkeit sozial einzubinden. Dafür eignen sich folgende Maßnahmen:

- *Teamarbeit.* In Kleingruppen bearbeiten die Schüler:innen gemeinsam eine Aufgabenstellung (z.B. im Rahmen eines Unterrichtsprojekts), die ihnen persönlich bedeutungsvoll erscheint. Die Entscheidung, das Projekt zu bearbeiten, haben sie selbst getroffen. Die Bearbeitung erfordert einen intensiven Dialog zwischen den Mitgliedern der Gruppe. Jedes Mitglied übernimmt die Verantwortung für eine Teilaufgabe und diskutiert diese mit den übrigen Gruppenmitgliedern.
- *Hervorhebung des Verhältnisses zwischen Lehrkraft und Schüler:innen.* Lehrkräfte sollten zum Ausdruck bringen, dass sie an den Lernfortschritten ihrer Schüler:innen aufrichtig interessiert sind. Zudem sollten sie das Lernen selbst zum Unterrichtsthema machen. Durch Leitfragen werden die Schüler:innen dazu angeregt, sich in der Gruppe darüber auszutauschen, wie, wann und wo sie ler-

nen, welche Arbeitstechniken sie je nach Aufgabe einsetzen, wie sie mit Schwierigkeiten fertig werden und wie sie sich zum Lernen motivieren (vgl. Kapitel 26 und 27).

(4) *Herausarbeitung der persönlichen Bedeutsamkeit des Lerngegenstands.* Während die bislang aufgeführten Maßnahmen Interesse dadurch fördern, dass eine Lerntätigkeit mit der Befriedigung grundlegender Bedürfnisse verbunden wird, geht es bei den folgenden Maßnahmen darum, den subjektiven Wert von Lerngegenständen (Aufgaben, Themen, Unterrichtsfächer) direkt zu erhöhen. Um dies zu erreichen, bieten sich folgende Maßnahmen an:

- *Das Ziel des Lernens muss klar und persönlich bedeutungsvoll sein.* Die Lernenden müssen einen hinreichend plausiblen Grund sehen, etwas Bestimmtes zu lernen. Die Bedeutung des Lernstoffs muss nachvollziehbar sein (z.B. Mathematik als Grundlage des technischen Fortschritts verstehen oder Englisch als zentrale Sprache bei internationalen Kontakten erkennen). Nur so können sie den Lernstoff als persönlich bedeutsam erleben und beurteilen, ob die Aneignung des Lernstoffs auch den eigenen Zielen und Interessen dient.
- *Lehrkräfte sollen ihr eigenes Interesse am Lerninhalt zum Ausdruck bringen.* Interesse wirkt ansteckend und kann daher am besten vermittelt werden, wenn die Lehrkräfte zu „Vorbildern für interessiertes Lernen" werden. Die Freude und Begeisterung, die sie für ihr eigenes Fachgebiet empfinden, sollten sie im Unterricht offen und konkret zum Ausdruck bringen. Eine Lehrkraft erzählt z.B. vor der Klasse, warum sie sich für ein bestimmtes Unterrichtsfach entschieden hat, was sie an einer Aufgabenstellung besonders reizt oder gar fasziniert und wie sie bei der Bearbeitung einer Aufgabe von Gefühlen der Neugier und Freude getragen wird.
- *Den emotionalen Gehalt des Lernstoffs erhöhen.* Der Lernstoff sollte mit emotionalen Erlebnissen verbunden werden, indem z.B. spannende oder persönlich bewegende biografische Daten über bedeutende Wissenschaftler:innen berichtet werden (im Unterrichtsfach Physik z.B. über Stephen Hawking und seine Krankheitsgeschichte).
- *Die praktischen Anwendungsmöglichkeiten hervorheben.* Desinteressierte Schüler:innen können zumeist keinerlei Beziehung herstellen zwischen dem, was sie in einem Schulfach lernen, und dem, was sie im Alltag erleben und benötigen. Anwendungsbezogene und lebensnahe Inhalte werden hingegen als interessant erlebt. Aufgrund ihrer Lebensnähe ist Biologie z.B. die einzige Naturwissenschaft, die auch bei Schülerinnen auf großes Interesse stößt. Es ist daher erstrebenswert, die praktische Bedeutsamkeit von Lerninhalten aufzuzeigen und herauszuarbeiten. Dies kann z.B. durch einen problemorientierten Unterricht erfolgen. Dieser beginnt mit einem meist offenen, aber lebenspraktisch wichtigen Problem (z.B. aus dem Bereich „Ernährung und Gesundheit"), zu dessen Lösung der darauffolgende zu erarbeitende Lernstoff (hier: Lebensmittelchemie) beitragen wird.

- *Den Lernstoff mit „natürlichen" Interessen verbinden.* Ein zu lehrender Inhalt wird für die Schüler:innen interessanter, wenn er sich mit ihren bereits bestehenden Interessen verbinden lässt. Daher ist es sinnvoll, die unterschiedlichen Interessen der Schüler:innen im Unterricht zu erörtern und dadurch besser kennenzulernen. Daran anschließend werden die Interessen in die Behandlung des aktuell anliegenden Lernstoffs eingebunden. Mädchen können z.B. stärker für den Physikunterricht eingenommen werden, wenn dort physikalische Gesetze auf Bereiche angewendet werden, die für Mädchen aufgrund ihrer Neigung zu lebenswissenschaftlichen Themen besonders interessant sind (die Arbeitsweise einer Pumpe wird z.B. anhand der Funktionsweise des menschlichen Herzens erläutert).
- *Für Abwechslung und Neuheit sorgen.* Der Lernstoff sollte abwechslungsreich vermittelt werden. Dazu gehört, in unterschiedlichen Sozialformen zu lernen (direkte Instruktion, Gruppenarbeit, individuelles Lernen) ebenso wie vielfältige Lernmaterialien und Unterrichtsmedien einzusetzen (z.B. durch die Nutzung von computerunterstütztem und webbasiertem Unterricht).
- *Kognitive Konflikte erzeugen.* Kognitive Konflikte zwischen bestimmten Tatsachen und dem eigenen (Vor-)Wissen erhöhen das Interesse an einem Lerngegenstand. Beispiele dafür sind: Die Schüler:innen entdecken, dass das, was sie vermeintlich wissen, bestimmten empirischen Gegebenheiten widerspricht (z.B., dass die jährliche Niederschlagsmenge in der Schweiz größer als die in England ist) oder sie werden anhand eines eigentlich vertrauten Phänomens auf etwas Erstaunliches hingewiesen, was auf den ersten Blick schwer zu erklären ist (z.B. Warum schimmert ein Ölfleck auf der Straße? Warum ist der Himmel blau?).

Verknüpfung und zeitliche Abfolge der Fördermaßnahmen

Bei der Planung und Durchführung von Fördermaßnahmen sollten alle vier Ansatzpunkte gemeinsam genutzt werden, d.h. konkret:

- Die jeweilige Aufgabe oder Fragestellung sollte sich durch Lebensnähe, Bedeutsamkeit, Aktualität, Neuartigkeit und Möglichkeiten zu selbstständigem Handeln auszeichnen bzw. mit Blick auf diese interesseweckenden Anreize ausgestaltet werden.
- Durch die regelmäßige Rückmeldung von Lernfortschritten sollte den Schüler:innen die Erfahrung vermittelt werden, dass sie sich in ihrem Wissen und Können kontinuierlich weiterentwickeln.
- Die Schüler:innen sollten die Möglichkeit erhalten, die Wahl der Aufgaben und Fragestellungen, ebenso wie die Art ihrer Bearbeitung selbst mitzubestimmen.
- Die Bearbeitung der Aufgabe oder Fragestellung sollte in soziale Aktivitäten, wie Teamarbeit, Partnerlernen, Projektunterricht und Exkursionen, eingebunden werden.

Das Vorgehen zur Interessenförderung wird am Beispiel einer Förderstunde, die sich an das eingangs beschriebene Fallbeispiel anlehnt, verdeutlicht.

Fallbeispiel: Beispielhafter Verlauf einer Förderstunde

Der Lerntherapeut ...

- ... äußert Verständnis für die Probleme der einzelnen Schüler:innen (z. B. „Mathematik und Physik sind schwierige Fächer, die leider nicht immer gut unterrichtet werden"). *(soziale Einbindung)*
- ... bringt seine eigenen Erfahrungen aus der Schulzeit ein und erzählt, was er an den Fächern Mathematik und Physik besonders spannend und interessant fand. *(persönliche Bedeutsamkeit)*
- ... hebt die praktische Bedeutsamkeit des Lernstoffs und der Aufgaben hervor, indem er z. B. Lebensbereiche nennt und gemeinsam mit den Schüler:innen erarbeitet, in denen der Lernstoff angewendet werden kann. *(persönliche Bedeutsamkeit)*
- ... verbindet die schulischen Aufgaben und Arbeitsmaterialien gezielt mit praktischen Anwendungen und den Freizeitinteressen der Schüler:innen (z. B. Bremswegberechnung bei einem Motorrad; später werden die Berechnungen auf dem Verkehrsübungsplatz überprüft). *(persönliche Bedeutsamkeit)*
- ... hat Aufgaben und Materialien unterschiedlicher Schwierigkeitsgrade vorbereitet, um die Schüler:innen nicht gleich zu Beginn zu überfordern und das Anforderungsniveau allmählich zu steigern. *(Kompetenzwahrnehmung)*
- ... gibt den Schüler:innen die Möglichkeit, selbst Aufgaben(-gebiete) auszuwählen, die sie bearbeiten möchten. *(Selbstbestimmung)*
- ... gibt kontinuierlich Rückmeldungen zu den Lernfortschritten und leitet die Schüler:innen darin an, ihre Fortschritte selbst zu registrieren (z. B. durch selbst erstellte Lernkurven). *(Kompetenzwahrnehmung)*
- ... lässt die Aufgaben im Team bearbeiten, sodass sich die Schüler:innen über ihre Lösungen und Strategien wechselseitig austauschen und das Gruppenergebnis gemeinsam präsentieren können. *(Kompetenzwahrnehmung und soziale Einbindung)*
- ... äußert wiederholt, dass es ihm wichtig ist, dass alle Schüler:innen die Aufgaben lösen und den Stoff gut verstehen können. *(soziale Einbindung)*

Zu Beginn der Intervention ist die Person der Lerntherapeutin bzw. des Lerntherapeuten besonders gefragt. Denn hier geht es darum, eine partnerschaftliche und vertrauensvolle Beziehung zu den Schüler:innen aufzubauen. Dafür eignen sich Vorgehensweisen wie die folgenden:

- Vertrauen in die Kompetenz der Schüler:innen offen und direkt äußern.
- Schüler:innen an Entscheidungen zum weiteren Vorgehen beteiligen.

- Die eigene Beziehung zu dem infrage stehenden Thema durch konkrete und glaubwürdige Erfahrungsberichte veranschaulichen.

In der nächsten Phase der Intervention kommt es darauf an, die Schüler:innen zu Eigenaktivität anzuregen, ihnen Selbstbestimmung zu ermöglichen und ihnen die praktische Relevanz der infrage stehenden Lerninhalte vor Augen zu führen. In der abschließenden Phase geht es darum, die Grundlage für ein überdauerndes Interesse „an der Sache" herzustellen. Dafür eignen sich folgende Maßnahmen:
- Den emotionalen Gehalt des Lernstoffs erhöhen.
- Vorhandene Interessen der Lernenden einbeziehen.
- Für Abwechslung, Neuheit und kognitive Konflikte bei der Bearbeitung der Aufgaben sorgen.

22.4 Hinweise für die organisatorische Umsetzung

Die beschriebenen Maßnahmen können und sollten generell auch in den regulären Schulunterricht integriert werden. Besonders vorteilhaft ist, wenn sie dort nicht nur von einzelnen Lehrkräften bzw. in bestimmten Klassen und Unterrichtsfächern umgesetzt werden, sondern als Entwicklungsprojekt auf der Ebene einer gesamten Schule geplant und in Angriff genommen werden. Hierbei wirken alle Lehrkräfte einer Schule zusammen, um interessefördernde Unterrichtsprojekte zu entwickeln (Maehr & Midgley, 1991). Besonders relevant ist die Interessenförderung für Schüler:innen, die bereits ausgeprägte Abneigungen gegen bestimmte Unterrichtsfächer entwickelt haben. Hier bieten sich zwei Möglichkeiten zur Umsetzung einer Intervention an:
1. Im Regelunterricht werden zu einem „Projekt" heterogene Gruppen gebildet, in denen desinteressierte Schüler:innen mit interessierteren Mitschüler:innen gezielt in Kontakt gebracht werden. Um dies zu gewährleisten, wird die Gruppenzuweisung durch die Lehrkraft organisiert. Innerhalb eines Teams dienen die interessierten Schüler:innen als Vorbilder, deren positive Haltung zum Lerngebiet „ansteckend" wirkt. Zugleich zeigen diese Schüler:innen „modellhaft", wie sich eine Lernaufgabe so bearbeiten lässt, dass das eigene Wissen darüber vertieft wird.
2. Für Schüler:innen, die aufgrund ihrer unzureichenden Lernaktivität bereits gravierende Leistungsrückstände entwickelt haben, werden spezielle Fördergruppen eingerichtet. Dort werden die Schüler:innen von eigens ausgebildeten Lehrkräften oder von Lerntherapeut:innen angeleitet, so wie dies vorliegend, anhand des Fallbeispiels, verdeutlicht worden ist.

Unabhängig davon, welcher dieser beiden Ansätze je nach Fall und Situation bevorzugt wird, gilt grundsätzlich: Bei der Interessenförderung ist die Arbeit in Lerngruppen der individuellen Förderung einzelner Schüler:innen vorzuziehen. Denn die meisten der oben beschriebenen Maßnahmen lassen sich nur dann realisieren oder zumindest sehr viel besser umsetzen, wenn mehrere Schüler:innen gemeinsam im Team lernen.

22.5 Wirksamkeit und Wirksamkeitsbedingungen

Der Nachweis, dass unterrichtsfachbezogene Interessen einen förderlichen Effekt auf schulische Leistungen ausüben, wurde schon früh erbracht und metaanalytisch abgesichert (Schiefele, Krapp & Winteler, 1992). Dieser Einfluss, der in ganz unterschiedlichen Unterrichtsfächern (Mathematik, muttersprachlicher Unterricht, Englisch als Fremdsprache) zu beobachten ist, geht nach Befunden von Lee, Lee und Bong (2014) darauf zurück, dass stark ausgeprägte Interessen die Bereitschaft erhöhen, das eigene Lernen sorgfältig zu planen, zu überwachen und zu bewerten (zur Förderung von „metakognitiven“ Aktivitäten dieser Art vgl. Kapitel 27).

Auch die Wirksamkeit der hier dargestellten Maßnahmen zur Interessenförderung wird durch zahlreiche Untersuchungen belegt (Bergin, 1999). In den meisten Fällen wurden aber keine Angaben zur Effektstärke gemacht. Zudem wurden meist nur Einzelmaßnahmen auf ihre Wirksamkeit hin geprüft. Besonders effektiv ist die Förderung von Interessen dann, wenn sie mit der Vermittlung von Lernstrategien (vgl. Kapitel 26), wie z. B. Strategien zum verständnisorientierten Lesen, kombiniert wird (Schiefele, 2009). Starkes (und überdauerndes) Interesse erhöht die Bereitschaft, sich neue Strategien für besseres Lernen anzueignen. Und starkes Interesse (z. B. am Thema eines anspruchsvoll geschriebenen Textes) sichert zugleich, dass die erlernten Strategien auch tatsächlich auf eine konkret anliegende Aufgabe angewendet werden.

Aus dem Sachverhalt, dass viele der beschriebenen Maßnahmen signifikante Effekte hervorbringen, lässt sich schließen, dass ihre Bündelung zu einem kompakten Programm der systematischen Interessenförderung vermutlich noch deutlichere und praktisch bedeutsame Wirkungen erzielen kann (Bergin, 1999). In der Entwicklung solcher Programme wird zurzeit eine der wichtigsten Aufgaben der Interessenforschung gesehen.

22.6 Literatur

Grundlegende Literatur

Bergin, D. A. (1999). Influences on classroom interest. *Educational Psychologist, 34,* 87–98. https://doi.org/10.1207/s15326985ep3402_2

Krapp, A. (1998). Entwicklung und Förderung von Interessen im Unterricht. *Psychologie in Erziehung und Unterricht, 44,* 185–201.

Prenzel, M. (1997). Sechs Möglichkeiten, Lernende zu demotivieren. In H. Gruber & A. Renkl (Hrsg.), *Wege zum Können* (S. 33–44). Bern: Huber.

Weiterführende Literatur

Deci, E.L. & Ryan, R.M. (2002). Overview of self-determination theory: An organismic dialectical perspective. In E.L. Deci & R.M. Ryan (Eds.), *Handbook of self-determination research* (pp. 3–33). Rochester, NY: University of Rochester Press.

Hartinger, A. (2006). Interesse durch Öffnung des Unterrichts – wodurch? *Unterrichtswissenschaft, 34,* 272–288.

Krapp, A. (2018). Interesse. In D.H. Rost, J.R. Sparfeldt, & S.R. Buch (Hrsg.), *Handwörterbuch Pädagogische Psychologie* (5. Aufl.; S. 286–297). Weinheim: Beltz.

Lee, W., Lee, M.-J. & Bong, M. (2014). Testing interest and self-efficacy as predictors academic self-regulation and achievement. *Contemporary Educational Psychology, 39,* 86–99. https://doi.org/10.1016/j.cedpsych.2014.02.002

Maehr, M. & Midgley, C. (1991). Enhancing student motivation: A schoolwide approach. *Educational Psychologist, 26,* 399–427. https://doi.org/10.1207/s15326985ep2603&4_9

Schiefele, U. (2009). Situational and individual interest. In K.R. Wentzel & A. Wigfield (Eds.), *Handbook of motivation at school* (pp. 197–222). New York, NY: Routledge.

Schiefele, U., Krapp, A. & Winteler, A. (1992). Interest as a predictor of academic achievement: A meta-analysis of research. In K.A. Renninger, S. Hidi & A. Krapp (Eds.), *The role of interest in learning and development* (pp. 183–212). Hillsdale, NJ: Erlbaum.

Schiefele, U. & Wild, K.-P. (Hrsg.). (2000). *Interesse und Lernmotivation: Untersuchungen zur Entwicklung, Förderung und Wirkung.* Münster: Waxmann.

Material

Bergmann, C. & Eder, F. (2005). *Allgemeiner Interessen-Struktur-Test mit Umwelt-Struktur-Test (UST-R) – Revision (AIST-R).* Göttingen: Hogrefe.

Prenzel, M. & Lankes, E.-M. (1989). Wie Lehrer Interesse wecken und fördern können. In S. Bäuerle (Hrsg.), *Der gute Lehrer* (S. 66–81). Stuttgart: Metzlar.

23 Training von Gedächtnisleistungen

Gerhard Büttner und Claudia Mähler

Fallbeispiel

Der neunjährige Tobias wird in einer Beratungsstelle für Lernschwierigkeiten und Teilleistungsstörungen vorgestellt. Er wiederholt die zweite Klasse in der Grundschule und hat sowohl beim Lesen und Schreiben als auch beim Rechnen Schwierigkeiten. Die Eltern vermuten eine Lese-Rechtschreibschwäche. Eine testdiagnostische Untersuchung, in der die Intelligenz, die Aufmerksamkeits- und Gedächtnisfähigkeiten sowie die schulischen Leistungen (Lesen, Schreiben, Rechnen) von Tobias geprüft werden, zeichnet im Ergebnis folgendes Bild: Trotz seiner unterdurchschnittlichen Intelligenz (IQ=72) liegen Tobias' Leistungen im Lesen, Schreiben und Rechnen eben noch im durchschnittlichen Bereich. Auffällig sind vor allem seine schwachen Gedächtnisleistungen in allen überprüften Teilbereichen (auditives und visuelles Gedächtnis). Verhaltensbeobachtungen, die in der Schule und außerdem während der testdiagnostischen Untersuchung angestellt wurden, ergaben, dass sich Tobias schnell überfordert fühlt und dann nur noch sehr flüchtig und lückenhaft lernt. Er vergisst Arbeitsaufträge und behält kaum etwas von dem, was unterrichtet worden ist. Da er aber motiviert ist und die Lehrerin ihn unterstützen will, wird gemeinsam überlegt, mit welchen Lern- und Merkstrategien Tobias seine Gedächtnisprobleme in den Griff bekommen kann. Dazu sollen Tobias sowohl Wiederholungsstrategien als auch metakognitive Strategien (Planung und Überwachung des eigenen Lernens) vermittelt werden. Die Lehrerin und die Eltern stimmen sich ab, dass sie mit Tobias die vereinbarten Vorgehensweisen im Unterricht und bei den Hausaufgaben praktisch erproben und dem Jungen die dafür erforderliche Anleitung und Unterstützung geben wollen.

23.1 Kurzbeschreibung der Methode und ihres theoretischen Hintergrunds

Maßnahmen zur Verbesserung von Gedächtnisleistungen basieren sich auf Mehrspeichermodellen, wie z. B. dem von Atkinson und Shiffrin (1968). Dort wird postuliert, dass Informationen aus der Umwelt über sensorische Register aufgenommen werden. Gelenkt durch Aufmerksamkeitsprozesse gelangen sie von dort, allerdings zu einem geringeren Teil, in einen Kurzzeitspeicher, in dem sie weiterverarbeitet und für die Speicherung im Langzeitgedächtnis bereitgehalten werden. Baddeley (2007) entwickelte diese Vorstellung weiter, indem er den Kurzzeitspeicher als Arbeitsgedächtnis definierte, das durch die *zentrale Exekutive* gesteuert wird und aus drei Untersystemen besteht: der *phonologischen Schleife,* dem *visuell-räumlichen Notizblock* und dem *episodischen Puffer.* Das Arbeitsgedächtnis erfüllt die Aufgaben, ...

- ... Informationen kurzfristig für anstehende Verarbeitungsprozesse (z. B. Rechenoperationen durchführen, einen Arbeitsauftrag verstehen, einen Textzusammenhang erfassen) verfügbar zu halten.
- ... Informationen aufzubereiten, um sie im Langzeitgedächtnis so abzuspeichern, dass sie zu einem späteren Zeitpunkt von dort wieder abgerufen werden können.

Demzufolge ist die Qualität, mit der Informationen vom Kurzzeit- in das Langzeitgedächtnis übertragen werden, letztlich dafür ausschlaggebend, wie gut die Abrufleistung zu einem späteren Zeitpunkt gelingt. Die Übertragung hängt einerseits von der Kapazität des Kurzzeit- bzw. des Arbeitsspeichers ab; außerdem von der gedanklichen Bearbeitung der Lerninhalte, die maßgeblich vom metakognitiven Wissen über das eigene Gedächtnis und von der Anwendung gedächtnisfördernder Strategien bestimmt wird. Darüber hinaus werden Gedächtnisleistungen durch eine breite Wissensbasis (z. B. inhaltliches Vorwissen) begünstigt. Um Gedächtnisleistungen zu fördern, bieten sich zwei Ansatzpunkte an:

1. *Individuumszentrierte Maßnahmen* zielen darauf ab, die Effizienz von Gedächtnisprozessen zu erhöhen. Im Vordergrund steht die Förderung von *Strategiegebrauch* und *Metakognition.* Die zugehörigen Trainingsverfahren konzentrieren sich auf:
   - die Erweiterung des Wissens über das Gedächtnis (deklaratives Metagedächtnis);
   - die Verbesserung der Fähigkeit, Gedächtnisstrategien anzuwenden (strategische Kompetenzen);
   - die Verbesserung der Fähigkeit, den eigenen Lernprozess zu überwachen und zu regulieren (exekutive Metakognitionen);
   - die Steigerung der Leistungsfähigkeit des Arbeitsgedächtnisses.
2. *Umweltbezogene Maßnahmen* versuchen hingegen, Aufgabenstellungen, Instruktionen und Lernaktivitäten so zu vereinfachen, dass die Anforderungen, die an

das Gedächtnis gestellt werden, auf das notwendige Minimum begrenzt werden (Holmes, Gathercole & Dunning, 2010). Leicht verständliche Arbeitsanweisungen, Lernen in störungsfreien Räumen und Maßnahmen, welche die Aufmerksamkeit auf den eigentlichen Lerninhalt ausrichten, sind Beispiele dafür (vgl. Kapitel 33).

23.2 Indikation der Methode

Weder ICD noch DSM kennen die Diagnose einer „Gedächtnisstörung". Ein Training von Gedächtnisleistungen ist aber bei den folgenden Zielgruppen angezeigt:

- bei Kindern mit einer kombinierten Störung schulischer Fertigkeiten (ICD-10, F81.3), sofern die Leistungsbeeinträchtigungen mit Gedächtnisproblemen verbunden sind (vgl. Kapitel 6);
- bei Kindern mit leichter Intelligenzminderung (ICD-10, F70; ICD-11, 6A00.0).

23.3 Detaillierte Beschreibung des Vorgehens

Das Ziel eines Gedächtnistrainings besteht darin, das Einspeichern, das Behalten und die Wiedergabe von Informationen zu erleichtern. Auf individueller Ebene lässt sich dies erreichen, indem z. B. einem Schulkind die dafür erforderlichen gedächtnisförderlichen Vorgehensweisen und Bearbeitungsstrategien vermittelt werden. Auf der Ebene der Lernumwelt geht es hingegen darum, kognitive Belastungen, die durch Aufgaben, Materialien, Anweisungen und Umgebungsreize erzeugt werden, so weit zu reduzieren, dass das (Arbeits-)Gedächtnis des Schulkindes nicht überfordert wird. Vor dem Gedächtnistraining ist eine umfassende Diagnostik unumgänglich.

Diagnostik

Zunächst ist zu klären, ob gravierende Gedächtnisprobleme vorliegen und welcher Art sie sind (z. B. unzureichendes Gedächtniswissen oder unzureichende Anwendung strategischer Vorgehensweisen). Überprüft werden die Speicher- und Verarbeitungskapazitäten, aber auch das konkrete Vorgehen des Kindes bei der Bearbeitung von Lern- und Gedächtnisaufgaben. Die diagnostische Untersuchung umfasst folgende Elemente:

(1) *Verhaltensanalyse.* Veranlasst wird eine solche Untersuchung meist durch Beobachtungen von Lehrkräften oder Eltern, dass das Kind Arbeitsaufträge vergisst, sich nicht an seine Hausaufgaben erinnert oder nicht dazu in der Lage ist,

ohne zusätzliche äußere Hilfe über den vergangenen Schultag oder das vergangene Wochenende zu berichten. In der Verhaltensanalyse werden Informationen dieser Art aus dem Alltag des Kindes gesammelt: Bei welchen Aufgabenstellungen und in welchen Situationen treten Gedächtnisprobleme besonders häufig auf? Wie äußern sich die Schwierigkeiten konkret? Wie lange dauern die Probleme bereits an? Was wurde bisher unternommen, um die Schwierigkeiten zu überwinden? Unter welchen Umständen sind günstigere Leistungen zu erwarten?

(2) *Überprüfung der Arbeitsgedächtniskapazität.* Dafür werden standardisierte Gedächtnistests eingesetzt, wie z. B.:

- Subtests aus multidimensionalen Intelligenztests (z. B. Zahlennachsprechen – vorwärts oder rückwärts)
- „Mottier-Test" aus dem „Zürcher Lesetest – II" (ZLT-II) von Petermann und Daseking (2019), bei dem Kunstworte wie *lofa* oder *budinoka* nachgesprochen werden sollen
- „Selective Reminding Test" von Buschke (1973), bei dem akustisch dargebotene Begriffe aus dem Alltagsleben in mehreren Durchgängen oder das Nachklopfen unterschiedlich langer Folgen von Klopfzeichen bis zur perfekten Wiedergabe gelernt werden sollen
- „Merk- und Lernfähigkeitstest für 6- bis 16-Jährige" (BASIC-MLT) von Lepach und Petermann (2008) mit Aufgaben aus dem visuellen und auditiven Bereich
- die computergestützte „Arbeitsgedächtnistestbatterie für Kinder von 5 bis 12 Jahren" (AGTB 5–12) von Hasselhorn et al. (2012)

(3) *Überprüfung strategischer und metamemorialer Kompetenzen.* Dafür eignet sich die „Würzburger Testbatterie zum deklarativen Metagedächtnis" (Schlagmüller, Visé & Schneider, 2001). Ergänzend oder alternativ kann eine Checkliste zum Strategiegebrauch eingesetzt werden. Gegen Ende des Grundschulalters kann damit abgeklärt werden, ob das Kind:

- den Lernstoff üblicherweise wiederholt *(Rehearsal)*;
- versucht, das Einprägen *(Enkodieren)* von Lernstoff durch bildhafte Assoziationen zu erleichtern *(Elaboration)*;
- Lernmaterial ordnet und strukturiert *(Organisation)* und Zusammenhänge ggf. mithilfe einer Zeichnung veranschaulicht *(Visualisierung)*;
- den Lernprozess beobachtet und sicherstellt, dass es das tut, was die Aufgabenstellung verlangt;
- den Lernerfolg überprüft, indem es das Lernergebnis mit dem angestrebten Lernziel vergleicht.

Ähnliche Informationen lassen sich ermitteln, wenn das Kind beschreibt, was es tut, um sich einen vorgegebenen Lernstoff zu merken und wie es dabei genau vorgeht. Nützliche Informationen liefern auch *Verhaltensbeobachtungen*, insbesondere bei Kindern im Vorschulalter.

Intervention

Ein Gedächtnistraining soll das Einspeichern, das Behalten und die Wiedergabe von Informationen erleichtern. Dies wird in mehreren Schritten angebahnt (Mähler & Hasselhorn, 2001): (1) *Vermittlung von metamemorialem Strategiewissen.* Das gewünschte strategische Verhalten wird dem Kind genau beschrieben und anhand von Beispielaufgaben vorgemacht. Dadurch wird verdeutlicht, wie die Strategie im Einzelnen funktioniert, unter welchen Bedingungen, also bei welchem Material und bei welcher Aufgabenstellung, sie anzuwenden ist, worin ihr Nutzen besteht und was bei der Anwendung zu beachten ist (Everts & Ritter, 2017). Folgende Formen des Wiederholens eignen sich je nach Voraussetzung des Kindes:

- *Erhaltendes Wiederholen.* Wenn ein Kind Probleme damit hat, Arbeitsaufträge zu behalten und auszuführen, wird ihm das *erhaltende Wiederholen* (Rehearsal) nahegebracht. Dieses Verfahren zielt darauf ab, die Zeitspanne auszudehnen, in der eine Information im Arbeitsspeicher „aktiv" gehalten wird. Um z. B. einen Arbeitsauftrag nicht zu vergessen, spricht das Kind den Arbeitsauftrag mehrmals leise vor sich hin.
- *Elaborierendes Wiederholen.* Diese Methode eignet sich für Kinder, denen es schwerfällt, neues Wissen zu behalten. Um dies zu ändern, wird das Lernmaterial mit bildhaften Vorstellungen verknüpft. Die abstrakte Information, dass Pinguine am Südpol leben, wird z. B. durch die Vorstellung einprägsamer gemacht, dass eine kleine Kolonie von Pinguinen unter brütender Sonne schwitzend auf einer schmelzenden Eisscholle sitzt. Eine bildhafte Veranschaulichung dieser Art erleichtert es dem Kind, neu zu lernende Inhalte abzuspeichern, um sie später wieder abrufen zu können (Wolgemuth, Cobb & Alwell, 2008). Das elaborierende Wiederholen zeichnet sich durch zwei Merkmale aus:
  - *Einteilung des Lernstoffs.* Bei der elaborierenden Wiederholung sollen die Kinder auf die Aufteilung des Lernstoffs und auf den zeitlichen Abstand zwischen den Wiederholungsdurchgängen achten. Dem Kind wird erläutert, dass es weit günstiger ist, eine größere Stoffmenge in kleine Bestandteile aufzuteilen und zu verschiedenen Zeitpunkten zu wiederholen als den gesamten Lernstoff auf einmal lernen zu wollen *(verteiltes* vs. *massiertes Üben).* Darüber hinaus wird das Kind darauf hingewiesen, dass der zeitliche Abstand zwischen zwei Wiederholungen zunehmend größer werden sollte *(Expanding Rehearsal).* Die Behaltensleistung wächst an, wenn die Wiederholungsdurchgänge nicht zu dicht aufeinanderfolgen *(Spacing-Effekt).*
  - *Aktives Wiederholen.* Als weitere Besonderheit wird besprochen, dass aktive Formen des Wiederholens zu besseren Ergebnissen führen als passive Formen. Mit „passiv" ist gemeint, dass die Wissensinhalte (z. B. charakteristische Merkmale von Säugetieren) ohne jede Änderung nochmals gelernt werden. Aktive Formen der Wiederholung zeichnen sich dadurch aus, dass sich das Kind Fragen stellt („Wodurch sind Säugetiere gekennzeichnet?") und ver-

sucht, die zu wiederholende Information dabei abzurufen. Erst wenn ihm dies nicht gelingt, wird die fehlende Information nochmals gelernt. Mehr als das reine Wiederlernen stärkt der aktive Abruf die Gedächtnisspur, welche die betreffende Information im Langzeitspeicher hinterlässt (Brown, Roediger III & McDaniel, 2019).

(2) *Förderung strategischer Kompetenzen.* Nachdem eine Strategie eingeführt worden ist, übt das Kind sie nun selbst Schritt für Schritt ein. Die einzelnen Schritte werden zuerst vorgemacht und daran anschließend vom Kind nachgeahmt *(Modelllernen)*. Bedarfsweise findet eine Korrektur statt. Um den Strategieerwerb zu erleichtern, werden die Bearbeitungsschritte sowohl vom Erwachsenen als auch vom Kind laut kommentiert. Mit zunehmender Vertrautheit werden diese „offenen“ Selbstanleitungen in ein „leises“ bzw. „inneres Sprechen“ überführt (vgl. Kapitel 39). Dieses Vorgehen bewirkt, dass das strategische Vorgehen von einem Kind zunehmend verinnerlicht wird. Um den Transfer auf andere Lernsituationen und Materialarten zu erleichtern, wird der Aufgabenkontext mehrfach abgeändert.

Die Anwendung von Strategien orientiert sich an folgenden Prinzipien:

- *Anbindung neuer Informationen an das vorhandene Vorwissen fördern.* Möglichkeiten hierzu sind: Vorwissen durch Fragen aktivieren („Was weiß ich bereits über ...?“); komplexe Lerninhalte in eigenen Worten zusammenfassen und neu formulieren lassen; das Kind nach Beispielen und Analogien suchen lassen („Kenne ich schon etwas Ähnliches?“). Häufig ist es auch hilfreich, bestimmte Fakten in einen größeren Zusammenhang einzuordnen („Weshalb ist es sinnvoll, dass Nagetiere nachwachsende Zähne haben?“).
- *Assoziationen bilden.* Mitunter muss Wissen erworben werden, das abstrakt und schon deshalb schwer einzuprägen ist. Hierzu zählen Assoziationen zwischen Wissensinhalten, die logisch *nicht* abgeleitet werden können (z. B. zwischen einem Objekt und seinem noch unvertrauten Namen oder zwischen einem Objekt und seinen Attributen). In dieser Situation wird der Wissenserwerb erleichtert, indem die zu erlernende Information durch Mnemotechniken, wie bildhafte Assoziationen, Merkverse, Loci-Methode oder Schlüsselwortmethode (siehe „Lernen mit der Schlüsselwortmethode“), möglichst konkret, anschaulich und lebensnah ausgestaltet wird (Bakken, 2017).
- *Komplexe Lerninhalte vereinfachen.* Lerntexte enthalten immer auch redundante Informationen. In dieser Situation kommt es darauf an, dass sich das Kind fragt, was wirklich wichtig ist, sich Schlüsselwörter markiert und sich auf die Weiterverarbeitung der wesentlichen Informationen konzentriert. Günstig ist, wenn dabei verschiedene Lernwege (visuell, akustisch, motorisch) flexibel eingesetzt und im Bedarfsfall miteinander kombiniert werden. Die wesentlichen Informationen eines Textes werden z. B. zuerst markiert, danach auf ein Blatt geschrieben, in eigenen Worten wiedergegeben und durch eine Zeichnung zusätzlich veranschaulicht (Konrad & Bernhart, 2020).

- *Neu erworbenes Wissen in zunehmend größeren Zeitabständen aktiv wiederholen (Expanding Rehearsal).* Ein geeignetes Hilfsmittel, um dieses oben bereits angesprochene Prinzip umzusetzen, stellt ein Karteikasten mit mehreren Fächern ansteigender Größe dar. Wird ein Lerninhalt beim Wiederholen gewusst, so wird das entsprechende Lernkärtchen in das nächstgrößere Fach abgelegt; andernfalls wird es in das erste Fach zurückgelegt. Lernkärtchen eignen sich zum Wiederholen von Lernstoff aus ganz unterschiedlichen Unterrichtsfächern (z. B. Deutsch, Englisch, Mathematik, Sachkunde; vgl. Kapitel 48).

Lernen mit der Schlüsselwortmethode

Einen umfassenden Ansatz dieser Art haben Mastropieri und Scruggs (1991) entwickelt. Sie schlagen folgende Schritte vor:

1. Lerninhalte, die konkret sind, werden durch eine bildhafte Repräsentation veranschaulicht. Beispiel: Die geografische Gestalt von Italien wird durch das Bild eines Stiefels verdeutlicht.
2. Abstrakte und unvertraute Lerninhalte werden durch Repräsentationen, die den Kindern bereits vertraut sind, konkretisiert und bedeutungshaltiger gemacht. Beispiel: Das Konzept *Warmblüter* wird durch die Abbildung eines entsprechenden Tieres in einer sehr sonnigen, heißen Szene veranschaulicht.
3. Zum Lernen von vollständig unbekannten Fakten oder wenig geläufigen Begriffen wird die Schlüsselwortmethode empfohlen. Zu dem neu zu lernenden Wissensinhalt wird ein ähnlich klingendes und bildlich gut darstellbares Wort gesucht, das den Kindern bekannt ist und es ihnen ermöglicht, die unvertraute Information akustisch zu rekonstruieren. Die beiden Begriffe werden in einem Bild interaktiv in Beziehung zueinander gesetzt. Beispiel: Zu dem unvertrauten Begriff *Bankrott* wird als akustische Einprägungshilfe das Wort *Bank* gesucht. Das interaktive Bild besteht darin, dass eine Bank unter einem Gewicht, wie z. B. dem eines schweren Menschen, zusammenbricht (siehe Abbildung 23.1).

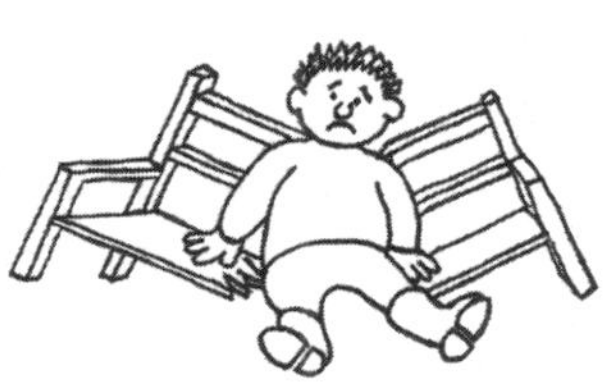

Abbildung 23.1:
Interaktives Bild zum Begriff „Bankrott“

Der Abruf des Bedeutungsinhaltes von *Bankrott* erfolgt zu einem späteren Zeitpunkt in zwei Schritten: Zuerst wird über die akustische Ähnlichkeit der beiden Wörter das interaktive Bild aktiviert. Daran anschließend wird über die Bildinformation die Bedeutung von *Bankrott* rekonstruiert.

(3) *Förderung exekutiver Metakognitionen.* Die Kinder werden darauf aufmerksam gemacht, dass sie ihr Lernverhalten selbst beeinflussen und daher auch kontrollieren können. Auf der Grundlage von Modelllernen und Selbstinstruktion werden mit ihnen Techniken der Selbstbeobachtung, der Selbstkontrolle und der Lernregulation eingeübt. Mit der *Stop-Check-and-Study-Routine* werden Kinder z. B. darin angeleitet, während der Bearbeitung einer Aufgabe innezuhalten, um selbst zu prüfen, wie gut sie die soweit bearbeiteten Inhalte bereits beherrschen (Brown, Campione & Barclay, 1979). Maßnahmen zur Förderung exekutiver Metakognitionen sollen das Kind befähigen, von sich aus festzustellen, ob die Lernaktivität den Zielvorgaben entspricht, ob das gewählte Vorgehen abgeändert werden muss, ob mehr Anstrengung und Konzentration erforderlich sind oder ob das Lernziel schon erreicht worden ist.

(4) *Direkte Förderung des Arbeitsgedächtnisses.* In täglichen Trainingssitzungen, die 30 bis 45 Minuten dauern, bearbeiten die Kinder über mehrere Wochen hinweg am Computer vielfältige Aufgaben, die das Abspeichern *und* Bearbeiten von visuell-räumlichen und/oder verbalen Informationen erfordern (z. B. die Wiedergabe von Buchstaben in umgekehrter Darbietungsreihenfolge). Das Vorgehen ist adaptiv, sodass die Aufgabenschwierigkeit kontinuierlich an die Leistung (Gedächtnisspanne) des Kindes angepasst wird (Maehler, Joerns & Schuchardt, 2019). Beispiele für kommerzielle computergesteuerte Förderprogramme sind *CogMed* (https://www.cogmed.com), *Fresh Minder* (https://freshminder.de) und *CogniFit* (https://www.cognifit.com/de). Die Programme werden als neuropsychologische Trainings für unterschiedlichste Altersgruppen angeboten (für Kinder, aber auch für Menschen im höheren Lebensalter). Sie umfassen Übungen und Aufgabenstellungen, die neben dem Arbeitsgedächtnis weitere mentale Fähigkeiten, wie Intelligenz und Aufmerksamkeit, trainieren sollen.

(5) *Umweltbezogene Maßnahmen.* Diese beziehen sich auf die Gestaltung der Lernumwelt. Die jeweiligen Anforderungen werden auf die kognitive Leistungsfähigkeit des Kindes abgestimmt und ggf. so weit reduziert, dass sie auch von Kindern mit Gedächtnisproblemen zu bewältigen sind. Dies wird erreicht, indem komplexe Lernaktivitäten in Teilschritte zerlegt werden oder indem Anweisungen möglichst sparsam, mit einfachen Worten erteilt werden. Dadurch wird die Menge an Informationen reduziert, die simultan verarbeitet werden muss. Eine weitere Erleichterung besteht darin, Materialien zu verwenden, mit denen das jeweilige Kind gut vertraut ist und die es für persönlich bedeutsam hält (Holmes et al., 2010).

23.4 Hinweise für die organisatorische Umsetzung

Für den schulischen Alltag ist zu empfehlen, strategisches Verhalten und selbstgesteuertes Lernen im Klassenverband und dort in möglichst vielfältigen Situationen einzuüben. Treten bei einzelnen Kindern gravierende Gedächtnisprobleme auf, so lassen sich diese in größeren Gruppen oft nur schwer beheben. Auch allgemein bewährte Fördermaßnahmen wirken nicht bei allen Kindern gleichermaßen. Ob das Training besser individuell oder kleingruppenbasiert durchgeführt wird, hängt letztlich vom Schweregrad des Problems, aber auch von der Neigung des einzelnen Kindes ab. Prinzipiell kann ein Gedächtnistraining sowohl innerhalb (etwa im Förderunterricht) als auch außerhalb der Schule (z. B. in einer dafür geeigneten Beratungsstelle oder in einer lerntherapeutischen Praxis) durchgeführt werden.

Dazu ergänzend können die Eltern in das Training eingebunden werden. Sie unterstützen ihr Kind z. B. in einer Hausaufgabensituation bei der Durchführung von Maßnahmen zur Selbstüberwachung und Selbstregulation. Dies erleichtert die Übertragung der neu erworbenen Vorgehensweisen auf alltägliche Lernsituationen. Generell gilt: Maßnahmen zur Förderung von Gedächtnisleistungen müssen regelmäßig durchgeführt und über einen längeren Zeitraum durchgehalten werden. Mehr oder weniger sporadisch und unsystematisch durchgeführte Gelegenheitsübungen erzielen auf Gedächtnisleistungen keinen nachhaltigen Effekt.

23.5 Wirksamkeit und Wirksamkeitsbedingungen

Schon seit langer Zeit ist bekannt: Die Gedächtnisleistungen von Schüler:innen lassen sich durch Trainings („Learning Skills Trainings") gezielt verbessern ($d = 1.09$; Hattie, Biggs & Purdie, 1996). Besonders gute Erfolge werden erzielt, wenn die Vermittlung von Strategiewissen mit der Förderung strategischer Kompetenzen und von exekutiven Metakognitionen kombiniert wird. Einfache Wiederholungsstrategien können bereits im frühen Grundschulalter vermittelt werden, während komplexere Strategien, wie das Anreichern von Lernmaterial, voraussetzungsreicher sind. Bei entwicklungsverzögerten Kindern sollte sich die Auswahl der Strategien weniger am chronologischen als am mentalen Alter orientieren.

Stets ist den trainierten Kindern zu vermitteln, welchen *Nutzen* sie aus den neu erlernten strategischen Vorgehensweisen beim Einspeichern, Behalten und Abrufen von Lerninhalten ziehen. Elementar ist, dass ein Kind selbst erfährt, dass das betreffende Vorgehen die Gedächtnisleistung verbessert bzw. dass die beobachtete Verbesserung der Gedächtnisleistung auf das neu erlernte strategiegeleitete Vorgehen zurückzuführen ist. Veranschaulichungen des Lernerfolgs, etwa durch Diagramme und Lernkurven, sind dafür hilfreich.

Die Wirksamkeit von Interventionen speziell zur Verbesserung von Arbeitsgedächtnisfunktionen wird kontrovers diskutiert (Melby-Lervåg & Hulme, 2013). Aspekte der zentralen Exekutive, wie Aufmerksamkeitskontrolle oder die gleichzeitige Speicherung *und* Verarbeitung von Informationen, gelten eher als veränderbar als die begrenzte Kapazität des Kurzzeitspeichers (Rowe, Titterington, Holmes, Henry & Taggart, 2019). Obwohl Lernstörungen häufig mit Defiziten im Arbeitsgedächtnis in Verbindung gebracht werden, ist es alles andere als selbstverständlich, dass Arbeitsgedächtnistrainings den beabsichtigten Transfereffekt auf ungeübte und schulnahe Aufgaben erzielen (Maehler et al., 2019; Peijnenborgh, Hurks, Aldenkamp, Vles & Hendriksen, 2016; Sala & Gobet, 2017).

Die meisten Evaluationsstudien für kommerziell vertriebene Programme liegen für *CogMed* vor. Zwar ließ sich die Wirksamkeit des Programms gut belegen, beschränkte sich dann aber meist auf den Nachweis trainingsnaher Transfereffekte (Aksayli, Sala & Gobet, 2019). *CogniFit* wurde ausschließlich bei Erwachsenen mit psychischen und kognitiven Beeinträchtigungen erprobt. Zu *Fresh Minder* liegen bislang keine kontrollierten Evaluationsstudien vor.

Die Idee, eine Lernumgebung, wie z. B. das Lernen in der Schulklasse, so zu gestalten, dass Gedächtnisbelastungen reduziert werden, wurde von Elliott, Gathercole, Alloway, Holmes und Kirkwood (2010) umgesetzt. Sie fanden, dass Lehrkräfte durchaus dazu in der Lage waren, den kognitiven Anforderungsgehalt von Instruktionen und Aufgabenstellungen an die Verarbeitungskapazität von Schüler:innen mit Gedächtnisproblemen anzupassen. Lehrkräfte, welche dies besonders nachdrücklich taten, ermöglichten ihren Schüler:innen bessere Lese- und Mathe-Leistungen.

23.6 Literatur

Grundlegende Literatur

Atkinson, R. C. & Shiffrin, R. M. (1968). Human memory: A proposed system and its control processes. In K. W. Spence & J. T. Spence (Eds.), *The psychology of learning and motivation: Advances in research and theory* (Vol. 2; pp. 89–195). New York, NY: Academic Press. https://doi.org/10.1016/S0079-7421(08)60422-3

Baddeley, A. D. (2007). *Working memory, thought, and action*. Oxford: Oxford University Press. https://doi.org/10.1093/acprof:oso/9780198528012.001.0001

Mähler, C. & Hasselhorn, M. (2001). Lern- und Gedächtnistraining bei Kindern. In K. J. Klauer (Hrsg.), *Handbuch Kognitives Training* (S. 407–429). Göttingen: Hogrefe.

Weiterführende Literatur

Aksayli, N. D., Sala, G. & Gobet, F. (2019). The cognitive and academic benefits of Cogmed: A meta-analysis. *Educational Research Review, 27*, 229–243. https://doi.org/10.1016/j.edurev.2019.04.003

Bakken, J. P. (2017). Mnemonic strategies: Helping students with intellectual and developmental disabilities remember important information. *Global Journal of Intellectual and Developmental Disabilities, 2*(3), 555587. https://doi.org/10.19080/GJIDD.2017.02.555587

Brown, A. L., Campione, J. C. & Barclay, C. R. (1979). Training self-checking routines for estimating test-readiness: Generalization from list learning to prose recall. *Child Development, 50,* 501–512. https://doi.org/10.2307/1129429

Elliott, J. G., Gathercole, S. E., Alloway, T. P., Holmes, J. & Kirkwood, H. (2010). An evaluation of a classroom-based intervention to help overcome working memory difficulties and improve long-term academic achievement. *Journal of Cognitive Education and Psychology, 9,* 227–250. https://doi.org/10.1891/1945-8959.9.3.227

Hattie, J., Biggs, J. & Purdie, N. (1996). Effects of learning skills interventions on student learning. A meta-analysis. *Review of Educational Research, 66*(2), 99–136. https://doi.org/10.3102/00346543066002099

Holmes, J., Gathercole, S. E. & Dunning, D. L. (2010). Poor working memory: Impact and interventions. In J. Holmes (Ed.), *Advances in child development and behavior: Developmental disorders and interventions* (Vol. 39; pp. 1–43). Amsterdam: Elsevier. https://doi.org/10.1016/b978-0-12-374748-8.00001-9

Maehler, C., Joerns, C. & Schuchardt, K. (2019). Training working memory of children with and without dyslexia. *Children, 6*(3), 47. https://doi.org/10.3390/children6030047

Melby-Lervåg, M. & Hulme, C. (2013). Is working memory training effective? A meta-analytic review. *Developmental Psychology, 49*(2), 270–291. https://doi.org/10.1037/a0028228

Peijnenborgh, J. C., Hurks, P. M., Aldenkamp, A. P., Vles, J. S. & Hendriksen, J. G. (2016). Efficacy of working memory training in children and adolescents with learning disabilities: A review study and meta-analysis. *Neuropsychological Rehabilitation, 22,* 645–672. https://doi.org/10.1080/09602011.2015.1026356

Rowe, A., Titterington, J., Holmes, J., Henry, L. & Taggart, L. (2019). Interventions targeting working memory in 4–11 year olds within their everyday contexts: A systematic review. *Developmental Review, 52,* 1–23. https://doi.org/10.1016/j.dr.2019.02.001

Sala, G. & Gobet, F. (2017). Working memory training in typically developing children: A meta-analysis of the available evidence. *Developmental Psychology, 53*(4), 671–685. https://doi.org/10.1037/dev0000265

Wolgemuth, J. R., Cobb, R. B. & Alwell, M. (2008). The effects of mnemonic interventions on academic outcomes for youth with disabilities: A systematic review. *Learning Disabilities Research & Practice, 23,* 1–10. https://doi.org/10.1111/j.1540-5826.2007.00258.x

Material

Brown, P. C., Roediger III, H. L. & McDaniel, M. A. (2019). *Das merk ich mir.* München: Goldmann.

Buschke, H. (1973). Selective reminding analysis of memory and learning. *Journal of Verbal Learning and Verbal Behavior, 12,* 543–550. https://doi.org/10.1016/S0022-5371(73)80034-9

Everts, R. & Ritter, B. (2017). *Das Memo-Training. Memo, der vergessliche Elefant – mit Gedächtnistraining spielerisch zum Lernerfolg.* Bern: Hogrefe. https://doi.org/10.1024/85697-000

Hasselhorn, M., Schumann-Hengsteler, R., Grube, D., König, J., Mähler, C., Schmid, I. et al. (2012). *Arbeitsgedächtnistestbatterie für Kinder von 5 bis 12 Jahren (AGTB 5–12).* Göttingen: Hogrefe.

Konrad, K. & Bernhart, A. (2020). *Lernstrategien für Kinder.* Hohengehren: Schneider.

Lepach, A. C. & Petermann, F. (2008). *Merk- und Lernfähigkeitstest für 6- bis 16-Jährige (BASIC-MLT).* Bern: Huber.

Mastropieri, M. A. & Scruggs, T. E. (1991). *Teaching students ways to remember. Strategies for learning mnemonically*. Cambridge, MA: Brookline.

Petermann, F. & Daseking, M. (2019). *Zürcher Lesetest - II: Weiterentwicklung des Zürcher Lesetests (ZLT) von Maria Linder und Hans Grissemann (ZLT-II;* 4., vollständig überarbeitete Aufl.). Bern: Hogrefe.

Schlagmüller, M., Visé, M. & Schneider, W. (2001). Zur Erfassung des Gedächtniswissens bei Grundschulkindern: Konstruktionsprinzipien und empirische Bewährung der Würzburger Testbatterie zum deklarativen Metagedächtnis. *Zeitschrift für Entwicklungspsychologie und Pädagogische Psychologie, 33,* 91–102. https://doi.org/10.1026//0049-8637.33.2.91

24 Förderung von Aufmerksamkeit und Konzentration

Gerhard W. Lauth

Fallbeispiel

Martin (11 Jahre) kann sich nur für kurze Zeit konzentrieren und gerät rasch an die Grenzen seiner Belastungsfähigkeit. Vor allem bei den Hausaufgaben kommt es deshalb immer wieder zu Schwierigkeiten. Er versucht, sich davor zu drücken, weiß häufig nicht, was er zu tun hat, und kommt nur mühsam voran. Wenn ihn seine Mutter allzu sehr drängt, kommt es zu Wutausbrüchen und Aggression (etwa Hefte wegwerfen, laut protestieren). Eltern und Lehrkräfte sind über das Verhalten des Kindes verärgert und reagieren immer unwilliger. Die Probleme sind zuletzt so eskaliert, dass der Junge die Schule verlassen soll.

In der Diagnostik werden die bestehenden Verhaltensprobleme mit der Mutter sowie der Lehrerin verhaltensanalytisch abgeklärt. Die geschilderten Schwierigkeiten bestätigen sich und es zeigt sich, dass bei Martin eine einfache Aufmerksamkeitsdefizit/Hyperaktivitätsstörung (ICD-10, F90.0) vorliegt. Arbeitsverhalten und Grundfähigkeiten werden diagnostisch abgeklärt. Die Beobachtung zeigt, dass er Aufgaben zunächst ruhig, konzentriert und gelassen angeht. Diese Arbeitshaltung dauert aber nicht lange an. Er baut schnell ab, wenn er länger bei der Sache bleiben soll. Hingegen bestätigt sich eine überraschend hohe Intelligenz (IQ = 133) im „Grundintelligenztest Skala 2" (CFT 20-R; Weiß, 2006).

In einem Training werden dem Jungen von einer geschulten Therapeutin Fähigkeiten zur Reaktionskontrolle, Verhaltensregulation und Handlungsorganisation vermittelt. Anhand exemplarischer Aufgaben werden beispielsweise Innehalten, sich selbst Anweisungen geben, das Ziel genau bestimmen, einen Plan fassen und befolgen sowie das Überprüfen von Zwischenergebnissen eingeübt. Ferner werden die Mutter und die Klassenlehrerin beraten, wie sie Martin im Alltag unterstützen können. Mit der Mutter wird vereinbart und eingeübt, dass sie (a) genaue Anweisungen gibt und deren unmittelbare

Befolgung herbeiführt; (b) mit Martin das Hausaufgabenheft einsieht; (c) eine Zeitspanne für das Anfertigen der Hausaufgaben vereinbart; (d) den Jungen auffordert, anzufangen und (e) bei definierten Schwierigkeiten sowie auf Anfrage hilft. Sie soll ihn intensiv loben, wenn er sich mit den Aufgaben beschäftigt und sachgerecht benimmt. Mit der Lehrerin werden konkrete Verhaltensziele vereinbart, die Martin mit ihrer Hilfe im Unterricht erreichen soll (etwa Martin schaut sie an, beteiligt sich angemessen). Dafür verstärkt sie den Jungen durch Lob und Bestätigung. Sie versucht Martin, gezielt in den Unterricht einzubeziehen, indem sie ihn z. B. im Unterricht direkt anspricht und mit ihm vereinbart, dass er sich pro Unterrichtsstunde dreimal melden wird.

24.1 Kurzbeschreibung der Methode und ihres theoretischen Hintergrunds

Aufmerksamkeit dient dazu, die relevanten Umweltreize aufzunehmen, sie gezielt zu verarbeiten und effektiv darauf zu reagieren. Dabei werden unterschiedliche Formen der Aufmerksamkeit unterschieden (Heubrock & Petermann, 2001; Sturm, 2005; Sturm & Zimmermann, 2000):

- selektive oder fokussierte Aufmerksamkeit (rasch und zuverlässig auf relevante Umgebungsreize reagieren);
- Daueraufmerksamkeit bzw. Vigilanz (einen ausreichenden Aktivierungsgrad aufrechterhalten);
- geteilte Aufmerksamkeit (zwei oder mehr Aufgaben gleichzeitig bewältigen, indem die Aufmerksamkeit aufgespalten wird);
- Aufmerksamkeitsaktivierung oder „Alertness“ (Aufmerksamkeitsprozesse kurzfristig hervorbringen), was entweder eine phasische Aktivierung (auf einen Hinweisreiz rasch und zuverlässig reagieren, z. B. bei „Grün“ starten, nachdem zuvor „Gelb“ erschien) oder eine tonische Aktivierung (ohne Hinweisreiz rasch und zuverlässig reagieren, z. B. Tontaubenschießen auf einem Schießstand) beinhaltet.

In der Schule fallen vor allem selektive Aufmerksamkeit und Daueraufmerksamkeit ins Gewicht. Deshalb sind sie oft zum Gegenstand von Training oder Förderung geworden. Aufmerksamkeit wird dabei als eine Strategie der Informationsverarbeitung betrachtet. Es wird systematisch eingeübt, wie sich Kinder selbst steuern oder wie sie ihr Handeln planen. Teilweise werden auch Leistungsvoraussetzungen, wie z. B. Informationen auswählen und verarbeiten, geschult. Derzeit gibt es mehrere manualisierte Trainingsprogramme (z. B. Döpfner, Schürmann & Frölich, 2019; Krowatschek, 1994, 1996; Lauth & Schlottke, 2019), welche die folgenden Merkmale miteinander teilen:

- Es werden Aufmerksamkeitsstrategien, wie Ziele setzen, das eigene Verhalten steuern oder exekutive Kontrolle ausüben, eingeübt.

- Den Kindern werden Selbstverbalisierungen nahegebracht, die sich auf entscheidende Schritte der „Aufmerksamkeitsstrategie" beziehen (z. B. „Halt Stopp, genau hinschauen!"; „Was soll ich tun?"; „Was ist meine Aufgabe?"; „Sorgfältig und bedacht vorgehen!"; „Halt Stopp, überprüfen!").
- Das Training beginnt mit leichteren Anforderungen, die Zug um Zug schwieriger und alltagsnäher werden. Nach einer Weile werden Aufgaben aus dem Alltag geübt (z. B. Lernaufgaben).
- Das Aufmerksamkeitsverhalten der Kinder wird systematisch durch operante Verstärkung und regelmäßige Rückmeldungen unterstützt (etwa Token für positives Verhalten, Punktlisten, Erfolgskurven).
- Die Bezugspersonen (Eltern, Lehrkräfte) werden in das Training einbezogen; sie sollen das Aufmerksamkeitsverhalten im Alltag unterstützen, also z. B. Selbststeuerung und bedachtes Vorgehen anregen, Rückmeldungen geben und Aufgaben abschnittsweise vorlegen.

24.2 Indikation der Methode

Die Förderung von Aufmerksamkeit ist vor allem bei allgemeinen und überdauernden Lernstörungen sowie beim Vorliegen einer Aufmerksamkeitsdefizit/Hyperaktivitätsstörung angezeigt. Dies ist besonders bei den folgenden Kategorien der ICD der Fall:

- Kombinierte Störungen schulischer Fertigkeiten (ICD-10, F81.3), die durch die gleichzeitige Beeinträchtigung von Rechen-, Lese- und Schreibfähigkeiten gekennzeichnet sind (vgl. Kapitel 5)
- Einfache Aktivitäts- und Aufmerksamkeitsstörungen (ICD-10, F90.0) bzw. Aufmerksamkeitsdefizit- und Hyperaktivitätsstörung (ICD-11, 6A05)
- Sonstige näher bezeichnete Verhaltens- und emotionale Störungen mit Beginn in der Kindheit und Jugend (ICD-10, F98.8) bei einer Aufmerksamkeitsstörung ohne Hyperaktivität

Ferner kann eine Förderung von Aufmerksamkeitsleistungen als ergänzende Maßnahme bei Lese- und Rechtschreibstörungen (ICD-10, F81.0; ICD-11, 6A03.0; vgl. Kapitel 4), isolierten Rechtschreibstörungen (ICD-10, F81.1; ICD-11, 6A03.1) und Rechenstörungen (ICD-10, F81.2; ICD-11, 6A03.0; vgl. Kapitel 3) indiziert sein.

24.3 Detaillierte Beschreibung des Vorgehens

(1) *Diagnostik.* Die Intervention verspricht nur dann Erfolg, wenn funktionale Aufmerksamkeitsschwierigkeiten feststellbar sind. Hierzu ist eine umfangreiche Diagnostik notwendig, die folgende Maßnahmen umfasst:

- Abklärung des allgemeinen (kognitiven) Entwicklungsstandes anhand eines mehrdimensionalen Intelligenztests („Kaufman Assessment Battery for Children – Second Edition", KABC-II; Kaufman & Kaufman, 2015; „Wechsler Intelligence Scale for Children – Fifth Edition", WISC-V; Petermann, 2017).
- Verhaltensanalytische Abklärung der Verhaltensproblematik: In welchen Situationen wird mangelndes Aufmerksamkeitsverhalten beobachtet? Wie zeigt sich diese Auffälligkeit (etwa trödeln, träumen, Übersehen von Details, Flüchtigkeitsfehler)? Wer beobachtet diese Schwierigkeiten? Wann gibt es keine oder geringere Auffälligkeiten? Welche Bedingungen herrschen dann vor? Ein ausführlicher Interviewleitfaden hierzu findet sich in Lauth und Schlottke (2019; siehe Anhang A in diesem Band).
- Beobachtung des Verhaltens in kritischen Situationen (z. B. Schule, Hausaufgaben) bzw. bei typischen Arbeitsproben (z. B. ein Puzzle legen, Zahlen-Verbinden; siehe Anhang B in diesem Band).
- Abklärung der Problematik mithilfe spezifischer Testverfahren, wie z. B. „Dortmunder Aufmerksamkeitstest" (DAT; Lauth, 2003); „Testbatterie zur Aufmerksamkeitsprüfung – Kinderversion" (KiTAP; Zimmermann, Gondan & Fimm, 2002); „Test d2 – Revision: Aufmerksamkeits- und Konzentrationstest" (Brickenkamp, Schmidt-Atzert & Liepmann, 2010); „Konzentrationstest für 3. und 4. Klassen: Revidierte Fassung" – (KT 3–4 R; Nell, Bretz & Sniehotta, 2004). Der Verdacht auf eine mangelnde Aufmerksamkeitsleistung liegt dann vor, wenn sich das allgemeine Entwicklungsniveau des Kindes und seine Aufmerksamkeitsleistungen deutlich voneinander unterscheiden.

(2) *Diagnostik zur Bestimmung des Trainingsschwerpunktes.* Welche Teilprozesse der Aufmerksamkeit sollen nun eingeübt werden? Eine mangelnde Aufmerksamkeitsleistung kann unterschiedliche Gründe haben und beispielsweise von Fertigkeitsdefiziten, unzureichender Selbststeuerung, mangelndem Planungsverhalten oder ungünstigen Situationsumständen (z. B. Lautstärke in der Klasse, ungünstiger Sitzplatz, ungenaue Anweisungen) verursacht sein. Um das zu klären, sind drei Fragen zu beantworten:

a) Liegen Mängel in den Grundfertigkeiten wie genau *hinschauen* (visuelle Diskriminationsfähigkeit, Muster von Reizvorlagen), genau *hinhören* (akustische Informationen aufnehmen und wiedergeben), genau *nacherzählen* (komplexe akustische Informationen verarbeiten und umsetzen) vor? Hinweise dafür ergeben sich aus der Verhaltensanalyse mit Eltern und Lehrkräften. Bei begründetem Verdacht werden Arbeitsproben durchgeführt, die Rückschlüsse auf die Beherrschung der wichtigsten Basisprozesse erlauben (z. B. Suchaufgaben, Instruktionen befolgen, Bilder beschreiben, Beobachtung im Unterricht oder bei den Hausaufgaben). Wenn charakteristische Mängel beobachtet werden (vgl. Tabelle 24.1), werden die Grundfertigkeiten eingeübt (Therapiezuweisung zum Basistraining nach Lauth und Schlottke, 2019).

b) Bestehen Mängel in der Verhaltensregulation? Jüngere, stark impulsive Kinder weisen zumeist grundlegende und weitreichende Mängel in der Handlungssteuerung sowie in der zielbezogenen Realisierung einer Handlung auf. Um das als Ursache abzuklären, werden auch hier Testverfahren (z. B. DAT von Lauth, 2003; KiTAP von Zimmermann, Gondan & Fimm, 2002) und ergänzende Arbeitsproben (z. B. mit „Differix – Pass gut auf und schau genau!" von Ravensburger) erhoben, die nach Fehlern, Schnelligkeit des Antwortens (sogenannte Antwortlatenz) sowie Bearbeitungsmerkmalen ausgewertet werden. Falls sich eine ausgeprägte Neigung zum vorschnellen und unbedachten Handeln, eine Tendenz zu vermehrter Reizsuche und/oder eine rasch abfallende Leistung bestätigen sollte (vgl. Tabelle 24.1), ist hauptsächlich die Verhaltensregulation mit den Kindern einzuüben.
c) Sind Beeinträchtigungen in der Handlungsorganisation festzustellen? Damit sind Einschränkungen auf der Ebene des geplanten Vorgehens angesprochen (z. B. unsystematisch vorgehen, Lösungswege nicht befolgen, nicht vorausschauend handeln, das eigene Handeln nicht überprüfen). Erste Hinweise in dieser Richtung ergeben sich aus der Verhaltensanalyse mit Lehrkräften und Eltern. Darüber hinaus werden Arbeitsproben mit komplexen, mehrschrittigen Aufgaben (z. B. „DAT", „Differix", Matrizenaufgaben nach Raven) durchgeführt, bei denen die Therapeutin bzw. der Therapeut beobachten kann, wie das Kind vorgeht. Falls keine Such-, Wahrnehmungs- und Handlungsstrategien bei den Arbeitsproben sichtbar werden (vgl. Tabelle 24.1), werden diese in einem speziellen Training eingeübt.

(3) *Durchführung des Aufmerksamkeitstrainings.* Anwender:innen können auf bereits bestehende Trainingsprogramme zurückgreifen und beispielsweise das Training von Lauth und Schlottke (2019) durchführen. Dieses besteht aus 32 Modulen, die sich flexibel ergänzen (siehe die Kästen „Training von Basisfertigkeiten und einfacher Verhaltensregulation" und „Einübung von Handlungsorganisation (Planungsfertigkeiten)"). Dabei werden die Kinder je nach Bedarf in aufmerksamkeitsbezogenen Grundfertigkeiten, in der Selbststeuerung und in der Planungsfähigkeit geschult. Eltern und Lehrkräfte werden ergänzend einbezogen.

Das Training besteht aus einzelnen Modulen, die immer nur eine bestimmte Kompetenz ausbilden, wie z. B. Reaktionen mithilfe einer Signalkarte verzögern, das eigene Vorgehen planen, innehalten und überprüfen. Jede neue Trainingseinheit baut auf der vorangehenden auf und setzt deren Beherrschung voraus. Zur nächsten Trainingseinheit wird erst übergegangen, wenn das vorangegangene Ziel sicher erreicht worden ist. Das Training wird in Gruppen von drei bis vier Kindern durchgeführt. Die Kinder sollten sich in Bezug auf Alter, Fähigkeiten und Störungsmerkmalen ähnlich sein. Das Training kann aber auch mit einem Kind allein stattfinden.

Tabelle 24.1: Hinweise auf therapierelevante Gründe für eine Aufmerksamkeitsstörung

Informationsquelle	Defizite in grundlegenden Fertigkeiten	Mängel in der Verhaltensregulation	Defizite in der Handlungsorganisation
Verhaltensanalyse mit Eltern und Lehrkräften	Mängel bei: • genauem Hinschauen • genauem Hinhören • genauem Nacherzählen	Vorschnelles und unbedachtes Handeln; Tendenz zu vermehrter Reizsuche durch: • erhöhte Ablenkbarkeit • motorische Unruhe • Zappeligkeit	Einschränkungen beim geplanten Vorgehen durch: • unsystematisches Vorgehen • Lösungswege nicht einhalten • nicht vorausschauend planen • fehlende Überprüfung des eigenen Vorgehens
Arbeitsproben und Testverfahren	Indizien: • Reizvorlagen werden nicht ausreichend gemustert. • Einfache Suchaufgaben werden nicht gelöst. • Einfache Handlungen werden nicht nachgeahmt. • Instruktionen werden nicht umgesetzt. • Eine Geschichte kann nicht in ihren Grundzügen nacherzählt werden.	Indizien: • viele irrelevante Antworten • viele Zusatzfehler • rasche und unbedachte Antworten • kein Innehalten bei Fehlern • keine Überprüfung von eigenem Vorgehen und Zwischenergebnissen • rasch abfallende Leistungen	Indizien: • unsystematisches Vorgehen • keine Überprüfung von Zwischenergebnissen • rasches und zufallsgesteuertes Arbeiten

Um das Aufmerksamkeitsverhalten der Kinder selektiv zu verändern und unter angemessene soziale Kontrolle zu bringen, wird das Üben durch operante Verstärkung (z. B. Münzverstärker-System) unterstützt (vgl. Kapitel 19). Dabei können sowohl positive Verstärker vergeben als auch deponierte Verstärker weggenommen werden (Verstärker-Wegnahme). Jede Sitzung umfasst vier wiederkehrende Phasen: (a) einführende Erläuterungen, etwa zum Ziel der Sitzung; (b) Modellierungs- und Demonstrationsphasen, um das „richtige Vorgehen" beim Lösen von Aufgaben vorzuführen; (c) eine ca. 20-minütige Übungsphase; (d) Spielphasen am Ende jeder Sitzung, wobei der Schwerpunkt der Trainingseinheit nochmals auf einem anderen „Sinneskanal" aufgegriffen wird.

Training von Basisfertigkeiten und einfacher Verhaltensregulation

Dieses Training ist für jüngere Kinder mit impulsiv-voreiligen Verhaltensweisen angemessen. Hierbei werden Basisfertigkeiten (genau hinschauen; genau hinhören; genau nacherzählen; Wahrgenommenes wiedergeben) sowie Reaktionskontrolle und einfache Formen verbaler Verhaltensregulation gefördert. Um das Erreichen des Trainingsziels nicht durch Wissensdefizite zu gefährden, erfolgt dies zunächst an weitgehend wissensfreiem Material. Das Training wird durch operante Verstärkung unterstützt.

Wesentliche Inhalte des Trainings sind:

1. Abträgliches Verhalten in einem Video erkennen und funktionales Verhalten daraus ableiten (1. Trainingseinheit).
2. Die Basisfertigkeiten „genau hinsehen", „genau beschreiben", „akustische Informationen aufnehmen und verarbeiten", „Informationen umsetzen" üben (2. bis 6. Trainingseinheit).
3. „Reaktionskontrolle ausbilden" („Halt Stopp, nachdenken, prüfen!"); dazu setzen die Kinder zunächst eine Signalkarte (Halt Stopp!) ein, die sie als Vorstellungsbild verinnerlichen (ikonisch-verbale Reaktionskontrolle) (7. bis 12. Trainingseinheit).
4. Aufmerksamkeitsorientiertes Verhalten auf schulische Inhalte übertragen (9. bis 12. Trainingseinheit).
5. Mit Ablenkung und Herausforderung umgehen (13. Trainingseinheit).
6. Gefühle erkennen und regulieren (14. bis 16. Trainingseinheit).

Einübung von Handlungsorganisation (Planungsfertigkeiten)

Das Strategietraining ist für Kinder angemessen, die sich durch planloses Vorgehen und mangelnde Nutzung von übergeordneten Strategien auszeichnen. Daher werden ihnen ordnende Strategien und handlungsleitende Selbstinstruktionen vermittelt.

Wesentliche Inhalte des Strategietrainings sind:

1. Funktionales Aufmerksamkeitsverhalten aus einem Videobeispiel ableiten (1. Trainingseinheit).
2. Selbstanweisungen einüben und bei mehrschrittigen Aufgaben ausprobieren (2. bis 4. Trainingseinheit).

3. Geordnet (problemlösend) vorgehen, verschiedene Aufgaben nach ähnlicher Strategie bearbeiten (5. bis 8. Trainingseinheit).
4. Begriffe bilden und Regeln erkennen (9. und 10. Trainingseinheit).
5. Gedächtnisstrategien lernen und anwenden (11. Trainingseinheit).
6. Emotionen erkennen und dementsprechend funktional handeln (12. Trainingseinheit).
7. Exekutive Kontrolle lernen und bei den Schulaufgaben Strategien anwenden (13. bis 16. Trainingseinheit).

(4) *Begleitende Elternberatung.* Diese informiert über die Aufmerksamkeitsstörung sowie das Training. Die Eltern sollen wissen, welche Fähigkeiten (Basisprozesse, Selbststeuerung, Handlungsorganisation) im Training eingeübt werden und wie sie den Lernprozess ihres Kindes im Alltag unterstützen können (z.B. das Kind daran erinnern; mit dem Kind darüber sprechen; die gleichen Strategien bei den Hausaufgaben, beim Basteln oder beim Tischdecken abverlangen). Die Eltern sollen ihr Kind bei Alltagsverrichtungen, wie den Hausaufgaben, Bastelarbeiten oder Zimmeraufräumen, dementsprechend anleiten. Dafür eignen sich

- kurze Hinweisreize (sog. Prompts), welche geeignete Verhaltensweisen beim Kind abrufen (z.B. „Schau hier hin!“; „Sag was du siehst?“; „Was weißt du darüber?“) sowie
- unmittelbare und bestätigende Rückmeldungen (z.B. „Gut!“; „Weiter!“; „Klasse!“).

Damit das Kind möglichst fehlerfrei durch den Geschehensablauf kommt, werden Hinweisreize und Rückmeldungen prozessbegleitend, also im laufenden Handlungsvollzug, eingesetzt.

Darüber hinaus werden einige zentrale Erziehungsfragen in der Beratung angesprochen und ggf. mithilfe eines Verhaltenstrainings verändert. Beispiele für typische Themen sind: die Eltern-Kind-Beziehung verbessern, ein Stärketagebuch führen, vorausschauend und positiv Anleiten, die Hausaufgaben strukturieren, klare Anweisungen geben und verständliche Aufforderungen stellen.

(5) *Zusammenarbeit mit der zuständigen Lehrkraft.* Hier geht es im Wesentlichen um drei Punkte:

a) Es werden *Positivziele* gebildet, welche die Lehrkraft nachdrücklich verfolgen soll. Das bisherige *Negativziel*, „das Kind soll im Unterricht nicht umherlaufen“ wird z.B. durch das positiv definierte Ziel, „das Kind soll sich pro Unterrichtsstunde viermal aktiv beteiligen“, ersetzt. Dadurch wird die Aufmerksamkeit (hier der Lehrkraft) auf die Annäherung an das vom Kind erwünschte Verhalten ausgerichtet. Diese Orientierung umfasst Maßnahmen, welche das

Auftreten des erwünschten Verhaltens wahrscheinlicher machen (z. B. Hinweisreize geben, Ermutigungen aussprechen, Aufgaben und Anweisungen klar strukturieren). Zudem wird das Kind für jede Annäherung an das angestrebte Ziel systematisch verstärkt (vgl. Kapitel 35). Diese Ausrichtung ist präventiv, weil Zielverhalten angesteuert und Bestrafung für Fehlverhalten überflüssig wird.

b) *Schwierige Unterrichtssituationen* bestimmen und Vorkehrungen treffen, damit die erkannte Schwierigkeit zurückgeht, wie z. B. „Das Schulkind stört besonders während der Stillarbeit. Es ist dann schwer zu begrenzen". In dieser Situation kann die Lehrkraft beschließen, dass sie den Arbeitsauftrag vom Kind wiederholen lässt, die Wiedergabe ggf. noch einmal berichtigt, bevor sie das Kind auffordert, mit dem Auftrag unverzüglich zu beginnen. Das Wiederholen der Anweisung und die Ausführung des Starts durch das Kind verstärkt die Lehrkraft positiv. Auf diese Weise erlangt sie Kontrolle über das Verhalten des Kindes.

c) *Wirksame Anweisungen* geben, die das Verhalten des Kindes unmittelbar steuern. Diese zeichnen sich durch kurze Aussagen, unmittelbare Umsetzung und direkten Blickkontakt aus (z. B. „Ich möchte, dass du dieses Arbeitsblatt *(zeigen)* bearbeitest. Fang hier oben an. Hebe die Hand, wenn es eine Schwierigkeit gibt. Ich komme dann zu dir.").

Auch hier ist ein „prozessorientiertes Lenken" der kindlichen Aktivitäten angezeigt (wie bei der begleitenden Elternberatung dargelegt). Zur Vermittlung eignet sich ein Lehrkräfte-Training in Gruppen, in dem diese Maßnahmen am erfahrungsgestützten Beispiel eines Schulkindes veranschaulicht und durchgespielt werden. Danach setzen die Lehrkräfte die vereinbarten Maßnahmen in ihrem eigenen Unterricht möglichst unmittelbar um (Lauth, 2014; Lauth-Lebens, Lauth & Rohrsdorfer, 2016).

24.4 Hinweise für die organisatorische Umsetzung

Das geschilderte Training kann auch im Förder- oder Klassenunterricht durchgeführt werden und so dem Auftreten von Aufmerksamkeits- und Lernstörungen frühzeitig entgegenwirken. Dabei werden die wichtigsten Verhaltensanteile von „Aufmerksamkeit" eingeübt; beispielsweise das genaue Hinschauen und Hinhören, das Innehalten bei Handlungsschwierigkeiten oder die Überprüfung von Ergebnissen vor Bekanntgabe der Lösung. Diese Unterrichtung erfolgt durch eigens ausgebildete Lehrkräfte, Schulberater:innen, Heilpädagog:innen oder Integrationslehrkräfte unter Beteiligung der Klassenlehrperson (Pereira et al., 2021). Entsprechende Angebote werden auch für höhere Schulklassen unterbreitet, wobei Selbstanleitung und Strategieeinsatz dann im Vordergrund stehen.

24.5 Wirksamkeit und Wirksamkeitsbedingungen

In der Zusammenschau von zwölf Studien erweisen sich Aufmerksamkeitstrainings als wirksam. Es werden Verbesserungen im Arbeitsverhalten, in der selektiven Aufmerksamkeit und teilweise im Leistungsverhalten sowie im Unterrichtsverhalten erreicht (Lauth & Schlottke, 2019). Diese Effekte treten vor allem dann ein, wenn Lehrkräfte und Eltern in das Training einbezogen werden. Dies bestätigt sich auch in einer Metaanalyse, die eine Kombination von Selbstmanagement- bzw. Selbstinstruktionsmethoden mit weiteren verhaltenstherapeutischen Maßnahmen (Beratung der Lehrkräfte, Training für Lehrkräfte, Elternberatung) empfiehlt (Purdie, Hattie & Carroll, 2002). Eine Metaanalyse mit 15 Einzelfallstudien (Peng & Miller, 2016) bestätigt eine mittelstarke Wirkung von Aufmerksamkeitstrainings und den Transfer auf andere schulische Aufgaben.

Wie schneiden die einzelnen Programme im direkten Vergleich miteinander ab? Ist eines davon generell vorzuziehen? Zum gegenwärtigen Zeitpunkt lässt sich diese Frage nicht beantworten, weil zu wenige Studien vorliegen und direkte Vergleiche wegen unterschiedlicher Zielgrößen und methodischen Schwächen erschwert werden. Meist kommt es in Teilbereichen und nur selten in „ganzer Breite“ zu Verbesserungen. Interventionen, die das Aufmerksamkeitsverhalten im Rahmen des Unterrichts klassenweit fördern, erreichen i. d. R. mittlere Effektstärken und erfüllen das Qualitätskriterium „potentiell wirksam„, insbesondere wenn sie auf einer sorgfältigen Verhaltensanalyse aufgebaut werden (Harrison, Soares, Rudzinski & Johnson, 2019). Verstärkende bzw. operante Maßnahmen sind besonders wirksam. Hierzu empfiehlt sich die differentielle Verstärkung von alternativem Verhalten („Positivziele“).

24.6 Literatur

Grundlegende Literatur

Lauth, G. W. & Schlottke, P. F. (2019). *Training mit aufmerksamkeitsgestörten Kindern* (6., vollständig überarbeitete Aufl.). Weinheim: PVU.

Peng, P. & Miller, A. C. (2016). Does attention training work? A selective meta-analysis to explore the effects of attention training and moderators. *Learning and Individual Differences, 45*, 77–87. https://doi.org/10.1016/j.lindif.2015.11.012

Purdie, N., Hattie, J. & Carroll, A. (2002). A review of the research on interventions for attention deficit hyperactivity disorder: What works best? *Review of Educational Research, 72*, 61–99. https://doi.org/10.3102/00346543072001061

Weiterführende Literatur

Harrison, J. R., Soares, D. A., Rudzinski, S. & Johnson, R. (2019). Attention deficit hyperactivity disorders and classroom-based interventions: Evidence-based status, effectiveness, and moderators of effects in single-case design research. *Review of Educational Research, 89*(4), 569–611.

Lauth-Lebens, M., Lauth, G. W. & Rohrsdorfer, I. (2016). Effekte eines Lehrertrainings auf die Auffälligkeit von ADHS-Schülern und die Belastung der Lehrperson. *Verhaltenstherapie und Verhaltensmedizin, 37*(2), 140–153.

Material

Brickenkamp, R., Schmidt-Atzert, L. & Liepmann, D. (2010). *Test d2 – Revision. Aufmerksamkeits- und Konzentrationstest (d2-R)*. Göttingen: Hogrefe.

Döpfner, M., Schürmann, S. & Frölich, J. (2019). *Training für Kinder mit hyperkinetischem und oppositionellem Problemverhalten (THOP;* 6., überarbeitete Aufl.). Weinheim: Beltz.

Heubrock, D. & Petermann, F. (2001). *Aufmerksamkeitsdiagnostik*. Göttingen: Hogrefe.

Kaufman, A. S. & Kaufman, N. L. (2015). *Kaufman Assessment Battery for Children – Second Edition (KABC-II)* (dt. Bearbeitung von P. Melchers & M. Melchers). Frankfurt: Pearson.

Krowatschek, D. (1994). *Marburger Konzentrationstraining*. Dortmund: Verlag modernes Lernen.

Krowatschek, D. (1996). *Überaktive Kinder im Unterricht*. Dortmund: Verlag modernes Lernen.

Lauth, G. W. (2003). *Dortmunder Aufmerksamkeitstest (DAT)*. Göttingen: Hogrefe.

Lauth, G. W. (2014). *ADHS in der Schule. Übungsprogramm für Lehrer* (2., überarbeitete Aufl.). Weinheim: Beltz.

Nell, V., Bretz, J. & Sniehotta, F. F. (2004). *Konzentrationstest für 3. und 4. Klassen: Revidierte Fassung (KT 3–4 R)*. Göttingen: Beltz.

Pereira, A., Miranda, S., Teixeira, S., Mesquita, S., Zanatta, C. & Rosário, P. (2021). Promote selective attention in 4th-grade students: Lessons learned from a school-based intervention on self-regulation. *Children, 8*(3), 182.

Petermann, F. (Hrsg.). (2017). *Wechsler Intelligence Scale for Children – Fifth Edition (WISC-V)*. Frankfurt: Pearson.

Sturm, W. (2005). *Aufmerksamkeitsstörungen*. Göttingen: Hogrefe.

Sturm, W. & Zimmermann, P. (2000). Aufmerksamkeitsstörungen. In W. Sturm, M. Herrmann & C. W. Wallesch (Hrsg.), *Lehrbuch der klinischen Neuropsychologie. Grundlagen, Methoden, Diagnostik, Therapie* (S. 345–365). Lisse: Swets & Zeitlinger.

Weiß, R. H. (2006). *Grundintelligenztest Skala 2 – Revision (CFT 20-R)*. Göttingen: Hogrefe.

Zimmermann, P., Gondan, M. & Fimm, B. (2002). *Testbatterie zur Aufmerksamkeitsprüfung für Kinder (KiTAP)*. Herzogenrath: Psytest.

Zimmermann, P. & Sturm, W. (2002). *Testbatterie zur Aufmerksamkeitsprüfung (TAP)*. Version 1.7. Herzogenrath: Psytest.

25 Förderung begrifflich-kategorialer Verarbeitung

Matthias Grünke und Mark Stemmler

Fallbeispiel

Alisa (7;2 Jahre) besucht seit einigen Monaten die erste Klasse einer Grundschule. Körperlich und sprachlich wirkt sie unauffällig. Allerdings tritt sie sehr schüchtern auf. Bei Bastelarbeiten im Kindergarten war beobachtet worden, dass sie die einzelnen Arbeitsschritte nicht behalten konnte. Außerdem war sie nur schlecht in der Lage, sich die Regeln bei einfachen Brettspielen zu merken. Laut Auskunft ihrer Lehrerin kann Alisa im Unterricht dem Tempo häufig nicht folgen. Wird ihr eine Aufgabe gestellt, tut Alisa zunächst gar nichts. Sie reagiert verlegen, wirkt hilflos und wirft der Lehrerin fragende Blicke zu.

Da sich die Mutter Sorgen über die Entwicklung ihrer Tochter machte, suchte sie mit Alisa eine Erziehungsberatungsstelle auf. In einer testdiagnostischen Untersuchung wurde die Wechsler Intelligence Scale for Children (WISC-V; Petermann, 2017) durchgeführt. Als Gesamt-IQ ergab sich ein Wert von 84. Aufgaben, die nur mäßige Ansprüche an das logisch-abstrakte Denken stellten (z. B. „Allgemeines Wissen“ oder „Zahlen nachsprechen“), konnte Alisa ohne größere Probleme lösen. Deutlich schwächere Leistungen zeigte sie jedoch bei Anforderungen, welche die Bildung von Kategorien erforderten, wie in den Untertests ‚Bilderfolgen‘ und ‚Gemeinsamkeiten finden‘. Die Intervention untergliederte sich in folgende Aspekte:

- Alisa sollte lernen, Arbeitsabläufe zu ordnen und zu strukturieren. Unter Anleitung einer Trainerin bearbeitete sie Aufgaben, bei denen es um das Erkennen von Beziehungen und Regelhaftigkeiten ging. Das Übungsmaterial (Matrizenaufgaben und Karten-Sortieraufgaben) wurde den „Coloured Progressive Matrices“ von Raven, Bullheller und Häcker (2002) sowie dem „Modified Wisconsin Card Sorting Test“ von Schretlen (2012) entnommen.
- Alisas induktives Denken wurde geschult. Sie lernte, Regelhaftigkeiten zu erkennen, indem sie Dinge systematisch miteinander verglich und ihre

Gemeinsamkeiten und Unterschiede bestimmte. Das Training umfasste 10 Sitzungen. Material und Vorgehen orientierten sich an dem von Karl Josef Klauer entwickelten Denktraining, das in Kapitel 49 beschrieben wird.
- Die Mutter führte mit Alisa regelmäßig Übungen zum Kategorisieren in Alltagssituationen durch. Geübt wurde, wie sich einzelne Dinge oder Ereignisse unter Kategorien zusammenfassen lassen und wie den erarbeiteten Kategorien neue Dinge oder Ereignisse zuzuordnen sind. Beispiel: Alisa und ihre Mutter beobachten den Straßenverkehr. Die Mutter bespricht mit Alisa, welche Verkehrsmittel zusammengehören und welche sich voneinander unterscheiden lassen: Zweiräder, PKWs, LKWs, Straßenbahnen, Busse. Neuerdings beobachtete Fahrzeuge (z.B. ein Lastenfahrrad) ordnete Alisa den bereits gebildeten Kategorien zu. Die Übungen und ihre Ergebnisse wurden von der Mutter in einem Tagebuch dokumentiert.

Sechs Wochen nach Beginn der Intervention wurde die Lehrerin über Veränderungen in Alisas Unterrichtsverhalten befragt. Sie berichtete, dass sich Alisas Auffassungsgabe merklich verbessert habe. Sie lerne selbstständiger und arbeite häufiger von sich aus im Unterricht mit.

25.1 Kurzbeschreibung der Methode und ihres theoretischen Hintergrunds

Beim Kategorisieren werden Objekte oder Ereignisse hinsichtlich bestimmter Merkmale oder Beziehungen in Klassen (Begriffe) eingeordnet und diesbezüglich als gleichwertig erachtet. Dabei heben sich einzelne Objektmerkmale hervor, während andere in den Hintergrund treten. Objekte wie z.B. ein Stuhl, ein Hocker, ein Sofa oder eine Bank werden funktional als gleichwertig betrachtet, weil man auf ihnen sitzen kann, ganz gleich aus welchem Material sie bestehen und welche Form und Farbe sie haben. Nach der Vorstellung namhafter Entwicklungspsychologen, wie Piaget, Bruner und Wygotski, entwickelt sich die Fähigkeit, Objekte in Untergruppen einzuordnen, in mehreren Phasen. Probst (1981) fasst die Eckpunkte (oder „Stufen") wie folgt zusammen:

(1) Egozentrische Phase: Einordnung nach dem Belohnungswert. Bereits in den beiden ersten Lebensjahren beginnen Kinder, Dinge und Ereignisse, die sie in ihrer Umwelt wahrnehmen, nach ihrem Belohnungs- bzw. Befriedigungswert einzuordnen. Bei der Einteilung greifen sie auf ihre Erfahrungen, was angenehm und was unangenehm ist, zurück. Diese Phase der Kategorisierung wird durch die „affektiven" Reaktionen der Kinder bestimmt. Eine Puppe und ein Kerzenständer werden als zusammengehörig betrachtet, weil sie ihnen gleichermaßen gut gefallen.

(2) Perzeptive Phase: Einordnung nach äußerlichen Merkmalen. Danach, im Altersbereich bis zum Schuleintritt, orientiert sich Kinder beim Einteilen vorwiegend an äußeren Merkmalen. Dinge werden nach ihrer Form, Größe, Farbe oder materiellen Beschaffenheit sortiert und eingeordnet. Die Kinder orientieren sich am Aussehen der Objekte oder ihrer bildhaften Darstellung. Beispielsweise werden eine Apfelsine und ein Stoffball als zusammengehörig betrachtet, weil sie sich in ihrer runden Form gleichen und sich beide über den Boden rollen lassen.

(3) Phase der funktionalen Orientierung: Einordnung nach dem Verwendungszeck. Im Grundschulalter beginnen Kinder, sich von Äußerlichkeiten zu lösen und beurteilen Objekte jetzt nach ihrem Verwendungszweck. Beispielsweise betrachten sie eine Säge und eine Axt als zusammengehörig, weil sich mit beiden Werkzeugen Holz bearbeiten bzw. zerkleinern lässt.

(4) Phase der kategorialen Gruppierung: Einordnung nach abstrakten Kategorien. Diese Phase beginnt meist erst nach der Grundschulzeit (> 10 Jahre). Sie setzt fortgeschrittene sprachliche Leistungen voraus. Denn zur Kategorisierung werden jetzt vermehrt abstrakte Oberbegriffe verwendet (Tiere, Pflanzen, Fahrzeuge, Werkzeuge). Die Gruppierung erfolgt auf der Grundlage von übergeordneten bzw. abstrakten Merkmalen (z. B. „Säugetiere“ oder „Pflanzenfresser“). Beispielsweise werden Zeitung und Fernseher als zusammengehörig betrachtet, weil es sich um „Medien“ handelt. Die funktionale Orientierung geht in dieser Phase nicht verloren, erweitert sich aber um die Verwendung abstrakter Begriffe.

Die Kategorisierung von Umwelteindrücken ordnet unsere Erfahrungen. Sie reduziert Komplexität, indem sie aus einer Vielfalt von Informationen wesentliche Merkmale hervorhebt und diese in Begriffen sprachlich abbildet (sog. „Konzeptbildung“). Infolgedessen können wir uns geplant und wirkungsvoll mit den Gegebenheiten und Anforderungen unserer Umwelt auseinandersetzen. Kategorisierung und Konzeptbildung verbessern die zwischenmenschliche Kommunikation, beschleunigen die geistige Entwicklung und verbessern den Aufbau von Vorerfahrungen (Alessandroni & Rodríguez, 2020). Hätte hingegen jedes Ding, dem wir begegnen, eine einzigartige Qualität, die sich aus der Besonderheit seiner Merkmale ergibt, so würde uns dies rasch an die Grenzen unserer geistigen Fähigkeiten bringen (Bornstein & Arterberry, 2010; Bruner et al., 1956). Indem man neue Lerninhalte auf wenige Oberbegriffe verdichtet, erkennt man die Ähnlichkeit oder Unähnlichkeit der Inhalte leichter. Zugleich werden die dazugehörigen Vorerfahrungen durch Reizähnlichkeit besser zugänglich gemacht.

Trainingsansätze zur Verbesserung der begrifflich-kategorialen Verarbeitung basieren auf drei Prinzipien:

- *Orientierung am individuellen Entwicklungsstand.* Die Auswahl der Aufgaben erfolgt so, dass ihre Komplexität und Darbietungsform dem Entwicklungsstand der Kinder entsprechen. Bei denjenigen, die sich in der perzeptiven Phase befinden, wird mit realen (Gebrauchs-)Gegenständen aus der unmittelbaren

Lebensumwelt gearbeitet (Obstsorten, Verkehrsmittel usw.). Kindern, die bereits die funktionale Stufe erreicht haben, legt man vielfältigere, komplexere und abstraktere Begriffe zum Üben vor. Oder es werden Aufgaben verwendet, bei denen man sich die bezeichneten Objekte vorstellen soll.

- *Vermittlung von metakognitivem Wissen.* Kinder, die im Grundschulter (und auch später noch) erfolgreich lernen, entwickeln umfangreiche metakognitive Fähigkeiten (Kapitel 27): Sie erforschen ihr eigens Denken und Handeln und verwenden dieses Wissen, um ihr Lernen zu planen, zu bewerten und zu verbessern. Entsprechend der jeweiligen Aufgabenstellung setzen sie Gedächtnisstrategien (Kapitel 23) ein, mit deren Hilfe sie Lerninhalte effektiver aufnehmen, abspeichern und wiedergeben können. Dies wird durch ein Kategorisierungstraining unterstützt, indem der Einsatz von Strategien zur Ordnungsbildung vorgemacht, eingeübt und bei korrekter Anwendung belohnt wird.
- *Förderung von Motivation und Aufmerksamkeit.* Ein Entwicklungsrückstand beim begrifflich-kategorialen Denken wird oftmals von fehlender Motivation (Lernunlust, Vermeidungsverhalten) und mangelhafter Aufmerksamkeit (ungenaues, fehlanfälliges Vorgehen) begleitet. Um ein engagiertes und sorgfältiges Lernverhalten hervorzubringen, sollten in das Trainingsprogramm operante Methoden (Kapitel 19), wie die Verstärkung mit Hilfe von Token, eingefügt werden.

25.2 Indikation der Methode

Erfolgreiches Lernen findet statt, wenn neue Lerninhalte in bereits vorhandenes (Vor-)Wissen eingegliedert werden. Die dafür erforderliche Informationsverarbeitung stützt sich auf basale geistige Leistungen, wie z.B. Dinge gruppieren und einordnen oder Ober- und Unterbegriffe bilden und zueinander in Beziehung setzen. Entwicklungsrückstände in diesem Bereich können praktisch alle schulischen Lernvorgänge beeinträchtigen.

Eine Förderung der begrifflich-kategorialen Verarbeitung kommt vorwiegend bei den folgenden Diagnosen in Frage:

- Allgemeine Lernschwäche (ICD-10, F81.3; Kapitel 5);
- Lernschwächen im Zuge von Entwicklungsverzögerungen (ICD-10, F8; Kapitel 6);
- Intelligenzminderung (ICD-10, F7).

25.3 Detaillierte Beschreibung des Vorgehens

(1) *Statusdiagnostik.* Die Fähigkeit des Kindes, Dinge nach bestimmten Kategorien begrifflich einzuordnen, wird im Vergleich zu einer Normalstichprobe bestimmt. Hierfür bieten sich Untertests aus Intelligenzmessungen an: z.B. die Skala

„Gemeinsamkeiten finden" aus der WISC-V von Petermann (2017) oder der Teilbereich „Wörtergruppe" aus dem Kombinierten Lern- und Intelligenztest (KLI 4–5) von Schröder (2005).

(2) *Diagnostik der konkreten Ordnungsbildung.* Um zu bestimmen, welchen Entwicklungsstand das Kind beim systematisierenden Kategorisieren erreicht hat, werden ihm je vier Gegenstände gezeigt. Das erste Objekt steht mit den anderen dreien in einer bestimmten Beziehung (s. Kasten). Das Kind soll ein zur Vorgabe passendes Objekt auswählen und seine Entscheidung begründen. Dieses Vorgehen wird über mehrere Durchgänge wiederholt. Aus den Entscheidungen und Begründungen lassen sich Rückschlüsse ziehen, in welcher Phase sich das Kind befindet. In der Förderung wird stets der Übergang zur nächsthöheren Entwicklungsstufe angepeilt.

Überprüfung des Niveaus der Ordnungsbildung

In 17 Durchgängen werden dem Kind die folgenden zentralen Objekte (Vorgabe) und zuzuordnenden Gegenstände präsentiert:

Vorgabe	egozentrische Wahl	perzeptive Wahl	funktionale Wahl
1. Trinkglas	Lokomotive	Marmeladenglas	Tasse
2. Glühbirne	Plastik-Kuh	Obstbirne	Kerze
3. Streichhölzer	Plastik-Schwein	Schachtel	Feuerzeug
4. Nagel	Weintraube	Nadel	Reißnagel
5. Tischtennisball	Würfel	Holzkugel	Federball
6. Zahnpasta	Jojo	Senftube	Seife
7. Bleistift	Dose mit Früchten	Holzstab	Kugelschreiber
8. Socken	Bildkarte	Taschentuch	Handschuh
9. Flüssigkleber	Trillerpfeife	Cremetube	Klebestreifen
10. Knopf	Glasfrucht	schwarzer „Floh"	Reißverschluss
11. Kugelschreibermine	Plastik-Werkzeug	Messingrohr	Kreide
12. 10 Cent-Münze	Glasfrucht	Messingknopf	10 Euro-Schein
13. Comic-Heft	Kugelspiel	Schreibheft	Zeitung
14. Ansichtskarte	Flugzeug	buntes Bild	Postkarte
15. Apfelsine	Lokomotive	oranger Ball	Brötchen
16. Wachsapfel	Auto	graue Pappe	Schreibpapier
17. Korken	Rakete	gelber Zylinder	Kronkorken

Die Testleiterin bzw. der Testleiter startet die Aufgabe mit folgenden Worten: „Ich zeige Dir [d.h. dem Kind] jetzt ein paar Gegenstände, nämlich eine Glühbirne, eine Plastik-Kuh, eine Obstbirne und eine Kerze." Sie oder er nimmt das vorgegebene Objekt (Glühbirne) heraus und fragt das Kind, welcher der übrigen Gegenstände am besten zu der Vorgabe passt. Danach soll das Kind seine Auswahl begründen. Dafür eignet sich folgende Frage „Und warum hast Du das genommen?".

Die Zuordnung soll Aufschluss über die Entwicklungsstufe des Kindes geben. Auf der *egozentrischen Stufe* steht der Belohnungs- oder Befriedigungswert im Vordergrund. Hier würde die Wahl am ehesten auf die Plastik-Kuh fallen. Auf der *perzeptiven Stufe* steht die Form, die Größe, die Farbe oder die materielle Beschaffenheit im Vordergrund. Die Auswahl erfolgt aufgrund der äußerlichen Ähnlichkeit. In diesem Fall würde die Wahl am ehesten auf die Obstbirne fallen. Auf der *funktionalen Stufe* wird die Gemeinsamkeit nach dem Gebrauchszweck bestimmt. Die Wahl fiele dann am ehesten auf die Kerze.

Aus dem Wahlverhalten und den Begründungen lassen sich Schlussfolgerungen ziehen, woran sich das Kind bei der kategorialen Oberbegriffsbildung orientiert. Für die diagnostische Einordnung ist die Begründung noch wichtiger als die Wahl. Selbst eine vordergründig als „egozentrisch" einzustufende Objektwahl kann mitunter kategorial begründet werden. Die Wiederholung der Durchgänge sichert ab, dass die Entwicklungsphase, in der sich ein Kind befindet, zuverlässig bestimmt werden kann.

(3) *Direkte Förderung der begrifflich-kategorialen Verarbeitung durch strukturierte Übungen.* Das begrifflich-kategoriale Ordnen kann sowohl im Unterricht (z. B. in Lerngruppen) als auch im Rahmen eines Einzelfall-Trainings geschult werden. In Anlehnung an Probst (1981) empfiehlt sich folgendes Vorgehen:

- *Darbieten der Elemente eines bestimmten Gegenstandsbereichs* (z. B. Werkzeuge, Lebensmittel, Gebäude). Ohne den eigentlichen Oberbegriff zu nennen, wird die Frage gestellt, was die betreffenden Gegenstände gemeinsam haben (z. B. „Was kann man alles in einem Lebensmittelgeschäft kaufen?").
- *Kategorisieren der Elemente.* Nach dem Benennen der Ordnungskategorien werden die dazu passenden Dinge zugeordnet (z. B. „Hier schreibe ich *Backwaren* hin! Was gehört da alles hin?").
- *Herausstellen der Beziehung zwischen dem Oberbegriff und den zugehörigen Objekten.* In Vorbereitung auf die nächste Entwicklungsstufe (hier: Ordnen nach dem Verwendungszweck) werden die funktionalen Gemeinsamkeiten der Gegenstände herausgearbeitet („Der Bäcker backt Brot und Kuchen aus Teig!"). Zum einen geht es darum, Oberbegriffe für Objektgruppen zu finden („Welches Wort passt zu Brötchen, Schwarzbrot und Streuselkuchen?"). Zum anderen wird die Zuordnung von Elementen (oder Gegenständen) zu einem vorgegebenen Oberbegriff eingeübt (z. B. „Bei Brötchen, Schwarzbrot und Streuselkuchen handelt es sich jeweils um Backwaren!").

Die Übungen sollten in einer entspannten, aber konzentrierten Atmosphäre durchgeführt werden. Für Gruppentrainings empfiehlt sich eine Größe von 6 bis 10 Kindern. Die Dauer der reinen Lernaktivitäten beträgt idealerweise etwa 30 Minuten. Man ergänzt die Übungen durch spielerische Aktivitäten und Gespräche über Alltagserfahrungen. Der nachfolgende Kasten zeigt ein Beispiel für eine Unterrichtseinheit, die Probst (1981) entwickelt hat, um kategorisierendes Denken auf der Stufe der funktionalen Orientierung zu fördern (ein weiteres Unterrichtsbeispiel, speziell für Kinder mit dem Förderschwerpunkt „Geistige Entwicklung", findet sich bei Gnaß, 2006).

Beispiel für eine Unterrichtseinheit zum funktionalen Kategorisieren (nach Probst, 1981)

Bei diesem Beispiel geht es um den Oberbegriff „Nahrungsmittel". Weitere Oberbegriffe könnten „Baustoffe und -materialien", „Verkehrsmittel" oder „Wetter" sein. Für die Förderung werden 10 Unterrichtsstunden eingeplant.

- Die Lehrkraft stellt im Raum mehrere Schilder für die unterschiedlichen Abteilungen eines Supermarktes auf (Backwaren, Gemüse, Fleisch, Wurstwaren, Getränke). Um die Schilder herum legt sie dazu passende Gegenstände bzw. Artikel oder Waren ab. Die Gegenstände können als reale Objekte oder auf Abbildungen (Bilder, Fotos) und beschrifteten Zetteln präsentiert werden.
- Die Schüler:innen erhalten Einkaufszettel mit einer ungeordneten Abfolge von Waren. Ihr Auftrag ist, die notierten Artikel in einem Einkaufskorb abzulegen.
- Die Kinder sollen es vermeiden, während des Einkaufens ständig zwischen den Abteilungen hin- und herzulaufen. Dafür müssen sie die auf ihren Einkaufszetteln notierten Waren in eine zweckmäßige Ordnung bringen („Was passt bzw. gehört zusammen?").
- Mithilfe von Arbeitsblättern, auf denen zu vervollständigende Sätze stehen, festigen und überprüfen die Schüler:innen die Strukturierung des erarbeiteten Wortfeldes. Sätze wie „Brot gehört zu ..." oder „Apfelsaft gehört zu ..." fördern das induktive Ordnen. Sätze wie „... gehört zu Backwaren" oder „... gehört zu Getränken" fördern das deduktive Ordnen.

(4) *Übertragung in den Alltag.* Die erzielten Trainingsgewinne sollten im Alltag gefestigt und ausgebaut werden. Eltern haben vielfältige Möglichkeiten, um mit ihren Kindern das Bestimmen von Gemeinsamkeiten und Unterschieden mit Hilfe von Gegenständen und Begriffen einzuüben:

- Bei jüngeren Kindern bietet es sich z. B. an, die Paarlinge von Memory-Karten zu trennen und die Karten eines der beiden Sets in möglichst homogene Gruppen einzuteilen (Blumen, Spielzeuge usw.).

- Ältere Kinder oder Jugendliche werden mit anspruchsvolleren Anforderungen konfrontiert. Die in Programmzeitschriften angekündigten Fernsehsendungen werden z. B. nach Kategorien geordnet (Nachrichten, Talkshows, Spielfilme, Reportagen), die dann wiederum in verschiedene Rubriken zu untergliedern sind (Spielfilme z. B. in die Rubriken: Western, Science-Fiction, Liebesfilme, Action-Filme usw.).

Auch bei der Betreuung der Hausaufgaben lassen sich die neu erworbenen Kompetenzen gut und einfach anwenden. Dazu können die Eltern Anweisungen der folgenden Form verwenden:
- „Sortiere vor dem Lernen!"
- „Lerne nach Gruppen geordnet!"
- „Bezeichne die Kategorien!"
- „Kategorisiere bei der Wiedergabe!"

(5) *Aufbau von metakognitivem Wissen.* Nach Hasselhorn (1996) können Kinder in der Altersspanne zwischen 8 und 10 Jahren erstmals das Prinzip der begrifflich-kategorialen Verarbeitung verstehen. Die Schule sollte diesen Fortschritt unterstützen. Selbst wenn Kinder Gegenstände oder Begriffe einordnen und wiedererinnern können, durchschauen sie deshalb noch nicht zwingend das zugrundeliegende Kategorisierungsprinzip. Schüler:innen ab der 3. Klasse sollten beim Ordnen und Sortieren daher zur Selbstreflexion angehalten werden. Dies erreicht die Lehrkraft, indem sie:
- die Kinder darüber informiert, dass Aktivitäten, wie Oberbegriffe zu bilden, hilfreich sind, um Lerninhalte zu behalten und aus dem Gedächtnis abrufen zu können. Die Lehrkraft verdeutlicht dies etwa mit folgender Analogie: „Das Gedächtnis funktioniert wie eine gut sortierte Bibliothek. Diese enthält Bücher, die nach Themenbereichen unterteilt und nach Rubriken geordnet sind. Dadurch lassen sich die Bücher rascher wiederfinden. Bücher, die unsystematisch und achtlos abgelegt werden, lassen sich viel schwerer und manchmal nur durch Zufall wiederfinden."
- ihren Schüler:innen bestätigende Rückmeldungen für Lernerfolge gibt, die auf die korrekte Anwendung kategorialer Organisationsstrategien zurückzuführen sind (z. B. beim Behalten und Verstehen von Lerninhalten).

(6) *Steigerung von Motivation und Aufmerksamkeit.* Die begrifflich-kategoriale Verarbeitung neuer Lerninhalte kann sehr mühevoll sein. Sie fordert Kindern ein sorgfältiges und konzentriertes Vorgehen ab. Zur Unterstützung bieten sich folgende Maßnahmen an:
- Leistungsverbesserungen werden auf den Aufbau meta-memorialem Wissens und die Anwendung neu erlernter Strategien zur Ordnungsbildung zurückgeführt (ähnlich wie dies in einem Attributionstraining geschieht; s. Kapitel 50).
- Es werden herausfordernde, aber stets machbare Aufgaben gestellt. Das finale Ziel der Förderung wird in Zwischenziele untergliedert. Erreicht ein Kind ein Zwischenziel, so wird es dafür belohnt bzw. positiv verstärkt.

- Damit die Aufmerksamkeit aufrechterhalten wird, wechseln sich innerhalb jeder Unterrichtsstunde anstrengende Lernphasen mit spielerisch gestalteten Entspannungsphasen ab.
- Auch in Gruppensituationen wird das Lernverhalten jedes einzelnen Kindes genau beobachtet. Die individuell erzielten Arbeitsergebnisse werden überwacht und dokumentiert.
- Die verwendeten Aufgaben und Materialien sollten abwechslungsreich sein und mehr als nur eine Sinnesmodalität ansprechen.

25.4 Hinweise für die organisatorische Umsetzung

Die beschriebene Intervention eignet sich besonders für Fördergruppen in der Schule, in Beratungsstellen und in der Kindertagesstätte (z. B. im Vorschulunterricht). Die Sitzungen sollten längerfristig und regelmäßig abgehalten werden, z. B. im Zeitraum von 6 bis 8 Wochen, je 2-Mal pro Woche für die Zeit einer Unterrichtsstunde. Die Eltern sind in die Schulung einzubeziehen. Nachhaltige und generalisierende Effekte werden am ehesten erzielt, wenn das Kind in unterschiedlichen Situationen übt. Der Förderung im Alltag kommt eine Schlüsselfunktion für den Interventionserfolg zu. Bezugspersonen, wie z. B. ein Elternteil, werden als *Mediatorinnen* bzw. *Mediatoren* eingesetzt (Kapitel 41). Im Rahmen einer Schulung werden sie unterwiesen, wie sich kindgerechte Übungen zur Ordnungsbildung in familiären und freizeitbezogenen Situationen entwickeln lassen. Die Umsetzung erfolgt weitgehend selbstständig. Die Ergebnisse werden in einem Lerntagebuch festgehalten, das z. B. nach den folgenden Fragen gegliedert ist: „Was wurde geübt - wann, wo und wie lange?“, „Was hat ihr Kind gut gemacht - sogar besser als beim letzten Mal?“, „Wobei hatte ihr Kind Schwierigkeiten?“, „Hat ihr Kind gut mitgearbeitet?“, „Hat ihm die Übung Spaß gemacht?“. Um das weitere Vorgehen abzustimmen, werten die Eltern und die verantwortliche Lehrkraft (bzw. die Trainerin oder der Trainer) die Eintragungen in einem gemeinsamen Gespräch aus.

25.5 Wirksamkeit und Wirksamkeitsbedingungen

Gnaß (2006) konzipierte eine Unterrichtseinheit, in der die Bildung von Oberbegriffen (Kleidung, Nahrung, Spielwaren usw.) mit 9- bis 12-jährigen Schüler:innen des Förderschwerpunkts „Geistige Entwicklung“ erarbeitet wurde. Im Vergleich zum Ausgangsniveau zeigten sich sichtbare Zuwächse bei der funktionalen und kategorialen Ordnungsbildung sowie eine entsprechende Abnahme im Bereich der perzeptiven Ordnungsbildung. Diese Entwicklungsfortschritte wurden sowohl für die Zuordnungen als auch für die Begründungen festgestellt (s. Kasten „Überprüfung des Niveaus der Ordnungsbildung“).

Kategoriales Organisieren wird häufig als Gedächtnisstrategie eingesetzt (Hasselhorn, 1996). In eine sinnvolle Ordnung gebracht, lassen sich Informationen besser einprägen. Dieser Effekt ist besonders prägnant, wenn wenig strukturiertes Material verwendet wird, wie beispielsweise eine Wortliste, auf der Begriffe, die zu bestimmten übergeordneten Kategorien gehören, in zufälliger Abfolge erscheinen. In diesem Fall muss die Testperson selbst die Ordnungsbildung vornehmen. Der Erwerb von Kategorisierungsstrategien wird erleichtert, wenn man der Strategievermittlung eine Schulung des induktiven Denkens (Kapitel 49) voranstellt. In dieser Kombination verbessert sich das Behalten von Informationen deutlich. Sonntag (2010) fand dies bei Schüler:innen der 7. und 8. Klasse mit dem Förderschwerpunkt Lernen; Klauer (1998) schon früher in einer Untersuchung mit Grundschulkindern.

Gonser, Stemmler und Masendorf (1999) berichteten, dass ein Training des begrifflich-kategorialen Denkens positive Effekte auch auf untrainierte Leistungen, wie Konzentration und Leseverständnis, erzielen kann. Dies verweist auf die grundlegende Bedeutung, die der Bildung von Oberbegriffen in praktisch allen Bereichen des (schulischen) Lernens zukommt. Ein entsprechendes Training kann die symptomspezifische Förderung, z. B. zum Lesen oder Rechnen, ergänzen und unterfüttern, aber sicherlich nicht ersetzen oder überflüssig machen (s. dazu Kapitel 31).

25.6 Literatur

Grundlegende Literatur

Bornstein, M. H. & Arterberry, M. E. (2010). The development of object categorization in young children. *Developmental Psychology, 46,* 350–365. https://doi.org/10.1037/a0018411

Hasselhorn, M. (1996). *Kategoriales Organisieren bei Kindern: Zur Entwicklung einer Gedächtnisstrategie.* Göttingen: Hogrefe.

Probst, H. (1981). *Zur Diagnostik und Didaktik der Oberbegriffsbildung.* Solms: Jarick-Oberbiel.

Weiterführende Literatur

Alessandroni, N. & Rodríguez, C. (2020). The development of categorisation and conceptual thinking in early childhood: Methods and limitations. *Psicologia: Reflexão e Crítica, 33:*17.

Bruner, J. S., Goodnow, J. J. & Austin, G. A. (1956). *A study of thinking.* John Wiley and Sons.

Gnaß, J. (2006). Oberbegriffsbildung – Diagnostik und Didaktik bei Schülerinnen und Schülern mit dem Förderschwerpunkt Geistige Entwicklung. *Zeitschrift für Heilpädagogik, 5,* 179–185.

Gonser, S., Stemmler, M. & Masendorf, F. (1999). Lernen nach kategorialen Oberbegriffen bei Lernbehinderten: Ein experimentalpsychologischer Beitrag zur sonderpädagogischen Forschung. In L. Tent (Hrsg.), *Heinrich Düker: Ein Leben für die Psychologie und für eine gerechte Gesellschaft (Band I)* (S. 465–473). Lengerich: Pabst Science Publishers.

Klauer, K.J. (1998). Begünstigt induktives Denken den Erwerb der Gedächtnisstrategie des Kategorisierens? *Zeitschrift für Pädagogische Psychologie, 12,* 73–84.
Sonntag, W. (2010). Fördert induktives Denken die Gedächtnisstrategie des Kategorisierens bei lernbehinderten Sonderschülern? *Empirische Sonderpädagogik, 2,* 5–21.

Material

Petermann, F. (Hrsg.) (2017). *Wechsler Intelligence Scale for Children - Fifth Edition (WISC-V).* Frankfurt: Pearson.
Raven, J.C., Bullheller, S. & Häcker, H.O. (2002). *Coloured Progressive Matrices (CPM).* Frankfurt: Pearson.
Schretlen, D.J. (2012). *Modified Wisconsin Card Sorting Test (M-WCST).* Lutz, FL: Psychological Assessment Resources.
Schröder, H. (2005). *Kombinierter Lern- und Intelligenztest für 4. und 5. Klassen - revidierte Form (KLI 4–5 R).* Göttingen: Hogrefe.

26 Strategisch und selbstgesteuert lernen

Gerhard W. Lauth und Morena Lauth-Lebens[1]

Fallbeispiel

Patrick ist neun Jahre alt und besucht seit kurzem die 4. Grundschulklasse. In den beiden ersten Schuljahren lagen seine Leistungen im Durchschnittsbereich. Nun hat er eine neue Klassenlehrerin, die den Unterricht eröffnet und dann beispielsweise in Wochenplänen, an Stationen und in Freiarbeit lernen lässt.

Darauf ist der Junge kaum vorbereitet. Es fällt ihm schwer, sein Lernen selbst in die Hand zu nehmen. Insbesondere fällt das auf, wenn eine Aufgabe aus mehreren Teilschritten bestand, die genau geplant und kontrolliert werden mussten (z.B. Textaufgaben lösen oder einen Aufsatz schreiben). Patrick brauchte dann immer sehr lange, um überhaupt anzufangen. Danach arbeitete er stockend, ging unsystematisch vor und gab sehr schnell auf, wenn erste Schwierigkeiten auftraten. Patrick sagt, dass er beispielsweise bei einer Stillarbeit nicht wisse, wie er allein zu einer Lösung kommen soll. Er lässt erkennen, dass er eine strukturierende Anleitung benötigt.

Daraufhin nimmt Patrick an einem „Strategietraining“ teil, das von einer Sonderpädagogin geleitet wird. Das Training wird in der Gruppe mit vier Kindern durchgeführt und findet zweimal pro Woche statt. Dort wird der Junge mit Strategien zum Lesen, Schreiben und Rechnen vertraut gemacht. Außerdem lernt er, diese mit metakognitiven Aktivitäten zu verknüpfen, die der Planung, Überwachung und Korrektur des eigenen Vorgehens dienen.

Als Aufgaben kommen zunächst schulferne Materialien zum Einsatz (z.B. Cartoons, Knobelaufgaben, logische Reihen und Master Mind). Später werden schrittweise schulnahe Problemstellungen eingeführt. Die Sonderpädagogin macht die Lernstrategien zunächst vor. Danach fordert sie die Kinder

1 Das Kapitel beruht auf der Überarbeitung einer Version, die Frau Mackowiak für die Erstausgabe 2003 geschrieben hat. Wir danken für die Überlassung der Erstfassung.

auf, die Anwendung der gezeigten Methode selbst zu erproben. Dabei macht sie Verbesserungsvorschläge und gibt Rückmeldungen zum korrekten Vorgehen.

Die Aufgaben und Materialien werden so ausgewählt, dass sie für die Schüler:innen mit einiger Anstrengung gut lösbar sind. Erfolge verstärkt die Sonderpädagogin durch Lob und die Vergabe von Plastikchips, die am Ende jeder Stunde von den Kindern für Spielminuten eingetauscht werden können. Lernerfolge führt die Sonderpädagogin ganz ausdrücklich auf die Anstrengung und die wachsende Fähigkeit der Schüler:innen zurück.

Die Eltern werden über die Inhalte der Sitzungen informiert. Darüber hinaus erhalten sie Anregungen, wie sie die Anwendung der Lernstrategien zu Hause unterstützen können (z. B. bei der gemeinsamen Planung einer Unternehmung für das Wochenende). Die Intervention läuft nun schon ein halbes Jahr und mittlerweile zeigen sich bei Patrick (ähnlich wie bei den anderen Kindern) deutliche Fortschritte. Patrick beteiligt sich z. B. wieder stärker am Unterricht und erledigt seine Aufgaben sorgfältig. Die im Training erworbenen Strategien wendet er auch in der Klasse und bei den Hausaufgaben an. Bei Schwierigkeiten gibt er nicht sofort auf. Er prüft seine Ergebnisse und bemüht sich um Verbesserungen, wenn er damit nicht zufrieden ist.

26.1 Kurzbeschreibung der Methode und ihres theoretischen Hintergrunds

Typik von selbstgesteuertem Lernen. Schulkinder, die strategisch und selbstständig lernen, sind der Wunsch aller Eltern und Lehrkräfte. Denn die Kinder benötigen weniger Hilfe, sind ausdauernder und zielbezogener, arbeiten länger und lernen mehr, sind erfolgreicher und können sich neue Inhalte selbst aneignen. Mit anderen Worten, sie nehmen ihr Lernen selbst in die Hand. Die entsprechenden Personen gelten als selbstgesteuert oder als „Good Strategy User" (Pressley, 1986; Pressley, Rankin & Yokoi, 1996; Stöger, Sonntag & Ziegler, 2009).

Bei *schwachen Lerner:innen* herrschen hingegen unüberlegte und eher zufallsgesteuerte Vorgehensweisen vor. Sie beschäftigen sich eher oberflächlich mit der Aufgabe, wollen schnell zum Ende kommen, gehen verhältnismäßig unsystematisch vor, überwachen ihren Lernweg nicht, korrigieren ihn selten (exekutive Kontrolle) und prüfen das Ergebnis kaum noch. Sie erzielen infolgedessen zufällige Ergebnisse. Ihr Wissen ist oft lückenhaft. Sie kennen kaum wirksame Strategien bzw. greifen selten auf bekannte Regelsysteme oder Strategien zurück. Ihre motivationale Haltung zum Lernen wird durch Gefühle der Unlust, Versagensängste und dem fehlenden Glauben an die eigenen Fähigkeiten geprägt. Diese Verdichtung von Risiken ist fatal, weil sich unter diesen Umständen kein „geordnetes Lernen" mehr einstellt (Heirweg, De Smul, Devos & Van Keer, 2019; Meichenbaum & Biemiller, 2017).

Aufgrund solcher Befunde wurde alsbald als Motto ausgerufen „Vermittele den schwachen Lernern, was die guten Lerner von sich aus tun!" (Meichenbaum & Biemiller, 2017, S. 93).

Was sind Strategien? Bei Strategien handelt es sich um Regeln, mit denen neue aufgabenspezifische Regeln erzeugt werden können, beispielsweise, um einen Text zu verstehen, die richtige Schreibweise abzuleiten oder sich gezielt auf eine Klassenarbeit vorzubereiten. Strategien bestehen

- teils aus allgemeinen Anteilen, die für ganz verschiedene Aufgaben einsetzbar sind (z. B. die Aufgabe in eigenen Worten fassen, Zwischenstände prüfen, Vorerfahrungen aufrufen, einen Dialog mit sich selbst führen, ungeeignete Reaktionen korrigieren, eine Person um Rat fragen) und
- teils aus aufgabenspezifischen Teilen, die beispielsweise nur für Textaufgaben oder binomische Formeln gelten.

Strategien sind sprachgebunden; sie werden durch „inneres Sprechen" gesteuert, was abgemessenes Sprachverhalten voraussetzt (z. B. Schlüsselbegriffe wie „gleich-ungleich", „größer-kleiner"; grammatikalische Kenntnisse; Sachwissen zum Thema). Zugleich muss das Schulkind mehr Zeit, mehr Anstrengung und größere Ausdauer aufbringen, wenn es strategisch vorgeht.

Warum setzen schwache Schüler:innen so selten Strategien ein? Es gibt zwei größere Gründe dafür:

1. Für den *Erwerb von Strategien* werden hauptsächlich Sozialisationsbedingungen verantwortlich gemacht (familiäre Kommunikation, das elterliche Vorbild beim Lösen von Problemen, Sachwissen, Weltwissen, aktiver Wortschatz; siehe Lareau, 2011 und Kapitel 8). Manche Forschende meinen, dass die bedachte Selbststeuerung nichts anderes ist als verinnerlichte Fremdsteuerung, also der familiären Kommunikation und der dort erlebten Lenkung entspricht.
2. Für die *Anwendung von Strategien,* beispielsweise in einem Mathematiktest oder einer Stillarbeit, ist jedoch entscheidend, ob ein Lerner oder eine Lernerin die Aufgabe als so verbindlich erachtet, dass er oder sie Anstrengungen aufbringt und einen vergleichsweise mühevollen Weg – nämlich über die Strategie – einschlägt. Die Person bleibt sozusagen dran, mobilisiert Kräfte und greift auf regelgeleitete Vorgehensweisen unterschiedlicher Güte zurück: Im einfachsten Fall kann es ein schlichtes Ausprobieren sein, in anderen Fällen zieht die Person bekannte (Teil-)Strategien heran. Dies erfolgt in eigener Regie und ohne, dass (umfangreiche) Hilfe von außen eingeholt oder die Aufgabe aufgegeben wird. In den Begriffen der Lerntheorie steht das Verhalten unter „Reizkontrolle"; das Lernen wird dann von der Aufgabe und deren Ziel bestimmt (z. B.

Vortrag vor der Klasse, Test, Eltern, Lob bei Erledigung, Ehrgeiz beim Lernenden).

Demnach hat es vor allem zwei Gründe, dass ein Schulkind nicht auf Strategien zurückgreift:

1. *Das Verhalten dieser Schulkinder steht nicht unter Reizkontrolle.* Das heißt der Lerner oder die Lernerin sieht sich nicht verpflichtet, einen mühevollen Weg zu gehen und eine Strategie heranzuziehen. Vielmehr kann er oder sie das Problem auf andere Weise bewältigen (z. B. Hilfe holen, die Aufgabe verweigern, in Weinen ausbrechen, aktives Störverhalten). Die Verstärkung kommt dann nicht aus der erfolgreichen Bewältigung der Aufgabe, sondern aus der Vermeidung von Unbehagen.
2. *Den Schulkindern sind keine (Teil-)Strategien bekannt,* die helfen könnten: Beispielsweise, weil diese durch familiäre Kommunikation oder häusliche Vorbilder nicht ausgebildet wurden (mangelndes Strategiewissen). Dieses Argument sticht aber nicht wirklich, weil auch Teilstrategien oder einfachere Strategien herangezogen werden könnten.

Man kann nicht von vornherein festlegen, welcher von beiden Gründen bei einem lernschwachen Kind vorliegt. Zumal beide Gründe auch gleichzeitig wirksam sein können. Mit den derzeitigen Forschungsergebnissen ist aber anzunehmen, dass die mangelnde Reizkontrolle entscheidend ist (Heirweg, De Smul, Merchie, Devos & Van Keer, 2020; Pressley et al., 1996). Damit wird auch klar, warum lernschwache Kinder einmal gelernte Strategien nicht automatisch von nun an allein anwenden, sondern erst dann, wenn ihnen die Strategien abverlangt und sie im Strategiegebrauch gezielt unterstützt werden. In diesem Fall werden mindestens zwei positive Verstärkungen verabreicht: Die Bezugsperson unterstützt (a) das Lernen und entlastet das Schulkind und bietet (b) Anerkennung für die Strategienutzung an.

Das Modell des wohl durchdachten, strategiegeleiteten und engagierten Lernens bietet wichtige Anhaltspunkte, wie in solchen Fällen vorzugehen ist.

26.2 Indikation der Methode

Die Vermittlung von Lernstrategien ist besonders angezeigt bei:

- Allgemeinen Lernschwächen und -störungen (Kombinierte Störung schulischer Fertigkeiten, ICD-10, F81.3 bzw. Lernbeeinträchtigungen in mehreren Bereichen; vgl. Kapitel 1 und 5);
- Nicht näher bezeichneten Entwicklungsstörungen schulischen Lernens (ICD-10, F81.9 bzw. ICD-11, 6A03.Z: signifikante Beeinträchtigung des Lernens bei unauffälliger Intelligenz);
- Leistungsängsten, die im ICD-10 und ICD-11keine eigene Störungskategorie aufweisen, sondern unter der Kategorie „soziale Phobien“ subsummiert werden;

- Underachievement (d.h. bei Schüler:innen, die ihre intellektuellen Fähigkeiten nicht adäquat in schulische Leistungen umsetzen können; vgl. Kapitel 2).

Bei inhaltlich begrenzten Lernstörungen (z.B. Rechenschwäche oder Lese-Rechtschreibschwäche; vgl. Kapitel 3 und 4) liegen gravierende Lücken im schulischen Wissen bzw. in den Grundfertigkeiten (z.B. Zahlenverständnis, Buchstaben-Laut-Zuordnung) vor. Deshalb sollten diese Lernlücken zuerst geschlossen werden. Danach können auch aufgabenspezifische Strategien vermittelt werden, beispielsweise, um Texte zu verstehen, die richtige Schreibweise durch Wortwandel abzuleiten oder flüssig zu lesen.

26.3 Detaillierte Beschreibung des Vorgehens

Diagnostik

Strategische Lernaktivitäten werden im Rahmen spezieller Trainings ausgebildet. Vor der Durchführung des Trainings bietet sich folgendes Vorgehen an (Ziegler & Stöger, 2005):

(1) *Abklärung von Intelligenz und Schulleistung.* In der Diagnostik ist zunächst eine Abklärung der allgemeinen intellektuellen Leistungsfähigkeit durch einen mehrdimensionalen Intelligenztest angezeigt (z.B. Kaufman Assessment Battery for Children – Second Edition, KABC-II von Kaufman & Kaufman, 2015). Darüber hinaus geben standardisierte, altersnormierte Schulleistungstests (z.B. Schultestbatterie zur Erfassung des Lernstandes in Mathematik, Lesen und Schreiben I (SBL I) und II (SBL II) von Kautter, Storz und Munz, 2000, 2002) sowie ergänzende Leistungsbeurteilungen durch die Lehrkräfte Hinweise darauf, ob Wissenslücken oder unzureichende Lernvoraussetzungen vorliegen (z.B. mangelnde Lese-, Rechtschreib- und Rechenleistungen; Wissensdefizite in Einzelfächern).

(2) *Abklärung der strategischen Lernaktivitäten.* Hierbei wird überprüft, ob das Kind nützliche Lernstrategien kennt (Strategiewissen), sie spontan einsetzt (Nutzung) und dadurch seine Leistungen steigern kann. Dies lässt sich mit folgenden Hilfsmitteln erfassen:

- *Fragebögen und Lernstrategieinventare* (Artelt, 2000) ermitteln die Nutzungshäufigkeit verschiedener Strategien. Leider werden hierbei selten die Angemessenheit der Wahl und die Qualität der Ausführung berücksichtigt. Hinzu kommt, dass Aussagen über den Gebrauch von Lernstrategien nicht unbedingt die tatsächliche Anwendung widerspiegeln (Spörer & Brunstein, 2006).
- *Direkte Beobachtung der Lernaktivität* (z.B. bei der Bearbeitung von Hausaufgaben oder Arbeitsproben). Hierbei wird festgehalten, inwieweit eine Schülerin bzw. ein Schüler z.B. Lösungswege plant, sich Notizen macht, innehält und Zwischenergebnisse überprüft.

- *Lautes Denken.* Hier lösen die Kinder oder Jugendlichen eine Lernaufgabe und sprechen aus, wie sie vorgehen. Diese Technik kann auch als nachträgliches Lernprotokoll ausgeführt werden, wobei die Schülerin bzw. der Schüler eine Aufgabe löst und im Nachhinein berichtetet, wie sie bzw. er vorgegangen ist. Beide Methoden eignen sich für Mädchen und Jungen ab dem 10. Lebensjahr. Sie erbringen validere Aussagen als Angaben in Fragebögen.

Bestimmte Leitfragen liefern weitere Hinweise zur Bestimmung möglicher Strategiedefizite (siehe „Leitfragen zur Feststellung von Strategiedefiziten"; Mandl & Friedrich, 2006).

Leitfragen zur Feststellung von Strategiedefiziten

Hinweise auf Probleme in der Verwendung (meta-)kognitiver Strategien:

- Wird das Lernziel verstanden? Werden Teilziele beim Lernen formuliert?
- Werden die wesentlichen Aspekte einer Aufgabe identifiziert?
- Wird auf Vorerfahrung und auf Vorwissen zurückgegriffen?
- Werden Notizen gemacht?
- Werden Lerninhalte durch Wiederholung präsent gehalten?
- Wird das Lernmaterial strukturiert? Werden Bedeutungszusammenhänge zwischen Lerninhalten gebildet?
- Werden Diagramme und Tabellen erstellt, um den Lernstoff zu strukturieren?
- Sind selbst gerichtete Fragen zu beobachten? Wird das Lernen durch Selbstanweisungen angeleitet?
- Werden Strategien auf ihre Brauchbarkeit hin verglichen?
- Werden Fortschritte überwacht? Werden Fehler bemerkt? Werden Korrekturen vorgenommen? Wird das Lernen reflektiert und optimiert?

Hinweise auf Probleme bei der Verwendung von Emotions- und Motivationsstrategien:

- Besteht Interesse an der Aufgabe? Wird der Nutzen der Aufgabe für das eigene Lernen herausgearbeitet?
- Ist die Aufmerksamkeit auf die Aufgabe gerichtet? Gelingt es der oder dem Lernenden, sich gegen ablenkende Einflüsse abzuschirmen?
- Besteht die Bereitschaft, sich anzustrengen? Wird bei auftretenden Schwierigkeiten die Anstrengung erhöht?
- Gelingt es der oder dem Lernenden, negative Emotionen (z. B. Frustration, Angst, Langeweile) zu regulieren? Welche Techniken werden dazu eingesetzt (Entspannung, Selbstbelohnung usw.)?
- Glaubt die oder der Lernende daran, die Aufgabe erfolgreich bewältigen zu können? Werden angemessene Erklärungen für Erfolge und Misserfolge gegeben?

Durchführung eines Strategietrainings

Strategien sind sprachgebundene Regelsysteme. Insofern zielen die Interventionen sehr stark auf die Ausbildung von Selbstanweisungen (inneres Sprechen) ab. Sie sollen das strategische Vorgehen und das „Abarbeiten" der Strategie Schritt für Schritt steuern.

Dafür wird ein Lehrprogramm mit unterschiedlichen Phasen durchgeführt:

Phase 1: Selbstreguliertes bzw. strategisches Lernen vorstellen. Hierbei geht es um die Vorstellung des Zielverhaltens: Wie lernt man? Wie sieht eine Strategie, beispielsweise zum Aufsatzschreiben, aus? Welche Einzelschritte gibt es? Wie wird die Strategie abgerufen? Wie wird der Verlauf gesteuert? Hierzu werden die förderlichen Lernaktivitäten entweder mittels Instruktion erläutert oder unter lautem Denken vorgeführt. In dieser Phase soll die Strategie deutlich und als Ziel akzeptiert werden.

Phase 2: Diskriminationstraining. Es geht um die Unterscheidung von nützlichem und ungünstigem Lernverhalten. Welche eigenen Verhaltensweisen führen zum Erfolg? Welche zu Misserfolg? Was unterscheidet nützliches von ungünstigem Lernverhalten?
In Arbeitsproben bzw. in einem Vortraining wird das strategisch-planvolle Verhalten systematisch und positiv verstärkt. Das strategisch-planvoll Verhalten bezieht sich auf:

- die Aufgabestellung in eigenen Worten beschreiben;
- die Ausgangsbedingungen nennen;
- das Ziel beschreiben;
- halblaute Selbstanweisungen nutzen;
- an der Aufgabe dranbleiben, Zeit aufwenden;
- die Arbeitsfortschritte kommentieren;
- Fehler korrigieren;
- Zwischen- und Endergebnisse prüfen;
- die Arbeitsschritte in einem nachträglichen Denkprotokoll beschreiben können.

Ungünstige Verhaltensweisen werden hingegen durch kurze Unterbrechung und einen knappen Kommentar (z. B. „nicht so gut") oder Verstärkerwegnahme (siehe unten) milde bestraft. Als ungünstig werden folgende Verhaltensweisen gesehen:

- ohne größeres Nachdenken anfangen;
- rasch und fehlerhaft arbeiten;
- wenig Zeit aufwenden;
- über Fehler hinweggehen;
- Fehler auch auf Anforderung nicht oder nur ungern korrigieren.

Ziel ist es, die Verhaltensweisen selbst zu diskriminativen Reizen zu machen. Sie werden dabei zu Signalen für die erwartbare Verstärkung. Dieses Vorgehen bezeichnet man als Reizkontrolle. Man will erreichen, dass der Strategiegebrauch durch Aufgabenmerkmale gesteuert wird. Dazu ist es notwendig, dass strategisch-planvolle Verhaltensweisen systematisch positiv verstärkt werden; ungünstige Verhaltensweisen hingegen milde Bestrafung nach sich ziehen.

Man kann die erwünschten Verhaltensweisen in einem Token-Programm verstärken, bei dem ...
- ... pro Sitzung ein Depot von acht Tokens gewährt wird und je ein Token weggenommen wird, wenn eine der oben genannten abträglichen Verhaltensweisen erfolgt.
- ... jeweils ein Token vergeben wird, wenn die genannten positiven Verhaltensweisen geäußert werden. Wenn 30 Tokens gesammelt wurden, können diese gegen attraktive Verstärker getauscht werden.

Phase 3: (Kritische) Reflexion des eigenen Lernverhaltens. Die Schüler:innen werden aufgefordert, ihr Lernverhalten zu schildern, beispielsweise indem sie nachträgliche Denkprotokolle liefern oder erfolgreiche und weniger erfolgreiche Aufgabenbewältigungen in der Gruppe schildern. Dann wird herausgearbeitet, in welchen Punkten sich erfolgreiche und nicht erfolgreiche Vorgehensweisen voneinander unterscheiden. Die förderlichen und ungünstigen Vorgehensweisen beziehen sich jeweils auf die Strategienutzung.

Phase 4: Fortlaufende operante Verstärkung von strategischem Lernen. Gerade zu Beginn des Strategieerwerbs sind häufige Rückmeldungen unabdingbar. Dies kann durch den Einsatz eines Token-Systems (für lernstrategische Handlungen werden symbolische Verstärker vergeben, die sich anschließend gegen attraktive Vergünstigungen eintauschen lassen) oder durch zeitnahe mündliche Rückmeldungen (soziale Verstärkung) geschehen. Ziel sollte es hierbei stets sein, dass die Schüler:innen langfristig die Vorteile der Strategienutzung selbst erkennen und ihren Erfolg darauf zurückführen.

Phase 5: Selbstinstruktionstraining, bei dem die Strategie demonstriert und mit Sprachanweisungen verknüpft wird (z.B. lautes Denken, heuristische Dialoge, Selbstinstruktionen). Diese Vorgaben (Modellierungen) werden von den Lernenden schrittweise übernommen:
- Erprobung unter verbaler Anleitung
- Selbstanwendung offener (lauter) Selbstinstruierung
- Leise Selbstinstruierung und eigene Ausführung
- Inneres Sprechen als Denken und eigene Ausführung

Anschließend erproben die Schüler:innen die Strategien selbst anhand mehrerer Beispiele. Bei Bedarf bietet die Lehrkraft kleine Hilfestellungen in Form kurzer Anleitungen an. Nach und nach sollten die Schüler:innen ihr Lernen aber selbst regulieren.

Phase 6: Selbstreflexionen zur Festigung des strategischen Vorgehens (z.B. mittels eines Arbeitsrückblicks oder einer Lernkonferenz). Eine besonders sinnvolle Methode stellt in diesem Zusammenhang das Führen von Lerntagebüchern dar. Durch sie lassen sich die eigenen Lernprozesse gut dokumentieren („Wann habe ich was gemacht? Was war erfolgreich? Wo habe ich Schwierigkeiten gehabt? Was muss ich als nächstes tun?"). Ebenso dienen Lernkonferenzen dazu, den eigenen Weg zu reflektieren und zu optimieren.

Auch *Lernpartnerschaften* mit Mitschüler:innen können zur Analyse und Änderung des Lernverhaltens nützlich sein. Der wechselseitige Erwerb von Wissensinhalten und Kompetenzen im Rahmen eines tutoriellen oder reziproken Lernarrangements ist eine sehr sinnvolle Möglichkeit, um gelernte Inhalte zu festigen (vgl. Kapitel 12 und 40). Er lässt sich durch geeignete Materialien (z.B. Kärtchen mit Schlüsselbegriffen, die für die Präsentation und Wiederholung des Lernstoffs eingesetzt werden sollen) wirkungsvoll unterstützen. Dabei ist zu beachten, dass die Strategievermittlung durch Beobachtungs- und Reflexionsprozesse begleitet wird (siehe Huber, 2006).

Phase 7: Kooperation mit Bezugspersonen. Schließlich werden bei Bedarf verschiedene Bezugspersonen, wie etwa die Eltern oder die Klassenlehrkraft, in die Förderung einbezogen, damit sie das strategische Lernverhalten auch außerhalb der Förderung unterstützen. Hierzu sollten sie über die von den Kindern oder Jugendlichen erworbene Lernstrategien informiert und dazu angeleitet werden, ihnen bei der Nutzung ihrer Kompetenzen zu helfen (z.B. im Zusammenhang mit dem Anfertigen von Hausaufgaben; vgl. Kapitel 42).

26.4 Hinweise für die organisatorische Umsetzung

Konzepte zur Förderung von strategischem und selbstreguliertem Lernen lassen sich in Form eines Einzel- oder Kleingruppentrainings realisieren. Die Sitzungen dauern 30 bis 40 Minuten und sollten regelmäßig ein- bis zweimal pro Woche stattfinden. Hierbei ist es wichtig, den Strategieerwerb und die Strategieanwendung schrittweise in die Verantwortung der Lehrkräfte zu übertragen.

Hierzu empfehlen Borkowski und Muthukrishna (1992), die Lehrer:innen zu informieren über:

- Lernstrategien: Was sind Lernstrategien? Wie wirken sie? Welcher Nutzen kann erwartet werden?
- Modell des „Good Strategy User": Dadurch sollen Lehrer:innen die Verbindung von Planung und Lernen verstehen und Strategien, die sie von sich selbst oder von guten Schüler:innen kennen, zuordnen

- Metakognitive Aktivitäten: Insbesondere die Planung, Überwachung und Korrektur von Lernhandlungen und wie sich diese in den Unterricht einbinden lassen (z. B. Lerntagebücher, Gruppendiskussionen, Lernkonferenz)
- Anregung von strategisch-selbstgesteuertem Verhalten: z. B. Belohnung, Hervorhebung, Kommentierung, Prompting

Zur Festigung und Verallgemeinerung der erworbenen Strategien ist es zudem vorteilhaft, die Eltern in die Förderung mit einzubeziehen (z. B. bezüglich der Hausaufgaben).

26.5 Wirksamkeit und Wirksamkeitsbedingungen

Ein Training von Lernstrategien wird in der Fachliteratur als wirksame Intervention ausgewiesen. Dies geht aus mehreren Metaanalysen hervor, welche die Wirksamkeit bei Schüler:innen mit gravierenden Lernproblemen prüften (Gajria, Jitendra, Sood & Sacks, 2007; Gersten et al., 2009; Graham & Harris, 2003; Jitendra, Edwards, Sacks & Jacobson, 2004; Scruggs, Mastropieri, Berkeley & Graetz, 2010; Swanson, 2001). Übereinstimmend wird der Nutzen als „stark" beschrieben (Effektstärken zwischen 1.10 und 2.11; vgl. Kapitel 30). Nur Swanson (2001) kommt in seiner Metaanalyse für „Problemlösen" (z. B. mehrschrittig zu lösende Textaufgaben im Rechnen oder das Erstellen von Aufsätzen) auf eine mittlere Effektstärke von 0.47. Der Anregung von Metakognition wird eine Effektstärke von 0.57 bescheinigt.

Die Metaanalyse Swansons lässt zudem erkennen, dass sich die Wirksamkeit der Strategievermittlung erhöht, wenn sie mit Wissensvermittlung verbunden wird. Insofern gilt die Vermittlung von Lernstrategien zweifelsohne als wirksame Maßnahme. Dies trifft auch auf den Kontext des Schulunterrichts zu. In der umfassendsten Metaanalyse über Einflussgrößen des schulischen Lernerfolgs ermittelte Hattie (2009) eine Effektstärke von 0.60 für die Vermittlung von Lernstrategien und 0.69 für die Anregung der Metakognition.

Einzelne Metaanalysen verweisen darauf, dass die Wirksamkeit auch davon abhängt, wer die Intervention durchführt. Bei Lehrer:innen ergeben sich geringere Effektstärken als bei Forscher:innen (Dignath & Büttner, 2008).

26.6 Literatur

Grundlegende Literatur

Artelt, C. (2000). *Strategisches Lernen.* Münster: Waxmann.

Pressley, M. (1986). The relevance of the good strategy user model to the teaching of mathematics. *Educational Psychologist, 21,* 139–161. https://doi.org/10.1080/00461520.1986.9653028

Stöger, H., Sonntag, C. & Ziegler, A. (2009). Selbstreguliertes Lernen in der Grundschule. In F. Hellmich & S. Wernke (Hrsg.), *Lernstrategien im Grundschulalter. Konzepte, Befunde und praktische Implikationen* (S. 91–104). Stuttgart: Kohlhammer.

Weiterführende Literatur

Borkowski, J.G. & Muthukrishna, N. (1992). Moving metacognition into the classroom: „Working models" and effective strategy teaching. In M. Pressley, K.R. Harris & J.T. Guthrie (Eds.), *Promoting academic literacy* (pp. 477–501). Orlando, FL: Academic Press.

Deutsches PISA-Konsortium. (2003). *PISA 2000: Ein differenzierter Blick auf die Länder der Bundesrepublik Deutschland.* Verfügbar unter: www.mpib-berlin.mpg.de/pisa/PISA-E_Vertief_Zusammenfassung.pdf

Dignath, C. & Büttner, G. (2008). Components of fostering self-regulated learning among students. A meta-analysis on intervention studies at primary and secondary school level. *Metacognition & Learning, 3,* 231–264. https://doi.org/10.1007/s11409-008-9029-x

Eilam, B. & Aharon, I. (2003). Students' planning in the process of self-regulated learning. *Contemporary educational psychology, 28*(3), 304–334. https://doi.org/10.1016/S0361-476X(02)00042-5

Gajria, M., Jitendra, A.K., Sood, S. & Sacks, G. (2007). Improving comprehension of expository text in students with LD: A research synthesis. *Journal of Learning Disabilities, 40,* 210–225. https://doi.org/10.1177/00222194070400030301

Gersten, R., Chard, D.J., Jayanthi, M., Baker, S.C., Morphy, P. & Flojo, J. (2009). Mathematics instruction for students with learning disabilities: A meta-analysis of instructional components. *Review of Educational Research, 79,* 1202–1242. https://doi.org/10.3102/0034654309334431

Graham, S. & Harris, K. (2003). Students with learning disabilities and the process of writing: A meta-analysis of SRSD studies. In H.L. Swanson, K.R. Harris & S. Graham (Eds.), *Handbook of learning disabilities* (pp. 323–344). New York, NY: Guilford.

Hattie, J. (2009). *Visible learning: A synthesis of over 800 meta-analyses relating to achievement.* London, UK: Routledge.

Heirweg, S., De Smul, M., Devos, G. & Van Keer, H. (2019). Profiling upper primary school students' self-regulated learning through self-report questionnaires and think-aloud protocol analysis. *Learning and Individual Differences, 70,* 155–168. https://doi.org/10.1016/j.lindif.2019.02.001

Heirweg, S., De Smul, M., Merchie, E., Devos, G. & Van Keer, H. (2020). Mine the process: Investigating the cyclical nature of upper primary school students' self-regulated learning. *Instructional Science, 48*(4), 337–369. https://doi.org/10.1007/s11251-020-09519-0

Huber, A.A. (2006). *Wechselseitiges Lehren und Lernen als spezielle Form Kooperativen Lernens* (Unveröffentlichte Habilitationsschrift). Pädagogische Hochschule Weingarten.

Jitendra, A.K., Edwards, L.L., Sacks, G. & Jacobson, L.A. (2004). What research says about vocabulary instruction for students with learning disabilities. *Exceptional Children, 70*(3), 299–322. https://doi.org/10.1177/001440290407000303

Lareau, A. (2011). *Unequal childhoods. Class, race, and family life* (2nd ed.). Berkeley, CA: University of California Press. https://doi.org/10.1525/9780520949904

Mandl, H. & Friedrich, H.F. (2006). *Handbuch Lernstrategien.* Göttingen: Hogrefe.

Meichenbaum, D. & Biemiller, A. (2017). The nature and nurture of the self-directed learner. In D. Meichenbaum (Ed.), *The evolution of Cognitive Behavior Therapy: A personal and professional journey with Don Meichenbaum* (pp. 89–98). New York, NY: Routledge. https://doi.org/10.4324/9781315748931

Pressley, M., Rankin, J. & Yokoi, L. (1996). A survey of instructional practices of primary teachers nominated as effective in promoting literacy. *The Elementary School Journal, 96*(4), 363–384. https://doi.org/10.1086/461834

Scruggs, T.E., Mastropieri, M.A., Berkeley, S. & Graetz, J. (2010). Do special education interventions improve learning of secondary content? A meta-analysis. *Remedial and Special Education, 31,* 437–449. https://doi.org/10.1177/0741932508327465

Spörer, N. & Brunstein, J.C. (2006). Erfassung selbstregulierten Lernens mit Selbstberichtsverfahren: Ein Überblick zum Stand der Forschung. *Zeitschrift für Pädagogische Psychologie, 20,* 147–160. https://doi.org/10.1024/1010-0652.20.3.147

Swanson, H.L. (2001). Research on interventions for adolescents with learning disabilities: A meta-analysis of outcomes related to higher-order processing. *The Elementary School Journal, 101,* 331–348. https://doi.org/10.1086/499671

Vrieling, E.M., Bastiaens, T.J. & Stijnen, S. (2010). Process-oriented design principles for promoting self-regulated learning in primary teacher education. *International Journal of Educational Research, 49*(4–5), 141–150. https://doi.org/10.1016/j.ijer.2011.01.001

Zimmerman, B.J. (2000). Attaining self-regulation: A social cognitive perspective. In M. Boekaerts, P.R. Pintrich & M. Zeidner (Eds.), *Handbook of self-regulation* (pp. 13–39). San Diego, CA: Academic Press.

Material

Kaufman, A.S. & Kaufman, N.L. (2015). *Kaufman Assessment Battery for Children – Second Edition (KABC-II)* (dt. Bearbeitung von P. Melchers & M. Melchers). Göttingen: Hogrefe.

Kautter, H., Storz, L. & Munz, W. (2000). *Schultestbatterie zur Erfassung des Lernstandes in Mathematik, Lesen und Schreiben I (SBL I;* 2. Aufl.). Göttingen: Beltz.

Kautter, H., Storz, L. & Munz, W. (2002). *Schultestbatterie zur Erfassung des Lernstandes in Mathematik, Lesen und Schreiben II (SBL II;* 3. Aufl.). Göttingen: Beltz.

Sideridis, G.D. & Citro, T.A. (2009). *Classroom strategies for struggling learners.* Weston, MA: LDW.

Ziegler, A. & Stöger, H. (2005). *Trainingshandbuch selbstregulierten Lernens I. Lernökologische Strategien für Schüler der 4. Jahrgangsstufe Grundschule zur Verbesserung mathematischer Kompetenzen.* Lengerich: Papst.

Zimmerman, B.J., Bonner, S. & Kovach, R. (1996). *Developing self-regulated Learners: Beyond achievement and self-efficacy.* Washington, DC: American Psychological Association.

27 Metakognitives Lernen ausbilden

Gerhard W. Lauth und Titus Guldimann

Fallbeispiel

Ralph (13 Jahre) besucht die 1. Realschulklasse in der Schweiz (7. Schuljahr, leistungsschwächere Klasse der Sekundarstufe I). Seine schulischen Leistungen sind so schwach, dass mit den Eltern bereits darüber gesprochen wurde, Ralph in eine Kleinklasse für lernschwache Kinder zu überweisen. Nur selten kann Ralph seine Arbeit selbstständig ausführen und falls er es doch einmal tut, weisen seine Arbeiten viele Fehler auf. Besondere Probleme zeigt Ralph in Deutsch und Mathematik.

Bei der diagnostischen Abklärung zeigte sich, dass Ralphs kognitive Leistungsvoraussetzungen durchschnittlich und somit unauffällig sind. Defizite zeigt er hingegen in seinem strategischen Lernverhalten. Beispielsweise verfügt er über keine Strategien, um einen Text zusammenzufassen. Vielmehr liest er den Text nur einmal durch und gibt dann eher zufällige Informationen daraus wieder. Er nutzt keine übergeordneten Vorgehensweisen.

Bei anderen Aufgaben zeigen sich ähnliche Schwierigkeiten. Ralph sitzt zunächst passiv da, beginnt dann recht konzeptlos zu arbeiten, unterbricht seinen Versuch aber bereits nach wenigen Augenblicken. Er steuert, plant und überwacht seine Lernaktivitäten nur unzureichend und kontrolliert das Lernergebnis nur selten. Die Intervention soll dem Jungen diese Fertigkeiten vermitteln. Ferner soll er auf sein Empfinden achten (z. B. „Wenn ich eine Textstelle nicht verstehe, dann mache ich nicht einfach weiter, sondern überlege, was ich zu dem Thema schon weiß und bereits gelesen habe!“).

Um das zu erreichen, bespricht der Klassenlehrer mit Ralph, welche Strategien er bei einer konkreten Aufgabe einsetzen will. Er fragt Ralph beispielsweise, wie er beim Zusammenfassen eines Sachtextes vorgehen wird. Zudem hält Ralph wichtige Lernerfahrungen während des Unterrichts und beim Lernen in einem Lerntagebuch fest. Seine Aufzeichnungen bespricht er mit dem Lehrer und einem Lernpartner, der Ralph zugesellt wird. Nach anfänglichen

Schwierigkeiten denkt Ralph nun häufiger über seine Lernstrategien nach und verbessert sein Lernen Zug um Zug. Seine Leistungen verbessern sich allmählich.

27.1 Kurzbeschreibung der Methode und ihres theoretischen Hintergrunds

Die Forschung beschäftigt sich seit etwa 50 Jahren mit metakognitivem Lernen. Schon früh wurde erkannt, dass sich kompetente Lerner:innen durch planvolles und überlegtes Lernen auszeichnen. Sie nehmen sich im Vergleich zu „schwachen Lerner:innen" mehr Zeit für die Aufgabe und zeigen mehr „inneres Verhalten", mit dem sie Lernschritte vorbereiten, begleiten und bewerten. Gute Lerner:innen analysieren eine Aufgabe gründlicher, verwenden mehr Zeit auf das Verstehen der Aufgabe, stellen sich mehr Fragen zum eigenen Vorgehen, arbeiten planvoller, geben bei Schwierigkeit nicht gleich auf, sondern greifen auf anspruchsvollere Strategien zurück und überwachen ihr Vorgehen engmaschiger. Infolgedessen sind sie erfolgreicher, was sich auch darin äußert, dass sie Interesse an den Lerninhalten entwickeln und sich anspruchsvollere Ziele setzen (Biemiller & Meichenbaum, 2017). Man kann sich die metakognitiven Anteile als „inneren Dialog" vorstellen, der die Lernkontrolle erhöht, die Lernsteuerung verbessert und selbstreguliertes Lernen ermöglicht (Veenman, 2011; Hasselhorn & Labuhn, 2008). Der innere Dialog ist notwendigerweise sprachgebunden und wird durch die Aufgabe veranlasst. Beispielsweise setzt eine schwer verständliche Aufgabenstellung den inneren Dialog in Gang; die eintretenden Schwierigkeiten lösen den inneren Dialog aus. Der innere Dialog besteht aus drei Bestandteilen, die sich auf das Planen, Überwachen und Steuern des eigenen Verhaltens beziehen (siehe folgenden Kasten).

Welche Bestandteile sind im inneren Dialog von Bedeutung?

Im Kern bezieht sich der innere Dialog auf Planen, Überwachen und Steuern. Dabei tritt sich der oder die Lernende „wie ein objektivierender Dritter bzw. eine objektivierende Dritte gegenüber": Er oder sie befragt sich beispielsweise nach seinem bzw. ihrem Vorgehen bei einer Aufgabe, überprüft den bisherigen Lösungsweg, ermutigt sich zum Weitermachen oder verwirft den bisherigen Lösungsweg, der in die Sackgasse geführt hat. Er oder sie objektiviert sein bzw. ihr Lernen und sich selbst: Genauso wie es auch eine fremde Person tun könnte. Als wesentlich werden drei Kategorien von Selbstaussagen erachtet:

(1) Die Aufgabe *definieren und einordnen*, z.B.
- Die Aufgabe in eigenen Worten beschreiben, eventuell eine Skizze anfertigen.
- „Woran erinnert die Aufgabe?", „Gab es schon einmal ähnliche Aufgaben?"

- „Welche Vorerfahrungen habe ich dazu?“
- „Wie viele Zwischenschritte müssen bis zur Lösung durchlaufen werden?“
- „Wie lange wird es voraussichtlich dauern?“
- „Gibt es Fallstricke, die beachtet werden sollten?“

(2) Die Lernschritte *kontrollieren*, z. B.
- Lernschritte planen (z. B. Zeitplanung, Vorstrukturierung, Sammlung von Ideen beim Aufsatzschreiben, den Lösungsraum und die Zahl der notwendigen Lernschritte einschätzen)
- Lernen überwachen (z. B. den Lernverlauf überprüfen, Schwierigkeiten erkennen, die Einhaltung eines zuvor gefassten Plans überwachen)
- Lernweg steuern (z. B. die eigene Anstrengung bei Schwierigkeiten verstärken, einen Fehler korrigieren, nochmal im Lernverlauf zurückgehen, höherwertige Strategien heranziehen)

(3) Eigene *Empfindungen beim Lernen beachten*, z. B.
- Verwirrung: „Ich verstehe es nicht!“, „Das passt nicht!“, „Ich bewege mich im Kreis!“
- Unstimmigkeit: „Da stimmt etwas nicht!“, „Warum geht das nicht auf“?
- Bewertung des eigenen Fortschritts: „Geht ja voran!“, „Verdammt, ich habe nicht mehr viel Zeit!“
- Schlüsse ziehen

Weil diese metakognitiven Sprachakte so sehr zum eigenständigen Lernen beitragen, wurden in den 1970er Jahren Trainingsmaßnahmen entwickelt, um Metakognition zu fördern. Ihr Ziel bestand darin, Verhalten mit steuernden Funktionen aufzubauen. Diese Maßnahmen erwiesen sich als nützlich und erweiterten die Interventionsmöglichkeiten aber auch das Unterrichten nachhaltig. Dabei standen von Anfang an zwei Fragen im Vordergrund.
1. Wie kann man den Kindern das Vorgehen nahebringen? Dazu treten zumeist Modelle auf, die das „innere Verhalten“ darlegen. Sie demonstrieren, wie sie vorgehen und „wie sie mit sich sprechen“.
2. Wie kann man sichern, dass die Kinder das gewünschte Vorgehen übernehmen und in eigener Regie ausführen? Hier werden Zwischenstufen (shaping) eingeführt, der Einsatz von steuerndem Verhalten abgefordert (prompting) und kontingent verstärkt. Außerdem werden soziale Anlässe geschaffen, in denen Metakognition als wünschenswert hervorgehoben wird.

Im Verlaufe der Forschung haben sich vier Grundregeln für die Vermittlung von metakognitivem Lernen als nützlich erwiesen:
1. Die Trainingsverfahren knüpfen an das schon bestehende Repertoire der Lernenden an und regen die Kinder oder Jugendlichen zur weiteren Optimierung an.

2. Metakognitive Inhalte werden direkt im Unterricht verankert und als Teil des Lernstoffes angeboten (als ideal gilt die gemeinsame Vermittlung von Sachkenntnissen und zugehörigem metakognitiven Vorgehen).
3. Eltern und Lehrkräfte werden einbezogen und selbst in der Anwendung der Methode geschult („metacognitive teaching").
4. Die Eigenverantwortung der Lernenden wird gestärkt (z. B. sich eigene Lernstrategien bewusst machen, eigene Regeln entwickeln, neue Strategien erproben).

Dafür hält das metakognitive Lernen eine Zahl von recht überschaubaren Einzelmaßnahmen bereit. Sie beruhen im Kern darauf, dass die inneren (sprachlichen) Anteile hervorgehoben und zu einem Thema der weiteren Auseinandersetzung werden, z. B.:

- Modelle (Lehrperson, Schüler:innen) demonstrieren laut, zu sich selbst sprechend, wie sie eine Aufgabe rechnen, wie sie einen Aufsatz schreiben, wie sie einen Text zusammenfassen etc.
- Schüler:innen lösen Aufgaben zu zweit und sprechen über die Aufgaben und ihr Vorgehen; dies fördert metakognitive Geschehnisse zu Tage.
- Es wird ein sozialer Anlass geschaffen, bei dem die Kinder oder Jugendlichen darüber diskutieren, wie sie vorgehen und was sie sich sagen, z. B. Lerntandems, Lernpartnerschaften. Dies kann auch durch Lernkonferenzen erreicht werden, die am Ende eines längeren Arbeitsabschnittes stattfinden.
- Die Schüler:innen halten ihre metakognitiven Erfahrungen in einem Lerntagebuch fest, das eine Bezugsperson (Lehrperson; Lernpartner:in) einsieht und mit kontingenter Verstärkung versieht.

Diese Maßnahmen werden auch in anderen Kapiteln dieses Bands angesprochen, vor allem in Kapitel 39 zur Selbstinstruktion und in Kapitel 26 zu Lernstrategien und selbstgesteuertem Lernen. Dadurch ergeben sich Überschneidungen zu diesen Kapiteln.

27.2 Indikation der Methode

Die Vermittlung von ordnenden, aufrechterhaltend selbstreflexiven (achtsamen) Aktivitäten ist vor allem bei fachübergreifenden allgemeinen Lernstörungen angezeigt. Dazu gehören:

- Allgemeine Lernschwäche (Kombinierte Störung schulischer Fertigkeiten nach ICD-10, F81.3; vgl. Kapitel 5)
- Underachievement (bedeutsame Leistungsmängel, die unterhalb dessen liegen, was angesichts der intellektuellen Fähigkeiten zu erwarten wäre (Zusatzdiagnose Z55.9 nach DSM-5; vgl. Kapitel 2)

Bei eher inhaltsspezifischen Lernstörungen (Lese-Rechtschreibstörung nach ICD-10, F81.0; Rechenstörung nach ICD-10, F81.2 bzw. ICD-11, 6A03.2; isolierte

Rechtschreibstörung nach ICD-10, F81.1 bzw. ICD-11, 6A03.1; isolierte Lesestörung nach ICD-11, 6A03.0) werden metakognitive Fertigkeiten erst in zweiter Linie und ergänzend zur Vermittlung der inhaltlichen Kenntnisse geschult. Des Weiteren eignet sich das Vorgehen, um das Lernen allgemein zu verbessern, ohne dass eine Lernstörung vorliegt.

27.3 Detaillierte Beschreibung des Vorgehens

Es gib zahlreiche Maßnahmen, um metakognitives Lernen in die Wege zu leiten. Man kann sie danach einordnen, wer sie veranlasst und wer die (Haupt-)Verantwortung für die Durchführung trägt. Einige der Interventionen ...

- gehen von der Lehrkraft aus,
- andere werden von den Schüler:innen entweder für sich allein oder in Partnerschaft mit anderen Schüler:innen ausgeführt und
- weitere sind Teil des regulären Unterrichts.

Lehrerseitige Maßnahmen

(1) *Erhebung des derzeitigen inneren Dialogs.* Hier soll das metakognitive Ausgangsniveau eines Schulkindes oder von Schüler:innen einer Fördergruppe festgehalten werden. Es geht um dessen Reichhaltigkeit und Vollständigkeit. Dafür stehen drei Methoden zur Verfügung:

1. *Verhaltensbeobachtung:* Dazu werden den Schüler:innen mehrschrittige Lernaufgaben vorgelegt (z.B. einen Aufsatz schreiben; einen Text sinnverstehend lesen; eine Textaufgabe lösen). Es wird protokolliert, wie das Kind diese Aufgaben löst (z.B. überlegen und nachdenken; sich Notizen machen; Fehler korrigieren; siehe Tabelle 27.1).
2. *Lautes Denken:* Hier spricht das Schulkind alle Gedanken aus, welche seine Lösungsversuche begleiten und anleiten, während es eine Lernaufgabe löst (vgl. Kapitel 33). Dieses Vorgehen stellt für jüngere Kinder eine ungewohnte Anforderung dar und ist in der Regel erst gegen Ende der Grundschulzeit erfolgversprechend.
3. *Metakognitives Interview:* Das Schulkind wird im Anschluss an eine Aufgabe gefragt, wie es vorgegangen ist und welchen Weg es beschritten hat. Hierzu stellt die Lehrkraft strukturierende Fragen, mit deren Hilfe die gedanklichen („inneren") Anteile des Lernprozesses nachvollzogen werden sollen.

(2) *Ausführungsmodell im Unterricht.* Hier soll ein Modell gegeben werden, wie kompetente Lernende an eine Aufgabe herangehen. Dabei besteht nicht der Anspruch, dass die Schüler:innen dieses Vorbild eins-zu-eins übernehmen. Vielmehr soll es ein Beispiel sein, das mit den Schüler:innen diskutiert wird. Bei der

Modellierung spricht die Lehrkraft die Gedanken, die ihr Vorgehen steuern, laut aus und führt gleichzeitig die Lösungshandlung durch. Wichtig ist, dass der innere Dialog dem Lösungsgeschehen jeweils vorausgeht.

Diese Aufgabe übernimmt entweder die Lehrkraft selbst oder ein ausgewähltes und ggf. eigens geschultes Schulkind. Die Modellperson macht laut denkend vor, wie sie an eine bestimmte Aufgabe herangeht und wie sie die Aufgabe löst. Sie spricht laut aus, was sie tut. Dadurch soll deutlich werden, dass die Sprachakte den Lernvorgang steuern. Die Schüler:innen beobachten diese Demonstration. Sie lernen ein modellhaftes Vorgehen kennen, diskutieren dessen Vor- und Nachteile für sich selbst und vergleichen es mit eigenen Vorgehensweisen. Dadurch erfahren sie, welche Strategien es gibt und welche Strategien sie selbst am liebsten oder häufigsten anwenden. Dadurch erweitert sich ihr Verhaltensrepertoire.

(3) *Lernkonferenzen.* Es geht um einen Arbeitsrückblick einer Fördergruppe oder Schulklasse. Es wird erörtert, wie die einzelnen Schüler:innen vorgegangen sind, welche Schwierigkeiten auftraten, wie diese bewältigt wurden und was sich beim eigenen Lernen als nützlich erwiesen hat.

Hier tauschen Schüler:innen am Ende eines längeren Arbeitsprozesses ihre Lernerfahrungen aus (Guldimann, 2011). Beispielsweise besprechen sie, wie sie die vorausgehenden Lernaufgaben gelöst und die dabei auftretenden Probleme gemeistert haben. Dadurch kommt ein Austausch von kognitivem und metakognitivem Wissen zustande und es entwickelt sich eine gemeinsame Sprache über das Lernen. In solchen Konferenzen wird deutlich, dass es unterschiedliche Strategien zur Bearbeitung ein und derselben Aufgabe geben kann. Die Teilnehmer:innen werden dazu veranlasst, das eigene Vorgehen in Worte zu fassen und auf Rückfragen hin zu präzisieren. Auf diesem „Ideenmarkt des Lernens“ kann jede Schülerin bzw. jeder Schüler für sich selbst herausfinden, welche Vorgehensweisen ihr bzw. ihm noch zum erfolgreichen Lösen von Aufgaben helfen könnten. Die Lehrkraft ruft eine solche Lernkonferenz am Ende eines größeren Arbeitsabschnittes ein und moderiert den Austausch. Sie regt die Schüler:innen an, die eigenen Lernstrategien nochmals zu überdenken.

Interventionen auf Seiten der Schüler:innen

(4) *Lernpartnerschaften.* Es geht um den stetigen Austausch über das eigene Lernen. Hierzu arbeitet eine Schülerin bzw. ein Schüler mehrere Wochen mit einer Lernpartnerin oder einem Lernpartner zusammen. Beide unterstützen sich gegenseitig, tauschen sich über ihre Erfahrungen aus und regen sich in ihrem strategischen Lernen an, indem sie ihre Vorgehensweisen diskutieren sowie deren Tauglichkeit und Übertragbarkeit auf andere Aufgabenstellungen bewerten. Die

Lernpartner:innen finden mittels einer Annonce zueinander (z.B. „So bin ich als Lernerin bzw. Lerner ...“, „So wünsche ich mir meinen Lernpartner bzw. meine Lernpartnerin ...“). Ein Beispiel für eine solche Annonce ist in Abbildung 27.1 zu sehen.

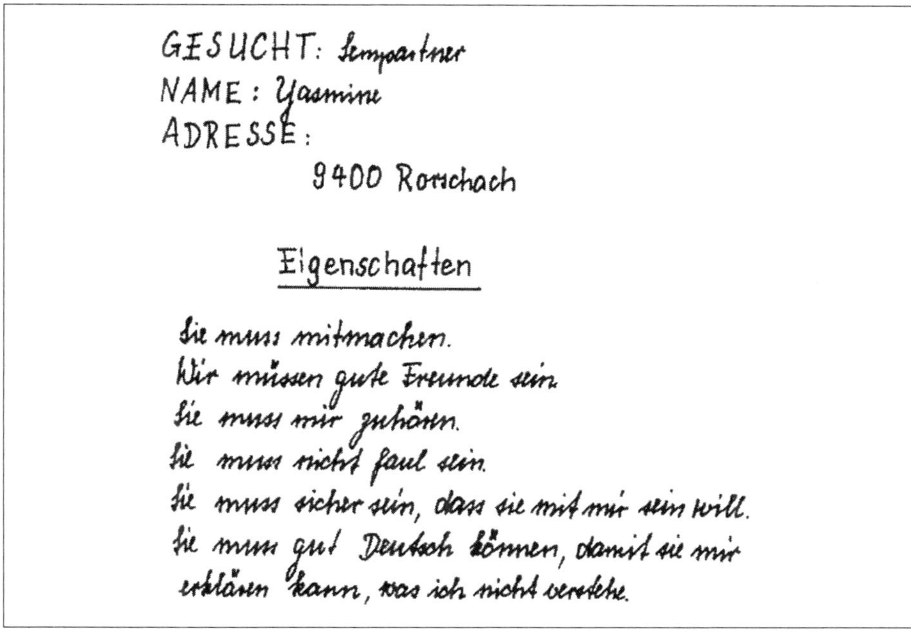

Abbildung 27.1: Beispiel für eine Annonce für eine Lernpartnerschaft

(5) *Peer Review.* Wenn beide Schulkinder aus einer Lernpartnerschaft für sich allein eine Aufgabe nach einem von ihrer Lehrkraft vorgemachten „Handlungsplan“ bearbeitet haben, vergleichen sie (a) ihre Lösungswege und (b) ihre Ergebnisse. Sie geben sich Rückmeldungen, diskutieren etwaige Fehler und deren Ursachen und tauschen sich aus, was ihnen noch schwergefallen ist (Evaluieren). Auf dieser Grundlage fassen sie Vorsätze für die nächsten Aufgabenrunde (z.B. Proberechnung durchführen, Visualisierungshilfe verwenden, Schlüsselwörter unterstreichen; Regulieren).

(6) *Metakognitive Aufzeichnungen im Lerntagebuch.* In einem Arbeitsheft (Lerntagebuch) hält das Schulkind beachtenswerte Selbstbeobachtungen fest. Wenn ihm beim Lernen wichtige Dinge auffallen, wird der Lernvorgang unterbrochen, um die betreffende Beobachtung zu notieren. Auf diese Weise werden persönlich relevante Erfahrungen während des Arbeitsprozesses fortlaufend dokumentiert. Die Eintragungen werden entweder von der Lehrkraft oder der zugeordneten Lernpartnerin bzw. dem Lernpartner aufgegriffen und diskutiert.

Beispiel für Aufzeichnungen in einem Lerntagebuch

Carolin liest einen Sachtext und will ihn verstehen. Nach dem ersten Lesen bemerkt sie, dass sie die Bedeutung des gelesenen Inhalts nur sehr unvollständig erfasst hat. Sie liest den Text deshalb erneut. Aber auch jetzt hat sie ihn nicht wirklich verstanden. Wenn sie in dieser Situation über ihr eigenes Lernen nachdenkt, so wird sie feststellen, dass die bloße Wiederholung der einmal eingeschlagenen Lernhandlung (mehrmaliges Lesen) zumindest dieses Mal nicht zum gewünschten Ergebnis (den Text verstehen) geführt hat. Offensichtlich muss sie einen anderen Weg einschlagen. Diese Beobachtung trägt Carolin in ihr Lerntagebuch ein. Die dort notierten Erfahrungen bespricht sie bei nächster Gelegenheit mit ihrem Lehrer.

Interventionen als Teil des regulären Unterrichts

Erfahrungsgemäß ist es am günstigsten, wenn metakognitives Lernen zusammen mit dem Lerngegenstand und im Unterricht angeregt wird. Dies erfordert, dass Lehrkräfte (und ggf. auch Eltern) angemessen über das Konzept des metakognitiven Lernens informiert werden. Hierfür werden folgende Einzelmaßnahmen vorgeschlagen, die sich auch für Eltern eignen:

(7) *Vorstellung zur metakognitiven Entwicklung von Lehrkräften.* Den Lehrkräften wird das Konzept des metakognitiven Lernens vermittelt, wie es wirkt und wozu es nützlich ist. Hierzu ist es notwendig, dass die Lehrkräfte eine eigene Vorstellung zur metakognitiven Entwicklung erlangen. Beispielsweise, indem sie ihre eigene „metakognitive Entwicklung" betrachten und am eigenen Beispiel den Zusammenhang von Motivation und innerem Dialog aufschlüsseln. Dies geschieht durch:

- *Selbstversuch im lauten Denken:* Lehrkräfte löse eine schwierige Aufgabe mittels lauten Denkens und schlüsseln sie über die verschiedenen Anteile der Metakognition auf (planen, bewerten, steuern).
- *Analyse der eigenen metakognitiven Entwicklung:* Lehrkräfte reflektiere ihre eigene metakognitive Entwicklung mithilfe folgender Fragen: „Was war dafür entscheidend?", „Welche Anregungen haben weitergeholfen?", „Welche Stadien der metakognitiven Entwicklung werden erinnert?"

(8) *Förderung und Objektivierung von metakognitivem Lernen.* Die Lehrkräfte sollen metakognitives Lernen aktiv fördern und darauf hinwirken, dass ihre Schüler:innen ihren inneren Dialog objektivieren („Was sage ich zu mir?", „Ist das nützlich?", „Wann wird mir mein innerer Dialog bewusst?"). Ferner sollen sie darauf achten, welche Strategien sie einschlagen, und bewerten, ob diese hilfreich sind oder andere Wege besser wären.

27.4 Hinweise für die organisatorische Umsetzung

Metakognitives Lernen sollte möglichst inhaltsnah erfolgen. Idealerweise als Teil der inhaltlichen Unterrichtung. Dies setzt eine organisatorische Verankerung der Intervention in der Schule bzw. in der Zusammenarbeit mit den beteiligten Lehrkräften voraus. Einzelne Forschungsgruppen schlagen deshalb auch strukturelle Veränderungen in der Schule vor, in denen Gruppen aus Lehrkräften in Workshops über Metakognition und die Bedeutung von Lernstrategien informiert werden (Callender, Franco-Watkins & Roberts, 2016). Dieses Wissen wird reflektiert und auf seine Umsetzbarkeit im Unterricht geprüft (vgl. Tabelle 27.1). Eine andere Möglichkeit besteht darin, Workshops für lernschwächere Schüler:innen anzubieten, in denen Lernstrategien und Lernkompetenzen gezielt eingeübt und schrittweise auf das Lernen im Unterricht übertragen werden. Prozessanalysen bestätigen diesen Vorschlag recht eindrucksvoll. Wenn das Vorgehen im Unterricht verwendet wird, sollen die Lehrkräfte die Strategien ausdrücklich benennen, sie vormachen und lautes Denken von den Schüler:innen einfordern („metacognitive teaching"). Dazu ist ein intensives Training der Lehrkräfte notwendig (Shilo & Kramarski, 2019).

Tabelle 27.1: Beispielhafte Fragen für Schüler:innen zur Förderung der metakognitiven Reflexion über Lernen (freie Übersetzung nach Coutinho, 2007; Ertmer und Newby, 1996; Schraw, 1998)

Aktivität	Planung	Beobachtung	Evaluation
Unterricht	• Was werden die Ziele der Unterrichtseinheit sein? • Was weiß ich bereits über dieses Thema? • Wie könnte ich mich am besten auf die Unterrichtseinheit vorbereiten? • Wo sollte ich mich hinsetzen und was sollte ich tun (oder nicht tun), um mein Lernen während des Unterrichts bestmöglich zu unterstützen?	• Welche Erkenntnisse gewinne ich während dieser Unterrichtseinheit? • Was verwirrt mich? • Welche Fragen entstehen während des Unterrichts? Schreibe ich sie irgendwo auf? • Finde ich das interessant? Warum oder warum nicht?	• Worum ging es in der heutigen Unterrichtseinheit? • Was habe ich heute gehört, das im Widerspruch zu meinem bisherigen Verständnis steht? • Wie haben sich die Ideen der heutigen Unterrichtseinheit auf vorherige Unterrichtseinheiten bezogen?

Tabelle 27.1: Fortsetzung

Aktivität	Planung	Beobachtung	Evaluation
	• Welche Fragen habe ich bereits zu diesem Thema, über die ich mehr erfahren möchte?	• Wie könnte ich das Thema persönlich relevant machen? • Kann ich wichtige Informationen von nebensächlichen Details unterscheiden? Wenn nicht, wie werde ich das herausfinden?	• Was muss ich jetzt aktiv tun, um Fragen beantwortet und Unverständliches geklärt zu bekommen? • Was fand ich heute am interessantesten in der Unterrichtseinheit?
Lernaufgabe und/oder Hausaufgabe	• Warum lässt die Lehrkraft mich diese Aufgabe machen? • Welche Schritte muss ich unternehmen, um diese Aufgabe erfolgreich zu erledigen? • Welche Ressourcen benötige ich, um die Aufgabe abzuschließen? Wie stelle ich sicher, dass ich sie habe? • Wie viel Zeit benötige ich, um die Aufgabe zu erledigen? • Wenn ich so etwas schon einmal gemacht habe, wie könnte ich diesmal eine bessere Arbeit anfertigen?	• Welche Strategien setze ich ein, die gut funktionieren? • Welche anderen Ressourcen könnte ich nutzen, um diese Aufgabe zu erledigen? • Welche Maßnahmen sollte ich ergreifen, um diese zu erhalten? • Was ist für mich an dieser Aufgabe am schwierigsten oder verwirrendsten? • Was könnte ich während der Aufgabe anders machen, um mit diesen Herausforderungen und Verwirrungen umzugehen?	• Inwieweit habe ich die Ziele der Aufgabe erreicht? • Inwieweit habe ich verfügbare Ressourcen genutzt? • Welche Stärken und Schwächen würde ich als Lehrkraft in meiner Arbeit sehen? • Was möchte ich beim nächsten Mal anders machen, wenn ich eine ähnliche Aufgabe gestellt bekomme? • Was hat so gut funktioniert, dass ich es beim nächsten Mal nutzen sollte?

Tabelle 27.1: Fortsetzung

Aktivität	Planung	Beobachtung	Evaluation
Test oder Klassenarbeit	• Welche Lernstrategien werde ich verwenden (z.B. Lerngruppen, Übungsaufgaben etc.)? • Wie viel Zeit plane ich zum Lernen ein? • Wie lange und über welchen Zeitraum sollte ich jedes Mal einsetzen, wenn ich lerne? • Auf welche Aspekte der Aufgabe sollte ich mehr oder weniger Zeit verwenden?	• Inwieweit gehe ich beim Lernen systematisch vor? • Inwieweit nutze ich alle verfügbaren Lernunterstützungen? • Habe ich Schwierigkeiten, mich zum Lernen zu motivieren? Wenn ja, erinnere ich mich daran, warum ich diesen Kurs belegt habe? • Welche meiner Unklarheiten konnte ich klären? Wie gelang das? • Welche Unklarheiten bestehen noch und wie werde ich sie klären?	• Was hat bei meiner Vorbereitung gut funktioniert? Was hat nicht so gut funktioniert? • Welche Fragen habe ich nicht richtig beantwortet? Warum? • Wie war meine Antwort im Vergleich zur richtigen Antwort? • Welche Fragen habe ich nicht richtig beantwortet? Warum? • Welche Unklarheiten habe ich noch, die ich klären muss?
Gesamtes Schulfach	• Warum ist es wichtig, den Stoff in diesem Fach zu lernen? • Wie hängt der Erfolg in diesem Fach mit meinen Karrierezielen zusammen? • Wie werde ich mein Lernen in diesem Fach überwachen? • Was möchte ich in diesem Fach am meisten lernen?	• Unterstützt der Unterricht in diesem Fach mein Lernen insgesamt? • Wie könnte ich dies maximieren? • Warum fördert der Unterricht in diesem Fach mein Lernen insgesamt nicht? Wie könnte ich dies ausgleichen oder ändern? • Wie interessiert bin ich an diesem Fach?	• Was werde ich in fünf Jahren noch aus diesem Fach wissen? • Welchen Rat würde ich einem Freund oder einer Freundin geben, wie er bzw. sie das meiste aus diesem Fach mitnehmen kann? • Wenn ich dieses Fach unterrichten würde, was würde ich verändern?

Tabelle 27.1: Fortsetzung

Aktivität	Planung	Beobachtung	Evaluation
	• Was möchte ich bis zum Ende dieses Fachs können?	• Wie zuversichtlich bin ich in meinem Lernen? Was könnte ich tun, um mein Interesse und Selbstvertrauen zu steigern?	• Was habe ich über meine eigenen Lernweisen in diesem Kurs gelernt?

27.5 Wirksamkeit und Wirksamkeitsbedingungen

Zur Wirksamkeit der Förderung von Metakognition liegen zahlreiche Forschungsbefunde vor. Eine Metaanalyse mit insgesamt 48 Interventionsstudien stellt befriedigende Langzeitfolgen und mittlere Effektstärken fest (Hedges g = 0.50–0.63; de Boer, Donker, Kostons & van der Werf, 2018), wobei Schulkinder mit geringerem sozialem Status mehr profitieren. Die Nachuntersuchungen fanden nach drei bis 108 Wochen statt (im Mittel gut fünf Monate). Lernstrategietrainings erwiesen sich dort als besonders wirksam, wenn metakognitive Strategien in die Instruktion einbezogen wurden (insb. Planen, ES = 0.80), und wenn zudem auch metakognitives Wissen über die Funktionsweise, die Anwendungsbedingungen und die Nützlichkeit von Lernstrategien vermittelt wurde (ES = 0.97; Donker, de Boer, et al. 2014). In Hatties Rangliste erhalten metakognitive Interventionen eine mittlere Effektstärke (d = 0.59; Hattie, 2013).

Diese Effekte bestätigen sich auch in anderen Metaanalysen beispielsweise beim Schreiben lernen (d = 0.82; Graham & Perin, 2007) und in der Unterrichtung von lernbeeinträchtigten Schüler:innen (d = 1.11; Scruggs, Mastropieri, Barkley & Graetz, 2012). In Bezug auf mathematische Leistungen schlussfolgern Desoete und De Craene, (2019), dass metakognitives Lernen erfolgversprechend ist, wiewohl nicht alle Untersuchungen ihre Wirksamkeit belegen. In zusammenfassenden Bewertungen wird das metakognitive Lernen als hochwirksam bei geringen Kosten und auf umfangreicher Erfahrung gründend gewertet (Education Endowment Foundation, 2023).

27.6 Literatur

Grundlegende Literatur

Biemiller, A. & Meichenbaum, D. (2017). The nature and nurture of the self-directed learner. In D. Meichenbaum (Ed.), *The evolution of Cognitive Behavior Therapy: A personal and professional journey with Don Meichenbaum* (pp. 89–98). New York, NY: Routledge. https://doi.org/10.4324/9781315748931-8

de Boer, H., Donker, A.S., Kostons, D.D. & van der Werf, G.P. (2018). Long-term effects of metacognitive strategy instruction on student academic performance: A meta-analysis. *Educational Research Review, 24,* 98–115. https://doi.org/10.1016/j.edurev.2018.03.002

Hasselhorn, M. & Labuhn, A.S. (2008). Metakognition und selbstreguliertes Lernen. In W. Schneider & M. Hasselhorn (Hrsg.), *Handbuch der Pädagogischen Psychologie* (S. 28–37). Göttingen: Hogrefe.

Weiterführende Literatur

Desoete, A. & De Craene, B. (2019). Metacognition and mathematics education: An overview. *ZDM Mathematics Education, 51*(4), 565–575. https://doi.org/10.1007/s11858-019-01060-w

Donker, A.S., de Boer, H., Kostons, D.D., Dignath van Ewijk, C. & van der Werf, M.P.C. (2014). Effectiveness of learning strategy instruction on academic performance: A meta-analysis. *Educational Research Review, 11,* 1–26. https://doi.org/10.1016/j.edurev.2013.11.002

Fuchs, D., Fuchs, L.S., Thompson, A., Svenson, E., Yen, L., Otaiba, S.A. et al. (2001). Peer-assisted learning strategies in reading: Extensions for kindergarten, first grade, and high school. *Remedial & Special Education, 22,* 15–21. https://doi.org/10.1177/074193250102200103

Graham, S. & Perin, D. (2007). A meta-analysis of writing instructions for adolescent students. *Journal of Educational Psychology, 99,* 445–476. https://doi.org/10.1037/0022-0663.99.3.445

Education Endowment Foundation. (2023). *Metacognition and self-regulation.* Verfügbar unter: https://educationendowmentfoundation.org.uk/evidence-summaries/teaching-learning-toolkit/meta-cognition-and-self-regulation/#effectiveness

Hattie, J. (2013). *Lernen sichtbar machen.* In W. Bewyl & K. Zierer (Hrsg.), Baltmannsweiler: Schneiderverlag.

Scruggs, T.E., Mastropieri, M.A., Barkley, S. & Graetz, J. (2012). Do special education interventions improve learning of secondary content? A meta-analysis. *Remedial and Special Education, 31,* 437–449. https://doi.org/10.1177/0741932508327465

Shilo, A. & Kramarski, B. (2019). Mathematical-metacognitive discourse: How can it be developed among teachers and their students? Empirical evidence from a videotaped lesson and two case studies. *ZDM Mathematics Education, 51*(4), 625–640. https://doi.org/10.1007/s11858-018-01016-6

Veenman, M.V.J. (2011). Learning to self-monitoring and self-regulate. In R. Mayer & P. Alexander (Eds.), *Handbook of Research on Learning an Instruction* (pp. 197–218). New York, NY: Routledge.

Materialien

American Psychiatric Association (APA). (2018). *Diagnostisches und Statistisches Manual Psychischer Störungen - DSM-5* (Deutsche Ausgabe herausgegeben von Peter Falkai und Hans-Ulrich Wittchen, mitherausgegeben von Manfred Döpfner et al., 2., korr. Aufl.). Göttingen: Hogrefe.

Callender, A.A., Franco-Watkins, A.M. & Roberts, A.S. (2016). Improving metacognition in the classroom through instruction, training, and feedback. *Metacognition and learning, 11*(2), 215–235. https://doi.org/10.1007/s11409-015-9142-6

Coutinho, S.A. (2007). The relationship between goals, metacognition, and academic success. *Educate, 7*(1), 39–47.

Ertmer, P.A. & Newby, T.J. (1996). The expert learner: Strategic, self-regulated, and reflective. *Instructional Science, 24*(1), 1–24. https://doi.org/10.1007/BF00156001

Gläser-Zikuda, M. & Hascher, T. (2007). *Lernprozesse dokumentieren, reflektieren und beurteilen. Lerntagebuch und Portfolio in Bildungsforschung und Bildungspraxis.* München: Klinkhardt.

Guldimann, T. (2011). Eigenständiges Lernen. In S. Brandt (Hrsg.) *Lehren und Lernen im Unterricht. Professionswissen für Lehrerinnen und Lehrer* (S. 69–100). Baltmannsweiler: Schneider-verlag.

Kaiser, A., Kaiser, R., Lambert, A. & Hohenstein, K. (2018). *Metakognition: Die neue Didaktik. Metakognitiv fundiertes Lehren und Lernen ist Grundbildung.* Göttingen: Vandenhoeck & Ruprecht.

Kaufman, A.S. & Kaufman, N.L. (2015). *Kaufman Assessment Battery for Children - Second Edition (KABC-II)* (dt. Bearbeitung von P. Melchers & M. Melchers). Göttingen: Hogrefe.

Petermann, F. & Petermann, U. (Hrsg.). (2011). *Wechsler Intelligence Scale for Children - Fourth Edition (WISC-IV)*. Frankfurt: Pearson.

Schraw, G. (1998). Promoting general metacognitive awareness. *Instructional Science, 26*(1–2), 113–125. https://doi.org/10.1023/A:1003044231033

28 Förderunterricht

Franz B. Wember

Fallbeispiel

Seit drei Monaten besucht Lina die 5. Klasse einer Sekundarschule. In der neuen Schule ist sie gut aufgenommen worden und hat schnell Freund:innen gefunden. Sie geht gerne zur Schule und mag ihre Lehrer:innen. Die meisten Unterrichtsthemen findet sie recht interessant. Daher arbeitet sie im Unterricht auch aktiv mit.

Die vier Grundschuljahre hat Lina nur mit viel Anstrengung nach fünf Jahren geschafft. Beim Lesen, Schreiben und Rechnen hatte sie immer wieder Schwierigkeiten. Trotz intensiven Übens hat sie für das Erstlesen nahezu drei Jahre gebraucht. Erst dann gelang es ihr, Buchstaben und Silben mit zunehmender Sicherheit in Laute und Lautfolgen umzuwandeln (bzw. zu rekodieren). Inzwischen beherrscht sie einen Sichtwortschatz mit häufig auftretenden Wörtern, die sie automatisch erkennt. Neue und unbekannte Wörter liest sie aber immer noch sehr mühevoll und nicht immer korrekt. Vor allem bei langen Wörtern und bei Wörtern mit komplexer Konsonantenstruktur macht sie noch Fehler. Beim Lesen muss sie sich auf das Dekodieren der einzelnen Wörter konzentrieren. Da sie nicht gleichzeitig auch auf den Inhalt achten kann, erschließt sich ihr nicht, was der Text aussagt. Mathematikaufgaben hat Lina während der beiden ersten Schuljahre vor allem zählend gelöst. Als der Zahlenraum auf 100, dann auf 1.000 erweitert wurde, stieß sie mit diesem Vorgehen an Grenzen. Das Abzählen erwies sich als viel zu mühselig und zudem als fehleranfällig. Weil sie schon von den rein rechnerischen Anforderungen überfordert wurde, verlor sie beim Sachrechnen den Lösungsweg schnell aus dem Blick.

In einer Klassenkonferenz tauschen sich die zuständigen Lehrkräfte über Linas Lernschwierigkeiten aus. Sie stimmen darin überein, dass Lina das flüssige und sinnerfassende Lesen üben muss. Im mathematischen Lernbereich meinen zwei Lehrkräfte, dass Lina generelle Lerndefizite zeigt, die von einer Intelligenzschwäche herrühren könnten. Die Fachlehrerin betont, dass Lina vor allem die mathematischen Grundfertigkeiten nachlernen und konsolidieren müsse. Ohne diese Fertigkeiten zu beherrschen, stünden die Aussichten schlecht, dass Lina die Anforderungen des Mathematikunterrichts der Sekundarstufe erfolgreich meistern wird.

28.1 Kurzbeschreibung der Methode und ihres theoretischen Hintergrunds

Unter *Förderunterricht im weiteren Sinne* wird ein Unterricht verstanden, der darauf ausgerichtet ist, die Entwicklung eines Kindes oder einer bzw. eines Jugendlichen anzuregen und nachhaltig zu unterstützen. Förderunterricht, der so weit gefasst wird, kann in drei unterschiedlichen Formen angeboten werden:

1. *Förderunterricht mit innerer Differenzierung* wird innerhalb des Klassenverbands als Einzel- oder Kleingruppenunterricht durchgeführt. Eine zusätzliche Lehrkraft oder eine pädagogisch qualifizierte Fachkraft hilft Schüler:innen mit Verständnisschwierigkeiten dabei, subjektiv schwierige Aufgaben zu bearbeiten. Der Förderlehrkraft obliegt es, ggf. auch modifizierte, d.h. auf den individuellen Kenntnisstand angepasste Aufgaben bereitzustellen und die Lernenden anzuleiten, diese Aufgaben selbstständig und erfolgreich zu bearbeiten.
2. *Förderunterricht mit externer Differenzierung* sieht vor, dass Schüler:innen mit Lernschwierigkeiten den Klassenunterricht zeitweilig verlassen. In Kleingruppen oder auch einzeln werden sie von einer zusätzlichen Lehrkraft (oder pädagogisch qualifizierten Fachkraft) so unterrichtet, dass sie sich jetzt Qualifikationen aneignen können, welche die meisten Kinder derselben Klassenstufe bereits sicher beherrschen. Meistens handelt es sich um Basisqualifikationen im Lesen, Rechnen und Schreiben oder um sprachlich-kommunikative Kenntnisse und Fertigkeiten.
3. *Förderunterricht von außerschulischer Seite* wird beispielsweise von Beratungsstellen, pädagogischen und psychologischen Praxen sowie von Nachhilfeeinrichtungen angeboten. Im Rahmen einer Hausaufgabenhilfe oder Nachhilfe können offene Fragen aus dem laufenden Unterricht aufgearbeitet werden, aber auch grundlegende Qualifikationen vermittelt werden. Die außerschulische Förderung kann sich am schulischen Curriculum orientieren; dann sollte sie eng mit der Schule abgestimmt werden. Es kann aber auch um Qualifikationen gehen, die außerhalb des Kanons schulischer Anforderungen vermittelt werden.

Da jede Art von Unterricht letztlich darauf abzielt, Heranwachsende in ihrer Entwicklung anzuregen und zu unterstützen, ist der Begriff des Förderunterrichts soweit noch sehr unscharf definiert. Um dies zu präzisieren, ist *Förderunterricht im engeren Sinne* als ein Unterricht zu verstehen, der ...

- ... von pädagogisch und/oder psychologisch ausgebildeten Fachkräften geplant, durchgeführt und evaluiert wird.
- ... von individuellen Diagnosen ausgeht, individuelle Ziele für Lernende mit Unterstützungsbedarf formuliert und Lernrückstände durch nachholendes Lernen, intensives Üben und den Erwerb Erfolg versprechender Lernstrategien beheben will.
- ... auf empirisch bewährten Interventionen aufbaut und sich im Hinblick auf seine Wirksamkeit überprüfen lässt, indem festgestellt wird, ob die angestrebten Lernziele erreicht wurden bzw. ob das Kind die angestrebten Qualifikationen tatsächlich erworben hat (Kuhl, Vossen, Hartung & Wittich, 2021; Sandfuchs, 2019).

Im öffentlichen Schulsystem ist ein so verstandener Förderunterricht besonders relevant, weil sich die Schüler:innen ein und desselben Jahrgangs in ihrem Lernstatus und in ihrer Gesamtentwicklung oftmals gravierend unterscheiden. Der reguläre Unterricht orientiert sich dann an einem mittleren Leistungsniveau, wodurch ein Teil der Schüler:innen unterfordert, ein anderer Teil aber überfordert wird. Die einen entwickeln Schulschwierigkeiten aus Langeweile, die anderen Schulangst und generelles Schulversagen in Folge anwachsender und irgendwann nicht mehr einholbarer Wissensrückstände. Die traditionelle Reaktion des Schulsystems auf Leistungsheterogenität und Schulversagen waren und sind Nichtversetzung und Klassenwiederholung. Dies aber sind keine wirksamen Hilfen, denn sie entmutigen die Lernenden zusätzlich und verfestigen ihr schulisches Versagen (Tillmann, 2008).

In der pädagogisch-psychologischen Fachliteratur wird seit Langem gefordert, dass sich die Schule an die Lernenden anpassen sollte und nicht umgekehrt die Lernenden an den Unterricht bzw. die Schule. Alle Schüler:innen sollen möglichst erfolgreich lernen können. Diejenigen, bei denen ein Unterstützungsbedarf festgestellt wird, benötigen dafür aber individuell angepasste Hilfen (Wember, 2009). Dabei gilt es die sechs Bausteine von Förderunterricht zu beachten (siehe Kuhl et al., 2021; Matthes, 2019), die später noch genauer erläutert werden.

Sechs Bausteine von Förderunterricht

- Feststellung von Förderbedarf und organisatorische Planung von Ressourcen
- Gestaltung einer positiven Lernumgebung
- Differenzierte Diagnostik der Lernausgangslage

- Festlegung der Förderziele und Förderschritte
- Durchführung des Förderunterrichts
- Formative Evaluation

28.2 Indikation der Methode

Förderunterricht ist für Kinder und Jugendliche angezeigt, die dem Unterrichtsgeschehen in der Jahrgangsklasse nicht mehr folgen können. Damit die betroffenen Kinder und Jugendlichen den Anschluss an ihre Schulklasse nicht verlieren, müssen vielmehr Rückstände im schulischen Wissen aufgeholt und fehlende Lernkompetenzen neu aufgebaut werden. Dementsprechend richtet sich die Maßnahme an Schüler:innen mit:

- Mangelhafter Konzentration, geringer Ausdauer und hoher Ablenkbarkeit
- Sprachentwicklungsstörungen, geringem Wortschatz und eingeschränkter syntaktischer Kompetenz
- Rückständen in der perzeptiven und psychomotorischen Entwicklung sowie Defiziten in der phonologischen Bewusstheit
- Schwierigkeiten beim Erwerb der Schriftsprache, insbesondere beim Erstlesen, beim flüssigen Lesen und beim Rechtschreiben
- Problemen im Rechnen, insbesondere beim Erwerb von Zahlbegriffen und Zahlvorstellungen, beim Operationsverständnis und beim halbschriftlichen und schriftlichen Rechnen

Förderunterricht sollte Schüler:innen vorbehalten sein, bei denen ein Förderbedarf eindeutig festzustellen ist. Diejenigen Lehrkräfte, die das Kind aus dem Regelunterricht kennen, liefern hierfür relevante Unterrichtsbeobachtungen. Dokumente, wie Arbeitsproben, Hausaufgaben, Projektarbeiten und Kontrollarbeiten, werden gesichtet und ausgewertet. Auf dieser Grundlage wird abgeschätzt, ob

a) anfängliche oder vorübergehende Leistungsschwierigkeiten vorliegen, die eine rasche, kurzfristig angelegte Intervention erfordern oder
b) bereits gravierende Lernrückstände eingetreten sind, die ein oder gar zwei Schuljahre umfassen und in der Regel auf fehlende schulische Basiskompetenzen zurückzuführen sind. In diesem Fall ist eine längerfristig angelegte und umfassendere Förderung angezeigt.

28.3 Detaillierte Beschreibung des Vorgehens

(1) *Feststellung von Förderbedarf und organisatorische Planung von Ressourcen.* Welche Kinder benötigen gezielte und intensive Unterstützung? Wie können diese Kinder so in Kleingruppen eingeteilt werden, dass sie gut miteinander lernen?

Welche Lehrkräfte und welche Zeitkontingente stehen dafür zur Verfügung? Lassen sich bestehende Förderkurse nutzen? Ist Einzelförderung angezeigt? Mit solchen Fragen beginnt die schulinterne Planung. Durch die Bildung von Fördergruppen lassen sich zwar Synergien erzielen, es kann aber auch vorkommen, dass Kinder mit schwerwiegenden Lernproblemen eine intensive Einzelförderung benötigen (vgl. Abschnitt 28.4).

(2) *Gestaltung einer positiven Lernumgebung.* Förderunterricht sollte regelmäßig, zu festen Zeiten an einem ruhigen, angenehmen Ort durchgeführt werden. Die Räumlichkeit sollte gut beleuchtet und belüftet sein. Alle erforderlichen Arbeitsmittel, einschl. digitaler Lernhilfen, sollten dort zugänglich sein. Die Möblierung sollte so gestaltet werden, dass auch mit Kleingruppen gearbeitet werden kann. Solche äußeren Bedingungen signalisieren Wertschätzung für die Kinder. Denn diese sind auf ein angstfreies und entspanntes Lernklima angewiesen, in dem sie sich akzeptiert fühlen. Positive Leistungserwartungen und einfühlsame Ermutigungen motivieren die Kinder zusätzlich, die geplanten Lernaktivitäten in Angriff zu nehmen und mit der erforderlichen Ausdauer einzuüben.

(3) *Differenzierte Diagnostik der Lernusgangslage.* Förderunterricht beginnt mit der Feststellung der Ausgangssituation. Ziel und Bedarf werden in Form einer Hypothese ermittelt, die im Rahmen der Förderung gestützt oder widerlegt werden kann. Dazu verschafft sich die Lehrkraft einen Überblick über das Wissen und Können eines Kindes, seine Arbeitshaltung und seine Lernstrategien. Sie setzt informelle förderdiagnostische Verfahren und standardisierte Tests sowie spezifische diagnostische Aufgaben ein und beobachtet, wie das Kind bei der Bearbeitung vorgeht. Welche Lernstrategien nutzt das Kind spontan? Welche Kompetenzen beherrscht es bereits? Welche Fehlvorstellungen zeigen sich? Wie geht das Kind mit Misserfolgen um? Diese Fragen helfen dabei, das Kind in seinem Erleben und in seinem Lernverhalten einfühlend zu verstehen, um darauf aufbauend konkrete Ziele für den Förderunterricht festzulegen. Anhand des Fallbeispiels wird genauer dargestellt, wie Linas Förderlehrerin für den Lernbereich „Lesen“ dabei im Einzelnen vorgeht.

Fallbeispiel: Förderdiagnostik Lesen

An Linas (Sekundar-)Schule wurde zu Beginn des Schuljahrs mit allen neu hinzugekommenen Kindern ein standardisierter Schulleistungstest durchgeführt. Im Vergleich mit Kindern ihrer Schuljahrgangsstufe zeigte Lina eine unterdurchschnittliche Leseleistung (Prozentrang 18). Bei der Wahl des Förderprogramms entscheidet sich die Förderlehrerin für ein offenes Rahmenprogramm mit freier Wahl der Lesetexte (Wember, 1999). Dieses Programm sieht vor, dass die Leseleistungen eines Kindes mithilfe unterrichtsnaher bzw. -üblicher Texte bestimmt wird.

Lina hat vier Texte aus einem Lesebuch für das 3. Schuljahr laut vorgelesen. Nach Einschätzung ihrer Lehrkraft sollte Lina diese Texte lesen können. Die Lehrkraft beobachtet, ob Lina alle Wörter rekodieren kann und notiert sich, an welchen Stellen sie auf Schwierigkeiten stößt. Sie achtet darauf, ob Lina verständlich intoniert und korrekt paraphrasiert. Nach dem Vorlesen prüft sie im Gespräch, inwieweit Lina den Inhalt des Textes erfasst hat. Außerdem hat sie die Anzahl richtig und fehlerhaft gelesener Wörter erfasst und durch die Lesezeit in Minuten geteilt. Bei vielen Fehlern und geringem Leseverständnis wird die Lehrkraft leichtere Texte mit kürzeren Wörtern und Sätzen auswählen. Bei weitgehend fehlerfreiem und zügigem Lesen wird sie hingegen zu schwierigeren Texten übergehen. Die diagnostische Phase dient somit nicht nur der Erfassung von Leseleistungen, sondern unterstützt auch die Auswahl geeigneter Texte für die Förderung.

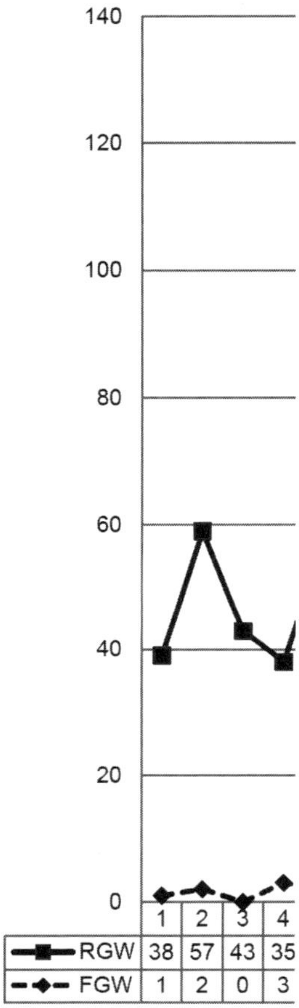

Linas Lesedaten wurden an vier Tagen erfasst (x-Achse). Lina hat ca. 35 bis 60 Wörter pro Minute richtig gelesen (RGW, y-Achse). Die Anzahl fehlerhaft gelesener Wörter (FGW) ist durchgehend sehr gering geblieben. Dies verdeutlicht, dass sich das von der Lehrkraft ausgesuchte Lesebuch für Übungszwecke gut eignet. Lina muss aber noch lernen, auch lesetechnisch anspruchsvollere Texte zügig und weitgehend automatisiert zu lesen.

Linas Förderlehrerin im „Lesen“ verwendet also, wie beschrieben, die Anzahl richtig gelesener Wörter pro Minute (RGW) als robusten „Messwert“, um Linas Lesekompetenz bestimmen zu können (Hartke, Sikora & Wember, 2021). Wie die Lehrerin dieses Vorgehen in der Förderung Linas fortsetzt und welche Ergebnisse Lina dabei erzielt, wird später genauer dargestellt.

Die Förderlehrerin für Mathematik verfolgt eine etwas andere Strategie, um Linas Ausgangslage in diesem Lernbereich zu bestimmen. Ganz gezielt versucht sie, Linas Stärken und Schwächen in unterschiedlichen Kompetenzbereichen der Mathematik zu ermitteln. Das Vorgehen der Förderlehrerin für Mathematik wird ebenfalls anhand des Fallbeispiels verdeutlicht. In den ersten drei Wochen des Schuljahrs bearbeitet Lina 15 inhaltlich differenzierte Standortbestimmungen zum Rechnen mit natürlichen Zahlen. Förderbedarf besteht beim Bündeln und Entbündeln, beim Stellenwertverständnis von Zahlen und bei deren Darstellung auf dem Zahlenstrahl sowie beim grundlegenden Verständnis von Multiplikation und Division. Aufgrund fehlender Einsicht in die Bedeutung einzelner Rechenschritte zeigt Lina in allen vier Grundrechenarten erhebliche Schwierigkeiten beim Zahlenrechnen und beim Ziffernrechnen in den schriftlichen Normalverfahren. Bei der schriftlichen Multiplikation und Division gelingt es ihr oftmals nicht, den Lösungsweg vollständig und korrekt umzusetzen. Wie diese Informationen zu Linas Lernausgangslage für die Förderung genutzt werden, wird später skizziert.

Fallbeispiel: Förderdiagnostik Mathematik

Im Lernbereich Mathematik hat Lina in einem standardisierten Schulleistungstest ein Ergebnis erzielt (Prozentrang 23), das im unteren Viertel der Leistungsverteilung ihrer Schuljahrgangsstufe liegt. Dieses Ergebnis spricht dafür, dass ein Förderbedarf vorliegt. Es sagt aber wenig darüber aus, worauf die Förderung abzielen sollte. Linas Förderlehrerin möchte genauer feststellen, über welche mathematischen Basiskompetenzen Lina verfügt und welche sie nicht sicher oder gar nicht beherrscht. Diagnostisch geht die Lehrerin so vor, dass sie die Ergebnisse einer Lernstandsanalyse mit Maßnahmen zur Förderung unmittelbar verknüpfen kann. Für diesen Zweck setzt sie das Programm „Mathe sicher können“ von Selter, Prediger, Nührenbörger und Hußmann (2014a, b; 2017a, b) ein. Dieses Programm orientiert sich am Lehrplan der Grundschule. Zu Beginn der Sekundarstufe vermittelt es wichtige Aufschlüsse, welche rechnerischen Basiskompetenzen noch fehlen bzw. nicht mit hinreichender Sicherheit ausgebildet worden sind. In den Inhaltsbereichen Natürliche Zahlen, Brüche, Prozente, Dezimalzahlen und Sachrechnen bietet „Mathe sicher können“ eine individuelle Bestimmung des Lernstands an, die durch Auswertungshilfen und Fehleranalysen unterstützt wird. Die so gewonnenen diagnostischen Informationen werden dann mit dazu passenden Fördereinheiten verknüpft. Für die Durchführung stehen Arbeitsblätter und Lernhefte sowie ein Materialkoffer mit Anschauungsmitteln, wie Würfel, Punktefelder, Bruchstreifen oder Zahlenstrahle, zur Verfügung. Auf einer Webseite des „Deutschen Zentrums für Lehrkräftebildung Mathematik“ kann das Lernmaterial von „Mathe sicher können“ eingesehen werden. Der Link wird unten im Literaturverzeichnis aufgeführt („Material“). Zudem finden sich dort Anleitungen, Handreichungen sowie Erklärvideos zur praktischen Umsetzung des Programms in der Grundschule und in der Sekundarstufe I.

(4) *Festlegung der Förderziele und Förderschritte.* Die Festlegung der Förderziele orientiert sich an der Eingangsdiagnostik. Um motivierend zu wirken, sollte ein Förderziel stets erreichbar, aber immer auch herausfordernd sein. Darüber hinaus sollte das Ziel so präzisiert werden, dass die folgenden Fragen beantwortet werden können:

- Welche Kompetenzen sollen erworben werden?
- Mit welchen Inhalten soll sich die oder der Lernende auseinandersetzen?
- Unter welchen situativen Bedingungen, wie z. B. in einem Test, im Unterricht oder im Einzelgespräch, soll das angestrebte Verhalten gezeigt werden?
- Was sollte der oder die Lernende tun, um zuverlässig sagen zu können, dass das Ziel erreicht worden ist?
- Welchen Qualitätskriterien, wie z. B. Genauigkeit, Geschwindigkeit oder Bewältigung eines bestimmten Schwierigkeitsniveaus, soll das erwünschte Verhalten genügen?

Kompetenzen, die für erfolgreiches Lernen im Unterricht essenziell sind, werden vorrangig gefördert. Damit sich die Lernenden für das Erreichen der Förderziele einsetzen, sollten sie an der Herausbildung der Ziele, einschließlich der dafür eingeplanten Lernaktivitäten, beteiligt werden. Selbstbeurteilungs- und Zielerreichungsbögen können dabei hilfreich sein (Matthes, 2019). Dies wird am Beispiel von Lina verdeutlicht.

Fallbeispiel: Festlegung der Förderziele

Für den Lernbereich „Lesen" wurde mit Lina vereinbart, dass sie ...
- ... Texte des 3., später auch des 4. Schuljahrs, ohne Hilfestellung laut vorlesen können soll.
- ... bei höchstens fünf fehlerhaft gelesenen Wörtern mindestens 70 Wörter pro Minute korrekt lesen kann.
- ... über den Inhalt des gelesenen Textes sachgerecht Auskunft geben kann.

Für den Lernbereich „Mathematik" wird das Rechnen mit natürlichen Zahlen als vorrangig angesehen. Mit Lina wird daher vereinbart, dass sie zunächst Aufgaben bearbeiten soll, zum bzw. zur:
- Lesen und stellengerechten Darstellen von Zahlen
- Bündeln und Entbündeln
- Zahldarstellung am Zahlenstrahl

Um zu überprüfen, ob sie die jeweils angestrebte Basiskompetenz erworben hat, wird sie die zugeordnete Lernstandsbestimmung erneut durchlaufen.

(5) *Durchführung des Förderunterrichts.* Schüler:innen, die für den Förderunterricht ausgewählt werden, haben meist viele schulische Misserfolg erlebt. Deshalb sollte der Förderunterricht in einem angstfreien, akzeptierenden und ermutigenden Klima stattfinden. Er sollte sich am schulischen Curriculum orientieren und inhaltlich fokussiert sein (Kuhl et al., 2021; Matthes, 2019; Sandfuchs, 2019). Im Förderunterricht selbst sind folgende Aspekte wichtig:
- Das Kernanliegen besteht darin, die Aufgaben und Lernaktivitäten passgenau auf die individuellen Lernvoraussetzungen des jeweiligen Kindes abzustimmen.

Alle Aufgaben werden verständlich formuliert. Die zugehörigen Lernaktivitäten werden genau erläutert und nachvollziehbar eingeführt. Erweist sich eine Aufgabe als zu leicht, wird ihr Schwierigkeitsgrad erhöht. Ist eine Aufgabe für das Kind zu schwierig, so wird sie durch eine einfachere Variante ersetzt.

- Die Lehrkraft beobachtet und analysiert, wie das Kind die jeweilige Aufgabe bearbeitet. Lösungswege und Aufgabenergebnisse werden sachlich bewertet und mit der Schülerin oder dem Schüler ausführlich besprochen. Um eigenständiges und selbstgesteuertes Lernen zu fördern, sollten die Lernenden ihre Vorgehensweisen und Lösungen auch selbst beurteilen, entweder allein für sich oder gemeinsam mit einem anderen Kind (vgl. Kapitel 26). Dafür werden ausgearbeitete Aufgabenbeispiele, Musterlösungen und Auswertungshilfen bereitgestellt.
- Die Lehrkraft erteilt die Leistungsrückmeldungen sozial akzeptierend und ermutigend für das Kind. Ihre Rückmeldungen orientieren sich an sachlichen Maßstäben und sind auf die Bereitstellung von Hilfen zum Lernen ausgerichtet. Korrekte Lösungen werden positiv gewürdigt, ausbleibende oder falsche Arbeitsergebnisse auf Fehlerquellen hin analysiert, die es zukünftig zu vermeiden gilt.
- Alle Arbeitsmittel werden sorgfältig ausgewählt und so eingeführt, dass das Kind ihre Anwendung versteht und hinreichend sicher beherrscht. Bewährt haben sich Materialien für handelndes Lernen und bildliche Darstellungen, Lösungsbeispiele und Merkkärtchen für die Anleitung zum selbstständigen Lernen sowie Lernhilfen, wie Rechenrahmen oder Taschenrechner für Mathematik oder Lesekärtchen mit Lautgebärden für das Lesen.

(6) *Formative Evaluation.* Die Daten der Evaluation dienen u. a. dazu, sich mit den Lernenden, ggf. auch mit ihren Eltern über den Verlauf und die Ergebnisse der Förderung zu verständigen. Nicht nur Lernfortschritte, sondern auch ausbleibende Erfolge können so frühzeitig bemerkt werden (vgl. Kapitel 30 und 31). Die hauptsächliche Funktion der *formativen* Evaluation besteht darin, den Verlauf der Intervention engmaschig zu kontrollieren, um das Förderangebot noch besser an die Bedürfnisse des Kindes anzupassen und damit den Förderunterricht noch wirksamer auszugestalten. Das Vorgehen ist exemplarisch an Linas Fallbeispiel für Lesen und Mathematik verdeutlicht.

Fallbeispiel: Lernverlaufsdiagnostik Lesen

Im ersten Schulhalbjahr hat Lina jeden Tag für 20 Minuten Texte aus Lesebüchern des 3. Schuljahrs bearbeitet. Pro Text hat sie dafür drei oder mehr Tage investiert. Die senkrechten Linien signalisieren den Wechsel von einem Text zum anderen. Mit der Methode des wiederholten Lesens (laut und leise) hat Lina das flüssige und fehlerfreie Lesen geübt. Gemeinsam mit einem Lesepartner hat sie außerdem schwierige Wörter analysiert. Jede Fördereinheit endete mit einem dreiminütigen Lesetest. Die Grafik zeigt die Anzahl der richtig (RGW) und der fehlerhaft (FGW) gelesenen Wörter pro Minute (Wember, 1999). Der Kurvenverlauf verdeutlicht, dass Linas Leseleistung allmählich anstieg, wobei sich ab dem 26. Tag ein negativer Trend abzeichnete, der sich über den Zeitraum von den Herbst- bis zu den Weihnachtsferien erstreckte. Positiv zu bewerten ist, dass es Lina bei jedem Lesetext gelang, ihr Lesetempo durch Üben zu erhöhen. Wechselte sie aber zu einem neuen Text, so sank ihr Lesetempo wieder ab. Erfreulich ist, dass Lina beim Lesen kaum Fehler machte.

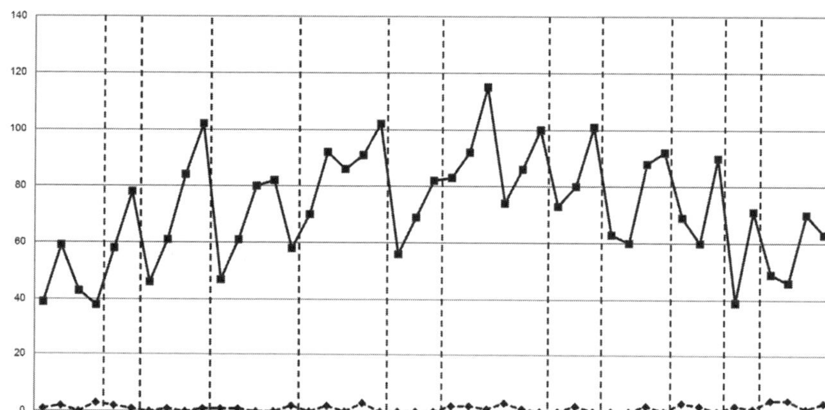

	1	2	3	4	5	6	7	8	9	10	11	12	13	14	15	16	17	18	19	20	21	22	23
RGW	38	57	43	35	56	77	46	60	84	101	46	60	80	82	56	70	90	86	88	102	56	69	82
FGW	1	2	0	3	2	1	0	1	0	1	1	1	0	0	2	0	2	0	3	0	0	0	0

	24	25	26	27	28	29	30	31	32	33	34	35	36	37	38	39	40	41	42	43	44	45
RGW	81	90	114	71	85	100	73	78	101	63	60	86	92	66	58	90	37	70	45	42	69	60
FGW	2	2	1	3	1	0	0	2	0	0	0	2	0	3	2	0	2	1	4	4	1	3

Lina und ihre Lehrkraft besprechen die Ergebnisse. Beide teilen den Eindruck, dass Lina dazu in der Lage ist, Texte dieses Schwierigkeitsgrads recht flüssig und sicher zu lesen. In den vergangenen Wochen hat sich Lina aber nicht mehr richtig angestrengt. Nach den Weihnachtsferien will sie sich wieder mehr bemühen und soll dann auch Texte des 4. Schuljahrs lesen dürfen.

Fallbeispiel: Lernverlaufsdiagnostik Rechnen mit natürlichen Zahlen

Mit Hilfe des Programms „Mathe sicher können“ (Selter et al., 2017b) hat Lina Aufgaben zum Stellenwertverständnis und zum Bündeln und Entbündeln bearbeitet, nicht nur auf dem Papier, sondern auch unter Nutzung unterschiedlicher Darstellungsformen und konkreter Materialien. Nach den Fördereinheiten hat Lina die diagnostischen Aufgaben nochmals bearbeitet und nun auch erfolgreich gelöst, sodass das Förderziel erreicht worden ist. Aktuell erarbeitet sich Lina die Darstellung von Zahlen am Zahlenstrahl. Auf eigenen Wunsch hin hat sie parallel dazu Aufgaben zum Operationsverständnis der Multiplikation in Angriff genommen. Das Vergleichen und Ordnen von Zahlen und Nachbarzahlen war Lina bereits bei der anfänglichen Lernstandsdiagnose leichtgefallen. Anwendungsaufgaben zur Addition und Subtraktion zu finden, bereitete ihr gleichfalls keine Schwierigkeiten. In den kommenden Wochen soll Lina das halbschriftliche Zahlenrechnen und das schriftliche Ziffernrechnen einüben.

28.4 Hinweise für die organisatorische Umsetzung

Optimalerweise sollte eine Schule ein differenziertes Angebot unterschiedlicher Fördermöglichkeiten bereithalten. Dazu gehören kurzfristige Interventionen bei ersten oder vorübergehenden Lernproblemen ebenso wie langfristige Interventionen bei ausgewachsenen Lernstörungen, die sich bereits verfestigt haben. Planung, Koordination und Umsetzung erfolgen am besten im Team der Schule oder der betreffenden Schulstufe. Den Fördergruppen sollten die Lernenden klassenübergreifend zugeteilt werden. Die personellen Zuständigkeiten und Verantwortungsbereiche müssen zwischen den Lehrkräften abgeklärt werden. Bei der organisatorischen Umsetzung von Förderunterricht sind folgende Aspekte zu berücksichtigen:

- Grundsätzlich orientiert sich die Bildung der Fördergruppen an den inhaltlichen Schwerpunkten des Förderangebots. Schüler:innen mit ähnlichen Bedarfsprofilen können zu Kleingruppen zusammengefasst werden, in denen dann auch Methoden des Partnerlernens und der Gruppenarbeit zur Anwendung kommen (Häsel-Weide, Nührenbörger, Moser Opitz & Wittich, 2022).
- Gleich zu Schulbeginn bietet es sich an, Förderkurse für Basisqualifikationen in folgenden Bereichen einzurichten: Psychomotorik, Graphomotorik, visuelle Wahrnehmung, phonologische Bewusstheit, Zahlvorstellungen und Zählkompetenzen. Kindern mit Auffälligkeiten in der Sprachentwicklung sollte eine sprachtherapeutische Förderung angeboten werden.
- In höheren Schuljahren zeigen sich fehlende Lernvoraussetzungen vor allem darin, dass Kenntnisse, Fertigkeiten und Vorgehensweisen, die „laut Plan" in den vorangegangenen Schuljahren zu erwerben waren, von einzelnen Kindern und Jugendlichen entweder gar nicht oder zumindest nicht mit wünschenswerter Sicherheit beherrscht werden. Die zugrundeliegenden Kompetenzen müssen dann im Förderunterricht verständnisorientiert vermittelt, nachgeschult und intensiv eingeübt werden.

Um sicherzustellen, dass die Förderangebote möglichst reibungslos in den Schulalltag eingebunden werden, muss vorausgeplant werden, wie die verfügbaren, meist aber sehr begrenzten Ressourcen einer Schule möglichst effizient ausgeschöpft werden können. Um die Aufgaben und Zuständigkeiten einvernehmlich zu klären, müssen Vereinbarungen zwischen Fach-, Klassen- und Förderlehrkräften getroffen werden. Um den kollegialen Austausch sicherzustellen, sollten regelmäßige Team-Besprechungen stattfinden. Digital gestützte Journale und Kommunikationsplattformen können hier erleichternd und bereichernd wirken.

28.5 Wirksamkeit und Wirksamkeitsbedingungen

Was hilft wirklich in Schule und Unterricht? In einer umfangreichen Forschungssynthese hat Hattie (2013) versucht, empirisch fundierte Antworten auf diese Frage zu geben. „Umfassende Interventionen für Lernende mit besonderem Förderbedarf" landeten mit einer Effektstärke von 0.77 unter den zehn wirksamsten Interventionen überhaupt. Wie erfolgreich Förderunterricht vor Ort und im Einzelnen umgesetzt wird, hängt jedoch von zahlreichen Voraussetzungen ab (Grünke, 2006; Kuhl & Euker, 2015; Kuhl et al., 2021; Wember, 2009). Als Erfolgsfaktoren können folgende Merkmale genannt werden:

- Der Förderung wird eine sorgfältige Diagnose der Ausgangssituation vorangestellt.
- Die Förderung wird an das Lernausgangsniveau der Schüler:innen angepasst.
- Der Förderunterricht wird curricular auf den regulären Klassenunterricht abgestimmt.
- Nach vorausgehender Anleitung wird sichergestellt, dass das Kind in der Lage ist, jetzt auch eigenständig zu lernen.
- Die ausgewählten Interventionen sind evidenzbasiert, haben sich also in aussagekräftigen Evaluationsstudien bereits bewährt.
- Die Lernfortschritte werden fortlaufend erfasst, sodass Schwierigkeiten rasch erkannt und durch optimierende Anpassungen ausgeräumt werden können.

Inhaltlich wie methodisch stellt Förderunterricht ein offenes Rahmenkonzept dar, das durch diagnostische, interventionsbezogene und organisatorische Maßnahmen ausgefüllt werden muss. Wer Anregungen zur Lernförderung in den Kernfächern sucht, kann sich in diesem Band in den Kapiteln 9 bis 18 darüber informieren. Anregungen, welche Verfahren und Techniken in der Lernförderung zur Anwendung kommen, sind den Steckbriefen der Kapitel in Teil 3 dieses Bands zu entnehmen. In Sonderheit ist auf den für die Organisation und Ausgestaltung von Förderunterricht höchst relevanten „Response to Intervention" Ansatz hinzuweisen (vgl. Kapitel 45). Demgemäß wird Förderunterricht mehrstufig auf den Ebenen (a) Optimierung des Klassenunterrichts, (b) Förderung in Kleingruppen und (c) Einzelförderung organisiert. Bei alledem ist es wichtig, nicht in die „Individualisierungsfalle" (Brügelmann, 2011) zu tappen, d.h. Kinder und Jugendliche, die Schwierigkeiten beim Lernen haben, in homogenen Gruppen abzuspalten, um sie dort auf Lernwege zu schicken, die keinen Anschluss an den Regelunterricht herstellen. Damit das Ziel des gemeinsamen Lernens, „miteinander und voneinander", im Blick behalten wird, sollten Lehrkräfte für den Förderunterricht eng mit Lehrkräften für den Klassenunterricht zusammenarbeiten. Damit die Effekte nachhaltig und transferfähig sind, sollten im Förderunterricht auch Strategien des selbstregulierten Lernens vermittelt werden (vgl. Kapitel 26). Umgekehrt sollte der reguläre Unterricht konkrete Anknüpfungspunkte anbieten, damit die im Förderunterricht erworbenen Kenntnisse und Vorgehensweisen im Klassenzimmer abgerufen und angewendet werden. „Erfolgreiches Lernen für Alle“ erfordert ein ausgewogenes Verhältnis zwischen individuellem und gemeinsamem Lernen in strukturierten Lernaktivitäten und bei offenen Aufgabenstellungen (Breucker et al., 2019).

28.6 Literatur

Grundlegende Literatur

Kuhl, J., Vossen, A., Hartung, N. & Wittich, C. (Hrsg.). (2021). *Evidenzbasierte Förderung bei Lernschwierigkeiten in der Grundschule*. München: Reinhardt.

Matthes, G. (2019). *Förderkonzepte - einfühlsam und gelingend. Psychologische Grundlagen und Methoden der Entwicklung individueller Förderkonzepte*. Dortmund: Verlag modernes lernen.

Sandfuchs, U. (2019). Fördern in innerer und äußerer Differenzierung. In E. Kiel, B. Herzig, U. Maier, U. Sandfuchs & J. Scharfenberg (Hrsg.), *Handbuch Unterrichten an allgemeinbildenden Schulen* (S. 193–202). Bad Heilbrunn: Klinkhardt.

Weiterführende Literatur

Breucker, T., Freesemann, O., Häsel-Weide, U., Moser Opitz, E., Nührenbörger, M. & Wittich, C. (2019). Fördern im inklusiven Mathematikunterricht im Spannungsfeld zwischen gemeinsamen Lernsituationen und gezielter Förderung. *Zeitschrift für Heilpädagogik, 70*(7), 316–326.

Brügelmann, H. (2011). Den Einzelnen gerecht werden - in der inklusiven Schule - Mit einer Öffnung des Unterrichts raus aus der Individualisierungsfalle! *Zeitschrift für Heilpädagogik, 62*(9), 355–361.

Grünke, M. (2006). Zur Effektivität von Fördermethoden bei Kindern und Jugendlichen mit Lernstörungen: Eine Synopse vorliegender Metaanalysen. *Kindheit und Entwicklung, 15*(4), 238–253. https://doi.org/10.1026/0942-5403.15.4.239

Hartke, B., Sikora, S. & Wember, F. B. (2021). Schwierigkeiten und Entwicklungen in der sonderpädagogischen Diagnostik - Lösungsansätze am Beispiel der Verlaufsdiagnostik eines robusten Indikators. *Zeitschrift für Heilpädagogik, 72*(7), 328–229.

Hattie, J. (2013). *Lernen sichtbar machen*. Baltmannsweiler: Schneider Hohengehren.

Heimlich, U. & Wember, F. B. (Hrsg.). (2020). *Didaktik des Unterrichts bei Lernschwierigkeiten: Ein Handbuch für Studium und Praxis* (4., aktualisierte Aufl.). Stuttgart: Kohlhammer.

Kuhl, J. & Euker, N. (Hrsg.). (2015). *Evidenzbasierte Diagnostik und Förderung von Kindern und Jugendlichen mit intellektueller Beeinträchtigung*. Bern: Huber.

Tillmann, K.-J. (2008). Die homogene Lerngruppe - oder: System jagt Fiktion. In H.-U. Otto & T. Rauschenbach (Hrsg.), *Die andere Seite der Bildung. Zum Verhältnis von formellen und informellen Bildungsprozessen* (2. Aufl., S. 26–39). Wiesbaden: VS Verlag für Sozialwissenschaften. https://doi.org/10.1007/978-3-531-90972-1_2

Wember, F. B. (2009). Individuelle Förderung - Kern der sonderpädagogischen Förderung und zentrales Instrument der Qualitätssicherung. In F. B. Wember & S. Prändl (Hrsg.), *Standards der sonderpädagogischen Förderung* (S. 89–108). München: Reinhardt.

Material

Deutsches Zentrum für Lehrkräftebildung Mathematik (Abruf am 13.09.2024). *Mathe sicher können* (Projektleitung: S. Prediger, C. Selter, B. Friedrich & D. Götze, TU Dortmund). Mathe Sicher Können | (dzlm.de).

Häsel-Weide, U., Nührenbörger, M., Moser Opitz, E. & Wittich, C. (2022). *Ablösung vom zählenden Rechnen. Fördereinheiten für heterogene Lerngruppen* (6. Aufl.). Seelze: Klett Kallmeyer.

Selter, C., Prediger, S., Nührenbörger, M. & Hußmann, S. (Hrsg.). (2014a). *Mathe sicher können. 5.–7. Schuljahr. Förderbausteine zur Sicherung mathematischer Basiskompetenzen. Brüche, Prozente und Dezimalzahlen* Berlin: Cornelsen.

Selter, C., Prediger, S., Nührenbörger, M. & Hußmann, S. (Hrsg.). (2014b). *Mathe sicher können. 5.–7. Schuljahr. Handreichung für ein Diagnose- und Förderkonzept zur Sicherung mathematischer Basiskompetenzen. Brüche, Prozente und Dezimalzahlen* Berlin: Cornelsen.

Selter, C., Prediger, S., Nührenbörger, M. & Hußmann, S. (Hrsg.). (2017a). *Mathe sicher können. 1.–4. Schuljahr. Förderbausteine zur Sicherung mathematischer Basiskompetenzen. Natürliche Zahlen*. Berlin: Cornelsen.

Selter, C., Prediger, S., Nührenbörger, M. & Hußmann, S. (Hrsg.). (2017b). *Mathe sicher können. 1.–4. Schuljahr. Handreichungen für ein Diagnose- und Förderkonzept zur Sicherung mathematischer Basiskompetenzen. Natürliche Zahlen*. Berlin: Cornelsen.

Wember, F. B. (1999). *Besser Lesen mit System. Ein Rahmenkonzept zur individuellen Förderung bei Lernschwierigkeiten*. Berlin: Luchterhand.

29 PC-gestützte Programme zum Lesen, Schreiben und Rechnen lernen

Udo Kullik, Kerstin Nobel und Matthias Grünke

Fallbeispiel

Elif (11;5 Jahre alt) besucht die sechste Klasse einer Förderschule mit dem Schwerpunkt Lernen. Beide Erziehungsberechtigte sind beruflich stark eingebunden und können sie und ihre beiden Brüder deswegen bei den Hausaufgaben häufig nicht ausreichend unterstützen. Eine Untersuchung mit der „Hamburger Schreib-Probe 1–10" (HSP 1–10; May, Malitzky & Vieluf, 2018) ergab, dass Elif sowohl auf der alphabetischen als auch der orthografischen Schreibebene weit unterdurchschnittliche Leistungen aufweist. Die Probleme zeigen sich insbesondere durch Rückstände in der lautgetreuen Schreibung sowie in der Anwendung typischer Rechtschreibregeln (Auslautverhärtung, Konsonantenverdopplung, Kürze- und Längebezeichnung).

Elifs Lehrkraft erstellte deswegen einen Förderplan für einen Zeitraum von sechs Wochen, der sich zunächst auf die Förderung der lautgetreuen Schreibung auf Wortebene bezog. Das Konzept beinhaltete Übungen zur Laut-Buchstaben-Zuordnung, einschließlich Übungen zur Unterscheidung von ähnlichen Lauten sowie einem Silbentraining.

Innerhalb des Förderplans wurden digitale Übungen in Form eines Trainings einbezogen, um die vermittelten Fähigkeiten durch wiederholtes Üben einzuschleifen. Dazu stellte die Lehrkraft vorab Aufgaben aus dem Lernportal „www.orthografietrainer.net" zusammen, die dem Lernstand und den Förderzielen für Elif entsprachen. Das Programm zeichnet sich dadurch aus, dass die Übungen nach Themen gestaffelt sind und in unterschiedlicher Schwierigkeit angeboten werden. Während der Bearbeitung erhalten die Schüler:innen nach jeder Eingabe eine unmittelbare Rückmeldung (richtig/falsch). Bei einer inkorrekten Antwort wird dem Kind das fragliche Wort im Sinne der sogenannten „Constant-Time-Delay"-Methode (Stevens & Schuster, 1988) vor einem erneuten Versuch als Teil eines Satzes präsentiert. Außerdem liefert das Programm nach dem Klicken auf das Feld „Erläuterungen" eine Begründung für die Schreibweise des zur Disposition stehenden Wortes. Falls die Orthografie im konkreten Fall auf einer bestimmten Regel beruht, wird das Kind daran erinnert.

Die tägliche Arbeitszeit für das Training betrug für Elif 15 Minuten. Da die Lernplattform webbasiert ist, konnte das Mädchen von überall auf die Übungen zugreifen. Für die Bearbeitung standen Elif während der Schulzeit die Freiarbeit, die Wochenplanarbeit sowie die Hausaufgabenbetreuung zur Verfügung. Zusätzlich konnte sie die Plattform auch von zu Hause ausnutzen.

Während der Förderung wurde der Lernverlauf fortlaufend festgehalten, um die Aufgabenschwierigkeit auf den Leistungsfortschritt des Kindes anzupassen. Der Beginn der Intervention liegt nun sechs Wochen zurück. Elif ist in der lautgetreuen Schreibung deutlich sicherer geworden. Während sie vor Beginn der digitalen Förderung bestenfalls 30 % der diktierten Wörter richtig schrieb, erreicht sie jetzt etwa 80 % richtige Lösungen.

29.1 Kurzbeschreibung der Methode und ihres theoretischen Hintergrunds

Mit PC-Programmen lassen sich grundlegende Fertigkeiten aufbauen und festigen. In aller Regel werden sie deshalb ergänzend zu einer Lese-Rechtschreib-Förderung oder einem Rechentraining eingesetzt, beispielsweise um sicheres Worterkennen zu üben, grundlegende Rechenoperationen zu lernen oder einen Grundwortschatz im Englischen zu erwerben.

Diese Programme haben ihre Wurzeln in der programmierten Instruktion und in ersten „Lernmaschinen“. Diese stellten klar gegliederte Übungen bereit und verstärkten richtige Lösungen möglichst unmittelbar. Außerdem löschten die Maschinen falsche Reaktionen dadurch, dass sie falsche Antworten nicht annahmen oder mit dem Kommentar „falsch“ einen erneuten Lösungsversuch forderten. Manchmal blendeten sie die richtige Lösung auch ein. Mit der Verbreitung des Computers in den 1970er und 1980er Jahren wurde auch Lernsoftware für lernschwache Kinder entwickelt, deren Übungen dem Paradigma der Informationsverarbeitung entsprachen. Das bedeutet, dass ...

- ... mittelschwere Aufgaben präsentiert wurden.
- ... die Software die Lernenden zu sichtbaren Reaktionen aufforderte.
- ... der Schwierigkeitsgrad der Aufgabenstellungen an das jeweilige Leistungsniveau angepasst wurde.
- ... die Lernenden eine sofortige Rückmeldung auf ihre Antwort erhielten, wobei
  - auf richtige Antworten eine Belohnung erfolgte und
  - falsche Antworten nicht angenommen oder unmittelbar korrigiert wurden.

Diese Bedingungen ermöglichen einschleifendes, kontrolliertes und motiviertes Üben. Der Erfolg dieser Programme wird im Wesentlichen durch vier Merkmale bestimmt:

1. *Aktive Reaktionen.* Die Lernenden werden zu aktiven Reaktionen geführt. Beispielsweise präsentiert ein Programm eine Aufgabe, auf die durch Eingabe zu reagieren ist. Die Antwort ist unmittelbar als richtig oder falsch erkennbar. Oft nimmt ein Programm nur korrekte Lösungen an und verhindert unrichtige Eingaben. Im Falle eines Fehlers werden die Schüler:innen zu einer erneuten Eingabe aufgefordert. Wenn diese erneut falsch ist, erkennt das Programm, dass kein weiterer Fortschritt möglich ist und senkt die Schwierigkeit ab.
2. *Zeitnahe Rückmeldungen.* Die computerunterstützte Fördersoftware stellt im Prinzip Fragen und erwartet eine korrekte Antwort. Diese werden sofort als richtig oder falsch gewertet: Wenn die Antwort (a) richtig ist, erfolgt Bestätigung und es wird eine neue Aufgabe gestellt oder (b) falsch ist, wird die oder der Lernende zu einem zweiten Lösungsversuch aufgefordert. Manchmal wird auch eingeblendet, warum die Antwort falsch war.
3. *Adaptive Durchführung.* Gute Softwarehilfen passen die Aufgabenschwierigkeit automatisch den Fähigkeiten und Lernfortschritten der Schüler:innen an. Hier reagiert das Programm auf die Eingaben der Lernenden und verringert nach einer bestimmten Anzahl an Fehleingaben das Schwierigkeitsniveau. Auf diese Weise wird ein optimales sowie individualisiertes Lernprogramm angeboten.
4. *Within stimuli.* Das Programm bietet nur Reize an, die zur Aufgabe gehören. Externe Reize werden hingegen als schlicht unnötig bis ablenkend und sogar fehlerinduzierend angesehen. Dementsprechend ergibt sich eine übersichtliche Gestaltung. Es werden lediglich solche Aufgaben präsentiert, für die es eine eindeutige und klare Lösung gibt. Ablenkende Merkmale und Eigenheiten (z. B. multimediale Lernumgebungen, einrahmende „Anchor-Story", aufwendiges Layout) sind hingegen nicht lernförderlich.

In diesem Konzept kann man unschwer eine recht präzise Anwendung der gültigen Lerngesetze erkennen, die beispielsweise auch bei der direkten Instruktion (vgl. Kapitel 37), der Komplexitätsreduktion (vgl. Kapitel 33) oder der Vermittlung von prinzipiellen Rechenfertigkeiten (vgl. Kapitel 17) umgesetzt werden.

29.2 Indikation der Methode

PC-Programme eignen sich insbesondere bei:

- Lese-Rechtschreibstörungen (ICD-10, F81.0)
- Isolierten Rechtschreibstörungen (ICD-10, F 81.1; ICD-11, 6A03.1)
- Isolierten Lesestörungen (ICD-11; 6A03.0)
- Rechenstörungen (ICD-10, F81.2; ICD-11; 6A03.2)
- Kombinierten Störungen schulischer Fertigkeiten (ICD-10, F81.3)

- Nicht näher bezeichneten Entwicklungsstörung schulischer Fertigkeiten (ICD-10, F81.9; ICD-11, 6A0Y)

Außerdem eignen sich PC-Programme für ...
- Lerngruppen mit unterschiedlichem Leistungsstand der Einzelmitglieder (z. B. inklusiver Unterricht; Bosse, 2017), weil diese jeweils im eigenen Tempo arbeiten können und
- wenig motivierte Schulkinder und Jugendliche, weil die Programme ausgehend vom Lernstand graduelle Fortschritte ermöglichen.

PC-Programme widmen sich der Einübung von ...
- Inhaltswissen (Rechnen, Lesen, Schreiben) und
- grundlegenden Lernvoraussetzungen (Konzentration, induktives Denken).

29.3 Detaillierte Beschreibung des Vorgehens

Bei einer ergänzenden digitalen Förderung ist folgendermaßen vorzugehen:

(1) *Lernstandkontrolle im Rahmen der Förderplanung.* Hier soll herausgefunden werden, welche Inhalte noch beherrscht werden und ab wann dies nicht mehr der Fall ist (z. B. Buchstabenkenntnisse, Rechenoperationen, Rechtschreibfertigkeiten). Hierzu wird eine diagnostische Untersuchung anhand von Schultests oder Arbeitsproben durchgeführt.

(2) *Wahl eines geeigneten Förderprogramms.* Es ist festzustellen, inwieweit es in einem zur Auswahl stehenden Programm tatsächlich um diejenigen Fertigkeiten und Kompetenzen geht, die man einüben lassen möchte. Im Anschluss ist es auf seine Tauglichkeit für das jeweilige Kind oder die jeweilige Jugendliche bzw. den jeweiligen Jugendlichen zu prüfen (Ist die Aufmachung altersangemessen? Passt der geforderte Anspruch zum Leistungsniveau? Ist die Dauer einzelner Übungen mit der Konzentrationsfähigkeit vereinbar?).

(3) *Durchführung der Fördermaßnahme.* Das Training wird in aller Regel über einen Zeitraum von vier bis sechs Wochen (20 bis 30 Sitzungen à 10 bis 15 Minuten) durchgeführt (Kullik, 2007). Dabei sind die Lernfortschritte fortlaufend zu dokumentieren. Im Idealfall werden die Protokolle automatisch von der Lernsoftware erstellt und ausgegeben. Wenn das nicht der Fall ist, kümmert sich die Lehrkraft darum. Als bewährtes Maß kann hier der Prozentsatz korrekter Antworten genannt werden (die Anzahl der richtig gelösten Aufgaben wird durch die Anzahl der gestellten Aufgaben dividiert; das Ergebnis wird mit dem Faktor 100 multipliziert).

(4) *Evaluation der Fördermaßnahme.* Machen Schüler:innen keine ausreichenden Fortschritte, müssen die Lernprogramme auf ihre Tauglichkeit für den speziellen Einzelfall überprüft werden (z. B. bezüglich der Aufgabenschwierigkeit, der Eindeutigkeit der Rückmeldungen und der Eignung der Lerninhalte).

29.4 Beispiele für geeignete Lernprogramme

Einen guten Überblick über mögliche Auswahlkriterien für digitale Angebote bietet das Deutsche Zentrum für Lehrkräftebildung Mathematik (o. J.) in einem Leitfragenkatalog zur App-Auswahl (https://pikas-digi.dzlm.de/software). Gleichzeitig gibt es auf der Homepage Hilfen zur kriteriengeleiteten Softwareauswahl für Mathematik, insbesondere auch mit Hinweisen zu fachdidaktischen und unterrichtsorganisatorischen Themen.

Zusätzlich sind technische Voraussetzungen (z. B. geeignetes Betriebssystem, Audio-Ausgabe etc.) zu berücksichtigen. Lernprogramme und Übungen, die webbasiert über eine Plattform angeboten werden, wie zum Beispiel bei Anton (https://anton.app/de/) oder der Autor:innenplattform Learning-Apps (www.learningapps.org), lassen sich geräteunabhängig einsetzen. Dadurch entfällt die Notwendigkeit, ein bestimmtes Gerät zu erwerben, um das Programm nutzen zu können. Diese Unabhängigkeit eröffnet die Möglichkeit, die Lernprogramme zu Hause zu eigenen und weiteren Übungen zu nutzen.

Im Nachfolgenden werden Programme aufgeführt, die die oben genannten Kriterien von aktiver Reaktion, raschem Feedback, Anpassung an das Leistungsniveau und Steigerung bzw. Absenkung des Schwierigkeitsniveaus entsprechend der Leistungen sowie direktem Lernen im Sinne von Einfachheit bzw. Zurückhaltung bei Layout, Sound, belebter Grafik, Rahmenhandlung etc. erfüllen (vgl. Tabellen 29.1 und 29.2).

Tabelle 29.1: Beispiele für PC-gestützte Programme für den Bereich Schriftsprache

Grundwortschatz-Training GUT1, Wortbau-Training, Rechtschreib-Aufbau-Training (Grund, 2012a b; https://www.gut1.de/)	
Zielsetzung und Zielgruppe	Digitales Grundwortschatz-Training für die Klassen 2 bis 8
Übungsprinzipien	Grundwortschatz-/Wortbau-/Rechtschreib-Training als Lernkartensystem; Schreibung von Lernwörtern nach auditiver Vorgabe
Lernförderliche digitale Elemente	• zeitlich gestaffelte Wiederholungssequenzen • Adaption des Lernwegs durch das Programm (Menge an Übungen zu einem Problem abhängig von Eingabe) • visuelle Präsentation der korrekten Schreibung bei fehlerhafter Eingabe • Drill and practice Training mit sofortigem Feedback • Audiounterstützung • Lernfortschrittsmessung

Tabelle 29.1: Fortsetzung

Aufbau und Ablauf	• Training von 800 Wörtern als digitales Grundwortschatztraining (Gut 1), Rechtschreibtraining mit 600 Wörtern, Wortbautraining mit zehn thematischen Wortschätzen • Training von Übungswortschätzen als digitales Lernkartensystem. • durch Lernablauf gezieltes Wiederholen der falsch geschriebenen Wörter möglich
Anwendungshinweise	• Für das Programm werden häufige, kurze (10 Minuten) Trainingsintervalle über mehrere Monate empfohlen, um die Automatisierung der Übungswortschätze zu trainieren. • Lehrkräfte können das Programm einfach in die Förderung integrieren, jedoch wird Wissen über das Prinzip des Grundwortschatz-Trainings vorausgesetzt. • Nach einer Einführung kann ein Schulkind selbstständig mit dem Programm trainieren.
Lautarium (Klatte, Steinbrink, Bergström & Lachmann, 2017; https://www.lautarium.de/)	
Zielsetzung und Zielgruppe	Training phonologischer Fähigkeiten für Grundschulkinder mit LRS oder mit Risiko für LRS
Übungsprinzip	einschleifendes Üben anhand thematisch sortierter Aufgaben
Lernförderliche digitale Elemente	• adaptives Vorgehen, angepasst an den Leistungsstand der Kinder • hierarchischer Aufbau von einfachen basalen Fertigkeiten, über die phonologische Bewusstheit, bis zur Buchstaben-Laut-Zuordnung • kontinuierliches Feedback- und Belohnungssystem mithilfe symbolischer Verstärker
Aufbau und Ablauf	• 58 Übungsspiele zu den Themen Phonemwahrnehmung, phonologische Bewusstheit, Graphem-Phonem- und Phonem-Graphem-Zuordnung, lautgetreues Lesen und Schreiben sowie schnelle Worterkennung (Blitzlesen) • vorgegebene Reihenfolge der Übungen und Steuerung des Weiterkommens durch vordefiniertes Fehlerkriterium
Anwendungshinweise	• Lautarium soll als Intensivtraining über acht Wochen fünfmal wöchentlich für 30 Minuten eingesetzt werden.

Tabelle 29.1: Fortsetzung

Evaluation	• Zum Beispiel Hönninger, 2019; Klatte et al., 2014, 2017; Konerding, Bergström, Lachmann & Klatte, 2020; Prölß, 2016 • Hönninger (2019) fand signifikante, anhaltende mittlere bis hohe Ergebnisse in der phonologischen Bewusstheit für Kinder mit Sprachentwicklungsstörungen. • Konerding et al. (2022) haben zusätzlich zu einer Evaluation des Programms auch eine Lehrkräftebefragung durchgeführt und befragte Lehrkräfte berichten von einer motivierten und selbstständigen Durchführung durch die Kinder.
Lesespiele mit Elfe und Mathis (Lenhard, Lenhard & Küspert, 2015; http://www.psychometrica.de/lesespiele.html)	
Zielsetzung und Zielgruppe	Trainieren und Automatisieren von Lesefähigkeiten für Schüler:innen der Klassen 1 bis 6
Übungsprinzip	einschleifendes Üben anhand thematisch sortierter Aufgaben
Lernförderliche digitale Elemente	• hierarchisch aufeinander aufbauende Inhaltsbereiche (Laute und Silben, Wörter, Sätze, Texte und Strategien) mit jeweils fünf verschiedenen Übungstypen in jeweils drei Schwierigkeitsstufen.
Aufbau und Ablauf	• jeweils fünf Übungstypen zu den vier Kategorien „Laute und Silben", „Wörter", „Sätze" und „Texte und Strategien" • Aufgabenpool mit 2.500 Aufgaben • Durchlaufen von drei Niveaustufen in jedem Übungstyp • Erfolgreiche Lösung von 80 bis 90 % an Aufgaben im ersten Anlauf, um Niveaustufe abzuschließen • Einbau der Lernspiele in eine Rahmenhandlung mit passenden Verstärkersystemen
Anwendungshinweise	• Lehrkräfte haben die Möglichkeit, Direktauswahl für alle Übungen auf allen Niveaustufen vorzunehmen, um eine gezielte Förderung zu gewährleisten. • Das Programm soll über mindestens 20 Sitzungen bearbeitet werden; es wird eine maximale Trainingsdauer von 20 Minuten mit zweimaliger Wiederholung pro Woche vorgeschlagen.
Evaluation	• Lenhard und Lenhard (2016) fanden mittlere Effekte ($d = 0.40$).

Tabelle 29.1: Fortsetzung

Ortografietrainer (Müller, 2008; www.ortografietrainer.net)	
Zielsetzung und Zielgruppe	Lernplattform mit Rechtschreib- und Grammatikübungen ab Klasse 5
Übungsprinzipien	Üben und Automatisieren anhand thematisch sortierter Aufgaben
Lernförderliche digitale Elemente	• webbasierte Lernplattform • Binnendifferenzierung durch unterschiedliche Versionen einer Aufgabe • Adaption des Lernwegs durch das Programm (Menge an Übungen zu einem Problem abhängig von Eingabe) • visuelle Präsentation der korrekten Schreibweise bei Falschschreibung • Strategiehilfen
Aufbau und Ablauf	• Über 5.000 Übungssätze als „Freies Training", „Einsetzübungen", „Diktattraining", „Satzbautraining" und „Wortartentraining" sowie Kompetenztests • drei Phasen pro Übungssatz: (1) in der Übungsphase startet der/die Lernende den Übungssatz. Sobald jedoch ein Fehler gemacht wird, startet die (2) Trainingsphase. In der Trainingsphase wird durch Visualisierungen und Wiederholung der falsch gelösten Aufgabe eine Auseinandersetzung mit dem Fehler angestrebt. In der (3) Prüfungsphase werden alle Sätze, in denen ein Fehler gemacht wurde, erneut präsentiert.
Anwendungshinweise	• Der Aufbau des Programms zielt auf ein selbstständiges Arbeiten mit der Lernsoftware ab. • Das Programm bietet Kompetenztests und verschiedene Analysemöglichkeiten des Lernstands.

Tabelle 29.2: Beispiele für PC-gestützte Programme für den Bereich Mathematik

Mathildr (Rieckmann, 2022; https://mathildr.com/)	
Zielsetzung und Zielgruppe	Unterstützung beim Kopfrechnen von Menschen, die weniger als vier Einheiten gleichzeitig verarbeiten können (Mathildr ist für Menschen mit Down Syndrom entwickelt worden),.
Übungsprinzipien	Übungen zum Zählen und Mengenvorstellungen, Addition und Subtraktion im Zahlenraum bis 20 auf Grundlage von Zweierbündelungen als Alternative zur „Kraft der Fünf"

Tabelle 29.2: Fortsetzung

Lernförderliche digitale Elemente	• Einstellungen: kontrastreicher Farbmodus, Darstellungsoptionen für die Ziffern • klar einstellbarer Zahlenraum bis 4, 10 oder 20 • visueller Aufbau der Rechenoperationen, Mengenanzeige • reizarme Lernumgebung, Ausblendung unnötiger Elemente
Aufbau und Ablauf	• Übung der Anordnung von Kirschen entsprechend dem Mathildr System (Visualisierung der Zweierbündelung, feste Anordnung der Mengenbilder zur Wiedererkennung), um mihilfe der Zweierbündelung Zählen, Mengenvorstellungen und Rechenoperationen zu trainieren • Darstellung der 0 als Kreis, der 1 als Kirsche; Bündelung vonzwei Kirschen durch ihre Stile; dabei helfen die Kirschstängel bei der Unterscheidung von geraden und ungeraden Zahlen • immer gleiche Anordnung der Kirschen auf dem Bildschirm und Erinnerung an Würfelbilder mit dem Ziel, die Mengenbilder ohne zu zählen wiederzuerkennen
Anwendungshinweise	• Lehrkräfte sollten sich über den theoretischen Hintergrund der speziellen Zweierbündelung und der Anordnung informieren, um das Material optimal einsetzen zu können.
Evaluation	• siehe Rieckmann, 2022
Rechnen mit Wendi (Urff, 2013; http://www.lernsoftware-mathematik.de/?p=1475)	
Zielsetzung und Zielgruppe	Rechentraining für den Anfangsunterricht Mathe (Grund- und Förderschule) zum Übergang von konkret-anschaulichem Rechnen zum symbolisch-abstrakten Rechnen
Übungsprinzipien	Trainingsaufgaben auf Grundlage von Rechenplättchen und Zahlenfeld für Addition, Subtraktion, quasi-simultane Mengenerfassung und Blitzrechnen im Zahlenraum bis 6, 10,12 oder 20
Lernförderliche digitale Elemente	• automatische Anpassung der Darstellung nach Veränderung (z.B. ein Plättchen hinzufügen) • visueller Aufbau der Rechenoperationen • Adaptierbarkeit (individuelle Anpassbarkeit) und Wechsel der Darstellungsform • motivierende Fortschrittsanzeige, einstellbare Hilfsfunktionen, klar einstellbarer Zahlenraum (6, 10, 12, 20) mit und ohne Zehnerübergang sowie mit und ohne Einbezug der Null • reizarme Lernumgebung

Tabelle 29.2: Fortsetzung

Aufbau und Ablauf	• Übungen in vier Bereichen: Addition, Subtraktion, Addition und Subtraktion gemischt, Blitzblick • viele Einstellungsmöglichkeiten unterstützen den Einsatz in der Inklusion
Anwendungshinweise	• Erste Zahlvorstellungen im Zahlenraum bis 10 bzw. 20 sowie Handlungen mit dem gegenständlichen Zwanzigerfeld sollten der Nutzung des Programms vorangehen. • Lehrkräfte sollten die Einstellungsmöglichkeiten zur Aufgabendarstellung individuell anpassen, um eine optimale Lernpassung zu ermöglichen.
Evaluation	• Keine Daten vorhanden. • Allerdings orientiert sich das Programm an der „Kraft der 5" und dem Einsatz von strukturierten Darstellungen (Rechenplättchen, Zahlenfeld). Außerdem erlaubt die digitale Umsetzung eine gleichzeitige Darstellung der symbolischen und ikonischen Repräsentationsebene (siehe Bruner, 1970)
Fingerzahlen – Fingermengen (Urff, 2013; http://www.lernsoftware-mathematik.de/?page_id=1014)	
Zielsetzung und Zielgruppe	Übungen zum Aufbau von Zahlvorstellungen unter Einbezug des Multi-Touch-Displays für den Anfangsunterricht Mathematik
Übungsprinzipien	Anzahlen möglichst schnell erkennen und durch gleichzeitiges Auflegen der Finger eingeben (simultane Fingerpräsentation)
Lernförderliche digitale Elemente	• Anpassungen in den Einstellungen: z. B. Zahlenraum, Veränderung der Blitzblickzeit • reizarme Lernumgebung • Einbezug der Multi-Touch-Technologie
Aufbau und Ablauf	• vier verschiedene Spiele mit der Aufgabe, zu einer vorgegebenen Menge die passende Anzahl mit den Fingern über das Touch-Display einzugeben: 1. Zahlen: Passende Anzahl an Fingern zu einer Zahl gleichzeitig auf das Touch-Display legen. 2. Mengenbilder: Strukturierte Mengenbilder ohne Abzählen erfassen, zum Erschweren des Abzählens werden die Mengenbilder nach kurzer Zeit ausgeblendet. 3. Gemischte Darstellungen für Mengen/Zahlen 4. Rechenaufgaben • Ziel des Spiels: in der vorgegebenen Zeit möglichst viele Punkte sammeln.

Tabelle 29.2: Fortsetzung

Anwendungs-hinweise	• Lehrkräfte sollten die Einstellungsmöglichkeiten zur Aufgabendarstellung individuell anpassen, um eine optimale Lernpassung zu ermöglichen.
Fingu (Holgersson et al., 2016)	
Zielsetzung und Zielgruppe	Strukturierte Erfassung von Anzahlen, quasi-simultane Mengenerfassung, Erwerb nicht-zählender Rechenstrategien für Kinder in der Vorschule und der 1. Klasse
Übungsprinzipien	Eingabe von Anzahlen durch gleichzeitiges Auflegen der Finger. Dadurch, dass nur die gleichzeitige Eingabe der Menge durch die Finger vom Programm als richtig gewertet wird, kann das Programm für den Übergang vom Abzählen zur quasi-simultanen Erfassung von Mengen genutzt werden.
Lernförderliche digitale Elemente	• Einbezug der Multi-Touch-Technologie • Adaptionsmöglichkeiten, z. B. Größe, Schnelligkeit, Reaktionszeit und Sensitivität des Touch-Displays
Aufbau und Ablauf	• 7 Level mit ansteigender Schwierigkeit • Jedes Level muss mit einer bestimmten Lösungsquote (weniger als fünf Fehler bei 20 bis 30 Aufgaben pro Level) durchlaufen werden, um das neue Level freizuschalten. • Objekte (Obst) bewegen sich in in einer oder zwei Sets auf dem Bildschirm hin und her • Aufgabe: Kinder geben die exakte Anzahl der Objekte mit ihren Fingern gleichzeitig über das Touch-Display ein.
Anwendungs-hinweise	• In den Einstellungen können wichtige Anpassungen vorgenommen werden, z. B. die Größe und Geschwindigkeit der Objekte.
Evaluation	• zum Beispiel Broda, Tucker, Ekholm, Johnson & Liang, 2018; Holgersson et al., 2016; Tucker, Lommatsch, Moyer-Packenham, Anderson-Pence & Symanzik, 2017 • Es zeigen sich Hinweise auf positive Resultate für die Schnelligkeit und Korrektheit in der Anzahlerkennung bei teilnehmenden Kindern. • Im Rahmen der Evaluation werden die Chancen für den Einsatz von Multi-Touch-Displays im Anfangsunterricht Mathematik diskutiert.

Tabelle 29.2: Fortsetzung

Blitzrechnen (Wittmann & Müller, 2007a, b; https://www.klett.de/produkt/isbn/ECN60003APA99)	
Zielsetzung und Zielgruppe	Entwicklung von Zahlvorstellung und Rechenfähigkeiten mit dem Ziel der Automatisierung
Übungsprinzipien	Trainieren und Automatisieren grundlegender Rechenaufgaben im Zahlenraum bis 20 (Blitzrechnen 1); 100 (Blitzrechnen 2); 1.000 (Blitzrechnen 3) und 1 Million (Blitzrechnen 4)
Lernförderliche digitale Elemente	• mehrere Schwierigkeitslevel • reizarme Lernumgebung
Aufbau und Ablauf	• Jede App enthält 10 grundlegende Übungstypen für das Kopfrechnen sowie einen Testmodus. • Unterscheidung zwischen „Grundlegungsphase“ und „Automatisierungsphase“: – Grundlegung: Aufbau von Vorstellungen mithilfe von Anschauungsmaterial – Automatisierung: Fokus auf „denkendem Rechnen“ und Schnelligkeit
Anwendungshinweise	• Die App ist Teil der Lehrwerksreihe „Zahlenbuch“ bzw. des Programms „Mathe 2000“ des Klett Verlags.

Zusätzlich zu spezifischen Förderprogrammen ist die kostenlose Lernplattform Anton (www.anton.app/de/) eine sehr gute Ergänzung für den (inklusiven) Unterricht. Anton wird von der EU unterstützt und bietet inzwischen über 100.000 Übungen für Schüler:innen von der Vorschule bis zum Abitur, die sich am deutschen Lehrplan orientieren. Gerade durch diese Vielfalt lässt sich Anton sehr komfortabel im Unterricht einsetzen. Weiterhin ist die kostenlose Testplattform Levumi (www.levumi.de; TU Dortmund) empfehlenswert, um die eigene Förderung durch eine digitale, kompetenzorientierte Lernverlaufsdiagnostik abzusichern (siehe z. B. Mühling, Gebhardt & Diehl, 2017). Levumi bietet Tests in den Bereichen Lesen, Rechtschreibung, Mathematik sowie Verhalten und Empfinden an, die für die Lernverlaufsdiagnostik eingesetzt werden können. Zusätzlich gibt es erste Fördermaterialien sowie Fachinformationen zur Verknüpfung von Diagnostik und Förderung.

Weitere Lernprogramme widmen sich dem Aufbau von induktivem Denken. Als ein geeignetes Beispiel lässt sich das Programm „Denkspiele mit Elfe und Mathis“ von Lenhard, Lenhard und Klauer (2012) nennen. Es fördert schlussfolgerndes Denken bei Kindern zwischen fünf und zehn Jahren. Eingebettet in eine kurze

Rahmenhandlung werden den Kindern nacheinander 120 Aufgaben gestellt, deren Schwierigkeit im Verlauf ansteigt. Bei Falschlösungen erfolgen eine unmittelbare Fehlerkorrektur und eine Hilfestellung.

29.5 Wirksamkeit und Wirksamkeitsbedingungen

Insgesamt konnten systematische Reviews und Metaanalysen niedrige bis hohe Effekte von digitaler Förderung nachweisen (z. B. Archer et al., 2014; Chauhan, 2017; Küçükalkan et al., 2019; Li & Ma, 2010; Liao, 2007). Erfreulicherweise ist das Ausmaß der Lernrückstände für die Verbesserung entscheiden: Je größer der Rückstand, umso größer der potenzielle Nutzen (Li & Ma, 2010; Little, Clark, Tani & Connor, 2018). Insgesamt rangiert die Effektstärke für PC-gestützte Förderung bei Schüler:innen mit diagnostizierten Lernstörungen im Bereich des Leseverständnisses bei $d = 0.88$, im Bereich des Lösens von Textaufgaben bei $d = 1.80$ (Zusammenschau einschlägiger Metaanalysen, Grünke, 2006). Vergleichbare Erfolge zeigen sich auch bei der Förderung von mathematischen Grundfertigkeiten. Schröder et al. (2022) fanden in ihrem Review insgesamt positive Effekte für den Einsatz von digitalen Medien im Unterricht mit Schüler:innen mit Behinderung für den Bereich Textkomposition. Auch zur Steigerung der intellektuellen Leistungsfähigkeit eignen sich PC-Programme recht gut. Ein digitales Denktraining führte zu deutlichen Lernzuwächsen von $d = 0.83$ (Lenhard & Lenhard, 2011).

Die Schwankungen im Hinblick auf die Wirksamkeit sind in erster Linie durch Gestaltungsmerkmale der Software und durch die Rahmenbedingungen ihres Einsatzes erklärbar. Grundsätzlich werden hohe Effektstärken dann erreicht, wenn die Programme ...

- ... zum einschleifenden Üben verwendet werden.
- ... reizarm aufgebaut sind.
- ... ein intensives Üben ähnlicher Aufgaben stattfindet.
- ... eine sofortige Rückmeldung im Hinblick auf die Richtigkeit der Antworten erfolgt.
- ... die Schwierigkeit der jeweils nachfolgenden Aufgaben am bisher gezeigten Leistungsniveau ausrichten.
- ... häufig (d. h. täglich) eingesetzt werden.
- ... nur jeweils kurz zum Einsatz kommen (nicht länger als eine viertel Stunde).

29.6 Literatur

Archer, K., Savage, R., Sanghera-Sidhu, S., Wood, E., Gottardo, A. & Chen, V. (2014). Examining the effectiveness of technology use in classrooms: A tertiary meta-analysis. *Computers & Education, 78*, 140–149. https://doi.org/10.1016/j.compedu.2014.06.001

Bosse, I. (2017). Gestaltungsprinzipien für digitale Lernmittel im Gemeinsamen Unterricht. Eine explorative Studie am Beispiel der Lernplattform Planet Schule. In K. Mayrberger, J. Fromme, P. Grell & T. Hug (Hrsg.), *Jahrbuch Medienpädagogik 13.* Wiesbaden: Springer VS.

Broda, M., Tucker, S.I., Ekholm, E., Johnson, T.N. & Liang, Q. (2018). Small fingers, big data: Preschoolers' subitizing speed and accuracy during interactions with multi-touch technology. *Journal of Educational Research, 112*(2), 211–222. https://doi.org/10.1080/00220671.2018.1486281

Bruner, J.S. (1970). *Der Prozess der Erziehung.* Düsseldorf: Schwann.

Chauhan, S. (2017). A meta-analysis of the impact of technology on learning effectiveness of elementary students. *Computers & Education, 105*(1), 14–30. https://doi.org/10.1016/j.compedu.2016.11.005

Grünke, M. (2006). Zur Effektivität von Fördermethoden bei Kindern und Jugendlichen mit Lernstörungen. *Kindheit und Entwicklung, 15*(4), 239–254. https://doi.org/10.1026/0942-5403.15.4.239

Hönninger, A. (2019). Evaluation des computerbasierten Trainingsprogramms Lautarium bei Kindern mit Sprachentwicklungsstörungen. *Forschung Sprache, 7*(1), 38–57.

Klatte, M., Steinbrink, C., Prölß, A., Estner, B., Christmann, C. & Lachmann, T. (2014). Effekte des computerbasierten Trainingsprogramms „Lautarium" auf die phonologische Verarbeitung und die Lese-Rechtschreibleistungen bei Grundschulkindern. In G. Schulte-Körne (Hrsg.), *Legasthenie und Dyskalkulie – Neue Methoden zur Diagnostik und Förderung* (S. 127–144). Bochum: Winkler.

Konerding, M., Bergström, K., Lachmann, T. & Klatte, M. (2020). Effects of computerized grapho-phonological training on literacy acquisition and vocabulary knowledge in children with an immigrant background learning German as L2. *Journal of Cultural Cognitive Science, 4*(3), 367–383. https://doi.org/10.1007/s41809-020-00064-3

Konerding, M., Bergström, K., Lachmann, T. & Klatte, M. (2022). Schulische Förderung bei Lese-Rechtschreibschwierigkeiten mit Lautarium: Randomisierte Evaluationsstudie und Lehrkräftebefragung. *Lernen und Lernstörungen, 12*(1).

Kullik, U. (2007). PC-gestützte Schulleistungstrainings. In F. Linderkamp & M. Grünke (Hrsg.), *Lern- und Verhaltensstörungen* (S. 227–236). Weinheim: Beltz.

Küçükalkan, K., Beyazsaçlı, M. & Öz, A.S. (2019). Examination of the effects of computer-based mathematics instruction methods in children with mathematical learning difficulties: a meta-analysis. *Behaviour & Information Technology, 38*(9), 1–11. https://doi.org/10.1080/0144929X.2019.1597166

Lenhard, A. & Lenhard, W. (2011). Computerbasierte Intelligenzförderung mit den „Denkspielen mit Elfe und Mathies". *Empirische Sonderpädagogik, 3*(2), 105–120.

Lenhard, W. & Lenhard, A. (2016). Evidenzbasierte Förderung schulischer Fertigkeiten am Computer: Lernspiele mit Elfe und Mathis. In M. Hasselhorn & W. Schneider (Hrsg.), *Förderprogramme für Vor- und Grundschule* (S. 87–113). Göttingen: Hogrefe.

Li, Q. & Ma, X.A. (2010). Meta-analysis of the effects of computer technology on school students' mathematics learning. *Educational Psychology Review, 22*, 215–243. https://doi.org/10.1007/s10648-010-9125-8

Liao, Y.-K.C. (2007). Effects of computer-assisted instruction on students' achievement in Taiwan: A meta-analysis. *Computers & Education, 48*, 216–233. https://doi.org/10.1016/j.compedu.2004.12.005

Little, C.W., Clark, J.C., Tani, N.E. & Connor, C.M. (2018). Improving writing skills through technology-based instruction: A meta-analysis. *Review of Education, 6*(2), 183–201. https://doi.org/10.1002/rev3.3114

Mühling, A., Gebhardt, M. & Diehl, K. (2017). Formative Diagnostik durch die Onlineplattform LEVUMI. *Informatik Spektrum, 40*, 556–561. https://doi.org/10.1007/s00287-017-1069-7

Prölß, A. (2016). *Evaluation des computergestützten phonologischen Trainingsprogramms „Lautarium" zur Förderung des Schriftspracherwerbs* (Unveröffentlichte Dissertation). Technische Universität Kaiserslautern.

Schröder, L., Urton, K., Vierbuchen, M.-C., Hertel, S., Nobel, K., Barwasser, A. et al. (2022). Digitale Förderung der narrativen Schreibkompetenz bei Schülerinnen und Schülern mit diagnostiziertem Unterstützungsbedarf. Ein systematisches Literatur-Review. *Empirische Sonderpädagogik, 14*(1), 47–78.

Tucker, S.I., Lommatsch, C.W., Moyer-Packenham, P.S., Anderson-Pence, K.L. & Symanzik, J. (2017). Kindergarten children's interactions with touchscreen mathematics virtual manipulatives: An innovative mixed methods analysis. *International Journal of Research in Education and Science, 3*(2), 646–665. https://doi.org/10.21890/ijres.328097

Material

Deutsche Zentrum für Lehrkräftebildung Mathematik. (o. J.). *Software: Kriteriengeleitete Softwareauswahl.* Verfügbar unter: https://pikas-digi.dzlm.de/software

Grund, M. (2012a). *GUT 1: Rechtschreibtraining für Klasse 2–6.* Baden-Baden: GUT.

Grund, M. (2012b). *GUT 2: Rechtschreibtraining für Klasse 3–6.* Baden-Baden: GUT.

Holgersson, I., Barendregt, W., Emanuelsson, J., Ottosson, T., Rietz, E. & Lindström, B. (2016). Fingu – a game to support children's development of arithmetic competence: theory, design and empirical research. In P.S. Moyer-Packenham (Ed.), *International perspectives on teaching and learning mathematics with virtual manipulatives* (pp. 123–145). Cham: Springer. https://doi.org/10.1007/978-3-319-32718-1_6

Klatte, M., Steinbrink, C., Bergström, K. & Lachmann, T. (2017). *Lautarium: Ein computerbasiertes Trainingsprogramm für Grundschulkinder mit Lese-Rechtschreibschwierigkeiten.* Göttingen: Hogrefe.

Lenhard, A., Lenhard, W. & Klauer, K.J. (2012). *Denkspiele mit Elfe und Mathis. Förderung des logischen Denkvermögens für das Vor- und Grundschulalter.* Göttingen: Hogrefe.

Lenhard, A., Lenhard, W. & Küspert, P. (2015). *Lesespiele mit Elfe und Mathis. Computerbasierte Leseförderung für die erste bis vierte Klasse.* Göttingen: Hogrefe.

May, P., Malitzky, V. & Vieluf, U. (2018). *Hamburger Schreib-Probe 1–10 (HSP 1–10).* Göttingen: Hogrefe.

Müller, H. (2008). *Das Onlineportal Orthografietrainer.net – Lernpsychologische und didaktische Überlegungen zu einem automatisierten digitalen Übungskonzept.* Verfügbar unter: https://www.orthografietrainer.net/service/Psychologisch-didaktischer%20Hintergrund%20Orthografietrainer.net.pdf

Rieckmann, T. (2022). *Internalisierbare Mengenbilder im individualisierten Mathematikunterricht. Eine Studie zur Entwicklung eines Lernmaterials für Personen mit Besonderheiten in der Simultanerfassung.* Wiesbaden: Springer VS. https://doi.org/10.1007/978-3-658-38945-1

Stevens, K.B. & Schuster, J.W. (1988). Time delay: Systematic instruction for academic tasks. *Remedial and Special Education, 9*, 16–21. https://doi.org/10.1177/074193258800900505

Traeger, E. (2002). *Mimamo: Programm zum Training phonologischer Bewusstheit.* Lotte: Eugen Traeger.

Wittmann, E.C. & Müller, G.N. (2007a). *Blitzrechnen - Kopfrechnen Klasse 1+2*. Stuttgart: Klett.
Wittmann, E.C. & Müller, G.N. (2007b). *Blitzrechnen - Kopfrechnen Klasse 3+4*. Stuttgart: Klett.
Urff, C. (2013). *Rechnen mit Wendi*. Verfügbar unter: http://www.lernsoftware-mathematik.de/?p=1475

Programme

ANTON: https://anton.app/de/
Blitzrechnen: https://www.klett.de/produkt/isbn/ECN60003APA99
Fingerzahlen - Fingermengen: http://www.lernsoftware-mathematik.de/?page_id=1014
Grundwortschatz-Training GUT1, Wortbau-Training, Rechtschreib-Aufbau-Training: https://www.gut1.de/
Lautarium: https://www.lautarium.de/
Learning-Apps: www.learningapps.org
Lesespiele mit Elfe und Mathis: http://www.psychometrica.de/lesespiele.html
Mathildr: https://mathildr.com/
Ortografietrainer: www.ortografietrainer.net
PIKAS digi: https://pikas-digi.dzlm.de/software
Rechnen mit Wendi: http://www.lernsoftware-mathematik.de/?p=1475

30 Evaluation der Intervention mit Methoden der Einzelfallanalyse

Joachim C. Brunstein und Matthias Grünke

Fallbeispiel

Amir, Lina und Felix besuchen die 2. Klasse einer Grundschule. Ihrem Lehrer fallen sie schon seit längerer Zeit durch schwache Rechtschreibleistungen auf. Die drei Kinder sollen ihre Rückstände nun in Förderstunden aufholen. Um dieses Ziel zu erreichen, verwendet die an der Schule tätige Förderpädagogin folgendes Verfahren: Zuerst diktiert sie ein Wort. Danach soll das jeweilige Kind das diktierte Wort laut nachsprechen. Anschließend wird das Kind dazu angehalten, das gehörte Wort in seine Laute zu zerlegen und diese „Laut für Laut" auszusprechen. Und erst danach soll das Kind das Wort aufschreiben. Wenn es dabei einen Fehler begeht, wird dieser von der Förderlehrkraft sofort korrigiert. Dies geschieht, indem sie das Kind auffordert, die genannte Methode unter Berücksichtigung des jeweiligen Fehlers nochmals bei dem gleichen Wort anzuwenden.

Die Förderpädagogin möchte überprüfen, ob dieses Verfahren das lautgetreue Rechtschreiben tatsächlich verbessert. Dafür plant sie einen Zeitraum von vier Wochen ein. An vier Tagen jeder Schulwoche wird jedem Kind eine Liste von zwölf Testwörtern diktiert, die *nicht* eingeübt wurden, sondern ausschließlich dazu dienen, den Erfolg der Förderung zu ermitteln. Per Los wird bestimmt, wann die Intervention bei jedem Kind beginnt: Bei Amir ist dies die 2., bei Lina die 3. und bei Felix die 4. Woche. Es ist geplant, die Förderung an vier Tagen der Schulwoche durchzuführen. Wenn ein Kind die neue Methode kennenlernt, soll es diese auch bei den Testwörtern anwenden, indem es die Wörter „innerlich" nachspricht.

Nach Abschluss des vierwöchigen Zeitraums überprüft die Förderpädagogin, ob dieses Vorgehen erfolgreich war. Dazu trägt sie für Amir, Lina und Felix die Anzahl der richtig geschriebenen Testwörter in ein Diagramm ein, das die Ergebnisse veranschaulicht. Als Programm verwendet sie Microsoft Excel (für eine Anleitung zur Verwendung dieses Programms bei der Auswertung von Einzelfallanalysen siehe Riley-Tillman, Burns & Kilgus, 2020). Nachdem sie die Ergebnisse „visuell inspiziert“ hat, stellt sie fest, dass jedes der drei Kinder am Ende des jeweiligen Förderzeitraums mehr Wörter richtig geschrieben hat, als dies vor der Förderung der Fall gewesen ist. Sie überschlägt, dass die Kinder im Durchschnitt bei knapp ⅔ der Testungen in der Förderphase eine Rechtschreibleistung erreichten, die über dem Niveau ihrer besten Leistung vor Beginn der Förderung lag.

30.1 Einführung

Aus rechtlichen wie aus ethischen Gründen sind Interventionen, insbesondere wenn sie bei Kindern angewendet werden, auf ihre Wirksamkeit hin zu überprüfen. Einerseits ist zu ermitteln, ob sich eine Schülerin oder ein Schüler nachvollziehbar verbessert hat. Anderseits ist zu prüfen, ob eine Fördermethode so wie erhofft und erwartet wirkt. Groß angelegte Gruppenuntersuchungen bieten hierfür eine erste Orientierung. Die dort ermittelten Effektstärken (vgl. Kapitel 31) lassen sich aber nicht im Verhältnis 1:1 auf die Anwendung im Einzelfall übertragen. Vielmehr muss stets eine interventionsbegleitende Erfolgskontrolle durchgeführt werden.

Federführend ist in diesem Zusammenhang das Konzept der „kontrollierten Praxis“. Nach Petermann (2005) besagt dieser Ansatz u. a., dass die Wirksamkeit des eigenen professionellen Handelns (wie z. B. die Umsetzung eines Interventionsverfahrens in einem Beispielfall) selbstkritisch geprüft und bewertet werden soll. Dies erfolgt unter Anwendung von Methoden, die in der Einzelfall-Interventionsforschung gebräuchlich sind (Kazdin, 2011; Kratochwill & Levin, 2014). Untersucht wird, wie das *Einsetzen,* das *Absetzen* oder die *Veränderung* der jeweiligen Intervention das angestrebte Zielverhalten beeinflusst. In der Praxis werden „Einzelfallstudien“ wohl nur selten mit dem Ziel durchgeführt, Daten zu sammeln, um sie in einer wissenschaftlichen Abhandlung zu publizieren. Das in der Einzelfallforschung beschriebene Vorgehen hilft aber dabei, die Wirksamkeit des eigenen Handelns objektiver zu beurteilen. Auf dieser Grundlage lässt sich dann entscheiden, ob das eigene Vorgehen beibehalten, verfeinert oder grundsätzlich verändert werden soll.

Aus diesem Blickwinkel heraus wird z. B. untersucht, ob ...

- ... ein Lesetraining die Leseflüssigkeit tatsächlich verbessert hat.
- ... eine Rechtschreibförderung die Fehlerzahl in Diktaten dauerhaft zu reduzieren vermag.
- ... ein Verstärkerprogramm die Häufigkeit des Meldens im Unterricht zuverlässig erhöhen konnte.

Bei diesen drei Beispielen stellen die Lesegeschwindigkeit, die Fehlerzahl und die Meldehäufigkeit die *abhängigen Variablen* (das angestrebte Zielverhalten) dar. Überprüft wird, ob sich diese Merkmale in Abhängigkeit von der jeweils eingesetzten Intervention in der erwünschten Richtung verändern oder nicht. Das Interventionsverfahren verkörpert hingegen die *unabhängige Variable*, die von der intervenierenden Person (z. B. der Lehrkraft) systematisch eingesetzt bzw. variiert wird.

Ändert sich das Zielverhalten nach dem Beginn einer Förderung in der erwünschten Richtung, so liefert dies einen ersten Anhaltspunkt dafür, dass die eingesetzte Maßnahme zumindest im vorliegenden Fall wirksam ist. Diese Schlussfolgerung ist aber nur dann gerechtfertigt, wenn keine anderen Gründe für die beobachtete Veränderung verantwortlich sind. Dies wäre der Fall, wenn der Start einer Intervention mit Ereignissen zusammenfallen würde, die ganz offenbar ebenfalls einen bedeutsamen Einfluss auf das Zielverhalten hätten. So kann beispielsweise es sein, dass ...

- ... die Rechtschreibförderung zeitgleich mit einer Ritalin-Behandlung beginnt.
- ... das Lesetraining mit der Versetzung in eine andere Klasse einhergeht.
- ... zu dem Zeitpunkt, als das Verstärkerprogramm gestartet wird, eine zusätzliche Förderlehrerin in die Klasse kommt.

In allen drei Beispielen besteht die Gefahr, dass das Ergebnis der Intervention durch eine *konfundierende Variable* (Medikament, Klassenwechsel, Förderlehrerin) verzerrt wird. Nicht die Intervention, sondern die begleitenden Umstände hätten dann die Verbesserung im Lesen, Rechtschreiben und Melden bewirkt. Um Fehlinterpretationen zu vermeiden, ist es erforderlich, die Wirkung solcher Störeinflüsse zu kontrollieren. Dafür gibt es zwei Möglichkeiten:

- Die *abhängige Variable* (Zielverhalten) wird *vor* und *nach* dem Einsetzen der Intervention mehrfach erfasst. Wiederholte Messungen erhöhen die Zuverlässigkeit der Ergebnisse und sichern sie gegen Zufallseffekte ab. Wird an 15 aufeinanderfolgenden Unterrichtstagen beobachtet, dass sich ein Schüler häufiger als früher meldet, so ist dieses Ergebnis „zuverlässiger“ als das Ergebnis einer Beobachtung, die an nur drei Unterrichtstagen durchgeführt wird.
- Die *unabhängige Variable* (Intervention) wird systematisch abgeändert. Man kann die Intervention nach einer gewissen Zeit absetzen, später dann aber erneut einführen. Beobachtet wird, ob sich das Zielverhalten mit dem Ein- und Absetzen mitverändert: Nehmen die Unterrichtsstörungen wieder zu, nachdem das Verstärkerprogramm ausgesetzt worden ist? Gehen sie nach einer erneuten Einführung wieder zurück? Oder die Methode wird bei mehr als nur einem einzigen Fall angewendet, wobei der Zeitpunkt, zu dem die Intervention einsetzt, über die Fälle variiert wird (so im Fallbeispiel).

30.2 Versuchspläne für die Bewertung der Wirksamkeit einer Intervention

Grundsätzliches Vorgehen

Um die Wirksamkeit einer Intervention in der Praxis kritisch prüfen zu können, werden von Beginn an bestimmte Versuchspläne benötigt. Sie starten üblicherweise mit einer *A-Phase*, in der die Grundrate des Zielverhaltens bestimmt wird. Dazu wird die abhängige Variable wiederholt (keinesfalls weniger als dreimal; gängige Standards empfehlen sogar oft mindestens fünfmal) erfasst, ohne dass die geplante Intervention bereits eingesetzt hat. Die grafische Darstellung der Ergebnisse (Wie häufig wurde ein bestimmtes Verhalten gezeigt? Wie viele Aufgaben wurden richtig gelöst?) erfolgt in Form eines Verlaufsdiagramms.

Abbildung 30.1 verdeutlicht dies am Beispiel von Annika, einer Drittklässlerin mit Rückständen im flüssigen Lesen von Texten (vgl. Kapitel 11). Die Grafik zeigt die Anzahl der Wörter, die Annika innerhalb einer Minute korrekt lesen kann. Annikas Leistung wurde an fünf aufeinanderfolgenden Tagen erfasst. Aus dem Verlauf der Grundrate lässt sich abschätzen, wie es ohne Intervention weitergehen würde (siehe die gestrichelte Linie in Abbildung 30.1). Die entscheidende Frage ist, ob die geplante Maßnahme diese Entwicklung übertreffen und einen positiveren Verlauf herbeiführen wird. Die Grundrate liefert also den Maßstab, an dem man die Wirksamkeit der ausgewählten Fördermaßnahme bemisst.

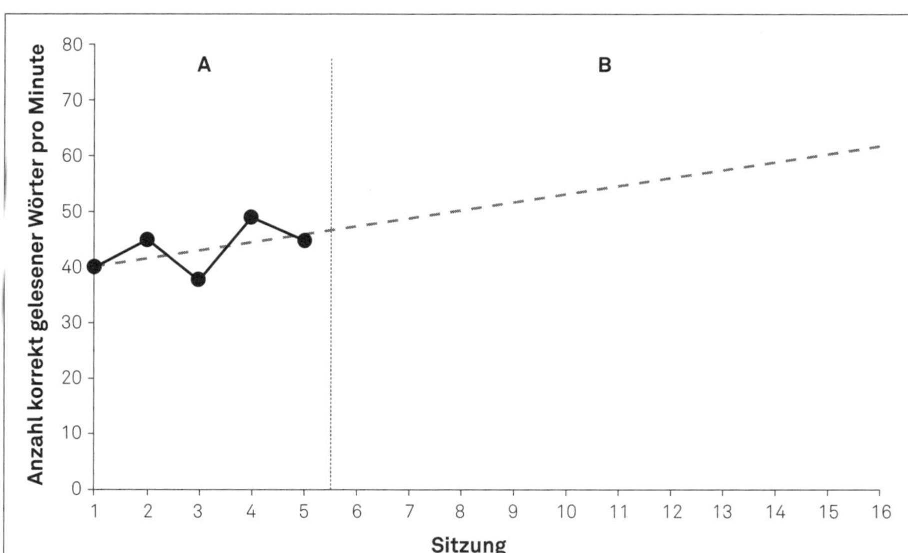

Abbildung 30.1: Grundrate des Zielverhaltens. Auf der x-Achse werden die Messzeitpunkte, auf der y-Achse das Zielverhalten (hier eine Leseleistung) abgetragen. Die senkrechte Linie markiert den geplanten Beginn der Förderung.

Abbildung 30.1 verdeutlicht den „basalen" Versuchsplan. Dieser besteht aus einer Grundrate (A-Phase), an die sich die Intervention anschließt (B-Phase). Zur Kontrolle der eigenen Praxis taugt dieser Plan aber kaum, denn er lässt der Möglichkeit zu viel Raum, dass ganz andere Einflüsse als die eigentliche Intervention die beobachtete Veränderung im Zielverhalten bewirkt haben könnten. Die nachfolgend beschriebenen Versuchspläne schließen diese Gefahr nicht völlig aus, grenzen sie aber deutlich ein.

Versuchspläne mit wechselnden A- und B-Phasen (Umkehrpläne)

Sollen Kinder und Jugendliche zum Lernen oder zur Mitarbeit im Unterricht motiviert werden, so sind Umkehrpläne das Mittel der Wahl, um die Wirksamkeit einer Intervention zu prüfen. Hierbei wird die Intervention mehrfach ausgesetzt und dann wieder aufgenommen. Auf der Basis von Daten aus derartigen Plänen ist es prinzipiell möglich, Aussagen über Ursache-Wirkungs-Zusammenhänge zu formulieren. Grundsätzlich gilt jedoch: Je größer die Anzahl der Phasenwechsel, desto zuverlässiger werden die Ergebnisse (Riley-Tillman et al., 2020). Abbildung 30.2 zeigt, wie häufig sich Erik (10 Jahre, 4. Klasse) in den montags, dienstags, donnerstags und freitags stattfindenden Mathematikstunden gemeldet hat. In den

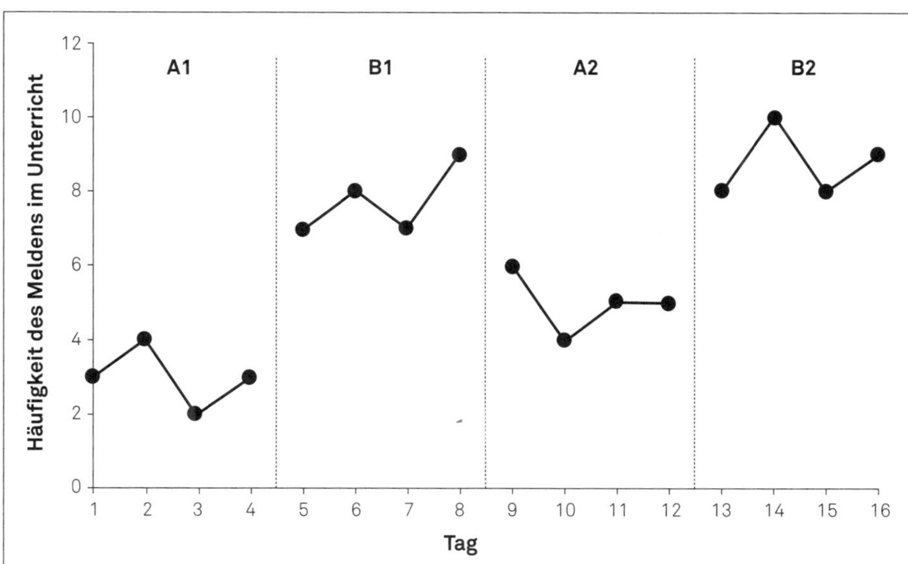

Abbildung 30.2: Beispiel für die Erweiterung zu einem ABAB-Versuchsplan. Auf der x-Achse werden die Tage der Messungen, auf der y-Achse das Zielverhalten (hier Meldehäufigkeit) abgetragen. Die senkrechten Linien markieren den Wechsel zwischen A- und B-Phasen.

B-Phasen belohnte die Lehrerin Eriks Engagement mit Münzverstärkern, die er bei seinen Eltern gegen kleine Belohnungen eintauschte (vgl. Kapitel 35). In den A-Phasen wurde die Verstärkung ausgesetzt. Wenn die Häufigkeit des Meldens bei der Vergabe von Münzverstärkern zunimmt *und* wenn sie beim Aussetzen der Verstärkung wieder zurückgeht, sich der Trend im Verhalten also „umkehrt" (siehe Abbildung 30.2), dann wird die Wirksamkeit der Intervention ganz unmittelbar und in beiden Richtungen (Zunahme und Abnahme) belegt. Ein solches Ergebnis erzeugt Vertrauen, dass zwischen Intervention und Verhalten ein kausaler Zusammenhang besteht. Diese Sicherheit wächst mit der Anzahl der Übergänge von A nach B bzw. von B nach A an. Werden drei oder mehr Wechsel vorgenommen (wie z. B. bei einem ABAB-Plan) und geht dies stets mit deutlichen Veränderungen der abhängigen Variable in der erwarteten Richtung einher, so kann man eine Ursache-Wirkungs-Beziehung zwischen Förderung und Zielverhalten annehmen.

Versuchspläne mit multiplen Grundraten

Geht es um den Aufbau von Wissen oder die Vermittlung von Fertigkeiten, so ist davon auszugehen, dass sich das Zielverhalten nur allmählich, aber nicht „plötzlich" oder „sprunghaft" verbessern wird. Abbildung 30.3 verdeutlicht dies. Dargestellt werden Daten aus der Förderung von Andrej (10 Jahre), bei dem in der 4. Klasse gravierende Schwierigkeiten in der Rechtschreibung auftraten. Die lautgetreue Orthographie beherrschte Andrej recht sicher. Bei der Anwendung der Konsonantenverdopplung (Regel 1), der Auslautverhärtung (Regel 2) und des Dehnungs-h (Regel 3) tat er sich jedoch schwer und beging sehr viele Fehler (vgl. Kapitel 13). Ein Lerntherapeut vermittelte Andrej mithilfe der Methode der direkten Instruktion (vgl. Kapitel 37) erforderliches Regelwissen und übte es mit ihm anhand von Beispielwörtern ein. Der Erfolg dieses Vorgehens wurde nach jeder Förderstunde mithilfe von Kurzdiktaten geprüft, die aus 15 untrainierten Wörtern bestanden (fünf Wörter pro Regel). Die Erhebungen zu den Rechtschreibleistungen begannen für alle drei Regeln zum gleichen Zeitpunkt. Variiert wurde aber die Länge der Grundrate und damit die Dauer der A-Phase, in der keine Förderung in der Anwendung einer speziellen Regel stattfand.

Im Prinzip ist ein multipler Grundratenversuchsplan nichts anderes als eine zeitlich versetzte Aneinanderreihung von mehreren AB-Plänen. Verändert sich ein bestimmtes Verhalten genau dann, wenn eine Intervention darauf angesetzt wird, und bleiben andere Verhaltensweisen, auf die eine Intervention noch nicht abzielt, davon unberührt, so ist dies ein starker Beleg dafür, dass die Verhaltensänderung durch die Interventionsmaßnahme verursacht wird. Spielarten des multiplen Grundratenplans lassen sich danach unterscheiden, ob die Wirksamkeit einer Intervention anhand (a) mehrerer *Verhaltensweisen*, (b) unterschiedlicher *Situationen* und/oder (c) verschiedener *Personen* überprüft wird.

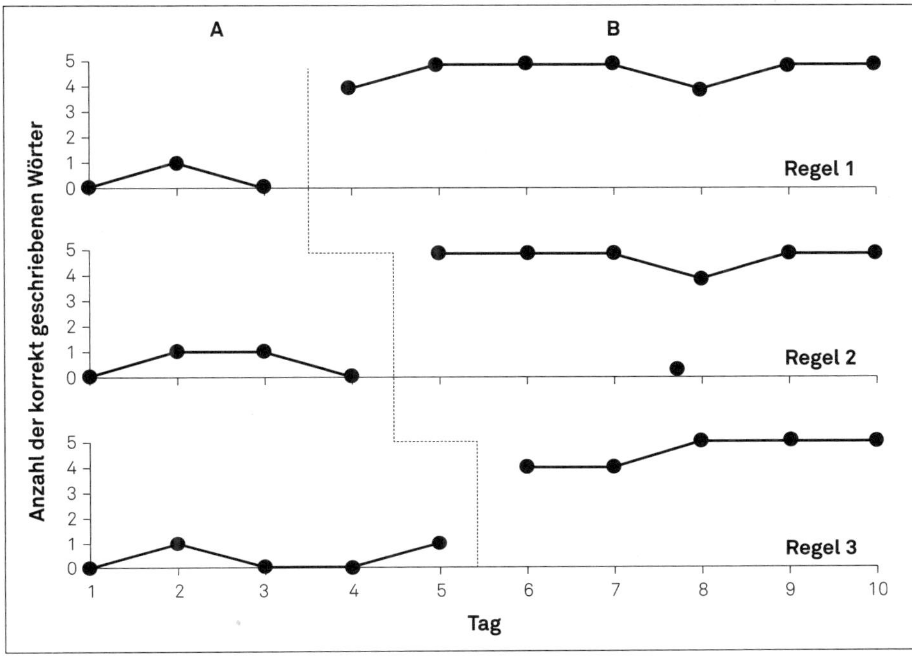

Abbildung 30.3: Beispiel für den Aufbau eines multiplen Grundratenversuchsplans. Auf der x-Achse sind die Tage der Messungen, auf der y-Achse das Zielverhalten (hier korrekt geschriebene Wörter) dargestellt. Die senkrechten Linien markieren den Beginn der Intervention.

(1) *Multipler Grundratenversuchsplan über Verhaltensweisen.* Hier gibt es bei dem gleichen Kind verschiedene Verhaltensaspekte, auf die eine Intervention einwirken soll. Bei Andrej ging es um die Anwendung unterschiedlicher Regeln der Rechtschreibung. Um die Wirksamkeit der Intervention zu belegen, ist nachzuweisen, dass sie *spezifisch* wirkt, d.h. einen spürbaren Effekt auf einen bestimmten Aspekt der Rechtschreibung erst dann erzielt, wenn genau dieser Aspekt während der Förderung in Angriff genommen wird. Bei Andrej war dies der Fall: Mit dem Einsetzen der Intervention bei Regel 1 verbesserte er sich in der Schreibung der zugehörigen Testwörter. In der Schreibung von Wörtern, die einer noch nicht trainierten Regel folgten, verbesserte er sich aber nicht. Vielmehr setzte bei den Wörtern zu den Regeln 2 und 3 die Verbesserung erst ein, nachdem die Intervention auf die betreffende Regel ausgerichtet worden war. Der Nachweis einer spezifischen Wirkung wird erschwert, wenn die betreffenden Verhaltensaspekte so eng miteinander verknüpft sind, dass Verbesserungen in einem Aspekt automatisch Verbesserungen in einem anderen Aspekt nach sich ziehen. Lässt sich dies nicht umgehen, ist ein anderer Versuchsplan in Betracht zu ziehen.

(2) *Multipler Grundratenversuchsplan über Situationen.* Hier gibt es verschiedene Umstände, in denen sich ein erwünschtes Verhalten zeigen soll. Beispielsweise

wird festgestellt, dass sich ein Schüler, der nicht versetzt wurde, in den Unterrichtsfächern Deutsch, Geschichte und Englisch viel zu passiv verhält. Eine mögliche Fragestellung könnte lauten: Fördert kontinuierliche Verstärkung (Lob bei jedem freiwilligen Melden) die Mitarbeit dieses Schülers in den drei betreffenden Unterrichtsfächern (vgl. Kapitel 19, 20, 35)? Per Zufall wird bestimmt, dass die Verstärkung in Englisch beginnt, im Geschichtsunterricht zeitversetzt in Angriff genommen wird und zu einem noch späteren Zeitpunkt auf Deutsch ausgeweitet wird. Die Grundrate des Meldeverhaltens wird vorab für jedes einzelne Fach bestimmt. Verbessert sich die Mitarbeit (Häufigkeit des Meldens pro Unterrichtsstunde) in einem Fach genau dann, wenn in dem Fach der Verstärkerplan zum Einsatz kommt, so ist das ein starker Beleg dafür, dass die kontinuierliche Verstärkung eine verbesserte Mitarbeit bewirkt. Diese Interpretation würde erschwert, wenn die Mitarbeit des Schülers in allen drei Fächern gleichzeitig zunimmt, sobald die Verstärkung im Englischunterricht beginnt. Das könnte z. B. der Fall sein, wenn die Englisch-Lehrkraft auch Geschichte oder Deutsch unterrichtet. In dieser Situation ist ein anderer Versuchsplan in Betracht zu ziehen.

(3) *Multipler Grundratenversuchsplan über Personen.* Hier werden die Auswirkungen einer Intervention bei mehreren Kindern oder Jugendlichen untersucht (siehe Fallbeispiel am Beginn des Kapitels). Die Maßnahme startet mit einer Person, während die anderen noch darauf warten, obgleich auch sie bereits beobachtet oder getestet werden. Eine dafür typische Fragestellung wäre: Wirkt die Intervention zuverlässig bei allen beobachteten Schüler:innen? Die Verbesserung sollte erst dann eintreten, wenn das jeweilige Kind mit der Behandlung an der Reihe ist. Wünschenswert ist, dass die Intervention am Ende bei allen etwas Positives bewirkt. Ein Vorteil dieses Versuchsplans besteht darin, dass mehrere Schüler:innen zumeist unabhängiger voneinander sind als Verhaltensaspekte und Situationen, auf die sich eine Intervention bei ein und derselben Person bezieht. Eine Ausnahme wäre, dass alle Kinder in die gleiche Klasse gehen und sich daher über die Förderung untereinander austauschen können. Multiple Grundratenpläne über Personen setzen voraus, dass sich die einbezogenen Individuen in allen untersuchungsrelevanten Merkmalen (Alter, Biografie, Lernfähigkeit, Vorkenntnisse, Leistungsstand) sehr ähnlich sind. Wer wann mit der Intervention an der Reihe ist, wird optimalerweise per Zufall bestimmt (es sei denn, ernstzunehmende Gründe sprechen gegen dieses Vorgehen).

Versuchspläne mit schrittweiser Steigerung des Erfolgskriteriums

Solche „Kriteriums-Veränderungs-Pläne" können verwendet werden, wenn das angestrebte Endverhalten in mehreren Stufen oder Zwischenschritten aufgebaut werden soll. Festgelegt werden nicht nur die anvisierten Endergebnisse, sondern auch klar definierbare Teilschritte, die auf dem Weg zum Ziel zu durchlaufen sind.

Dafür wird die Interventionsphase (B) in mehrere Abschnitte (B1, B2, B3, ...) untergliedert. Die Fördermethode bleibt gleich. Der Standard, an dem das Verhalten gemessen wird, erhöht sich hingegen von Abschnitt zu Abschnitt. Dies wird so lange fortgesetzt, bis das Erfolgskriterium erreicht worden ist. Eine Intervention ist als wirksam anzusehen, wenn sich das beobachtete Verhalten dem Kriterium, so wie geplant, immer weiter annähert.

Abbildung 30.4 zeigt, wie viele Minuten Jonas (12 Jahre, 6. Klasse Realschule) täglich an seinen Hausaufgaben sitzt. Er hat große Konzentrationsprobleme und keine große Lust zum Lernen. Die Intervention zielt darauf ab, seine Arbeitszeit bis zur ersten Pause schrittweise zu erhöhen. Dazu wird mit Jonas ein Verhaltensvertrag (vgl. Kapitel 36) vereinbart. Dieser legt fest, bei welchem Zeiteinsatz er eine Belohnung von seinen Eltern erhält. Dabei wird die Messlatte immer höher gelegt. Zu Beginn (B1) wird Jonas schon dann belohnt, wenn er seine Hausaufgaben nur zehn Minuten lang konzentriert bearbeitet. Das ist zwar viel zu wenig Zeit, aber schon etwas mehr als Jonas üblicherweise investiert (siehe Grundrate). In der nächsten Phase (B2) muss er dann fünf Minuten mehr aufbringen (also insgesamt 15 Minuten), um belohnt zu werden. Ganz am Ende der Intervention sollen es schließlich 30 Minuten sein, bevor Jonas eine Belohnung erhält. Abbildung 30.4 verdeutlicht, dass sich der Junge ganz allmählich dem Zielkriterium (B5) annähert, welches in den vorangehenden Phasen (B1 bis B4) schrittweise angesteuert wurde. Dies in einem einzigen Schritt „erzwingen" zu wollen, hätte Jonas überfordert und die Intervention unwirksam gemacht.

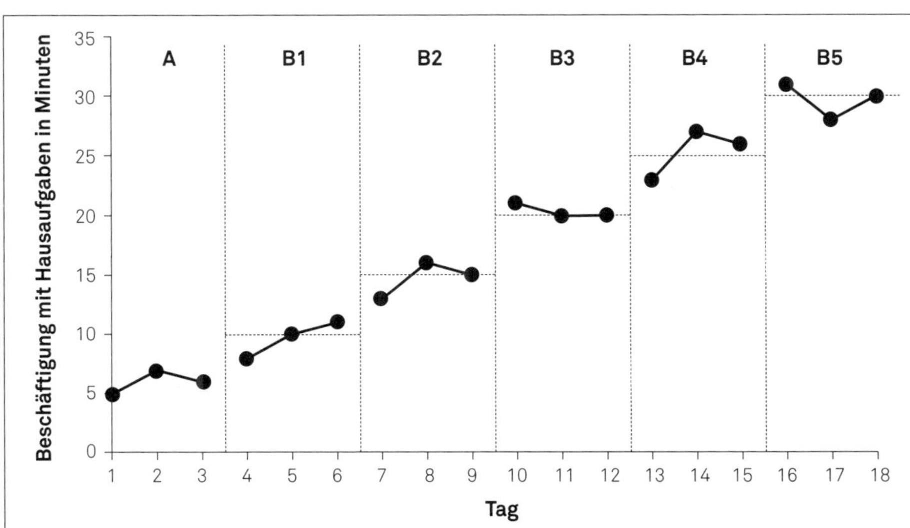

Abbildung 30.4: Beispiel für den Aufbau eines Kriteriums-Veränderungs-Versuchsplans (nach Julius, Schlosser & Goetze, 2000). Die waagrechten gestrichelten Linien stehen für das phasenweise festgelegte Kriterium (die Belohnung wird erst ab Erreichen des Kriteriums erteilt).

Versuchspläne für „alternierende" Interventionsmaßnahmen

Die bisher vorgestellten Versuchspläne überprüfen die Wirksamkeit einer *einzelnen* Maßnahme. Mitunter gibt es aber mehrere, auf den ersten Blick gleichwertig erscheinende Vorgehensweisen. Folgerichtig stellt sich dann die Frage: Welche Maßnahme eignet sich am besten für ein bestimmtes Kind? Um dies herauszufinden, werden zwei (oder mehr) Interventionen abwechselnd bzw. „alternierend" durchgeführt. Exemplarisch für einen Plan mit alternierenden Behandlungen sind ein Fallbeispiel und Abbildung 30.5 aufgeführt.

Fallbeispiel: Beispiel für einen Plan mit alternierenden Behandlungen

Die Klassenlehrerin einer 6. Hauptschulklasse stellte bei Finn gravierende Probleme im Bereich des expressiven Schreibens fest. Seine Aufsätze bestanden in aller Regel nur aus ein paar wenigen kurzen Sätzen. Finn konnte sich einfach nicht aufraffen, sich längere Zeit mit dem Schreiben zu beschäftigen. Seine Orthografie war unauffällig, aber das Verfassen von Texten erschien ihm zu mühselig. Um Finn zum Schreiben zu animieren, verwendete die Lehrerin eine Sammlung einfacher Aufsatzthemen („Aus Spaß wurde Ernst", „Das unfreiwillige Bad", „Glück im Unglück" usw.). Er zog die Überschriften per Los. Jedes Thema wurde nur einmal verwendet. Die fünf Texte, die Finn während dieser Grundratenphase produzierte, bestanden jeweils aus höchstens 30 Wörtern.

Die Lehrerin wollte ausprobieren, auf welche Hilfe Finn am besten anspricht. Zur Auswahl standen das „explizite Timing" und das „grafische Rückmelden" der Leistung. Beim expliziten Timing wurde eine Stoppuhr von der Größe einer Wanduhr in das Sichtfeld des Jungen gerückt. Finn sollte innerhalb von zehn Minuten einen Aufsatz schreiben, der „so lange wie irgend möglich" ist. Finn konnte jederzeit verfolgen, wie viel Zeit ihm dafür blieb. Bei der grafischen Leistungsrückmeldung sollte Finn bei jedem seiner Texte zählen, wie viele Wörter er geschrieben hatte und die Wortanzahl sodann in ein Liniendiagramm eintragen. Beides fiel Finn nicht schwer. Zeitliche Vorgaben gab es bei dieser Methode nicht.

Beide Maßnahmen haben gemeinsam, dass es zunächst darum geht, die Schreibmenge zu erhöhen, bevor dann in einem späteren Schritt an der Textqualität gearbeitet wird (Grünke, Büyüknarci, Wilbert & Breuer, 2015). An 15 aufeinanderfolgenden Schultagen verfasste Finn mal einen Aufsatz mit der einen, mal mit der anderen Methode.

Abbildung 30.5 zeigt, dass er auf beide Ansätze gut ansprach. Jeder Wert der B-Phase liegt über dem höchsten Wert der A-Phase. Dennoch sind auch Unterschiede festzustellen: Das explizite Timing wirkte bei Finn offenbar noch besser als das grafische Rückmelden der Aufsatzlänge. Für ihn ist die erste Technik offenbar wirksamer als die zweite. Ob dies bei einem anderen Kind genauso oder anders wäre, müsste eigens geprüft werden.

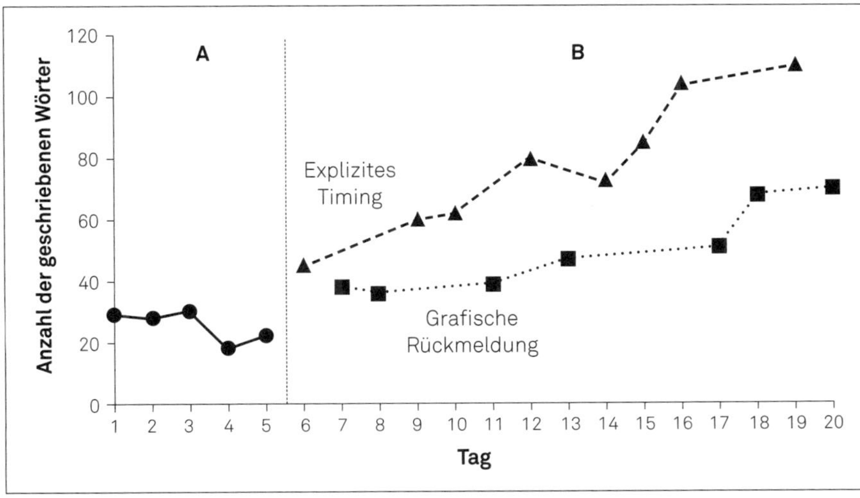

Abbildung 30.5: Beispiel für den Aufbau eines Versuchsplans mit alternierenden Interventionen. Die x-Achse stellt die Tage der Messungen dar, die y-Achse das Zielverhalten (hier Anzahl an Wörtern). Die senkrechte Linie zeigt den Beginn der beiden Interventionen.

Alternierende Interventionen setzen voraus, dass sich die miteinander zu vergleichenden Methoden in ständigem Wechsel umsetzen lassen. Ist dies möglich, so sind solche Versuchspläne sehr nützlich. Oftmals ist nicht von vornherein klar, welches Verfahren bei welchem Kind die besten Ergebnisse erbringen wird. Dann ist es angebracht, unterschiedliche Vorgehensweisen in einer Erprobungsphase miteinander zu vergleichen. Für die eigentliche Intervention wird diejenige Variante gewählt, die sich bei dem betreffenden Kind als vergleichsweise wirksamer herausgestellt hat. Je nach Schülerin bzw. Schüler können sich also unterschiedliche Interventionen als vergleichsweise wirksamer erweisen.

Ein weiterer Vorteil solcher Versuchspläne besteht darin, dass die Erhebung einer Grundrate nicht *zwingend* erforderlich ist. Das Kind muss also nicht unbedingt die Warteschleife einer A-Phase durchlaufen, bevor die eigentliche Intervention beginnt. Allerdings sollten in die Erprobungsphase dann auch Sitzungen eingestreut werden, in denen keine Behandlung erfolgt. Mitunter mag es schwierig sein, mehrere Interventionen innerhalb einer einzigen Sitzung oder am gleichen Tag durchzuführen. In solchen Fällen werden die Interventionen auf mehrere Sitzungen verteilt. Um Fehlerquellen auszuschließen (z. B. Übergreif- oder Sequenzeffekte), ist ihre Abfolge per Zufall zu bestimmen. Werden z. B. zwei Interventionen miteinander verglichen, so wird für je zwei aufeinanderfolgende Sitzungen per Münzwurf entschieden, in welcher Sitzung welches Verfahren zum Einsatz kommt.

30.3 Auswertungen der Daten

Visuelle Inspektion

Die visuelle Inspektion der Datenverläufe bietet erste Hinweise auf den Erfolg der Intervention (Gast & Spriggs, 2010). Dafür werden die Messwerte (Verhaltensbeobachtungen, Leistungstests) grafisch abgebildet. Dies geschieht durch ein Liniendiagramm, in dem auf der y-Achse die Häufigkeit des Zielverhaltens für jeweils eine Zeiteinheit (ein Tag, eine Unterrichtsstunde, eine Trainingssitzung) eingetragen wird. Die x-Achse dient der Markierung dieser Zeiteinheiten.

Abbildung 30.6 zeigt drei Beispiele für typische Muster im Datenverlauf über eine A-Phase (Grundrate) und eine sich daran anschließende B-Phase (Intervention). Die Werte in der A-Phase sind relativ stabil und in allen Fällen identisch. Die beiden wichtigsten Kriterien für die vergleichende Betrachtung sind (a) die Trends und (b) die Niveaus in den beiden Phasen. Unter einem Trend versteht man die systematische Zu- oder Abnahme des Zielverhaltens über die Zeitpunkte einer Untersuchungsphase hinweg. Eine Veränderung im Trend liegt vor, wenn sich die Steigung des Verlaufs zwischen zwei Phasen (hier: A und B) verändert. In Abbildung 30.6 trifft dies auf Variante 1 zu. Die Intervention bewirkt starke Fortschritte im Zielverhalten, die im Verlauf der Grundrate so nicht zu beobachten gewesen sind. Veränderungen im Niveau beziehen sich hingegen auf Unterschiede, die zwischen zwei Phasen in der durchschnittlichen Ausprägung des Zielverhaltens festzustellen sind. Ermittelt wird das (durchschnittliche) Niveau, indem der Mittelwert oder, besser noch, der Median der abhängigen Variable über die Zeitpunkte jeder Phase gebildet wird. Bei Variante 2 unterscheiden sich

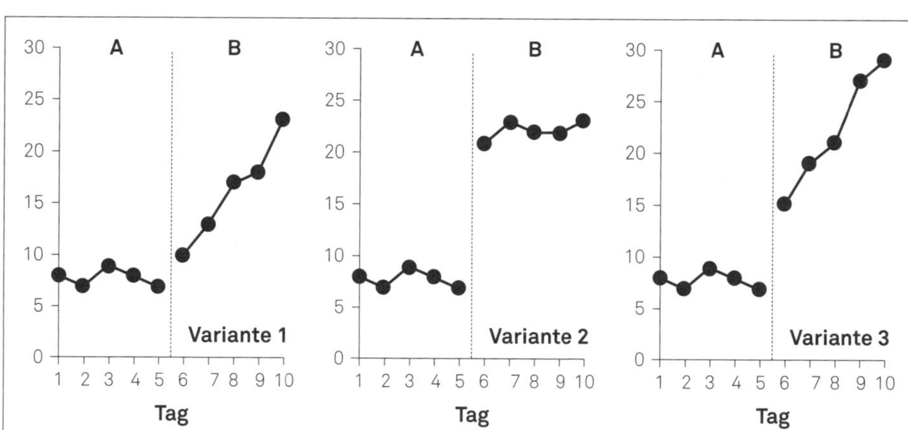

Abbildung 30.6: Schematische Darstellung der wichtigsten Muster im Zusammenspiel von Trend- und Niveaukriterien, anhand derer auf die Wirksamkeit einer Intervention geschlossen werden kann (die senkrechte Linie zeigt einen Phasenwechsel an).

die Verläufe der A-Phase und der B-Phase deutlich im Niveau, nicht aber in der Steigung. Der sprunghafte Anstieg im Niveau gleich zu Beginn der B-Phase deutet darauf hin, dass die Intervention sofort und unmittelbar wirkt. Variante 3 kombiniert die beiden vorgenannten Interventionseffekte: Das Zielverhalten nimmt mit Beginn der B-Phase plötzlich zu und steigert sich dann im Verlauf der Förderung immer weiter. Beim Vergleich der Interventionsphase mit der Grundrate treten hier also markante Unterschiede sowohl im Niveau als auch im Trend hervor.

Kriterien der Wirksamkeit

Die Wirksamkeit einer Intervention wird in Einzelfallanalysen im Wesentlichen auf der Grundlage zweier Informationen beurteilt:

- Beim Vergleich der Messungen in einer A-Phase und einer nachfolgenden B-Phase sollten die Daten der beiden Phasen möglichst „überlappungsfrei" sein. Blickt man beispielsweise auf die in Abbildung 30.3 dargestellten Rechtschreibleistungen von Andrej zurück, so ist festzustellen, dass er bei allen Interventionszeitpunkten bessere Leistungen erreichte als bei den Zeitpunkten während der Grundrate. Um den Prozentsatz der (Nicht-)Überlappung zu bestimmen, vergleicht man am besten Messwert-Paare, d. h. jeden Zeitpunkt der Intervention mit jedem einzelnen Zeitpunkt der Grundrate. Weil dies zeitaufwendig ist, empfiehlt es sich, dafür einen Online-Rechner einzusetzen, wie er beispielsweise auf der Internetseite http://www.singlecaseresearch.org/ angeboten wird.
- Zu wünschen ist, dass in der Interventionsphase auch der Trend, nach dem das Zielverhalten von Sitzung zu Sitzung wächst, möglichst steil ausfallen wird. Ist der Trend in einer A-Phase „flach", in einer nachfolgenden B-Phase jedoch „steil", so weist dies darauf hin, dass die Intervention substanzielle Fortschritte bewirkt. Kritisch ist, wenn ein Trend in der Grundrate festzustellen ist und sich nach Einsetzen der Intervention unverändert fortsetzt. Obgleich sich die Daten der beiden Phasen dann überhaupt nicht überschneiden müssen, wäre das vermeintliche Ergebnis der Intervention nichts anderes als die Fortschreibung einer Entwicklung, die schon während der Grundrate eingesetzt hat. Mit dem oben angegebenen Online-Rechner können neben Überlappungsmaßen auch Trendmaße bestimmt werden. Zudem ist es möglich, den Grad der Nicht-Überlappung für einen Trend zu kontrollieren, der bereits die Grundrate durchzieht.

Einen Überblick zu Überlappungs- und Trendmaßen, die in der Einzelfallforschung gebräuchlich sind, geben Parker, Vannest und Davis (2011). Ein weiteres (online-gestütztes) Hilfsmittel zur Bestimmung der Wirksamkeit einer Intervention ist VAIOR (siehe „Beurteilung der Wirksamkeit mit VAIOR").

Beurteilung der Wirksamkeit mit VAIOR

Um unabhängig vom eigenen Eindruck entscheiden zu können, ob die beobachteten Phasen-Unterschiede im Trend und/oder im Niveau tatsächlich relevant sind, bietet sich als Hilfsmittel das Programm „Visual Aid Implying an Objective Rule" (VAIOR) von Manolov und Vannest (2019) an. Über die Internetseite http://manolov.shinyapps.io/TrendMAD/ lassen sich rasch und unkompliziert Liniendiagramme für die eingegebenen Daten erstellen. Vor allem aber gibt VAIOR eine sofortige Rückmeldung, ob etwaige Trend- und/oder Niveauunterschiede zwischen den Phasen gemäß festgelegten Kriterien als bedeutsam anzusehen sind. Liegen die ersten drei Messungen einer B-Phase über dem Median der absoluten Abweichungen (*MAA*) aus einer vorrausgehenden A-Phase, so ist von einem unmittelbaren Effekt auszugehen. Befinden sich die letzten drei Werte über dem MAA, so gilt dies als Indiz für einen sukzessiven Anstieg. Liegen mindestens 40 % der Messungen aus einer B-Phase nicht über dem entsprechenden MAA, so deutet dies darauf hin, dass die Intervention insgesamt keine nennenswerte Wirkung erzielen konnte. Dieses Vorgehen sollte nicht mit einer „inferenzstatistischen" Auswertung (Absicherung gegen Zufallseffekte) verwechselt werden (siehe Abschnitt zur statistischen Absicherung). Vielmehr geht es darum, ein unvoreingenommenes Urteil zu fällen, ob das Ausmaß der Veränderung zwischen den Phasen einem vorab festgelegten „konventionellen" Kriterium entspricht.

Statistische Absicherung

Häufig besteht Interesse, die im Rahmen einer Förderung erhobenen Daten statistisch abzusichern, ggf. auch über eine größere Anzahl bereits dokumentierter Fälle hinweg. Das bedeutet vom Prinzip her, Aussagen über wirksame Interventionen mit einer Irrtumswahrscheinlichkeit von weniger als 5 % zu treffen. Dazu sollen hier nur zwei Verfahren kurz aufgeführt werden:

(1) *Regressionsanalysen.* Beim Vorliegen der entsprechenden Voraussetzungen lassen sich Messwerte, die im Rahmen einer kontrollierten Praxis erhoben wurden, regressionsanalytisch auswerten. In den meisten Fällen geht es darum, den weiteren Verlauf der Daten aus einer A-Phase statistisch vorherzusagen. Weichen die tatsächlichen Werte in einer nachfolgenden B-Phase im Hinblick auf Niveau und/oder Trend signifikant und in erhoffter Richtung von den vorhergesagten Werten ab, so deutet dies auf einen bedeutsamen Interventionseffekt hin. Dabei muss es nicht immer darum gehen, die Daten einer B-Phase den Vorhersagen aus einer vorangegangenen A-Phase gegenüberzustellen. Bei einem Umkehrplan kann es sogar interessanter sein, Werte aus der A2-Phase mit den nach der vorausgehenden

B1-Phase zu erwartenden Werten zu vergleichen. Für eine regressionsanalytische Auswertung kann man z. B. die App MultiSCED (die über http://34.251.13.245/MultiSCED/ abrufbar ist) oder das Paket SCAN von Wilbert (2022) heranziehen.

(2) *Randomisierungstests.* Randomisieren bedeutet wörtlich: etwas durch Zufall bestimmen. Die Idee ist, dass Größen, die per Zufall bestimmt werden (z. B. der exakte Einsatzpunkt einer Intervention oder die Zuweisung von Kindern zu einer von mehreren Grundraten) relativ robust gegen Verzerrungen durch Störvariablen und den Einfluss systematischer Fehlerquellen sind (Kratochwill & Levin, 2010). Randomisierungstests stellen bestimmte Anforderungen an die Ausgestaltung der Versuchspläne. Das Grundprinzip lässt sich am Beispiel eines Plans mit mehreren A- und B-Phasen veranschaulichen:

Angenommen ein Token-Programm zur Verbesserung der Unterrichtsbeteiligung soll durch drei A-Phasen und drei B-Phasen überprüft werden. Für die Abfolge der Phasen gibt es nach den Regeln der Kombinatorik 20 unterschiedliche Möglichkeiten („nur" 20, weil die drei A-Phasen und die drei B-Phasen in sich jeweils identisch sind). Welche Abfolge soll nun aber ausgewählt werden? Diese Frage wird durch die *zufällige* Ziehung genau einer der 20 Abfolgen beantwortet, wobei bestimmte Abfolgen, die praktisch nicht machbar sind oder unzweckmäßig erscheinen, vorab auszuschließen sind. Die ausgewählte Abfolge wird dann durchgeführt und es werden die zugehörigen Daten erhoben (z. B. Beobachtungen zur mündlichen Beteiligung an je vier Tagen für jede einzelne Phase). Das Ergebnis wird als Differenz D = B – A berechnet. Von der durchschnittlichen Unterrichtsbeteiligung in den B-Phasen wird somit die durchschnittliche Beteiligung in den A-Phasen abgezogen. Nimmt man nun weiter an, die Differenz sei positiv, was zumindest den Anschein erweckt, dass die Intervention wirksam gewesen ist, so stellt sich die Frage: Lässt sich dieses Ergebnis mit hinreichender Zuverlässigkeit gegen die Möglichkeit des Irrtums absichern? Um dies zu prüfen, werden den erhobenen Daten in der exakt gegebenen Reihenfolge nun auch alle anderen vorab ermittelten Kombinationen von A- und B-Phasen zugeordnet. Und für jede dieser 19 Kombinationen wird dann wieder die kritische Differenz D = B – A bestimmt. Unter Anwendung eines Wahrscheinlichkeitskalküls lässt sich so bestimmen, ob das ermittelte Ergebnis weitgehend irrtumssicher ist.

Randomisierungstests eignen sich nur dann für die statistische Absicherung von Interventionseffekten, wenn eine relativ hohe Anzahl an Kombinationen möglich ist. Beim hier gegebenen Beispiel wäre 20 das absolute Minimum, um den Interventionserfolg mit einer Irrtumswahrscheinlichkeit von höchstens 5 % abzusichern (1/20 = 0.05). Dafür müsste die ausgewählte Kombination unter allen denkbaren Kombinationen allerdings das beste Ergebnis liefern. Randomisierungstests eignen sich sehr gut, um den Erfolg alternativer Behandlungen miteinander zu vergleichen. Besteht jedoch keine feste Erwartung, welche von zwei Behandlungen die wirksamere ist, so werden noch weit mehr, nämlich doppelt so viele Kombinationen benötigt, um das Ergebnis abzusichern (Unterscheiden sich die beiden Interventionen voneinander?). Bei schnell wechselnden Behandlungen, so wie etwa bei Finn in Abbildung 30.5, lässt sich diese Voraussetzung meist gut erfüllen.

Für genauere Angaben zu den vielfältigen Einsatzmöglichkeiten, die dieses Verfahren in der Einzelfallforschung bietet, sei hier nur kurz auf die einschlägige Fachliteratur verwiesen (Dugard, File & Todman, 2011; Grünke, 2012).

30.4 Fallbeispiel: Bestimmung der Effektstärke in einer Einzelfallanalyse

Um auf das eingangs beschriebene Fallbeispiel zurückzukommen: Die vorangehenden Abschnitte verdeutlichen, dass die Förderlehrerin etwaige Verbesserungen in der Rechtschreibung von Amir, Lina und Felix mit einem *multiplen Grundratenversuchsplan über Personen* überprüft hat. Zwar begannen die Testungen bei allen drei Kindern zum gleichen Zeitpunkt; die Intervention startete für die Kinder aber zeitversetzt. Dadurch, dass die Lehrerin den Einsatzzeitpunkt zwischen den Kindern ausgelost hat, konnte sie viele Fehlerquellen ausschalten.

Abbildung 30.7 zeigt die Ergebnisse. Ein erster Blick auf die Liniendiagramme vermittelt den Eindruck, dass das eingesetzte Verfahren bei allen drei Kindern wirksam war. Denn im Verlauf der Förderung zeigte jedes Kind Fortschritte. Ein zweiter Blick verrät jedoch, dass die Wirkung der Maßnahme nicht ganz perfekt ist. Denn bei allen drei Kindern gab es während der Rechtschreibförderung auch Tage, an denen ihre Diktat-Leistung schwächer oder zumindest nicht besser ausfiel als in der Grundrate.

Wie kann die Wirksamkeit der eingesetzten Methode genauer bestimmt werden? Parker, Hagan-Burke und Vannest (2007) haben mit dem „Prozentsatz *aller* nichtüberlappenden Datenpunkte“ *(PAND)* ein Maß entwickelt, das den Grad der „Überlappungsfreiheit“ zwischen Grundrate (A) und Intervention (B) erfasst. Wir wählen dieses Maß, weil es sich recht unaufwendig bestimmen lässt. Beim vorliegenden Beispiel wird die Berechnung wie folgt durchgeführt:

- Zuerst wird bei jedem Kind bestimmt, welche Datenpunkte (rein hypothetisch) aus dem Liniendiagramm entfernt werden müssten, damit die Ergebnisse für Intervention und Grundrate frei von jeglicher Überlappung sind.
- Wichtig ist, dass nur so viele Datenpunkte entfernt werden, wie dies für die Überlappungsfreiheit unbedingt erforderlich ist. In Abbildung 30.7 sind die dafür relevanten Datenpunkte durch gestrichelte Kreislinien gekennzeichnet.
- Danach wird die Anzahl der Überlappungen über alle drei Kinder aufsummiert: 2 [Amir] + 3 [Lina] + 1 [Felix] = 6 überlappende Datenpunkte. Dieses Ergebnis wird zur Gesamtzahl der Testungen (3 Kinder × 16 Zeitpunkte = 48 Testungen) ins Verhältnis gesetzt: 6/48 = 0.125 oder 12.5 %.

- Zieht man diesen Anteil überlappender Daten von 1 ab, so erhält man den gesuchten Wert: *PAND* = 1-0.125 = 0.875 oder 87.5 % „Überlappungsfreiheit".

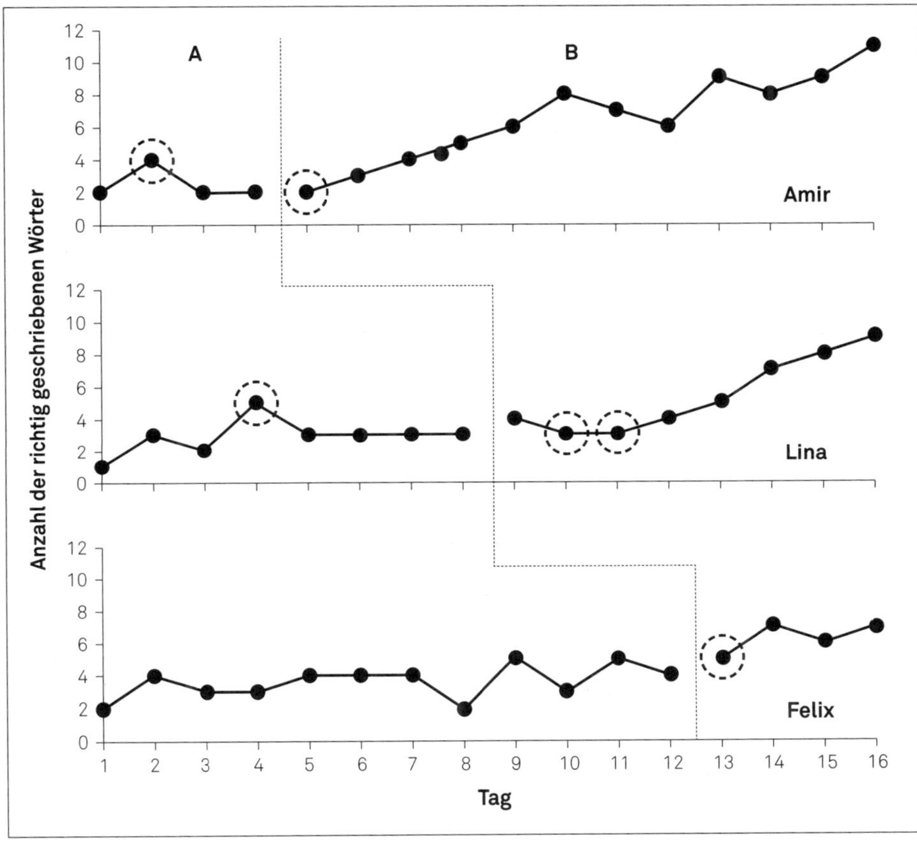

Abbildung 30.7: Ergebnisse zum eingangs beschriebenen Fallbeispiel. Auf der x-Achse sind die Messzeitpunkte, auf der y-Achse das Zielverhalten (hier richtig geschriebene Wörter) abgetragen. Die senkrechten Linien markieren den Beginn der Förderung, die gestrichelten Kreise Datenpunkte, die für eine Überlappungsfreiheit entfernt werden müssten.

Wären die Daten aus Grundraten- und Interventionsphasen völlig überlappungsfrei, so würde das Ergebnis *PAND* = 1 lauten. Ein *PAND*-Wert von 0.50 (die Hälfte der Datenpunkte müsste entfernt werden) würde bedeuten, dass die Intervention völlig wirkungslos gewesen ist. Wenn sich für *PAND* ein Wert über 0.90 bzw. über 90 % ergibt, so hat die Förderung einen „starken" Effekt auf das Zielverhalten ausgeübt. Im vorliegenden Beispiel wird diese Schwelle mit 87.5 % nicht ganz erreicht. Der Effekt, den die Förderung auf die Rechtschreibung der drei Kinder ausgeübt hat, ist aber beachtlich und kann als „mittelstark" bewertet werden (so werden Effekte bezeichnet, die zwischen 70 % und 90 % Überlappungsfreiheit liegen).

Ein Vorteil des *PAND* besteht darin, dass sich aus diesem Wert das gebräuchliche Effektstärkemaß *d* (nach *Jacob Cohen*) bestimmen lässt (Parker & Hagan-Burke, 2007). Dafür ist ein Zwischenschritt erforderlich. Aus dem *PAND*-Wert wird zunächst ein Koeffizient abgeleitet *(Phi)*, der die Stärke des Zusammenhangs zwischen den Untersuchungsphasen (Grundrate vs. Intervention) und der Höhe der Testergebnisse (hier: Anzahl richtig geschriebener Wörter) anzeigt. Danach kann *d* berechnet werden. Hier die beiden Gleichungen, die dafür benötigt werden:

1. $Phi = (2 \times PAND) - 1$
2. $d = (2 \times Phi) / \sqrt{(1 - Phi^2)}$

Die Formeln (1) und (2) lassen sich ebenso wie die Formel zur Berechnung des *PAND* (1 - [Anzahl der überlappenden Datenpunkte/Anzahl aller Datenpunkte]) ohne viel Mühe in Microsoft Excel (oder in ein anderes Rechenprogramm) eintragen. Danach müssen nur noch die Anzahl der Messzeitpunkte und die Anzahl der überlappenden Datenpunkte eingetragen werden, um die Ergebnisse für *PAND*, *Phi* und *d* zu erhalten. Wendet man die Berechnung auf das vorliegende Beispiel an, so ergibt sich eine Effektstärke von $d = 2.27$ (bei $Phi = 0.75$) und damit ein Wert, der die Wirksamkeit des eingesetzten Verfahrens zur Förderung der Rechtschreibung belegt.

Zur Einordnung des Vorgehens im Fallbeispiel bleiben drei Dinge anzumerken:

- Die Bestimmung der Effektstärke von Interventionen, in die mehrere Kinder eingebunden werden, bietet keinen Ersatz für die Betrachtung eines *jeden* Einzelfalls. Blickt man auf Abbildung 30.7, so drängt sich der Eindruck auf, dass Lina während der ersten Förderstunden kaum Fortschritte gemacht hat; später dann aber schon. Vielleicht hatte Lina anfänglich Schwierigkeiten, sich die neue Methode anzueignen; oder sie war zurückhaltend gegenüber der neuen Lehrerin; oder sie genierte sich mitzuarbeiten, weil sie die Rolle als „Förderkind" als peinlich empfand. Hierüber können nur sorgfältige Beobachtungen und Gespräche mit dem Kind Aufschluss geben.
- Multiple Grundratenversuchspläne über Personen setzen häufig ein festes Zeitkriterium (hier: 16 Testungen pro Kind) voraus. Da die Grundraten für die Kinder unterschiedlich lang sind, unterscheidet sich für sie auch die Länge der Interventionsphase. Vorliegend fällt auf, dass Amir am Ende der Förderung (zwölf Förderstunden) immerhin 11 von 12 Wörtern richtig schrieb, während es bei Felix (vier Förderstunden) nur 7 von 12 Wörtern waren. Die Förderung sollte bei Felix fortgesetzt werden, bis er das gesetzte Zielkriterium erreicht.
- So positiv die hier dargestellten Fördereffekte erscheinen: Vollends überzeugen können sie nicht. Dafür fehlen zwei Dinge: (1) Aus dem Fallbeispiel geht nicht hervor, ob Amir, Lina und Felix seit Beginn der Förderung auch im Unterricht bessere Diktate schrieben und ob sie dabei auf die in den Förderstunden vermittelte Methode zurückgriffen. (2) Unklar ist auch, ob die in den Förderstunden erzielten Lernfortschritte zeitlich stabil blieben. Eine aussagefähige Einzelfallanalyse müsste beide Aspekte, Nachhaltigkeit und Generalisierung der Interventionseffekte, berücksichtigen.

Kein Effektstärkemaß ist perfekt. Dies gilt auch für die *PAND*-Berechnung:

- Zuverlässig sind die Werte für *PAND* nur dann, wenn mindestens 20 Datenpunkte vorliegen. Die Gesamtzahl der Messungen in den Interventionsphasen sollte in etwa der Gesamtzahl der Messungen während der Grundraten entsprechen.
- *PAND* berücksichtigt keine Trends, auch nicht in der Interventionsphase. Dafür werden andere Wirksamkeitsmaße benötigt (z. B. TAU-U nach Parker, Vannest, Davis & Sauber, 2011). Gut anwenden lässt sich *PAND*, wenn der Intervention eine Phase der Aufrechterhaltung nachgeschaltet wird, die von der Länge her der Bestimmung der Grundrate entspricht. Zu wünschen ist, dass das (durchschnittliche) Niveau der Aufrechterhaltung über dem (durchschnittlichen) Niveau der Grundrate liegt.

30.5 Literatur

Grundlegende Literatur

Julius, H., Schlosser, R. & Goetze, H. (2000). *Kontrollierte Einzelfallstudien.* Göttingen: Hogrefe.

Kazdin, A. E. (2011). *Single-case research designs: Methods for clinical and applied settings* (2nd ed.). New York, NY: Oxford University Press.

Kratochwill, T. R. & Levin, J. R. (Eds.). (2014). *Single-case intervention research: Methodological and statistical advances.* Washington, DC: American Psychological Association.

Petermann, F. (2005). Kontrollierte Praxis. In F. Petermann & H. Reinecker (Hrsg.), *Handbuch der Klinischen Psychologie und Psychotherapie* (S. 168–177). Göttingen: Hogrefe.

Weiterführende Literatur

Gast, D. L. & Spriggs, A. D. (2010). Visual analysis of graphic data. In D. L. Gast (Ed.), *Single subject research methodology in behavioral sciences* (pp. 199–233). New York, NY: Routledge.

Grünke, M. (2012). Statistische Auswertung von Daten aus Einzelfallstudien mit Hilfe von Randomisierungstests. *Empirische Sonderpädagogik, 4,* 247–264.

Grünke, M., Büyüknarci, Ö., Wilbert, J. & Breuer, E. (2015). To what extent do certain characteristics of a child's written story influence the way it is rated? Insights into features necessary for supporting struggling writers. *Insights into Learning Disabilities, 12*(2), 163–177.

Kratochwill, T. R. & Levin, J. R. (2010). Enhancing the scientific credibility of single-case intervention research: Randomization to the rescue. *Psychological Methods, 15,* 124–144. https://doi.org/10.1037/a0017736

Parker, R. I. & Hagan-Burke, S. (2007). Single case research results as clinical outcomes. *Journal of School Psychology, 45,* 637–653. https://doi.org/10.1016/j.jsp.2007.07.004

Parker, R. I., Hagan-Burke, S. & Vannest, K. J. (2007). Percentage of all non-overlapping data (PAND): An alternative to PND. *The Journal of Special Education, 40,* 194–204. https://doi.org/10.1177/00224669070400040101

Parker, R. I., Vannest, K. J. & Davis, J. L. (2011). Effect size in single-case research: A review of nine nonoverlap techniques. *Behavior Modification, 35,* 303–322. https://doi.org/10.1177/0145445511399147

Parker, R. I., Vannest, K. J., Davis, J. L. & Sauber, S. B. (2011). Combining nonoverlap and trend for single-case research: Tau-U. *Behavior Therapy, 42,* 284–299. https://doi.org/10.1016/j.beth.2010.08.006

Material

Dugard, P., File, P. & Todman, J. (2011). *Single-case and small-n experimental designs: A practical guide to randomization tests* (2nd ed.). New York, NY: Routledge.

Manolov, R. & Vannest, K. J. (2019). A visual aid and objective rule encompassing the data features of visual analysis. *Behavior Modification, 55,* 1–32.

Petermann, F., Koglin, U., Natzke, H. & Marées, N. von (2013). *Verhaltenstraining in der Grundschule: Ein Präventionsprogramm zur Förderung emotionaler und sozialer Kompetenzen* (2. Aufl.). Göttingen: Hogrefe.

Riley-Tillman, T. C., Burns, M. K. & Kilgus, S. P. (2020). *Evaluating educational interventions: Single-case design for measuring response to intervention.* New York, NY: Guilford.

Wilbert, J. (2022). *The SCAN-book.* Verfügbar unter: https://jazznbass.github.io/scan-Book/

31 Wirkfaktoren beim Lernen: Was zeichnet effektive Interventionen bei Lernstörungen aus?

Joachim C. Brunstein, Gerhard W. Lauth und Matthias Grünke

Jede Lernstörung erfordert eine ganz spezielle und möglichst unmittelbare Intervention, die sich aus der folgenden Argumentationskette herleiten lässt:

- Lernstörungen sind Minderleistungen, die durch ungünstige Lernvoraussetzungen, lückenhaftes Wissen, unzulänglich ausgebildete Fertigkeiten sowie fehlende Lernstrategien und zu geringe Lernzeiten verursacht werden.
- Diese naheliegenden Verursachungen bilden zugleich die Angriffspunkte der Intervention, die entweder Lernvoraussetzungen verbessern, Wissen und Fertigkeiten aufbauen oder Lernstrategien vermitteln und die Motivation zum Lernen verbessern will. Je nach den Gegebenheiten des Einzelfalls werden Interventionsmaßnahmen so miteinander verknüpft, dass auch mehrfache und miteinander vernetzte Verursachungen in Angriff genommen werden können.
- Letztlich sollen Interventionen Kinder und Jugendliche mit Lernschwächen dazu befähigen, wieder Anschluss an die Leistungsentwicklung ihrer Altersgruppe zu finden. Denn dies ist die Voraussetzung dafür, dass junge Menschen ihre Bildungslaufbahn mit einem qualifizierten Schulabschluss beenden können, den Einstieg in eine berufliche Ausbildung finden und so letztlich ihre Lebenschancen wahrnehmen können.

Darauf aufbauend lassen sich vier Aussagen über wirksame Interventionen treffen:

1. Wirksame Interventionen fördern „störungsbezogen".
2. Wirksame Interventionen betonen die Bedeutung des Übens.
3. Wirksame Interventionen vermitteln, „wie" etwas erlernt werden kann.
4. Wirksame Interventionen setzen „frühzeitig" ein.

31.1 Wirksame Interventionen fördern „störungsbezogen“

Wirksame Interventionen setzen an den „spezifischen Symptomen“ der jeweils festgestellten Lernstörung an, beziehen aber deren „unmittelbare Ursachen“ und „aufrechterhaltenden Bedingungen“ mit ein:

- Konkrete Ansatzpunkte sind z. B. Unsicherheiten beim lautgetreuen Lesen (das Kind kann Pseudowörter nicht erlesen); unzureichende Kenntnisse und fehlende Beachtung von Rechtschreibregeln; häufige Fehler beim Ausrechnen algebraischer Gleichungen; planloses Vorgehen bei der Lösung von Sachaufgaben. Wirksame Interventionen zeichnen sich dadurch aus, dass sie solche diagnostisch umgrenzten Symptombilder direkt und unmittelbar in Angriff nehmen. Wie symptomspezifische Interventionen auszugestalten sind, wird in den Kapiteln zur Förderung des Lesens (Kapitel 10 bis 12), einschl. relevanter Vorläuferfertigkeiten (Kapitel 9 und 47), des orthografischen (Kapitel 13 und 48) und expressiven Schreibens (Kapitel 14), des Wortschatzes bei Deutsch als Zweitsprache (Kapitel 15) sowie des Rechnens und mathematischen Denkens (Kapitel 16 bis 18) genauer ausgeführt. Die dort beschriebenen Maßnahmen setzen am konkret beobachtbaren Lernverhalten an, führen in der Folge aber zu Veränderungen in den ansonsten verdeckt ablaufenden Vorgängen der (z. B. phonologischen oder numerischen) Informationsverarbeitung.
- Die durch eine Intervention zu fördernden Leistungen können unterschiedlich komplex und voraussetzungsvoll sein. Bei der Planung der Intervention ist diagnostisch abzuklären, welche Anforderungen ein Kind bereits beherrscht und welche Anforderungen es noch nicht selbstständig bewältigen kann. Die Förderung des Textverstehens setzt voraus, dass ein Kind hinreichend genau und geläufig lesen kann. Die Abfassung eines Aufsatztextes setzt voraus, dass ein Kind Schreibbewegungen sicher beherrscht und Schreibideen flüssig verschriftlichen kann. Und die Förderung des mathematischen Problemlösens (z. B. bei Textaufgaben) setzt voraus, dass ein Kind über ein klares Verständnis mathematischer Begriffe und Relationen (größer, kleiner, über, unter) verfügt. Fehlen solche Grundlagen, so kann die Förderung darauf aufbauender Leistungen nur gelingen, wenn basale Teilleistungen mittrainiert werden (indem z. B. ein Training des sinnerfassenden Lesens mit Übungen zur Leseflüssigkeit kombiniert wird; vgl. Kapitel 11) oder bereits vorauslaufend eingeübt worden sind (z. B. durch ein Training der Grafomotorik oder der Rechtschreibung, das der Aufsatzförderung jeweils vorangestellt wird; vgl. Kapitel 14).
- Schwächen in noch grundlegenderen Lernvoraussetzungen, wie im Merken (Kapitel 23) und Denken (Informationen verknüpfen, Objekte vergleichen, Kategorien bilden, das eigene Lernen beobachten und reflektieren; vgl. Kapitel 25, 27 und 49) oder in Aufmerksamkeitsleistungen (Kapitel 24), können Lernstörungen begünstigen und für ihre Entstehung mitverantwortlich sein. Solche

Schwächen zu ignorieren, würde den Erfolg der Intervention gefährden. Zu empfehlen ist, dass in die Intervention Lernhilfen eingebaut werden, die es dem Kind ermöglichen, neues Wissen sicher zu erwerben und richtig anzuwenden. Dazu gehören z. B. Merk- und Visualisierungshilfen, die es dem Kind leichter machen, sich einen mehrstufigen Lösungsweg einzuprägen und die einzelnen Schritte in richtiger Abfolge abzurufen, wenn eine neue Aufgabe ansteht; oder die Einübung von Selbstanweisungen, auf die das Kind zurückgreifen kann, um sich zu einem durchdachten Vorgehen bei der Lösung einer Aufgabe anzuhalten (Kapitel 39). Leistungen des Gedächtnisses, des Denkens und der Aufmerksamkeit werden nicht isoliert trainiert, sondern in möglichst enger Verbindung mit den jeweiligen Lerninhalten der Intervention gefördert.
- „Lernunlust" spielt in allen Phasen der Entstehung und Aufrechterhaltung einer Lernstörung eine wichtige Rolle. So auch während der Intervention selbst. Deshalb werden in die Intervention Maßnahmen eingefügt, die das Kind dazu anregen sollen, Lernhandlungen in Angriff zu nehmen und sorgfältig auszuführen. Der Einsatz von Verstärkerplänen und operanten Techniken (Kapitel 19) gehört ebenso dazu wie die Ausgestaltung einer interessefördernden Lernumgebung (Kapitel 22). Damit sich die Schwierigkeiten nicht verfestigen, müssen lernförderliche Verhaltensweisen aufgebaut, ungünstige Verhaltensweisen hingegen vermindert werden. Ein Beispiel dazu: Die Eltern eines Kindes, das keine Lust zum Lesen hat, versuchen, mit ihrem Kind ein Bilderbuch zu lesen. Das Kind reagiert unwillig und wird immer ärgerlicher, bis seine Eltern schließlich aufgeben und die Leseaktivität abbrechen. Ungewollt verstärken sie damit „negativ" die verärgerte Reaktion ihres Kindes (d. h. das Kind wird die Reaktion, die das unangenehme Lesen beendet hat, jetzt noch häufiger zeigen). Wichtig ist, dass das Verhalten von seinen vorauslaufenden Bedingungen wie von seinen Konsequenzen her zutreffend eingeordnet wird (McKenna, Flower, Kyung Kim, Ciullo & Haring, 2015; siehe Anhänge A und B in diesem Band). Daraus ergeben sich konkrete Hinweise, wie Merkmale der Situation und der Handlungsfolgen so abzuändern sind, dass ein Kind mit hinreichender Intensität und Qualität lernt. Als Instrumente bieten sich Verfahren des Kontingenzmanagements und Verhaltensverträge an (Kapitel 35 und 36). Damit die Maßnahmen nachhaltig und situationsübergreifend wirken, sollten Eltern (häusliche Umwelt) und Lehrkräfte (schulische Umwelt) daran beteiligt werden (Kapitel 41 und 42).

31.2 Wirksame Interventionen betonen die Bedeutung des Übens

„Üben" nimmt in Interventionen für Lernstörungen eine Schlüsselstellung ein. Denn Lernen lässt sich als Verhaltensänderung verstehen, die durch Üben zustande kommt. Ganz gleich, ob es um das korrekte Schreiben von Wörtern, um das flüssige Lesen von Texten oder um die Beherrschung der binomischen Formeln beim Rechnen geht, die zugehörigen Fertigkeiten werden erst durch wiederholtes und zielgerichtetes Üben mit hinreichender Sicherheit ausgebildet. Intensives Üben beansprucht viel Zeit. Wanzek et al. (2018) ermittelten, dass sich „intensive" Interventionen zur frühen Leseförderung bei Risikokindern im Vor- und Grundschulalter in der Regel aus mehr als 100 Einzelsitzungen zusammensetzen (mit einer Dauer von ca. 15 bis 30 Minuten), die sich schnell zu mehr als 63 Stunden aufsummieren, wenn das Programm substanzielle Verbesserungen bewirken soll (ES = 0.45).

Dafür müssen geeignete Übungen bereitgestellt werden. Denn unabhängig davon, welche „tieferliegenden Ursache" einer Lernstörung zugrundliegen mag: Intensives und zielgerichtetes Üben wirkt der Verfestigung von Defiziten in schulischen Kenntnissen und Fertigkeiten entgegen, was verschiedene Beispiele zeigen.

Beispiele, wie Üben der Verfestigungen von Defiziten entgegenwirkt:

- Ein leseschwaches Kind wird auch dann vom wiederholenden Lesen von Texten profitieren, wenn seine mangelnde Geläufigkeit beim Lesen „ursächlich" auf eine viel zu geringe familiäre Unterstützung zurückgeht.
- Häufiges Üben wird für ein rechenschwaches Kind auch dann von Vorteil sein, wenn „eigentlich" krankheitsbedingte Fehlzeiten seinen Lernrückstand verursacht haben.
- Durch Vorlesen verbessern sich der Wortschatz und das Sprachverständnis eines Vorschulkindes, obgleich die festgestellten sprachlichen Entwicklungsverzögerungen „tatsächlich" durch einen Unfall ausgelöst worden sind.

Mit Üben allein ist es nicht getan. Reiner Drill, ohne Einsicht und erkennbare Fortschritte, kann für ein Kind quälend sein. Deshalb muss das Übungsprogramm überschaubar sein, auf nachvollziehbaren Regeln aufbauen und systematisch durchlaufen werden. Dazu tragen folgende Vorgehensweisen bei:

- Es werden Aufgaben gestellt, die für das Kind herausfordernd, aber lösbar sind, zuerst mit, später dann ohne äußere Unterstützung. Wenn das Kind Fortschritte macht, wird die Schwierigkeit der Aufgaben allmählich erhöht.
- Mithilfe von Übungsbeispielen werden dem Kind Regeln vermittelt, wie es Aufgaben lösen kann, selbst wenn sie in der Übung noch nicht vorkamen. Beispiel: Einem Kind wird durch Beispielwörter verdeutlicht, wann der Laut/ts/mit „z" (wie in Tanz, gemäß der „l-m-n-r Regel") und wann mit „tz" (wie in Witz, also nach kurzem Selbstlaut) geschrieben wird. Dieses Regelwissen soll das Kind sodann auf neue Wörter übertragen (Pilz, Walze, Blitz, Katze). Gegebenenfalls kann der Regelabruf durch kurze Erinnerungshilfen vorgebahnt werden.
- Das Lernen wird in beobachtbarer Weise vollzogen. Das Kind liest z. B. einen Text laut vor oder rechnet eine Bruchrechenaufgabe „laut denkend" aus. Wenn das Lernen auf diese Weise sichtbar und hörbar gemacht wird, kann es besser

überwacht und korrigiert werden. Fehler werden sofort erkannt und können unmittelbar verbessert werden.

- Während der Intervention sollte sich das Lernen weitgehend fehlerfrei vollziehen. Ein Programm startet an der „Null-Fehler-Grenze" (Reuter-Liehr, 2008), setzt also mit der schwierigsten Aufgabe ein, die das Kind zuverlässig lösen kann. Werden neue Inhalte vermittelt, so werden dafür gezielte Hilfen bereitgestellt: Dem Kind wird eine Aufgabe zur elementaren Algebra „laut denkend" vorgemacht, bevor es versucht, die Aufgabe selbst zu lösen. Ein Textabschnitt wird dem Kind zuerst vorgelesen, bevor es den Abschnitt selbst vorträgt oder, als Zwischenschritt, den Text „synchron" mit einem Partner liest. Mit wachsender Sicherheit werden diese Hilfen wieder ausgeblendet.
- Alles, was nebensächlich, detailverliebt und überflüssig ist, wird im Übungsmaterial getilgt. Langatmige, komplizierte, sich wiederholende Erklärungen werden vermieden. Denn all dies verunsichert das Kind und lenkt seine Aufmerksamkeit von der eigentlichen Aufgabe ab. Informationen, die für die Lösung der Aufgabe irrelevant sind, belasten dennoch das Arbeitsgedächtnis. Als „Fremdbelastungen" (Sweller, 1994) erschweren sie es dem Kind, den Kern der Aufgabe zu erfassen und einen dazu passenden Lösungsweg zu ermitteln. Klare Anleitungen und eindeutige Aufgaben entlasten das Kind, weil der Lerninhalt ohne Nebensächliches in den Vordergrund tritt.
- Die durch Üben erreichten Lerngewinne bleiben bereichsspezifisch. Gelernt wird, was geübt wird! Rechenübungen fördern Rechnen. Schwimmen übt nicht das Leseverständnis. Lernen hängt somit vom Inhalt und Zuschnitt der Übungen ab. In aller Regel benötigt man dafür einen kompetenten „Coach", der geeignete Aufgaben zusammenstellt, die Übungen anleitet, sie auswertet und Rückmeldungen gibt.

Diese Prinzipien kommen nicht nur in der persönlichen Interaktion, etwa zwischen einer Lerntherapeutin und einem lernschwachen Kind, zum Tragen, sondern werden auch konsequent in der Gestaltung PC-gestützter Programme zur Lernförderung umgesetzt (Kapitel 29).

31.3 Wirksame Interventionen vermitteln, „wie" etwas erlernt werden kann

Lernen setzt Nachdenken, Konzentration und Anstrengungsbereitschaft voraus. Gute Lerner:innen investieren Zeit, um die anstehende Aufgabe zu verstehen, überlegen sich gründlich den Lösungsweg, überwachen ihr Vorgehen bei der Umsetzung ihres Plans und prüfen das Ergebnis kritisch nach. Schüler:innen mit Lernstörungen verhalten sich anders: Sie gehen schulischen Anforderungen aus dem Weg, lesen ungern, melden sich selten im Unterricht, bereiten sich auf Klassenarbeiten nicht vor, beenden Aufgaben voreilig und überprüfen ihre Ergebnisse nicht. Dieses oberflächliche Lernen ist dem Wissenserwerb abträglich; motivational ist es aber nachvollziehbar: Schüler:innen mit Lernstörungen fehlen Erfolgserlebnisse. Ihr Interesse an schulischen Aufgaben wird durch viele Enttäuschungen eingetrübt. Die daraus resultierende ablehnende Haltung schulischen Anforderungen gegenüber führt zu weiteren Lernrückständen. In dieser Situation kommt es darauf an, sowohl die Qualität als auch die Quantität der Lernaktivitäten zu erhöhen.

Vermittlung von Lernstrategien

Bei der Vermittlung von Lernstrategien steht das „Wie" des Lernens im Vordergrund: Wie kann ich einen Text besser verstehen? Wie kann ich eine Textaufgabe lösen? Wie kann ich einen guten Aufsatz schreiben? Wie kann ich meine Prüfungsvorbereitung besser organisieren? Wie präge ich mir die Vokabeln in Englisch, Französisch oder Latein ein?

Bei all diesen Fragen geht es um den Erwerb und um die Anwendung von Lernstrategien. Eine Strategie ist nichts anderes als ein Handlungsplan, der aus mehreren Teilschritten besteht und bei korrekter Anwendung dazu führt, dass eine Aufgabe besser verstanden und das eigene Wissen darüber vertieft wird. Unterschiedliche Arten von Aufgaben benötigen unterschiedliche Strategien, wie z. B. Strategien zum Verstehen von Texten oder zum Lösen von Sachaufgaben im Rechnen. Selbst bei ähnlich gelagerten Anforderungen können sich je nach Aufgabenstellung ganz unterschiedliche Strategien zur Bearbeitung anbieten. Für das Schreiben eines erzählenden Textes wird eine andere Strategie benötigt als für das Schreiben eines argumentierenden Textes (Harris, Graham, Mason & Friedlander, 2008).

Wirksam ist die Strategievermittlung dann, wenn sie „explizit" (die Strategie wird ausdrücklich benannt und in ihrer Wirkung begründet) und „direkt" (die Lehrperson strukturiert und überwacht jeden Schritt des Strategieerwerbs) erfolgt (Kapitel 37). Bewährt hat sich, wenn eine Lernstrategie zunächst durch „kognitives Modellieren" und „lautes Denken" vorgemacht wird. Gegebenenfalls kann sie im Rahmen eines Selbstinstruktionstrainings (Kapitel 39) kleinschrittig eingeübt und ganz allmählich verinnerlicht werden. Das partnerschaftliche Lernen mit Gleichaltrigen und das Lernen in Gruppen können unterstützend wirken (Kapitel 40). Letztlich kommt es darauf an, dass die Strategie selbstständig angewendet und auf neue Aufgaben und Situationen übertragen wird.

Um dies zu bewirken, werden in die Strategievermittlung Merkmale des selbstgesteuerten Lernens eingebunden (Kapitel 26 und 27), wie z. B. sich Verbesserungsziele setzen, eine Strategie auswählen, ihre Anwendung überwachen und die erreichten Ergebnisse bewerten (Brunstein & Spörer, 2018; Zimmerman, Bonner & Kovach, 1996). Durch solche Vorgehensweisen wird die kognitive Belastung beim Lernen erhöht, gerade weil das Kind jetzt nicht mehr oberflächlich, sondern gründlich vorgeht. In dieser Situation ist es essenziell, alle Fremdbelastungen zu tilgen und die Komplexität der Anforderungen so zu dosieren, dass das Kind in seinem Denken nicht überfordert wird (Kapitel 33).

In bewährten Programmen werden alle wesentlichen Aspekte der Strategievermittlung durch Materialien gestützt (vgl. z. B. Kapitel 12 und 14). „Strategiekarten" helfen dem Kind, sich die anstehenden Handlungsschritte zu vergegenwärtigen. Mit „Checklisten" kann es prüfen, ob es seinen Handlungsplan vollständig umgesetzt hat. Und „Lernverlaufsdiagramme" führen ihm vor Augen, welche Fortschritte es erzielt hat. Kindern mit gravierenden Lernstörungen sollten Lernstrategien in eigens dafür angesetzten Trainings vermittelt werden. Laut einer Metaanalyse von Elhusseini, Tischner, Aspiranti und Fedewa (2022) ist die Förderung dann besonders effektiv (ES = 1.21). Strategiegeleitetes Lernen lässt sich aber auch in den Regelunterricht einbinden (Dignath, Buettner & Langfeldt, 2008). Dort ist sicherzustellen, dass ein Kind die neu erlernten Strategien regelmäßig abrufen und weiter ausfeilen kann.

Steigerung der Lernaktivität

Motivation ist eine wichtige Lernvoraussetzung. Bei Kindern und Jugendlichen, die aufgrund ihrer Lernschwierigkeiten schon viele Enttäuschungen erlebt haben, stellt sich daher die Frage: Wie motiviere ich ein Schulkind dazu, ein Lernprogramm zu absolvieren, dessen Inhalte aversiv eingefärbt sind? Folgende Ansatzpunkte bieten sich an:

(1) *Lernaufgabe.* Anreize, regelmäßig und ausdauernd zu lernen, gehen zuallererst von den Lernaufgaben aus. Benötigt werden Aufgaben, die (a) *Interesse* wecken und (b) von ihrer *Schwierigkeit* her dem Kenntnisstand des Kindes entsprechen. Im ersten Fall tritt das Thema, der Inhalt oder der Gegenstand in den Vordergrund und wird auf die Interessen des Kindes abgestimmt (Kapitel 22). Teils kann das Kind auch mitbestimmen, welche Aufgabe es bearbeiten will (z. B. einen bestimmten Text lesen). Bei der Aufgabenschwierigkeit geht es um die Passung zwischen Lernstand und Anforderungsgrad. Anders als im Schulunterricht, müssen die Aufgaben eines Förderprogramms für das Kind stets bewältigbar sein. Ihre Schwierigkeit folgt der Entwicklung des Leistungsstands. Motivierend wirken (c) Aufgaben, die für das Kind einen erkennbaren *Nutzen* haben. Einem Kind, das mit einer Karteikastenmethode (Kapitel 48) Englischvokabeln übt, wird vermittelt, wie es aus den neu gelernten Wörtern kleine Sätze bilden kann. Ähnlich wird

einem Kind, das Texte wiederholend liest, vermittelt, dass es auf diese Weise nicht nur immer flüssiger lesen kann, sondern, dass es so auch besser versteht, was im Text ausgesagt wird. Dem Kind wird also deutlich gemacht, „wozu“ es etwas übt und „wofür“ es das, was es lernt, gebrauchen kann.

(2) *Operante Verstärker* (z. B. Aktivitäts- oder Tauschverstärker). Sie erhöhen die Wahrscheinlichkeit, dass eine Lernhandlung (erneut) ausgeführt wird (Kapitel 19). Belohnt wird die Aufnahme der Handlung oder die Meisterung eines Lernschritts, stets jedoch der Lernfortschritt, der bei dem Kind beobachtet wird. Kurze, aber informative und anerkennende Rückmeldungen sind die einfachste Form der Verstärkung. Wachsen Wissen und Können an, so wird der Maßstab, nach dem die Verstärkung erfolgt, schrittweise erhöht. Maßnahmen der „Fremdverstärkung“ können durch Maßnahmen der „Selbstverstärkung“ ergänzt werden. Beispiel: Den Aufzeichnungen seines „Lerntagebuchs“ entnimmt ein Schüler, dass er deutlich weniger Zeit als seine Mitschüler:innen für die Hausaufgaben im Rechnen aufbringt. Daraufhin nimmt er sich vor, 20 Minuten lang die an sich ungeliebten Rechenaufgaben zu bearbeiten und will in dieser Zeit mindestens vier der fünf gestellten Aufgaben richtig lösen. Schafft er das, belohnt er sich mit einer beliebteren Aktivität, wie z. B. ein „Musikvideo anschauen“. Fremd- und Selbstverstärkung schließen sich nicht aus. Ihr Übergang ist fließend. Auch unter erzieherischen Gesichtspunkten ist es angebracht, wenn nicht nur „die“ Lerntherapeutin oder „der“ Trainer, sondern vor allem die Eltern und ggf. die Lehrer:innen einem Kind Respekt für seine hart erarbeiteten Erfolge zollen. Lob und Anerkennung bringen diesen Respekt spürbar zum Ausdruck.

(3) *Selbstbewertung.* Die Selbstbewertung der Lernergebnisse wird gleichfalls motivationsfördernd abgeändert (Kapitel 50). Die Schüler:innen werden angehalten, ihre Erfolge auf die eigene Person, das neu gelernte Vorgehen und den zusätzlichen Zeiteinsatz zurückzuführen. Solche „internalen“ Ursachenerklärungen erzeugen Stolz auf die vollbrachte Leistung, begünstigen optimistische Erwartungshaltungen und stellen eine Verbindung zwischen Lernfortschritt und Selbstwirksamkeit her (Schunk & Zimmerman, 2008). Sie nähren die Vorstellung, Handlungen, die für die Lösung einer Aufgabe benötigt werden, erfolgreich ausführen zu können. Diese Überzeugung erhöht die Wahrscheinlichkeit, dass das neu erworbene Wissen auch nach Abschluss der Intervention aktiv angewendet wird.

31.4 Wirksame Interventionen setzen „frühzeitig“ ein

Lernstörungen haben eine familiäre und persönliche Vorgeschichte. Ihr Ursprung liegt oft darin, dass den Kindern schon bei Schuleintritt wichtige Lernvoraussetzungen fehlen, was nicht nur zu Startschwierigkeiten, sondern auch zu immer größeren Lernrückständen führt. Das verdeutlichen zwei Beispiele.

Beispiele für das Fehlen wichtiger Lernvoraussetzungen:

- Marcel (7 Jahre) war als Kleinkind sehr kränklich, litt häufig an fehlbehandelten Mittelohrentzündungen, blieb in seiner Entwicklung zurück, spielte wenig ausdauernd und fand im Kindergarten kaum Zugang zu anderen Kindern. Nach der Einschulung blieb er weiterhin für sich und machte beim Lernen kaum Fortschritte.
- Vanessa (8 Jahre) wirkte im Kindergarten sehr verträumt und hing dort häufig ihren Gedanken nach. Sie unternahm wenig von sich aus und wurde nur aktiv, wenn sie dazu ausdrücklich aufgefordert und von einer Betreuerin angeleitet wurde. Sie sprach wenig und besaß einen sehr eingeschränkten Wortschatz. Nach der Einschulung stellten sich bei Vanessa Schwierigkeiten beim Lesen und Schreiben ein. Von ihren Mitschüler:innen wurde sie gemieden. Vanessa wurde zunehmend ängstlicher. Von sich aus beteiligte sie sich am Unterricht gar nicht mehr.

Dies sind nur zwei Beispiele für frühe Risiken, die das spätere Auftreten von Lernstörungen begünstigen. Swanson (1999) hat die dafür relevanten Faktoren wie folgt zusammengefasst:

- *Mangelnde Gesundheit und unzureichende Sicherung von Grundbedürfnissen.* Häufige Erkrankungen, mangelnde Gesundheitsversorgung und häufige Klinikaufenthalte in der frühen Kindheit erhöhen das Risiko für spätere Lernstörungen. Oft sind diese widrigen Bedingungen mit mangelnden Entwicklungs- und Sprachanregungen verknüpft.
- *Geringes Sprachvermögen.* Ein geringer Wortschatz und ein mangelndes Sprachverständnis begünstigen die Ausbildung von Lernstörungen; teils, weil den Kindern zentrale Lernvoraussetzungen fehlen, und teils, weil das Einprägen von Lerninhalten ohne sprachliche Kodierung nicht gelingen kann.
- *Gedächtnisschwächen.* Lernen erfordert, dass Inhalte im Gedächtnis abgespeichert, bei einer neuen Aufgabe abgerufen und neu miteinander verknüpft werden. Kinder mit Lernstörungen nutzen ihr Arbeitsgedächtnis eher ungeschickt. Sie überlasten sich, weil sie unsicher sind, worauf es bei einer Aufgabe ankommt, oder sie rufen ihr Vorwissen nicht ab, um den neuen Lerninhalt daran anzubinden. Leistungen, die hohe Anforderungen an das Arbeitsgedächtnis stellen (z. B. einen Text verstehen, ein Rechenproblem lösen), können deshalb nicht erbracht werden (Swanson & Sáez, 2003).
- *Funktionseinbußen.* Defizite in der Ausdauer, Konzentration und feinmotorischen Geschicklichkeit erhöhen ebenso wie Defizite in Vorläuferfertigkeiten des Lesens, Schreibens und Rechnens das Risiko für die Entwicklung von Lernstörungen.
- *Mangelnde kognitive Reife* oder *kognitive Entwicklungsverzögerungen.* Schüler:innen mit Lernstörungen sind oft auf vielen Feldern im Rückstand: in der Kommunikation, in der Motorik, im sprachlichen Ausdrucksvermögen, in ihrer

Konzentration und in ihrer Selbststeuerung. Werden sie mit ansteigenden Anforderungen konfrontiert, ist es oft nur eine Frage der Zeit, bis sie nicht mehr mitkommen.

Bei Schuleintritt führen diese Risiken zu „Startschwierigkeiten“, d.h. zu ersten, noch relativ geringen Lernrückständen. Wenn der Unterricht voranschreitet und voraussetzungsvoller wird, fallen die Kinder immer weiter zurück. Quasi „schleichend“ oder „Zug um Zug“ wachsen sich ihre Rückstände zu gravierenden Minderleistungen aus. Präventive Maßnahmen, die Lernstörungen schon im Vorfeld ihrer Entstehung entgegenwirken sollen, greifen an drei Punkten an:

(1) *Die Entwicklungsbedingungen der Kinder und ihre Lernfähigkeit verbessern.* Hierzu gehören folgende Maßnahmen: Sprachanregungen geben (Vorlesen, Diskutieren, Zuwenden), ausdauerndes Spielverhalten unterstützen (Explorationsverhalten anregen, Spielverhalten strukturieren, ausdauerndes Verhalten belohnen) und Vorläuferfertigkeiten des Schriftspracherwerbs und schulischen Rechnens ausbilden. Genauere Ausführungen hierzu finden sich in den Beiträgen über die Förderung der phonologischen Bewusstheit (Kapitel 9) und Sprachkompetenz (Kapitel 47), von Vorläuferfertigkeiten und Basiskompetenzen des Rechnens (Kapitel 16 und 17) sowie des Denkens (Kapitel 25 und 49) und von Gedächtnisleistungen (Kapitel 23). Kapitel 8 gibt zudem einen systematischen Überblick zu Maßnahmen der Frühprävention.

(2) *Lernstörungen früh aufgreifen.* Besonders nachdrücklich wird diese Forderung von Interventionsansätzen erhoben, die unter der Bezeichnung „Response to Intervention“ (RTI) v.a. in den USA (Jimerson, Burns & VanDerHeyden, 2016), stellenweise aber auch in Deutschland (Voß et al., 2016) umgesetzt wurden (Kapitel 45). Maßgeblich ist die Erkenntnis, dass sich eine Lernstörung nur selten „auswächst“ oder sich ein Kind, das am Schulanfang unzureichend lernt, plötzlich „wieder fängt“. Solche fälschlichen Erwartungen werden treffend als „Wait-to-Fail“ bezeichnet: Es wird so lange damit gewartet, etwas zu tun, bis sich anfängliche Lernschwierigkeiten zu einem drohenden Schulversagen ausgewachsen haben. Ursprünglich sah der RTI-Ansatz ein schrittweises Vorgehen vor, das von optimierenden Maßnahmen im Regelunterricht, über die Förderung kleiner Lerngruppen im Zusatzunterricht bis hin zur Lerntherapie im Eins-zu-eins-Verhältnis reicht. Aber auch innerhalb des RTI-Ansatzes gilt: Mit dem Start der jeweils höheren Interventionsstufe sollte nicht gewartet werden, bis ein Kind auf der niedrigeren Stufe „versagt“ bzw. sich als „Non-Responder“ erweist. Liegen gravierende Defizite vor, so ist es effektiver, wenn höhere Interventionsstufen sofort eingeleitet und von Beginn an in die Förderung einbezogen werden (Otaiba, Kim, Wanzek, Petscher & Wagner, 2014).

(3) *Den Übergang vom Kindergarten in die Schule abflachen.* Die Eltern sollten in den Kontext der Schule eingebunden und zur Unterstützung des schulischen Ler-

nens herangezogen werden. Die Maßnahmen reichen von der Mitwirkung an schulischen Entscheidungen (z. B. hinsichtlich der Lehrmethoden oder der Gestaltung des Förderunterrichts) bis hin zur Mitwirkung bei der Ausgestaltung des Schulunterrichts (etwa bei der lebensnahen Ausgestaltung des Sachkunde-Unterrichts, in den die Eltern ihre beruflichen Erfahrungen einbringen). Genauere Vorschläge, wie der Übergang vom Kindergarten in die Schule erleichtert werden kann, finden sich in Kapitel 43.

Präventionsmaßnahmen finden in der Familie, vor allem aber in Kindergärten und Frühförderzentren sowie in Vorschuleinrichtungen statt. Teils wenden sie sich direkt an das Kind, dem z. B. Vorläuferfertigkeiten nahegebracht werden, teils richten sie sich an die Eltern, um z. B. deren Erziehungs- und Kommunikationsverhalten zu verändern. Auch die Schule kann in das Elternhaus hineinwirken. Die Klassenlehrkraft gibt den Eltern z. B. Hilfestellungen und Anleitungen, wie diese die Hausaufgaben ihres Kindes betreuen und gemeinsame Leseaktivitäten mit ihm ausgestalten können (vgl. Kapitel 42 und Anhang B in diesem Band). Ungünstige Lernvoraussetzungen der Kinder spiegeln oftmals wider, dass auch die Fördermöglichkeiten der Eltern eingeschränkt sind (z. B. wegen geringer Sprachkompetenz). Dann ist es sinnvoll, die Mütter und Väter in einem Elterntraining intensiv zu „schulen" und systematisch darauf vorzubereiten, wie sie ihren Kindern beim häuslichen Lernen „für die Schule und fürs Leben" helfen können (Kapitel 41).

Insgesamt betrachtet können Maßnahmen der Frühförderung als erfolgreich eingestuft werden (nach Hatties 2018er Liste der Einflüsse auf schulische Leistungen: $d = 0.44$; Hattie, 2018). Ihre Effekte auf „harte" Erfolgskriterien, wie z. B. einen qualifizierten Schulabschluss, sind begrenzt (siehe Tabelle 31.1), aber nicht zu unterschätzen, wenn man bedenkt, dass ein fehlender Schulabschluss hohe Kosten nicht nur für die betroffene Person, sondern auch für die Gesellschaft mit sich bringt (McCoy et al., 2017). Wirksame Programme heben sich von weniger wirksamen durch folgende Merkmale ab (Chambers, Cheung, Slavin, Smith & Laurenzano, 2009):

- Die Förderung wird durch einen Lehrplan vorstrukturiert, der genaue Angaben zu den Förderzielen, Aufgabenmaterialien, Lern- und Spielaktivitäten sowie zum zeitlichen Rahmen macht.
- Vorläuferfertigkeiten des schulischen Lernens stehen im Mittelpunkt der Förderung.
- Für die Umsetzung wird qualifiziertes Personal eingesetzt.
- Die Eltern werden in die Förderung einbezogen.
- Um die Lernvoraussetzungen bis zum Schuleintritt substanziell verbessern zu können, sollte die Förderung regelmäßig (mehrmals in der Woche) und über einen längeren Zeitraum stattfinden (etwa über das gesamte 3. und/oder 4. Lebensjahr).

Zwei Fehlinterpretationen des Prinzips der „Frühzeitigkeit"

So wichtig „frühes Fördern" ist, zwei Fehlschlüssen ist vorzubeugen:

1. Innerhalb der Schullaufbahn sind frühe Interventionen nicht „an und für sich" wirksamer als Interventionen, die erst später einsetzen. Im Bereich der Leseförderung erreichen Programme, die gegen Ende der Grundschulzeit angeboten werden, mitunter sogar höhere Wirksamkeiten als Programme, die zeitnah nach der Einschulung durchgeführt werden (Suggate, 2016). Bei den „späten" Programmen steht zumeist die Verbesserung des gut förderbaren sinnverstehenden Lesens im Vordergrund, während es bei den „früh" einsetzenden Programmen um basale Fertigkeiten, wie die Lautsynthese, die Buchstaben-Laut-Zuordnung oder die schnelle Worterkennung geht. Diese Fertigkeiten lassen sich nur mit viel Zeit und Geduld, also ganz allmählich aufbauen. Essenziell ist, dass die Förderung „rechtzeitig" einsetzt, also entweder vorbereitend oder zumindest zeitnah, wenn sich die entsprechende Anforderung in der Schule stellt (Suggate, 2010). Kommt sie zu spät, so kann sich ein an sich nützliches Programm als völlig wirkungslos erweisen.
2. So früh und intensiv eine Intervention auch angelegt sein mag: Nach neueren Befunden (Lipsey, Farran & Durkin, 2018; May, Blakeney, Shrestha, Mazal & Kennedy, 2022) wäre es vermessen zu erwarten, dass ein einzelnes Programm Lernschwierigkeiten und ungünstige Lernvoraussetzungen „ein für alle Mal", also „auf Dauer" und „frei von jeglichem Rückfall" kurieren kann. Schulische Anforderungen bauen nicht nur auf bereits Gelerntem auf; sie verändern sich ständig und fügen immer wieder Neues hinzu. Kinder und Jugendliche, welche die oben genannten Risikofaktoren aufweisen, werden während der Schullaufbahn immer wieder vor Herausforderungen gestellt, die sie ohne zusätzliche Hilfen nicht meistern können. Regelmäßige Beobachtungen des Leistungsstands und wiederholte Interventionen, die sich am Entwicklungsstand des Kindes oder Jugendlichen, aber auch an den anstehenden schulischen Anforderungen orientieren, sind daher angebracht. Dies schließt „späte" Unterstützungen, etwa für Jugendliche, welche die Schule verlassen und in eine berufliche Ausbildung einsteigen, ausdrücklich mit ein (Kapitel 44).

31.5 Wo stehen wir heute?

Um die Förderung von Kindern und Jugendlichen, die beim schulischen Lernen gravierende Probleme zeigen, steht es nicht gut. Viel zu viele Schüler:innen geraten in die Falle einer Lernstörung oder verfehlen Mindeststandards, die an das schulische Lernen anzulegen sind – und dies nicht erst, wenn ihre Schullaufbahn vorangeschritten ist, sondern bereits im „Elementarunterricht" (Stanat et al., 2022). Die Veröffentlichung neuer Bildungsdaten erzeugt tagesaktuell meist aufgeregte Schlagzeilen, oftmals verbunden mit pauschalen Erklärungen und vorgestanzten Schuldzuweisungen. Für die betroffenen Kinder, Jugendlichen und für deren Familien, also für diejenigen, um die es eigentlich geht, bringt dies offenbar wenig; sonst wären die Probleme schon längst gelöst.

Übersichtsarbeiten (Metaanalysen) zur Wirksamkeit verfügbarer Interventionen für Lernstörungen zeichnen ein erfreulicheres Bild. In Tabelle 31.1 werden die Ergebnisse für einige Beispiele auszugsweise dargestellt. In allen drei Kernbereichen – Lesen, Schreiben und Rechnen – liegen Interventionen vor, die sich gut bewährt haben. Dies gilt nicht nur für grundlegende Fertigkeiten (z. B. Rechenfertigkeiten), sondern auch für darauf aufbauende „höhere" Leistungen (z. B. mathematisches Problemlösen). Gut gesichert ist, mit welchen Vorgehensweisen, Techniken und unterstützenden Maßnahmen sich die jeweils anvisierte Fertigkeit, Strategie oder Leistung zuverlässig aufbauen und vermitteln lässt: Direkte Instruktion, Selbstinstruktion, kognitives Modellieren, angeleitetes Üben und der Einsatz von Lerntechnologien zählen gewiss dazu. Lernstörungen sind nicht im Handumdrehen zu beheben. Interventionen dürfen nicht langatmig sein. Daher sollten die Intensität und die Dauer der Förderung vorausgeplant werden. Auch zu dieser Frage liegen zunehmend gesicherte Erkenntnisse vor (siehe Tabelle 31.1). Ob eine Intervention erfolgreich umgesetzt wird, hängt nicht zuletzt vom professionellen Handeln der „Akteure" ab. Leitung und Supervision sollten in den Händen von qualifiziertem Personal liegen, wie z. B. gründlich ausgebildeten Lerntherapeut:innen oder für die Lernförderung speziell ausgebildeten Lehrkräften. Dies schließt nicht aus, dass andere „Ressourcen" ebenfalls ausgeschöpft werden, wie z. B. das tutorielle Lernen mit Gleichaltrigen oder mit älteren Mitschüler:innen, das sich bei risikobehafteten Kindern und Jugendlichen auch präventiv bewährt hat (Kapitel 40).

Damit ein Interventionsprogramm bei seiner Umsetzung die erhoffte Wirkung erzielen kann, bleiben zwei Dinge zu beachten:

1. Die Umsetzung sollte „getreu des Manuals" erfolgen, sodass das umgesetzte Vorgehen mit dem geplanten bzw. vorgegebenen Vorgehen im Wesentlichen übereinstimmt. Bleibt die Umsetzung unvollständig (nicht alle Elemente werden umgesetzt), erfolgt sie unsystematisch (die Abfolge der Aufgaben wird nicht eingehalten) oder wird sie nicht mit der gebotenen Qualität ausgeführt (die Vermittlungstechniken werden abgeändert), so sind Fehlschläge vorprogrammiert (Hagermoser Sanetti & Kratochwill, 2009). Ein gewisser Handlungsspielraum, etwa für Maßnahmen, die auf die Bedürfnisse des Kindes zugeschnitten werden, mag erforderlich sein, um den Erfolg der Intervention im Einzelfall abzusichern. Die willkürliche Zusammenstellung eines Mischmaschs von Aufgaben, Übungen und Anweisungen hat mit der flexiblen Handhabung eines bewährten Programms aber sicherlich nichts gemein.

Tabelle 31.1: Neuere Wirksamkeitsanalysen über Interventionen bei Lernstörungen und Schulleistungsschwächen: Ergebnisse aus Metaanalysen

Autor:innen	Schüler:innen	Anzahl der Studien	Thema und Schwerpunkt der Förderung	Ausgewählte Befunde	Mittlere Effektstärke	Anmerkung
Chodura, Kuhn & Holling (2015)	Grundschulkinder mit Rechenschwierigkeiten	35	Förderung von mathematischem Denken und rechnerischen Fertigkeiten	• Über alle Interventionen • Kompetenzbereiche – Grundlegende Rechenfertigkeiten – Mathematisches Problemlösen – Beides kombiniert • Instruktionsformen – Direkte Instruktion – Selbstinstruktion – Strategieinstruktion – Expertengestütztes Lernen	0.83 0.77 0.67 0.86 0.60 0.92 0.78 0.94	Zwischen Kindern mit einer diagnostizierten Dyskalkulie, einem erhöhten Risiko für die Ausbildung einer Dyskalkulie und mit der Diagnose einer Lernstörung wurden keine wesentlichen, also überzufälligen Unterschiede in der Wirksamkeit der Interventionen festgestellt.
Filderman, Austin, Boucher, O'Donnell & Swanson (2022)	Schüler:innen mit Leseschwierigkeiten in den Klassenstufen 3 bis 12	64	Förderung des sinnverstehenden Lesens	• Über alle Interventionen – Ende Primarstufe – Sekundarstufe • Strategieinstruktion – Kernideen herausarbeiten – Vorhersagen treffen – Schlussfolgerungen ziehen • Selbstüberwachung (Metakognition) • Hintergrundwissen vermitteln	0.59 0.47 0.67 0.72 0.60 0.56 0.49 0.64	Bei Nacherhebungen (acht Studien) schwächten sich die Effekte ab (ES = 0.36). Für standardisierte Tests fielen die Effekte geringer aus als für selbstentwickelte Tests. In einer Forschungssynthese zur (nach-)schulischen Förderung des Leseverständnisses bei Personen mit leichter Intelligenzminderung fanden Shelton, Wexler, Silverman und Stapleton (2019),

Tabelle 31.1: Fortsetzung

Autor:innen	Schüler:innen	Anzahl der Studien	Thema und Schwerpunkt der Förderung	Ausgewählte Befunde	Mittlere Effektstärke	Anmerkung
						dass die Interventionen auch in dieser Personengruppe substanzielle Effekte erzielten, sofern Lesestrategien „explizit" vermittelt und durch „peer-gestütztes" Lernen eingeübt wurden.
Galuschka et al. (2020)	Schüler:innen mit Rechtschreibschwächen – und teils mit schwachen Leseleistungen – jeweils in ihrer Muttersprache	28	Förderung der Rechtschreibung durch phonologische (lautgetreues Schreiben), orthographische (regelgeleitetes Schreiben) und morphem-basierte (am Wortaufbau orientierte) Programme	• Rechtschreibleistung: über alle Interventionen • Schwerpunkte der Förderung – Phonologisch – Orthografisch – Morphem-basiert – Software unterstützt – Wortgestütztes Einprägen von Buchstabenfolgen	0.68 0.68 0.67 0.80 1.25 0.22	Positive Effekte wurden auch auf Leseleistungen ermittelt. Gute Wirksamkeiten wurden speziell für Interventionen in der „deutschen Sprache" festgestellt. Interventionen in Schulklassen waren weniger effektiv als Interventionen in Kleingruppen oder Interventionen mit individueller Förderung. Wann welches Programm wirkt, hängt nicht zuletzt vom Stand des Kindes in der Rechtschreibentwicklung ab. Phonologische Programme wirken früher, morphembasierte erst später in der Grundschulzeit – oder auch erst danach.

Tabelle 31.1: Fortsetzung

Autor:innen	Schüler:innen	Anzahl der Studien	Thema und Schwerpunkt der Förderung	Ausgewählte Befunde	Mittlere Effektstärke	Anmerkung
Gillespie & Graham (2014)	Schüler:innen der Klassenstufen 1 bis 12 mit einer dokumentierten Lernstörung („Learning Disability“)	43	Wirksamkeit von Schreibinterventionen, wie z. B. Vermittlung von Strategien zum Planen, Schreiben und Überarbeiten von Texten	• Über alle Interventionen • Vermittlung von Schreibstrategien • Vermittlung von Schreibstrategien in Verbindung mit Elementen des selbstregulierten Lernens („Self-Regulated Strategies Development“)	0.74 1.09 1.33	Ähnliche Ergebnisse ermittelten Rogers und Graham (2008) in einer Metaanalyse über Einzelfallstudien. Dass sich Schreibstrategien mit Elementen des selbstregulierten Lernens auch im Regelunterricht wirkungsvoll kombinieren lassen, fanden Graham, McKeown, Kiuhara und Harris (2012) in einer Metaanalyse zum Schreiben (Texte abfassen) in Grundschulklassen.
Goos, Pipa & Peixoto (2021)	Schüler:innen aller Klassenstufen (einschl. Vorschule), welche die Klassen- bzw. Jahrgangsziele nicht erreichten	84	Effekte der Klassenwiederholung auf (a) die Schulleistung, (b) die psychosoziale Anpassung, (c) die Schullaufbahn und (d) die berufliche Entwicklung	• Klassenwiederholung insgesamt • Klassenwiederholung in selektiven Schulsystemen (Trennung nach Leistungsniveau) • Klassenwiederholung ohne zusätzliche Förderangebote • Klassenwiederholung verbunden mit zusätzlichen Fördermaßnahmen	−0.04 −0.18 −0.10 0.20	35 % der Effekte einer Klassenwiederholung waren negativ, 41 % unerheblich, 24 % fielen positiv aus. Ausschlaggebend war, ob die Wiederholung mit zusätzlichen Fördermaßnahmen (z. B. Ferienschule, tutorielles Lernen) verbunden wurde oder nicht. Negative Auswirkungen der Klassenwiederholung wurden vor allem in Ländern mit selektivem Schulsystem festgestellt (u. a. in Deutschland).

Tabelle 31.1: Fortsetzung

Autor:innen	Schüler:innen	Anzahl der Studien	Thema und Schwerpunkt der Förderung	Ausgewählte Befunde	Mittlere Effektstärke	Anmerkung
Hall et al. (2023)	Schüler:innen im Vor- und Grundschulalter mit erhöhtem Risiko für die Entwicklung einer Lesestörung („Dyslexie") bzw. sehr schwachen Leistungen beim Lesen von Wörtern	53	Programme, die das Lesen auf der Wortebene übten, aber noch zusätzliche Komponenten enthielten, z. B. die Förderung der phonologischen Bewusstheit oder des Rechtschreibens	• Über alle Interventionen – Vorschule bis 2. Klasse – 3. bis 5. Klasse • Erfolgskriterien – Phonologische Bewusstheit – Wörter lesen und schreiben – Leseflüssigkeit (Texte) – Leseverständnis	0.33 0.36 0.16 0.44 0.34 0.25 0.26	Die Wirksamkeit stieg an, wenn Übungen zum Lesen durch Übungen zum Rechtschreiben ergänzt wurden. Zeitlich intensivere Förderungen führten zu stärkeren Effekten, wobei der Anstieg pro Stunde mit ES = 0.002 beziffert wurde. Die Effekte auf Leseflüssigkeit und Leseverständnis verdeutlichen, dass Interventionen, die an grundlegenden Lesefertigkeiten – hier: auf der Wortebene – ansetzen, die Ausbildung übergeordneter Leseleistungen auch auf der Textebene begünstigen.
Ise, Dolle, Pixner & Schulte-Körne (2012)	Deutschsprachige Kinder mit schwachen Rechenleistungen (ohne Kinder mit festgestelltem	10	Wirksamkeit von Förderprogrammen bei deutschsprachigen Kindern mit schwachen Rechenleistungen	• Über alle Förderprogramme • Interventionssetting – Einzelförderung – Gruppenförderung • Dauer der Intervention – Bis zu 10 Wochen – Mehr als 10 Wochen	0.50 1.39 0.28 0.33 1.39	Als besonders wirksam erwies sich die Intervention dann, wenn sie unter der Anleitung von geschulten Rechenschwäche-Therapeut:innen durchgeführt wurde.

Tabelle 31.1: Fortsetzung

Autor:innen	Schüler:innen	Anzahl der Studien	Thema und Schwerpunkt der Förderung	Ausgewählte Befunde	Mittlere Effektstärke	Anmerkung
	förderpädagogischem Bedarf)					
Ise, Engel & Schulte-Körne (2012)	Schüler:innen der Klassenstufen 2 bis 10 mit schwachen Lese- und/oder Rechtschreibleistungen	Lesen 16 Schreiben 37	Wirksamkeit von deutschsprachigen Förderansätzen zum Aufbau von Lese- und Rechtschreibleistungen	• Über alle Interventionen – Lesen – Rechtschreiben • Symptomspezifische Interventionen – Lesen – Rechtschreiben	 0.33 0.61 0.39 0.71	Anders als symptomspezifische Interventionen erwiesen sich Wahrnehmungs- und Funktionstrainings (Schulung visueller und auditiver Leistungen) als unwirksam. Im Trend zeigte sich, dass die Wirksamkeit der Interventionen von der Dauer und vom Umfang der Förderung abhängig war.
Jitendra et al. (2018)	Schüler:innen der Sekundarstufe mit Rechenschwierigkeiten und Lernstörungen („Learning Disabilities")	9	Förderung von grundlegenden und von übergeordneten Leistungen im Unterrichtsfach Mathematik	• Über alle Interventionen • Einsatz von Visualisierungshilfen (z. B. Diagrammen) und Vermittlung von Rechenstrategien • Intensität der Intervention – Bis zu 10 Stunden – Mehr als 10 Stunden • Prüfung der Qualität der Umsetzung – Nein – Ja	0.39 0.52 0.11 0.58 0.06 0.47	Für basale und für höhere Mathe-Leistungen ergaben sich Effekte in etwa gleicher Höhe. In einer weiteren Metaanalyse mit Schüler:innen der Sekundarstufe fanden Myers et al. (2021), dass die Interventionseffekte für unterschiedliche Arten von Rechenaufgaben (Rechnen mit ganzen Zahlen, Bruchrechnen, Proportionen) in etwa gleich stark ausfallen. Als besonders effektiv

Tabelle 31.1: Fortsetzung

Autor:innen	Schüler:innen	Anzahl der Studien	Thema und Schwerpunkt der Förderung	Ausgewählte Befunde	Mittlere Effektstärke	Anmerkung
						erwiesen sich die Vermittlung von kognitiven und metakognitiven Strategien (ES = 0.83) sowie die Unterstützung durch Lerntechnologien (ES = 0.50).
McCoy et al. (2017)	Kinder, die zwischen 0 und 5 Jahren an Programmen zur Frühförderung („Early Childhood Education") teilgenommen hatten	22	Effekte der Frühförderung auf die Schullaufbahn und das Erreichen eines qualifizierten Schulabschlusses	• Seltenere Zuweisung zu förderpädagogischen Maßnahmen • Verringerung von Klassenwiederholungen • Erwerb eines qualifizierten Schulabschlusses	0.33 0.26 0.24	Auch wenn die ermittelten Wirksamkeiten nur im Bereich schwacher Effekte liegen: Es handelt sich ausnahmslos um Langfristeffekte auf objektive und kostenintensive Kriterien einer erfolgreichen Schullaufbahn oder ihres Versagens.

Anmerkung: Statistisch beschreibt eine Effektstärke, wie sehr sich der Mittelwert einer Interventionsgruppe vom Mittelwert einer Kontrollgruppe unterscheidet, wobei die Differenz in einer Maßeinheit ausgedrückt wird, die entweder der Streuung (oder Standardabweichung) der Kontrollgruppe oder der gemittelten Streuung beider Untersuchungsgruppen entspricht. Effektstärken ab 0.80 werden üblicherweise als „stark", Effektstärken zwischen 0.50 und 0.80 als „mittelstark" und Effektstärken zwischen 0.20 und 0.50 als „schwach" eingeordnet. Ein negatives Vorzeichen beschreibt einen abträglichen Effekt in entsprechender Höhe. Effektstärken lassen sich anschaulich in Prozenträngen ausdrücken. Eine Effektstärke von $d = +1.00$ bedeutet z.B., dass ein Schulkind, das in der Interventionsgruppe exakt die durchschnittliche Leistung bei einem normalverteilen Test erzielt (also den Prozentrang 50 in der Interventionsbedingung erreicht), bei einer „Versetzung" in die Kontrollgruppe den Prozentrang 84 erhalten würde (d.h., dass nur 16 % der Schulkinder in der Kontrollgruppe bei dem betreffenden Test gleich gut oder noch besser abgeschnitten haben). Im Vergleich zum durchschnittlichen Schulkind der Kontrollgruppe hätte sich dieses „Interventionskind" bei dem entsprechenden Test um 34 Prozentrangpunkte verbessert, was von der Höhe her wohl eher die Ausnahme als die Regel ist.

2. Um den Erfolg der Intervention nachzuweisen, sind „Endkontrollen" unverzichtbar, etwa durch Wiederholung eines Leistungstests, der bereits vor der Intervention durchgeführt worden ist. Ebenso geboten sind engmaschige „Verlaufskontrollen" (Kapitel 30), mit deren Hilfe Fortschritte, die während der Intervention erzielt werden, festgehalten werden. Auf diese Weise kann es einem Kind z. B. erspart werden, mit einer „Förderung" traktiert zu werden, die von Beginn an nichts bewirkt oder ein „Training" fortsetzen zu müssen, obgleich das damit erreichbare Plateau in der Leistungsentwicklung bereits erreicht ist. Wirkungslose Interventionen sind alles andere als harmlos. Sie vergeuden die Zeit aller Beteiligten. Und sie vermitteln dem Kind, dass es trotz aller Bemühungen außerstande ist, etwas dazuzulernen. Zur Verlaufskontrolle gehört auch, dass Kinder und Jugendliche nach dem Ende der Intervention über eine gewisse Zeit, ggf. auch ein ganzes Schuljahr, „nachverfolgt" werden. Nur so lässt sich bestimmen, ob die Intervention nachhaltig wirkt und auf andere Aufgaben und Situationen übertragen wird. Auch dafür ist eine enge Zusammenarbeit mit Elternhaus und Schule unverzichtbar.

Die Prüfung einer Intervention umfasst viele einzelne Schritte: Sicherung der Wirksamkeit, Bestimmung unverzichtbarer Komponenten, Herausarbeiten der Wirkmechanismen – um nur einige zu nennen. Für die Praxis der Lernförderung ist es essenziell, dass eine Intervention auch aus einem „ingenieurwissenschaftlichen" Blickwinkel heraus überprüft, feinabgestimmt und im besten Fall serienreif gemacht wird (Forman et al., 2013): Wie kann die Intervention, z. B. in einem Kindergarten oder in einer Schule, so „installiert" und „funktionstüchtig" gemacht werden, dass sie zuverlässig arbeitet und weiterhin genutzt wird, wenn das „Implementierungsteam" die Einrichtung wieder verlässt? Eine „Blaupause" dafür findet sich exemplarisch in Kapitel 46.

31.6 Literatur

Brunstein, J. C. & Spörer, N. (2018). Selbstgesteuertes Lernen. In D. H. Rost, J. R. Sparfeldt & S. R. Buch (Hrsg.), *Handwörterbuch Pädagogische Psychologie* (5. Aufl., S. 742–749). Weinheim: Beltz.

Chambers, B., Cheung, A., Slavin, R. E., Smith, D. & Laurenzano, M. (2009). *Effective early childhood education programs: A systematic review.* Verfügbar unter: https://files.eric.ed.gov/fulltext/ED527643.pdf

Chodura, S., Kuhn, J.-T. & Holling, H. (2015). Interventions for children with mathematical difficulties: A meta-analysis. *Zeitschrift für Psychologie, 223*(2), 129–144. https://doi.org/10.1027/2151-2604/a000211

Dignath, C., Buettner, G. & Langfeldt, H.-P. (2008). How can primary school students learn self-regulated learning strategies most effectively?: A meta-analysis on self-regulation training programmes. *Educational Psychology Review, 3*(2), 101–129.

Elhusseini, S. A., Tischner, C. M., Aspiranti, K. B. & Fedewa, A. L. (2022). A quantitative review of the effects of self-regulation interventions on primary and secondary student academic achievement. *Metacognition & Learning, 17*(3), 1–23. https://doi.org/10.1007/s11409-022-09311-0

Filderman, M.J., Austin, C.R., Boucher, A.N., O'Donnell, K. & Swanson, E.A. (2022). A meta-analysis of the effects of reading comprehension interventions on the reading comprehension outcomes of struggling readers in third through 12th grades. *Exceptional Children, 88*(2), 163–184. https://doi.org/10.1177/00144029211050860

Forman, S.G., Shapiro, E.S., Codding, R.S., Gonzales, J.E., Reddy, L.A., Rosenfield, S.A. et al. (2013). Implementation science and school psychology. *School Psychology Quarterly, 28*(2), 72–100. https://doi.org/10.1037/spq0000019

Galuschka, K., Görgen, R., Kalmar, J., Haberstroh, S., Schmalz, X. & Schulte-Körne, G. (2020). Effectiveness of spelling interventions for learners with dyslexia: A meta-analysis and systematic review. *Educational Psychologist, 55*(1), 1–20. https://doi.org/10.1080/00461520.2019.1659794

Gillespie, A. & Graham, S. (2014). A meta-analysis of writing interventions for students with learning disabilities. *Exceptional Children, 80*(4), 454–473. https://doi.org/10.1177/0014402914527238

Goos, M., Pipa, J. & Peixoto, F. (2021). Effectiveness of grade retention: A systematic review and meta-analysis. *Educational Research Review, 34*, 100401. https://doi.org/10.1016/j.edurev.2021.100401

Graham, S., McKeown, D., Kiuhara, S. & Harris, K.R. (2012). A meta-analysis of writing instruction for students in the elementary grades. *Journal of Educational Psychology, 104*(4), 879–896. https://doi.org/10.1037/a0029185

Hagermoser Sanetti, L.M. & Kratochwill, T.R. (2009). Toward developing a science of treatment integrity: Introduction to the special series. *School Psychology Review, 38*(4), 445–459.

Hall, C., Dahl-Leonard, K., Cho, E., Solari, E.J., Capin, P., Conner, C.L. et al. (2023). Forty years of reading intervention research for elementary students with or at risk for dyslexia: A systematic review and meta-analysis. *Reading Research Quarterly, 58*(5), 285–312. https://doi.org/10.1002/rrq.477

Harris, K.R., Graham, S., Mason, L.H. & Friedlander, B. (2008). *Powerful writing strategies for all students*. Baltimore, MD: Brookes.

Hattie, J. (2018). *Hattie's 2018 update list of factors related to student achievement: 252 influences and effect sizes*. Verfügbar unter: www.visiblelearningplus.com/content/250-influences-student-achievement

Ise, E., Dolle, K., Pixner, S. & Schulte-Körne, G. (2012). Effektive Förderung rechenschwacher Kinder. *Kindheit und Entwicklung, 21*(3), 181–192. https://doi.org/10.1026/0942-5403/a000083

Ise, E., Engel, R.R. & Schulte-Körne, G. (2012). Was hilft bei der Lese-Rechtschreibstörung? Ergebnisse einer Metaanalyse zur Wirksamkeit deutschsprachiger Förderansätze. *Kindheit und Entwicklung, 21*(2), 122–136. https://doi.org/10.1026/0942-5403/a000077

Jimerson, S.R., Burns, M.K. & VanDerHeyden, A.M. (Eds.). (2016). *Handbook of response to intervention: The science and practice of multi-tiered systems of support* (2nd ed.). New York, NY: Springer. https://doi.org/10.1007/978-1-4899-7568-3

Jitendra, A.K., Lein, A.E., Im, S.-H., Alghamdi, A.A., Hefte, S.B. & Mouanoutoua, J. (2018). Mathematical interventions for secondary students with learning disabilities and mathematics difficulties: A mata-analysis. *Exceptional Children, 84*(2), 177–196. https://doi.org/10.1177/0014402917737467

Lipsey, M.W., Farran, D.C. & Durkin, K. (2018). Effects of the Tennessee Prekindergarten Program on children's achievement and behavior through third grade. *Early Childhood Research Quarterly, 45*, 155–176. https://doi.org/10.1016/j.ecresq.2018.03.005

May, H., Blakeney, A., Shresta, P., Mazal, M. & Kennedy, N. (2022, April). *Long-term impact of Reading Recovery through third and fourth grade: A regression discontinuity study from 2011–2012 through 2016–2017*. Paper presented at the Annual Conference of the American Educational Research Association (AERA), San Diego, CA.

McCoy, D.C., Yoshikawa, H., Ziol-Guest, K.M., Duncan, G.J., Schindler, H.S., Magnuson, K. et al. (2017). Impacts of early childhood education on medium- und long-term education outcomes. *Educational Researcher, 46*(8), 474–487. https://doi.org/10.3102/0013189X17737739

McKenna, J.W., Flower, A., Kyung Kim, M., Ciullo, S. & Haring, C. (2015). A systematic review of function-based interventions for students with learning disabilities. *Learning Disabilities Research & Practice, 30*(1), 15–28. https://doi.org/10.1111/ldrp.12049

Myers, J.A., Brownell, M.T., Griffin, C.C., Hughes, E.M., Witzel, B.S., Gage, N.A. et al. (2021). Mathematics interventions for adolescents with mathematics difficulties: A meta-analysis. *Learning Disabilities Research & Practice, 36*(2), 145–166. https://doi.org/10.1111/ldrp.12244

Otaiba, S.A., Kim, Y.-S., Wanzek, J., Petscher, Y. & Wagner, R.K. (2014). Long-term effects of first-grade multitier intervention. *Journal of Research on Educational Effectiveness, 7*(3), 250–267. https://doi.org/10.1080/19345747.2014.906692

Reuter-Liehr, C. (2008). *Lautgetreue Lese-Rechtschreibförderung*. Bochum: Winkler.

Rogers, L.A. & Graham, S. (2008). A meta-analysis of single subject design writing intervention research. *Journal of Educational Psychology, 100*(4), 879–906. https://doi.org/10.1037/0022-0663.100.4.879

Schunk, D.H. & Zimmerman, B.J. (2008). *Motivation and self-regulated learning: Theory, research, and applications*. New York, NY: Taylor & Francis.

Shelton, A., Wexler, J., Silverman, R.D. & Stapleton, L.M. (2019). A synthesis of reading comprehension interventions for persons with mild intellectual disability. *Review of Educational Research, 89*(4), 612–651. https://doi.org/10.3102/0034654319857041

Stanat, P., Schipolowski, S., Schneider, R., Sachse, K.A., Weirich, S. & Henschel, S. (2022). *Kompetenzen in den Fächern Deutsch und Mathematik am Ende der 4. Jahrgangsstufe: Erste Ergebnisse nach über einem Jahr Schulbetrieb unter Pandemibedingungen*. Berlin: Institut zur Qualitätsentwicklung im Bildungswesen. Verfügbar unter: https://www.iqb.hu-berlin.de/bt/BT2021/Bericht/

Suggate, S.P. (2010). Why what we teach depends on when: Grade and reading intervention modality moderate effect size. *Developmental Psychology, 46*(6), 1556–1579. https://doi.org/10.1037/a0020612

Suggate, S.P. (2016). A meta-analysis of the long-term effects of phonemic awareness, phonics, fluency, and reading comprehension interventions. *Journal of Learning Disabilities, 49*(1), 77–96. https://doi.org/10.1177/0022219414528540

Swanson, H.L. (1999). *Interventions for students with learning disabilities. A meta-analysis of treatment outcomes*. New York, NY: Guilford Press.

Swanson, H.L. & Sáez, L. (2003). Memory difficulties in children and adults with learning disabilities. In H.L. Swanson, K.R. Harris & S. Graham (Eds.), *Handbook of learning disabilities* (pp. 182–198). New York, NY: Guilford.

Sweller, J. (1994). Cognitive load theory, learning difficulty, and instructional design. *Learning and Instruction, 4*(4), 295–312. https://doi.org/10.1016/0959-4752(94)90003-5

Voß, S., Blumenthal, Y., Diehl, K., Mahlau, K., Marten, K., Sikora, S. et al. (2016). *Der Response-to-Intervention-Ansatz in der Praxis. Evaluationsergebnisse zum Rügener Inklusionsmodell*. Münster: Waxmann.

Wanzek, J., Stevens, E.A., Williams, K.J., Scammacca, N., Vaughn, S. & Sargent, K. (2018). Current evidence on the effects of intensive early reading interventions. *Journal of Learning Disabilities, 51*(6), 612–624. https://doi.org/10.1177/0022219418775110

Zimmerman, B.J., Bonner, S. & Kovach, R. (1996). *Developing self-regulated learners: Beyond achievement to self-efficacy*. Washington DC: American Psychological Association.

Teil 3

Interventionsverfahren: Steckbriefe für Techniken, Umsetzungen und Methoden der Lernförderung

32 Standardmethoden in der Intervention

Gerhard W. Lauth, Joachim C. Brunstein und Matthias Grünke

32.1 Welche Methoden kommen in Frage?

In den nachfolgenden Kapiteln geht es um Standardmethoden. Es handelt sich um Verfahren, die sichtbares Lernen mit regelhaften (kontingenten) Verstärkungen verbinden. Solche Verfahren werden mit Begriffen wie Komplexitätsreduktion, sichtbares Lernen, übendes Lernen, Erfolgslernen, Lernen unter Kontingenzbedingungen bezeichnet. Diese Begriffe beschreiben, dass

- die Lerninhalte möglichst direkt eingeübt werden. Bei stockendem Lesen wird z. B. das flüssige und genaue Lesen geübt. Ein Mittel dafür ist das Echolesen: Zuerst liest ein „erwachsenes Modell" einen Satz mit deutlicher Betonung und mit klarer Aussprache jedes einzelnen Worts vor. Das Kind hört zu und verfolgt dabei den Text mit den Augen oder mit einem Finger. Danach imitiert das Kind das Modell, liest also denselben Satz möglichst flüssig und betont vor. Dieses Vorgehen unterstützt automatisierte Reaktionen und erleichtert ein zügiges und fehlerarmes Lesen.
- der erfolgreiche Vollzug der Aufgaben auch die zugrundeliegenden Begriffe, Regeln und Strategien mit übt (z. B. den Zehnerübergang beim Rechnen, die Großschreibung von Substantiven, das Lösen von Textaufgaben). Diese kristallisieren sich im Lernerfolg mehr und mehr heraus.
- Belehrungen im Sinne von umfassenden Erklärungen sparsam verwendet werden sollten – und dann auch weniger im Voraus, sondern eher nach einer erfolgreichen Übungsserie, also gleichsam als deren Resümee. Wenn das Schulkind die Übungen hinreichend oft mit Erfolg absolviert hat, ist es der Erklärung schon nahe und es werden nur noch Anstöße, Zusammenfassungen, Verdichtungen oder Überhöhungen der eigenen Erfahrung benötigt.

Lerngewinn

Man kann nur dann von einem Lernzuwachs sprechen, wenn er im Verhalten sichtbar wird, z. B. in einem mündlichen Vortrag, einer schriftlichen Prüfung, einer Projektarbeit, der Probefahrt bei der Führerscheinprüfung oder einer Rettungsübung der Feuerwehr. So wird die Zusicherung, dass alle Verkehrsregeln bekannt sind, bei einer Fahrerscheinprüfung nicht anerkannt, sondern eine reale „Probe" verlangt.

Daher sollten stets sichtbare Lerngewinne angestrebt werden, wie z. B.:
- sich wichtige Dinge merken (statt das Gedächtnis schulen)
- Buchstaben genau unterscheiden (statt Wahrnehmungsfähigkeit fördern)
- wirksame Anweisungen geben (statt Instruktionsverständnis herstellen)

Nur sichtbares Verhalten kann direkt geprüft werden. Überschreitet die Anzahl der denkbaren Aufgaben und Situationen die Grenzen dessen, was geprüft werden kann (wenn z. B. zweistellige Zahlen im Zahlenraum bis 100 addiert oder subtrahiert werden sollen; oder wenn die Unterrichtsbeteiligung über zwei komplette Schulwochen beobachtet werden soll), so wird dafür eine aussagekräftige (bzw. „inhaltsvalide") Stichprobe von Aufgaben und Situationen zur Hilfe genommen.

Erfolgreiches Üben

In den hier berichteten Standardmethoden wird systematisch geübt, weil daraus Verstehen, Begreifen und Wissen entsteht. Dafür gibt es aber vier Voraussetzungen: 1) Die Aufgaben müssen stimmige Übungsreihen bilden, die den Lerngewinn in sich tragen. Das bedeutet beispielsweise, dass keine zusätzlichen Erklärungen notwendig werden, sondern die Aufgaben und deren Lösungen für sich sprechen. 2) Das Üben ist zu 80 bis 90 Prozent erfolgreich; Fehler werden tunlichst verhindert. 3) Die Lernenden geben Reaktionen ab und erhalten sofortige Rückmeldungen. 4) Die (erfolgreichen) Lernreaktionen werden im Dialog mit wohlmeinenden Bezugspersonen oder Mitschüler:innen (z.B. einer Tutorin oder einem Tutor) sprachlich benannt und abstrahiert, sodass sich die zugrundliegende Regelhaftigkeit herausbildet und sich auf neue Aufgaben übertragen lässt.

Wenn dies geschieht, werden spürbare Lerngewinne erzielt: Ein Grundschulkind, das im Rahmen einer in sich stimmigen Übungsreihe mehrfach den Zehnerübergang vollzogen hat, kann über kurz oder lang die dazugehörige Vorgehensweise zumindest in Grundzügen wiedergeben. Dabei fasst es sein erfolgreiches Üben begrifflich und abstrahierend sowie regelbildend zusammen. Diese Einsichten stellen sich als Folge des Übens und der nachträglichen Abstrahierung ein. Ganz wichtig ist, dass die Schulkinder zu unterscheiden lernen, wann ihr Lernverhalten erfolgreich und wann es nicht erfolgreich ist (Diskriminationslernen). So lernen sie, welche ihrer Verhaltensweisen wann zu welchen Ergebnissen führen. Es ist ihnen klar geworden, was ein Nomen ist und was ein Verb oder ein Adjektiv. Es ist ihnen klar geworden, worin sich die Ziffern „3" und „2" voneinander unterscheiden und welche Menge sie jeweils bezeichnen. Es ist ihnen klar geworden, wann die Lösung nicht mehr mit einer Routine erreicht werden kann, sondern dafür eine Strategie benötigt wird.

Verhalten hervorrufen

Wie kommen erfolgreiche Übungen zu Stande, wenn das Kind den Inhalt nicht beherrscht und keine Lust zum Üben hat? Das ist eine Frage der Interventionsmethoden. Diese beziehen sich in der Hauptsache darauf, richtige Lösungen hervorzubringen, indem z. B. folgende Aktivitäten ausgeführt werden:

- Vormachen/Nachmachen,
- Vorsprechen/Nachsprechen,
- Echolesen,
- das eigene Ergebnis mit einem Lösungsblatt abgleichen.

Damit werden beim Lernenden wirksame bzw. adaptive Verhaltensweisen erzeugt, die anschließend weiter ausgeformt werden. Am Beginn des Lernens steht, dass das Kind sichtbare Reaktionen zeigt. Die Reaktionen werden sofort bekräftigt oder fallweise korrigiert, bis das Kind die korrekte Vorgehensweise zuverlässig umsetzen kann und auf gleichartige Aufgaben zuverlässig überträgt (s. u.). Die Wurzeln dieses Vorgehens finden sich bei Skinner (1974). Wissen ist demzufolge Handeln oder umfasst zumindest Regeln, wie wirksam gehandelt werden kann („ ... knowledge is action, or at least rules for action“, p. 139).

Funktionelle und äquivalente Klassen

Über die „Klarheiten“, die beim Üben entstehen, entwickeln sich funktionelle und äquivalente Klassen. Wenn ein Schulkind die Pluralbildung anhand der Ableitung von der Singularform lernt, bildet sich eine Reizklasse aus, wie bei Land - Länder, Rand - Ränder, Band - Bänder, Schwan - Schwäne, Fall - Fälle, Damm - Dämme, Lamm - Lämmer. Zugleich wird das zugehörige funktionelle Verhalten deutlich, nämlich die Pluralform in all diesen Fällen mit „ä“ zu bilden. Diese Schlussfolgerung wird durch das erfolgreiche Üben nahegelegt und ergibt sich aus der Rückschau darauf von selbst. Eine sehr wichtige Voraussetzung dafür sind eindeutige Lernaufgaben und unmittelbare, aber knappe Rückmeldungen, welche die oder der Lernende auf die jeweilige Reaktion erhält. Dann entstehen in weiterer Folge Reizklassen, Kategorien, Begriffe, Regeln und Strategien. Benötigt werden Lernangebote, welche die Erfahrungen des Kindes systematisch erweitern, und Lehrpersonen, welche das Verhalten des Kindes anleiten. Im Dialog mit dem Kind sorgt die Lehrperson dafür, dass die Lernerfahrungen so versprachlicht werden, dass sich daraus Begriffe, Regeln und Strategien ableiten lassen.

Wirksame Methoden der Intervention beruhen hauptsächlich darauf, dass die Kinder sichtbare Reaktionen zeigen, wie z. B.: einem Buchstaben einen Laut zuordnen, von der 19 rückwärts zählen, Wörter bei Blitzaufgaben benennen, einen Text flüssig vorlesen oder aus Bildkarten eine stimmige Geschichte legen. Richtige Reaktionen werden systematisch angebahnt und möglichst unmittelbar verstärkt.

Die Lernerfahrungen werden ausgebaut, indem voraussetzungsvollere Aufgaben eingeführt werden. Die Versprachlichung dient dazu, Eckpunkte des Lerngeschehens zu bestimmen und festzuhalten, bevorzugt im Anschluss an eine erfolgreiche Lerneinheit. Dies dient sowohl dem Lerntransfer (wenn z. B. eine Lösungsregel auf eine neue Aufgabe angewendet wird) als auch dem Unterscheidungslernen (u. a., um einen „überschießenden" Regelgebrauch einzudämmen).

32.2 Die Verfahren im Einzelnen

Es handelt sich um „handliche" Bausteine, die in Interventionen bei Lernstörungen oft angewendet werden. Dementsprechend sind sie überschaubar im Umfang, klar in der Zielsetzung sowie „robust" und „stapelbar" in der Anwendung. Es geht um Standardverfahren, die häufig in Kombination mit anderen Methoden im Rahmen einer umfassenderen Intervention eingesetzt werden, wie z. B. im Rahmen einer professionell durchgeführten Lerntherapie oder eines Programms zur Bewältigung kritischer Phasen (Schuleintritt, Einstieg in den Beruf) in der Bildungslaufbahn. Oftmals beziehen die Verfahren neben professionellen Expert:innen (Therapeut:innen, speziell geschulte Lehrkräfte, Berater:innen) die sozialen Bezugspersonen des Kindes, also seine Eltern, Geschwister, Klassenlehrkräfte oder Mitschüler:innen in die Intervention mit ein. Dieses Vorgehen sichert die Alltagstauglichkeit des Behandlungsansatzes und verbessert seine Wirksamkeit, etwa wenn es darum geht, einen Therapieerfolg zu verstetigen. Tabelle 32.1 zeigt die in den folgenden Kapiteln behandelten Verfahren im Überblick.

Tabelle 32.1: Interventionsverfahren

Kapitel	Methode/Verfahren	Einsatz/Thema
33	Komplexität reduzieren	Allgemeine Methode, um Aufgaben zu konstruieren.
34	Fördereinheiten und Therapiesitzungen gestalten	• Lernaufgaben sind eher negativ besetzt. • Wie kann die Mitarbeit gesichert und eine wirksame Struktur in Therapie oder Förderung ausgebildet werden?
35	Verhalten verstärken: Kontingenzmanagement	• Erwünschtes Verhalten bestimmen und gezielt verstärken. • Motivierende Operationen einführen (z. B. eine Wunscherfüllung beim Start). • Ggf. milde Bestrafung durch Schweigen, kurze Kommentierung oder wegschauen ausüben. • Die Förder- oder Unterrichtssituation gezielt im Sinne der Kontingenzen definieren.

Tabelle 32.1: Fortsetzung

Kapitel	Methode/Verfahren	Einsatz/Thema
36	Verhaltensverträge abschließen	Verbindliche Absprachen über Verhaltensweisen treffen und diese kontingent verstärken bzw. milde bestrafen.
37	Direkte Instruktion: Lerninhalte systematisch vermitteln	• Lernerfolge durch „schnörkellose" Anleitungen anbahnen. • Sichtbares Lernen unter dem Einfluss von Rückmeldungen praktizieren.
38	Instruktionen verstehen und umsetzen	Das Kind zur möglichst sofortigen Ausführung eines gewünschten bzw. angetragenen Verhaltens bringen.
39	Selbstinstruktionstraining	„Inneres Sprechen" einsetzen, um z. B.: • in schwierigen Situationen zu bestehen; • Strategien abzurufen und ihnen zu folgen; • exekutive Funktionen einzusetzen.
40	Tutorielles Lernen	Zwei Lernpartner:innen arbeiten zusammen, um die Lernzeit zu erhöhen, Fertigkeiten einzuüben und Fehler zu korrigieren.
41	Eltern und Lehrkräfte als Mediatoren	Eltern unterstützen die Förderung, indem sie einzelne Aufgaben daraus übernehmen (z. B. häusliches Üben)
42	Hausaufgaben betreuen	Eltern oder andere Erziehungspersonen leiten die Kinder bei der Anfertigung der Hausaufgaben an.
43	Übergang von der Kindertagesstätte zur Schule	Den Übergang vom Kindergarten zur Schule planen, vorbereiten und „abflachen".
44	Übergang von der Schule in den Beruf	Den Übergang von der Schule in den Beruf vorbereiten, begleiten und absichern.
45	Response to Intervention	Gestaffelte Interventionen einführen, angefangen mit optimierenden Maßnahmen im Unterricht vor der Klasse, über das Lernen in kleinen Fördergruppen, bis hin zur 1:1 Unterrichtung durch speziell geschultes Lehrpersonal.
46	Wie gehe ich vor, um ein vielversprechendes Interventionsmodell realitätsnah zu verankern?	Jemand möchte eine größere oder kleinere Innovation beispielsweise in einer Schule oder Klinik einführen und verstetigen.

Tabelle 32.1: Fortsetzung

Kapitel	Methode/Verfahren	Einsatz/Thema
47	Dialogisches Lesen	Sprachäußerungen beim Vorlesen und Betrachten von Bildergeschichten hervorbringen und systematisch ausformen.
48	Lernen mit der Wortkartei	Rechtschreibung gezielt einüben
49	Training des induktiven Denkens	• Vom Einzelereignis ausgehend Denkstrukturen ausbilden. • Regelhaftigkeiten durch systematisches Vergleichen erkennen.
50	Attributionstraining	Misserfolge und Erfolge so erklären und begründen, dass weiteres Lernen angespornt wird und ein positives Selbstbild entsteht.

32.3 Steckbriefe

In den nachfolgenden Kapiteln werden die Leser:innen knapp, aber handlungsanleitend über jede der vorgenannten Methoden informiert. Zu Beginn der Kapitel wird die jeweils angesprochene Methode in der Form eines „Steckbriefs" charakterisiert, gefolgt von einem Anwendungsbeispiel und einer kurzen Beschreibung der Grundlage. Danach wird das Vorgehen „Schritt für Schritt" dargestellt. Der Steckbrief verdeutlicht, worum es bei der Methode geht und für wen die Methode geeignet ist. Am Ende der Kapitel findet sich eine Checkliste für die eigene Anwendung: Welches Material muss bereitgestellt werden? Welche Vorbereitungen sind notwendig? Wie erfolgt die Durchführung? Welche Schwierigkeiten könnten eintreten? Die sonst übliche wissenschaftliche Reflexion tritt in diesen Kapiteln in den Hintergrund, weil sie schon an anderer Stelle dieses Bands geleistet worden ist. Die Wirksamkeit der Intervention wird in der Vorausschau belegt, allerdings nur stichwortartig, zumeist anhand der Ergebnisse aktueller Metaanalysen.

32.4 Literatur

Skinner, B.F. (1974). *About behaviorism.* New York: Alfred A. Knopf.

33 Komplexität reduzieren

Gerhard W. Lauth

33.1 Steckbrief

Ziele	• Fertigkeiten, z. B. beim Sprechen, Lesen, Schreiben, Rechnen, Denken und Spielen aufbauen • Selektive Aufmerksamkeit ausbilden • Sicheres „Diskriminationslernen" veranlassen (verhaltensrelevante von verhaltensirrelevanten Reizen unterscheiden können)
Indikationen	• Isolierte Lernstörungen (ICD-10: Lese-Rechtschreibstörung, F81.0; isolierte Rechtschreibstörung, F81.1; Rechenstörung, F81.2; ICD-11: 6A03.0, 6A03.1 bzw. 6A03.2) • Umschriebene Entwicklungsstörungen (z. B. ICD-10: rezeptive Sprachstörungen, F80.2; expressive Sprachstörungen, F80.1) • Intelligenzminderung (ICD-10, F70 bis F79)
Grundlage	• Grundlegend ist das Konzept der „überselektiven Wahrnehmung" („stimulus overselectivity"). Damit ist gemeint, dass Kinder, deren Lernen „unausgereift" ist, zu wenig beachten, was für die Aufgabe und deren Lösung wesentlich ist. Stattdessen reagieren sie auf mehr oder weniger zufällig ausgewählte Informationen. Das ist z. B. der Fall, wenn das Kind ... – ... sich beim Lesen eines Textes nebensächliche Informationen merkt, aber Aussagen übersieht. – ... sich beim Zahlenzerlegen auf nur einen Lösungsweg versteift (8 = 5 + 3, 7 = 5 + 2, 6 = 5 + 1); – ... bei der Unterscheidung von ähnlich klingenden Lauten (p-b; d-t; m-n) ins Raten gerät.

	• Die Einengung der Aufmerksamkeit auf wenige, zufällig ausgewählte Reize verschärft sich, wenn Aufgaben und Anleitungen neben relevanten, auch viele nebensächliche, für die Lösung an sich überflüssige Informationen enthalten (z. B. langatmige Erklärungen, ablenkende Informationen im Text, mehrgliedrige Anweisungen).
Anwendung	• Einzelsetting • Kleingruppen von drei bis vier gleichbetroffenen Kindern
Voraussetzungen	• Keine, vom Säuglingsalter an einsetzbar
Empfehlungen	• Die Übungssitzungen sollten häufig, am besten täglich durchgeführt werden, dafür aber nicht länger als 15 bis 25 Minuten dauern. • Günstig ist, wenn Eltern und/oder Geschwister als Ko-Therapeut:innen in die Übungen einbezogen werden.
Wirksamkeit	• Brack (2001) fand, dass Kinder, die rechtschreibschwach waren, ihre Schreibfehler innerhalb von 15 Übungseinheiten (à 20 Minuten) von 90 % auf 38 % reduzieren konnten (siehe „Komplexitätsreduktion in einem Rechtschreibtraining (nach Brack, 2001)“). • Erwiesenermaßen bildet Diskriminationslernen die Grundlage für die Entwicklung von Begriffs- und Regelsystemen (Canovas, Debert & Miguel, 2019; Halbur, Caldwell & Kodak, 2021).

33.2 Anwendungsbeispiel

Antonia ist 14 Jahre alt und besucht die 8. Klasse eines Gymnasiums. Ihre Schulleistungen haben sich im letzten halben Jahr deutlich verschlechtert. Die Eltern beklagen die schlechten Schulnoten und die geringe Konzentration, die ihre Tochter beim Lernen für die Schule zeigt. Die Hausaufgaben führen fast täglich zu Auseinandersetzungen mit der Mutter. In der Schule gibt es die größten Schwierigkeiten in Mathematik. Aber auch in Englisch, Deutsch und Physik entwickelt sich Antonias Lernverhalten immer ungünstiger. Die testdiagnostische Untersuchung ergibt, dass Antonia über eine gute durchschnittliche Intelligenz (IQ = 112) verfügt. Dennoch kann Antonia im Schulfach Mathematik z. B. keine binomischen Formeln lösen. Ihr fällt es aber auch schon schwer, mehrstellige Zahlen zu multiplizieren.

Die Intervention besteht aus einem häuslichen Übungsprogramm. Es soll die gravierendsten Lernrückstände im Rechnen aufheben und eine bessere Lernhaltung entstehen lassen. Hierzu finden regelmäßige häusliche Übungen mit der Mutter statt.

Im Rahmen eines einfachen Ausformungsprogramms werden Multiplikationsaufgaben folgender Art geübt: $23 \times 47 = ?$, $431 \times 728 = ?$, $ax(b+c) = ?$, $ax(a+b) = ?$, $(a+b)^{2} = ?$, $(pu+xy)^2 = ?$. Vorgegangen wird dabei nach den folgenden Grundsätzen:

- Pro Übung wird immer nur eine Regel bzw. ein Aufgabentyp behandelt; erst später werden die verschiedenen Aufgabenarten gemischt.
- Zu jedem Aufgabentyp wird die entsprechende Erläuterung aus dem Schulbuch herauskopiert, vergrößert, ausgeschnitten und durch ein Rechenbeispiel ergänzt. Dieses Blatt dient Antonia als einzige Informationsquelle beim Üben.
- Äußere Hinweisreize, wie Fehlerkorrekturen, korrigierende Hinweise oder zusätzliche Erklärungen, werden auf ein Minimum begrenzt. Jeglicher Wortwechsel über die Rechenaufgaben zwischen Mutter und Tochter wird unterbunden.

Die Mutter bereitet unter Anleitung einer Lerntherapeutin eine größere Zahl von Übungsblättern zu den Aufgabentypen vor. Dafür erhält sie eine schriftliche Anweisung (zum Wortlaut siehe Anhang am Ende des Kapitels).

33.3 Grundlage

Die Methode der Komplexitätsreduktion geht von zwei grundsätzlichen Fragen aus:

1. *Warum bleiben einzelne Schulkinder hinter ihren Mitschüler:innen zurück, obwohl sie doch den gleichen Unterricht besuchen und ihnen die gleichen Aufgaben gegeben werden?* Eine naheliegende Erklärung ist, dass diese Kinder nicht von den Lernangeboten profitieren. Die Lernaufgaben sind zu schwierig für sie. Sie erzielen keine sicheren Erfolge (mehr) und ihr Lernen ist vom Erfolg entkoppelt. Hinzu kommt, dass den Kindern nun ergänzende Erklärungen gegeben werden, die ihnen keine Hilfe sind und gleichzeitig den Komplexitätsgrad der Lernaufgaben erhöhen und weitere Verwirrung schaffen. Im Ergebnis beachten die Kinder nur noch zufällige Ausschnitte aus dem Lernangebot und gelangen auch nur zu zufälligen Ergebnissen. Der Lernfortschritt, der ja im Wesentlichen durch erfolgreiches Üben erlangt wird, ist unterbunden.
2. *Wie kann solchen Kindern dennoch zu einem sicheren Lerngewinn verholfen werden?* Hauptsächlich dadurch, dass die Lernsituation wieder überschaubar, klar und eindeutig gemacht wird. Sie wird der eingeschränkten Lernbasis des Kindes angepasst und so gestaltet, dass der Lerninhalt eindeutig hervortritt und umstandslos sowie mit Erfolg geübt werden kann. Die Komplexität wird vorübergehend reduziert und dem Verarbeitungsniveau des Schulkindes angepasst.

Dadurch wird das Kind in seinen eingeschränkten Verarbeitungsmöglichkeiten entlastet. Es entsteht eine Situation, in der es wieder systematisch und daher auch erfolgreich lernen kann.

Die Grundlagen für diese Intervention wurden bereits in den 1960er und 1970er Jahren unter dem Stichwort der *überselektiven Wahrnehmung* bzw. „stimulus overselectivity" gelegt. Erste Untersuchungen wurden an autistischen und an entwicklungsverzögerten Kindern durchgeführt. Überselektive Wahrnehmung bezeichnet die Tatsache, dass Personen mit Entwicklungsverzögerungen nicht die gesamte Reizsituation aufnehmen, sondern nur einen willkürlich bzw. zufällig ausgewählten Ausschnitt davon. Dieser Teil kontrolliert dann ihre Reaktionen (Kelly & Reed, 2021), z. B. wenn ein Kind meint, dass beim Zahlenzerlegen immer die Zahl 4 beteiligt sein muss. Diese mangelnde kognitive Flexibilität schränkt das weitere Lernen ein.

Ein ergänzendes Theoriegebäude bezieht sich auf die kognitive Überlastung („cognitive overload") beim Lernen. Gemeint ist, dass Personen mit Lernschwierigkeiten umständlich vorgehen und fehleranfällig agieren. Oft treten belastende und ängstigende Gedanken hinzu. All dies erfordert „mentale Energie", was die geistige Verarbeitungskapazität weiter einschränkt und ungeeignete Reaktionen begünstigt.

Aus diesen grundsätzlichen Überlegungen heraus wurden zahlreiche Interventionen entwickelt, die sich u. a. auf Sprechen, Wortschatz, Schreiben, Unterscheidung von Farben, Erwerb von Zahlenverständnis, Buchstaben-Laut-Zuordnung und die Anwendung von Formeln beziehen. Die Methode beruht im Wesentlichen darauf, dass eindeutige Lernsituationen mit unmittelbaren Rückmeldungen geschaffen werden. Erstes Lernziel ist die sichere Unterscheidung von Hinweisreizen, wie z. B. „Was unterscheidet rot und gelb?"; „Was kennzeichnet die Ziffer 7?"; „Wie erkennt man, ob ein Wort richtig geschrieben wurde?"; „Welche meiner Reaktionen führt zu einem (sicheren) Erfolg und welche münden in einem Fehler?". Es handelt sich um „Diskriminationslernen". Dieses bildet die Voraussetzung für höhere Lernarten, wie Begriffslernen, Regelbildung und strategisches Vorgehen, selektive Aufmerksamkeit und kognitive Flexibilität. Das Konzept der Komplexitätsreduktion betrifft speziell den Bereich der *sicheren* Informationsaufnahme. Diese bildet die Eingangsstufe für alle weiteren Formen der regelhaften und zielführenden Informationsverarbeitung.

Komplexitätsreduktion in einem Rechtschreibtraining (nach Brack, 2001)

Die Übungen finden in einem ablenkungsfreien Raum statt. Das Kind wurde über das Vorgehen vorab informiert. Die Komplexitätsreduktion wird folgendermaßen durchgeführt:

- Mit dem Kind wird allein für etwa 15 Minuten geübt.
- Dem Kind werden ca. 100 Wörter, Wort für Wort diktiert. Beim Diktieren sitzt die oder der Erwachsene seitlich hinter dem Kind.
- Wenn das Kind das Wort richtig geschrieben hat, wird ein Centstück als positive Rückmeldung in ein Glas geworfen. Dieses Vorgehen wurde mit dem Kind besprochen. Die Münzen darf es zur Belohnung behalten.
- Macht das Kind beim Schreiben einen Fehler, wird es sofort und ohne Erklärung noch im Moment des Entstehens des Fehlers unterbrochen („falsch!"). Das Kind schreibt jetzt, so wie dies vereinbart wurde, das Wort noch einmal neu. Ist das Wort dann richtig, erfolgt eine kurze Bestätigung („ja"). Tritt erneut ein Fehler auf, buchstabiert die oder der Erwachsene das Wort Buchstabe für Buchstabe. Sie oder er gibt keinen weiteren Kommentar.
- Danach wird das nächste Wort diktiert.

Um Lerngewinne zu erreichen, sind bei diesem Vorgehen folgende Merkmale unverzichtbar:
- Gerichtetes Üben, welches das zu Lernende unmittelbar vermittelt;
- Sichtbares Lernen;
- Lernen unter Erfolgsbedingungen;
- Unmittelbare Belohnung richtiger Lösungen;
- Der einzelne Lernakt endet stets mit einem Erfolg;
- Belehrungen unterbleiben, weil der Lerngewinn durch erfolgreiches Üben erzeugt wird.

Die beiden wesentlichen Vorteile dieses Vorgehens sind:
- Das Gewünschte tritt unmittelbar hervor; es verbirgt sich nicht hinter einer Mauer von überflüssigen Erklärungen.
- Das Einschleifen von Fehlern wird vermieden, indem falsche Antworten (gleich, ob schriftlich oder mündlich) bereits im Ansatz gestoppt werden.

33.4 Das Vorgehen Schritt für Schritt

(1) *Überprüfung der inhaltsspezifischen Lernvoraussetzungen des Kindes.* Hierzu wird eine sorgfältige Untersuchung mithilfe von Intelligenz- und Schulleistungstests sowie informellen Arbeitsproben durchgeführt. Diese Verfahren dienen dazu, den derzeitigen inhaltsspezifischen Entwicklungsstand (z. B. die Anzahl der sicher beherrschten Grapheme in der Rechtschreibung) des Kindes möglichst genau und greifbar zu bestimmen.

(2) *Zusammenstellung von geeigneten Übungen und Aufgaben.* Bezogen auf das Lernniveau des Kindes sollen die Aufgaben mittelschwer sowie möglichst eindeutig sein. Die Lernaufgaben sollen in ihrer Schwierigkeit abgestuft werden und frühe sowie stetige Lernerfolge ermöglichen.

Dazu werden für einen bestimmten Aufgabentyp Blöcke von jeweils zehn Aufgaben gebildet, die in etwa gleich schwierig sind. Wenn acht der zehn Aufgaben (80 %-Kriterium) richtig gelöst wurden, wird die nächste Schwierigkeitsstufe eingeleitet.

(3) *Üben mit sichtbaren Reaktionen.* Das Lernen des Kindes sollte sichtbar sein, so wie dies die folgenden Beispiele zeigen: Das Schulkind ...

- ... wiederholt ein vorgesprochenes Wort im Sprachtraining.
- ... schreibt ein Wort von einer Vorlage ab.
- ... fährt im motorischen Schreibtraining Worte bzw. Sätze auf Transparenzpapier nach.
- ... veranschaulicht die Zahl 7 durch Punkte, die es in eine Reihe legt.
- ... ordnet den Zahlen 3 und 11 die entsprechende Menge an Plättchen zu.
- ... löst die Aufgabe 12–4 = ?, indem es mit Plättchen eine 12er Reihe legt und in Korrespondenz darunter eine 4er Reihe. Es zählt anschließend die Zahl der Punkte, die sich nicht überschneiden, ab (8 Plättchen).

Nur auf solche sichtbaren Reaktionen kann eine unmittelbare Rückmeldung gegeben werden. Dafür gilt: Wenn die Lernakte ...

- ... richtig sind, werden sie unmittelbar verstärkt (z. B. durch die Vergabe von Punkten oder durch eine knappe Bestätigung).
- ... falsch sind, werden sie früh unterbrochen bzw. abgestoppt, damit nicht das, was falsch ist, eingeschliffen wird. Die Aufgabe wird dann neu beantwortet. Ist sie wieder falsch wird zur nächstleichteren Aufgabe übergangen.

Jeder Lerndurchgang wird als eindeutige Handlung gestaltet, die sofort als richtig oder falsch erkennbar ist und entsprechend bestätigt oder unterbrochen wird. Innere kognitive Aktivitäten (z. B. leise lesen) lassen sich ohne sicht- oder hörbare Verhaltensäußerung des Kindes nicht beurteilen. Rückmeldungen dazu sind nicht möglich, sodass auch kein Lernen stattfinden kann.

(4) *Einführen von Hilfen („Prompts"), um richtige Antworten zu erleichtern.* Solche Hilfen können in folgender Form erteilt werden:

- Kognitives Modellieren des richtigen Lösungsverhaltens. Die Therapeutin oder der Therapeut macht zuerst „laut denkend" vor, wie sie oder er bei einer Aufgabe vorgeht. Das Kind vollzieht dieses Vorgehen nach.
- Reziprokes Lernen, bei dem Schulkind und Therapeutin oder Therapeut die Aufgaben abwechselnd lösen (z. B. Texte lesen, Textinhalte wiedergeben; vgl. Kapitel 12).

- Zwischenschritte einführen (z. B. eine Wortkarte vor dem Niederschreiben aus dem Kopf noch einmal einsehen; Butterbrotpapier über ein Wort legen und es zuerst nachfahren; mit Plättchen rechnen).
- Hilfsmittel verwenden, die das Vorgehen erleichtern (z. B. Sichtfenster beim Lesen oder logische Blöcke beim Zählen).
- Aufgaben so gestalten, dass es der Lösung dient (z. B. große Schrift beim Lesen; Vorgabe des Lösungsraums bei einer Textaufgabe; Vorgabe der zugehörigen Menge beim Addieren).

(5) *Überleitung zur nächsten Schwierigkeitsstufe.* Wenn das Kind einen Aufgabentyp zu 80 % richtig löst, wird die nächste Schwierigkeitsstufe beschritten. Anderenfalls wird auf der bisherigen Schwierigkeitsstufe weitergeübt.

(6) *Festhalten des Lernfortschritts des Kindes.* Der Lernfortschritt wird über die gesamte Laufzeit der Förderung in einer Lernkurve festgehalten. Sie bildet beispielsweise die Zahl der richtig gelösten Rechenaufgaben oder die Zahl der richtig gelesenen Wörter in tabellarischer oder in grafischer Form ab. Daraus ergibt sich unmittelbar eine Rückmeldung über den Erfolg des Vorgehens.

Der Kasten „Kennzeichen der Komplexitätsreduktion" fasst die wesentlichen Merkmale des hier vorgestellten Interventionsverfahrens überblicksweise zusammen.

Kennzeichen der Komplexitätsreduktion

- Das Lernangebot wird auf seine charakteristischen Reizmerkmale reduziert (z. B. Welche Morpheme unterscheiden einzelne Wörter?; Wie lassen sich die Unterschiede in der Schreibweise der Ziffern 1 bis 5 am deutlichsten herausarbeiten?; Wie werden die einzelnen binomischen Formeln berechnet?).
- Das Üben steht im Vordergrund. Hierzu werden Lernaufgaben zusammengestellt, die den Lerngewinn quasi in sich tragen („within stimuli").
- Die angestrebten Kenntnisse und Fähigkeiten ergeben sich aus dem erfolgreichen Üben (Lernen als Verhaltensänderung durch Übung).
- Äußere Hinweise (zusätzliche Erklärungen, weitere Erläuterungen) werden gemieden. Das Lernangebot wird hauptsächlich durch die Übungsaufgaben bestimmt.
- Das Lernen findet nicht intern (verborgen) statt, sondern äußert sich in sichtbarer Weise (z. B. ein Ergebnis niederschreiben; einen englischen Text nachsprechen; einen Text zusammenfassen). Dadurch wird der Lernerfolg direkt beobachtbar („visible learning").
- Der Lernerfolg, aber auch jede richtig gelöste Aufgabe, wird unmittelbar zurückgemeldet und verstärkt. Fehler werden bereits im Entstehen unterbunden (kontrolliertes Lernen).

33.5 Checkliste zur Komplexitätsreduktion

Frage/Arbeitsauftrag	Erledigt ☑	Anmerkungen/ weitere Maßnahmen
Wurde das Lernangebot auf seine charakteristischen Reizmerkmale reduziert? Beispiele: • Welche Morpheme unterscheiden einzelne Wörter? • Wie lassen sich die Unterschiede in der Schreibweise der Ziffern 1 bis 5 am deutlichsten herausarbeiten? • Wie werden die einzelnen binomischen Formeln berechnet?		
Wurden Übungen zusammengestellt, die den Lerngewinn quasi in sich tragen („within stimuli")?		
Wurden 31 bis 40 Aufgaben zusammengestellt? Wurden die Aufgaben in 10er-Blöcken angeordnet?		
Wird sichtbar gelernt („visible learning")?		
Erzeugen die Aufgaben, wenn sie erfolgreich gelöst werden, die angestrebten Kenntnisse und Fähigkeiten (Lernen als Verhaltensänderung durch Übung)?		
Wurden geeignete Hilfen eingeplant (vormachen, reziprokes Lernen, große Schrift, Rechenplättchen)?		
Wie werden die Lernfortschritte festgehalten? Wird die Lernkurve anschaulich dargestellt?		
Welche Aufgaben folgen, wenn die ersten 31 bis 40 Aufgaben erfolgreich bearbeitet wurden?		

33.6 Literatur

Brack, U.B. (2001). *Überselektive Wahrnehmung bei retardierten Kindern.* Göttingen: Hogrefe.

Canovas, D.S., Debert, P. & Miguel, C.F. (2019). Simple discrimination training with differential responses to establish functional and equivalence classes with preschool children. *Journal of the Experimental Analysis of Behavior, 111*(1), 59–74. https://doi.org/10.1002/jeab.487

Halbur, M.E., Caldwell, R.K. & Kodak, T. (2021). Stimulus control research and practice: Considerations of stimulus disparity and salience for discrimination training. *Behavior Analysis in Practice, 14*, 272–282. https://doi.org/10.1007/s40617-020-00509-9
Kelly, M.P. & Reed, P. (2021). Age effects on the development of stimulus over-selectivity are mediated by cognitive flexibility and selective attention. *International Journal of Behavioral Development, 45*(1), 89–96. https://doi.org/10.1177/0165025420949702

33.7 Anhang

Schriftliche Anweisung für die Mutter von Antonia

„Bitte üben Sie täglich, wie besprochen, immer genau ab 16.00 Uhr mit Ihrem Kind. Bieten Sie Antonia *einmal* an, dass sie mit Ihnen üben *darf* (nicht *muss*). Begeben Sie sich dann an den vorgesehenen Platz und geben Sie dem Kind, wenn es kommt, ein Übungsblatt mit zehn Aufgaben. Stellen Sie den Küchenwecker auf 15 Minuten. Wenn der Wecker läutet oder wenn Antonia vorher signalisiert, dass sie fertig ist, nehmen Sie das Blatt an sich und prüfen Sie die Aufgaben. Falsch gelöste Aufgaben rechnen Sie dem Kind bitte unmittelbar, langsam und ohne sonstige Erläuterungen vor. Sollten Fragen von Antonia kommen, gehen Sie bitte nur ganz kurz darauf ein und nur insoweit, wie sich die Fragen unmittelbar auf den Stoff beziehen.

Werfen Sie für jede richtige Lösung fünf Cent in das vorgesehene Glas. Geben Sie dann Antonia das zweite Blatt und stellen Sie den Küchenwecker erneut. Nach zwei Blättern ist die Übung spätestens beendet. Bitte notieren Sie in Ihrem Registrierblatt wie viele von den angebotenen 20 Aufgaben Antonia richtig gelöst hat.

Bitte beachten Sie, dass Sie sonst mit dem Kind in den Übungen nicht sprechen! Vermeiden Sie insbesondere alle Versprechungen, Drohungen und weiteren Erklärungen. Auch außerhalb der Übungen sollten Sie diese nicht ansprechen und sie insbesondere nicht in die üblichen Erziehungsmaßnahmen einbeziehen.“

34 Fördereinheiten bzw. Therapiesitzungen gestalten

Gerhard W. Lauth und Morena Lauth-Lebens

34.1 Steckbrief

Ziel	• Lern- und veränderungswirksame Mitarbeit erreichen
Indikationen	• Unlust beim Lernen • Mangelnde Mitarbeit
Grundlage	Konzept des „Poor learners“: Lerngestörte Kinder ... • ... zeigen von sich aus eher wenig gerichtete Lernaktivitäten. • ... vermeiden eine vertiefte und planvolle Auseinandersetzung mit den nicht gekonnten Lernaufgaben. Planung der Therapie in Bezug auf: • Staffelung der Aufgabenschwierigkeit (von leicht nach schwer) • Einzelne kurze Phasen, die nacheinander durchlaufen werden und in der jede Phase ein eigenes Zielverhalten verfolgt Planung der Therapiesitzung in Bezug auf: • Verstärkung von geeigneten Lernaktivitäten (Ausformung) • Erhöhung der Verhaltenswirksamkeit von relevanten Hinweisreizen wie bspw. Instruktionen (Diskriminationslernen)
Anwendung	• Verbesserung der Mitarbeit und/oder Zusammenarbeit
Voraussetzung	• Vom Kleinkindalter an
Empfehlung	• Sich das Vorgehen zur Regel machen.
Wirksamkeit	• Die Einteilung der Fördereinheiten erlaubt ein deutlich verbessertes Kontingenzmanagement. Dies erweist sich in Einzelfallversuchsplänen beim Rechnen lernen als hochwirksam (Prozentsatz nicht überlappender Daten: 81.01 %). In der Gruppenanwendung wird nur ein niedriger Effekt ermittelt (Hedges $g = 0.26$; Arizmendi, Li, Van Horn, Petcu & Swanson, 2021).

- Bei Kindern mit ADHS erweist sich Kontingenzmanagement dann als (moderat) wirksam, wenn dem Verstärkungslernen eine Verhaltensanalyse vorausgeht und Forscher:innen die Maßnahme durchführen. Bei Lehrkräften fällt die Wirkung geringer aus (Harrison, Soares, Rudzinski & Johnson, 2019).

34.2 Anwendungsbeispiel

Louisa ist 11 Jahre alt und besucht die 3. Klasse, nachdem sie die zweite wiederholt hat. Sie gilt als umgänglich und ist recht gut in die neue Klasse integriert. Nach der Grundschule will sie zur Gesamtschule gehen. Die Klassenlehrerin beschreibt die Schülerin als sympathisch und in ihrem Sozialverhalten unauffällig. Beim Lernen fällt ihr aber auf, dass Louisa sehr rasch arbeitet, die Antworten eher rät als herleitet und ihre Konzentration rasch nachlässt. Die größten Schwierigkeiten erkennt sie beim Rechnen. Während die restliche Klasse sich im 1.000-er Raum bewegt, ist Louisa im 20-er Raum noch wackelig. In der Diagnostik bestätigen sich diese Eindrücke: Hier zeigt das Mädchen deutliche Unsicherheiten bei Zehnerüberschreitungen. Wenn sie beispielsweise die Aufgabe 8+7=? lösen möchte, purzeln mehrere Antworten kurz nacheinander aus ihr heraus. In schneller Folge werden einige Zahlen genannt – vielleicht ist dazwischen auch die richtige Antwort. Aber es ist mehr ein Raten als ein Rechnen. Bei Aufgaben im Zahlenraum zwischen 20 und 100 (bei Addition und Subtraktion) ist ihr Vorgehen unstrukturiert; sie vergisst z. B., sich den Übertrag zu notieren und gelangt zu kaum einer richtigen Lösung. Im „Heidelberger Rechentest" (HRT 1–4; Haffner, Baro, Parzer & Resch, 2005) erreicht Louisa Prozentrangwerte zwischen vier und zwölf. Bessere Werte werden für Addition und Größenvergleiche (PR 8 bzw. 14) verzeichnet, schlechtere für Subtraktion (PR 5). Die Gesamtleistung (Rechenoperationen) beläuft sich auf PR 4. Infolgedessen wird nach ICD-10 eine Dyskalkulie (Rechenstörung, F81.2) sowie eine einfache Hyperkinetische Störung (F90.0) diagnostiziert.

Eine Einzelförderung wird aufgenommen, auf die sich Louisa aber nur sehr zögerlich einlässt. Sie kommt zwar zur Förderung, arbeitet aber nur halbherzig und äußert immer wieder, dass ihre Mitschüler:innen spielen dürfen und sie lernen muss. Sie arbeitet lustlos, unstrukturiert und fehlerhaft. Ermahnungen oder Apelle bewirken wenig. In der Regel können nur wenige Übungseinheiten absolviert werden. In dieser Situation besinnt sich die Lerntherapeutin auf dezidierte Methoden der Reizkontrolle. Sie ...

- ... trägt den situativen Bedürfnissen des Mädchens Rechnung, indem sie beispielsweise Nüsse bereithält oder ein Geschicklichkeitsspiel vorschaltet (sogenannte motivierende Operationen).

- ... plant die Sitzungen in kleinen Einheiten von drei bis zehn Minuten Dauer, die jeweils gewünschte Reaktionen hervorrufen, die positiv verstärkt werden können. Dadurch werden erwünschte Verhaltensweisen ausgebildet (sogenannte operants).
- ... führt Blitzaufgaben ein und verstärkt richtige Antworten sehr intensiv. Louisa führt eine Erfolgsgrafik richtiger Lösungen.

In der Folge findet Louisa mehr Gefallen an der Therapie, die sie nun als angenehmer und entgegenkommend erlebt. Sie beteiligt sich von nun an lebhaft und mit gutem Erfolg.[1]

34.3 Grundlage

Lernstörungen sind eng mit motivationalen Problemen verknüpft, weil ...
- die Kinder Lernrückstände aufweisen und
- die Lerninhalte mit Misserfolg und Bestrafung assoziiert sind und den Kindern aversiv geworden sind.

Dementsprechend gehen die Kinder diesen Aufgaben aus dem Wege oder – wenn das nicht gelingt – halten ihren Aufwand an Zeit und Energie gering. In der Therapie geht es aber genau darum, dass die Kinder sich mit den ungeliebten Aufgaben beschäftigen und ertragreiche Übungen absolvieren. Um diese Haltung auszubilden, kann man auf mehrere Möglichkeiten zurückgreifen:

1. Bezogen auf die Fähigkeit des Kindes, mittelschwere Aufgaben verwenden und beobachtbares, übendes Lernen praktizieren (Erfolgslernen).
2. Möglichst viele gewünschte Reaktionen beim Kind hervorrufen (z.B. durch Blitzaufgaben, prompts, Hilfen, Herausfinden der richtigen Lösung unter mehreren Alternativen) und diese unmittelbar (kontingent) sowie intensiv verstärken.
3. Das Zielverhalten, das verstärkt werden soll, möglichst genau und als Verhalten definieren (z.B. auf dem Platz sitzen bleiben, die Bezugsperson bei Instruktion anschauen, eine kurze Anweisung befolgen, zehn Wörter abschreiben).
4. Das gewünschte Verhalten unmittelbar (kontingent) verstärken.

Oft werden motivierende Operationen hinzugefügt, bei denen erwartbare Bedürfnisse vorab befriedigt werden (z.B. motorische Spiele vorschalten, wenn das Kind gerade längere Zeit stillsitzen musste; etwas zu trinken bereithalten, wenn das Kind eine längere Anfahrt zur Förderung/Therapie hatte; leichte bzw. lustige Blitzaufgaben lösen, wenn der Einstieg erleichtert werden soll). Damit will man erwartbare Störungen vermeiden.

---

1 Das Beispiel hat uns Frau Dörte Feddersen (Lerntherapeutin) überlassen.

Diese Form der Therapiegestaltung stützt sich auf Lerngesetze, die experimentell ermittelt worden sind. Deshalb konnte man bereits früh in der Therapiegeschichte effektiv mit Personen zusammenarbeiten, die noch nicht sprechen konnten oder sehr stark beeinträchtigt waren, beispielsweise schwer beeinträchtigte autistische Kinder, mental schwer beeinträchtigte Personen, psychiatrische Langzeitpatient:innen oder sprachverzögerte Kleinkinder. Auch bei diesen Personen stellte sich die Frage, wie man sie zur Mitarbeit gewinnen und zu zielbezogenen Übungen veranlassen kann. Dabei hat sich das Konzept der Reizkontrolle als nützlich erwiesen. Es besagt, dass ein Verhalten, das in ganz bestimmten Reizsituationen verstärkt wird, sich mit dieser Situation verbindet. Wenn die gleichen Situationsmerkmale wieder auftreten, wird das Verhalten erneut ausgelöst: Es gelangt unter die Kontrolle von auslösenden Reizen (Reizkontrolle); diese können beispielsweise die Person der Therapeutin oder der Therapeuten, der Therapieraum, der Umgang miteinander oder die Art der Aufgaben sein.

Das Gegenteil davon ist *aversive Kontrolle*. In dem Fall setzen die Bezugspersonen Bestrafungen, wie Punktabzug, schlechte Noten, Kritik oder Strafandrohung, ein, um beispielsweise Lustlosigkeit, Trotzverhalten, Zögern, Raten oder flüchtiges Arbeiten zu unterbinden. Zumeist sind diese Maßnahmen relativ wirkungslos, weil sie einen Teufelskreis eröffnen, bei dem sich Kind und Therapeutin oder Therapeut wechselseitig bestrafen. Beide versuchen dann, (aversive) Kontrolle über die andere Person zu erlangen und das Gegenüber zu Wohlverhalten im eigenen Sinne zu bewegen:

- Das Kind will Schonung in Form von wenigen Aufgaben, kurzer Übungszeit und großzügiger Bewertung erlangen.
- Die Bezugsperson hingegen will „ordentliche“ Mitarbeit im Sinne von Müheaufwendung, Sorgfalt, Konzentration, relativer Fehlerfreiheit und Anwendung von Strategien erreichen.

Um dies zu erlangen, setzen beide Parteien Mittel ein, die für das Gegenüber eine Bestrafung darstellen (z.B. Ermahnung, Kritik, Zögern, Lustlosigkeit, Maulen, Aufgaben entwerten).

34.4 Das Vorgehen Schritt für Schritt

(1) *Die Therapiesituation erhält ein eigenes Gepräge.* Im Sinne der Reizkontrolle wird die Therapiesitzung/Fördereinheit so geplant, dass „ihre“ Reizmerkmale deutlich und wiederkehrend hervortreten. Dies kann geschehen über:

- Raum: Die Förderung/Therapie findet (immer) im gleichen Raum statt.
- Zeit: Falls möglich, findet die Förderung/Therapie zur gleichen Zeit statt.

- Raumeinteilung: Der Raum ist in verschiedene Zonen aufgeteilt (z.B. Eröffnung auf einem Kissen sitzend, Übungen am Tisch, Spielen in der Spielecke).

(2) *Die Therapiesitzung wird in einzelne Phasen unterteilt.* Die Therapie- bzw. Förderstunde erhält einen wiederkehrenden, rituellen Ablauf (siehe Tabelle 34.1), z.B. 2 Minuten Begrüßung, 2 Minuten Blitzaufgaben, 8 Minuten erste Übungsrunde, 2 Minuten Tobespiel etc.

Die Zeiten werden jeweils verbindlich geplant und unmittelbar vor der Phase angegeben sowie mit einem Timer gestoppt.

Jede Phase hat ein eigenes Zielverhalten, das jeweils intensiv verstärkt werden kann (z.B. Blitzaufgaben fordern rasches und richtiges Antworten, Transferübungen das Bestimmen von ähnlichen Elementen zwischen den bisherigen Übungen und den neuen Aufgaben, die Reflexion der Sitzung ernsthaftes Nachdenken).

Es werden erwünschte Reaktionen aufgerufen, die positiv verstärkt werden können. Dazu tragen vor allem mittelschwere Aufgaben, Blitzaufgaben, Modellieren durch die Therapeutin oder den Therapeuten, reziprokes Lernen, rasche Rückmeldungen und Üben unter Erfolgsbedingungen bei.

(3) *Erwünschte Reaktionen werden unmittelbar verstärkt.* Dies setzt voraus, dass die Therapeutin oder der Therapeut das Zielverhalten genau definiert. Das ist natürlich sehr viel leichter möglich, wenn sich das Zielverhalten nicht auf die gesamte Förder- oder Therapiestunde bezieht, sondern nur auf jeweils kurze Phasen (siehe Unterteilung in Phasen).

Bei der Verstärkung werden sogenannte operants ausgebildet. Das sind Verhaltensweisen, die der Belohnung unmittelbar vorausgehen, quasi die Belohnung „hervorrufen“. Das Kind lernt dadurch, was zur Verstärkung führt (z.B. gute und rasche Antworten, einen Fehler finden, die richtige Schreibweise vom Wortstamm ableiten). Diese Verhaltensweisen werden unmittelbar verstärkt, damit eine Verbindung zwischen der Verstärkung und der vorausgehenden Reaktion entsteht (sogenannte Kontingenz). Dementsprechend werden Belohnungen (Verstärker) verwendet, die rasch abrufbar sind und schnell verabreicht werden können, z.B.:

- freudiger Ausruf
- intensive Zustimmung der Therapeutin oder des Therapeuten
- Erfolgsstempel bei den Blitzaufgaben
- 10 Cent in ein Einwegglas fallen lassen (das Geld wird dem Kind am Ende der Therapie ausgehändigt)

Die Art dieses Vorgehens wird in zahlreichen Einzelbeispielen in diesem Buch erörtert (z.B. Kapitel 33 Komplexität reduzieren).

(4) *Falsche Antworten oder unerwünschtes Verhalten eher übergehen.* Es ist wichtig, dass das Erfolgslernen und die Kontingenzbildung nicht unnötig unterbrochen werden, beispielsweise durch:

- Belehrung, warum es für die Antwort keine Verstärkung gibt
- Erörterung, warum eine Antwort falsch war
- Ermahnung zum Wohlverhalten
- Diskussion um die Übungszeit

Vielmehr ist es besser, wenn falsche Reaktionen von der Therapeutin oder dem Therapeuten mit „weiter“ quittiert werden und die falsch gelöste Aufgabe auf den Stapel „Neuvorlage“ gelegt wird. Die falsch gelösten Aufgaben können in einer anderen Sitzung oder einer anderen Phase wieder aufgegriffen werden (und nach erneuter Instruierung gezielt geübt werden).

Genauso geschieht es bei störendem Verhalten: Es soll durch die Strukturierung und die Interaktion möglichst niedrig gehalten werden. Wenn es aber auftritt, soll es mit einer schon zuvor festgelegten Reaktion beantwortet werden (z. B. es ignorieren, es rasch unterbrechen, es zum gewünschten Verhalten umlenken („Stopp! Schau hier! Mach hier weiter! Gut!“)).

(5) *Motivierende Operationen einführen.* Hierunter fallen Maßnahmen der vorausgehenden Bedürfnisbefriedigung. Beispiele dafür sind:

- Motorische Übungen einstreuen, wenn das Kind hyperaktiv ist.
- Etwas zu trinken bereithalten, wenn das Kind aus der Schule zur Förderung kommt.
- Dem Kind am Anfang der Therapiestunde durch Wiederholung schon gekonnter Aufgaben Erfolge verschaffen.

Dadurch sinkt die Wahrscheinlichkeit von Störungen. Die Therapie startet und bleibt eher unter Kontrolle der Therapeutin oder des Therapeuten.

Tabelle 34.1: Therapiegestaltung am Beispiel von Louisa (Anwendungsbeispiel)

Thema	Inhalt/Vorgehen	Dauer
Aufwärmübung mit Blitzkarten	• Kind erhält nach dem Zufallsprinzip alle möglichen Additions- und Subtraktionsaufgaben der Zahlen zwischen 0 und 20. • Die Anzahl der richtig gelösten Aufgaben wird notiert und in eine Verlaufskurve abgetragen. • Falsch gelöste Aufgaben werden ein zweites Mal gerechnet – sie bleiben aber auf dem „Inkorrekt“-Stapel und werden nicht als richtig gezählt (auch wenn die Aufgabe beim zweiten Anlauf richtig gelöst wurde).	2 min

Tabelle 34.1: Fortsetzung

Thema	Inhalt/Vorgehen	Dauer
Übungen zur Zahlzerlegung	In jeder Sitzung werden für eine Schwerpunktzahl die Zahlzerlegungsmöglichkeiten vertieft, z. B. mit Dienes-Würfeln.	5 min
Strategische Instruktion	• „Know it or count it" • Zählen in größeren Schritten (z. B. Dreierschritte: 3, 6, 9, 12) • Bei Additionsaufgaben kann man entscheiden, mit welcher Zahl man zu rechnen bzw. zu zählen beginnt • Bei Subtraktionsaufgaben muss immer mit der vorderen Zahl begonnen werden • Überschlagsrechnungen zur Ergebniskontrolle etc.	5 min
Sitzungsspezifische Blitzkarten	Übungen mit der Schwerpunktzahl der jeweiligen Sitzung (z. B. 14 = 8 + 6; 7 + 7; 9 + 5; 3 + 11)	1 min
Sitzungsspezifische Aufgaben lösen	• Zehn Aufgaben (mit der jeweiligen Schwerpunktzahl) werden ausgewählt. Sie werden Louisa kurz präsentiert, sie schreibt Aufgabe und Ergebnis ab. • Die Übung ist nach 7.5 min beendet, oder wenn alle Aufgaben zweimal richtig beantwortet wurden.	8 min
Transfer und Challenge (ab Sitzung Nr. 20)	• Loisa löst ca. 20 Aufgaben aus dieser Ein-mal-eins-Reihe, für jede richtige Antwort werden sofort 10 Cent in eine Spardose getan. • Loisa löst zehn weitere Aufgaben aus den Ein-mal-eins-Reihen, die bereits „bearbeitet" worden sind. Hier bekommt sie für jede richtige Antwort ein 5-Cent-Stück in die Spardose. Die Spardose darf Louisa nach der letzten Therapiestunde mitnehmen. Zum Schluss legt Louisa fest, welche Reihe aus dem ein-mal-eins beim nächsten Mal abgefragt wird.	10 min
Prüfung des Lernerfolgs	Zwei Aufgabenblätter mit je 15 Aufgaben mit der jeweiligen Schwerpunktzahl, Anzahl der richtigen Antworten pro Minute notieren.	5 min

Tabelle 34.1: Fortsetzung

Thema	Inhalt/Vorgehen	Dauer
Reflexion der Sitzung	• Loisa bekommt konstruktives Feedback zum Verlauf der Sitzung und zum Lernfortschritt durch die Lerntherapeutin • Spiel zum Abschluss, z. B. Halli Galli (Amigo Spiele, o. J.)	5 min

34.5 Checkliste zur Gestaltung von Therapiesitzungen bzw. Fördereinheiten

Frage	Erledigt ☑	Anmerkungen/ weitere Maßnahmen
Wurde die Indikation anhand der einschlägigen Kriterien auf „poor learning“ im Sinne von Vermeidung bzw. Unlust geprüft? Bitte Beispiele (Beobachtungen, Diagnostik) aufführen!		
Werden bereits Maßnahmen der Komplexitätsreduktion oder des visible Learning angewandt oder sind diese vorgesehen?		
Sollten weiter Maßnahmen zur Reizkontrolle hinzukommen? Wenn ja, welche? Bitte skizzieren.		
Welche Phasen sind für die jeweilige Therapiesitzung (fest) eingeplant (etwa Blitzlichtaufgaben, diverse Übungsphasen, motivierende Operationen)?		
Welches Zielverhalten gilt in den jeweiligen Kurzphasen?		
Welche operants wollen Sie in den Kurzphasen ausbilden?		
Wie wird der Lernfortschritt registriert? Ist eine Lernkurve geplant?		

34.6 Literatur

Arizmendi, G.D., Li, J.T., Van Horn, M.L., Petcu, S.D. & Swanson, H.L. (2021). Language-focused interventions on math performance for English learners: A selective meta-analysis of the literature. *Learning Disabilities Research & Practice, 36*(1), 56–75. https://doi.org/10.1111/ldrp.12239

Haffner, J., Baro, K., Parzer, P. & Resch, F. (2005). *Heidelberger Rechentest: Erfassung mathematischer Basiskompetenzen im Grundschulalter (HRT 1–4)*. Göttingen: Hogrefe.

Harrison, J.R., Soares, D.A., Rudzinski, S. & Johnson, R. (2019). Attention deficit hyperactivity disorders and classroom-based interventions: Evidence-based status, effectiveness, and moderators of effects in single-case design research. *Review of Educational Research, 89*(4), 569–611. https://doi.org/10.3102/0034654319857038

Material

Amigo Spiele (o.J.). *Halli Galli – Auf die Glocke, fertig los!* Dietzenbach: Amigo Spiel und Freizeit.

35 Verstärkungsmuster arrangieren – Lernwege ebnen: Kontingenzmanagement

Morena Lauth-Lebens & Gerhard W. Lauth

35.1 Steckbrief

Ziele	• Operantes Lernen durch die systematische Variation von verhaltensrelevanten Häufigkeitsverhältnissen der Verstärkung (Kontingenzen) fördern (siehe Linderkamp & Lüdecke, 2018; Maercker, 2009; Warmhold-Brann, Burns, Preast et al., 2017)
Indikationen	Hauptsächlich bei: • *Erwerbsproblemen.* Eingeschränktes Repertoire an Verhalten zur effektiven Interaktion mit der (sozialen) Umwelt. • *Ausführungsproblemen.* Mangelnde Ausprägung bestimmter Eigenschaften bzw. Merkmale von Verhalten (Tempo, Dauer) • *Motivationsproblemen.* Mangelnde Aufrechterhaltung von erlerntem Verhalten über Zeit und Situationen hinweg. • *Aufmerksamkeitsproblemen.* Mangelnder Einfluss relevanter Hinweisreize (Regeln, Instruktionen) auf Verhalten des Kindes. • *Disziplinproblemen.* Mangelnde Passung zwischen dem vom Kind gezeigten und für Verstärkung vorgesehenen Verhalten.
Grundlage	• Operante Lerngesetze, die in experimentellen Untersuchungen gewonnen wurden
Anwendung	• Einzelsetting • Kleingruppen von 3–4 Kindern • Schulklassen • In der Familie (z.B. Hausaufgaben)
Voraussetzung	• keine

Empfehlungen (ausführlich Kasten „Differentielles Vorgehen bei verschiedenen Verhaltensproblemen/ Empfehlungen für die jeweiligen Arbeitsschritte“)	**Das Problem-/Zielverhalten zuerst umfassend beschreiben** • auf Ebene beobachtbarer Merkmale • in Bezug zu den vorausgehenden Ereignissen und den nachfolgenden Geschehnissen **Das Verhalten als Funktion beobachtbarer Variablen analysieren** • *Verstärkeranalyse:* Welche Ereignisse, die auf das Verhalten folgen, verändern die Wahrscheinlichkeit seines Wiederauftretens? Verstärkende Ereignisse bestehen in der häufigkeitssteigernden Darbietung (positive Verstärkung) oder Entfernung (negative Verstärkung) von Stimuli; bestrafende Ereignisse beinhalten eine zeitweilig verhaltensreduzierende Darbietung (positive Bestrafung) oder Entfernung (negative Bestrafung) von Stimuli. • *Kontingenzanalyse:* Unter welchen Bedingungen (zeitlich, intensitätsbezogen, situativ) folgt dem Verhalten die jeweilige Verstärkung oder Bestrafung? *Wenn Kompetenzdefizite vorliegen:* Das Zielverhalten zeitnah positiv verstärken. *Wenn Performanzdefizite vorliegen:* Häufigkeit, Intensität, Schnelligkeit, Latenz oder Dauer zum Ziel der Veränderung nehmen. *Wenn Motivationsdefizite vorliegen:* Kontingent auf zeitliche Ausprägung von Verhalten bezogene Verstärkung. *Wenn Aufmerksamkeitsdefizite vorliegen:* Kontingent auf die Anwesenheit relevanter Hinweis-/Begleitreize bezogene Verstärkung.
Wirksamkeit	Gute bis sehr gute Wirksamkeit nachgewiesen durch Einzelfallexperimente sowie umfangreiche Metaanalysen (s. Kapitel 34) • bei der Förderung von Unterrichts- und Arbeitsverhalten • bei der Therapie von verschiedenen Störungen (z. B. Ängste, oppositionelles Trotzverhalten, Sprachverzögerung) • bei Anwendung in Familie, Schule und Studium.

35.2 Anwendungsbeispiel

Erik ist 10 Jahre alt und geht in die 4. Klasse. Er hat zwei Geschwister und lebt mit seiner Mutter zusammen. Zum getrennt lebenden Vater hat er regelmäßigen Besuchskontakt. Im Schulunterricht hängt er oft hinterher. Besonders auffällig ist das in Deutsch. Die Mutter lernt deshalb intensiv und zeitaufwändig mit ihm nach.

Erik erhält seit 6 Jahren Ergo- und Lerntherapie. Er befindet sich in psychiatrischer Betreuung. Vor kurzem hat er eine zweite Lerntherapie begonnen, in der es um Lesen und Lesegeschwindigkeit geht. In den Testungen wird deutlich, dass er alle Buchstaben kennt, aber nur sehr langsam liest. Er erreicht im Lesetestverständnistest für Erst-

bis Sechstklässler (ELFE 1-6) einen Prozentrang <2. Die Klassenlehrerin berichtet, dass das Formulieren von Gedanken und Texten Schwerstarbeit für ihn bedeutet.

Die Lerntherapie findet im Rahmen des offenen Ganztages am Nachmittag statt. Sie soll die Lesegeschwindigkeit und -flüssigkeit erhöhen.

Der Junge kommt zwar zuverlässig zu den Sitzungen, geht aber ungern an die Übungen. Er zögert den Beginn heraus und bedauert, dass er nicht bei seinen Freunden spielen kann, sondern „schon wieder nachlernen" muss. In dieser Situation nutzt die zuständige Lerntherapeutin die Möglichkeiten zum Kontingenzmanagement: Dabei realisiert sie folgende Prinzipien

- Variation. Sie legt es darauf an, möglichst viele Verhaltensweisen hervorzubringen und geeignete zu verstärken. Hierbei finden am Beginn jeder Sitzung Wunsch-, Blitz- oder Paarübungen statt (etwa Wunschübungen: Es wird ein Stapel von Karten mit (sehr) kleinen Wünschen vorbereitet, aus der Erik eine Karte zieht (etwa das Bild eines Brontosauriers für 2 Minuten anschauen); Blitzübungen: Wortkarten aufdecken und rasch den Anfangsbuchstaben nennen; danach den ersten und den zweiten Buchstaben erkennen; Paarübung: die Therapeutin nennt ein Wort mit dem Anfangsbuchstaben A – Erik nennt ein Wort mit dem Anfangsbuchstaben B; beide arbeiten sich auf diese Weise durch das Alphabet).
- Selektion. Sie verstärkt richtige Lösungen unmittelbar und nachdrücklich, führt eine Erfolgskurve der Richtigprozente und zieht am Ende jeder Therapiestunde ein gemeinsames Resümee, bei dem die richtigen Lösungen hervorgehoben werden.
- Der Verlauf jeder Sitzung wird sorgfältig und in kleinen Zeiteinheiten (teils nur 2 Minuten) geplant, um Erik mehrfach in Kontakt mit den Kontingenzen zu bringen.
- Zusätzlich beugt die Therapeutin motivationalen Problembedingungen wie aversiver Stimulation (Langeweile, Müdigkeit) und Verstärkersättigung- bzw. Deprivation vor. In diesem Punkt spielen Kurzübungen, die im raschen Wechsel vollzogen werden und richtige Lösungen erzeugen, die Wunschkarten sowie eine große Rolle.
- Anders als die ausschließlich (kontingent) auf Eriks Arbeits-/Übungsverhalten folgenden Aktivitäts- oder Tauschverstärker gibt es Anerkennung und Zuwendung stets „bedingungsfrei".

  In der Supervision bemerkt die Therapeutin aber ihre vermehrt an Eriks Unmutsäußerungen gekoppelte Aufmerksamkeit. Künftig verstärkt sie auch subtile Interessensbekundungen von Erik wie etwa das Orientierungs-/Beobachtungsverhalten nach seiner Ankunft.

Das Lesen selbst nimmt jeweils etwa 15–20 Minuten in Anspruch. Es fußt in der Hauptsache auf Worterkennen und wiederholendem Lesen sowie dem Erlernen von metakognitiven Strategien. Erik macht Fortschritte in der noch laufenden Therapie. Er kommt weiterhin regelmäßig zur Therapie und arbeitet gut mit.

35.3 Grundlage

Operantes Lernen bezieht sich auf die Selektion von Verhalten durch seine Konsequenzen. Im Verlauf der evolutionären und individuellen Lerngeschichte haben sich bestimmte Konsequenzen als Verstärker etabliert. Wenn diese erscheinen oder wegfallen, ändert sich die Auftretenswahrscheinlichkeit des vorausgegangenen Verhaltens, was zu einer Vermehrung oder Verringerung dieses Verhaltens führt. Um eine gewünschte Verhaltensweise zu vermehren, sollte diese unmittelbar verstärkt werden. Das Problem hierbei ist, dass gewünschte Verhaltensweisen nicht immer kontingent verstärkt werden. Außerdem wird auch unerwünschtes Verhalten, wie auffälliges oder unangemessen lautes Benehmen und verbale Provokationen, ohne Absicht positiv verstärkt; beispielsweise durch anerkennende Gesten von Mitschülern oder die erzwungene Zuwendung der Lehrkraft. Darin zeigt sich, dass ein Verstärker allein noch keine Selektion von angemessenem Verhalten gewährleistet. Dies ist besonders dann der Fall, wenn es für ein Kind mehrere Wege zur Erlangung einer Verstärkung, wie z. B. soziale Anerkennung, gibt. Ein Kind kann sowohl durch Unterrichtsstörungen als auch durch Unterrichtsbeteiligung soziale Anerkennung erlangen. Ersteres ist gegeben, wenn Mitschüler die Unterrichtsstörungen verstärken oder die Störungen zur Zuwendung der Lehrperson führen. Demnach ist nicht allein die Tauglichkeit und Qualität des Verstärkers ausschlaggebend für die Vermehrung des gewünschten Verhaltens, sondern das *Verhältnis* des vorausgehenden Verhaltens zum verabreichten Verstärker.

Kontingenzmanagement bezieht sich auf die systematische Variation der Bedingungen, unter denen die Verstärkung erfolgt. Sorgfältig angelegte Experimentalstudien mit verschiedenen Lebewesen (z. B. Tauben, Mäusen, Kindern, Erwachsenen) liefern die dafür notwendigen Erkenntnisse, die als operante Lerngesetze bezeichnet werden.

Operantes Verhalten höherer Ordnung (z. B. Rechnen, Schreiben, Lesen, Konzentration) basiert weitgehend auf Selektionsmechanismen der sozialen Umwelt. Ein anschauliches Beispiel hierfür ist das Erlernen der Sprache: Säuglinge erzeugen beim Sprachlernen eine Vielzahl von Lautäußerungen (Variation). Von diesen bleiben jedoch nur die Sprachansätze bestehen, die sozial verstärkt werden. Dadurch wird das Spektrum der Sprachäußerungen schrittweise auf die Vorgaben der Muttersprache eingeengt (Selektion). Enthusiastische Reaktionen der Eltern verstärken die ersten Lautäußerungen von Babys, lange bevor diese ein Wort korrekt aussprechen können (z. B. „Papa"). Jede entfernt ähnliche Lautäußerung ruft die Aufmerksamkeit der Eltern hervor. Allmählich folgt die Verstärkung nur noch auf Lautäußerungen, die eine größere Ähnlichkeit zu den muttersprachlichen Vorgaben aufweisen. Durch an die Ausprägung eines bestimmten Merkmals (wie Intensität oder Intonation) gekoppelte Verstärkung wird weitere Annäherung an die Muttersprache hervorgebracht (Shaping).

Neues Verhalten kann zunächst generalisiert auftreten; kleine Kinder sagen dann „Papa“ oder „Mama“ auch zu anderen Personen. An die Anwesenheit bestimmter Stimuli gekoppelte Verstärkung führt jedoch zu Unterscheidungs- und Regellernen. Schließlich treten natürliche Konsequenzen an die Stelle der künstlich arrangierten Verstärkungskontingenzen: Beispielsweise werden sicher beherrschte Vokabeln („le gateau“) im Französischunterricht mit guten Noten verstärkt; in Frankreich führen haben sie natürliche Konsequenzen und habenden Erhalt des Kuchens zur Folge.

35.4 Vorgehen Schritt für Schritt

Verstärkende und bestrafende Konsequenzen können sich auf Merkmale des Verhaltens und der Situation beziehen. Es bestehen also Häufungsverhältnisse zwischen Verhalten und Konsequenzen (Zweifachkontingenz) sowie vorausgehenden Stimuli (Dreifachkontingenz). Mittels Kontingenzmanagement lassen sich die geltenden Bedingungen der Selektion von Verhalten lern- und leistungsförderlich variieren. Indem z. B.:

1. die jeweilige Verstärkung von Verhalten nur unter Bedingung bestimmter Merkmale (Intensität, Dauer, Geschwindigkeit, Gestalt) erfolgt: *Verhaltensaufbau*
2. kontingent an Imitation gekoppelte Verstärkung den Auf-/Ausbau des Verhaltensrepertoires erleichtert: *Beobachtungslernen.*
3. kontingent auf definiertes Problemverhalten ein Entzug positiver Verstärkung erfolgt: *Verhaltensabbau*
4. kontingent an eine Merkmalsausprägung gekoppelte Verstärkung die topographische, zeitliche etc. Variation innerhalb einer Verhaltensklasse eingrenzt: *Verhaltensausformung (Shaping)*
5. kontingent an Begleit- oder Hinweisreize gekoppelte Verstärkung die situative Variation innerhalb einer Verhaltensklasse eingrenzt: *Unterscheidungs-/Diskriminationslernen*
6. die soziale Umwelt von der Verabreichung zur Verbalisierung der Kontingenzen übergeht („Wenn ... dann“): *Regellernen*
7. die anfangs kontinuierliche Verstärkung später partiell (intermittierend) nach einer Anzahl von a.) Verhaltensweisen oder b.) Minuten erfolgt (Proportional-/Intervallverstärkung)
8. sich das Verhältnis von verstärkten zu nicht verstärkten Verhaltensweisen („Stretching the Ratio“) bzw. die Länge der Intervalle immer weiter erhöht

35.4.1 Management der Zweifachkontingenz

(1) Bestimmung der Zielvariablen. Wesentliche Zielvariablen umfassen

- die Auftretenswahrscheinlichkeit (selten vs. häufig; situationsangemessen vs. unpassend)

- Ausführungsmerkmale (langsam vs. schnell; kurz vs. ausdauernd; sofort vs. verzögert)

von Verhalten. Erklärungs- und veränderungswürdiges Verhalten erfordert eine genaue Beschreibung auf Ebene beobachtbarer Ereignisse. Wenn ein Kind die Hausaufgaben „selbstständig“, „konzentriert“ sowie „vollständig“ erledigen soll, muss man die einzelnen Begriffe behavioral anhand von beobachtbaren Merkmalen definieren. Beispielsweise:

„selbstständig“	- Mona fängt von sich aus nach der Schule mit den Hausaufgaben an, ohne dass sie dazu aufgefordert werden muss. - Mona legt selbst alle notwendigen Materialien für die Bearbeitung bereit.
„konzentriert“	- Mona arbeitet fortlaufend an ihren Hausaufgaben, ohne ihre Arbeit zu unterbrechen (bis auf Pausen). - Mona bleibt am Platz (außer sie muss zur Toilette).
„vollständig“	- Mona bearbeitet sämtliche Hausaufgaben, die sie im Unterricht erhalten und in ihrem Heft notiert hat. - Sie beendet ihre Arbeit erst dann, wenn sie mit allen Aufgaben fertig ist.

Gegenüber einem angestrebten lässt sich problematisches Verhalten auf den ersten Blick leichter als Zielvariable der Intervention bestimmen. Bestimmte Verhaltensweisen (z.B. Selbst- oder Fremdaggression, Zuspätkommen, Umherlaufen, Dazwischenrufen) sollen aus Sicht der - zumeist stark belasteten - Bezugsperson einfach ausbleiben und einer nicht näher spezifizierten Alternative weichen. Es fehlt aber an einer genauen Beschreibung der für Verstärkung vorgesehenen Alternativen zum Problemverhalten. Stattdessen erschöpft sich die Bestimmung der Zielvariablen vielfach in der Formulierung von „Nicht-Ereignissen“: Gerrit soll nicht zählend rechnen, Alice soll ruhiger sein etc. Weder Nicht-Ereignisse noch Inaktivität („ruhig, still“) stimmen mit der Definition von Verhalten überein; sie scheiden als Zielvariablen für eine Verhaltensänderung aus. Im Zweifelfall erleichtert ein Gedankenexperiment die Bestimmung geeigneter Ziele („Dead man test“; Lindsley, 1991): Danach kann ein von toten Menschen erreichbares Ziel nicht den Status als Verhalten beanspruchen.

(2) Bestimmung des Ausgangszustands (Grundrate oder Baseline). Hierzu dient eine in größeren Zeiträumen (Unterrichts-/Therapiestunde, Schultag, Hausaufgabensituation) oder festgelegten Intervallen gezogene Stichprobe von Verhalten (Ereignis- vs. Zeitstichprobe). Neben dessen Auftretenswahrscheinlichkeit kann die Ausprägung einzelner Merkmale (Dauer, Geschwindigkeit, Intensität, Latenz etc.) eine entsprechend zu erfassende Zielgröße darstellen.

(3) Verstärker bestimmen. Aus der Stammes- und Lerngeschichte beziehen einige Stimuli die Funktion als Verstärker. Sie definieren sich rein technisch über den Effekt ihrer Darbietung oder Entfernung auf das vorangegangene Verhalten:

- Positive Verstärker erhöhen die Auftretenswahrscheinlichkeit von Verhalten bei ihrer Darbietung;
- Negative Verstärker zeitigen den gleichen Effekt bei ihrer Entfernung bzw. Verhinderung.
- Umgekehrt verringert a.) der Entzug positiver oder b.) die Darbietung negativer Verstärker die Verhaltensrate.

Verstärkende und bestrafende Ereignisse können also jeweils in der Darbietung und Entfernung von Stimuli bestehen.

Abgesehen von ihrem Effekt auf Verhalten besitzen Verstärker keine besondere Eigenschaft. Entgegen einer populären Vorstellung bemisst sich der Effekt von Verstärkern nicht am Erleben (angenehm vs. unangenehm). Andernfalls würde sich die Reichweite der operanten Lerngesetze nur auf Spezies mit komplexem Nervensystem beschränken. Subjektive Selbstauskünfte zu angenehmen vs. unliebsamen Stimuli geben also kaum Aufschluß über potenzielle Verstärker. Selbst die biologische Signifikanz von ungelernten Verstärker erlaubt keine Vorhersage ihrer momentanen Effektivität. Daher lassen sich die zur Selektion von Verhalten geeigneten Konsequenzen nur auf empirischem Wege über eine Präferenzanalyse oder Verstärkeranalyse bestimmen.

Generalisierte Verstärker etablieren: Kontingente Verstärkung entfaltet ihre Wirkung am besten in zeitlicher Nähe zum Verhalten. In vielen Alltagssituationen lässt sich die verhaltensnahe Darbietung oder Entfernung der vorab ermittelten Verstärker aber nur schwer realisieren. Allein der Zugriff auf die jeweiligen Stimuli (Spielzeug, Aktivität, Nahrung) verzögert die kontingente Verstärkung oder Bestrafung. Zwar können Kontingenzen auch längere Zeitspannen zwischen Verhalten und Konsequenz beinhalten. Gleichwohl steigt damit die Wahrscheinlichkeit einer unbeabsichtigten Verstärkung oder Bestrafung von zwischenzeitlich auftretendem Verhalten. Infolgedessen greift man eher auf leicht verfügbare Stimuli (audiovisuell, materiell) als Verstärker zurück. Solcherart generalisierte Verstärker beziehen ihre Funktion aus der zuverlässigen Verknüpfung mit dem zuvor ermittelten „Back-Up"-Verstärker (z. B. Tauschverstärker werden eingetauscht).

Tauschverstärker: Bei älteren bzw. verbalen Kindern erleichtert der Einsatz von Tauschverstärkern das Kontingenzmanagement (Münzen, Punkte, Sticker etc.). Mittels einer Tagesbilanzkarte kann der Eintausch der generalisierten Verstärker auch im Elternhaus erfolgen. Dort steht den Kindern meist ein größeres Menü an Verstärkern zur Verfügung. Erst der regelmäßige und ggf. vertraglich festgelegte Eintausch (siehe Kapitel 36) von generalisierten gegen die primären bzw. sekundären Back-Up Verstärker gewährleistet die Wirksamkeit der Intervention.

Insofern enthebt die vertragliche Verbalisierung der auf ein Verhalten folgenden Konsequenz nicht von ihrer tatsächlichen Verabreichung. Langfristig soll das von arrangierten Kontingenzen geformte Verhalten eine automatisch verstärkte („intrinsisch motivierende“) Funktion in der sozialen oder natürlichen Umwelt erfüllen.

(4) Durchführung. Bislang beliebig auf unterschiedlichste Aktivitäten folgende (nicht-kontingente) Verstärkung wird nun bis zum Auftreten des angestrebten Verhaltens zurückgehalten.

Aufbau einer Verhaltensklasse/eines Operants: Regelhafter Bezug verstärkender Konsequenzen auf ein bestimmtes (Ziel)-Verhalten einschließlich seiner verschiedenen Erscheinungsformen: Jede in einem Merkmal mit dem Zielverhalten verwandte Aktivität erhält die Verstärkung. Es darf aber keinen anderen Weg zur Darbietung oder Entfernung des Verstärkers geben.

Abbau von Verhalten: Regelhafter Bezug der ethisch vertretbaren Bestrafung (Typ II) auf ein vorab anhand beobachtbarer Merkmale bestimmtes Problemverhalten. Positive Bestrafung von Verhalten soll sich auf die kontingente Darbietung negativer (Tausch)-Verstärker wie etwa Striche/Tagebucheinträge beschränken. Zur langfristigen Entfernung von Verhalten aus dem Repertoire eignet sich nur Löschung/Extinktion.

Qualitative Ausdifferenzierung innerhalb einer Verhaltensklasse: Es handelt es sich um eine Kombination aus Verstärkung und Löschung von Verhalten. Verstärkende Stimuli folgen dem Operant unter der Bedingung einer bestimmten Merkmalsausprägung (Gestalt, Intensität). Unter der Bedingung seiner Sichtbarkeit führt das Verhalten „Handheben“ zum Aufruf. Andere Mitglieder der bislang durch gemeinsame Konsequenzen geformten Verhaltensklasse wie eine nur leicht gehobene Hand reichen dafür nicht mehr aus.

Quantitative Ausdifferenzierung innerhalb einer Verhaltensklasse: Auch hier findet eine Kombination aus Verstärkung und Löschung von Verhalten statt. Verstärkende Stimuli folgen dem Operant unter der Bedingung einer bestimmten zeitlichen Merkmalsausprägung (Geschwindigkeit, Dauer, Latenz).

Ausformung von neuem Verhalten: Qualitative Ausdifferenzierung der Verhaltensmerkmale in einer Reihe allmählicher Annäherungsschritte („Shaping“)

Aufrechterhaltung von Verhalten: Nach Aufbau oder Ausformung des Verhaltens soll partielle (intermittierende) die kontinuierliche Verstärkung ablösen. Alle Formen der intermittierenden Verstärkung verlangsamen den Lernvorgang und erhöhen die Löschungsresistenz. Gegenüber fest fixierten sorgen variable Quoten oder Intervalle der Verstärkung für eine gleichförmige Lernkurve.

(5) Erfolgskontrolle und Ausblendung des Verstärkungsprogrammes. Im Verlauf der Intervention sollte eine datengestützt gezeichnete Lernkurve die angestrebte Verhaltensänderung belegen. Ohne eine genaue Erfolgskontrolle bleibt unklar, ob die im Rahmen des Kontingenzmanagements eingesetzten Verfahren den gewünschten Erfolg erbringen.

35.4.2 Management der Dreifachkontingenz

Situative Ausdifferenzierung innerhalb einer Verhaltensklasse: Regelhafter Bezug der jeweiligen Verstärkung auf die Anwesenheit bestimmter Hinweis-/Begleitreize. Situationsübergreifend auftretendes und mithin unpassendes Verhalten gelangt unter der Einfluß relevanter Stimuli

Durch diese dreifache Kontingenz erlangen Situationen selbst Hinweischarakter, weil sie zuverlässig bestimmte Konsequenzen von Verhalten ankündigen. Es ist ähnlich wie in einer gut geführten und anerkannten Anwaltspraxis wo der Empfang, die Einrichtung und die Lage der Praxis signalisiert, welche Verhaltensweisen erwartet werden, und welche Verstärkungsmuster vorherrschen.

35.4.3 Management von motivierenden Operationen als Teil einer Kontingenz

Motivierende Operationen nehmen als vorausgehende Bedingungen von Verhalten einen wichtigen Stellenwert ein. Sie beeinflussen die augenblickliche Verstärkerwirksamkeit der Konsequenzen von Verhalten und damit dessen relative Stärke (Motivation). Sorgfältige Verhaltensbeobachtungen können einen Mangel (Deprivation) oder Überschuß (Sättigung) an bestimmten Verstärkern freilegen. Aus einem bestehenden Zustand der Deprivation oder Sättigung leiten sich dann interventionelle Maßnahmen ab.

(1) Satiation (Sättigung). Es handelt sich um eine Art „Verstärkervorschuß" zur Vorbeugung etwaiger Mangelerscheinungen wie etwa motorischer Unruhe/Bewegungsdrang. Sie ändert die von bestimmten Konsequenzen ausgehende „Versuchung" und damit die „Versuche" ihrer Erlangung.

- Nach einem langen Schultag kann die letzte Bewegungseinheit der Kinder schon einige Stunden zurückliegen. Gemessen an der Dauer des Entzugs von Bewegungsmöglichkeiten herrscht ein Mangelzustand (Deprivation) vor. Unter Bedingung der Deprivation gewinnt der jeweils entzogene bzw. vorenthaltene gegenüber nahezu jedem anderen Verstärker an Einfluß.
- Zu Sitzungsbeginn setzt die Lerntherapeutin bei ihren Ganztagskindern eine „kontrollierte Toberunde" an (z. B. 5-mal um den Tisch herumlaufen). Darauf-

hin wird das von motorischer Aktivität bzw. sensorischer Stimulation erst einmal „gesättigte“ Kind wahrscheinlich gelassener an die Aufgaben herangehen. Denn die systematisch herbeigeführte Sättigung verringert seine Empfänglichkeit für Konsequenzen von Bewegung zeitweilig.

Die Kontrolle behalten

Lernförderliche Häufungsverhältnisse (Kontingenzen) von Verstärkung lassen sich auch durch systematische Abwandlung der motivierenden Operationen/ Umstände arrangieren. Als zentraler Erfolgsfaktor darf die feinabgestimmte Dosierung bzw. Kontrolle relevanter Verstärker gelten.

Gerade bei der Herstellung von Sättigung soll die Verstärkungs-/Stimulationsquelle "unter Kontrolle bleibt". Beispielsweise soll die Toberunde oder das Rollenspiel mit den Handpuppen nicht ausarten und im Chaos enden.

Vielmehr sollen die Anwender das kindliche Verhalten jederzeit wieder unter den steuernden Einfluß (Stimuluskontrolle) -verbaler einschließlich zeichen-/ körpersprachlicher- Hinweis- bzw. Signalreize bringen können. Dazu sind die folgenden Maßnahmen nützlich:Die Anwender vergegenwärtigen sich, dass motivierende Operationen die verstärkende Funktion von Stimuli zeitweilig intensivieren oder verringern. Daher sollen Interventionen mit Bezug auf diese Variablenklasse nicht dem Selbstzweck dienen.

Auf motivierende Variablen bezogene Interventionen haben eine definierte, kurze Zeitdauer (1-5 Minuten) und einen festgelegten Ablauf (z. B. eine Karte mit einem kleinen Wünschen ziehen, fünfmal um den Tisch herumlaufen, fünf Minuten vorlesen). Sie werden wie im Beispiel mit der Toberunde zu einem Ritual in der Therapie/Förderung (gleiche Struktur, Verwendung von Schlüsselbegriffen, am Anfang oder am Ende einer Sitzung platzieren).

2 Aversive Kontrolle – „eine fragwürdige Technik“. In vielen Fällen treten die Schulkinder durch Regelverstöße, Trödeln oder Provokation in Vorlage. Lehrpersonen und Eltern sehen sich infolgedessen gezwungen ihrerseits darauf zu reagieren und - da es sich um normwidriges Verhalten - handelt, Bestrafung einzusetzen. Daraus entstehen Verhaltenszirkel, die man als "erzwingend" bezeichnet, weil beide Personen um die Definitionsmacht ringen und jeweils Bestrafung einsetzen, um die eigenen Wünsche durchzusetzen. Solche Verhaltenszirkel sind wenig ratsam, weil sie Zeit und Energie erfordern, vom Eigentlichen wegführen und den Verstärkerwert der Bezugsperson mindern.

Diese Gefahr kann anhand von drei Maßnahmen begrenzt werden:

- Die Lehrperson verfolgt und belohnt das positive Zielverhalten: Sie leitet das Kind möglichst direkt dahin

- Störungen oder Provokation werden hingegen früh und möglichst unaufwändig unterbunden und das Verhalten des Kindes wieder auf die positiven Ziele gelenkt
- Die Situation wird so gestaltet, dass die erwartbare Verstärkung möglichst klar erkennbar wird (siehe nachfolgenden Kasten)

Differentielles Vorgehen bei verschiedenen Verhaltensproblemen/ Empfehlungen für die jeweiligen Arbeitsschritte

Wenn Kompetenzdefizite vorliegen: Das Zielverhalten zeitnah positiv verstärken.

1. Angestrebtes Zielverhalten behavioral definieren
2. Im Verhaltensrepertoire vorhandene „Vorform" bestimmen
3. Differentiell auf jeweils höhere Form bezogene Verstärkung
4. Unangemessenes Verhalten ignorieren/löschen
5. Kontinuierliche Verstärkung zum Aufbau
6. Partielle Verstärkung zur Aufrechterhaltung des Verhaltens
7. Arrangierte Kontingenz der Verstärkung allmählich ausschleichen
8. „Natürliche" Vorteile sollen arrangierten Konsequenzen ablösen

Dies gilt beispielsweise, wenn ein Kind unzureichend lesen, schreiben oder rechnen kann.

Wenn Performanzdefizite vorliegen: Häufigkeit, Intensität, Schnelligkeit, Latenz oder Dauer zum Ziel der Veränderung nehmen

1. Veränderungswürdiges Verhalten behavioral definieren, z. B.: Häufigkeit, Intensität, Schnelligkeit, Latenz, Dauer des Verhaltens
2. Differentiell an Eigenschaften des Verhalten gekoppelte Darbietung zuvor ermittelter Verstärker: Es darf keinen anderen Weg zur Erlangung des Verstärkers geben
3. Anderes Verhalten in der Situation auf Extinktion setzen
4. Verbale Beschreibungen des Zielverhaltens geben (Instruktion)

Dies gilt beispielsweise, wenn die Unterrichtsbeteiligung gering ist oder sich ein Schulkind die Schulregeln missachtet.

Wenn Motivationsdefizite vorliegen: Kontingent auf zeitliche Ausprägung von Verhalten bezogene Verstärkung

1. Angestrebtes Verhalten unangekündigt verstärken („Catch them at being good").
2. Von kontinuierlicher auf partielle Verstärkung umsteigen: Variable Quoten-/ Intervallpläne erhöhen Löschungsresistenz: Allmähliche Steigerung der Anzahl unverstärkte Aktivitäten: „stretching the ratio".

3. Allmähliche Ausdehnung der Länge unverstärkter Intervalle: Toleranz aversiver Stimulation (Langeweile, Eintönigkeit).
4. Motivierende Operationen bei Auswahl der Verstärker beachten: Sättigung und Deprivation speziell in Bezug auf Primärverstärker.
5. Soziale Verstärker nicht-kontingent verabreichen → Therapiemotivation.
6. Beziehung zwischen Verhalten und Folgen verbalisieren (lassen) → Regellernen/Attributionstraining

Dies gilt beispielsweise, wenn die Qualität des Verhaltens geändert werden soll und z. B. Konzentration, Arbeitszeit, sozial angemessenes Verhalten ausgebildet werden soll.

Wenn Aufmerksamkeitsdefizite vorliegen: Kontingent auf die Anwesenheit relevanter Hinweis-/Begleitreize bezogene Verstärkung

1. Differentielle Verstärkung von niedrigen Verhaltensraten: Damit relevante Reize überhaupt auf den Organismus einwirken können
2. Differentielle Verstärkung von genauem Hinsehen/Hinhören
3. Häufige Gelegenheit für Verstärkung wichtiger als Gestaltung v. Material: „Paid" statt „captured" attention ausformen
4. Differentiell auf Eigenschaft von Begleit- o. Hinweisreizen bezogene Verstärkung: Unterscheidungs-/Diskriminationslernen
5. Relevante Stimuli hervorkehren (lassen): Prompting, Self-Prompt
6. Dreigliedriges Häufungsverhältnis (Kontingenz) von Verstärkung und Verhalten sowie vorausgehenden Hinweisen verbalisieren (lassen)

Dies gilt beispielsweise, wenn das Schulkind flüchtig und unstetig, schnell und fehlerhaft, impulsiv und nur kurze Zeit arbeitet.

35.5 Checkliste

Frage	Erledigt ☑	Anmerkungen/ weitere Maßnahmen
Welche Kontingenz wird angestrebt? • Verstärkung gewünschten Verhaltens bzw. Bestrafung von unerwünschtem Verhalten? • Motivierende Operationen, um die Verstärkerwirksamkeit zu erhöhen? • Dreifach Kontingenz, um die Situation zu gestalten?		

Frage	Erledigt ☑	Anmerkungen/ weitere Maßnahmen
Was spricht für die gewählte Möglichkeit?		
Falls Verstärkung von gewünschtem Verhalten bzw. Bestrafung von unerwünschtem Verhalten des Kindes: Zielbestimmung: • Sind die Ziele genau als beobachtbare Verhaltensweisen festgelegt (operationalisiert)? • Wer beobachtet sie? Und wie wird ihr Auftreten registriert? Grundrate (Baseline) vor Intervention: • Wie wird die gewünschte Verhaltensweise erfasst (vollständige Registrierung, Zeitintervalle)? • Wie oft zeigt das Kind die gewünschte Verhaltensweise im Moment? • Schwankt das Ziel- oder Problemverhalten in der Grundrate? Festlegung von Verstärkern • Welche Verstärker werden eingesetzt (soziale Zuwendung und Anerkennung, Sternchen, Chips, lachende Gesichter ausmalen)? • Wie wird festgestellt, ob die Verstärkerbedingungen erfüllt sind? • Welche Verstärker werden zum Eintauschen angeboten? Sind diese für das Kind attraktiv? Vereinbarung, Vertrag • Ist der Vertrag für die Beteiligten verständlich und in sich stimmig ist? • Wird die Vergabe von (Tausch)verstärkern stimmig erklärt? • Wird das Eintauschen der Token anschaulich und leicht verständlich erklärt? Erfolgskontrolle, Durchführung, Prüfung • Sind die Beteiligten (Schulkind, Jugendlicher, Eltern, Lehrperson) hinreichend aufgeklärt? • Ist Ihre Mitwirkung gesichert? • Ist eine Prüfung auf Tauglichkeit und Wirkung nach etwa 2 Wochen vereinbart?		

Frage	Erledigt ☑	Anmerkungen/ weitere Maßnahmen
Falls motivierende Operationen geplant werden: • Welche Grundbedürfnisse sollten adressiert werden? • Sind Wunschkarten vorhanden? • Gibt es kurzweilige Partnerübungen oder Blitzaufgaben? • Wie wird die Förderung oder Schulstunde gegliedert?		
Falls dreifache Kontingenz angestrebt wird. • Welche Merkmale hat die Situation? Welche Verstärker sind darin enthalten? • Wie kann der Wert der Verstärkung hochgehalten werden? • Wie werden die Erfolge registriert bzw. belohnt?		

35.6 Literatur

Linderkamp, F. & Lüdecke, S. (2018). Kontingenzmanagement. In G. W. Lauth & F. Linderkamp (Hrsg.), *Verhaltenstherapie mit Kindern und Jugendlichen* (S. 642–659). Weinheim: Beltz & PVU.

Lindsley, O. R. (1991). The dead man test. *The Behavior Analyst, 14,* 457–468.

Maercker, A. (2009). Operante Verfahren. In J. Markgraf & S. Schneider (Hrsg.), *Lehrbuch der Verhaltenstherapie* (Bd. 1). Grundlagen, Diagnostik, Verfahren, Rahmenbedingungen (3. Aufl., S. 669–678). Heidelberg: Springer.

Warmhold-Brann, K., Burns, M. K., Preast, J. L., Taylor, C. N., & Aguilar, L. N. (2017). Meta-analysis of the effects of academic interventions and modifications on student behavior outcomes. *School Psychology Quarterly, 32*(3), 291.

Material

Fliegel, S., Groeger, W., Künzel, R., Schulte, D. & Sorgatz, H. (1998). *Verhaltenstherapeutische Standardmethoden. Ein Übungsbuch* (4. Aufl.). Weinheim: PVU.

Günther, M., Heinze, R. & Schott, F. (1977). *Konzentriert arbeiten - gezielt studieren.* München: Urban & Schwarzenberg.

Homme, L., Csany, A. P., Gonzales, M. A. & Rechs, J. R. (1996). *Verhaltensmodifikation in der Schulklasse. Ein praxisbezogenes Trainingsprogramm für Lehrer und Studenten* (3. Aufl.). Weinheim: Beltz.

Lenhard, W. & Schneider, W. (2006). *Ein Leseverständnistest für Erst- bis Sechtsklässler (ELFE 1-6).* Göttingen: Hogrefe.

Rost, D.H. & Buch, S.R. (2010). Pädagogische Verhaltensmodifikation. In D.H. Rost (Hrsg.), *Handwörterbuch Pädagogische Psychologie* (4. Aufl., S. 613–624). Weinheim: PVU & Beltz.

36 Verhaltensverträge

Gerhard W. Lauth und Morena Lauth-Lebens

36.1 Steckbrief

Ziele	Die Häufigkeit eines bestimmten Verhaltens steigern oder verringern, z. B.: • Unterrichtsbeteiligung erhöhen • Ausdauer steigern • Störung verringern
Indikationen	• Soziale Unsicherheit (ICD-10, F93: Emotionale Störungen des Kindesalters; in der ICD-11 unter Angststörungen, 6B05) • Aggressive Verhaltensprobleme (ICD-10, F91: Störung des Sozialverhaltens; F91.3: Störung des Sozialverhaltens mit oppositionellem, aufsässigem Verhalten; ICD-11, 6C90: Störung mit oppositionellem und trotzigem Verhalten; 6C91: Dissoziale Verhaltensstörungen) • Aufmerksamkeits- und Hyperaktivitätsstörungen (ICD-10, F90: Hyperkinetische Störung; ICD-11, 6A05: Aufmerksamkeitsdefizit-/Hyperaktivitätsstörung) • Lernstörungen (ICD-10, F81; ICD-11, 6A03: Lernentwicklungsstörungen) • Disziplinschwierigkeiten im Unterricht • Unzureichende Arbeitsgenauigkeit • Mangelnde Lernleistung
Grundlage	Eltern und Lehrkräfte ... • ... verfügen über einzigartige Verstärkerqualitäten. • ... verbringen viel Zeit mit den Kindern. • ... definieren wichtige Teile des Lebensbereiches der Kinder.
Anwendung	• mit einem Schulkind • mit der gesamten Klasse

Voraussetzungen	• Ab etwa 5 Jahren
Empfehlungen	• Den Vertrag zusammen mit dem Kind ausarbeiten. • Das Zielverhalten und dessen Registrierung genau festlegen. • Bevorzugt Annäherungsziele (Positivziele) verfolgen. • Die Durchführung des Vertrages teils in die Hände des Schulkindes legen. • Die Durchführung des Vertrages mit sozialer Verstärkung (Zuwendung, Anerkennung, Rückmeldung über die Fortschritte) koppeln.
Wirksamkeit	Zumeist wird eine befriedigende bis gute Wirkung festgestellt: • Eine Metaanalyse auf der Basis von Einzelfalluntersuchungen stellt eine mittlere Effektstärke von $d = 0.57$ fest, unabhängig von Klassenstufe, Geschlecht oder vorhandener Beeinträchtigung (ADHS, Autismus-Spektrum-Störung, Lernstörung, emotional-soziale Beeinträchtigung; Bowman-Perrott, Burke, de Marin, Zhang & Davis, 2015). • Ähnlich verhält es sich bei Jugendlichen, die in Pflegefamilien, Wohngruppen oder psychiatrischen Wohneinrichtungen leben und sich aggressiv, zerstörerisch und oppositionell benehmen. Als individualisierte Verträge mit ihnen geschlossen wurden, reduzierten sich diese Probleme bei sechs von elf Jugendlichen (Edgemon et al., 2021).

36.2 Anwendungsbeispiel

Carlo (9 Jahre) besucht die dritte Grundschulklasse. Er hat gerade noch die Versetzung in die dritte Klasse geschafft. Große Schwierigkeiten hat er in der Rechtschreibung und leicht geringere beim Lesen. Die Untersuchung beim schulpsychologischen Dienst stellt eine Lese-Rechtschreibstörung mit einer ausgeprägten Sekundärsymptomatik (Schulunlust, geringe Leistungsmotivation, niedrige Selbstwirksamkeitseinschätzung, Unaufmerksamkeit) fest. Nach einer sorgfältigen Verhaltensanalyse wird ein häusliches Übungsprogramm vereinbart, das 20-minütige Übungen mit der Mutter an fünf Tagen in der Woche vorsieht. Es soll zunächst das Lesen verbessern. Hierzu wird dem Jungen ein kurzer Text in Punkt 14 Schrift vorgelegt. Anhand einer Checkliste soll er ...

a) ... die Überschrift lesen.
b) ... Wissensinhalte zum Thema abrufen und sich notieren.

c) ... den Text überfliegen.
d) ... den Text vorlesen: Bei Wörtern, die falsch gelesen wurden, bittet die Mutter zunächst um einen erneuten Versuch („Nochmal!"). Wenn Carlo das Wort erneut falsch liest, korrigiert sie, der Junge wiederholt das Wort und liest weiter. Für jedes Wort, das Carlo beim ersten oder zweiten Versuch selbstständig richtig liest, lässt die Mutter zwei Cent in ein Einweckglas fallen.

Den gesammelten Betrag erhält Carlo nach 15 Übungstagen (etwa 20 bis 40 Euro). Damit will er mit seinem Freund Pizza essen gehen. Danach wird der Vertrag erneut besprochen und neu formuliert (siehe Vertrag für häusliche Leseübungen im Anhang A am Ende des Kapitels).

36.3 Grundlage

Verhaltensverträge gehen auf die Arbeiten von Homme, Csanyi, Gonzales und Rechs (1974) zurück, die sich vornehmlich mit dem Verhalten von Schüler:innen im Klassenzimmer beschäftigten. Um deren Verhalten zu beeinflussen, nutzten sie die Methode des Kontingenzmanagements (vgl. Kapitel 35), das den Zusammenhang zwischen beobachtbarem Verhalten und dessen unmittelbaren Folgen in der Form von „Wenn-Dann-Bedingungen" beschreibt. Ein Beispiel dafür ist „Großmutters Gesetz": „Zuerst die Suppe, dann der Nachtisch!" Solche einfachen Verhaltensregeln wurden von Homme und seinen Mitarbeitenden systematisch in den Unterrichtsalltag eingeführt (z. B. „Löse die ersten beiden Aufgaben richtig, dann sehen wir uns fünf Minuten lang einen Film an!"; Homme et al., 1974, S. 40). Solche Vereinbarungen können auch „vertraglich" abgefasst werden. Der Vertrag muss fair sein sowie in allen Vertragsbedingungen eindeutig und klar. Er soll bereits kleine Fortschritte verstärken und eher Leistung belohnen als Gehorsam.

In der einschlägigen Literatur wird intensiv über die Ziele solcher Verträge diskutiert. Wer ist die Vertragspartnerin oder der Vertragspartner? Welche Ziele sind angebracht? Man unterscheidet zwischen Verträgen, die ...

- ... sich an einzelne Personen wenden und solchen, die sich an die Gruppe richten (Klasse, Lerngruppe).
- ... sich an das betroffene Schulkind oder deren Bezugspersonen (Lehrkraft, Eltern, Mitschüler:innen) richten.
- ... ein einfaches Zielverhalten (z. B. sich dreimal im Unterricht melden; keine Schimpfwörter gebrauchen) anstreben und Verträgen, die Alternativverhalten erzeugen möchten (z. B. anderen Kindern helfen und dies verstärken, statt das abträgliche Sozialverhalten zu bestrafen; die Unterrichtsbeteiligung verstärken statt Störungen bestrafend einzugrenzen).

Verhaltensverträge entsprechen dem Kontingenzmanagement, weil sie Verstärkung für angemessenes Verhalten versprechen. Insofern sind sie immer auch Verstärkerpläne.

36.4 Das Vorgehen Schritt für Schritt

(1) *Ausführliche Beschreibung des Problemverhaltens und der Bedingungen.* Zu Beginn sollten das Problemverhalten und die dafür ausschlaggebenden Bedingungen geklärt werden:

- Worin besteht das beklagte Problemverhalten?
- Wie äußert sich das Problemverhalten? Was tut die Schülerin oder der Schüler genau?
- Wann und in welchen Situationen werden diese Schwierigkeiten beobachtet?
- Wann beginnt das Kind täglich mit seinen Hausaufgaben, geschieht dies z. B. nur aufgrund nachdrücklicher Aufforderung durch die Mutter oder eigenständig?
- Wie geht das Kind mit Schwierigkeiten um, sucht es zunächst allein nach einer Lösung, ruft es sofort nach der Mutter oder sitzt diese bereits an seiner Seite? Setzt das Kind bei schriftlichen Anforderungen sinnvolle Strategien ein (z. B. Markieren unbekannter Wörter, im Duden nachschlagen) oder arbeitet es einfach drauf los?

(2) *Operationalisierung des Zielverhaltens.* Der Vertrag nennt ein beobachtbares Verhalten als Ziel, das ab jetzt entweder häufiger oder seltener realisiert werden soll. Per definitionem soll sich dadurch das zuvor benannte Problemverhalten verändern. Dafür muss das vereinbarte Zielverhalten mehrere Kriterien erfüllen:

- Es muss ein angemessenes Therapieziel sein;
- Es muss vom Kind prinzipiell auch ausgeführt werden können;
- Es dürfen nicht zu viele Verhaltensweisen auf einmal zum Zielverhalten erklärt werden (maximal drei);
- Zumindest am Anfang werden eher leichter erreichbare Ziele gesetzt;
- Die angestrebten Verhaltensziele werden am besten positiv formuliert (statt eines „Sündenregisters“ von Verhaltensweisen, die das Kind von nun unterlassen soll).

Wenn das Zielverhalten mehrere Teilschritte umfasst, werden diese schriftlich festgelegt. Beispielsweise:

- die einzelnen Schritte bei der täglichen Durchführung der Hausaufgaben (wann, wo, wie lange, mit welchen Hilfen)
- das genaue Vorgehen bei Wortdiktaten im Rahmen eines Lese-Rechtschreibtrainings (z. B. Umgang mit unbekannten Wörtern, Üben von Wörtern anhand der Wortkartei, Einsatz von Merkkarten mit Rechtschreibregeln)
- der konkrete Ablauf abendlicher Leseübungen, an denen Mutter oder Vater und Kind beteiligt sind (z. B. Textauswahl, Länge der Passagen)

Wenn das Zielverhalten vom Können des Schulkindes abhängt (z.B. Additionsaufgaben werden nicht ausreichend beherrscht), wird der Vertrag für spezielle Übungssitzungen formuliert (siehe Tabelle 36.1).

(3) *Festlegen, wie das Zielverhalten beobachtet und registriert wird.* Es gilt ein Verfahren zu finden, das ökonomisch und leicht verständlich, aber dennoch verlässlich ist. Beispielsweise:

- Die Häufigkeit von Unterrichtsbeteiligung auf einer Strichliste festhalten
- Die Arbeitszeit mit einem Timer registrieren
- Die Zahl der bearbeiteten Aufgaben festhalten
- Die Vollständigkeit von Schulaufgaben bestimmen
- Eine Leistungskurve in Form von Richtigprozenten (Summe der richtigen Lösungen dividiert durch die Zahl der Aufgaben insgesamt mal 100) führen
- Die Erfüllung von Vereinbarungen in Prozent einschätzen und dies kurz begründen (z.B. klar definiertes „gutes" Benehmen in der Pause; beispielsweise jemandem helfen, jemanden anlächeln, in mindestens vier Sätzen mit jemandem sprechen)

(4) *Festlegung der Verstärkungsbedingungen (Kontingenz).* Verhaltensverträge werden als Kontingenzverträge abgefasst. Sie beschreiben also, dass auf ein gewünschtes Verhalten („wenn") eine Belohnung folgt („dann"). Diese Voraussetzung und die Belohnung (Verstärkung) werden im Vertragstext präzise beschrieben, z.B. Paul erhält einen Verstärker, wenn er bis 15 Uhr mit seinen Hausaufgaben begonnen hat; Miriam erhält eine Vergünstigung, wenn sie werktäglich 30 Minuten für die Spanischklausur übt.

(5) *Festlegung der Verstärker.* Ein Verstärker ist dadurch definiert, dass er das angestrebte Verhalten in seiner Intensivität, Häufigkeit und Qualität vermehrt, z.B. die Qualität der Hausaufgaben steigt; die Unterrichtsbeteiligung nimmt zu; das Schulkind kommt pünktlich aus der Pause. Wenn das nicht der Fall ist, ist es kein Verstärker. Dem gewünschten Verhalten („wenn"), muss also eine starke „Belohnung" („dann") folgen. Um das herauszufinden, wird eine „Verstärkeranalyse" durchgeführt. Sie soll klären, was das Kind so anspornt, dass es das gewünschte Verhalten auch tatsächlich ausführt. Dazu wird ein Interview mit Kind bzw. Eltern über seine Interessen, Wünsche, Vorlieben und Verstärkungsmuster in der Familie geführt. Am Ende soll klar sein, was das Kind anspornt.

Grundsätzlich kommen folgende Verstärkerarten infrage:

- *Materielle Verstärker:* kleine Geldbeträge, kleine Spielsachen
- *Token:* Punkte, bunte Büroklammern, Plastikchips etc., die zu bestimmten Zeitpunkten gegen besonders geschätzte Gegenstände oder Privilegien eingetauscht werden können
- *Aktivitätenverstärker:* das Klassenbuch eine Woche lang führen, Vorlesegeschichte für die Klasse bestimmen, seinen Lieblingsnachtisch auswählen

Es ist ratsam, Verstärker zu verwenden, die rasch und leicht verfügbar sowie kostengünstig sind (z.B. Token, die angespart werden; kleine Geldbeträge, die das Kind am Ende behalten kann).

Da es bei der Behandlung von Lernstörungen in aller Regel um den Aufbau nicht vorhandener oder zu selten praktizierter Verhaltensweisen geht, wird hauptsächlich auf positive Verstärker (Belohnungen) zurückgegriffen. Hingegen eignet sich der Einsatz aversiver Konsequenzen (z.B. Verstärkerentzug „Response-Cost") für die Behandlung von Disziplin- und Unterrichtsstörungen.

(6) *Aushandeln und Abfassen des Vertrages.* Vereinbaren heißt Verhandeln. Es hat den Vorteil, dass sich die Beteiligten stärker mit den Vertragszielen identifizieren und die Wahrscheinlichkeit wächst, dass der Vertrag akzeptiert und erfolgreich ausgeführt wird.

Das Aushandeln bezieht sich auf:
- Das Zielverhalten, mit dem die Betroffenen (das Kind selbst, die Eltern, die Lehrkraft) prinzipiell einverstanden sein müssen.
- Die Begleitumstände, unter denen es erbracht werden soll (z.B. Zu welcher Uhrzeit wird die gemeinsame Leseübung durchgeführt?).
- Die Art und Weise, wie das vereinbarte Zielverhalten registriert wird.
- Die Vergabe der Verstärkung bzw. Bestrafung (z.B. Wegnahme von Token im Rahmen eines Response-Cost-Programmes).

Die getroffenen Vereinbarungen müssen von den Beteiligten als fair und angemessen erlebt werden. Vor allem aber ist auf die Durchführbarkeit im Alltag zu achten (z.B. Wann sollen die Hausaufgaben gemacht werden?). Tabelle 36.1 gibt einen Überblick über verschiedene Bereiche, in denen Verhaltensverträge angewendet werden können.

Tabelle 36.1: Anwendungsbereiche und Beispiele für Verhaltensverträge

Problemverhalten	Festlegung von Zielverhalten	Verhaltensverträge
Meidungsverhalten		
Beteiligt sich selten am Unterricht	Fragen der Lehrkraft beantworten Sich melden und etwas sagen	Beantwortet pro Unterrichtsstunde drei Fragen, schaut dabei die Lehrkraft an und antwortet in einem kurzen Satz. Für jede Antwort dieser Art gibt es einen Wertpunkt (Token). Zusätzlich: soziale Verstärkung durch Lehrkraft

Tabelle 36.1: Fortsetzung

Problemverhalten	Festlegung von Zielverhalten	Verhaltensverträge
Meidet bestimmte Aufgaben (z. B. Rechenaufgaben, Vorlesen)	Bereits das Herangehen an die Aufgabe und erste Schritte verstärken (z. B. die Aufgabe zuerst nur beschreiben) Eine definierte Zeit an der Aufgabe dranbleiben	Das genannte Zielverhalten belohnen und die Auseinandersetzung schrittweise erhöhen. Zusätzlich: Aufgabenschwierigkeit zunächst absenken (Komplexitätsreduktion, vgl. Kapitel 33)
Beginnt nicht mit den Schulaufgaben	Den Start vereinbaren und positiv verstärken	Positive Verstärkung in Form von Token und sozialer Anerkennung, wenn die Aufgaben innerhalb von einer Minute begonnen werden, ganz gleich wie intensiv sich das Kind damit beschäftigt. Die Lehrkraft oder betreuende Person gibt ein Signal: „Beginn jetzt!“
Regelwidriges Verhalten		
Mitarbeit wird verweigert Hausaufgaben fehlen Kommt zu spät aus der Pause in den Unterricht	Aufbau bzw. differentielle Verstärkung von Alternativverhalten, etwa: • Aufgabenblatt heranziehen und drauf schauen • Hausaufgaben abschreiben und der Lehrkraft vorzeigen • sich nach Aufforderung zeitig aus der Pause auf den Weg in die Klasse begeben	Das alternative Zielverhalten wird in Einzelschritte zerlegt. Zunächst werden die ersten Schritte verstärkt. Danach – wenn dies erfolgreich war – die weiteren (sog. Ausformungsplan). Eventuell in Kombination mit Response-Cost-Verfahren, bei denen beispielsweise vier Token als Depot abgegeben werden. Bei Verstoß gegen die getroffene Vereinbarung wird je ein Token eingezogen.
Unaufmerksamkeit Leichte Ablenkbarkeit Impulsiv-sprunghaftes Verhalten Motorische Unruhe	Alternativverhalten verstärken: • genau hinschauen • genau zuhören • planvoll und selbstkontrolliert vorgehen • längere Zeit arbeiten	Das Zielverhalten gezielt positiv verstärken (Token-Programm).

Tabelle 36.1: Fortsetzung

Problemverhalten	Festlegung von Zielverhalten	Verhaltensverträge
Disziplinschwierigkeiten, wie: • dazwischenrufen • den Platz verlassen • andere Kinder beleidigen • übergriffig gegen andere Kinder	Positivverhalten bestimmen, dessen Ausführung diese Schwierigkeiten „überflüssig macht" z. B.: • Schulkind regelmäßig und gezielt „drannehmen" und angemessenes Verhalten intensiv verstärken • Arbeitszeit vereinbaren (mit Timer kontrollieren) • Hilfeverhalten vereinbaren und dieses würdigen	Schriftliche Vereinbarung vor allem über das Ziel und die Registrierung des Zielverhaltens (z. B. mittels Timer) bzw. Selbstbeobachtung (Strichliste, Notiz). Verstärkung mittels Token oder Tagesbilanzkarte (daily report scale)
Beeinträchtigtes Lernverhalten		
Mangelnde Lesekompetenz Geringe Lesemotivation	Regelmäßige Leseübungen durchführen Lexikonbenutzung Lesen in der Freizeit	Eine Übungssituation wird herbeigeführt mit gezielter Erfolgsverstärkung mittels Token-Programm und unmittelbarer sozialer Verstärkung in den Übungssitzungen.
Versagen bei Diktaten oder Abschriften	Schreibübungen: Anwenden von Rechtschreibregeln Arbeit mit Wortkartei	Übung veranstalten mit gezielter Erfolgsverstärkung mittels Token-Programm und unmittelbarer sozialer Verstärkung in den Übungssitzungen.
Beeinträchtigung grundlegender Rechenfertigkeiten Geringes Zahlenverständnis Schwierigkeiten, das Einmaleins zu lernen	Regelmäßige Rechenübungen durchführen Zählfertigkeit und Kopfrechnen üben Übung schriftlichen Rechnens anberaumen Textaufgaben bearbeiten Gedächtnisübungen durchführen	Eine Übungssituation wird herbeigeführt mit gezielter Erfolgsverstärkung mittels Token-Programm und unmittelbarer sozialer Verstärkung in den Übungssitzungen.

36.5 Checkliste zur Vertragsabfassung

Frage/Arbeitsauftrag	Erledigt ☑	Anmerkungen/ weitere Maßnahmen
Ist das Problemverhalten klar definiert? Wie kann das Problemverhalten beobachtet werden?		
Ist das Zielverhalten genau beschrieben (operationalisiert)?		
Eignet sich die Art des Vertrages (z. B. Gruppenkontingenzvertrag, Vorgehen mit Verstärkerentzug etc.) aller Voraussicht nach?		
Wurde ein Annäherungsziel ausgewählt (z. B. soll sich häufiger im Unterricht melden; definiert durch Handheben)?		
Kann das Zielverhalten verlässlich registriert werden? Wie wird das Zielverhalten bestimmt?		
Wie wurde der Vertrag ausgehandelt? Ist der Vertrag von allen Beteiligten (z. B. Schulkind, Lehrperson, Eltern) gebilligt?		
Wurde eine Eintauschregel festgelegt? Wird diese als fair empfunden? Ist die festgeschriebene Belohnung erreichbar?		
Wird das Kind zusätzlich zu den festgelegten Belohnungen sozial belohnt (Bestätigung, Lob, Anerkennung)?		
Wurde ein Zeitpunkt (nach etwa 14 Tagen) für eine erste Feedbackrunde über die Wirkung des Vertrages bzw. des Kontingenzmanagements festgelegt?		

36.6 Literatur

Bowman-Perrott, L., Burke, M.D., de Marin, S., Zhang, N. & Davis, H. (2015). A meta-analysis of single-case research on behavior contracts: Effects on behavioral and academic outcomes among children and youth. *Behavior modification, 39*(2), 247–269. https://doi.org/10.1177/0145445514551383

Edgemon, A.K., Rapp, J.T., Coon, J.C., Cruz-Khalili, A., Brogan, K.M. & Richling, S.M. (2021). Using behavior contracts to improve behavior of children and adolescents in multiple settings. *Behavioral Interventions, 36*(1), 271–288. https://doi.org/10.1002/bin.1757

Homme, L., Csanyi, A. P., Gonzales, M. A. & Rechs, J. R. (1974). *Verhaltensmodifikation in der Schulklasse. Ein praxisbezogenes Trainingsprogramm für Lehrer und Studenten* (D. H. Rost, Übers.). Weinheim: Beltz. (Original erschienen 1970: How to use contingency contracting in the classroom)

Material

Döpfner, M. & Hautzinger, M. (2020). Verhaltensverträge. In M. Döpfner, M. Hautzinger & M. Linden (Hrsg.), *Verhaltenstherapiemanual: Kinder und Jugendliche* (S. 159–161). Berlin: Springer.

Fliegel, S., Groeger, N. M., Künzel, R., Schulte, D. & Sorgatz, H. (1989). *Verhaltenstherapeutische Standardmethoden. Ein Übungsbuch* (2. Aufl.). München: Urban & Schwarzenberg.

Hautzinger, M. (2011). Verhaltensverträge. In M. Hautzinger & M. Linden (Hrsg.), *Verhaltenstherapeutische Techniken und Einzelverfahren* (S. 337–340). Berlin: Springer.

Kelley, M. L. & Stokes, T. F. (1982). Contingency contracting with disadvantaged youths: Improving classroom performance. *Journal of Applied Behavior Analysis, 15,* 447–454. https://doi.org/10.1901/jaba.1982.15-447

36.7 Anhang: Beispiele für Verträge bzw. Verstärkerpläne

A) Vertrag für häusliche Leseübungen zum Anwendungsbeispiel zwischen Carlo (9 Jahre) und seiner Mutter

Vertrag zwischen Carlo und seiner Mutter für das häusliche Übungsprogramm

1. Mutter und Carlo setzen sich an jedem Werktag für 20 Minuten zusammen. Carlo erhält einen Lesetext, der in großer Schrift ausgedruckt ist. Er liest so weit, wie er in 20 Minuten kommt. Danach ist Schluss für diesen Tag.
2. Die Mutter sitzt dabei. Wenn Carlo ein Wort richtig gelesen hat, lässt sie zwei Cent in ein Einweckglas fallen.
3. Wenn Carlo das Wort falsch liest, sagt sie „Nochmal!". Wenn Carlo jetzt richtig liest, erhält er ebenfalls zwei Cent. Anderenfalls LIEST DIE Mutter das Wort langsam und deutlich vor, Carlo wiederholt es und liest das nächste Wort.
4. Das so gesammelte Geld wird Carlo nach 15 Tagen übergeben. Er will es für die Kletterhalle verwenden und einen Burger kaufen.

Nach 15 Tagen beraten Carlo und die Mutter, wie es weitergeht. Dann schließen sie einen neuen Vertrag.

Unterschriften: ________________ ________________

Carlo Carlos Mutter

B) Beispiel für das Schließen eines Vertrages mit Gruppenkontingenz

Vertrag zwischen einer Lehrperson und Fördergruppe

Problem: Die Lehrkraft hat fünf Kinder im Alter von acht bis zehn Jahren im Förderunterricht, die alle Schwierigkeiten beim Rechnen haben. Zum Teil beziehen sich diese auf den Zahlbegriff, zum Teil auf Division oder Multiplikation im 100er Raum. Es fällt schwer, die Gruppe zu unterrichten, weil die Kinder nur arbeiten, wenn die Lehrkraft sich ihnen zuwendet.

Der Vertrag soll „ruhiges arbeiten für sich" ausbilden.

Ziel: Die Schulkinder sollen alle für sich 20 Minuten ohne Stören oder Abschweifen arbeiten. Zunächst kommt es nur auf das Arbeitsverhalten, nicht aber auf das Ergebnis an.

Vorbereitung:
- Vertrag mit der Lerngruppe besprechen
- Timer, Chips, je ein Arbeitsblatt bereithalten
- Das Arbeitsblatt soll übersichtlich sein und dem Leistungsstand des Kindes entsprechen

Vorgehen als Information für die Lehrkraft zum Ablauf:
- Beginnen Sie den Unterricht wie üblich; geben Sie nach etwa 15 Minuten das Signal zur Stillarbeit; halten Sie die bunten Chips bereit; stellen Sie den Timer auf 20 Minuten.
- Jedes Schulkind erhält nun „sein" Arbeitsblatt und soll für 18 Minuten arbeiten.
- Prüfen Sie alle zwei Minuten, ob die Kinder ohne sichtbare Abweichung oder Störung gearbeitet haben. Wenn das der Fall ist, legen Sie gut sichtbar einen Chip auf den Tisch. Wenn es eine Störung gab, gleich von welchem Kind, gibt es keinen Chip.
- Das geschieht nach der 2., 4., 6. Minute usw. Wenn die Bedingung für die Verstärkung erfüllt ist, legen Sie jedes Mal einen Chip auf den bisherigen Stapel.
- Wenn am Ende sechs Chips auf dem Stapel liegen, gibt es für den Rest der Schulstunde eine Verstärkung (z. B. ein spannendes Buch abschnittsweise lesen, einen Film abschnittsweise anschauen, ein Ratespiel mit der Gruppe).
- Dieses Vorgehen wird mit den Kindern besprochen und in einem Vertrag, den alle Beteiligten unterschreiben, vereinbart.

Material:
- Chips in bunter Farbe
- Timer
- Arbeitsblätter

C) Beispiel für einen Ausformungsplan für Rechenaufgaben

Vertrag zwischen Lerntherapeutin und Schulkind

Problem: Schwierigkeiten beim Bruchrechnen

Ziel: Aufbau von sicheren Fertigkeiten im Rahmen eines Ausformungsplanes

Vorgehen als Information für die Lehrkraft zum Ablauf:
- Halten Sie für jede Sitzung etwa 20 Aufgaben vom Typ „(7–4) : 3“ parat.
- Lösen Sie die erste Aufgabe und sagen Sie laut, wie Sie vorgehen; formulieren Sie die Regel „Klammer zuerst“.
- Die nächste Aufgabe soll das Kind auf gleiche Weise lösen. Wenn die Lösung richtig ist, werden fünf Cent in ein Glas gegeben.
- Ist die Lösung falsch, fordern Sie zum erneuten Lösen auf. Wenn diese richtig ist, gibt es wieder fünf Cent.
- Arbeiten Sie auf diese Weise die vorgesehenen Aufgaben ab.
- Halten Sie die Richtigprozente (Zahl der richtigen Lösung dividiert durch die Zahl aller Aufgaben mal 100) fest. Tragen Sie diese am Ende der Übungseinheit in eine Grafik ein.
- Wenn stabile Erfolge eingetreten sind, wird die Schwierigkeit der Aufgaben gesteigert.

Material:
- Rechenaufgaben vom gleichen Typ (z. B. (5–1)/2).
- Centstücke oder Puzzleteile
- Glas

D) Beispiel für einen Vertrag zur differentiellen Verstärkung von „Alternativverhalten“ (DRA)

Vertrag zwischen Schulkind, Lehrperson und Eltern

Problem: Louis (12 Jahre) benimmt sich abträglich gegen Mitschüler und ist wenig beliebt. Es liegt also einerseits Fehlverhalten vor. Zugleich aber auch ein Mangel an Alternativverhalten (in diesem Falle prosozialem Verhalten).

Ziel: Es liegt nahe, weniger das abweichende Verhalten zu sanktionieren als vielmehr das Alternativverhalten gezielt zu verstärken (englisch DRA). Louis soll von nun an prosoziales Verhalten zeigen. Dadurch soll sein abträgliches Benehmen verringert werden.

Vorgehen:
- Das prosoziale Verhalten beschreiben und mit Louis absprechen (z. B. anderen den Vortritt lassen, ihnen helfen, eine nette Aussage machen etc.).

- Eine Liste von prosozialen Verhaltensweisen anlegen, die Louis realisieren möchte.
- Louis soll jedes Mal einen Strich machen, wenn er ein Verhalten aus der Liste während des Schultages ausgeführt hat.
- Die Strichliste wird der Lehrkraft am Freitag nach der vierten Stunde vorgelegt.
- Die Lehrperson und Louis gehen die Liste durch. Die Lehrperson lobt auch verbal, zeigt sich erfreut.
- Für jede prosoziale Verhaltensweise gibt es ein Token.
- Wenn Louis 20 Token gesammelt hat, kann er diese bei seinen Eltern eintauschen.

E) Beispiel für einen Verhaltensvertrag mit Response-Cost

Vertrag zwischen Förderlehrkraft und Kindern einer Fördergruppe

Solche Verträge werden eingesetzt, wenn man positives Verhalten ausbilden und zugleich mögliches Fehlverhalten zurückweisen möchte.

Problem: Eine Trainingsgruppe, bestehend aus fünf Kindern, durchläuft ein metakognitives Lerntraining. Obwohl ihnen bekannt ist, dass sie innehalten und nachdenken sollen, verfallen einzelne Kinder in impulsives und fehlerhaftes Vorgehen. Dies möchte die Lehrkraft möglichst unaufwendig einschränken.

Dazu vereinbart die Lehrkraft, dass ...
- abwägendes und reflexives Verhalten (z. B. eine Lösung prüfen, die Aufgabe in eigenen Worten beschreiben etc.) verstärkt wird und
- unerwünschte Vorgehensweisen (z. B. rasch und fehlerhaft arbeiten, Umherlaufen) milde bestraft werden.

Dadurch soll das gewünschte Verhalten hervorgehoben und abgegrenzt werden.

Ziel: Konzentriertes Lernverhalten ausbilden, unerwünschtes und störendes Verhalten kontrollieren

Vorgehen:
- Jedes Kind erhält zu Beginn der Trainingsstunde vorab fünf Token. Diese dienen als Depot.
- Erwünschtes Verhalten wird durch die Vergabe eines Tokens verstärkt. Was jeweils in der Förderstunde als erwünschtes Verhalten gilt, wird vor jeder Stunde genau angekündigt (z. B. die Aufgabe lesen und in eigenen Worten wiedergeben, den Lösungsweg skizzieren, das Ergebnis noch einmal prüfen, ein anderes Kind als Modell anleiten).
- Bei unerwünschtem Verhalten (z. B. auf dem Blatt herumkrakeln, andere Kinder stören oder abträglich kritisieren, Umherlaufen, Singen, Schaukeln etc.) wird jeweils ein Token aus dem Depot weggenommen.

- Wenn 20 Token zusammenkommen, kann sich das Kind etwas aus einer „Schatzkiste“ aussuchen.

Material:
- Token,
- Arbeitsmaterial bzw. Aufgaben

F) Beispiel für einen Vertrag zur differentiellen Verstärkung von allem anderem Verhalten (DRO)

Vertrag zwischen Lehrperson, Schulkind und Integrationshelfer

Solche Verträge werden geschlossen, wenn das Verhalten deutliche Züge von Selbst- und Fremdgefährdung hat.

Problem: Ein Schulkind (12 Jahre) zeigt sehr viele Verhaltensauffälligkeiten (z. B. spricht kaum, sitzt starr im Unterricht, befolgt keine Anweisungen, steigert sich in seinem Ärger, wirft mit Stühlen um sich). Sein Integrationshelfer, der während des Unterrichts neben ihm sitzt, kann die Auffälligkeiten kaum eindämmen. Sie eskalieren im Verlaufe fast jeden Unterrichtstages so, dass Integrationshelfer und Schüler aus dem Unterricht gehen müssen. Dann zeigt sich der Junge reumütig; oft will er aber nicht mehr in den Unterricht zurück.

Ziel: Verstärkung von allen Verhaltensweisen, die keine Verhaltensauffälligkeit darstellen

Vorgehen:
- Eine Liste von Verhaltensweisen aufstellen, die keine Auffälligkeit darstellen (z. B. stillsitzen, ein Blatt anschauen, sich in der Klasse umschauen, zur Tafel gucken).
- Beim Auftreten dieser Verhaltensweisen ein Token ausgeben.
- Die Token werden noch am gleichen Unterrichtstag und während des Unterrichts eingetauscht:
  - 15 Token: ein Musikstück eigener Wahl hören
  - 20 Token: eine Runde Tischtennis spielen
- Nach 14 Tagen wird Bilanz gezogen und der Vertrag neu ausgehandelt.

Material:
- Liste von nicht auffälligem Verhalten
- Token
- Behältnis für Token
- Zubehör für Tischtennis

G) Beispiel für einen Veränderungs-Kriterien-Versuchsplan

Vertrag zwischen Therapeutin und Schulkind unter Beteiligung der Eltern

Solche Verträge werden geschlossen, wenn das Verhalten des Schulkindes oder Jugendlichen schrittweise in seiner Häufigkeit verändert werden soll. Beispielsweise wenn ...

- ... Arbeitszeit, Strategieeinsatz, Zahl der richtigen Lösungen, Reichhaltigkeit eines Aufsatzes, Unterrichtsbeteiligung oder die Zahl von prosozialen Verhaltensweisen vermehrt werden soll.
- ... Fehlerzahl, Trotzverhalten, Medienkonsum, Fehlzeiten oder Schimpfwörter reduziert werden sollen.

Die Verträge folgen dem Muster von Ausformungsplänen (shaping) und beinhalten einen hohen Anteil an Selbstmodifikation. Infolgedessen muss man die Kinder umfassend an der Planung und Durchführung beteiligen.

Problem: Paul (17 Jahre; 12. Klasse Gymnasium) lernt nur wenig für die Schule. Die Eltern sind besorgt und drängen auf vermehrtes Bemühen.

Ziel: Erhöhung der täglichen Arbeitszeit

Vorgehen:

- Die aktuelle Grundrate wird erhoben: Wie lange arbeitet Paul im Schnitt an seinen Aufgaben (Erhebung über insgesamt sechs zufällig ausgewählte Werktage)?
- Verstärkeranalyse und Festlegung der Verstärkervergabe:
  a) *Erhöhung der Arbeitszeit.* Zuerst wird die Arbeitszeit von Paul erhöht: Der Ausformungsplan beginnt mit einer Arbeitszeit von 25 Minuten. Es werden auch schon weitere Arbeitszeiten festgelegt, die bei Erfolg und danach angestrebt werden: 35, 40 und 45 Minuten.
    - Die Ausformung beginnt mit einer Arbeitszeit von 25 Minuten. Wenn Paul dieses Kriterium erfüllt, erhält er jedes Mal 50 Cent.
    - Wenn das Kriterium stabil an fünf aufeinanderfolgenden Tagen erfüllt worden ist, wird die Arbeitszeit auf 35 Minuten erhöht. Jetzt erhält Paul jeweils 1 Euro.
    - Wenn Paul fünf Tage hintereinander mindestens 35 Minuten lang gearbeitet hat, wird die Arbeitszeit auf 40 Minuten erhöht. Gleichzeitig erhöht sich der Geldbetrag auf 1,50 Euro.
    - Wenn diese Phase erfolgreich durchlaufen wurde (fünf Tage stabil), wird die Arbeitszeit auf die vorläufige Schlusszeit von 45 Minuten erhöht. Der verabreichte Geldbetrag beträgt nun zwei Euro.

  Als Arbeitszeit gilt die Zeitspanne, die Paul ohne Unterbrechung am Schreibtisch sitzt und sich den Aufgaben widmet. Ausgenommen ist, wenn Paul zur Toilette gehen muss. Die Verstärkung wird unabhängig vom Arbeitsergebnis und nur für die Arbeitszeit ausgegeben.

Wenn keine Hausaufgaben auf sind oder Paul mit seinen Aufgaben schneller durchkommt, bleibt er dennoch am Arbeitsplatz und liest beispielsweise im Englischbuch oder blättert das Mathematikbuch durch.

b) *Einführung von Qualitätszielen.* Paul registriert jetzt, ob die Aufgaben vollständig gemacht worden sind. Falls ja, erhält er nun zwei Euro für jeden Werktag. Falls nein, nur einen Euro. Wenn die Aufgaben an fünf Werktagen erfüllt sind, wird das nächste Qualitätsziel angesteuert.
Paul schätzt die Qualität seiner Arbeit auf einer Notenskala von eins bis fünf ein. Wenn die Aufgaben vollständig erfüllt worden sind und er sie mit mindestens ausreichend bewertet, erhält er jeweils zwei Euro, anderenfalls 50 Cent.
Die weiteren Qualitätsziele werden mit Paul verhandelt. Er soll Qualitätsmerkmale nennen, die er erreichen möchte. Diese werden beraten und bevorzugt herangezogen.

c) *Überwachung des Vertrages.* Der Vertrag wird von Pauls Vater überwacht. Er prüft, ob Paul seine Arbeitszeiten bzw. seine Bewertung der Arbeitsqualität eingetragen hat und händigt den jeweiligen Geldbetrag aus.
Am Ende von jeweils fünf Tagen telefonieren Paul und die zuständige Lerntherapeutin.

Material:

- Protokollbogen für die Arbeitszeit sowie später die Einschätzung der Arbeitsqualität
- Glas für die Geldmünzen
- Timer (Küchenwecker)

37 Direkte Instruktion

Morena Lauth-Lebens und Gerhard W. Lauth

37.1 Steckbrief

Ziele	• Lernende von unnötigen Anforderungen entlasten • Zentrale Lernziele möglichst direkt und ohne Umwege ansteuern • Lernende in ihrem zentralen Lernverhalten unmittelbar unterstützen und explizit anleiten • Lernen zum Erfolg führen • Grundkenntnisse bis zur sicheren Verfügbarkeit festigen und Lücken im Vorwissen schließen
Indikationen	• Allgemeine Lernschwächen und Lernstörungen (Kombinierte Störung schulischer Fertigkeiten, ICD-10, F81.3) • Nicht näher bezeichnete Entwicklungsstörungen schulischen Lernens (ICD-10, F81.9; ICD-11, 6A03.Z; signifikante Beeinträchtigung des Lernens bei unauffälliger Intelligenz) • Bereichsspezifische Lernstörungen (z. B. Rechenstörung ICD-10, F81.1 bzw. ICD-11, 6A03.2; Lese-Rechtschreibschwäche ICD-10, F81.0 bzw. ICD-11, 6A03.0 oder 6A03.1) • Underachievement im Sinne einer Diskrepanz zwischen individueller Lernfähigkeit (ausgedrückt als Allgemeinintelligenz) und tatsächlicher schulischer Leistung
Anwendung	• Schulklassen • (Lern-)Gruppen • Einzelförderung
Voraussetzungen	• Sprachvermögen, das Verständigung ermöglicht • Ab IQ = 60

Empfehlungen	• Psychoedukation vorausschicken • In Gruppen oder der Klasse durchführen, um einen größeren Personenkreis zu erreichen • Eltern einbeziehen
Wirksamkeit	• Die Wirksamkeit ist umfassend belegt und beläuft sich auf eine hohe Effektstärke von 0.91 (Metaanalyse von Kroesbergen und Van Luit, 2003). • Nur wenige Interventionsverfahren sind so gut abgesichert (Hattie, 2009).

37.2 Anwendungsbeispiel

Der 18-jährige Luis absolviert seine Ausbildung zum Fachlageristen und besucht die Berufsschule. Er befindet sich im Moment im ersten Ausbildungsjahr. Die fachpraktische Ausbildung bereitet ihm Freude, er schätzt die Anleitung und die Übungsmöglichkeiten, die er von seinem Ausbilder bekommt.

Seine schulischen Leistungen sind jedoch insgesamt schwach: Im fünften Schuljahr wurde eine Lese-Rechtschreibschwäche diagnostiziert und das zehnte Schuljahr an einer Hauptschule musste er wiederholen. Probleme hat Luis insbesondere beim Lesen und Verstehen von Sachtexten. Dadurch ist seine Ausbildung aktuell gefährdet; daher erhält Luis Förderunterricht.

Der Förderlehrer entscheidet sich, Lesefähigkeit und Textverständnis mittels der direkten Instruktion zu verbessern. Zu Beginn der Stunde gibt er das Ziel vor, leitet beispielsweise flüssiges Lesen an. Um das Vorwissen zu aktivieren, erinnert er zunächst an die Inhalte der vergangenen Sitzung und wiederholt besonders schwierige Sätze, indem er sie laut vorliest und von Luis wiederholen lässt. Nach dieser Rückschau werden neue Inhalte präsentiert. Beispielsweise wird ein neuer Text herangezogen, der in mehrere Abschnitte unterteilt ist. Der Förderlehrer macht die Vorgehensweise zuerst wieder vor, indem er einen Abschnitt laut und betont vorliest. Anschließend wird der soeben verlesene Abschnitt von Luis laut wiederholt. Luis nutzt ein Leselineal, um den Blick auf die jeweilige Zeile zu richten. Wenn er ins Stocken gerät oder fehlerhaft liest, folgt unmittelbare Hilfestellung („Prompt"), damit sich keine Fehler verfestigen. Schwierige oder unklare Wörter werden nach jedem Abschnitt ausführlich erklärt.

Mit steigendem Fortschritt werden diese Hilfestellungen ausgeblendet („Fading"). Den letzten Textabschnitt liest Luis eigenständig, ohne vorheriges Vorlesen durch den Lehrer. Wenn jeder Abschnitt sicher und verständlich gelesen werden kann, wird das Textverständnis durch gezielte Fragen überprüft. Nach jedem Abschnitt steht eine Frage zum Text, die Luis beantworten soll. Zur Beantwortung der Verständnisfrage wird der Text ein weiteres Mal gezielt gelesen. Informationen, die zur Beantwortung der Frage wichtig sind, werden unterstrichen. Der Förderlehrer erhält dadurch eine Rückmeldung zum Textverständnis und kann den Lernfortschritt anhand der flüssig gelesenen Abschnitte und der korrekt beantworteten Fragen überprüfen. Das Anforderungsniveau erhöht sich stetig innerhalb einer Sitzung, aber auch über die Sitzungen hinweg.

Luis liest zügiger und kann entscheidende Informationen aus Sachtexten entnehmen. Obwohl sich seine Schulnote in Deutsch bislang nicht verbessert hat, wurde er für seine Fortschritte in der Berichtsheftführung gelobt.

37.3 Grundlage

Die direkte Instruktion wird auch als explizite oder systematische Instruktion bezeichnet. Es handelt sich um ein Lernen, das
- von der Lehrkraft *gelenkt* wird,
- sich an den *Lernvoraussetzungen und den Lernfortschritten* der Schülerin bzw. des Schülers orientiert und
- die *aktive Verarbeitung von Informationen* in den Mittelpunkt rückt.

Diesen Grundsätzen entsprechend werden die Schüler:innen sehr stark in das Lernen einbezogen. Sie sollen den Lehrinhalt nicht „abnicken", sondern die Inhalte beispielsweise veranschaulichen, anwenden, in ihr eigenes Wissenssystem einordnen (kategorisieren), in eigenen Worten wiedergeben (begrifflich fassen), sich an gelungenen Beispielen orientieren sowie Beispiele oder Gegenbeispiele finden. Die Lernenden werden also zu einer hochaktiven Informationsverarbeitung eingeladen. Diese wird von der Lehrkraft vorbereitet und gesteuert.

Diese Lernmethode verringert die kognitive Belastung (*Cognitive Load Theory;* Sweller, 1994), der lernschwache Personen oft beim Lernen ausgesetzt sind. Die Methode ermöglicht ihnen umfangreiche Lerngewinne.

Die direkte Instruktion weist Ähnlichkeit mit der Komplexitätsreduktion auf (vgl. Kapitel 33). Beide Methoden wollen die kognitive Belastung der Lernenden vermindern und unmittelbare Lerngewinne erzielen. Dafür sind bei der direkten Instruktion verschiedene Aspekte wichtig (vgl. „Instrumente in der direkten Instruktion").

Instrumente in der direkten Instruktion (Grünke, 2006; Swanson, 2001)

- Beispielhafte Musterlösungen mit Vorgabe effektiver Strategien („Worked Out Examples")
- Einteilung des Lernstoffs in übersichtliche und sinnvolle Einheiten

- Ausformung beginnend mit den leichteren Aufgaben und Steigerung der Schwierigkeit nach Maßgabe der Lernerfolge
- Bereitstellung von Hilfen und Wegnahme bei Erfolg
- Modellierung des Vorgehens durch die Lehrkraft
- Automatisierendes Üben, regelmäßige Wiederholung bis zur flüssigen Beherrschung
- Steuerung des Lerngeschehens durch genaue und unmittelbare Rückmeldungen
- Regelmäßige Kontrolle des Lernfortschrittes (z. B. Tests, Arbeitsproben, gezielte Fragen, Zwischentests)

37.4 Das Vorgehen Schritt für Schritt

(1) *Feststellung des Lernstandes.* Um zu wissen, was die Schülerin bzw. der Schüler kann und was nicht mehr beherrscht wird, ist eine sorgfältige Untersuchung des Kenntnisstandes notwendig. Dazu werden in der Hauptsache standardisierte Schulleistungstests eingesetzt (siehe Anhang C in diesem Band). Erste Anhaltspunkte für den Lernstand lassen sich zudem aus Arbeitsproben, z. B. Schulheften oder Hausaufgaben, herleiten.

Hierbei werden auch Strategiedefizite mithilfe der Methode des „lauten Denkens" untersucht. Dabei werden die Lernenden aufgefordert, ihre Denk- und Problemlöseprozesse während der Bearbeitung einer Aufgabe laut auszusprechen. Die daraus resultierenden Denkprotokolle ermöglichen Schlussfolgerungen über Art und Güte der verwendeten Strategien.

Der festgestellte Lernstand bestimmt den Startpunkt der Intervention. Auf dieser Grundlage legt die Lehrkraft das Lernziel fest und untergliedert den neuen Lernstoff in überschaubare Teilschritte.

(2) *Förderung des Lernens durch explizite Modellierung und Einübung der Inhalte.* In dieser Phase dient die Lehrkraft zunächst als Modell. Sie verdeutlicht wie sie ...

- ... sich den Lernstoff schrittweise veranschaulicht.
- ... die Lerninhalte systematisch wiederholt und sich einprägt.
- ... sich die Lerninhalte anhand ausgearbeiteter Lösungsbeispiele erschließt.
- ... so lange selbstständig übt, bis sie den Lernstoff sicher beherrscht.

Dabei führt die Lehrkraft die einzelnen Schritte vor. Mit steigender Fähigkeit der Lernenden nimmt sie sich jedoch zurück. Die Lehrkraft ...

- ... stattet die Lernenden mit passendem Lernmaterial aus und steuert mithilfe kontinuierlicher Rückmeldung den Lernprozess bis hin zum eigenständigen Üben. Erst wenn eine Phase sicher bewältigt wird, erhöht sie das Anforderungsniveau.

- ... gibt rasche, aussagefähige und ausdrückliche Rückmeldungen, die sich auf die Durchführung der Lernaufgabe sowie die Richtigkeit und Güte der Lösungsstrategie beziehen (siehe „Rückmeldungen durch die Lehrkraft").

Rückmeldungen durch die Lehrkraft

Lernaufgabe im Englischunterricht: Es geht um die Konstruktion einfacher Fragen im *Simple Present*, die sich aus der konjugierten Form des Hilfsverbs *(do, does)* und dem Infinitiv des Verbs zusammensetzen.

Nach der Modellierung der Vorgehensweise anhand exemplarischer Lösungsbeispiele fordert die Lehrkraft die Schüler:innen auf, mithilfe der Lernmaterialien eigene Beispiele zu formulieren und vorzustellen.

Anna: „Die Aussage lautet: *Andy goes to school every day.* Dann lautet die Frage: *Does Andy go to school every day?*"

Lehrkraft: „Richtig Anna, du hast für die Fragestellung das Hilfsverb gebraucht und richtig konjugiert. Tim, kannst du noch ein Beispiel geben?"

Tim: *„Jane walks home now. Does Jane walk home now?"*

Lehrkraft: „Gut Tim, die Frage enthält das Hilfsverb. Im Aussagesatz verwendest du aber das Signalwort *now*. Signalwörter signalisieren uns, welche Zeitform wir verwenden wollen. *Now* ist das Signalwort für das *Present Continous*, die Verlaufsform. Die Verlaufsform bezieht sich auf Vorgänge und Aktivitäten, die gerade in diesem Moment ablaufen und noch nicht vollendet sind.
Richtig wäre gewesen: *Jane is walking home now.* Sie läuft gerade jetzt nach Hause. Die Frage wäre dann also: *Is Jane walking home now?*
Achtet bitte besonders auf die Signalwörter, die auf Seite 12 aufgelistet sind."

(3) *Rückschau.* Jede Lerneinheit beginnt mit einer Zusammenfassung und Wiederholung bereits bekannter Inhalte durch die Lehrkraft (wie im Anwendungsbeispiel bei Luis).

(4) *Präsentation.* In der Präsentationsphase werden neue Lerninhalte anhand ausgearbeiteter Lösungsbeispiele eingebracht und mit bereits existierendem Vorwissen verknüpft. Diese Lösungsbeispiele schlagen eine Brücke zwischen dem vorhandenen Wissen und den neuen Lerninhalten. Beispielsweise ...
- ... wird die Konjugation eines unregelmäßigen französischen Verbs an der Tafel veranschaulicht und mit einem regelmäßigen Verb verglichen. Farbige Markierungen heben die Besonderheiten der unregelmäßigen Konjugation hervor.
- ... werden die drei Lösungsschritte beim Dreisatz auf ein Plakat geschrieben.

Mit solchen Musterbeispielen werden korrekte und wirksame Lösungsstrategien verdeutlicht.

(5) *Angeleitetes Üben.* Nun bearbeitet die Schülerin bzw. der Schüler den Lernstoff. Das Vorgehen wird von der Lehrkraft engmaschig beobachtet und betreut. Sie bietet sogenannte Stützstrategien an, die bei Lernfortschritten schrittweise reduziert werden, um das selbstständige Üben zu fördern (siehe Punkt 7).

(6) *Korrektur und Feedback.* Die Schülerin bzw. der Schüler erhält direkte Rückmeldungen zur Richtigkeit der Lösungen und zur Güte der Lernwege, z. B.:

- „Sehr gut, *Past Tense* ist die richtige Antwort, denn der Satz enthält das Signalwort ‚yesterday'"
- „*Present Continuous* ist falsch, weil der Satz das Signalwort *yesterday* enthält! Die Signalwörter müssen auswendig gelernt werden, damit ihr die richtigen Zeitformen erkennen und verwenden könnt"

(7) *Selbstständiges Üben.* Wenn das Lernen unter Anleitung bisher erfolgreich verlaufen ist, reduziert die Lehrkraft ihre explizite Anleitung und ihre Hilfen, um ein zunehmend selbstständigeres Lernen herbeizuführen.

(8) Wöchentliche und monatliche Rückschau. Zur Festigung der erlernten Fähigkeiten werden bereits vermittelte Lerninhalte in regelmäßigen Intervallen wiederholt.

Diese Phasen finden sich sowohl in der Struktur einer Behandlungsstunde als auch in der Gliederung einer ganzen Lerneinheit wieder, die sich über mehrere Sitzungen hinweg erstreckt. Der Stellenwert der einzelnen Phasen richtet sich nach den Lernvoraussetzungen. Ist kaum Vorwissen vorhanden, erhalten die Präsentation (Phase 4) und das Vormachen (Modellierung, Phase 2) stärkeres Gewicht.

Die kleinschrittige Modellierung der Lernstrategie hat in der direkten Instruktion eine besondere Bedeutung: Sie dient dem Lernen am Modell und reduziert die kognitive Belastung. Ein Beispiel dafür zeigt das Vorgehen bei einer Aufgabe zum Rechnen mit Dezimalstellen.

Vorgehen bei einer Aufgabe zum Rechnen mit Dezimalstellen

Schritt	Aufgabe: „Wir addieren 14,2 + 5,3"	Rechnung
1	„Schreibe zunächst 14,2. Schreibe darunter dann 5,3. Denke an die richtige Position der Dezimalstellen."	14,2 + 5,3
2	„Ziehe eine Ergebnislinie unter die beiden Zahlen. Setze dann das Dezimalkomma schon in deine Antwort."	14,2 <u>+ 5,3</u> ,

3	„Addiere als nächstes die Zahlen von rechts nach links. 2 plus 3 ergibt 5, also steht auf der rechten Seite des Dezimalkommas die 5. 4 plus 5 sind 9, schreibe die 9 auf die linke Seite des Dezimalkommas.“	14,2 + 5,3 9,5
4	„Zum Schluss steht die 1 allein, also stelle dir eine 0 vor der 5 vor und rechne 1 plus 0.“	14,2 +05,3 9,5
5	„Die Antwort ist 19,5.“	14,2 +05,3 19,5

37.5 Checkliste zur direkten Instruktion

Frage/Arbeitsauftrag	Erledigt ☑	Anmerkungen/ weitere Maßnahmen
Um welche Inhalte geht es (z. B. Zahlbergriff, Bruchrechnung, Aufsatzschreiben, Rechtschreibung, Konjugation)? Werden Lernrückstände beschrieben?		
Wurde der derzeitige Lernstand bereits erfasst? Fehlen noch Informationen, um den aktuellen Lernstand zu beschreiben? Wie und wann können die fehlenden Daten erlangt werden (z. B. durch Beobachtungen. Denkprotokolle, Arbeitsproben, einschlägige Testverfahren)?		
Was beherrscht die Schülerin bzw. der Schüler noch (z. B. Zahlbegriff vorhanden, Addition und Subtraktion im Zehnerraum)? Was wird nicht mehr beherrscht (z. B. Subtraktion bei Zehnerüberschreitung, Division)?		
Welche Ziele sollen erreicht werden (z. B. Subtraktion und Division im Raum bis 20)? In welcher Reihenfolge stehen die einzelnen Ziele?		
Wie sieht der Interventionsplan aus?		

Frage/Arbeitsauftrag	Erledigt ☑	Anmerkungen/ weitere Maßnahmen
Welche Instrumente werden bereitgestellt (z. B. Worked Out Examples, Modellierung durch Lehrkraft, Blitzaufgaben)?		
Wie wird der Fortschritt gemessen (z. B. regelmäßige Blitzlichtaufgaben zu Beginn einer Stunde)?		

37.6 Literatur

Grünke, M. (2006). Zur Effektivität von Fördermethoden bei Kindern und Jugendlichen mit Lernstörungen: Eine Synopse vorliegender Metaanalysen. *Kindheit und Entwicklung, 15,* 238–253. https://doi.org/10.1026/0942-5403.15.4.239

Hattie, J. (2009). *Visible learning: A synthesis of over 800 meta-analyses relating to achievement.* London: Routledge.

Kroesbergen, E. H. & Van Luit, J. E. H. (2003). Mathematics interventions for children with special educational needs: A meta-analysis. *Remedial and Special Education, 24*(2), 97–114. https://doi.org/10.1177/07419325030240020501

Swanson, H. L. (2001). Searching for the best model for instructing students with disabilities. *Focus on Exceptional Children, 36,* 1–15.

Sweller, J. (1994). Cognitive load theory, learning difficulty, and instructional design. *Learning and Instruction, 4,* 295–312. https://doi.org/10.1016/0959-4752(94)90003-5

38 Instruktionen verstehen und umsetzen

Gerhard W. Lauth und Morena Lauth-Lebens

38.1 Steckbrief

Ziele	Verbale oder schriftliche Anweisungen umsetzen, z. B.: • Anweisungen befolgen • Übungen durchlaufen • Schriftliche Vorgaben umsetzen
Indikationen	• Disziplinschwierigkeiten und Probleme in der Regelbefolgung (ICD-10, F91.3: Störung des Sozialverhaltens mit oppositionellem, aufsässigem Verhalten; ICD-11, 6C90: Störung mit oppositionellem und trotzigem Verhalten) • Aufmerksamkeits- und Hyperaktivitätsstörungen (ICD-10, F90: Hyperkinetische Störung; ICD-11, 6A05: Aufmerksamkeitsdefizit-/Hyperaktivitätsstörung) • Verbal-kognitive Einschränkungen
Grundlage	Instruktionen versuchen, ein recht genau bezeichnetes Verhalten herbeizuführen (z. B. ein Arbeitsblatt ausfüllen, sich in einer Reihe aufstellen). Man erkennt, dass eine Instruktion verstanden wurde, wenn sie in eigenen Worten wiederholt oder das „instruierte Verhalten" ausgeführt wird. Es gibt verschiedene Gründe, warum eine Anweisung ohne den gewünschten Erfolg bleibt: 1. Die Instruktion ist zu kompliziert, um verstanden zu werden. 2. Die Anweisung trifft auf Unwillen beim Schulkind. 3. Es gibt verbal-kognitive Einschränkungen, die die Informationsaufnahme und das richtige Umsetzen verhindern.

	Lösungen ergeben sich daraus, dass die Instruktion als Hinweis, Anstoß oder Anreiz („Prompt") zum Zielverhalten gestärkt wird. Dementsprechend soll ... • ... die Instruktion eine starke Beziehung zum Zielverhalten haben und möglichst direkt dahinführen (z. B. erste Schritte werden abgerufen, das gewünschte Verhalten klar formuliert, die Anweisung wird sofort umgesetzt). • ... die Beachtung der Instruktion verstärkt bzw. das Befolgen gezielt geübt werden (z. B. bei Autismus).
Anwendung	• im Alltag, ohne dass eine Einschränkung bei den Kindern oder Jugendlichen vorliegt (etwa im Unterricht, beim Sport, in der Pause, beim Ausflug etc.) • in Einzelübungen (z. B. bei Autismus)
Voraussetzungen	• Ab etwa 4 Jahren
Empfehlungen	• Herausfinden, warum eine Instruktion nicht oder unzureichend umgesetzt wird. • Die entsprechende Maßnahme ergreifen (Klarheit steigern, Zielbezug stärken, Anweisungen im Rahmen von „Stimuluskontrolle" gezielt üben).
Wirksamkeit	• Anweisungen geben ist ein wichtiger Baustein von Eltern- und Lehrkrafttrainings. Sie erweisen sich als wirksam, wenn sie auf konkrete Ereignisse im Alltag bezogen sind und wenn sie mit den Eltern oder Lehrpersonen gezielt eingeübt werden (Heidrich, Lauth-Lebens & Lauth, 2023; Lauth-Lebens, Lauth & Rohrsdorfer, 2016). • In Einzelfallversuchsplänen erweisen sich steuernde Hinweise („prompting") als hocheffektiv: Bei 45 Kindern mit Lernstörungen, Entwicklungsverzögerung, Autismus oder intellektueller Beeinträchtigungen führte gezieltes Prompting dazu, dass alle Kinder das Verhaltensziel erreichten (Brown & Cariveau, 2022).

38.2 Anwendungsbeispiel

Celina ist 14 Jahre alt. Sie besucht die achte Klasse einer Gesamtschule. In der Schule, aber auch im Alltag zeigt sie sich zurückhaltend und schüchtern. In der Schule meldet sie sich nicht und kommuniziert nur mit wenigen Mitschülerinnen. Dennoch gilt sie als ausreichend gute Schülerin, weil sie sich sorgfältig auf die schriftlichen Tests vorbereitet und darin durchaus erfolgreich ist. Die Lehrkräfte sehen ihr die unzureichende Unterrichtsbeteiligung deshalb nach und fordern diese kaum mehr ein. Deutliche Minderleistungen erreicht das Mädchen aber in Mathematik. Sie beherrscht die Grundrechenarten und kennt das Einmaleins. Bruchrechnen ist ihr nicht mehr zugänglich. Hier gelingen ihr nur zufällige Lösungen.

Trotz eines großen Verständnisses für das Mädchen soll Celina nun an das Bruchrechnen herangeführt werden. Deshalb wird sie an eine Lerntherapeutin überwiesen. Hier bestätigt sich ihr zurückgezogenes und schüchternes Benehmen. Sie nimmt kaum Kontakt auf, zeigt ausgeprägtes Sicherheitsverhalten und spricht nur in Einzelwörtern oder Halbsätzen.

Im IQ-Test bestätigt sich eine mittlere Intelligenz. Die Mathematikleistung lässt sich zunächst nicht per Test, sondern nur in Arbeitsproben überprüfen. Verhaltensbeobachtungen zeigen, dass Celina regelrecht erstarrt, wenn ihr die Bruchrechenaufgaben erklärt werden. Sie wird blass und verkrampft. Die Therapeutin unterlässt deshalb ihre Erklärungsversuche und setzt auf Komplexitätsreduktion. Sie vereinfacht die Aufgaben (etwa 8/4; 6/2) und veranlasst wechselseitiges Üben. Dabei rechnet die Therapeutin eine Aufgabe laut vor und vergleicht die erarbeitete Lösung mit dem Lösungsblatt. Danach rechnet Celina die gleiche Aufgabe nochmal (wiederholendes Üben). Die Therapeutin beschränkt sich auf einfache Anweisungen („Jetzt du!“; „Ja, weiter!“). Teilweise wird die jüngere Schwester hinzugezogen, die sich an diesem Übungszirkel beteiligt. Mit der Zeit schwindet das meidende Verhalten von Celina. Sie löst einzelne Aufgaben selbst und entwickelt sich in sehr kleinen Schritten weiter.

38.3 Grundlage

Man kann unschwer verschiedene Gründe für eine mangelnde Instruktionsbefolgung unterscheiden: Solche, in denen ...

- ... eine Sachinformation oder ein Sachauftrag zu schwierig und überladen ist.
- ... die Instruktion auf den Unwillen oder die mangelnde Umsetzungsbereitschaft eines Schulkindes stößt.
- ... das Umsetzen der Anweisung aufgrund verbal-kognitiver Einschränkungen beim Kind oder Jugendlichen beeinträchtigt ist.

Das Ergebnis ist in allen drei Konstellationen gleich: Das Gewollte, Geforderte bzw. Erwartete wird nicht, falsch oder mangelhaft ausgeführt. Ziel ist aber, dass das Schulkind aufgrund der Anweisung eine Zielhandlung ausführen soll (z. B. eine Textaufgabe lösen, einen Text abschreiben, sich am Unterricht beteiligen).

Alle drei Betrachtungsweisen lassen sich in praktikable Verbesserungsvorschläge ummünzen (siehe Tabelle 38.1).

Tabelle 38.1: Varianten von mangelndem Instruktionsverstehen bzw. mangelnder Instruktionsbefolgung (verhaltenstheoretische Sicht)

Variante von mangelndem Instruktionsverstehen	Beispiel	Hintergrund/ Erklärungskonzept	Maßnahme
Sachinformation oder Sachauftrag ist zu schwierig und überladen.	Lange, mehrschrittige Anweisung Überflüssige, eventuell ablenkende Teilinformationen	Cognitive overload bei Empfänger:innen (im Vergleich zur Aufnahmefähigkeit)	Vereinfachung der Information (klarer, kürzer, einfacher, zielbezogener)
Instruktion trifft auf Unwillen oder mangelnde Umsetzungsbereitschaft beim Schulkind.	Noah soll die Gespräche mit seinem Sitznachbarn einstellen, weil das den Unterricht stört.	Vergleichsweise unattraktives angestrebtes Verhalten (Ziel)	Befolgung der Anweisung unter Verstärkung stellen Bereits Annäherung an das Zielverhalten verstärken
Verbal-kognitive Voraussetzungen zur Umsetzung sind gering.	Ein autistisches Kind soll Bausteine zu einem Turm aufschichten.	Mangelnde Verarbeitungskapazität (Retardierung) und geringe Nachahmungsfähigkeit	Therapeut und Kind legen abwechselnd einen Baustein Hilfen geben (Handführen; Turm festhalten) Einzelschritte intensiv verstärken

Wenn man hier Verbesserungen erzielen möchte, sind drei Überlegungen von Nutzen:

1) *Ein Blick auf das gewünschte Verhalten.* „Was soll eigentlich geschehen? Welches Verhalten soll durch die Anweisung veranlasst werden?“ Denn – so die Überlegung – das Kind oder der bzw. die Jugendliche soll aufgrund eines verbalen Anreizes etwas tun. Der verbale Anreiz wirkt auf diese Weise als Prompt

(deutsch „Aufforderung"). Je enger dieser Anstoß mit dem nachfolgenden Verhalten verknüpft werden kann, desto größer die Chance, dass die Anweisung ausgeführt wird. Dementsprechend geht es in der Förderung des Instruktionsverstehens in der Hauptsache um die Verknüpfung der Anweisung mit der gewünschten Ausführung.

2) *Die Verschlüsselung und die Aufschlüsselung der Anweisung.* Es geht um den Informationsgehalt der Anweisung. Dabei wird zwischen einem „Sender" und einem „Empfänger" unterschieden. Der Sender muss seine Absicht verschlüsseln, der Empfänger diese Botschaft entschlüsseln. Dabei kann es sowohl beim Sender als auch Empfänger zu zahlreichen Missverständnissen kommen. Schultz von Thun (1981) hat dazu eine sehr populäre Darstellung dieses Vorganges geliefert und das Instruieren als Sonderform von „Kommunizieren" ausgewiesen. Danach spricht der Sender mit „vier Schnäbeln" und der Empfänger hört auf „vier Ohren". Zuvor schon wurde ein „Hamburger Verstehensmodell" vorgelegt, das Einfachheit, Gliederung bzw. Ordnung, Kürze bzw. Prägnanz und zusätzliche Anregungen beim Instruieren einfordert (Langer, Schulz von Thun & Tausch, 2015). Diese Arbeitsgruppe hat Unterrichtsvorträge, Gebrauchsanweisungen, Sicherheitsvorschriften und Gesetze daraufhin bewertet und Verbesserungen vorgeschlagen. Im Kern geht es dabei um die Gestaltung der informationstheoretischen Neuigkeit (Entropie), die sich auf mittlerer Ebene bewegen sollte ohne allzu viele Wiederholungen, aber auch ohne allzu große Ungereimtheiten. Das Konzept der „Hamburger Schule" ist bei Berater:innen, Schulungsleiter:innen oder Schulpersonen sehr beliebt, weil es so alltagsbezogen, plausibel und einleuchtend daherkommt.
3) *Die Kapazität des Empfängers.* Dieses Konzept nimmt das Dekodieren der Instruktion in den Blick. Es betrachtet den Aufwand, den der Empfänger beim Entschlüsseln aufwenden muss. Dieses „Verstehen" ist ein hochaktives Geschehen: Dementsprechend gelingt die Entschlüsselung der Anweisung besser bei:
   - Ausreichendem Wortschatz und ausreichendem Sprachvermögen
   - Ausreichender Vorerfahrung mit dem Inhalt, auf den sich die Instruktion bezieht
   - Ausreichend „freier geistiger Kapazität", die beispielsweise nicht durch ängstigendes oder beunruhigendes inneres Verhalten vereinnahmt wird („self preoccupation")
   - Klarer Instruktion

Allzu oft löst die Instruktion jedoch innere Überlastung in Form von Verunsicherung, Verwirrung, Fehlschlüssen und Fehlhandlungen aus (sogenanntes „cognitive overload"): Die „gesendete Information" überschreitet das Verarbeitungsvermögen des Schulkindes.

Alle drei Betrachtungsweisen lassen sich in praktikable Verbesserungsvorschläge ummünzen.

38.4 Das Vorgehen Schritt für Schritt

Mit der Unterscheidung zwischen Sender und Empfänger wird klar, was Sache ist: Der Empfänger der Anweisung soll sich entsprechend der Instruktion verhalten. Damit liegt die Bringschuld in erster Linie beim Sender. Denn dieser formuliert das gewünschte Verhalte, und er ist zuerst am Zuge.

(1) *Wirksame Anweisungen geben.* Diese zeichnen sich durch wenige, aber zentrale Merkmale aus:
- Starke Verbindung zwischen Anweisung und Zielverhalten herstellen
- Anweisung unter Blickkontakt (Fokussierung), damit die Information nicht „verpufft"
- Kurze, knappe Aussage, die alles Unnötige weglässt (wenig sagen, viel erreichen)
- Einfache und möglichst alltagspraktische Sprache
- Vorinformationen („advance organizer"), die einen Überblick über den Inhalt geben („ich informiere über ...")
- Sachliche Aussage ohne direkten oder versteckten Vorwurf
- Das gewünschte Verhalten unmittelbar „herstellen" (z.B. „Hilf beim Tisch abräumen", „Nimm dein Deutschbuch heraus", „Zeig auf deine Nase" etc.)
- Anweisung gegebenenfalls wiederholen lassen (z.B. „Was sollst du tun?")

Diese Grundsätze beziehen sich darauf, dass der Empfänger etwas Bestimmtes tun soll. Er soll unmittelbar im Anschluss daran ein Verhalten zeigen. Der Sender stellt dazu zielführende Informationen bereit. Zusätzlich wendet er sogenanntes Prompting an, gibt also einen Anstoß zur Durchführung des erwarteten Verhaltens (z.B. deutet auf ein Arbeitsblatt, sagt: „Fang an, jetzt!").

(2) *Den Anteil von Erklären gering halten, stattdessen Übungen heranziehen.* Ein großer Teil der Klagen bezieht sich auf mangelndes Verstehen. Beispielweise wenn ein Schulkind sagt, dass es die vorgestellte Rechtschreibregel nun verstanden hat, sogar die Regel wiedergeben kann, aber dennoch bei der nächsten Aufgabe, die es nun selbstständig lösen soll, in die alten Fehler zurückfällt. Lehrkraft oder Förderlehrer sehen sich dann meist veranlasst, die Regel noch einmal, eindringlicher und in anderen Worten zu wiederholen. Meist erhöht sich dadurch die Verwirrung beim Schulkind, weil neue Erklärungsvarianten präsentiert werden.

Wie sehen sinnvolle Instruktionen in diesem Fall aus? Die Antwort wird im Wesentlichen von der Instruktionspsychologie gegeben, die für eine direkte Instruktion plädiert (vgl. Kapitel 37). Danach steht das Üben im Vordergrund. Es gibt also keine „Erklärung auf Vorrat", die das Schulkind zu verstehen hat, sondern erfolgreiches Üben im Sinne des Zielverhaltens. Dementsprechend richten sich die Ausführungen darauf, dass die Lernenden einzelne Schritte ausführen. Beispielsweise wenn die richtige Schreibweise einer Wortart vermittelt werden soll. Großschreibung und Schreibweise lassen sich leicht mittels Wortwandel ableiten; hierzu wird dann eine Übung ausgeführt; z. B. beim Wort „Haltung“:

- Lehrperson: Bestimme den Wortstamm (halt; Halt)
- Lehrperson: Bestimme das postfix (ung)
- Lehrperson: Was bedeutet „ung“? Kennst du ein weiteres Wort mit „ung“?
- Lehrperson: Entwerfe die richtige Schreibweise von „Haltung“
- Lehrperson ggs.: Wird das Wort groß oder klein geschrieben?
- Lehrperson: Prüfe deine Lösung gegen die vorgegebene Lösung auf der Karte
- Weiter mit einem ähnlichen Wort, z. B. „Mischung“, „Wohnung“ etc.

Verstehen wird hier nicht durch „Erklären“, sondern „erfolgreiches Üben“ erzeugt. Das Verstehen stellt sich als verallgemeinerbare Erfahrung von erfolgreichen Übungen ein. Die Kunst liegt deshalb weniger im gekonnten Erklären als in der Zusammenstellung von geeigneten Aufgaben. Diese sollen aus sich heraus wirken („within stimuli“), ohne dass erläuternde oder „erklärende“ Aussagen benötigt werden. Zusätzliche Information gilt als ablenkend und in starkem Maße verunsichernd.

(3) *Hinweise für den Empfänger (Schulkind, Jugendlicher).* Der Empfänger ist einem Redefluss ausgesetzt, den er fortlaufend entschlüsseln muss. Das gelingt am besten, wenn er/sie die zentralen Sinneinheiten aufgreifen und auf diese Weise Redundanz erzeugen kann. Erleichtert wird das durch ...

- ... die Aufnahme von Blickkontakt bzw. Hinwendung zur sendenden Person (Fokussierung).
- ... das fortlaufende Verarbeiten der Information, wobei es auf die zentralen Sinneinheiten und nicht auf „wörtliche Protokollierung“ ankommt.
- ... die Aktivierung von Vorerfahrungen bzw. Vorwissen, die mit dem Gegenstand der Instruktion verknüpft sind.
- ... das Aufrechterhalten von Wachheit (Vigilanz), die wiederum an ausreichend Schlaf, gesunde Ernährung aber auch an Anstrengungskontrolle und geeignete Selbstaussagen gekoppelt ist.

Wenn die Botschaft klar und eindeutig ist, werden diese Einzelakte unterstützt. In den derzeit gültigen Erklärungsansätzen spricht man davon, dass der „cognitive overload“ bei Empfänger:innen reduziert wird.

Wie kann man Instruktionsverstehen verbessern?

Bezogen auf Lehrperson, Therapeut:in, Eltern (sendende Person):

- Überflüssige Information vermeiden. Es gilt das Primat der Klarheit und Kürze.
- Zuerst einen Überblick geben („advance organizer“).

- Den Lerninhalt nicht „erklären“, sondern in eine Übung oder Verhaltensäußerung umformen.
- Feedback einholen: Die Information vom Kind oder Jugendlichen in eigenen Worten wiedergeben lassen.

Bezogen auf Kind oder Jugendliche bzw. Jugendlichen (empfangende Person):
- Blickkontakt aufnehmen (Fokussierung).
- Vorwissen aktivieren.
- Sinneinheiten aufnehmen, Redundanz erzeugen.
- Bei Unklarheit nachfragen.
- Die Information für sich wiedergeben (aktiv wiederholen).

(4) *Bei Entwicklungsretardierung: Instruktionsverstehen systematisch üben.* In der Entwicklungsrehabilitation ist es üblich, Instruktionsverstehen gezielt einzuüben. Dabei versucht man Stimuluskontrolle zu erlangen. Das heißt der Therapeut bzw. die Therapeutin oder die Lehrperson strebt an, dass ein Kind oder Jugendlicher *auf ihren Hinweis hin* bestimmte Verhaltensweisen zeigt. Eingesetzt werden Vormachen - Nachmachen und intensive Verstärkung (Freude, überschwängliches Lob, kleine Murmeln, bunte Steine etc.). Beispiele dafür sind, wenn die Therapeutin oder der Therapeut ...
- ... auf die Nase zeigt und das Kind mit der Instruktion „Zeig deine Nase“ zum Nachahmen auffordert.
- ... sich aufstellt und vom Kind das Gleiche fordert.
- ... ein Puzzle zusammenstellt; das Kind tut es am eigenen Puzzle gleich.
- ... eine Bewegungsabfolge vorführt (z.B. auf ein Blatt zeigen, eine Figur darauflegen, mit dem Kopf wackeln) und zum Nachahmen auffordert.
- ... einen typischen Beruf vormacht. Das Kind ahmt ihr Verhalten nach und erhält dafür einen Verstärker.

Eine bestimmte Abfolge wird vorgemacht und mithilfe des Therapeuten bzw. der Therapeutin oder Lehrperson nachgeahmt. Die Annäherung an das Vorbild wird in Verhaltensformung („shaping“) geübt und auf die begriffliche Aufforderung ausgeweitet. Mit der Zeit soll das Verhalten durch Sprache bzw. Sprachverstehen gesteuert werden. Das sind im Kern Vorläufer der Instruktionsbefolgung; sie fungieren als Stimuluskontrolle.

Eine solche Stimuluskontrolle ist auch in einer Fördergruppe angesagt. Auf Veranlassung der Lehrperson sollen bestimmte Verhaltensweisen stattfinden (z.B. zur Lehrperson blicken, am Platz sitzen, einen Unterrichtsbeitrag leisten). Dazu werden einerseits Anweisungen bereitgestellt und andererseits deren Befolgung unter Verstärkung gestellt. Sinnvoll ist es, wenn schon Annäherungsziele belohnt und Hilfen zur Zielerreichung gegeben werden.

38.5 Checkliste zur Erhöhung von Instruktionsverstehen

Frage/Arbeitsauftrag	Erledigt ☑	Anmerkungen/ weitere Maßnahmen
Wie wird die mangelnde Instruktionsbefolgung eingeordnet? Als ... • ... unklare, komplexe Instruktion und cognitive overload? • ... mangelnde Aufmerksamkeit bei „Empfänger:in“ bzw. mangelnde Bereitschaft zur Befolgung der Instruktion? • ... verbal-kognitive Einschränkungen? Wie wird die Einordnung begründet (etwa durch Beobachtungen)? (Stichworte)		
Wie kann das Instruktionsverstehen, abhängig von der Einordnung, erhöht werden? 1. Bei unklarer, komplexer Instruktion (Erzeugung von cognitive overload): – Instruktion kürzen (max. fünf Sätze) – Verhaltensorientierte Instruktion (keine oder nur wenige Erklärungen, Rechtfertigungen) – Advance organizers vorausschicken 2. Bei mangelnder Aufmerksamkeit bzw. mangelnder Bereitschaft zur Befolgung der Instruktion: – Instruktion unter Blickkontakt – Wiederholung der Instruktion durch das Schulkind – Unmittelbare Befolgung der Instruktion anstreben – Umsetzung prozessorientiert verstärken 3. Bei verbal-kognitiven Einschränkungen beim Schulkind: – Übungen zum Vor- und Nachmachen auf verbale Aufforderung hin (prompts) – Umsetzung verstärken		

38.6 Literatur

Brown, A. & Cariveau, T. (2022). A systematic review of simultaneous prompting and prompt delay procedures. *Journal of Behavioral Education*, 1–22.

Heidrich, M., Lauth-Lebens, M. & Lauth, G.W. (2023). Einzelfallexperimentelle Überprüfung der Wirksamkeit eines Elterntrainings bei ADHS. *Verhaltenstherapie, 33*(2–3), 75–88. https://doi.org/10.1159/000530594

Langer, I., Schulz von Thun, F. & Tausch, R. (2015). *Sich verständlich ausdrücken* (10. Aufl.). München: Ernst Reinhardt.

Lauth-Lebens, M., Lauth, G.W. & Rohrsdorfer, I. (2016). Effekte eines Lehrertrainings auf die Auffälligkeit von ADHS-Schülern und die Belastung der Lehrperson. *Verhaltenstherapie und Verhaltensmedizin, 37*(2), 140–153.

Material

Langer, I., Schulz von Thun, F. & Tausch, R. (2015). *Sich verständlich ausdrücken* (10. Aufl.). München: Ernst Reinhardt.

Schulz von Thun, F. (1974). Verständlichkeit von Informationstexten: Messung, Verbesserung und Validierung. *Zeitschrift für Sozialpsychologie, 5*(5), 124–132.

Schulz von Thun, F. (1981). *Miteinander reden: 1 – Störungen und Klärungen*. Reinbek bei Hamburg: Rowohlt.

Schulz von Thun, F., Enkemann, J., Leßmann, H. & Steller, W. (1987). *Verständlich informieren und schreiben. Trainingsprogramm Deutsch für Schüler*. Freiburg: Herder.

39 Selbstinstruktionstraining

Gerhard W. Lauth

39.1 Steckbrief

Ziele	Selbstanweisungen ausbilden, die ... • ... bedachtes und reflektiertes Lernen (selbstgesteuertes Lernen) unterstützen • ... das soziale Verhalten steuern (z. B. dysfunktionale Reaktionen stoppen)
Indikationen	• Allgemeine Lernschwäche bzw. Kombinierte Störung schulischer Fertigkeiten nach ICD-10, F81.3 (vgl. Kapitel 5) • Leichte Intelligenzminderung nach ICD-10, F70; ICD-11, 6A00.0 (vgl. Kapitel 6) • Underachievement (unzulängliche schulische Leistung, Z55.3 nach ICD-10; Probleme in Schule oder Ausbildung, Z55.9 nach DSM-5; vgl. Kapitel 2) • Hyperkinetische Störungen (ICD-10, F90; ICD-11, 6A05) und deren subklinische Erscheinungsformen (impulsives, unbedachtes Vorgehen in Anforderungssituationen) • Emotionale „Blockaden“ (z. B. Ängstlichkeit, Verwirrung, Wut, Ärger, Prüfungsangst, Hilflosigkeit) gegenüber Aufgaben oder Unterricht (ICD-10, F32.0/ICD-11, 6A70.0 ICD-10, F40.1/ICD-11, 6B04, ICD-10, F93.2)
Grundlage	Selbstanweisungen erlangen eine verhaltenssteuernde Funktion, wenn sie dem jeweiligen Ausführungsschritt vorangehen. Dann unterstützen sie strategisches Vorgehen sowie metakognitives und exekutives Verhalten, wie z. B.: • Ungeeignete Reaktionen unterdrücken • Die Aufgabe in eigenen Worten (re-)definieren • Die einzelnen Lösungsschritte abrufen und anleiten • Zwischenergebnisse überprüfen • Gedächtnisinhalte präsent halten

	• Zwischen verschiedenen Lösungsmöglichkeiten abwägen • Sich selbst motivieren • Das eigene Vorgehen beim Lösen einer Aufgabe planen und überwachen Ein Schulkind kann die Selbstanweisungen laut oder halblaut bzw. flüsternd aussprechen oder sie in Form eines „inneren Dialogs" mit sich selbst führen.
Anwendung	• Schulklassen und Unterricht • Gruppen • Einzelförderung
Voraussetzungen	• Intelligenzalter > 5 Jahre • Höchste Wirksamkeit von Selbstinstruktionen bei Kindern im Lebensalter ab 9 Jahren
Empfehlungen	Das Selbstinstruktionstraining sollte ... • im Unterricht eingesetzt werden, • in Verbindung mit konkreten Lerninhalten durchgeführt werden, • Lehrpersonen und Eltern einbeziehen und • den Transfer auf Alltagssituationen unterstützen.
Wirksamkeit	• In einer Metaanalyse, die Kroesbergen und Van Luit (2003) über Interventionen bei Rechenstörungen (58 Studien, 2.509 Versuchspersonen) durchführten, erreichte das Selbstinstruktionstraining einen starken Effekt ($d = 1.45$). • In einem Übersichtsartikel stufte Grünke (2006) das Selbstinstruktionstraining als eine besonders wirksame Methode zur Lernförderung bei Kindern mit Lernstörungen ein. • In einer auf der Grundlage von Einzelfallstudien durchgeführten Metaanalyse von Harrison, Soares, Rudzinski und Johnson (2019) erwiesen sich Selbstmanagement-Methoden, wozu auch Selbstinstruktionen gehören, als wirksame Verfahren, um das eigene Lernverhalten im Unterricht optimieren und besser steuern zu können.

39.2 Anwendungsbeispiel

Marc ist 11 Jahre alt und besucht die 4. Klasse einer Grundschule. Im Unterricht fällt er immer wieder durch sein unbedachtes und vorschnelles Verhalten auf. Bei Aufgaben und Anweisungen hört er meist nicht bis zum Ende zu, sondern fängt gleich an. Er rät oft und versucht, schnell fertig zu werden. Darunter leidet die Qualität seiner Arbeit, wie die folgenden Beispiele verdeutlichen:

- Bei Rechenaufgaben achtet Marc zu wenig darauf, ob Multiplikationen, Additionen oder Subtraktionen gefordert werden.
- Beim Lesen vertut er sich regelmäßig in der Zeile.
- Im Sachkundeunterricht erinnert er sich oft nicht mehr an die vorausgegangenen Lerneinheiten.

Marcs Schulleistungen werden mit Noten zwischen drei und fünf bewertet. Seine Leistung in einem allgemeinen Schulleistungstest fällt mit einem Prozentrang von zwölf unterdurchschnittlich aus. In einem Intelligenztest erreicht er hingegen mit einem IQ von 106 ein durchschnittliches Ergebnis.

Marcs eigentliches Problem liegt in seinem vorschnellen, unbedachten und planlosen Vorgehen, das als „dysfunktional" (unangemessen oder fehlangepasst) einzustufen ist. Dementsprechend besteht das Therapieziel darin, dem Jungen Erfolg versprechende Vorgehensweisen nahezubringen, wie z. B. innehalten, die Aufgabe definieren, ein Ziel bestimmen, die Bearbeitung vorausplanen und den Plan dann auch umsetzen und die ermittelte Lösung nochmals nachprüfen. Dieses „erwünschte" Vorgehen wird mit Marc bei verschiedenen Aufgaben eingeübt. Marc soll dadurch lernen, Aufgaben nach einer „guten Strategie" zu lösen.

Am Vorbild eines Trainers lernt Marc, wie er sein Vorgehen bei der Bearbeitung von Aufgaben durch gezielte Selbstanweisungen lenken kann. Damit er die vermittelten Strategien auch im Unterricht zuverlässig und korrekt anwendet, gibt ihm seine Klassenlehrerin gezielte Hinweise („Marc, zuerst nachdenken!", „Überleg noch mal: Worin besteht die Aufgabe?"). Ähnlich verhalten sich die Eltern: Indem sie Marc auf die „angesagte" Strategie hinweisen, regen sie ihn zu einem bedachten Vorgehen in Alltagssituationen an (z. B. in Spielsituationen).

39.3 Grundlage

Dass sich Kinder durch vorausgehende Sprachimpulse selbst anleiten, fiel russischen Forscher:innen, wie Lev Vykotsky und Alexander Luria, bereits Anfang des 20. Jahrhunderts auf. Sie stellten fest, dass die Kinder sprachliche Impulse nutzten, um beispielsweise Perlen nach einem vorgegebenen Muster auf eine Schnur zu ziehen. Je nach Alter nutzten die Kleinkinder die Sprache als „Taktgeber" (z. B. „Stopp", „Halt", „Jetzt!") oder inhaltlich (z. B. „eine schwarze Perle, eine weiße"), um ihr Verhalten zu steuern. Es dauerte nicht lange, bis man diese Beobachtungen aufgriff und für gezielte Interventionen nutzte. Selz (1935) erprobte, ob sehr langsam oder „schlecht" rechnende Schulkinder vom Vorbild gut rechnender Schulkinder profitieren können. Dazu machten die besseren Schulkinder vor, wie sie bei den Rechenaufgaben vorgegangen sind. Sie lösten die Aufgaben „laut denkend“ und offenbarten dadurch ihr „inneres Verhalten“. Die schwächeren Rechnenden profitierten recht überzeugend davon: Sie lösten danach 67 % der Rechenaufgaben richtig, vorher hatten sie nur 16 % geschafft. Auf der Grundlage solcher Befunde formten Meichenbaum und Goodman (1971) ein „Selbstinstruktionstraining“, das sich aus zwei Bestandteilen zusammensetzt: (a) Vormachen/Nachmachen; (b) Laut sprechen/Inneres sprechen. Im therapeutischen Jargon geht es dabei um:

- *Kognitives Modellieren*, d.h. Etwas vormachen, demonstrieren, am Beispiel zeigen, wobei die Modellperson eine Aufgabe schrittweise abarbeitet und dabei alle handlungsleitenden Gedanken laut bzw. hörbar ausspricht.
- *Verinnerlichung der Sprachvorgaben*, d.h. sprachliche Anweisungen werden durch das Kind schrittweise internalisiert, wobei die Selbstanleitung zunächst durch äußeres Sprechen erfolgt, dann aber immer mehr in das Format eines inneren Selbstgesprächs überführt wird.

Tabelle 39.1 zeigt, wie diese Bestandteile zu einem fünfstufigen Selbstinstruktionstraining zusammengefügt werden. Von dessen Ablauf her ist noch Folgendes zu empfehlen:

- Es sollten wenigstens 20 Aufgaben eines bestimmten Typs bereitgehalten werden (z.B. Addieren im Zehnerraum, den Wortstamm bestimmen).
- Die Modellperson demonstriert das Vorgehen zwei- bis dreimal; danach kommt das Kind mit einer sehr ähnlichen Aufgabe dran (Stufe 3).
- Auf Stufe 3 wechseln sich das Modell und das Kind bei etwa acht weiteren Aufgaben ab. Die erneuten Modellierungen verhindern, dass sich Fehler im Vorgehen des Kindes einschleichen können.
- Für die Arbeit auf den Stufen 4 und 5 wird ein für das Kind sehr individueller Mix ausgewählt. Zwischen den beiden Stufen kann also z.B. auch hin- und hergewechselt werden.

Tabelle 39.1: Überblick zum Vorgehen in einem fünfstufigen Selbstinstruktionstraining

Phase des Selbstinstruktionstrainings*		Verbindlichkeit für die jeweilige Sitzung	Sichtbares Verhalten	Sprachliche Anweisungen
1	Kognitives Modellieren	Muss durchgeführt werden	Die Modellperson macht jeden einzelnen Arbeitsschritt bei der Bearbeitung einer Beispielaufgabe vor.	Die Modellperson spricht „laut denkend“ und in „Ich-Form“ aus, wie sie bei der Bearbeitung der Aufgabe vorgeht.

Tabelle 39.1: Fortsetzung

Phase des Selbst-instruktions-trainings*		Verbind-lichkeit für die jewei-lige Sitzung	Sichtbares Verhalten	Sprachliche Anweisungen
2	Externe Ver-haltenssteue-rung	Kann weg-gelassen werden	Das Kind bearbeitet die Aufgabe nun selbst. Dabei folgt es den Anweisun-gen der Modell-person.	Die Modellperson spricht die Arbeits-schritte erneut laut aus und steuert da-durch das Verhalten des Kindes.
3	Offene Selbst-anleitung (lau-tes Sprechen)	Sollte durchge-führt wer-den	Das Kind löst nun ähnliche Aufgaben. Bei Unzulänglich-keiten greift die Modellperson ein, indem sie das korrekte Verhalten erneut vormacht (möglichst ohne größere Diskussion).	Das Kind lenkt sein eigenes Verhalten über Selbstanwei-sungen, die es laut ausspricht. Jede Anweisung erfolgt, bevor das Verhalten ausgeführt wird.
4	Abge-schwächte/ ausgeblendete Selbstanlei-tung (leises Sprechen)	Sollte „bei-gemischt" werden	Das Kind bearbeitet weitere bzw. ähnli-che Aufgaben.	Das Kind lenkt sein Verhalten weiterhin verbal, jetzt aber nur noch leise bzw. „flüs-ternd".
5	Verdeckte Selbstanlei-tung (inneres Sprechen)	Muss (noch) nicht erfol-gen	Das Kind bearbeitet weitere bzw. ähnli-che Aufgaben.	Das Kind vollzieht die Selbstanleitung „im Stillen", d.h. durch „inneres Sprechen"

Anmerkung: * Der Verlauf des Trainings kann je nach Einzelfall abgewandelt werden. Verbindlich sind die Stufen 1, 3 und 4.

In jüngster Zeit findet das Selbstinstruktionstraining wieder starken Zuspruch. Dies liegt wahrscheinlich daran, dass selbstreguliertes Lernen angestrebt wird und man gleichzeitig erkennt, dass Selbstregulation, Metakognition, Strategieanwendung und Regelbefolgung inneres Sprechen voraussetzen. Frei nach der Devise, dass Sprache die Software des Gehirns ist, sind Mängel in den genannten (exekutiven) Funktionsbereichen nichts anderes als Fehler, Lücken und Unvollkommenheiten im (verhaltensregulierenden) inneren Sprechen.

Das „innere Verhalten" kann man sehr leicht untersuchen, indem man zwei Schulkinder bittet, eine Aufgabe gemeinsam zu lösen. Da in dieser Situation Kommunikation gefordert ist, müssen sich die beiden Kinder sprachlich austauschen. Werden nun die Sprachäußerungen von guten Lerner:innen mit denen von schwachen verglichen, so sind zwei Unterschiede festzustellen: (a) Gute Lerner:innen erreichen bessere Ergebnisse und (b) gute Lerner:innen verwenden einen Großteil der Kommunikation darauf, die Aufgabe näher zu bestimmen, sie in eigenen Worten zu beschreiben, Vorerfahrungen abzurufen, den Lernfortgang zu kommentieren, Fehler frühzeitig anzusprechen und diese umstandslos zu korrigieren. Schwache Lerner:innen tun das deutlich seltener bzw. teilweise gar nicht. Sie versäumen es z. B., die Aufgabe in eigenen Worten zu umschreiben; oft fehlt es ihnen auch an Offenheit, Fehler anzuerkennen, sofern sie diese überhaupt bemerken (Meichenbaum & Biemiller, 2017).

39.4 Das Vorgehen Schritt für Schritt

(1) *Eingangsdiagnostik.* Die Eingangsdiagnostik zu Beginn sollte folgende Bausteine enthalten:

- Durchführung einer mehrdimensionalen Intelligenzdiagnostik (etwa mit der „Kaufman Assessment Battery for Children – Second Edition", KABC-II; Kaufman & Kaufman, 2015)
- Überprüfung der Schulleistung anhand eines standardisierten und normierten Tests (siehe Anhang C in diesem Band)
- Ausführliche Verhaltensanalyse mit der Klassenlehrkraft und gegebenenfalls den Eltern (siehe Anhang A in diesem Band)
- Verschiedenen Arbeitsproben, um das dysfunktionale Verhalten zu bestimmen (z. B. Bildersortieren (Papa Moll Bildergeschichten), Reihenbildung, Textaufgaben, einen Aufsatz schreiben, eine Textaufgabe lösen, einen Sachbuchtext lesen und wiedergeben). Es wird darauf geachtet, wie das Schulkind vorgeht, also z. B. rasch und impulsiv, schnell, fehlerhaft.

(2) *Ableitung einer funktionalen Verhaltens- bzw. Lernstrategie.* Hier stellt sich die Frage, welche „bessere Vorgehensweise" dem Schulkind nun nahegebracht werden soll. Vorstellungen, welche Vorgehensweisen vermittelt werden sollen, können Anwender:innen folgenden Quellen entnehmen:

- Bereits vorliegenden Funktionsmodellen, z. B. zum Leseverständnis, Aufsatzschreiben oder Lösen von Textaufgaben (vgl. Kapitel 12, 14, 18, 26)
- Einer eigenen Anforderungsanalyse. Dabei stellen sich drei Fragen: (a) Welche Anforderungen müssen bewältigt werden, um das angestrebte Zielverhalten bei einer Aufgabe zeigen zu können (Analyse der Anforderungsstruktur)? (b) Welche dieser Anforderungen beherrscht das Kind bereits; bei welchen zeigt es Schwierigkeiten (Analyse des inhaltlichen Entwicklungsniveaus)? (c) Welche

spezifischen Fähigkeiten sollte das Training vermitteln und mit welchen Anforderungen sollte es beginnen (Festlegung der Trainingsinhalte)?
- Der Beobachtung bzw. Befragung von „guten“, also versiert arbeitenden Schüler:innen (sog. „good strategy user“), deren Vorgehen dann zum angestrebten Zielverhalten wird.

Die Strategie besteht aus einer Abfolge von Einzelschritten, die nacheinander durchlaufen werden sollen. Anhand eines Beispiels bei Legen einer Bildergeschichte wird dies verdeutlicht.

Schritte, die beim Legen einer Bildergeschichte durchlaufen werden

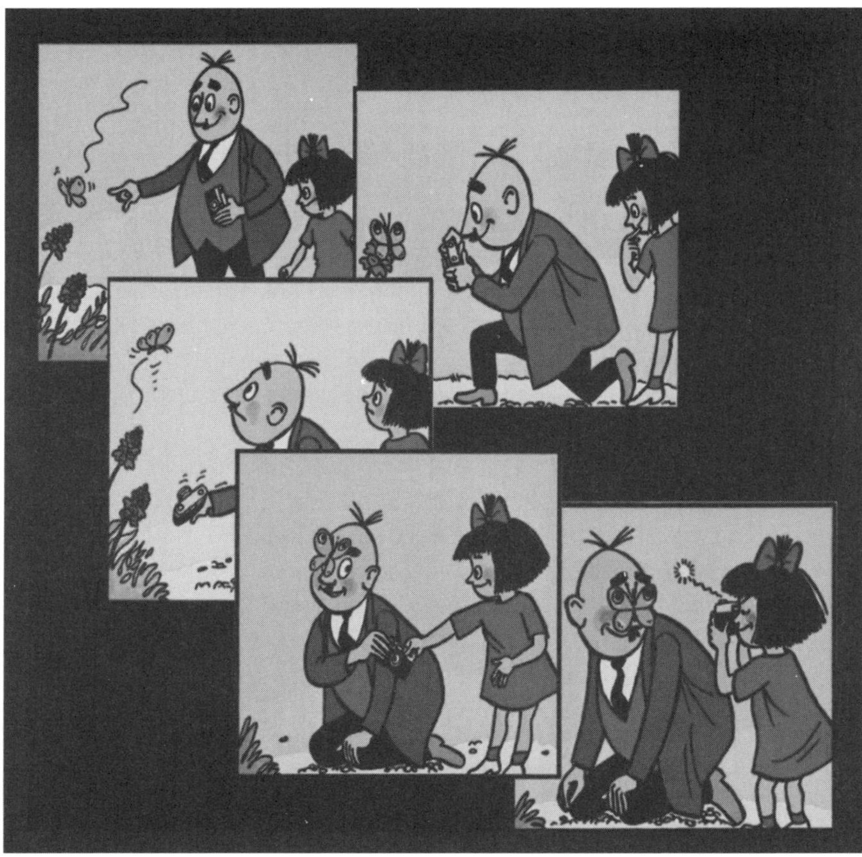

1. Die Ausgangssituation klären (definieren)
2. Die Karten auflegen
3. Eine Übersicht verschaffen

4. Die Karten mustern und beschreiben
5. Das Gemeinsame der einzelnen Karten bestimmen („eine Überschrift geben")
6. Das Ziel definieren, z. B. „Lege eine plausible Geschichte!"
7. Die Bilder anordnen (Ausführung) Gedächtnisinhalte aktivieren
8. Die Karten legen (z. B. vom Anfang zum Ende, einzelne Sequenzen legen)
9. Die Lösung handlungsbegleitend überwachen (auf die eigenen Gefühle hören, bei Unstimmigkeit erneut nachschauen)
10. Überprüfen
11. Die (gelegte) Geschichte nacherzählen (eine erneute und verkürzte Problemlösung vornehmen) und ein persönliches Resümee ziehen („Was habe ich aus dieser Lernsituation mitgenommen?")

Diese elf Schritte bilden eine Strategie, die man als reflexiv und bedacht bezeichnen kann. Das Vorgehen bietet zudem gute Aussicht auf Erfolg. Im Selbstinstruktionstraining werden die einzelnen Schritte in Selbstanweisungen übersetzt (z. B. „Ich schaue mir zuerst alle Karten an und beschreibe dann, was darauf zu sehen ist"), um die bewusste Ausführung zu unterstützen.

Wenn sich das Schulkind bei den Aufgaben ängstigt oder sich hilflos fühlt, werden diese Gefühle aufgegriffen und in Form eines Selbstgesprächs rekonstruiert (Frage des Therapeuten bzw. der Therapeutin: „Was sagt du zu dir, wenn du die Aufgabe nicht lösen kannst?"). Diese Selbstgespräche werden in einen funktionalen internen Dialog umgeformt, der beruhigt und ermutigt (z. B. „Verdammt schwere Aufgabe! Ich bleib aber cool! Ich gehe der Reihe nach vor und denke genau nach, was ich mache. Ich fang an! Was soll ich tun?"). Es ist ratsam, den funktionalen inneren Dialog mit einem Signal zu verbinden (z. B. mit einem „Mut-Stein"; mit einem Gummiband, welches das Kind als Schmerzreiz zuschnappen lässt, um ängstigende und hilflose Gedanken zu unterbinden oder mit der lebhaften Vorstellung an ein Erfolgserlebnis und die damit verbundene Stimmung).

(3) *Kognitives Modellieren*. Die Therapeutin bzw. der Therapeut zeigen dem Schulkind „modellhaft", wie die fragliche Anforderung bewältigt werden kann. Dazu demonstrieren sie das entsprechende Verhalten und verbalisieren gleichzeitig die Regeln und Strategien, die dabei zum Zuge kommen, in Form von Selbstanweisungen (z. B. „Ich schaue mir die Aufgabe zuerst genau an ..."). Oft wird das Vorgehen durch Signalkarten unterstützt, die wichtige Momente der Selbstanweisungen hervorheben: Was ist Sache?; Was will ich jetzt erreichen?; Wie könnte ich vorgehen?; Halt Stopp!; Nicht aufregen!; Ich kriege das hin!

(4) *Übernahme des förderlichen Verhaltens, einschließlich der jeweiligen Selbstanweisungen, durch das Schulkind.* Dieser Vorgang durchläuft mehrere Stufen (vgl. Tabelle 39.1):

- Stufe 1 (kognitives Modellieren) entspricht der bereits genannten schrittweisen Demonstration des strategiegeleiteten Vorgehens durch die Therapeutin bzw. den Therapeuten.
- Auf Stufe 2 (externe Verhaltenssteuerung) handelt das Kind nach den Selbstanweisungen der Trainerin bzw. des Trainers.
- Auf Stufe 3 (offene Selbstinstruierung) lenkt das Kind sein Verhalten durch eigene Selbstanweisungen.
- Auf Stufe 4 (ausgeblendete Selbstinstruierung) lenkt das Kind sein Verhalten durch flüsternde Selbstanweisungen.
- Auf Stufe 5 (verdeckte Selbstinstruierung) soll das Kind sein Verhalten über verinnerlichte Selbstverbalisierungen (rein gedanklich) steuern.

Der Übergang zur nächsten Stufe wird in der Regel erst dann vollzogen, wenn die vorausgehende Stufe ausreichend sicher beherrscht wird. Diese Abfolge muss aber nicht rigide bzw. zwingend eingehalten werden. Beispielsweise ist es möglich, die Stufen 4 und 5 zu kürzen oder fallweise auch ganz wegzulassen.

Das strategische Vorgehen wird zuerst an einfachen und überschaubaren Aufgaben (Zuordnungsaufgaben, Ausmalaufgaben, Puzzles) eingeübt, um es dann auf zunehmend komplexere, konfliktreichere und schulnähere Anforderungen zu übertragen. Auf dieser Grundlage sollen komplexere Fertigkeiten (etwa schwierige bzw. mehrstufige Aufgaben lösen; das eigene Lernen steuern und überwachen) ausgebildet werden.

(5) *Vorgehen nach Maßgabe der Therapiefortschritte.* Nach Maßgabe der Fortschritte des Kindes werden zunehmend schwierigere Aufgaben eingeführt. Es wird also ein adaptives Vorgehen verwirklicht, bei dem die Aufgabenschwierigkeit nur „Schritt für Schritt" steigt. Dabei nähern sich die Aufgaben auch immer mehr dem aktuellen Schulstoff an.

(6) *Übertragung auf den Alltag.* Erfahrungsgemäß lernen die Kinder das geforderte Vorgehen relativ rasch. Das bedeutet aber nicht, dass sie es auch von sich aus im Unterricht oder bei den Hausaufgaben anwenden. Deshalb muss das förderliche Verhalten auch dort gezielt verankert werden. Dies geschieht hauptsächlich dadurch, dass ...

- ... Eltern, Lehrkräfte und gegebenenfalls Mitschüler:innen miteinbezogen werden. Sie sollen die gelernten Strategien im Unterricht oder bei den Hausaufgaben abrufen und ihre Anwendung lobend unterstützen.
- ... Verhaltensvereinbarungen mit dem Kind getroffen werden (vgl. Kapitel 36). Vereinbart wird beispielsweise, dass sich das Kind auch im Alltag an die eingeübten Verhaltensweisen hält und in der nächsten Therapiestunde darüber berichtet.

39.5 Checkliste zum Selbstinstruktionstraining

Frage/Arbeitsauftrag	Erledigt ☑	Anmerkungen/ weitere Maßnahmen
Wurde eine Intelligenz- und Schulleistungsdiagnostik durchgeführt? Wie lautet das Ergebnis?		
Wie wird das dysfunktionale Verhalten des Schulkindes beschrieben? Bitte beschreiben Sie es anhand eines konkreten Beispiels und der Verhaltensanalyse in Anhang A in diesem Band.		
Wurde bereits festgelegt, was durch das Training erreicht werden soll (Angabe des Ziels in Stichworten)?		
Wurde festgelegt, welche Aufgaben im Laufe des Trainings verwendet werden? Welche am Anfang? Und welche danach?		
Stehen die Aufgaben schon zur Verfügung?		
Wurde bestimmt, wer das Training durchführen wird? Ist sichergestellt, dass diese Person die Methode sicher beherrscht (also z.B. schon eigene Fälle durchgeführt hat; oder Fälle unter Supervision bearbeitet hat)?		
Wurde festgelegt, ob auch Lehrpersonen und die Eltern in das Training einbezogen werden? Falls ja: In welcher Weise soll dies geschehen (z.B. Unterstützung im Alltag; Prompting; erfolgreich ausgeführtes Verhalten in einer Stärkeliste festhalten)		

39.6 Literatur

Grünke, M. (2006). Zur Effektivität von Fördermethoden bei Kindern und Jugendlichen mit Lernstörungen: Eine Synopse vorliegender Metaanalysen. *Kindheit und Entwicklung, 15*(4), 239–254. https://doi.org/10.1026/0942-5403.15.4.239

Harrison, J.R., Soares, D.A., Rudzinski, S. & Johnson, R. (2019). Attention deficit hyperactivity disorders and classroom-based interventions: Evidence-based status, effectiveness, and moderators of effects in single-case design research. *Review of Educational Research, 89*(4), 569–611. https://doi.org/10.3102/0034654319857038

Kroesbergen, E. H. & Van Luit, J. E. (2003). Mathematics interventions for children with special educational needs: A meta-analysis. *Remedial and special education, 24*(2), 97–114. https://doi.org/10.1177/07419325030240020501

Meichenbaum, D. & Biemiller, A. (2017). The nature and nurture of the self-directed learner. In D. Meichenbaum (Ed.), *The evolution of cognitive behavior therapy* (pp. 105–114). London: Routledge.

Meichenbaum, D. H. & Goodman, J. (1971). Training impulsive children to talk to themselves: A means of developing self-control. *Journal of Abnormal Psychology, 77*(2), 115–126. https://doi.org/10.1037/h0030773

Selz, O. (1935). Versuche zur Hebung des Intelligenzniveaus. Ein Beitrag zur Theorie der Intelligenz und ihrer erzieherischen Beeinflussung. *Zeitschrift für Psychologie, 134*, 236–301.

Material

Braten, I. & Throndsen, I. S. (1998). Cognitive strategies in mathematics, part II: Teaching a more advanced addition strategy to an eight-year-old girl with learning difficulties. *Scandinavian Journal of Educational Research, 42,* 151–175. https://doi.org/10.1080/0031383980420204

Dignath, C., Büttner, G. & Langfeldt, H.-P. (2008). How can primary school students learn self-regulated learning strategies most effectively? A meta-analysis on self-regulation training programmes. *Educational Research Review, 3*, 101–129. https://doi.org/10.1016/j.edurev.2008.02.003

Kaufman, A. S. & Kaufman, N. L. (2015). *Kaufman Assessment Battery for Children – Second Edition (KABC-II).* (dt. Bearbeitung von P. Melchers & M. Melchers). Göttingen: Hogrefe.

Lauth, G. W. & Schlottke, P. F. (2019). *Training mit aufmerksamkeitsgestörten Kindern* (7., vollständig überarbeitete Aufl.). Weinheim: PVU.

40 Tutorielles Lernen

Ludwig Haag

40.1 Steckbrief

Ziele	• Lernaktivität steigern und vertiefen • Zusätzliche Lerngelegenheiten schaffen • Rückstände im schulischen Wissen und Können aufholen • Fertigkeiten im Lesen, Schreiben und Rechnen ausbilden
Indikationen	• Lese- und Rechtschreibstörungen, einschl. Defiziten im sinnverstehenden Lesen (ICD-10, F81.0, F81.1; ICD-11, 6A03.0, 6A03.1; vgl. Kapitel 4) • Rechenstörungen (ICD-10, F81.2; ICD-11, 6A03.2; vgl. Kapitel 3) • Defizite im Lern- und Arbeitsverhalten (Underachievement; vgl. Kapitel 2) • Allgemeine Lernförderung, auch bei unauffälligen Schüler:innen
Grundlage	• Erhöhung der aktiven Lernzeit durch intensives und regelmäßiges Üben „zu zweit" • Vertiefung des Verständnisses des Lerngegenstands durch Lernaktivitäten wie „Fragen stellen", „Erklärungen geben" oder „aus dem Besprochenen gemeinsame Schlussfolgerungen ziehen" • Verinnerlichung metakognitiver Schritte zur Überwachung des eigenen Lernverhaltens durch gegenseitiges Kontrollieren und Korrigieren (Ergebnisse prüfen; Fehler berichtigen; Unverstandenes abklären)
Anwendung	• Schulklassen • Förderunterricht • Zusatzunterricht

Varianten	• Tutorielle Teams mit konstanter vs. variabler Rollenaufteilung • Leistungshomogene vs. leistungsheterogene Teams • Altersgleiche vs. altersverschiedene Teams
Voraussetzungen	• Ab der ersten Grundschulklasse • Lernschwierigkeiten und Leistungsrückstände sind *keine* Ausschlusskriterien für die Übernahme der Rolle als Tutorin oder Tutor
Empfehlungen	• Lernziele und Erfolgskriterien sollten einfach und klar definiert werden. • Es sollten Materialien mit Aufgaben, Lösungen und Arbeitsanleitungen bereitgestellt werden. • Die Rollenverteilung (Tutor:in und Tutand:in) sollte eingeübt werden. • Fortschritte sollten registriert, rückgemeldet und veranschaulicht werden. • Die Eltern sollten informiert und ggf. aktiv mit einbezogen werden.
Wirksamkeit	• Auf „Hatties 2018er Rangliste" der Einflussfaktoren schulischer Leistungen erreicht die Methode eine mittlere Wirksamkeit in Höhe von $d = 0.53$ (Hattie, 2018). • Bei konstanten Rollen profitieren nicht nur die Tutand:innen (Leung, 2015), sondern auch die Tutor:innen selbst (Leung, 2019). • Besonders wirksam ist die Methode bei Schüler:innen mit Leistungsrückständen, Lernstörungen und Verhaltensproblemen (Bowman-Perrott et al., 2013; Moeyaert, Klingbeil, Rodabaugh & Turan, 2021). Gerade diese Schüler:innen profitieren von der Übernahme der Rolle als Tutor:in (Leung, 2015). • Die Methode ist nicht nur wirksam; sie ist auch kosteneffektiv.

40.2 Anwendungsbeispiel

An einer Fachoberschule unterrichtet eine Lehrerin eine Eingangsklasse im Fach Englisch. Nach sechs Wochen Unterricht wird die erste Klassenarbeit geschrieben. Acht Schüler:innen erhalten die Note „ungenügend". Die Lehrerin stellt bei ihnen massive Lücken im Wortschatz und fehlende Kenntnisse der Grammatikregeln fest. Um die acht Schüler:innen an das Niveau der Klasse heranzuführen, ist es dringend erforderlich, bei ihnen Vokabel- und Grammatikkenntnisse aufzubauen.

Hierzu handelt die Lehrerin folgende Vereinbarung aus:

- In zwei ihrer fünf Wochenstunden stellt sie den acht Schüler:innen jeweils 30 Minuten für Wortschatz- und Grammatikübungen zur Verfügung.
- Im Gegenzug erklären sich die Schüler:innen bereit, an zwei Tagen pro Woche je 30 Minuten zusätzlich zum Unterricht in den Räumen der Schule zu üben.
- Diese Vereinbarung soll zunächst für sechs Wochen gelten.

Die Lehrerin stellt daraufhin Arbeitsblätter mit dem Wortschatz und den wichtigsten Grammatikregeln bereit. Jeweils zwei der acht Jugendlichen bilden ein „Tandem", in dem sie abwechselnd die Rollen als Tutor:in (oder „Lehrer:in") und als Tutand:in (oder „Schüler:in") einnehmen.

In jeder Sitzung fragt die Tutorin bzw. der Tutor die in Spalten alphabetisch angeordneten Vokabeln ab. Vokabeln, welche die Tutandin bzw. der Tutand nicht kennt, werden auf einem Merkzettel notiert und zu Beginn der nächsten Sitzung wiederholt. Für die Grammatikübung entwickeln die Lernpartner:innen schriftliche Testfragen. Die Antworten werden gemeinsam besprochen und ggf. von der jeweiligen Tutorin bzw. dem jeweiligen Tutor korrigiert.

Bei Fragen, die nicht geklärt werden können, wenden sich die Tandems während der regulären Unterrichtszeit an ihre Lehrerin. Diese kontrolliert wöchentlich die korrigierten Testantworten und verhindert dadurch, dass sich Fehler verfestigen oder neu einschleichen. Die Tutorin bzw. der Tutor ist dafür verantwortlich, dass die Fehler, die der Tutandin bzw. dem Tutanden unterlaufen, in der folgenden Sitzung nochmals besprochen werden.

Da sich in der zweiten Klassenarbeit erste Erfolge einstellen, wird die vertragliche Vereinbarung um weitere sechs Wochen verlängert und später, weil die betreffenden Schüler:innen davon immer mehr profitieren, bis zum Schuljahresende fortgesetzt. Immer häufiger wird auch neuer Lernstoff in die Übungen eingebunden. Die acht Schüler:innen verbessern sich so weit, dass sie im Endzeugnis die Note „ausreichend" erhalten.

40.3 Grundlage

Beim tutoriellen Lernen arbeiten zwei Schüler:innen gemeinsam an der Wiederholung, Vertiefung und Überprüfung ihrer Kenntnisse in einem Unterrichtsfach. Das eine Kind (es können auch Jugendliche sein) übernimmt die Rolle der Tutorin bzw. des Tutors, das andere die Rolle der Tutandin bzw. des Tutanden. Das Kind, das die Rolle als Tutor:in übernimmt, fungiert als Lehrkraft, die Wissen vermittelt und abprüft sowie die Antworten des anderen Kindes, das die Rolle als Tutand:in übernimmt, bestätigt oder korrigiert. Tutor:innen stellen Fragen, entwickeln Testaufgaben und geben Rückmeldungen zur Richtigkeit der Antworten.

Tutand:innen verhalten sich wie Schüler:innen, die Fragen beantworten, Aufgaben bearbeiten und Lösungsvorschläge erläutern.

Tutorielles Lernen nutzt die soziale Interaktion zwischen Schüler:innen als eine natürliche und leicht erschließbare Ressource, um schulische Fertigkeiten zu vermitteln und zu festigen. Das „Lernen zu zweit" ergänzt den regulären Unterricht und fördert selbstständiges sowie kooperatives Lernen. Die effektive Lernzeit nimmt zu, weil mehr Lerngelegenheiten entstehen und sich die aktive Beteiligung der Schüler:innen erhöht. Im Vergleich zum regulären Unterricht erhalten die Schüler:innen mehr Rückmeldungen und bearbeiten besser individualisierte Anforderungen (Haag & Streber, 2011; Utley & Mortweet, 1997). Geeignet ist das Verfahren nicht nur für höhere Klassenstufen (Spörer & Brunstein, 2009), sondern bereits für den Anfangsunterricht, z. B. in Mathematik (Spörer, 2009). Da das Verfahren wirksam und sparsam zugleich ist, sollte es einen festen Platz in der Planung und Durchführung von Interventionen bei Lernstörungen einnehmen (Talbott, Trzaska & Zurheide, 2017).

40.4 Das Vorgehen Schritt für Schritt

Tutorielles Lernen muss durch die Lehrkraft sorgfältig vorbereitet, eingeführt und begleitet werden (Adl-Amini, 2018; Gordon, 2005; Topping, 2001; Topping, Buchs, Duran & Van Keer, 2017). Der Aufbau des tutoriellen Lernens wird anhand des Fallbeispiels verdeutlicht. Grundsätzlich sind bei der Planung und Durchführung folgende Punkte zu beachten:

(1) *Bildung der Lerntandems: Wer soll wem helfen?* Die beiden Lernpartner:innen können, wie im Eingangsbeispiel, von gleicher oder aber von unterschiedlicher Leistungsfähigkeit sein. Traditionell geht man davon aus, dass als Tutor:innen die leistungsstärksten Kinder infrage kommen. Dies macht vor allem dann Sinn, wenn die Methode bei jüngeren Schulkindern eingesetzt wird, ein gefestigtes Vorwissen bei den Tutor:innen vorausgesetzt wird oder keine detailliert ausgearbeiteten Materialien zur Verfügung stehen. Wenn z. B. Zehnerübergänge geübt werden und hierfür kein schriftlich fixiertes Material vorliegt, dann sollte die Tutor:in diese Aufgabe sicher beherrschen. Liegt jedoch Material vor, in dem nicht nur die Aufgaben beschrieben, sondern auch Bearbeitungshinweise erteilt und Lösungen mitgeliefert werden, so können sich auch schwache Schüler:innen gegenseitig helfen und die Rolle als Tutor:innen übernehmen. Dass sie davon profitieren, ist gut belegt (Leung, 2019). Bezüglich der Dauer der Zusammenarbeit hat sich folgendes Prinzip bewährt (Spörer & Brunstein, 2009): Je älter die Schüler:innen, desto häufiger können die Tandems neu zusammengesetzt werden.

Fallbeispiel: Aufbau des tutoriellen Lernens

Vorbereitung durch die Lehrerin

Die Lehrerin ...

- ... vereinbart mit den Schüler:innen, „wo" (in der Schulbibliothek), „wann" (jede Woche zweimal nachmittags) und „wie lange" (für 6 Wochen) sie in Lerntandems zusammenarbeiten werden.
- ... gibt den Schüler:innen genaue Anweisungen, wie das Lernmaterial (Vokabellisten) in den tutoriellen Sitzungen zu bearbeiten ist.
- ... teilt die Zweierteams ein („Tom, du arbeitest mit Kathrin zusammen!"), wobei sie Paarbildungen nach Freundschaftsbeziehungen unterbindet (wg. der damit verbundenen Ablenkungsgefahr).
- ... vereinbart mit den Schüler:innen das Lernpensum (pro Sitzung sollen 25 Vokabeln bearbeitet werden).
- ... händigt den Teams Tabellen aus, in die beide Lernpartner:innen ihre Leistungen eintragen sollen (die Anzahl der gekonnten Vokabeln pro Sitzung).

Durchführung der Sitzungen

Zur sprachlichen Vereinfachung wird das Vorgehen für zwei Schülerinnen dargestellt, die zusammen Vokabeln lernen wollen.

- Eine der beiden Schülerinnen fängt als Tutorin an. Nach 15 Minuten werden die Rollen getauscht.
- Die Tutorin nennt ein deutschsprachiges Wort, das ihre Partnerin auf Englisch spaltenweise niederschreiben soll. Die Wörter liest die Tutorin in Zehnerblöcken vor.
- Nach jedem Zehnerblock korrigiert die Tutorin die Niederschrift ihrer Partnerin, indem sie in einer zweiten Spalte hinter jedes richtig geschriebene Wort einen Haken setzt.
- Wenn ein Wort fehlt oder falsch geschrieben worden ist, fordert die Tutorin ihre Lernpartnerin auf, nochmals zu überlegen. Danach erhält die Partnerin eine vereinbarte Hilfestellung (die Tutorin nennt z.B. den ersten Buchstaben der gesuchten Vokabel).
- Führt auch dies nicht zum Erfolg, nennt die Tutorin das Wort. Ihre Lernpartnerin schreibt das Wort in eine dritte Spalte auf.
- Anhand der Niederschrift kann die Tutorin in der nächsten Sitzung sehen, (a) welche Wörter ihre Partnerin auf Anhieb kannte und richtig geschrieben hat und (b) welche Wörter wiederholt werden müssen (Wörter, hinter denen kein Haken steht oder die in der dritten Spalte notiert wurden). Wird ein zu wiederholendes Wort jetzt richtig geschrieben, so kann es „abgehakt" und muss nicht weiter aufgerufen werden.

Wöchentliche Nachbesprechungen
Im Anschluss an eine Nachmittagssitzung setzt sich die Lehrerin einmal in der Woche mit den acht Schüler:innen zusammen. Sie lässt sich die angefertigten Wortlisten zeigen, überprüft das erreichte Pensum und testet stichprobenweise die als gekonnt markierten Vokabeln.
Besonders erfolgreiche Tandems werden gelobt. Treten in einem Team Probleme auf (ein Schüler kritisiert als Tutor fortlaufend seine Lernpartnerin; diese arbeitet nur noch unwillig mit), so macht die Lehrerin das gewünschte Lernverhalten nochmals vor. Alternativ dazu kann sie ein besonders gut zusammenarbeitendes Team bitten, das gemeinsame Lernen beispielhaft vorzumachen.

(2) *Zielvorgaben: Was soll erreicht werden?* Den Lernpartner:innen muss klar vermittelt werden, was sie im Team leisten sollen. Konkret kann es z. B. darum gehen, den Grundwortschatz einer Jahrgangsstufe zu beherrschen (mit einer akzeptablen Fehlerquote) oder den Sinn der Aussagen von Texten aus dem Geschichtsbuch verständig widerzugeben (ermittelt über den Prozentsatz korrekter Antworten auf Verständnisfragen). Für jedes Lernziel sollte ein Erfolgskriterium angegeben werden (z. B. 80 % richtige Lösungen bei Rechenaufgaben). So lässt sich besser beurteilen, welche Lernfortschritte gemacht werden und ob das gemeinsame Lernen im Tandem schrittweise zum erwünschten Ziel führt.

(3) *Zeitplanung: Wann und wie lange soll gelernt werden?* Es müssen präzise Vereinbarungen zum zeitlichen Umfang getroffen werden. Anfangs sollte mindestens dreimal pro Woche für 30 bis 45 Minuten in den Zweierteams gearbeitet werden. Der Zeitraum sollte keinesfalls weniger als sechs Wochen betragen. Im Übrigen gilt: Über welchen Zeitraum und mit welcher Häufigkeit tutoriell gelernt wird, hängt vom Umfang und der Höhe der gestellten Anforderungen sowie vom Kenntnisstand der beteiligten Kinder oder Jugendlichen ab.

(4) *Lernmaterial: Womit soll gelernt werden?* Tutorielles Lernen kann nur gelingen, wenn das Lernmaterial, wie z. B. Lerntexte, Arbeitsblätter, Aufgaben- und Regelsammlungen, absolut korrekt und übersichtlich gestaltet wird. Soll z. B. sinnverstehendes Lesen eingeübt werden, so müssen Texte bereitgestellt werden, die klar gegliedert sind, Überschriften enthalten und in Abschnitte gleichen Umfangs unterteilt sind. Bei leistungsheterogenen Teams muss der Schwierigkeitsgrad an das Leistungsniveau des schwächeren Mitglieds angepasst werden. Ausgearbeitete Programme, die in klare und kleine Lernschritte unterteilt sind, eignen sich für tutorielles Lernen besonders gut. Zur Förderung rechnerischer Fertigkeiten finden sich umfangreiche Beispiele in einem von Ganser (2006) herausgegebenen Band. Um motivierend zu wirken, sollten die Übungen in spie-

lerische Tätigkeiten eingebettet werden (siehe „Aufgabenbeispiele für tutorielles Lernen“).

Aufgabenbeispiele für tutorielles Lernen:

- Die Tutorin gibt ein Wort und einen Anfangsbuchstaben vor, welche der Tutand zu Reimwörtern ergänzen muss, wie z. B. „Der Witz, der S (itz), der Bl (itz), der Sp (itz)“.
- Ein guter Schüler liest einer schwachen Schülerin einen Text vor. Diese verfolgt den Text auf dem eigenen Blatt und kreist zur Erfolgskontrolle alle schon bekannten Wörter ein.
- Die Tutorin gibt die Zahl 100 vor, verbunden mit dem Auftrag, acht abzuziehen, von diesem Ergebnis wieder acht (usf.). Ihre Lernpartnerin rechnet laut in Achterschritten rückwärts und muss dabei auch die Zehnerübergänge vollziehen. Anhand einer Tabelle kontrolliert die Tutorin, ob die Antworten richtig sind.
- Der Tutor wählt einen Text aus, den er bereits kennt. Aufgrund der Überschriften soll die Tutandin (eine gleichaltrige Mitschülerin) Vermutungen zum Inhalt äußern. Dann soll sie Fragen formulieren, was während des Lesens in Erfahrung gebracht werden könnte. Danach liest sie den Text abschnittsweise durch und fasst jeden Abschnitt mit eigenen Worten zusammen. Am Ende soll die Tutandin einen Gesamtüberblick geben. Der Tutor begleitet die einzelnen Etappen und lobt jede sinnvolle Äußerung.

(5) *Einübung des jeweiligen Verhaltens.* Bevor mit den eigentlichen Übungen begonnen wird, erhalten beide Teammitglieder eine Verhaltensanleitung. Folgende Regeln werden hervorgehoben:

- klare Fragen zu stellen;
- eindeutige Rückmeldungen zu geben;
- erst dann zur nächsten Aufgabe überzugehen, wenn die vorangehende gelöst worden ist;
- geduldig zu sein und jede korrekte Antwort lobend zu verstärken;
- die Lernfortschritte in die dafür vorbereiteten Tabellen oder Diagramme einzutragen;
- sich stets an die vereinbarten Aufgaben und die dazu angegebenen Lösungen zu halten.

Zu Beginn macht die Lehrkraft diese Vorgehensweisen vor. Danach erprobt ein Team vor der gesamten Lerngruppe (ggf. der gesamten Klasse) das erwünschte Vorgehen. Die Lehrkraft gibt gezielte Anleitungen und Rückmeldungen zum korrekten Verhalten. Wichtige Interaktionsregeln („Ausreden lassen!“, „Loben, statt kritisieren!“, „Geduld üben!“) werden auf Kärtchen notiert. Diese benutzen die Teammitglieder, um sich an die Regeln zu erinnern oder um ihre Lernpartnerin bzw. ihren Lernpartner darauf hinzuweisen, dass eine Regel verletzt worden ist.

(6) *Registrierung von Lernfortschritten.* Während und nach den einzelnen Sitzungen sollen die Lernpartner:innen ihre Leistungen in einem Protokoll festhalten. Bei einem Vokabeltraining tragen sie z.B. in eine vorbereitete Tabelle das bewältigte Pensum und die Anzahl der gekonnten Vokabeln ein. Jedes tutorielle Team soll sich regelmäßig mit der Lehrkraft treffen. Findet tutorielles Lernen außerhalb des regulären Unterrichts statt, sollte die Lehrkraft mindestens einmal pro Woche Rückmeldungen einholen und dabei kontrollieren ...

- ... wie gut die Zusammenarbeit klappt.
- ... ob die Materialien verständlich und ansprechend sind.
- ... ob die vereinbarte Stoffmenge zu schaffen ist.
- ... inwieweit Probleme beim gemeinsamen Lernen aufgetreten sind.

Den Lernfortschritt sollte die Lehrkraft gleichfalls regelmäßig überprüfen. Dazu kann sie mündliche Stichproben nehmen. Zuverlässiger ist jedoch folgendes Vorgehen:

- Die Lehrkraft bereitet als Lernzielkontrolle ein Blatt mit Fragen zum bearbeiteten Stoff vor.
- Das Blatt wird von beiden Lernpartner:innen unabhängig voneinander ausgefüllt.
- Die Lehrkraft korrigiert die Angaben möglichst umgehend.
- Danach gibt sie die ausgefüllten Bögen an die Lernpartner:innen zurück. Zutreffende Angaben hebt sie positiv hervor. Zu Fragen, die von einem oder von beiden Mitgliedern eines Teams unzutreffend oder gar nicht beantwortet wurden, gibt die Lehrkraft verständniserzeugende Hilfestellungen.

Wie ein tutorielles Lernprogramm in einer kompletten Schulklasse durchgeführt werden kann und welche Aufgaben die Lehrkraft dabei übernimmt, wird anhand der „Peer-Assisted Learning Strategies“ im Kasten „Leseförderung durch klassenweites tutorielles Lernen“ skizziert.

Leseförderung durch klassenweites tutorielles Lernen: „Peer-Assisted Learning Strategies“ nach Fuchs, Fuchs et al. (1997, 2001)

Dauer

Die Schüler:innen arbeiten dreimal wöchentlich für je 35 Minuten in Zweierteams zusammen. Das Programm erstreckt sich über 15 Wochen.

Zusammensetzung der Teams

Die Klasse wird in zwei Hälften geteilt, wobei jede Hälfte zu gleichen Teilen leistungsstärkere, mittelstarke und leistungsschwächere Schüler:innen umfasst.

Innerhalb der Klassenhälften wird jedes Zweierteam aus einem leistungsstärkeren und einem leistungsschwächeren Mitglied gebildet. Zur sprachlichen Vereinfachung wird der Ablauf hier für ein Team dargestellt, das aus zwei Schülern besteht.

Ablauf des tutoriellen Lernens

- Der Tutor liest einen vorgegebenen Text vor (5 Minuten). Sein Lernpartner liest leise mit.
- Jetzt liest der Lernpartner den Text laut vor. Der Tutor korrigiert jedes falsch gelesene Wort, ergänzt ausgelassene Wörter und ermutigt seinen Partner, es nochmals zu probieren.
- Der Tutand erzählt das Gelesene nach. Der Tutor ergänzt und verbessert die Zusammenfassung. Danach liest er einen neuen Abschnitt vor und formuliert selbst eine Zusammenfassung, die dann gemeinsam mit dem Lernpartner besprochen wird.
- Der Tutand liest nun weiter und fasst den nächsten Abschnitt zusammen, gefolgt von Verbesserungsvorschlägen des Tutors.
- Der Tutor stellt Fragen zum gelesenen Text. Gibt sein Lernpartner keine Antwort, wird der Text nochmals gelesen. Ist die Antwort falsch, verbessert er seinen Partner oder gibt selbst die richtige Antwort.
- Der Tutor liest einen Abschnitt und macht dann eine Vorhersage, wie es in der darauffolgenden Passage weitergehen wird. Danach wird der nächste Abschnitt gelesen und die Richtigkeit der Vorhersage überprüft.
- Beim folgenden Teil sagt nun der Tutand den nächsten Textabschnitt voraus, um anschließend gemeinsam mit dem Tutor zu prüfen, ob die Vorhersage stimmt.

Aufgaben der Lehrkraft

Die Lehrkraft ...

- ... teilt die Zweierteams ein (leistungsheterogen).
- ... bereitet geeignete Texte, Lernhilfen (z.B. Strategiekarten) und Bearbeitungshinweise (z.B. zur Abfolge der Lesestrategien) vor.
- ... demonstriert vor der Klasse, wie sich eine Tutorin oder ein Tutor bei der Einübung der Lesestrategien verhält („lautes Vordenken“).
- ... lässt das gewünschte Verhalten von einem Zweierteam vormachen und gibt dazu Anleitungen (z.B. zum Ermutigen und Loben).
- ... steht während des tutoriellen Lernens für Rückfragen bereit; registriert, ob die Teams konzentriert arbeiten; lobt besonders gut arbeitende Teams.
- ... verleiht der Klassenhälfte mit der besseren durchschnittlichen Teamleistung eine Auszeichnung.
- ... setzt die Tandems nach etwa sechs bis acht Wochen neu zusammen.

40.5 Checkliste zum tutoriellen Lernen

Frage/Arbeitsauftrag	Erledigt ☑	Anmerkungen/ weitere Maßnahmen
Welche Lernziele sollen erreicht werden (z. B. Rechtschreibregeln anwenden können; Grundrechenarten im Zahlenraum bis 1.000 beherrschen)?		
Worin besteht das Erfolgskriterium (z. B. Anzahl richtig gelesener Wörter pro Minute; Prozentsatz gelöster Textaufgaben)?		
Was genau soll geübt werden (z. B. Additions- und Subtraktionsaufgaben mit Zehnerübergang)?		
Nach welchem Prinzip werden die Tandems gebildet (leistungsähnlich, leistungsdifferent)? Wurde schon festgelegt, welche Schüler:innen in einem Zweierteam zusammenarbeiten werden?		
Arbeiten die Teams mit gleichbleibenden Rollen oder wechseln sich die beiden Lernpartner:innen als Tutor:in und Tutand:in ab?		
Stehen die Arbeitsmaterialien bereit? Enthalten die Materialien neben den Aufgaben und Lösungen auch konkrete Anleitungen, wie die Aufgaben zu bearbeiten sind?		
Wie wird die Arbeit dokumentiert? Wie wird der Lernverlauf erfasst und wie wird der Lernfortschritt abgebildet?		
Werden die „Rollen“ von Tutor:in und Tutand:in eingeübt? Gibt es ein „Drehbuch“ zum erwünschten Arbeitsverhalten?		
Wie werden die Eltern informiert? Werden sie in das tutorielle Lernen aktiv mit einbezogen?		

40.6 Literatur

Adl-Amini, K. (2018). *Tutorielles Lernen im naturwissenschaftlichen Sachunterricht in der Grundschule – Umsetzung und Wirkung*. Münster: Waxmann.

Bowman-Perrott, L., Davis, H., Vannest, K., Williams, L., Greenwood, C. & Parker, R. (2013). Academic benefits of peer tutoring: A meta-analytic review of single-case research. *School Psychology Review, 42*, 39–55. https://doi.org/10.1080/02796015.2013.12087490

Fuchs, D., Fuchs, L.S., Mathes, P.-G. & Simmons, D.-C. (1997). Peer-assisted learning strategies: Making classrooms more responsive to diversity. *American Educational Research Journal, 34*, 174–206. https://doi.org/10.3102/00028312034001174

Fuchs, D., Fuchs, L.S., Thompson, A., Svenson, E., Yen, L., Otaiba, S.A. et al. (2001). Peer-assisted learning strategies in reading: Extensions for kindergarten, first grade, and high school. *Remedial & Special Education, 22*, 15–21. https://doi.org/10.1177/074193250102200103

Haag, L. & Streber, D. (2011). Tutorielles Lernen. *Empirische Pädagogik, 25*, 358–369.

Hattie, J. (2018). *Updated list of factors related to student achievement*. Verfügbar unter: www.visiblelearningplus.com/content/250-influences-student-achievement.

Leung, K.C. (2015). Preliminary empirical model of crucial determinants of best practice for peer tutoring on academic achievement. *Journal of Educational Psychology, 107*, 558–579. https://doi.org/10.1037/a0037698

Leung, K.C. (2019). An updated meta-analysis on the effect of peer tutoring on tutors' achievement. *School Psychology International, 40*, 200–214. https://doi.org/10.1177/0143034318808832

Moeyaert, M., Klingbeil, D.A., Rodabaugh, E. & Turan, M. (2021). Three-level meta-analysis of single-case data regarding the effects of peer tutoring on academic and social-behavioral outcomes for at-risk students and students with disabilities. *Remedial and Special Education, 42*, 94–106.

Spörer, N. (2009). Festigung mathematischer Basiskompetenzen durch Peer-gestütztes Lernen: Ergebnisse einer Trainingsstudie in der Grundschule. *Empirische Pädagogik, 23*, 75–94.

Spörer, N. & Brunstein, J.C. (2009). Fostering the reading comprehension of secondary school students through peer-assisted learning: Effects on strategy knowledge, strategy use, and task performance. *Contemporary Educational Psychology, 34*, 289–297. https://doi.org/10.1016/j.cedpsych.2009.06.004

Talbott, E., Trzaska, A. & Zurheide, J.L. (2017). A systematic review of peer tutoring interventions for students with disabilities. In M.T. Hughes & E. Talbott (Eds.), *The Wiley handbook of diversity in special education* (pp. 321–356). New York, NY: Wiley. https://doi.org/10.1002/9781118768778.ch16

Utley, C.A. & Mortweet, S.L. (1997). Peer-mediated instruction and interventions. *Focus on Exceptional Children, 29*, 1–23.

Material

Ganser, B. (Hrsg.). (2006). *Rechenstörungen: Unterrichtspraktische Förderung. Ein Fortbildungsmodell der Akademie für Lehrerfortbildung Dillingen* (3. Aufl.). Donauwörth: Auer.

Gordon, E.E. (2005). *Peer tutoring: A teacher's resource guide*. Lanham, MA: Rowman & Littlefield.

Topping, K. (2001). *Peer assisted learning: A practical guide for teachers*. Newton, MA: Brookline Books.

Topping, K., Buchs, C., Duran, D. & Van Keer, H. (2017). *Effective peer learning: From principles to practical implementation*. London: Routledge. https://doi.org/10.4324/9781315695471

41 Eltern und Lehrkräfte als Mediator:innen

Gerhard W. Lauth und Morena Lauth-Lebens

41.1 Steckbrief

Ziel	• Verhalten im Alltag über die Mediator:innen vor Ort ändern
Indikationen	• Allgemeine Lernstörungen (ICD-10, F81.3) (z. B. Allgemeine Lernschwäche, vgl. Kapitel 5; Lernbehinderung, vgl. Kapitel 6) • Inhaltlich begrenzte Lernstörungen (Rechenstörung, ICD-10, F81.2 bzw. ICD-11, 6A03.2; Lese- und Rechtschreibstörung, ICD-10, F81.0 bzw. ICD-11, 6A03.0 oder 6A03.1; Störung des schriftlichen Ausdrucks, ICD-10, F81.1 bzw. ICD-11, 6A03.1; vgl. Kapitel 3 und 4) • Disziplinprobleme im Unterricht
Grundlage	Eltern und Lehrkräfte ... • ... verfügen über einzigartige Verstärkerqualitäten. • ... verbringen viel Zeit mit den Kindern. • ... definieren wichtige Teile des Lebensbereiches der Kinder.
Anwendung	• Beratungstriaden, die aus einer Therapeutin bzw. einem Therapeuten, den Eltern und dem „Zielkind" bestehen • Verhaltensänderung wird über die Eltern oder Lehrkraft veranlasst
Voraussetzung	• Keine
Empfehlungen	Um im Rahmen des Mediator:innenmodells zu arbeiten, benötigt man vier bis sechs Beobachtungen aus dem Alltag, die das Problemverhalten möglichst objektiv und zutreffend wiedergeben. Deshalb sollte ... • eine mehrtägige Beobachtungsphase vorgeschaltet werden (z. B. Beobachtungsprotokolle erstellen, Videoaufzeichnung anfertigen) und • gegebenenfalls eine Beobachtung „vor Ort" (in Familie oder Schule) stattfinden.

Wirksamkeit	• Die kindlichen Verhaltensauffälligkeiten verbessern sich in 76.3 % der Fälle, wenn sich die Bezugspersonen den Kindern differenziell zuwenden (Einzelfallanalysen mit 114 Familien; Sajwaj & Dillon, 2020). • Wenn die Eltern das Verhalten ihrer Kinder aktiv, beispielsweise in Alltagssituationen, beim Spielen oder in Anforderungssituationen, lenken, sinkt das externale Problemverhalten der Kinder um bis zu $d = 1.09$ (Metaanalyse mit 23 Studien und 1.144 Familien; Thomas, Abell, Webb, Avdagic & Zimmer-Gembeck, 2017).

41.2 Anwendungsbeispiel

René (9 Jahre) besucht eine Schule für sozialemotionale Entwicklung. Er entzieht sich Verpflichtungen. Ein wiederkehrendes Beispiel ist, dass er nur ungern mit den Aufgaben beginnt, die ihm im Klassenunterricht gestellt werden. Die Lehrkraft muss ihn erst gezielt und wiederholt ansprechen, bis er beginnt. Aber auch dann arbeitet er oft nur kurz, zögerlich und langsam.

Die Lehrkraft hält nach Beratung in mehreren Protokollen fest:
- die situativen Umstände für sein Trödeln und Nicht-fertig-werden (Wochentag, Uhrzeit, Unterrichtsfach, Merkmale der Aufgabenstellung, Unterrichtsform, unmittelbar vorausgehende Bedingungen)
- die Merkmale des Trödelns und Vermeidens (stillsitzen, in den Haaren nesteln, schaukeln, andere Kinder stören, umherlaufen etc.)
- die nachfolgenden Konsequenzen des Problemverhaltens (Tadel, Häme von Mitschüler:innen, René bekommt eine leichtere Aufgabe, René wird der Klasse verwiesen)

Diese Berichte werden auf ihr Muster hin betrachtet. Dabei stellt sich heraus, dass René bei einfachen Wiederholungs- und Routineaufgaben problemfrei arbeitet, aber auf anspruchsvolle Anwendungsaufgaben regelmäßig mit Vermeidung reagiert. In diesem Fall stellt er Fragen, mault über die Aufgabe, bewegt sich unruhig (schaukeln, umhergehen) oder geht anderen Tätigkeiten nach (Mäppchen aufräumen, in der Schultasche kramen). Wenn ihn die Lehrkraft auffordert, nun doch zu beginnen, gibt er Wiederworte und wertet die Aufgabe als langweilig und doof ab. Die Lehrkraft droht dann mit dem Verweis aus dem Klassenraum. Dann schaukelt sich das Gespräch schnell hoch, weil René die Zurechtweisung der Lehrkraft nicht hinnehmen will. Meist kommt es zu weiteren Auseinandersetzungen, in deren Verlauf der Junge aus dem Unterricht und in den Trainingsraum geschickt wird. Manchmal will René nicht mehr in den Unterricht zurück; er bleibt dann länger im Trainingsraum und geht von dort nach Hause.

Diese Beobachtungen werden zusammen mit der Lehrkraft beraten. Es wird verabredet, dass die Lehrperson wie folgt verfährt:

- Bei Routineaufgaben nimmt sie Blickkontakt zu René auf, deutet auf die Aufgabe und bittet den Jungen um sofortigen Beginn. Diesen belohnt sie unmittelbar und verbal („Sehr schön!").
- Bei schwierigeren Aufgaben bittet sie ein anderes Kind, René die Aufgabe in eigenen Worten zu wiederholen. Wenn die erneute Darstellung richtig ist, wird René aufgefordert, so weit zu arbeiten, wie er kommt. Am Ende der Arbeitszeit stellt die Lehrkraft fest, wie viele Aufgabenanteile bearbeitet wurden. Sie gibt eine verstärkende Rückmeldung auf deren Zahl (z. B. „Du hast fünf von acht Aufgaben bearbeitet! Das ist sehr schön! Vielen Dank!").

Mit der Zeit beginnt René von sich aus und arbeitet zuverlässiger. Er macht noch Fehler, die registriert und im Förderunterricht aufgegriffen werden.

41.3 Grundlage

Das Mediator:innenkonzept geht auf Tharp und Wetzel (1969, 1984) zurück. Es sieht vor, dass die Bezugspersonen als „unmittelbare Therapeut:innen" *(Mediator:innen)* eingesetzt werden. Eltern, Großeltern, Lehrkräfte oder ältere Geschwister werden als „change agents" gesehen (Johnson & Katz, 1973), weil sie dem Kind nahe sind und es im natürlichen Umfeld erreichen. Außerdem verbringen sie viel Zeit mit ihm, bestimmen wichtige Umgebungsbedingungen und verfügen über umfangreiche Möglichkeiten, um erwünschte Verhaltensweisen zu fördern. Die Bezugspersonen haben infolgedessen großen und direkten Einfluss auf das Benehmen der Kinder. Um diesen Vorteil systematisch zu nutzen, schlugen Tharp und Wetzel ein dreistufiges Modell vor, das aus einem Therapeuten bzw. einer Therapeutin, der ausführenden Mediatoren (Eltern, Lehrkraft, Freundin oder Freund des Kindes) und dem Zielkind besteht. Die Mediatoren werden geschult oder erhalten genaue Anweisungen, wie sie das Verhalten des Zielkindes modifizieren können. Dafür werden Verhaltensbeobachtungen durchgeführt, Verstärkerpläne erarbeitet und operante *Verstärkung* sowie *Kontingenzmanagement* eingesetzt (siehe Homme, 1996; vgl. Kapitel 35 und 36).

Dieses Konzept entspricht der klassischen Beratungssituation, bei der eine Bezugsperson wegen einer dritten Person (hier Schulkind, Kind, Jugendlicher) um Unterstützung bittet. Allerdings begnügt man sich im Mediatorenmodell nicht mit allgemeinen Ratschlägen, sondern erarbeitet einen Änderungsplan, den der Mediator bzw. die Mediatorin in enger Kooperation mit der Therapeutin umsetzt. Der Änderungsplan beruht auf systematischen Beobachtungen und besteht in der Hauptsache aus einem Verstärkerplan und der Gestaltung von Alltagssituationen (z. B. beim Spielen, Zu-Bett-gehen, Lernübungen). Der zuständige Therapeut bzw.

die zuständige Therapeutin begleitet die Umsetzung des verabredeten Interventionsplans. Der Interventionsverlauf wird durch regelmäßige Rückmeldungen der Mediator:innen gesteuert. In diesem Vorgehen stehen operante Methoden im Vordergrund (z.B. Verstärkung des gewünschten Verhaltens, Evozieren von Verhaltensweisen beim Zielkind, Löschung unerwünschter Verhaltensweisen, differenzielle Verstärkung).

Dieses Vorgehen war weit verbreitet und erfolgreich. In der heutigen Forschungsliteratur wird die Methode kaum mehr behandelt.

41.4 Das Vorgehen Schritt für Schritt

(1) *Klärung des Problemverhaltens im Alltag.* Die Mediator:innen analysieren unter Anleitung der Therapeutin oder des Therapeuten die Lernprobleme, wie sie beschaffen sind und wann sie auftreten. Hierzu beobachten sie das Verhalten im Alltag (z.B. bei den Hausaufgaben, im Unterricht, bei Gruppenarbeiten). Damit werden zwei wichtige Ziele erreicht:
- Das Problemverhalten wird möglichst genau und alltagsnah erfasst.
- Die Mediator:innen erkennen selbst, wie das Problemverhalten entstanden ist und wodurch es aktuell aufrechterhalten wird.

Hierfür wird das Problemverhalten gut aufgeschlüsselt, etwa: Wann tritt es auf? Was geht dem voraus? Welche Umstände herrschen dann vor? Bei diesen Beobachtungen „vor Ort“ geht es vor allem um Fragen nach den Begleitumständen des Problemverhaltens, den Reaktionen der Bezugspersonen darauf und den Verhaltensmöglichkeiten (Ressourcen) des Kindes, wie die Beispiele für Beobachtungen durch Mediator:innen im Alltag verdeutlichen. Konkret geht es hauptsächlich um folgende Fragen:
- Von welchen Signalen *(Hinweisreizen)* lässt sich das Kind in seinem Lernverhalten leiten (z.B. Ort der Übungen, Zeitpunkt des Beginns)?
- Unter welchen Bedingungen zeigt das Kind positives Lernverhalten?
- Was führt zu einem unzureichenden Lernverhalten (z.B. Anlässe für Unterbrechungen, Abbruch der Arbeit)?
- Beginnt das Kind eine Arbeit selbst oder erst auf Druck durch einen Erwachsenen?
- Welche Konsequenzen halten das Problemverhalten aufrecht (z.B. Reaktionen der Eltern und Lehrkräfte auf Trödeln, Klagen, Hilfeappelle des Kindes)?
- Gibt es bereits Ansätze für angemessenes, effektives Arbeitsverhalten?

Zur Klärung dieser Fragen halten die zukünftigen Mediator:innen ihre Beobachtungen in tagebuchähnlichen Protokollen oder tabellarischen Fragebögen fest.

Beispiele für Beobachtungen durch Mediator:innen im Alltag:

- Renés (9 Jahre) Meidungsverhalten im einführenden Beispiel wird als situationsspezifisch erkannt, weil es nur bei schwierigen Aufgaben auftritt, nicht aber bei leichten. Zudem beruht es auf wechselseitiger Bestrafung (interaktionelle Zwangsinteraktion).
  Bedingungsmomente: René meidet Aufgaben, die schwierig sind. Er versucht, einem Misserfolg zu entgehen.
- Max (9 Jahre) verlässt in unbeobachteten Momenten den Klassenraum und streift in der Schule umher. In der Beobachtung zeigt sich, dass er allein und nahe der Eingangstür sitzt, die zumeist nur leicht angelehnt ist. Wenn er den Klassenraum verlässt, hat er sich über zwei bis drei Schulstunden nicht mehr am Unterricht beteiligt und auch nicht mehr zur Lehrperson geschaut, sondern unter sich und zu Boden. Es ist zu vermuten, dass er sich sehr langweilt und ausgeschlossen fühlt.
  Bedingungsmomente: Max langweilt sich und fühlt sich ausgeschlossen, die Situation ist aversiv für ihn. Wenn er draußen umherschweift, entgeht er der Aversion und hat einen zusätzlichen Gewinn durch neue Reize.
- Mohammed (11 Jahre) verhält sich auf den Schulfluren und auf dem Pausenhof recht abträglich, indem er hektisch umherläuft oder andere Kinder ärgert. Die Beobachtung zeigt, dass er sich kaum am Unterricht beteiligt und über längere Zeit ohne Erfolg bleibt bzw. Kritik erntet. Wenn die Pausenglocke ertönt, ist er als Erster auf dem Flur und beginnt nahezu unmittelbar mit dem beklagten Verhalten. Es handelt sich um eine mehrgliedrige Verhaltenskette, die mit ungeeignetem Unterrichtsverhalten und mangelndem Erfolg verbunden ist.
  Bedingungsmomente: Mohammed zeigt über eine längere Zeitstrecke unangepasstes Verhalten. Er bleibt über zwei Unterrichtsstunden hinweg ohne Erfolg. Wenn er sich auf dem Schulhof unangemessen verhält, wird er hingegen beachtet, weil man ihn nun mehrfach anspricht und ermahnt. Dies erscheint geradezu als positiv verstärkend.

(2) *Klärung der Bedingungsmomente.* Hier wird ein Störungskonzept erarbeitet, das das Problemverhalten des Kindes im Alltag aus dem Verhalten selbst erklärt, ohne dass zusätzliche Annahmen gemacht werden müssen (vgl. Erklärung in den aufgeführten Alltagbeispielen). Diese Bedingungsmomente gehen vor allem auf die vorherrschenden Verstärker ein (z. B. Bestrafung, Verstärkung von abweichendem Verhalten, Meidung von Strafreizen).

(3) *Ergänzende Diagnostik.* Diese klärt die Hypothesen, die aufgrund der Beobachtungen unter Punkt 1 naheliegen. Im Falle von René werden folgende Hypothesen aufgestellt:

- „Schwierige Aufgaben führen zum Trödeln und Vermeiden."
- „Eventuell werden diese nicht gut genug beherrscht bzw., auf die Verhältnisse von René bezogen, nicht gut genug erklärt."

Diese Hypothesen werden geklärt durch:
- Bedingungsvariation (Gegenprobe): Wenn die Lehrperson leichte Aufgaben vorlegt, tritt kein oder nur wenig Vermeiden auf.
- Klärung der intellektuellen Leistungsfähigkeit des Kindes anhand eines mehrdimensionalen Intelligenztests (z. B. Kaufman Assessment Battery for Children – Second Edition, KABC-II; Kaufman & Kaufman, 2015) bzw. Untersuchung der Lese-, Rechtschreib- bzw. Rechenleistungen anhand von Schulleistungstests (siehe Anhang C in diesem Band).

(4) *Zielbestimmung.* Zuerst muss entsprechend dem operanten Paradigma ein Zielverhalten im Positiven formuliert werden, beispielsweise:
- „René beginnt nach spätestens einer Minute mit der Aufgabe."
- „Mara bleibt zunächst zwölf Minuten an der Aufgabe."
- „Max soll sich dreimal pro Unterrichtsstunde melden."

Das Ziel wird positiv und entwicklungsanregend formuliert (etwa das Anfangen belohnen, das Dranbleiben unterstützen). Es werden auch Hilfen verabredet, wie die Kinder an das Ziel herangeführt werden. Hierbei ist es enorm wichtig, dass in der Regel Positivziele bestimmt werden. Denn diese sind Annäherungsziele, die „vor den beteiligten Personen" liegen. Deshalb können Mediator:innen einen wirksamen Beitrag leisten, wenn sie Hinweise geben, helfen, ermutigen, erinnern und unterstützen. Bei „Nichtzielen" ist das nicht der Fall (z. B. „Helena soll nicht umherlaufen"; „Mohammed soll andere Kinder nicht drangsalieren").

(5) *Anstoßen des gewünschten Verhaltens durch die Mediator:innen (Eltern, Lehrkräfte).* Hierzu erhalten sie eine Verhaltensberatung, die sich je nach Fall bezieht, auf:

a) *Erarbeitung von Verhaltensverträgen:* Verhaltensweisen, die das Kind künftig häufiger zeigen soll, werden möglichst konkret beschrieben und festgehalten. Verhaltensverträge setzen voraus, dass das betreffende Verhalten zwar im Repertoire des Kindes enthalten ist und grundsätzlich ausgeführt werden kann, aber zu selten auftritt. Deshalb werden nun Verstärkungsbedingungen schriftlich festgehalten, nach denen das Zielverhalten systematisch belohnt werden soll (vgl. Kapitel 36).
b) *Förderung des gewünschten Verhaltens durch Hilfen und Hinweise(shaping, prompting),* z. B.:
   - René erhält eine leichtere Aufgabe, das sofortige Beginnen belohnen und danach eine etwas schwierigere Aufgabe vorgeben.
   - Mara belohnen, wenn sie zwölf Minuten gearbeitet hat und bei Erfolg sowie mit ihrer Zustimmung die Zeit auf 14, 18 und 24 Minuten erhöhen (Timer verwenden).

- Die Unterrichtsbeteiligung mit Max „vertraglich vereinbaren" und erleichternde Hinweise geben, damit er das Ziel erreichen kann (z. B. günstigen Sitzplatz auswählen, ihn ermutigend anschauen, ihn kommentierend loben)

Gegebenenfalls sind diese Maßnahmen durch die Verbesserung der Lernvoraussetzungen oder die Strukturierung von Lernaktivitäten zu ergänzen.

(6) *Verlaufsevaluation und laufende Aktualisierung des Interventionsplans.* Begleitend zur Förderung geben die Mediator:innen fortlaufende Rückmeldungen. Die Verlaufsdokumentation sollte neben mündlichen Berichten auch strukturierte Einschätzungen (z. B. eine sechsstufige Skala, auf der täglich beurteilt wird, inwieweit das Zielverhalten vom Kind gezeigt worden ist), objektive Schulleistungen (z. B. die Fehlerzahl im Diktat) und standardisierte Verfahren (z. B. Rechtschreibtests) umfassen. Zur Evaluation des Endergebnisses können zusätzlich objektive Testdaten (etwa Ergebnisse von Schulleistungstests; siehe Anhang C in diesem Band) herangezogen und im Prä-Post-Vergleich ausgewertet werden.

41.5 Checkliste für Eltern und Lehrkräfte als Mediator:innen

Frage/Arbeitsauftrag	Erledigt ☑	Anmerkungen/ weitere Maßnahmen
Sind mindestens drei bis vier reale Beobachtungen vorhanden?		
Können prüfbare Hypothesen über das Zustandekommen und das jetzige Auftreten des Problemverhaltens abgeleitet werden? Wie können diese ggf. geprüft werden, bevor die Intervention startet?		
Kann das Problem mit operanter Verstärkung (positiver Verstärkung) angegangen werden?		
Kann ein Verhaltensvertrag dafür formuliert werden? Wenn ja: • Was ist das Zielverhalten? • Wie wird dieses registriert? • Welche Verstärkung wird eingesetzt? • Wer löst die Token bzw. Wertpunkte ein? (vgl. Kapitel 36)		

Frage/Arbeitsauftrag	Erledigt ☑	Anmerkungen/ weitere Maßnahmen
Sind Umweltgestaltungen (z. B. Sitzplatz ändern, Zeitpunkt für die Hausaufgaben ändern) notwendig?		
Wie wird der Erfolg der Maßnahme dokumentiert (Verlaufskurve, Vorher-Nachher-Vergleich etc.)?		

41.6 Literatur

Homme, L. E. (1996). Contiguity theory and contingency management. *Psychological Records, 16*, 233–241. https://doi.org/10.1007/BF03393664

Johnson, C. A. & Katz, R. C. (1973). Using parents as change agents for their children: A review. *Journal of Child Psychology and Psychiatry, 14*(3), 181–200. https://doi.org/10.1111/j.1469-7610.1973.tb01186.x

Sajwaj, T. & Dillon, A. (2020). Complexities of an "elementary" behavior modification procedure: Differential adult attention used for children's behavior disorders. *New Developments in Behavioral Research: Theory, Method and Application*, 303–315.

Tharp, R. G. & Wetzel, R. J. (1969). *Behavior modification in the natural environment*. New York, NY: Academic Press.

Tharp, R. J. & Wetzel, R. J. (1984). Triadic model-dynamics of behavior change. *International Journal of Orofacial Myology and Myofunctional Therapy, 10*(1), 7–17. https://doi.org/10.52010/ijom.1984.10.1.7

Thomas, R., Abell, B., Webb, H. J., Avdagic, E. & Zimmer-Gembeck, M. J. (2017). Parent-child interaction therapy: A meta-analysis. *Pediatrics, 140*(3), e20170352. https://doi.org/10.1542/peds.2017-0352

Material

Kaufman, A. S. & Kaufman, N. L. (2015). *Kaufman Assessment Battery for Children – Second Edition (KABC-II)*. (dt. Bearbeitung von P. Melchers & M. Melchers). Göttingen: Hogrefe.

McNamara, B. E. & McNamara, F. J. (1995). *Keys to parenting a child with a learning disability*. New York, NY: Barron's Educational Series.

Osman, B. B. (1997). *Learning disabilities and ADHD. A family guide to living and learning together*. New York, NY: Wiley.

42 Betreuung von Hausaufgaben

Gerhard W. Lauth und Jürgen Bellingrath

42.1 Steckbrief

Ziel	• Hausaufgaben zügig und entspannt erledigen
Indikationen	• Wenn die Hausaufgaben in der Familie oder im offenen Ganztagsunterricht zum Problem geworden sind • Underachievement (vgl. Kapitel 2) • Allgemeine Lernschwäche (ICD-10, F 81.3, vgl. Kapitel 5) • Inhaltlich begrenzte Lernstörungen (Rechenstörung nach ICD-10, F81.2 bzw. ICD-11, 6A03.2; Lese- und Rechtschreibstörung nach ICD-10, F81.0 bzw. ICD-11, 6A03.0 oder 6A03.1; Störung des schriftlichen Ausdrucks nach ICD-10, F81.1 bzw. ICD-11, 6A03.1; vgl. Kapitel 3 und 4) • Expansive Verhaltensstörungen (Hyperkinetische Störung nach ICD-10, F90 bzw. Aufmerksamkeitsdefizit-/Hyperaktivitätsstörung nach ICD-11, 6A05; Störung des Sozialverhaltens nach ICD-10, F91 bzw. Dissoziale Verhaltensstörung nach ICD-11, 6C91)
Grundlage	• Mediatorentraining mit Eltern oder Betreuungspersonen im Ganztagesunterricht • Modifikation des Verhaltens von Schüler:innen durch strukturierende Anleitung und gezielte Verstärkung
Anwendung	• mit einzelnen Eltern oder Betreuungspersonen • in einer Gruppe von Eltern oder Betreuungspersonen • als Programm einer Schule oder Klinik
Voraussetzung	• Zuträgliche Eltern-Kind-Interaktion
Empfehlung	• Bezugspersonen strukturieren das Hausaufgabenmachen, zeigen sich aber auch unabhängig davon an den Meinungen und Fortschritten des Schulkindes interessiert

Wirksamkeit	• Niedrige bis moderate Effektstärke, wenn die Eltern anleiten (Cosso, von Suchodoletz & Yoshikawa, 2022). • Moderate Effektstärke, wenn die Eltern (wohlwollendes) Interesse zeigen (Kim, 2022). • Hausaufgaben, elterliches Interesse an der Leistungsentwicklung und das Wohlbefinden des Kindes können in einem Strukturgleichungsmodell abgebildet werden. Sie bilden die Facetten einer effektiven Kommunikation zwischen Familie und Schule (Dettmers, Yotyodying & Jonkmann, 2019). • Hilfe bei den Hausaufgaben führt nicht automatisch zu besseren Schulleistungen. Ausschlaggebend ist vielmehr die Qualität der Betreuung (Fernández-Alonso, Álvarez-Diaz, García-Crespo, Woitschach & Muñiz, 2022).

42.2 Anwendungsbeispiel

Die Hausaufgaben haben sich für den neunjährigen Mario und seine Mutter zu einer „Krise" entwickelt. Es gibt fast täglich Auseinandersetzungen. Eigentlich soll Mario seine Hausaufgaben gleich nach dem Mittagessen erledigen; er zögert den Beginn aber stets hinaus und verhandelt mit seiner Mutter um jede Viertelstunde Aufschub. Wenn er endlich angefangen hat, unterbricht er die Arbeit immer wieder, will etwas trinken, sucht seinen Radiergummi oder blättert in einem Comic-Heft. Seine Mutter ermahnt ihn dann zunehmend ärgerlicher, wieder an die Arbeit zu gehen. Schließlich setzt sie sich neben ihn und passt auf, dass er dabeibleibt. Aber auch dann ist Marios Vorgehen häufig Anlass für weitere Zurechtweisungen ihrerseits. Er lässt sich nur wenig Zeit, um die Arbeitsanweisungen zu verstehen, und probiert stattdessen sehr rasch einen Lösungsweg aus. Ist er damit nicht erfolgreich, wechselt er vorerst zu einem anderen Fach. Auch die einzelnen Teile einer Aufgabe löst er häufig nicht der Reihe nach. So kommt er sehr rasch durcheinander und macht infolgedessen viele Fehler. Wenn seine Mutter ihn auf einen Fehler hinweist, ist er sehr schnell entmutigt, wirft das Heft auf den Boden und bricht in Tränen aus. Ihre Versuche, ihn dann zur Weiterarbeit zu überreden, enden häufig im Streit. Insgesamt zieht sich die Erledigung der Hausaufgaben über den gesamten Nachmittag hin.

Hilfesuchend wendet sich Marios Mutter an die Verhaltenstherapeutin, bei der Mario seit Kurzem eine Lese-Rechtschreibförderung erhält. Daraufhin wird ein systematischer Plan zur schrittweisen Bearbeitung der Hausaufgaben in Kombination mit einem Belohnungssystem eingeführt. Die gesamten Hausaufgaben werden dabei zuerst in kleinere, überschaubare Einheiten eingeteilt (z. B. erst die Rechenaufgaben, dann die Substantive und Verben in einem vorgegebenen Text unterstreichen und schließlich ein Bild zu Ende malen). Dann legen Mutter und Kind gemeinsam fest, wie lange jede Einheit dauern soll. Wenn Mario eine der Aufgaben beendet hat, bestimmen beide, ob dies in der vorgesehenen Zeit geschehen ist und ob eine zumindest ausreichende Qualität erreicht wurde. Ist das der Fall, erhält Mario Token als Verstärker, die er in kleine Belohnungen eintauschen kann. Diese Maßnahme führt nach drei Wochen zu einer deutlichen Verbesserung in der Qualität der Hausaufgaben und zu weniger Konflikten.

42.3 Grundlage

Die Hausaufgaben werden für lernbeeinträchtigte Kinder häufig zu einem massiven Problem, weil sie zusätzliche Zeit aufbringen müssen, ihnen andere, reizvolle Aktivitäten entgehen, vielfältige Teilschritte und verschiedene Aufgaben koordiniert werden müssen und „langweilige" Themen über den Unterricht hinaus bearbeitet werden sollen. Wenn dann noch Lernrückstände hinzutreten, wirkt das Vermeiden, Aufschieben oder rasche und fehlerhafte Bearbeiten als negative Verstärkung. Es vermindert die Unlust und reduziert Misserfolg bzw. Aufwand.

Probleme bei den Hausaufgaben ergeben sich meist dann, wenn die Schulerfolge gering sind oder bereits Lernrückstände vorliegen. Gerade dann erwarten die Eltern aber mehr Engagement bei den Hausaufgaben. Dies bestätigt eine umfassende Metaanalyse (Fernández-Alonso et al., 2022), die auf den Daten der PISA-Studie aus den Jahren 2009, 2012, 2015 und 2018 beruht. In diesen Jahren wurden neben den Schulleistungen Informationen zum Umfang der Hausaufgaben und deren Unterstützung durch die Eltern erfasst. Die Studie schließt 25 Länder aus Europa, Asien und dem pazifischen Raum ein. Einzelne Länder werden gesondert ausgewertet. Im Ergebnis helfen die Eltern insbesondere dann, wenn die Schulleistung der Kinder niedrig ist. Offensichtlich soll der eingetretene Lernrückstand über die sorgfältige Erledigung verringert werden. Bezogen auf Deutschland zeigt sich, dass Kinder, denen die Eltern regelmäßig helfen, einen Rückstand von etwa 1.5 Schuljahren gegenüber den Kindern aufweisen, die ohne Hilfe auskommen. Die elterlichen Hilfen verringern den eingetretenen Lernrückstand aber nicht – unabhängig von der Art der Hausaufgaben (Lesen, Rechnen, Schreiben) und dem Schulfach. Auch andere Studien weisen das Anfertigen der Hausaufgaben als wenig wirksam aus (Effektstärke $d = 0.2$; Xu, 2013).

Dennoch werden Hausaufgaben als nützlich erachtet, weil ...

- ... sie den Eltern einen Einblick in die Lerninhalte gewähren, die gerade in der Schule behandelt werden.
- ... Schule und Eltern darüber miteinander ins Gespräch kommen können, sodass die Hausaufgaben als kommunikative Verbindung zwischen Schule und Elternhaus gesehen werden.

- ... Schulkinder, die selbstreguliert lernen, erkennbaren Gewinn aus der freiwilligen Beschäftigung mit den Schulaufgaben, über den Unterricht hinaus, ziehen. Einfach deshalb, weil sich ihre Lernzeit erhöht und sich die Lernwege automatisieren (vgl. Kapitel 26 und 27). Die entscheidende Variable scheint dabei aber zu sein, dass gute Lerner:innen aufgrund von eigenem Interesse und freiwillig tätig werden. Schwache Lerner:innen werden zur Erledigung der Schulaufgaben gedrängt, damit sich ihre Lernschwierigkeiten verringern. Dementsprechend meinen Fernández-Alonso et al. (2022), dass es bei Wirksamkeit der Hausaufgaben weniger auf die Häufigkeit der Familienhilfe als vielmehr darauf ankommt, *wie* die Hilfen, gegeben werden.

In der Summe dieser Fakten besteht weitgehende Übereinstimmung darin, dass die Eltern ausschließlich strukturierend wirken sollten; also ...
- die Zeitstruktur und den Ablauf der Hausaufgaben mit dem Kind aushandeln sollten,
- das Kind die Hausaufgaben aber selbstständig innerhalb dieser vereinbarten Struktur anfertigen sollte. Inhaltliche Belehrungen oder „Nachhilfe" sind nicht vorgesehen (vgl. Barkley, 2015; Döpfner, Schürmann & Frölich, 2019; Lauth & Schlottke, 2019; Xu, 2013;). Nicht gekonnte Inhaltsbereiche werden infolgedessen entweder aus dem Hausaufgabenmanagement ausgenommen oder durch Sonderaufgaben, die die Schule vergibt, ersetzt.

Rechtliche Grundlagen von Hausaufgaben

Das Grundgesetz der Bundesrepublik Deutschland stellt in Artikel 7 das gesamte Schulwesen unter die Aufsicht des Staates. Die Ausführungsbestimmungen werden hingegen in den Verfassungen der Bundesländer geregelt. Beispielsweise sieht das Bundesland Nordrhein-Westfalen in seiner Allgemeinen Schulordnung, §§ 3 IV Nr. 2, § 8 I und in einem Runderlass des Kultusministeriums vom 02.03.1974 für Hausaufgaben folgende Regeln vor:

Wozu sollen Hausaufgaben vergeben werden?

Hausaufgaben dienen dazu ...
- die Arbeit im Unterricht zu ergänzen,
- dass im Unterricht Erarbeitete einzuprägen, einzuüben und anzuwenden,
- den Unterricht vorzubereiten und
- zur selbstständigen Arbeit hinzuführen.

Wie sollen die Hausaufgaben gestellt werden?

Hausaufgaben müssen ...
- eindeutig und klar, ggf. schriftlich formuliert werden,

- in ihrem Schwierigkeitsgrad und ihrem Umfang die Leistungsfähigkeit der Schüler:innen berücksichtigen,
- von diesen ohne fremde Hilfe in angemessener Zeit gelöst werden können und
- regelmäßig überprüft und für die weitere Arbeit im Unterricht ausgewertet werden.

Sind Schulkinder rechtlich dazu verpflichtet Hausaufgaben zu erledigen?

Es gibt eine rechtliche Verpflichtung zur Erledigung von Hausaufgaben durch Schulkinder.

Wie lange dürfen Hausaufgaben dauern?

Die Vorgaben für die Bearbeitungsdauer der Hausaufgaben unterscheiden zwischen den unterschiedlichen Jahrgangsstufen:
- 1. und 2. Klasse: 30 Minuten
- 3. und 4. Klasse: 60 Minuten
- 5. und 6. Klasse: 90 Minuten
- 7. bis 10. Klasse: 120 Minuten

Dürfen Hausaufgaben über das Wochenende vergeben werden?

Die Zeit von Samstag bis Montag ist ohne Einschränkung aufgabenfrei. Dasselbe gilt für alle Tage, die auf einen Feiertag folgen. Nur in Schulen mit Samstagsunterricht dürfen von Freitag zu Montag Hausaufgaben vergeben werden, falls am Freitag nicht mehr als zwei Stunden Nachmittagsunterricht stattfinden.

42.4 Das Vorgehen Schritt für Schritt

(1) *Verhaltensanalyse.* Zunächst wird die bestehende Problematik mittels einer Verhaltensanalyse erfasst:
- Was wird als Problemverhalten beklagt?
- Welches Verhalten gilt als besonders problematisch (z. B. das Kind geht oft vom Schreibtisch weg, schaut zwischendurch fern, telefoniert)?
- Welche Funktion hat das Problemverhalten (z. B. das Kind gewinnt, wenn es seinen Arbeitsplatz verlässt, die Aufmerksamkeit der Betreuerin bzw. des Betreuers)?
- Wo und wann werden die Hausaufgaben angefertigt?

- Gibt es positive Ansätze für ein gelingendes Arbeitsverhalten (z.B. das Kind kontrolliert seine Aufgabenlösung selbstständig)?

Gegebenenfalls werden die Eltern gebeten, das Problemverhalten aufzuzeichnen. Entweder in einem Protokoll oder besser noch per Videoaufzeichnung. Gegebenenfalls machen Elternteil und das Schulkind die Hausaufgaben in der therapeutischen Praxis bzw. Beratungseinrichtung.

(2) *Schaffung geeigneter Umgebungsbedingungen für die Hausaufgaben.* Geeignete Umgebungsbedingungen werden hauptsächlich geschaffen durch:
- *Materialcheck* (vgl. Abbildung 42.1): Alle benötigten Materialien in einem einsatzfähigen Zustand bereithalten (z.B. der Bleistift ist gespitzt, das Radier-

Material-Checkliste für Mario	
	Ist vorhanden? Ja, ist da!
• **Stifte:**	
Füller	☐
Bleistifte	☐
Buntstifte	☐
• **Zubehör:**	
Tintenpatronen	☐
Anspitzer	☐
Radiergummi	☐
• **Sonstiges:**	
Hausaufgabenheft	☐
Schmierpapier	☐
• **Zeichenmaterial** (falls Mathe- oder Kunsthausaufgaben zu machen sind):	
Geo-Dreieck	☐
Lineal	☐
Zirkel	☐
Wasserfarbkasten	☐
Zeichenblock	☐
• **Vorbereitung**	**Ja, ist gemacht!**
Ich habe alle Bücher und Hefte rausgesucht, die ich heute brauche.	☐
Ich habe alle Stifte gespitzt.	☐

Abbildung 42.1: Beispiel für eine Liste zum Material-Check für Mario aus dem Eingangsbeispiel

gummi liegt griffbereit usw.); andere, möglicherweise ablenkende Gegenstände (z. B. momentan nicht benötigte Schulbücher), werden hingegen vom Arbeitsplatz entfernt.
- *Festes Ritual einrichten:* Hausaufgaben immer am gleichen Arbeitsplatz erledigen, diesen aber nicht für andere Aktivitäten nutzen (etwa: am Schreibtisch malen, Comics lesen); bestimmte Uhrzeit oder einen bestimmten Zeitpunkt im Tagesablauf (z. B. „immer vor dem Abendessen") festlegen.
- *Einführung eines „Hausaufgabenheftes" mit Gegenzeichnung durch Lehrkraft:* Die Gegenzeichnung durch die Lehrkraft verhindert, dass das Schulkind Hausaufgaben verschweigt.

(3) *Hausaufgabenmanagement.* Hierbei sollen die Kinder die Ziele, Zeitdauer und Leistung (Güte der Hausaufgaben) selbst bewerten. Dafür erhalten sie zeitnahe Rückmeldungen bzgl. ihrer Arbeitsergebnisse und der Erreichung von klar definierten Zielen. Die Bezugspersonen (Eltern, Erzieher:innen, Lehrkraft) sollen wie folgt vorgehen:
- *Festlegung der Bearbeitungsdauer:* Die Betreuungsperson und das Kind einigen sich für jede Untereinheit (z. B. Englisch, Geografie, Mathematik) auf eine realistische Bearbeitungszeit. Der Zeitrahmen wird so gewählt, dass einerseits kein Spielraum für aufgabenirrelevantes Verhalten entsteht, das Kind andererseits aber auch nicht überhastet arbeiten muss, um die Zeitvorgabe einzuhalten.
- *Gemeinsame Vorbesprechung:* Vor dem Bearbeiten der ersten Lerneinheit werden die Aufgaben kurz durchgesprochen und geklärt, inwieweit das Kind die Aufgabenstellung verstanden hat und welche Lösungsmöglichkeiten es erkennt. Die Betreuungsperson unterstützt dies durch prozessorientierte Hilfen.
- *Durchführung der ersten Hausaufgabe (z. B. Aufgaben in Deutsch):* Das Kind beginnt nun mit der selbstständigen Bearbeitung der ersten Sequenz. Die Betreuerin bzw. der Betreuer bleibt zunächst noch in der Nähe, um aufgabenbezogenes Arbeitsverhalten verbal verstärken zu können, greift aber während dieser kurzen Sequenzen nicht in den Arbeitsprozess ein.
- *Bewertung:* Nach der Beendigung einer Untereinheit wird die benötigte Arbeitszeit auf einem Protokollbogen vermerkt. Sodann setzen sich die Betreuungsperson und das Kind zusammen, um Fragen oder notwendige Korrekturen zu besprechen. Schließlich bewerten beide die Qualität der Ausführung auf einer Notenskala von eins bis fünf. Sie begründen und besprechen ihre Bewertungen. Wenn Übereinstimmung darin besteht, dass ein Ergebnis mindestens als ausreichend beurteilt werden kann, erhält das Kind einen ersten Münzverstärker für die Qualität der Ausführung. Ein weiterer Token wird für die Einhaltung der Zeitspanne vergeben, falls die Ausführung den Mindestansprüchen genügt.
- *Durchführung der weiteren Hausaufgaben:* In derselben Weise verfährt man nun mit allen weiteren Hausaufgaben. Bei zusätzlichen Verhaltensproblemen (z. B. nur unter lautem Schimpfen beginnen, die Hausaufgabenbearbeitung wieder-

holt unterbrechen) können Sonderpunkte eingeplant werden, die das Kind bei Ausbleiben dieser Verhaltensweisen erhält.
- *Einlösung der Wertpunkte (Token):* Am Ende der Hausaufgabenbearbeitung werden alle vergebenen Punkte zusammengezählt und wochenweise in einen Protokollbogen eingetragen. Hat das Kind am Ende der Woche eine bestimmte Punktzahl erreicht, erfolgt möglichst umgehend der Eintausch in eine vorher vereinbarte Belohnung (z. B. Zoobesuch, Kekse backen).

Kurze Vorbesprechung der Hausaufgabenanfertigung

Die Hilfen sollen sich auf strukturierende Maßnahmen beschränken, um die Hausaufgaben nicht zur Nachhilfe werden zu lassen. Allerdings kann jeweils eine kurze Vorbesprechung der Aufgaben vorausgehen, z. B.:
- „Worum geht es bei den Aufgaben?“
- „Was meinst du, wie willst du vorgehen?“
- „Woran siehst du, dass die Lösung richtig bzw. gelungen ist?“

Ferner kann das Herangehen und Dranbleiben verstärkt werden, z. B. wenn das Kind ...
- den Arbeitsplatz selbstständig vorbereitet.
- die Hausaufgaben in verschiedenen Fächern in eine sinnvolle Reihenfolge bringt (z. B. zuerst die Rechenaufgaben machen, dann ein Bild malen).
- die Aufgabenstellung sorgfältig durchliest.
- strukturiert und ausdauernd arbeitet.
- Pausen erst zur vereinbarten Zeit anfängt.
- während der Arbeitsphasen keine Ablenkung sucht.
- abschließend seinen Arbeitsplatz aufräumt und alles Erforderliche für den nächsten Schultag vorbereitet.

Dieser Ablauf wird den Eltern zunächst vorgestellt (Kurzvortrag, Handout). Offene Fragen werden geklärt. Anschließend wird beraten, wie sie das Programm auf die spezielle Situation in der Familie übertragen können. Ehe sie das Programm dann zu Hause allein umsetzen, sollten sie es zwei- bis dreimal in der Praxis unter Aufsicht durchführen. Dazu kommen sie mit dem Kind in die Praxis und machen dort die Hausaufgaben unter Aufsicht der therapeutischen Fachkraft. Diese beobachtet das Vorgehen (Video, Einwegscheibe) und gibt optimierende bzw. korrigierende Hinweise.

Die Bezugspersonen von lernbeeinträchtigten Kindern können einzeln oder in Gruppen in das Prozedere eingewiesen werden. Es wäre gut, wenn in Einrichtungen (Klinik, Gesamtschule, Offener Ganztag etc.) eine begründete Vorgehensweise realisiert wird.

42.5 Checkliste zur Betreuung von Hausaufgaben

Frage/Arbeitsauftrag	Erledigt ☑	Anmerkungen/ weitere Maßnahmen
Welche Schwierigkeiten gibt es bei den Hausaufgaben (anfangen, durchführen, Qualität, Streit mit Bezugsperson)? Bitte beschreiben Sie die Schwierigkeiten in Stichworten!		
Welches Ziel haben Sie? Bitte möglichst genau beschreiben. Wann wären Sie zufrieden?		
Ist der Arbeitsplatz geeignet? Gibt es Störungen?		
Gibt es jemanden, der oder die ein Hausaufgabenmanagement durchführen kann? Wenn ja, wer und wann?		
Ist das Hausaufgabenmanagement bekannt? Gibt es Fragen dazu?		
Gibt es Lernbereiche, die das Kind deutlich unzureichend beherrscht (etwa grundlegende Rechenoperationen, Bruchrechnen, Buchstaben-Laut-Verbindungen)? Können solche Inhalte von der Hausaufgabenbetreuung ausgenommen werden (etwa Erlass durch die Schule, Sonderausgaben der Schule)?		
Welche Verstärker sind vorgesehen? Sind diese erwiesenermaßen verhaltenswirksam (das heißt sie steigern das Hausausaufgaben machen tatsächlich)?		
Ist ein Vertrag für das Management der Hausaufgaben beschlossen bzw. unterzeichnet worden?		

42.6 Literatur

Barkley, R.A. (ed.). (2015). *Attention-Deficit Hyperactivity Disorder: A handbook for diagnosis and treatment* (4th edition). New York, NY: Guilford Press.

Cosso, J., Suchodoletz, A. von & Yoshikawa, H. (2022). Effects of parental involvement programs on young children's academic and social-emotional outcomes: A meta-analysis. *Journal of Family Psychology, 36*(8), 1329–1339. https://doi.org/10.1037/fam0000992

Dettmers, S., Yotyodying, S. & Jonkmann, K. (2019). Antecedents and outcomes of parental homework involvement: How do family-school partnerships affect parental homework involvement and student outcomes? *Frontiers in psychology, 10*, 1048. https://doi.org/10.3389/fpsyg.2019.01048

Fernández-Alonso, R., Álvarez-Diaz, M., García-Crespo, F.J., Woitschach, P. & Muñiz, J. (2022). Should we help our children with homework? A meta-analysis using PISA data. *Psicothema, 34*(1), 56–65.

Kim, S. (2022). Fifty years of parental involvement and achievement research: A second-order meta-analysis. *Educational Research Review, 37*, 100463. https://doi.org/10.1016/j.edurev.2022.100463

Material

Barkley, A.P. & Haycock, A. (2001). Development and use of the "Homeworkhelper": An online homework grader. *NACTA Journal, 45*(1), 27–32.

Döpfner, M., Schürmann, S. & Frölich, J. (2019). *Training für Kinder mit hyperaktivem und oppositionellem Trotzverhalten* (6. Aufl.). Weinheim: Beltz.

Kowalczyk, W. & Ottich, K. (Hrsg.). (1999). *Hausaufgaben – so klappt's besser. Hilfen und Anregungen für Schüler, Eltern und Lehrer*. Hamburg: Rowohlt Taschenbuch Verlag.

Lauth, G.W. & Schlottke, P.F. (2009). *Training mit aufmerksamkeitsgestörten Kindern* (6., vollständig überarb. Aufl.). Weinheim: Psychologie Verlags Union.

Lauth, G.W. & Schlottke, P.F. (2019). *Training mit aufmerksamkeitsgestörten Kindern* (7. Aufl.). Weinheim: Beltz.

Power, T.J., Karustis, J.L. & Habboushe, D.F. (2001). *Homework success for children with ADHD: A family-school intervention program*. New York, NY: Guilford Press.

Xu, J. (2013). Why do students have difficulties completing homework? The need for homework management. *Journal of Education and Training Studies, 1*(1), 98–105. https://doi.org/10.11114/jets.v1i1.78

Zentall, S.S. & Goldstein, S. (1999). *Seven steps to homework success: A family guide for solving common homework problems*. Plantation, FL: Specialty Press.

43 Den Übergang von der Kindertagesstätte in die Grundschule erleichtern

Andreas Beelmann und Constance Karing

43.1 Steckbrief

Ziel	• Das Kind auf den Schuleintritt vorbereiten
Indikationen	• Abzusehende Beeinträchtigungen in der Schule wegen: – Mangelnder Schulreife – Aufmerksamkeits- und Gedächtnisproblemen – Rückständen in der Sprachentwicklung – Unzureichenden Vorläuferfertigkeiten (vgl. Kapitel 9 und 16)
Grundlage	• Sozialrechtliche Vorgaben der Bundesländer zur Erfassung des Entwicklungsstands und des Förderbedarfs in Kindertagesstätten • Konzepte früher Förderung (vgl. Kapitel 8)
Anwendung	• Präventions- und Fördergruppen im Kindergarten (z. B. Sprachtrainings oder Trainings zum sozial-emotionalen Verhalten) • Elterngruppen (z. B. Trainingskurse zum Erziehungsverhalten)
Voraussetzungen	• Keine
Empfehlungen	• Die Eltern sollten in die Förderung aktiv einbezogen werden. • Die Förderung sollte regelmäßig stattfinden und sich über einen längeren, ggf. mehrjährigen Zeitraum erstrecken.

Wirksamkeit	• Je nach Erfolgskriterium wurden schwach positive bis mittelstarke Effekte sowohl im Bereich der Schullaufbahn (McCoy et al., 2017) als auch im Bereich der sozial-emotionalen Entwicklung nachgewiesen (Murano, Sawyer & Lipnevich, 2020). • Substanzielle Effekte erzielen Elterntrainings, die konkretes Erziehungsverhalten einüben (Beelmann, Arnold & Hercher, 2023).

43.2 Anwendungsbeispiel

Florian ist 6 Jahre und 6 Monate alt. Da er von der Einschulung zurückgestellt wurde, besucht er noch die Kindertagesstätte (Kita). Kurz vor der erneuten Schuleingangsuntersuchung sucht die Mutter auf Anraten der Erzieherinnen eine psychologische Beratungsstelle auf. Sie befürchtet, dass Florian erneut als „nicht schulreif“ eingestuft werden könnte. Florian besucht die Kita unregelmäßig. Seine Erzieherinnen schildern ihn als etwas unreif und sehr anhänglich. Florian spreche wenig und sei in seinem Spielverhalten eingeschränkt. An Rollenspielen beteilige er sich z. B. gar nicht. Im Alter von 6 Jahren war mit Florian ein Intelligenztest (KABC-II; Kaufman & Kaufman, 2015) durchgeführt worden. Auf der „Skala intellektueller Fähigkeiten“ erzielte er einen durchschnittlichen IQ von 95. Seine Leistungen im Bereich erworbener Fertigkeiten („Fertigkeitenskala“) lagen mit einem Standardwert von 81 Punkten im unterdurchschnittlichen Bereich.

Die Testergebnisse und eine zusätzliche Exploration der familiären Situation ließen vermuten, dass Florians Probleme mit ungünstigen Lern- und Entwicklungsbedingungen im Elternhaus im Zusammenhang stehen. Seine Eltern haben sich vor drei Jahren getrennt. Die alleinerziehende Mutter fühlt sich in der Erziehung Florians und seiner beiden jüngeren Geschwister überfordert. Wegen Unterhaltszahlungen und Betreuungszeiten kommt es mit dem Vater oft zu Streitigkeiten. Der Mutter fällt es schwer, ihren Alltag zu organisieren. Häufig schafft sie es nicht, Florian rechtzeitig in die Kita zu bringen. Auch während ihrer Freizeit beschäftigt sie sich wenig mit Florian, der meistens fernschaut, ohne dass die Mutter mitbekommt, welche Sendungen er sich anschaut. Zwischen Florian und seinem Bruder (5 Jahre) kommt es häufig zu Streitigkeiten, denen die Mutter hilflos gegenübersteht. Gelegentlich werde sie deshalb auch handgreiflich. Zudem kann sich die Mutter bei der Einhaltung von Regeln kaum durchsetzen (z. B. wenn Florian abends ins Bett gehen soll).

Das Ziel der Intervention besteht darin, das familiäre Umfeld zu stärken und Florian auf den Schuleintritt vorzubereiten. Dazu nimmt Florians Mutter an einem Elterntraining teil, das in der Kita angeboten wird. Auch lässt sie sich darin beraten, wie sie Florians Entwicklung im häuslichen Umfeld fördern kann (z. B. durch entwicklungsangemessene Spiele). Zudem werden die Kontakte zwischen Florians Mutter und den Betreuungspersonen in der Kita vertieft. Auch zu Florians zukünftiger Lehrerin wird der Kontakt hergestellt. Schließlich wird die Mutter darin angeleitet, wie sie Florian beim häuslichen Lernen für die Schule unterstützen kann.

Ein halbes Jahr nach der Einschulung nimmt Florian zwar noch am Förderunterricht teil; er kann aber, wie seine Klassenlehrerin berichtet, dem Regelunterricht recht gut folgen und arbeitet dort auch aktiv mit. Die Konflikte zwischen Florian und seiner Mutter bzw. seinem Bruder haben sich entschärft. Seine Hausaufgaben erledigt Florian ohne größere Schwierigkeiten.

43.3 Grundlage

Der Wechsel von der Kindertagesstätte (Kita) in die Schule geht mit zahlreichen Veränderungen im Alltag eines Kindes einher: Das Kind muss sich an einen vorstrukturierten Tagesablauf gewöhnen, wird mit neuen kognitiven und sozialen Anforderungen konfrontiert (Erledigung vorgegebener Aufgaben, längere Konzentrationsphasen, Einfügen in die Klassengemeinschaft), muss mit neuen Bezugspersonen in Beziehung treten (z. B. die Anweisungen der Lehrkraft befolgen) und sich in einer formalisierten Lernumgebung zurechtfinden (Beelmann, 2007a; Hasselhorn & Lohaus, 2008; Niesel & Griebel, 2011). Die meisten Kinder reagieren auf solche Veränderungen mit einem „Schub" in ihrer geistigen und sozialen Entwicklung. Für manche Kinder stellt der Schuleintritt aber eine Überforderung dar, die sie nicht ohne Weiteres bzw. ohne zusätzliche Hilfen bewältigen können. Sichtbarer Ausdruck dafür sind häufig Lern- und Leistungsprobleme, welche die schulische Entwicklung von Anfang an gefährden (Fabian & Dunlop, 2002).

Um den Übergang von der Kita in die Schule zu erleichtern, bieten sich mehrere Ansatzpunkte an (Daseking, Oldenhage & Petermann, 2008; Hasselhorn & Lohaus, 2008). Dazu zählen bildungspolitische Maßnahmen (z. B. Regelungen zum Einsatz von Verfahren zur Entwicklungsbeobachtung oder auch die Zurückstellung eines Kindes vom Schuleintritt) ebenso wie Programme zur Verbesserung der Lernvoraussetzungen des Kindes (insb. auch im familiären Bereich) oder konkrete Schritte, wie sich die Zusammenarbeit zwischen den „Akteur:innen" der beteiligten Ökosysteme – Familie, Kita und Schule – im Interesse des Kindes ausgestalten lässt. Beispiele für einzelne Maßnahmen sind:

- Beobachtung des Entwicklungsstands und Ermittlung von Förderbedarf seitens der Kita (siehe dazu die Regelungen in den Bildungsplänen der Bundesländer, 2023)
- Förderung des Kindes in der Kita und/oder am Anfang der Grundschulzeit mithilfe von Trainingsprogrammen im kognitiven und/oder sozial-emotionalen Bereich (Hasselhorn et al., 2012; Klauer, 2001; Langfeldt & Büttner, 2009)
- Verbesserung der häuslichen Lern- und Entwicklungsbedingungen des Kindes, z. B. durch Aufbau und Stärkung der elterlichen Erziehungskompetenzen
- Veränderung (Liberalisierung, Flexibilisierung) der schulischen Eingangsvoraussetzungen und eine entsprechende Anpassung der Lehrpläne an den individuellen Entwicklungsstand
- Verknüpfung vorschulischer und schulischer Lernformen, indem Schulkontakte vor der Einschulung geknüpft werden, schulvorbereitende Übungen in der Kita durchgeführt werden, auf Noten in den ersten Schuljahren verzichtet wird und eine Versetzungspflicht eingeführt wird

Die Bildungspläne der Bundesländer (2023) weisen den Kitas eine Schlüsselstellung in der frühen Bildung zu. Dies gilt sowohl für diagnostische Aufgaben, wie die regelmäßige Beurteilung des Entwicklungsstands des Kindes, als auch für die Einleitung präventiver Maßnahmen, wie z. B. die gezielte schulvorbereitende Förderung des Kindes.

Feststellung des Entwicklungsstands und des Förderbedarfs

Um schulvorbereitende Maßnahmen einleiten zu können, müssen Kinder mit ungünstigen Lernvoraussetzungen frühzeitig erkannt werden (Tröster & Reineke, 2006). Dies gilt v. a. für Kinder, die folgende Merkmale aufweisen:

- Rückstände in der kognitiven Entwicklung
- Mangel an Konzentration und Ausdauer
- Geringe Sprachkompetenz
- Unselbstständiges Verhalten und geringe soziale Kontaktfähigkeit
- Ungünstige Entwicklungsbedingungen in der Familie (z. B. Vernachlässigung)

Um Entwicklungsrisiken aufzudecken, werden in Kitas bestimmte Beobachtungsverfahren eingesetzt. Für die meisten liegen leider keine Informationen zur Objektivität, Reliabilität und Validität vor; auch die Normierung fehlt oft ganz (Kliche, Koch & Wittenborn, 2009; siehe Tabelle 43.1). Eine positive Ausnahme stellt hier das „Dortmunder Entwicklungsscreening für den Kindergarten“ (DESK 3–6 R) dar (Tröster, Flender, Reineke & Wolf, 2016). Um Kinder für eine Förderung auszuwählen, empfiehlt es sich daher, dieses Verfahren einzusetzen.

Tabelle 43.1: Überprüfung der wissenschaftlichen Gütekriterien (R = erfüllt; × = nicht geprüft bzw. nicht dokumentiert) der am häufigsten eingesetzten Verfahren zur Entwicklungsbeobachtung in Thüringer Kindertagesstätten (nach Karing & Kutzner, 2021)

Beobachtungsverfahren/ Verfahren zur Feststellung von Förderbedarf	Gütekriterien			
	Objektivität	Reliabilität	Validität	Normierung
Kuno Bellers Entwicklungstabelle 0–9 (Beller, 2016)	×	☑	☑	×
Der Beobachtungsbogen für Kinder von 3–6 (Entwicklungsschnecke; Schlaaf-Kirschner, 2014)	Nur für die Bereiche Sprache und Kognition überprüft			
	×	×	×	×
Grenzsteine der Entwicklung (Laewen, 2006)	×	×	☑	×
Baum der Erkenntnis (Berger & Berger, 2014)	×	×	×	×
Dortmunder Entwicklungsscreening für den Kindergarten (DESK 3-6, Tröster, Flender & Reineke, 2004; DESK 3–6 R, Tröster et al., 2016)	☑	☑	☑	☑

Überblick zu Förderprogrammen

(1) *Förderung vorschulischer Kompetenzen.* Solche Programme sind weit verbreitet (Karing & Beelmann, 2019). Sie wenden sich potenziell an alle Kinder, können aber auch gezielt eingesetzt werden, um Kinder mit Defiziten in Vorläuferfertigkeiten des schulischen Lernens noch vor dem Schuleintritt zu fördern. Bekannte Beispiele sind die Programme „Hören, lauschen, lernen" (Küspert & Schneider, 2018) und „Mengen, zählen, Zahlen" (Krajewski, Nieding & Schneider, 2013). Das Vorgehen in diesen Programmen und Befunde zu ihrer Wirksamkeit werden in den Kapiteln 8, 9 und 16 genauer dargestellt.

(2) *Projekte für Kinder mit mehreren Entwicklungsrisiken.* Hierzu zählt das Förder- und Kooperationskonzept „Schulreifes Kind" des Landes Baden-Württemberg (siehe Hasselhorn et al., 2012). Der Wechsel von der Kita in die Schule wird bei Kindern mit Entwicklungsrisiken durch die Förderung schulrelevanter Kompetenzen unterstützt. Gefördert werden die Kinder in den Bereichen Motorik, Sozialverhalten, mathematische und sprachliche Fertigkeiten und Konzentrationsleistungen. Die Förderung erfolgt in Kooperation zwischen Kita und Schule (Land Baden-Württemberg, 2010). Die längsschnittliche Evaluation (Hasselhorn et al.,

2012) ergab, dass sich die betreffenden Kinder im Wortschatz, in der phonologischen Bewusstheit und im Zahlenverständnis verbesserten; zudem stieg die Wahrscheinlichkeit an, dass sie „regulär" eingeschult werden konnten.

(3) *Eltern-Programm „Schatzsuche - Schule in Sicht"* (Hamburgische Arbeitsgemeinschaft für Gesundheitsförderung e. V., HAG, 2020b) für Kitas und Vorschulen. Das Programm soll den Übergang zur Grundschule erleichtern. Der Schwerpunkt liegt auf der Förderung des seelischen Wohlbefindens der gesamten Familie. Das Elterntraining umfasst vier Sitzungen à 2,5 Stunden und untergliedert sich in folgende Themen:

- „Die Schatzsuche beginnt: Gemeinsam anfangen" (Einstieg in das Thema, Stärken und Schutzfaktoren der Kinder)
- „Land in Sicht: Der Übergang in die Schule" (Reflexion der eigenen Schulzeit, Bedeutung von Bildungsübergängen)
- „Leinen los: Vom Beschützen und Loslassen" (Verantwortung wahrnehmen, Selbstständigkeit des Kindes stärken)
- „Sicherer Hafen: Rüstzeug für die Reise" (Übertragung in den Familienalltag, Kinder im Übergang stärken)

Bedarfsweise wird das Training um drei Sitzungen erweitert („Schatzsuche - Basis"; HAG, 2020a). Zusätzlich werden dann die Themen „Was Gefühle sagen", „Streit und Lösung" sowie „Alltag und Familienrituale" behandelt. Das Programm wird in der Kita von eigens zertifizierten Fachkräften durchgeführt.

(4) *Vorschul- und Frühförderprogramme.* Diese sollen die Kinder gezielt auf den Schuleintritt vorbereiten (Shonkoff & Meisels, 2000). Um Entwicklungsdefizite auszugleichen, erhalten die Kinder eine umfangreiche kognitive Förderung. Die Eltern werden aktiv einbezogen und erhalten dafür eine Anleitung. Vor allem Kindern aus benachteiligten Bildungsschichten soll der Schulstart erleichtert werden. Die Programme setzen an den Entwicklungsumwelten Familie, Kita und Schule an und setzen sich aus mehreren Bausteinen zusammen (Bildungstraining der Eltern, Gesundheit und Ernährung, Förderung der Entwicklung der Kinder). Die Maßnahmen zielen darauf ab, die Entwicklungsbedingungen in der Familie zu verbessern und die häusliche, vorschulische und schulische Lernumwelt des Kindes eng miteinander zu verknüpfen.

43.4 Das Vorgehen Schritt für Schritt

Im Fallbeispiel besteht die Intervention Florians aus vier Komponenten:

- Individuelle Entwicklungsberatung zur Förderung Florians
- Systematisches Elterntraining mit der Mutter
- Kontaktaufbau zur Schule
- Schulbegleitende Hausaufgabenhilfe

Um die Maßnahmen aufeinander abzustimmen, erstellt eine qualifizierte Fachkraft einen Förderplan. Festgelegt werden dort die Ziele der Intervention, die geplanten Einzelmaßnahmen und die Personen und Einrichtungen, welche die Maßnahmen umsetzen sollen. Im Falle Florians erfolgte die Koordination durch die Psychologin der Beratungsstelle, die zugleich auch die Entwicklungsberatung übernahm.

Individuelle Entwicklungsberatung

Zu Beginn erhält Florians Mutter eine individuelle Entwicklungsberatung. Im Rahmen von Hausbesuchen, die alle zwei Wochen stattfinden, werden ihr konkrete Möglichkeiten aufgezeigt, wie sie Florians Lern- und Entwicklungsbedingungen verbessern kann. Die Beratung gliedert sich in drei Schritte:

(1) *Systematische Erfassung der Lernbedingungen in der Familie.* Folgende Aspekte stehen im Vordergrund:

- Organisation des Alltags (z. B. der typische Tagesablauf)
- Merkmale der Lernumgebung (z. B. Spielmaterialien)
- Bereits erprobte Ansätze zu einem entwicklungsförderlichen Erziehungsverhalten (z. B. gemeinsam spielen, Bücher vorlesen, Gespräche mit dem Kind führen)

Die Ausgangslage wird in erkundenden Gesprächen abgeklärt, die sich an einem standardisierten Verfahren, wie z. B. den „Skalen zur Erfassung entwicklungsförderlichen Erziehungsverhaltens" (Peterander, 1993; siehe Daseking et al., 2008) orientieren. Dazu ergänzend wird das Interaktionsverhalten z. B. in einer Spielsituation oder in einer Situation, die häufig problem- und konfliktbelastet ist, beobachtet (Beelmann, Lösel, Stemmler & Jaursch, 2006; Petermann, Petermann & Krummrich, 2008).

Erfassung der Lernbedingungen bei Florian

Im Fallbespiel wird festgestellt, dass Florian und seine Geschwister ständig fernsehen, wenn sie nicht gerade in der Kita sind, und dass sie, gemessen an ihrem Alter, viel zu spät ins Bett gehen *(Alltagsorganisation)*.

Die Spielmöglichkeiten der Kinder sind sehr beschränkt. Konstruktionsspielzeug und Kinderbücher sind im Elternhaus kaum vorhanden *(äußere Lernumgebung)*.

Die Mutter bekundet zwar Interesse, sich mit Florian und seinen Geschwistern zu beschäftigen, kann ihre Vorsätze aber kaum umsetzen, weil sie häufig zu müde und entnervt ist *(Defizite im Erziehungsverhalten)*.

(2) *Planung konkreter Maßnahmen zur Verbesserung der Lernbedingungen.* Mit den Eltern (oder einem Elternteil) werden Maßnahmen erarbeitet, wie in der häuslichen Umgebung angemessenere Entwicklungsbedingungen hergestellt werden können. Je nach Einzelfall geht es dabei um die Gestaltung des Kinderzimmers, die Auswahl des Spielzeugs, die Durchführung schulvorbereitender Übungen oder die Strukturierung des Familienalltags. Die Planung orientiert sich an den Ergebnissen der diagnostischen Gespräche und an den Lebensumständen und Ressourcen der Eltern (Bildungsniveau, Einkommen, Berufstätigkeit). Alle Maßnahmen werden schriftlich festgehalten, schrittweise umgesetzt und regelmäßig überprüft.

Maßnahmen zur Veränderung der häuslichen Lernbedingungen

Alltagsorganisation
- Klar strukturierter und gleichmäßiger Tagesablauf (z. B. Routinen beim Zubettgehen)
- Umsetzung von altersangemessenen sozialen Regeln (z. B. Festlegen von Fernsehzeiten)
- Altersangemessene Aufgaben und Pflichten der Kinder (z. B. Tisch decken)

Äußere Lernumgebung
- Förderliche Spiel- und Lesematerialien (z. B. Konstruktionsspielzeug, Kinderbücher)
- Räumliche Gelegenheiten zum Spielen (z. B. Spielzimmer, Spielecke)
- Gelegenheit zum „ruhigen“ Spiel (z. B. Puzzeln)

Entwicklungsförderliches Elternverhalten
- Regelmäßiges Vorlesen, Geschichten erzählen
- Gespräche über die Erlebnisse des Kindes (z. B. über den Tag in der Kita)
- Gemeinsames Spielen (z. B. Regelspiele wie „Mensch ärgere Dich nicht“)
- Austausch positiver Erfahrungen (z. B. über gemeinsame Erlebnisse)

- *Alltagsorganisation:* Die Mutter sichert zu, dass sie Florian jeden Tag in die Kita bringen wird. Sollte sie einmal verschlafen, kann sie Florian verspätet vorbeibringen. Abends wird sie Florian rechtzeitig zu Bett bringen. Dabei folgt sie einer „Zu-Bett-Geh-Routine“, welche sie sich in dem Elterntraining angeeignet hat. Die Fernsehzeit wird auf 45 Minuten pro Tag begrenzt und auf kindgerechte Sendungen eingeschränkt (Sesamstraße, Sendung mit der Maus). Die Mutter schaut sich die jeweilige Sendung gemeinsam mit ihren Kindern an und spricht anschließend mit ihnen über die Inhalte.
- *Äußere Lernumgebung:* Hier mangelt es an förderlichem Spielmaterial, aber auch an Geld. Der Mutter wird der Kontakt zur Kinderbibliothek (einschl. Spielothek)

der Gemeinde vermittelt. Dort leiht sie Konstruktionsspielzeug, Kinderbücher und Regelspiele aus.

- *Entwicklungsförderliches Elternverhalten:* Mindestens zehn Minuten pro Tag wird die Mutter Florian und seinen Geschwistern kindgerechte Texte vorlesen (z. B. eine „Gute-Nacht-Geschichte"). Außerdem wird sie mit Florian jeden Tag über seine Erlebnisse in der Kita sprechen. Wie die Gespräche zu gestalten sind, wird mit der Mutter vorab eingeübt. Die Mutter soll (a) konkrete Fragen stellen („Mit wem hast du heute gespielt?"), sich (b) Einzelheiten berichten lassen (z. B. die Regeln eines Spiels) und (c) Florians Darstellung mit eigenen Worten wiederholen („Ihr habt heute also verstecken gespielt und du musstest alle Kinder suchen."). Dieses Vorgehen unterstützt Florians Sprachentwicklung und fördert zudem die Mutter-Kind-Beziehung. Abschließend wird mit der Mutter vereinbart, dass sie täglich 15 Minuten mit Florian alleine spielen wird (z. B. Lego).

(3) *Umsetzung und Begleitung der Maßnahmen.* Regelmäßig wird überprüft, wie gut die vereinbarten Maßnahmen umgesetzt wurden. Dazu wird protokolliert, ob die getroffenen Abmachungen eingehalten werden. Bei Schwierigkeiten (den Eltern fällt z. B. das Vorlesen schwer) erhalten die Eltern zusätzliche Hilfen oder die Maßnahmen werden noch besser an den Familienalltag angepasst. Bevor die Eltern (oder ein Elternteil) mit einem Kind alleine spielen können, muss abgesichert werden, wer sich dann um die Geschwister kümmert. Für diesen Zweck wird das soziale Umfeld (Freund:innen, Großeltern) der Familie aktiviert.

Systematisches Elterntraining

In Familien, die ihren Kindern keine günstigen Entwicklungsbedingungen bieten, herrschen meist abträgliche Erziehungsstile vor (z. B. autoritäres oder vernachlässigendes Erziehungsverhalten). Darauf reagieren Kinder oftmals mit verhaltensbezogenen und sozial-emotionalen Problemen (z. B. oppositionelles Trotzverhalten, ängstliches Vermeidungsverhalten), die sich auf ihre kognitive und soziale Entwicklung wiederum belastend auswirken. In solchen Situationen ist es angebracht, die erzieherischen Kompetenzen der Eltern durch ein Erziehungstraining zu stärken (Beelmann, 2007a). In solchen Trainings werden Kurzvorträge mit Beobachtungsübungen, Gruppendiskussionen und Rollenspielen kombiniert, um folgende Inhalte zu erarbeiten (siehe Anhang „Übersicht zu den fünf Sitzungen des EFFEKT-Elterntrainings nach Beelmann" am Ende dieses Kapitels):

- *Positive Erziehungsmaßnahmen*, die darauf abzielen, *erwünschtes Verhalten* beim Kind aufzubauen (z. B. durch Loben und Verstärken oder die Planung gemeinsamer Aktivitäten).
- *Vorbeugende Maßnahmen,* um *störendes Verhalten* zu unterbinden oder unwahrscheinlicher zu machen (z. B. Grenzen setzen, frühzeitig eingreifen, stimmig handeln).

- *Reflexion des eigenen Erziehungsverhaltens,* insbesondere in Situationen mit hoher psychischer Belastung (z. B. berufliche Probleme oder Konflikte in der Partnerschaft).

Elterntraining von Florians Mutter

Neben der individuellen Entwicklungsberatung nimmt Florians Mutter an einem Elterntraining teil. Dies war angezeigt, weil es ihr nicht gelang, sich bei ihren Kindern durchzusetzen und geschwisterliche Streitigkeiten zu schlichten.

Florians Mutter nahm an allen fünf Sitzungen des EFFEKT-Elterntrainings teil. Florian und seine Geschwister wurden während dieser Zeit in der Kita betreut. Bei den Gruppendiskussionen hielt sich die Mutter anfangs noch zurück. An den Übungen fand sie aber rasch Gefallen und arbeitete ab der dritten Sitzung engagiert mit. Zwei Fragen standen für sie im Vordergrund: „Wie stelle ich angemessene Aufforderungen?“ und „Wie schlichte ich Streitigkeiten zwischen meinen Kindern?“. Schritt für Schritt erarbeitete sie sich beispielsweise, wie sie das Zubettgehen konfliktfrei gestalten kann.

Das EFFEKT-Elterntraining (Beelmann, 2007b) umfasst fünf 90-minütige Sitzungen. Es wird wöchentlich mit ca. zehn Teilnehmer:innen nach einem gleichbleibenden Ablauf durchgeführt:
- Übersicht zur Sitzung;
- Besprechung von „Hausaufgaben“;
- Kurzvortrag zum Thema der Sitzung;
- Übungen zum Erziehungsverhalten (siehe „Übung aus der zweiten Stunde des EFFEKT-Elterntrainings: „Bitten und Auffordern“);
- Gruppendiskussion zu den Übungen und zum Thema der Sitzung;
- Zusammenfassung der Inhalte und Verteilung von Informationsblättern (siehe Anhang „Informationen zum EFFEKT-Elterntraining für Eltern“ am Ende dieses Kapitels);
- „Hausaufgaben“, die zwischen den Sitzungen zu erledigen sind.

Übung aus der zweiten Stunde des EFFEKT-Elterntrainings: „Bitten und Auffordern“

Zwei Elternteile stellen eine Situation im Kinderzimmer nach: Der eine übernimmt die Rolle des Kindes, der andere die des Vaters. Auf dem Boden wird Spielzeug verteilt und eine Spielzeugkiste aufgestellt. Der „Vater“ soll an das „Kind“ unpassende Aufforderungen zum Aufräumen richten. Damit sind Aufforderungen gemeint, die ungenau sind, sich ständig wiederholen, fragend statt anleitend wirken und mit Ärger aufgeladen sind.

Diese Aufforderungen werden vom „Kind" nicht befolgt. Stattdessen spielt das „Kind" einfach weiter. Begleitet von ausfallenden Bemerkungen räumt der „Vater" schließlich selbst auf. Die übrigen Teilnehmer:innen sollen während der Szene alle Auffälligkeiten und Merkmale unwirksamen und fehlgeleiteten Erziehungsverhaltens notieren. Nach dem Rollenspiel werden die Eindrücke ausgetauscht und gemeinsam Ideen entwickelt, wie Aufforderungen angemessener formuliert werden könnten (siehe Anhang „Informationen zum EFFEKT-Elterntraining für Eltern" am Ende dieses Kapitels).

Folgende Maßnahmen dienen dazu, dass die Eltern an dem Training regelmäßig teilnehmen können (Beelmann, 2007a):

- Das Training wird wohnortnah durchgeführt (z. B. in den Räumen der Kita).
- Die Teilnahme wird mit zusätzlichen Anreizen verknüpft (z. B. ein gemeinsames Essen).
- Die Betreuung des Kindes und seiner Geschwister wird vorab verbindlich geregelt.

Kooperation zwischen Familie, Kita und Schule

Um den Übergang von der Kita in die Schule für das Kind abzuflachen, werden zwischen den drei Ökosystemen – Familie, Kita, Schule – Querverstrebungen hergestellt. Dafür eignen sich folgende Maßnahmen:

- Um einen ersten Kontakt zwischen Eltern, Kindern und Lehrkräften anzubahnen, bieten Grundschulen zumeist einen „Kennenlerntag" an. Dadurch werden Eltern und Kinder auch mit den Räumlichkeiten der Schule und mit dem Schulweg vertraut gemacht. Damit Eltern solche Angebote nutzen, sollten sie vorab informiert (z. B. in der Kita) und ggf. begleitet werden. Je mehr die Kinder darüber wissen, welche Veränderungen auf sie zukommen, desto eher erleben sie den bevorstehenden Übergang als Herausforderung statt Überlastung.
- In Fällen, wie dem Florians, sind weiterführende Kooperationen angezeigt. Eltern können noch während der Kita-Zeit gemeinsam mit ihren Kindern Fördergruppen besuchen. Dort werden sie mit schulvorbereitenden Spielen und Übungen vertraut gemacht, die sie dann auch zu Hause umsetzen können (Wolfram, 1995). Ähnliche Maßnahmen lassen sich auf die Zeit nach der Einschulung ausdehnen. Eltern können den Unterricht besuchen und dort das Lernen der Kinder beobachten oder selbst im Unterricht mitarbeiten. Vorteilhaft ist, wenn Lehrkräfte die Kitas besuchen oder zusammen mit den Erzieher:innen Fortbildungen absolvieren, um das Vorschulprogramm der Kita auf die Anforderungen der Schule abzustimmen (Kammermeyer, 2004; Knauf & Schubert, 2005).

Kooperation zwischen Florians Mutter, Kita und Schule

Mit Florians Mutter wurde vereinbart, dass sie sich einmal pro Monat mit der Kitaleitung und der zuständigen Erzieherin trifft, um sich über die Entwicklung Florians und über den Erfolg der bisher durchgeführten Maßnahmen auszutauschen. Durch die Gespräche soll außerdem erreicht werden, dass sich die Mutter an den Kita-Aktivitäten (z. B. Elternnachmittagen) beteiligt.

Die beratende Psychologin begleitete die Mutter bei der Einschulungsuntersuchung. Zudem vereinbarte sie einen Termin für einen Besuch in der Schule. Dabei lernten Florian und seine Mutter die Klassenlehrerin sowie die Schule kennen. Vereinbart wurde, dass Florian vom Schulbeginn an am Förderunterricht teilnehmen wird. Außerdem wurden monatliche Gespräche zwischen der Klassenlehrerin und Florians Mutter verabredet. Hierbei informierten sich die Mutter und die Klassenlehrerin wechselseitig über Florians Lernfortschritte (z. B. im Unterricht) und ggf. über Schwierigkeiten beim häuslichen Lernen (z. B. bei den Hausaufgaben).

Unterstützung der Hausaufgabenbetreuung

Nach der Einschulung kommt es darauf an, die begleitende Betreuung fortzusetzen. Eines der wichtigsten Aufgabenfelder ist die Hilfe bei der Erledigung der Hausaufgaben. Sollten Eltern Schwierigkeiten haben, ihre Kinder hierbei zu unterstützen, ist eine entsprechende Anleitung vorzusehen (vgl. Kapitel 42). Florians Mutter wurde das Vorgehen von der beratenden Psychologin „vorgespielt"; danach übernahm sie die Betreuung unter Anleitung, um sie schließlich selbstständig durchzuführen. Zwei Aspekte standen im Vordergrund: Angemessene situative Bedingungen schaffen und das Lernen strukturiert anleiten. „Die Leitlinien für die Hausaufgabenbetreuung" verdeutlichen das Vorgehen (siehe Döpfner & Schürmann, 2017).

Leitlinien für die Hausaufgabenbetreuung

- Ein Aufgabenheft anlegen, das den Austausch von Informationen zwischen der Lehrkraft und den Eltern sicherstellt und dem Kind als Gedächtnisstütze dient.
- Für günstige räumliche Bedingungen sorgen (die Aufgaben werden in einem ruhigen Raum, am besten immer am gleichen Platz erledigt).
- Feste Hausaufgabenzeiten einplanen (z. B. von 14:00 bis 14:30 Uhr) und ungünstige Zeiten meiden (z. B. direkt nach dem Mittagessen, erst am späten Nachmittag oder gar erst abends).
- Zu Beginn festlegen, in welcher Reihenfolge die Hausaufgaben erledigt werden (ggf. einen Plan machen).

- Die maximale Zeit für die Erledigung der Hausaufgaben festlegen.
- Mit kleinen Arbeits- und Zeiteinheiten beginnen (ca. zehn Minuten), die später verlängert werden können; dabei Pausen einplanen und strikt einhalten.
- Die Aufgaben in kleine Schritte bzw. Teilaufgaben unterteilen.
- Kinder für die erfolgreiche Erledigung loben; ggf. einen Punkteplan einsetzen (inkl. Tauschverstärker; vgl. Kapitel 19 und 35).

43.5 Checkliste für Maßnahmen zur Erleichterung des Übergangs von der Kindertagesstätte in die Schule

Frage/Arbeitsauftrag	Erledigt ☑	Anmerkungen/ weitere Maßnahmen
Wurde bereits eine Indikation für das Übergangsmanagement gestellt und dokumentiert? Wenn ja, wie wurde die Indikation genau begründet? Begründung der Indikation durch: • Rückstände in der kognitiven Entwicklung • Defizite in kognitiv-motivationalen Fähigkeiten, wie Ausdauer, Konzentration, Selbstständigkeit, Sprachvermögen • Erschwerende familiäre Entwicklungsbedingungen (soziale oder finanzielle Probleme, ungünstiges Erziehungsverhalten) • Andere Gründe Wurden diese Einschätzungen durch ein anerkanntes Entwicklungsscreening abgesichert?		
Wurde aus den diagnostischen Ergebnissen eine in sich stimmige und zielführende Förderplanung abgeleitet? Sind alle Voraussetzungen erfüllt, damit die Eltern in die Förderung einbezogen werden können? Wurde ein passendes Präventionsprogramm ausgewählt und auf den individuellen Fall zugeschnitten (z. B. eine vorschulische kognitive Förderung; ein Programm speziell für Kinder mit mehreren Entwicklungsrisiken; ein Erziehungstraining für Eltern)?		

Frage/Arbeitsauftrag	Erledigt ☑	Anmerkungen/ weitere Maßnahmen
Ist sichergestellt, dass die Förderung von einer qualifizierten Fachkraft durchgeführt werden kann? Welche Komponenten der Intervention sollen herausgestellt werden? Wie wird gewährleistet bzw. kontrolliert, dass die Maßnahmen im Hinblick auf Umfang und Qualität angemessen realisiert werden?		
Wird die Förderung institutionsübergreifend (Kita und Schule) geplant und durchgeführt? Ist sichergestellt, dass die Entwicklung des Kindes auch nach dem Schuleintritt beobachtet und ggf. weiter unterstützt wird?		
Wurde festgelegt, wie und wann (bzw. in welchen zeitlichen Abständen) der Erfolg der Intervention überprüft wird? Wurden dafür die Erfolgskriterien festgelegt (schulische Leistungen, Verhaltensbeobachtungen, Berichte der Eltern und Lehrkräfte)?		

43.6 Literatur

Beelmann, A. (2007a). Elternberatung und Elterntraining. In F. Linderkamp & M. Grünke (Hrsg.), *Lern- und Verhaltensstörungen. Genese, Diagnostik und Intervention* (S. 298–311). Weinheim: Psychologie Verlags Union.

Beelmann, A., Arnold, L.S. & Hercher, J. (2023). Parent training programs for preventing and treating antisocial behavior in children and adolescents: A comprehensive meta-analysis of international studies. *Aggression and Violent Behavior, 68.* https://doi.org/10.1016/j.avb.2022.101798

Daseking, M., Oldenhage, M. & Petermann, F. (2008). Der Übergang vom Kindergarten in die Grundschule – Eine Bestandsaufnahme. *Psychologie in Erziehung und Unterricht, 55,* 84–99.

Fabian, H. & Dunlop, A.-W. (Eds.). (2002). *Transitions in the early years. Debating continuity and progression for children in early education.* London: Routledge Falmer.

Hasselhorn, M. & Lohaus, A. (2008). Entwicklungsvoraussetzungen und Herausforderungen des Schuleintritts. In M. Hasselhorn & R.K. Silbereisen (Hrsg.), *Entwicklungspsychologie des Säuglings- und Kindesalters* (S. 409–428). Göttingen: Hogrefe.

Karing, C. & Beelmann, A. (2019). Präventionsarbeit in Kitas. Welche Herausforderungen treten bei der Implementierung von Präventionsmaßnahmen auf? Eine empirische Erhebung. *Prävention und Gesundheitsförderung, 14,* 319–326. https://doi.org/10.1007/s11553-019-00711-w

Klauer, K.J. (Hrsg.). (2001). *Handbuch Kognitives Training* (2. Aufl.). Göttingen: Hogrefe.

Knauf, T. & Schubert, E. (2005). Der Übergang vom Kindergarten in die Grundschule. Grundlagen, Lösungsansätze und Strategien für eine systematische Neustrukturierung des Schulanfangs. In M. R. Textor (Hrsg.), *Kindergartenpädagogik. Online-Handbuch.* Verfügbar unter: http://kindergartenpaedagogik.de

Langfeldt, H.-P. & Büttner, G. (2009). *Trainingsprogramme zur Förderung von Kindern und Jugendlichen. Kompendium für die Praxis* (2. Aufl.). Weinheim: BeltzPVU.

McCoy, D. C., Yoshikawa, H., Ziol-Guest, K. M., Duncan, G. J., Schindler, H. S., Magnuson, K. et al. (2017). Impacts of early childhood education on medium- and long-term educational outocmes. *Educational Researcher, 46*(8), 474–487. https://doi.org/10.3102/0013189X17737739

Murano, D., Sawyer, J. E. & Lipnevich, A. A. (2020). A meta-analytic review of preschool social and emotional learning interventions. *Review of Educational Research, 90*(2), 227–263. https://doi.org/10.3102/0034654320914743

Niesel, R. & Griebel, W. (2011). *Übergänge verstehen und begleiten. Transitionen in der Bildungslaufbahn von Kindern* (6. Aufl.). Berlin: Cornelsen.

Shonkoff, J. P. & Meisels, S. J. (Eds.). (2000). *Handbook of early childhood intervention* (2nd ed.). Cambridge, UK: Cambridge University Press. https://doi.org/10.1017/CBO9780511529320

Tröster, H. & Reineke, D. (2006). Wie gut können Entwicklungs- und Verhaltensauffälligkeiten von Schulanfängern bereits im Kindergarten entdeckt werden? *Psychologie in Erziehung und Unterricht, 53,* 23–34.

Material

Beelmann, A. (2007b). Förderung von Erziehungskompetenzen bei Eltern: Konzeption und Beschreibung eines Elterntrainings zur Prävention von Verhaltensstörungen bei Vor- und Grundschulkindern. In B. Röhrle (Hrsg.), *Prävention und Gesundheitsförderung bei Kindern und Jugendlichen* (S. 277–294). Tübingen: dgvt.

Beelmann, A., Lösel, F., Stemmler, M. & Jaursch, S. (2006). Beurteilung von sozialen Verhaltensproblemen und Erziehungsschwierigkeiten im Vorschulalter. Eine Untersuchung zur deutschen Adaption des Eyberg Child Behavior Inventory (ECBI). *Diagnostica, 52,* 189–198. https://doi.org/10.1026/0012-1924.52.4.189

Beller, S. (2016). *Kuno Bellers Entwicklungstabelle 0–9.* Berlin: Dr. Simone Beller, Forschung und Fortbildung in der Kleinkindpädagogik.

Berger, M. & Berger, L. (2014). *Der Baum der Erkenntnis: für Kinder und Jugendliche im Alter von 1–16 Jahren.* Bremen: Berger.

Bildungspläne der Bundesländer. (2023). *Bildungspläne der Bundesländer für die frühe Bildung in Kindertageseinrichtungen.* Verfügbar unter: https://www.bildungsserver.de/bildungsplaene-fuer-kitas-2027-de.html

Döpfner, M. & Schürmann, S. (2017). *Wackelpeter und Trotzkopf. Hilfen für Eltern bei ADHS-Symptomen, hyperkinetischem und oppositionellem Verhalten.* Weinheim: Beltz.

Hamburgische Arbeitsgemeinschaft für Gesundheitsförderung e. V. (2020a). *Eltern-Programm Schatzsuche – Basis.* Verfügbar unter: https://www.schatzsuche-kita.de/eltern-programme/schatzsuche-basis/

Hamburgische Arbeitsgemeinschaft für Gesundheitsförderung e. V. (2020b). *Eltern-Programm Schatzsuche – Schule in Sicht.* Verfügbar unter: https://www.schatzsuche-kita.de/eltern-programme/schatzsuche-schule-in-sicht

Hasselhorn, M., Schöler, H., Schneider, W., Ehm, J.-H., Johnson, M., Keppler, I. et al. (2012). Gezielte Zusatzförderung im Modellprojekt „Schulreifes Kind". Auswirkungen auf Schulbereitschaft und schulischen Lernerfolg. *Frühe Bildung, 1*, 3–10. https://doi.org/10.1026/2191-9186/a000019

Kammermeyer, G. (2004). Fit für die Schule - oder nicht? Was ErzieherInnen über das heutige Verständnis von Schulfähigkeit wissen müssen. *Kindergarten heute, 10,* 6–12.

Karing, C. & Kutzner, P. (2021). *Befunde der Studie „Beobachtungsverfahren in Thüringer Kindertageseinrichtungen"* (Informationsbroschüre zu Verfahren zur Entwicklungsbeobachtung und Verfahren zur Erkennung von Förderbedarf in Kitas für die Thüringer Kindertageseinrichtungen und Träger).

Kaufman, A.S. & Kaufman, N.L. (2015). *Kaufman Assessment Battery for Children - Second Edition (KABC-II)* (dt. Bearbeitung von P. Melchers & M. Melchers). Göttingen: Hogrefe.

Kliche, T., Koch, U. & Wittenborn, C. (2009). Was leisten Entwicklungsbeobachtungen in Kitas? Eigenschaften und Verbreitung verfügbarer Instrumente. *Praxis der Kinderpsychologie und Kinderpsychiatrie, 58*, 419–433. https://doi.org/10.13109/prkk.2009.58.6.419

Krajewski, K., Nieding, G. & Schneider, W. (2013). *Mengen, zählen, Zahlen (MZZ): Programm zur vorschulischen Förderung der Mengenbewusstheit von Zahlen und Zahlbeziehungen* (1. Auflage). Berlin: Cornelsen.

Küspert, P. & Schneider, W. (2018). *Hören, lauschen, lernen. Sprachspiele für Kinder im Vorschulalter* (7. Aufl.). Göttingen: Vandenhoeck & Ruprecht.

Laewen, H.-J. (2006). *Grenzsteine der Entwicklung: Ein Frühwarnsystem für Risikolagen.* Weimar: Verlag das Netz.

Land Baden-Württemberg. (2010). *Eckpunkte zur Weiterentwicklung des Konzeptes „Schulreifes Kind".* Verfügbar unter: http://kindergaerten-bw.de/,Lde/Startseite/Fruehe+Bildung/Material+_+SrK

Peterander, F. (1993). Skalen zur Messung entwicklungsförderlichen Elternverhaltens. *System Familie, 6,* 36–47.

Petermann, F., Petermann, U. & Krummrich, M.Z. (2008). Erfassung des Sozial- und Lernverhaltens vor dem Schuleintritt. *Psychologie in Erziehung und Unterricht, 55,* 114–122.

Schlaaf-Kirschner, K. (2014). *Der Beobachtungsbogen für Kinder von 3–6: Mit Tipps und Materialien für die Kita-Praxis.* Mühlheim an der Ruhr: Verlag An der Ruhr.

Tröster, H., Flender, J. & Reineke, D. (2004). *Dortmunder Entwicklungsscreening für den Kindergarten (DESK 3–6).* Göttingen: Hogrefe.

Tröster, H., Flender, J., Reineke, D. & Wolf, M.S. (2016). *Dortmunder Entwicklungsscreening für den Kindergarten - Revision (DESK 3–6 R).* Göttingen: Hogrefe.

Wolfram, W.W. (1995). *Präventive Kindergartenpädagogik. Grundlagen und Praxishilfen für die Arbeit mit auffälligen Kindern.* Weinheim: Juventa.

43.7 Anhang

Übersicht zu den fünf Sitzungen des EFFEKT-Elterntrainings nach Beelmann (2007b)

1. *Einführung in den Kurs: Entwicklung fördern - positiv erziehen*
   - Begrüßung und Übersicht zum Ablauf und zu den Themen des Elternkurses (20 Min.)
   - Meta-Plan-Technik: Erwartungen der Teilnehmer:innen (10 Min.)

  - Übungen zum Thema „Entwicklung fördern durch Erziehung“: (a) Positives an meinem Kind, (b) Was können Eltern tun? (20 Min.)
  - Vortrag und Gruppendiskussion: Regeln der Entwicklungsförderung und Methoden zur Förderung des Selbstvertrauens an Beispielen (20 Min.)
  - Hausarbeit: Wahrnehmungsübung zum eigenen Erziehungsverhalten (5 Min.)
2. *Spielregeln in der Familie: Bitten und Aufforderungen stellen – Regeln lernen und Kooperation einüben*
  - Begrüßung und Übersicht zum Thema der Stunde (5 Min.)
  - Gruppendiskussion: Besprechung der Hausarbeiten der ersten Stunde (10 Min.)
  - Vortrag: Kooperation zwischen Eltern und Kindern (5 Min.)
  - Rollenspiel mit Gruppendiskussion: Bitten und Aufforderungen im Alltag stellen (40 Min.)
  - Vortrag: Verhaltensweisen einüben und Lernen von Regeln mithilfe eines Punkteplans (25 Min.)
  - Hausarbeit: Beobachtungsübung zum Thema „Bitten und Aufforderungen, Erarbeitung eines Punkteplans“ (5 Min.)
3. *Grenzen setzen in der Erziehung: Verhalten in schwierigen Erziehungssituationen – angemessenes Bestrafen bei Fehlverhalten*
  - Begrüßung und Übersicht zum Thema der Stunde (5 Min.)
  - Gruppendiskussion: Besprechung der Hausaufgaben der zweiten Stunde (10 Min.)
  - Vortrag: Einleitung zum Thema der Stunde (5 Min.)
  - Kleingruppenarbeit: Schwierige Erziehungssituationen (15 Min.)
  - Gruppendiskussion: Umgang mit schwierigen Erziehungssituationen (25 Min.)
  - Gruppenplenum: Exploration möglicher Strafen (10 Min.)
  - Vortrag: Angemessen Bestrafen (15 Min.)
  - Hausarbeit: Beobachtungsübung in schwierigen Erziehungssituationen (5 Min.)
4. *Überforderung in der Erziehung: Umgang mit Ärger, Wut und Stress – Reaktionen auf Verhaltensprobleme des Kindes*
  - Begrüßung und Übersicht zum Thema der Stunde (5 Min.)
  - Gruppendiskussion: Besprechung der Hausaufgaben der dritten Stunde (10 Min.)
  - Übung mit Gruppendiskussion: Umgang mit Ärger und Wut in der Erziehung (45 Min.)
  - Vortrag: Wahrnehmung und Reaktion auf Verhaltensprobleme des Kindes (15 Min.)
  - Hausarbeit: Selbstbeobachtung in Stresssituationen (5 Min.)
5. *Soziale Beziehungen stärken: Freundschaften des Kindes unterstützen – Familienleben fördern*
  - Begrüßung und Übersicht zum Thema der Stunde (5 Min.)
  - Gruppendiskussion: Besprechung der Hausaufgaben der vierten Stunde (10 Min.)

- Vortrag mit Gruppendiskussion: Freundschaftsbeziehungen unterstützen (15 Min.)
- Übung mit Gruppendiskussion: Techniken zur Förderung des Familienlebens (20 Min.)
- Vortrag: Methode des Familienrats (10 Min.)
- Abschlussrunde (30 Min.)

Informationen zum EFFEKT-Elterntraining für Eltern (nach Beelmann, 2007b)

„Bitten und Aufforderungen formulieren“	„Grenzen setzen“	„Freundschaften unterstützen“
1. *Achten Sie darauf, dass Ihnen Ihr Kind aufmerksam zuhört.* - Schauen Sie Ihr Kind an. - Stellen Sie die Aufforderung zum richtigen Zeitpunkt. - Wiederholen Sie Ihre Bitte oder Aufforderung nicht zu oft. 2. *Sprechen Sie freundlich und ruhig.* - Verbinden Sie Aufforderungen nicht mit Kritik. 3. *Beschreiben Sie genau, was Ihr Kind tun soll.* - Vermeiden Sie ungenaue Aufforderungen (z. B. „Lass' den Unsinn!“). - Formulieren Sie Ihre Aufforderung nicht als Frage („Könntest du ...?“). - Richten Sie nicht zu viele oder zu schwierige Aufforderungen an Ihr Kind. Beachten Sie Alter und Fähigkeiten Ihres Kindes.	1. *Was heißt „Grenzen setzen“?* Auf die Einhaltung von Regeln und Aufforderungen bestehen! Störendes Verhalten unterbinden! 2. *Warum ist „Grenzen setzen“ wichtig?* Kinder brauchen Regeln und Grenzen. Sie gewinnen damit Sicherheit, was sie tun können und was sie nicht tun dürfen. Klare Grenzen führen dazu, dass der Umgang mit Ihrem Kind leichter wird. Wenn Sie häufig Ausnahmen durchgehen lassen, wird Ihr Kind auf diese Ausnahmen bestehen und alles, was Sie sagen, infrage stellen. 3. *„Grenzen setzen“ ist mehr als nur bestrafen.* Grenzen setzen bedeutet nicht, ein „harter“ Vater oder eine „harte“ Mutter zu sein.	Für die soziale Entwicklung des Kindes ist das Vorschulalter ein wichtiger Lebensabschnitt. Es muss lernen, selbstständig und in sozial akzeptierter Weise mit anderen Kindern umzugehen und soll dabei erste Freundschaften schließen. Eltern können hierbei die Rolle eines „Vermittlers“ spielen: 1. *Soziale Kontakte ermöglichen.* - Die Kita nutzen, um Kontakte zu anderen Kindern und Familien aufzubauen. - Interessante Spiele und Aktivitäten mit anderen Kindern und Familien planen. - Ihr Kind auf Gelegenheiten zum sozialen Kontakt zu anderen Kindern hinweisen und zur Teilnahme an Spielen motivieren.

„Bitten und Aufforderungen formulieren“	„Grenzen setzen“	„Freundschaften unterstützen“
4. *Belohnen Sie Ihr Kind*, wenn es einer Aufforderung nachgekommen ist. Regelmäßige Belohnungen führen dazu, dass Ihr Kind manches auch von allein macht. 5. *Beachten Sie:* Eine gut gestellte Aufforderung oder Bitte ist keine Garantie, dass Ihr Kind sie auch befolgt. Sie hilft aber Ihrem Kind zu lernen, was es tun kann und was es nicht tun soll.	Es schadet auch dem Verhältnis zu Ihrem Kind nicht. Im Gegenteil: Die Kinder lernen so, dass ihre Eltern wissen, was zu tun ist, und fragen sie dann auch um Rat. Verwechseln Sie Grenzen setzen nicht mit überstrenger Erziehung oder körperlicher Bestrafung. Konsequente Erziehung heißt Regeln und Grenzen setzen, aber auch Unterstützung und Fürsorge. 4. *Kinder sind unterschiedlich!* Kinder unterscheiden sich in ihrem Verhalten und hinsichtlich der Notwendigkeit, Grenzen zu setzen. Bei Kindern, die eher schüchtern, ruhig oder „lieb“ sind, sind besondere Maßnahmen zum Grenzen setzen (z. B. Strafankündigungen) oft nicht nötig. Andere Kinder sind eher aktiv und fordern Sie als Eltern häufig heraus. Stellen Sie Ihr Verhalten auf diese Unterschiede zwischen den Kindern ein.	– Das Selbstvertrauen Ihres Kindes stärken, indem erfreuliches Verhalten (z.B. im Spiel mit anderen Kindern) besonders belohnt wird. – Mit dem Kind soziale Rollenspiele durchführen (Wie stelle ich einen Kontakt her? z.B. „Darf ich mitspielen?“). 2. *Bei Streitigkeiten und Konflikten zwischen Kindern vermitteln.* – Strategien zur Lösung von Konflikten zwischen Kindern anwenden, z.B. die Sichtweisen aller Beteiligten herausfinden, ohne zu beschuldigen; mögliche Lösungsvorschläge sammeln; eine Lösung, die alle Beteiligten zufriedenstellt, auswählen; die ausgewählte Lösung überprüfen und die Beteiligten loben. – In sozialen Rollenspielen mit dem Kind die Bewältigung von Konflikten üben. – Bei Streitigkeiten in der Familie Vorbild sein.

44 Den Übergang von der Schule in den Beruf erleichtern

Roland Stein und Philipp Hascher

44.1 Steckbrief

Ziele	• Den Übergang von der Schule in die Arbeitswelt durch vorbereitende und begleitende Fördermaßnahmen erfolgreich bewältigen • Eine qualifizierte berufliche Ausbildung für Jugendliche mit ungünstigen Voraussetzungen (z.B. Lernbeeinträchtigungen und Bildungsbenachteiligungen) sicherstellen
Indikationen	• Wenn wegen ungünstiger Voraussetzungen mit Schwierigkeiten in der Übergangsphase zu rechnen ist (weil z.B. die schulischen Qualifikationen unzureichend sind) • Wenn Benachteiligungen vorliegen (z.B. bei strukturellen Barrieren im Ausbildungsbetrieb)
Grundlage	• Curriculare Vorgaben, wie etwa Lehrpläne von Berufsschulen • Sozialrechtlich verankerte Vorgaben und Maßnahmen, speziell für die Übergangsphase von Schule in Beruf (Sozialgesetzbuch, SGB II, III & VIII sowie IX) • Beurteilung im Einzelfall
Anwendung	• Ab der Sekundarstufe I im Rahmen der Berufsorientierung (z.B. durch Betriebspraktika) • Im Rahmen der schulischen Förderung (z.B. im Projektunterricht) • Durch Stütz- und Förderunterricht oder durch die Teilnahme an einem Mentoring-Programm in der Übergangsphase
Voraussetzungen	• Keine, wobei die gegebenen persönlichen und umfeldbezogenen Voraussetzungen bei der Planung der Fördermaßnahmen zu berücksichtigen sind

Empfehlungen	• Die Förderung sollte auf den individuellen Bedarf und auf die Interessen der Jugendlichen abgestimmt werden. • Es sollte sichergestellt werden, dass die Übergangsphase von einer Begleitperson, zu der die oder der Jugendliche Vertrauen hat, dauerhaft unterstützt wird. • Strukturelle Barrieren, z. B. am Ausbildungsort, sollten frühzeitig erkannt und abgebaut werden.
Wirksamkeit	• Die Wirksamkeit einer *rein* personenbezogenen Förderung ist begrenzt, weil das Ausbildungssystem marktförmig organisiert ist und strukturelle Barrieren aufweisen kann. • Maßnahmen, die auf die Jugendlichen und deren Ausbildungssituation genau zugeschnitten werden, können die Chancen für eine erfolgreiche Ausbildung verbessern.

44.2 Anwendungsbeispiel

In einem Berufsbildungswerk absolviert Gerhard (19 Jahre) seit zwei Jahren eine Ausbildung zum „Werkzeugmaschinenspaner“ (Drehen). Davor besuchte er eine Schule mit dem Förderschwerpunkt Lernen. Im Anschluss an eine Orientierungsphase wurde Gerhard durch einen ehrenamtlich tätigen „Ausbildungspaten“ unterstützt. Außerdem absolvierte er eine Berufsvorbereitungsmaßnahme in einem Berufsbildungswerk. Danach vermittelte ihm die Agentur für Arbeit eine auf Jugendliche mit Lernbeeinträchtigungen abgestimmte Berufsausbildung (§ 66 Berufsbildungsgesetz).

Gerhard hat gravierende Probleme beim Rechnen und Rechtschreiben, aber auch sinnerfassendes Lesen fällt ihm schwer. Auf Nachfrage sagt er, dass er „keinen Bock mehr auf die Schule“ habe. Anders als in der Berufsschule, verhält sich Gerhard in der Werkstatt recht motiviert. Sein Ausbilder berichtet aber, dass Gerhard große Probleme habe, Fragen zu formulieren und seine jeweiligen Schwierigkeiten nachvollziehbar zu beschreiben. Auch gelinge es ihm kaum, einen Arbeitsplan zu erstellen und diesen anschließend umzusetzen. Oft wisse Gerhard nicht weiter und vergesse, wichtige Zwischenkontrollen durchzuführen. In regelmäßigen Gesprächen versuchen Ausbilder und Berufsschullehrerin, Gerhard zum Nachdenken über die Ausbildungsinhalte und über sein eigenes Lernen anzuregen. Durch „gemeinsame Bestandsaufnahmen“, die am Ende eines Arbeitsgangs stattfinden, möchten sie Gerhard zu mehr Selbstreflexion anregen: Was ist gut gelaufen? Was war schwierig? Wie können die aufgetretenen Schwierigkeiten ausgeräumt und zukünftig vermieden werden?

Kürzlich fertigte Gerhard gemeinsam mit anderen Auszubildenden eine Serie von Schraubstöcken. Bei der Planung und Ausführung sind der Projektgruppe etliche

Fehler unterlaufen. Teilweise ging es sehr chaotisch zu, sodass der Ausbilder mehrfach eingreifen musste. In der gemeinsamen Nachbesprechung bricht es aus Gerhard plötzlich heraus: „Wir hätten das besser planen sollen!". Gerhard schildert dann auch, wie es anders bzw. besser hätte laufen sollen. Sein Ausbilder und seine Berufsschullehrerin sind begeistert; Gerhards plötzliche Einsicht bezeichnen sie als „Aha-Effekt".

44.3 Grundlage

Den Übergang von der Schule in den Beruf zu meistern, stellt Jugendliche, die Mittel- oder Förderschulen besucht haben, oft vor große Probleme (Autorengruppe Bildungsberichterstattung, 2020). Um das Berufsbildungssystem auf eine „dritte Säule" zu stellen (neben Berufsschule und Ausbildungsstätte), sieht das Sozialrecht zahlreiche Hilfen vor, die den Übergang von der Schule in den Beruf erleichtern sollen (Jochmaring, Nentwig & Sponholz, 2019). Der Grundgedanke ist, dass personenbezogene Hilfen strukturell bedingte Übergangsprobleme zumindest teilweise abmildern können, auch wenn sich die Probleme selbst dadurch nicht völlig ausräumen lassen (Balz & Nüsken, 2012; Bundesministerium für Bildung und Forschung, 2019; Kleber & Stein, 1996).

Die Hilfen selbst finden sich in vier Phasen des Übergangs von Schule in Beruf:

- *Berufsorientierung in den letzten Schuljahren* wird durch projektorientiertes Lernen, durch Unterricht im Fach Arbeitslehre, betriebsbezogene Praktika, Exkursionen in Betriebe und unterstützende Maßnahmen der Agentur für Arbeit (§ 48 SGB III) angebahnt.
- *Nachschulische berufsvorbereitende Maßnahmen* werden für Jugendliche angeboten, die Lernschwierigkeiten haben und (deswegen) auf dem freien Markt keinen Ausbildungsplatz finden. Zu diesen Maßnahmen zählen: Berufseinstiegsbegleitung (§ 49 SGB III); Berufsvorbereitungsjahr in beruflichen Schulen; außerschulische berufsvorbereitende Bildungsmaßnahmen (§ 51 SGB III) und Maßnahmen zur Berufsausbildungsvorbereitung nach § 68 BBiG (Jochmaring et al., 2019).
- *Maßnahmenunterstützte Berufsausbildung* im Sinne von ...
  - ... Maßnahmen zur *Arbeitsförderung* nach SGB III. Dazu gehören die Einstiegsqualifizierung (§ 54a SGB III), die assistierte Ausbildung (§§ 74 bis 75a SGB III), die begleitete betriebliche Ausbildung und die außerbetriebliche Berufsausbildung (§ 76 SGB III).
  - ... Maßnahmen zur *Teilhabe am Arbeitsleben* nach SGB IX. Hier geht es um folgende Leistungen: berufliche Rehabilitation (§ 49 SGB IX); Leistungen, die von Berufsbildungswerken erbracht werden (§ 51 SGB IX); außerdem Stütz- und Förderunterricht sowie sozialpädagogische Begleitung im Rahmen der „Benachteiligtenförderung".

- *Begleitung beim Berufseinstieg* nach abgeschlossener Ausbildung: Dafür liegen Konzepte der „unterstützten Arbeitsplatzsuche“ und der „nachgehenden Betreuung“ vor (Stein & Orthmann Bless, 2009). Bei Menschen mit (Schwer-)Behinderungen können Hilfen zur Eingliederung in das Berufsleben durch „Integrationsfachdienste“ übernommen werden.

Um Jugendliche in der Übergangsphase wirksam begleiten zu können, sind zwei Aspekte wesentlich:
- Der oder dem Jugendlichen sollte in der Übergangsphase eine feste Begleitperson als Mentorin bzw. Mentor zur Seite gestellt werden. Diejenige Person, welche diese „Patenschaft“ übernimmt, sollte berufserfahren sein, als Vorbild taugen und das Vertrauen der oder des Jugendlichen finden.
- Die an der Berufsvorbereitung und -ausbildung beteiligten Einrichtungen, wie Schule, Berufsschule und Ausbildungsstätte, sollten so eng miteinander vernetzt werden, dass sich auf dieser Grundlage ein tragfähiges Unterstützungssystem aufbauen lässt (Jochmaring et al., 2019; Stein, Kranert & Hascher, 2019).

44.4 Das Vorgehen Schritt für Schritt

Die Planung von Übergangshilfen für den Ausbildungsstart umfasst vier Aspekte:

(1) *Eingangs- und Prozessdiagnostik.* Die *diagnostische Eingangsuntersuchung* zielt darauf ab, einen etwaigen Förderbedarf zu ermitteln und bereits vorliegende (Übergangs-)Probleme näher zu bestimmen. Als Orientierungshilfe dient ein umfangreicher Kriterienkatalog, den die Bundesagentur für Arbeit (2009) zur Einschätzung der „Ausbildungsreife“ vorgelegt hat. Die psychologische und medizinische Untersuchung selbst kann durch die lokale Agentur für Arbeit durchgeführt werden, am besten gegen Ende der Schulzeit oder ggf. unmittelbar danach. Im Einzelnen geht es um folgende Aspekte:
- Abzuklären sind zunächst die Breite und der Schweregrad von *Lernbeeinträchtigungen* sowie das Vorliegen möglicher Verhaltensauffälligkeiten. Sinnesbehinderungen und neurologische Störungen sollten im Verdachtsfall gleichfalls überprüft werden. Hinzu treten eine eignungsdiagnostische Untersuchung sowie eine „Potenzialanalyse“, in der die Fähigkeiten und Eigenschaften der oder des Jugendlichen ermittelt werden (Köck, 2018).
- Um die persönlichen *Lernvoraussetzungen* zu ermitteln und erschwerende *Umfeldbedingungen* zu bestimmen, werden diagnostische Gespräche, Aktenanalysen, Testverfahren sowie Maßnahmen der Arbeitserprobung und Berufsfindung herangezogen.
- Alle eingeleiteten Maßnahmen werden regelmäßig auf ihre Wirksamkeit hin überprüft (Fischer & Kranert, 2021). Die zugehörige (interventionsbegleitende) *Prozessdiagnostik* erfasst Veränderungen in folgenden Merkmalsbereichen:

Berufsorientierung, Berufswahl, Kompetenzentwicklung, Bewältigung der Übergangsphase.

- Veränderungen in der persönlichen Lebenssituation oder in den Umfeldbedingungen werden in regelmäßigen *Entwicklungsgesprächen* abgeklärt. Gegebenenfalls werden die bisher eingeleiteten Maßnahmen ergänzt, abgeändert oder noch besser aufeinander abgestimmt.

(2) *Personenorientierte Interventionen.* Je nach Art der festgestellten Lernprobleme konzentriert sich die Förderung auf die beiden folgenden Bereiche:

- *Aufarbeitung von Wissensrückständen:* Gravierende Wissenslücken sind durch Stütz- und Förderunterricht zu schließen. Dadurch verbessern sich die Voraussetzungen, dass weitere „fachtheoretische und allgemeinbildende Kenntnisse" (Jahn, 2012, S. 183) erfolgreich erworben werden können. Die Lerninhalte werden auf die Lehrpläne der Berufsschule abgestimmt. Von Vorteil ist, wenn die eingesetzten Lehrkräfte einen engen Austausch mit Werkstätten und Berufsschulen pflegen.
- *Förderung metakognitiver Kompetenzen:* Den Jugendlichen wird vermittelt, wie sie ihr eigenes Lernen planen, beobachten und bewerten können. Im Mittelpunkt stehen komplexe bzw. mehrschrittige Lernhandlungen, die durch Selbstanweisungen angeleitet, überwacht und korrigiert werden. Als Aufgaben eignen sich Projekte, die sich in mehrere Teilaufgaben untergliedern lassen, eine sorgfältige Arbeits- und Zeitplanung erforderlich machen und Zwischenkontrollen verlangen, weil sich nur so Fehler ausschließen lassen (Stein, 2003). Die Anleitung zur Formulierung und zum Gebrauch der Selbstanweisungen folgt dem bewährten Ablauf eines Selbstinstruktionstrainings (Kleber & Stein, 1996; vgl. Kapitel 39). Die Abfolge der einzelnen Arbeitsschritte, einschließlich Planung, Überwachung und Selbstkontrolle, wird auf einem Satz von „Leitkarten" notiert, auf die im Bearbeitungsprozess regelmäßig zurückgegriffen wird. Die vereinbarten Selbstinstruktionen werden gleichfalls auf „Lern-Leit-Karten" notiert. An der Anfertigung des Kartensatzes sollte der oder die Jugendliche aktiv beteiligt werden (bis hin zur selbstständigen Erstellung eines Kartensatzes).

Personenbezogene Interventionen für Jugendliche mit Lernschwierigkeiten in der Übergangsphase von Schule in Beruf

(1) Aufarbeitung von Wissensrückständen

- *Ziel:* Aufbau grundlegender Kenntnisse und Fertigkeiten in den Bereichen Rechnen, (sinnerfassendes) Lesen und Schreiben.
- *Vorgehen:* Praxisnahe Lernförderung im Rahmen des Stütz- und Förderunterrichts.
- *Probleme und Lösungen:* Bei Ablehnung schulnaher Lerninhalte durch die Jugendlichen → Verwendung lebensnaher Lerninhalte, gemeinsame Diskus-

sionen in der Lerngruppe sowie Vernetzung von schulischen Anforderungen mit Anwendungsbeispielen aus dem Beruf.
- *Beispiele:* Vermittlung von Basiswissen im Rahmen von Projekten, z. B. in der schulischen Arbeitslehre; Zusammenarbeit von Stütz- bzw. Förderlehrkräften mit Ausbilder:innen; Auswahl praxisrelevanter Lerninhalte.

(2) Förderung metakognitiver Kompetenzen
- *Ziel:* Aufbau von Kompetenzen zur Entwicklung und kontrollierten Umsetzung von Handlungsplänen.
- *Vorgehen:* Arbeit mit strukturierten Selbstinstruktionen (Lern-Leit-Karten); Selbsterstellung eines Satzes von Lern-Leit-Karten; gemeinsame Planung und Durchführung eines Projekts; Orientierungsgespräche zur rückblickenden Bewertung des Projekterfolgs.
- *Probleme und Lösungen:* Bei unreflektiertem Umgang mit Lern-Leit-Karten → in das Kartensystem Anregungen zur Selbstreflexion (Fragen zur Selbsterklärung) einbinden, die durch die Ausbilder:innen erfolgen; bei Überforderung durch Projektarbeit → Hilfen und Anleitungen zur Strukturierung des Arbeitsvorhabens.
- *Beispiele:* Einrichtung einer CNC-Drehmaschine mit einem Satz von Lern-Leit-Karten; Planung von Projektphasen am Beispiel „Anlegen eines Gartens"; unterstützende Begleitung bei der Umsetzung des Vorhabens.

(3) *Lernsituationsorientierte Interventionen.* Hier geht es darum, Lerngelegenheiten zu schaffen, in denen die Motivation und die Sozialkompetenz der Jugendlichen gefördert wird und in denen sie Schlüsselqualifikationen für den Beruf erwerben können:
- *Förderung der Lernmotivation:* Wesentlich ist, dass berufsnahe Aufgaben verwendet werden, in deren Auswahl und Bearbeitung die Jugendlichen aktiv eingebunden werden. Besonders gut eignet sich dafür das projektorientierte Lernen. Das Spektrum reicht von der Bearbeitung „komplexer Unternehmungen" (Stein, 2003) bis hin zur Einrichtung von „Schülerfirmen" (anders als in reinen „Planspielen" geht es hier um tatsächliche Gewinne und Verluste). Durch praxisnahe Aufgabenstellungen werden die Lernenden zu einer engagierten und zunehmend selbstständigen Bearbeitung angespornt. Bei ungünstigen Ausgangslagen (Schwächen in der Selbstregulation, kommunikative Schwierigkeiten) muss diese Form des Lernens allmählich angebahnt werden. Gearbeitet wird zunächst an kurzen und überschaubaren Projekten, bevor darauf aufbauend umfangreichere und längerfristige Unternehmungen in Angriff genommen werden („Projektmethode" nach Frey, 2007). Bei gravierenderen Lernstörungen sollte der Projektablauf vereinfacht werden: Die Zusammensetzung der Gruppe wird vorgegeben, das Thema wird vorab definiert und für kritische Aufgaben werden gezielte Hilfen bereitgestellt.

- *Aufbau sozialer Kompetenzen:* Um das Miteinander bei der Erledigung von Teamaufgaben einzuüben, bieten Schülerfirmen vielfältige Ansatzpunkte. Sowohl die wechselseitige Abhängigkeit untereinander (also die Erfahrung, aufeinander angewiesen zu sein), als auch die individuelle Verantwortlichkeit (also die Erfahrung, dass es auf jedes Teammitglied ankommt) werden hier unmittelbar erlebbar gemacht. Die Förderung sollte aber zudem „alltäglich“ erfolgen, vorzugsweise unter Einsatz von Methoden des kooperativen Lernens und der Partnerarbeit. Der Verlauf und die Ergebnisse der Gruppenarbeit werden in gemeinsamen Gesprächen mit der Lehrkraft aufgearbeitet (Stein, 1997). Als Ergebnis sollten konkrete (also verhaltensnahe) Vorsätze stehen, was das nächste Mal zu verbessern ist.
- *Begleitung von Praxiserfahrungen:* Beispiele für die Vermittlung von Praxiserfahrungen sind Exkursionen und Betriebserkundungen, außerdem Erprobungs- und Orientierungspraktika, die block- oder tageweise durchgeführt werden. Auch Langzeitpraktika können im Rahmen von Übergangsmaßnahmen absolviert werden (Köck, 2018). Praktika vermitteln direkte Einblicke in die Berufsrealität. Sie ermöglichen es, eigene Stärken und Interessen zu berufspraktischen Anforderungen in Beziehung zu setzen (Stein et al., 2019). Praktika sollten seitens der Schule gründlich vor- und nachbereitet werden, am besten, indem sie ins schulische Lernen eingebunden werden. All dies setzt einen engen Kontakt zwischen Schule und Praktikumsstätte voraus. Prüflisten zur Einschätzung der Qualität von Betriebspraktika finden sich bei Hohn (2009).
- Übergangsbegleitung und *Mentoring*: Mentor:innen begleiten die Jugendlichen, teils haupt- und teils ehrenamtlich, in der Übergangsphase. Vorteilhaft ist, wenn die Familie der Jugendlichen dabei mit einbezogen wird (Stein et al., 2019). Auf der Grundlage ihres beruflichen Erfahrungsschatzes und ihres breit angelegten sozialen Netzwerkes unterstützen die Mentor:innen die Jugendlichen bei Praktika, Berufserprobungen und beim Berufseinstieg (Stein, 2020). Das Motto des Mentoring lautet: „Hilfe zur Selbsthilfe“. Da ihnen berufliche Rollenvorbilder oft fehlen, profitieren besonders Jugendliche mit sonderpädagogischem Förderbedarf von einer Begleitung durch eine erfahrene Vertrauensperson (Jochmaring et al., 2019).

Lernsituationsorientierte Interventionen für Jugendliche mit Lernschwierigkeiten in der Übergangsphase von Schule in Beruf

(1) Förderung der Lernmotivation

- *Ziele:* Aufbau von Motivation zum beruflichen Lernen; Aufbau der Bereitschaft zur Bearbeitung vorgegebener Aufgaben; Erleben von Selbstwirksamkeit und Kontrolle.
- *Vorgehen:* Projektartige Aufgabenstellungen mit Produktcharakter; Beteiligung der Lernenden an der Planung des Projekts; Einbindung schulnaher Inhalte in einen praxisorientierten Kontext.

- *Probleme und Lösungen:* Bei Selbstüberforderung (aufgrund mangelnder Fähigkeit zur realistischen Selbsteinschätzung) → Hilfestellungen bei der Strukturierung der Projektplanung; bei Demotivierung und Verlust des Überblicks aufgrund der Länge des Projekts → Bestimmung von Zwischenzielen und zeitliche Staffelung der Arbeitsschritte.
- *Beispiele:* Einrichtung einer Fahrrad-Reparaturwerkstatt in der Schule auf Wunsch der Schüler:innen; Einrichtung einer Schulcafeteria als Schülerfirma.

(2) Aufbau sozialer Kompetenzen
- *Ziele:* Aufbau kommunikativer Kompetenzen (sprachlicher Ausdruck, Verständlichkeit sprachlicher Mitteilungen); Aufbau sozial angemessenen Verhaltens im beruflichen Kontext (z. B. gegenüber Kolleg:innen, Handwerksmeister:innen, Vorgesetzten).
- *Vorgehen:* Regelmäßige Orientierungsgespräche; Partnerarbeit und gruppenbezogene Projekte mit gezielter Gruppenzusammensetzung; ggf. soziale Trainingsmaßnahmen, einschl. Vorbereitung des Transfers auf berufliche Situationen; Einübung von Teamwork in Schülerfirmen.
- *Probleme und Lösungen:* Bei Dominanz von Lehrkräften in Gesprächen → kontrollierte Zurücknahme der Lehrkräfte; bei Dominanz Einzelner in Gruppenarbeiten → gezielte Zusammensetzung von Zweierteams und Projektgruppen sowie Einführung von Gesprächs- und Verhaltensregeln für Gruppen.
- *Beispiel:* Eine Gruppe von Auszubildenden trifft sich, um den vergangenen Ausbildungsmonat zu reflektieren und die im nächsten Monat anstehenden Aufgaben gemeinsam mit ihren Ausbilder:innen und Berufsschullehrkräften abzustimmen (vgl. Stein, 1997, S. 169ff.). Gemeinsam wird so ein Produktangebot für einen Auftrag zur Fertigung einer Stuhlgruppe erstellt.

(3) Begleitung von Praxiserfahrungen
- *Ziele:* Fortentwicklung der Berufsorientierung; Wahrnehmung eigener Stärken und Schwächen; Vertiefung von Kenntnissen über die Berufsrealität.
- *Vorgehen:* Schulische Vorbereitung, Begleitung und Nachbereitung der Praktika; Dokumentation von Praktikumserfahrungen mithilfe von Prüflisten (Hohn, 2009) und Lerntagebüchern; Praktikumsbesuche durch die Lehrkraft.
- *Probleme und Lösungen:* Bei fehlenden Praktikumsplätzen → Nutzung der sozialen Netzwerke der Jugendlichen, ihrer Lehrkräfte und Mentor:innen; bei Konflikten im Praktikumsbetrieb → Lehrkraft und/oder Mentor:in stellen sich als Ansprechpersonen zur Verfügung und sind auch spontan bereit, an der Lösung akuter Probleme vor Ort mitzuarbeiten.
- *Beispiel:* Im Rahmen der schulischen Berufsorientierung wird ein einwöchiges Orientierungspraktikum in einem Betrieb absolviert. Das Praktikum entspricht den Berufswünschen des oder der Jugendlichen. Es wurde längerfristig angebahnt (z. B. durch eine Bewerbung), wird fortlaufend begleitet und gemeinsam ausgewertet (z. B. im Rahmen eines Kurzreferats über das Praktikum).

(4) Übergangsbegleitung und Mentoring

- *Ziel:* Kontinuierliche Beratung und Unterstützung der Jugendlichen durch eine berufserfahrene Person, die als Rollenvorbild dient und zu der eine positive Beziehung aufgebaut wird.
- *Vorgehen:* Gewinnung von haupt- oder ehrenamtlichen Unterstützungspersonen; Kontaktanbahnung, Zielvereinbarung und Abstecken der Rahmenbedingungen (Kontaktmöglichkeiten, Zeiten, Räume, Klärung der Unterstützungsmöglichkeiten).
- *Probleme und Lösungen:* Bei Kontaktabbruch wegen Interessensverlust, Konflikten und Überforderungen → Hinzuziehen von zusätzlichen Fachleuten, z. B. von Lehrkräften und Berufsberater:innen.
- *Beispiel:* Für die Übernahme einer Mentoren- oder Patenschaft bieten sich auch andere, besonders erfolgreiche und schon weiter fortgeschrittene Auszubildende an, ebenso Personen mit ausgewiesenen beruflichen und betrieblichen Erfahrungen und ggf. Personen im Ruhestand, sofern sie sich der Lebenssituation von Jugendlichen öffnen können.

(4) *Verschränkung der Maßnahmen.* Aufgrund der Vielfalt der Maßnahmen und der daran beteiligten Personen und Einrichtungen ist es aus einer übergeordneten Perspektive zweckmäßig, *lokale Kooperationsstrukturen* einzurichten. Dies kann im Rahmen von *Jugendberufsagenturen* geschehen, welche die Rechtskreise von SGB II, III und IX integrieren (Hagemann & Ruth, 2019). Jedenfalls bedürfen die geplanten Maßnahmen einer *institutionellen Verschränkung*, insbesondere zwischen schulischer und beruflicher Ausbildung. Um diese Bündelung zu bewerkstelligen, bietet sich ein professionell durchgeführtes Fallmanagement an (Bylinski & Fritsche, 2011; Stein et al., 2019).

44.5 Checkliste für Maßnahmen zur Erleichterung des Übergangs von Schule in Beruf

Frage/Arbeitsauftrag	Erledigt ☑	Anmerkungen/ weitere Maßnahmen
Haben sich die beteiligten Fachleute (Lehrkräfte, Ausbilder:innen, Berater:innen) einen umfassenden Überblick über die strukturellen Rahmenbedingungen und die gesetzlich vorgesehenen Maßnahmen für die Übergangsphase von Schule in Beruf verschafft?		

Frage/Arbeitsauftrag	Erledigt ☑	Anmerkungen/ weitere Maßnahmen
Wurden die aktuelle Situation, das Lernpotenzial, die Fähigkeiten und die Interessen der jeweiligen Jugendlichen in einer diagnostischen Untersuchung erfasst (Eingangsdiagnostik)?		
Wurde auf der Grundlage der ermittelten Befunde ein darauf abgestimmter Förderplan entwickelt? Inwiefern berücksichtigt der Plan die besonderen Bedürfnisse, Stärken und Schwächen, Interessen und Schwierigkeiten der oder des Jugendlichen?		
Wurde sichergestellt, dass die Übergangsphase kontinuierlich begleitet wird? Wurde schon bestimmt, wer die Betreuungsaufgabe als Mentorin bzw. Mentor übernimmt?		
Wird die weitere Entwicklung der oder des Jugendlichen im Hinblick auf den Übergangsprozess, die Berufsorientierung, die Berufswahl und die Kompetenzentwicklung interventionsbegleitend überprüft (Prozessdiagnostik)?		
Wurde ein Unterstützungsnetzwerk organisiert, in dem alle an der Ausbildung der oder des Jugendlichen beteiligten Personen und Einrichtungen vertreten sind?		

44.6 Literatur

Autorengruppe Bildungsberichterstattung. (2020). *Bildung in Deutschland 2020. Ein indikatorengestützter Bericht mit einer Analyse zu Bildung in einer digitalisierten Welt*. Bielefeld: wbv.

Balz, H.-J. & Nüsken, D. (2012). Das Übergangssystem in der beruflichen Bildung – Inklusions- oder Exklusionsinstrument? In H.-J. Balz, B. Benz & C. Kuhlmann (Hrsg.), *Soziale Inklusion. Grundlagen, Strategien und Projekte in der Sozialen Arbeit* (S. 181–209). Wiesbaden: Springer. https://doi.org/10.1007/978-3-531-19115-7_10

Bundesministerium für Bildung und Forschung. (2019). *Berufsbildungsbericht 2019*. Bonn: Herausgeber.

Fischer, E. & Kranert, H.-W. (2021). Diagnostik im Übergang Schule-Beruf (ÜSB). In H. Schäfer & C. Rittmeyer (Hrsg.), *Handbuch Inklusive Diagnostik* (S. 540–561). Weinheim: Beltz.

Jahn, R.W. (2012). Stützlehrerinnen und Stützlehrer in der beruflichen Integrationsförderung: Erarbeitung eines Aufgabenprofils auf Basis berufsanalytischer Verfahren. In P. Ulmer, R. Weiß

& A. Zöller (Hrsg.), *Berufliches Bildungspersonal - Forschungsfragen und Qualifizierungskonzepte* (S. 183–202). Bielefeld: Bertelsmann. https://doi.org/10.3278/111-046w183

Jochmaring, J., Nentwig, L. & Sponholz, D. (2019). Schulische und nachschulische Optionen am Übergang in die Arbeitswelt für Schülerinnen und Schüler mit sonderpädagogischem Unterstützungsbedarf. *Zeitschrift für Heilpädagogik, 70*, 112–121.

Köck, M. (2018). *Basisqualifikationen Berufsorientierung und -beratung. Ein Lehr- und Übungsbuch für Akteure am Übergang Schule - Beruf.* Bad Heilbrunn: Klinkhardt.

Stein, M. (2020). Von PatInnen und LotsInnen. Coaching- und Mentoringprogramme in der Studien- und Berufsorientierung. In T. Brüggemann & S. Rahn (Hrsg.), *Berufsorientierung. Ein Lehr- und Arbeitsbuch* (S. 435–445). Münster: UTB.

Stein, R. (1997). *Technische Berufsausbildung Lernbeeinträchtigter. Pädagogische Konzepte und Organisation*. Bad Heilbrunn: Klinkhardt.

Stein, R. (2003). Komplexe Unternehmungen in der beruflichen Bildung bei Lernbeeinträchtigungen. *Zeitschrift für Heilpädagogik, 54*, 224–233.

Stein, R., Kranert, H.-W. & Hascher, P. (2019). *Gelingende Übergänge in den Beruf. Evaluation eines modularen Schulprojekts im Förderschwerpunkt emotional-soziale Entwicklung*. Bielefeld: wbv.

Stein, R. & Orthmann Bless, D. (Hrsg.). (2009). *Integration in Arbeit und Beruf bei Behinderungen und Benachteiligungen. Basiswissen Sonderpädagogik* (Bd. 4). Hohengehren: Schneider.

Material

Bundesagentur für Arbeit. (2009). *Kriterienkatalog zur Ausbildungsreife*. Verfügbar unter: https://www.arbeitsagentur.de/datei/dok_ba015275.pdf

Bylinski, U. & Fritsche, M. (2011). Regionale Vernetzung und individuelle Übergangsbegleitung als neue Qualität von Professionalität im Übergang Schule-Beruf. *Berufsbildung in Wissenschaft und Praxis, 40*(6), 6–10.

Frey, K. (2007). *Die Projektmethode. Der Weg zum bildenden Tun*. Weinheim: Beltz.

Hagemann, L. & Ruth, M. (2019). Schnittstellen in der Sozialpolitik. Eine Analyse am Beispiel der Einrichtung von Jugendberufsagenturen. *IAQ-Report, 2*, 1–27.

Hohn, K. (2009). Qualitätskriterien für Betriebspraktika. In Lernen fördern (Hrsg.), *Teilhabe ist Zukunft: Berufliche Integration junger Menschen mit Behinderung.* Freiburg i. Br.: Lambertus.

Kleber, E. W. & Stein, R. (1996). *Die Ausbildung zu Werkzeugmaschinenspanerinnen und Werkzeugmaschinenspanern*. Bielefeld: Bertelsmann.

45 Response to Intervention (RTI) als schulisches Förderkonzept

Marco Ennemoser und Melanie Besca

45.1 Steckbrief

Ziele	• Früherkennung und Prävention von Lern- und Verhaltensstörungen • Den sonderpädagogischen Förderbedarf reduzieren • Kinder mit Lern- und Verhaltensproblemen inklusiv beschulen
Indikation	• Aufbau eines schulweiten, ggf. regionalen Programms zur Verminderung von Lernstörungen und Verhaltensauffälligkeiten
Grundlagen	• Jedes RTI-Programm gliedert sich in drei Ebenen: – *Ebene I* umfasst Maßnahmen zur Verbesserung des Regelunterrichts. – *Ebene II* dient der Förderung von Kindern, die vom Regelunterricht nicht profitieren. – *Ebene III* zielt auf Kinder, die eine noch intensivere Förderung benötigen. • Die Maßnahmen zwischen den drei Ebenen werden aufeinander abgestimmt. Die Lernergebnisse werden engmaschig erfasst.
Varianten	• *Fester Startpunkt:* Die Intervention beginnt stets auf Ebene I. Bleibt der Erfolg aus, schließt sich Ebene II und danach ggf. Ebene III an. • *Flexibler Startpunkt:* Bei gravierenden Problemen wird ein Kind sofort einer der höheren Interventionsstufen zugewiesen (Al Otaiba et al., 2014).

Voraussetzungen	• Der Schwerpunkt der Umsetzung liegt im Bereich der Grundschule. • RTI-Programme werden auch in der Sekundarstufe umgesetzt.
Empfehlungen	• An der Entwicklung und Umsetzung eines RTI-Programms sollten neben der Schulleitung alle Fachlehrkräfte der Schule beteiligt werden. • In der Planungsphase sollten Kooperationen z. B. mit Zentren für Schulqualität und Lehrerbildung hergestellt bzw. genutzt werden. • Die Umsetzung sollte mit den Schulbehörden abgestimmt werden. • Die Eltern sollten über das Programm umfassend informiert werden.
Wirksamkeit	• Für RTI-Programme in den USA ermittelten Burns, Appleton und Stehouwer (2005) starke Effekte auf (a) schulische Leistungen ($d = 0.96$) und (b) rückläufige sonderpädagogische Überweisungen ($d = 1.53$). • Für das RTI-basierte „Rügener Inklusionsmodell" berichteten Hartke et al. (2021), dass (a) der Anteil der Kinder mit Lese-Rechtsschreibschwächen von 10.5 % auf 6.9 % zurückging und (b) die Quote, mit der ein sonderpädagogischer Förderbedarf festgestellt wurde, mit 3.5 % deutlich niedriger als im landesweiten Durchschnitt von 9.2 % ausfiel.

45.2 Anwendungsbeispiel

Eine Grundschule in Mittelhessen versorgt ein Einzugsgebiet mit vielen sozial schwachen Familien und einem hohen Anteil an Schüler:innen mit Migrationshintergrund. Neben einem niedrigen Leistungsniveau verzeichnet die Schule eine sehr hohe Wechselquote an Förderschulen. Die Schule arbeitet eng mit einem *Beratungs- und Förderzentrum*[1] (BFZ) zusammen, das im Bedarfsfall Aufgaben der Diagnostik und Förderung vor Ort übernimmt. Zwar fallen die leistungsschwächeren Kinder meist gleich nach dem Schuleintritt auf; trotz der angebotenen Förderstunden gelingt es aber nur in Ausnahmefällen, sie an das Niveau ihrer Mitschüler:innen heranzuführen.

1 Diese Einrichtungen sind in Hessen für die sonderpädagogische Betreuung des Regelschulbereichs zuständig und werden auf Antrag an der jeweiligen Schule tätig. Sie übernehmen diagnostische Aufgaben, stehen Lehrkräften beratend zur Seite und unterstützen ggf. die Planung und Durchführung von Fördermaßnahmen.

Um diese Situation zu verbessern, bemüht sich das Kollegium schon seit längerer Zeit um die Entwicklung eines wirksameren Förderkonzepts. Motiviert durch die Teilnahme an einem Lehr-Forschungsprojekt der nahegelegenen Universität zieht die Schule einen Strategiewechsel in Betracht. In zwei Klassen der dritten Jahrgangsstufe soll „Response to Intervention“ (RTI), ein in den USA verbreitetes Förderkonzept, praktisch erprobt werden.

Zunächst konzentriert sich die Schule auf die Förderung der Lesekompetenz. Um zu ermitteln, welche Schüler:innen sehr schwache Leseleistungen erbringen, führen die beiden beteiligten Lehrkräfte zu Beginn des Schuljahres mit allen Kindern ihrer Klassen „ELFE II“ (Lenhard, Lenhard & Schneider, 2020), einen standardisierten Leseverständnistest, durch. In den folgenden Wochen registrieren sie außerdem die Lernfortschritte der Kinder. Dazu verwenden sie die „Lernfortschrittsdiagnostik Lesen“ (LDL; Walter, 2010). Mit diesem Kurztest lassen sich Lernverläufe beim Lesen kleinschrittig erfassen. Sind auf dieser Grundlage keine Lernerfolge zu erkennen, werden spätestens nach acht Wochen Maßnahmen zur Förderung der betroffenen Kinder eingeleitet. In den beiden beteiligten Klassen betrifft dies elf Kinder, die als „Non-Responder“ eingestuft werden. Damit sind Kinder gemeint, die vom Regelunterricht nicht in dem zu erwartenden Umfang profitieren. Die Förderung erfolgt in Kleingruppen, in denen mit bewährten Methoden grundlegende Lesefertigkeiten eingeübt und nachgeschult werden. Im Mittelpunkt stehen Übungen zum phonologischen Rekodieren und zum silbenweisen Lesen, die im weiteren Verlauf durch Übungen zur schnelleren Worterkennung und zur Verbesserung der Leseflüssigkeit ergänzt werden (vgl. Kapitel 10 und 11).

Nach mehrwöchiger Förderung erreichen sechs der elf Kinder ein zufriedenstellendes Leseniveau (Prozentrang (PR) > 25 nach den Normen der LDL). Mit den fünf übrigen Kindern wird die Förderung fortgesetzt. In Absprache mit der Sonderpädagogin des BFZ wird die Förderung jetzt noch stärker auf die individuellen Lernvoraussetzungen und Problemschwerpunkte abgestimmt. Um das Lern- und Arbeitsverhalten zu stützen, werden außerdem verhaltensregulatorische Maßnahmen eingesetzt. Die Durchführung erfolgt weiterhin in Kleingruppen. Zwei Kinder erhalten zusätzlich noch eine Einzelförderung, die von einer Mitarbeiterin des BFZ angeleitet wird.

In den folgenden acht Wochen können zwei (weitere) Kinder an das Erfolgskriterium (PR > 25) herangeführt werden. Die beiden anderen erzielen stellenweise Fortschritte, unterschreiten (PR = 14, 12 bzw. 11) aber nach wie vor das festgelegte Erfolgskriterium. Deshalb wird bei ihnen die Förderung fortgesetzt. Eines der Kinder, ein Junge, der auch in anderen Fächern große Schwierigkeiten hat und dem Unterricht kaum folgen kann, erzielt aber selbst jetzt noch keine sichtbaren Fortschritte und kommt über ein rudimentäres Leseniveau nicht hinaus. Für ihn wird ein Verfahren zur Feststellung des sonderpädagogischen Förderbedarfs eingeleitet.

Angesichts dieser Bilanz wertet das Kollegium das Vorgehen als deutlichen Fortschritt. Das RTI-Konzept soll daher auch auf andere schulische Leistungen (vor allem Rechnen) erweitert werden.

45.3 Grundlage

Zahlreiche Studien (z. B. Weis et al., 2019) belegen, dass es dem deutschen Bildungssystem kaum gelingt, Bildungsbenachteiligungen auszugleichen. Viel zu oft bestimmen ungünstige Startbedingungen am Beginn der Schullaufbahn die weitere Schulkarriere. International finden sich aber Ansätze und Strategien, wie ein solcher „Teufelskreis" durchbrochen werden kann. Ein viel beachtetes Beispiel dafür ist „Response to Intervention" (RTI), ein gestuftes Interventionskonzept, das darauf abzielt, Lernstörungen bereits im Vorfeld zu erkennen, um ihrer Entstehung frühzeitig entgegenwirken zu können (für einen Überblick siehe Jimerson, Burns & VanDerHeyden, 2016). Ein weiteres Ziel besteht darin, Kinder, die einen besonderen Förderbedarf oder ein spezielles Lernbedürfnis haben, „integrativ" zu beschulen, damit sie die Regelschule besuchen und mit Erfolg am Unterricht teilnehmen können.

Die rechtliche Grundlage dafür wurde in den USA durch zwei Gesetze geschaffen: (a) „Individuals with Disabilities Education Improvement Act" (IDEA) aus dem Jahr 2004 und (b) „No Child Left Behind" (NCLB; 2002 bis 2015), gefolgt vom „Every Student Succeeds Act" (ESSA; ab 2015). Darin wird festgelegt, dass alle Kinder ausreichende und wirksame Förderung erhalten sollen. Die Verantwortung für den Bildungserfolg jedes einzelnen Kindes liegt in der Schule. Von dieser Position ausgehend bietet RTI konkrete Ansatzpunkte, wie Benachteiligung abgebaut und Inklusion hergestellt werden kann. In Deutschland wird dies im „Rügener Inklusionsmodell" praktiziert. Dort wird der RTI-Ansatz regional und flächendeckend umgesetzt und in seinen Wirkungen seit mehreren Jahren gründlich überprüft (Voß et al., 2017).

Kurzgefasst gründet sich RTI auf drei Prinzipen:

1. *Prävention statt „wait to fail"*. Lernstörungen treten nicht plötzlich auf, sondern lassen sich meist früh in ihrer Entstehung erkennen. Im schulischen Kontext werden gezielte Interventionen aber häufig erst dann eingesetzt, wenn der schulische Misserfolg unübersehbar geworden ist („wait to fail"). RTI zielt darauf ab, ungünstige Lernentwicklungen frühzeitig zu erkennen und Maßnahmen zu ergreifen, die eine Lernstörung verhindern.
2. *Ausbleibender Lernfortschritt als Anlass für gezielte Fördermaßnahmen*. Das grundlegende Prinzip besteht darin, den Lernerfolg engmaschig zu überprüfen. Deshalb werden die Lernfortschritte der Schüler:innen im engen Zeitabständen erfasst und dokumentiert. Bleiben Lernerfolge, beispielsweise im Lesen, Schrei-

ben oder Rechnen, aus, so werden die Fördermaßnahmen unverzüglich gestartet. Dabei wird auf Interventionen zurückgegriffen, die sich in empirischen Untersuchungen als wirksam erwiesen haben.

3. *Überprüfung der Angemessenheit des schulischen Lern- und Förderangebots.* Im Rahmen des RTI-Ansatzes liegt das Hauptaugenmerk auf den Handlungsmöglichkeiten der Schule. Mangelnde Lernfortschritte belegen, dass die bisher angebotene Instruktion nicht ausreicht, um die gewünschten Ergebnisse herbeizuführen. Nicht die „Eignung“ des betreffenden Kindes wird in Frage gestellt; vielmehr werden die Fördermaßnahmen intensiviert, ergänzt und stärker auf die besondere Situation des Kindes abgestellt.

RTI bietet Regelschulen einen organisatorischen Rahmen an, um ein Bündel aufeinander abgestimmter Fördermaßnahmen zu planen. Diese zielen darauf ab, das Risiko für Lernstörungen zu vermindern. Im Idealfall führt die Förderung innerhalb der Regelschule dazu, dass sich eine Sonderbeschulung erübrigt. Neben der Förderung in den Unterrichtsfächern Lesen, Schreiben und Rechnen werden soziale, emotionale und selbstregulatorische Kompetenzen gefördert.

45.4 Das Vorgehen Schritt für Schritt

(1) *Screening.* Um Kinder mit Lernrisiken zu bestimmen, wird zu Beginn des Schuljahres ein „Screening“ (Grobsiebverfahren) durchgeführt, an dem alle Schüler:innen einer Klasse oder der gesamten Schule teilnehmen. Die Testverfahren sind danach auszuwählen, dass sie die einschlägigen Testgütekriterien erfüllen und es gestatten, die Leistungsentwicklung mit hoher Zuverlässigkeit vorherzusagen:

- Zur Erfassung der Lese- und Rechtschreibleistungen eignen sich z. B. „ELFE II: Ein Leseverständnistest für Erst- bis Siebtklässler – Version II“ (Lenhard et al., 2020), die Weiterentwicklung des „Salzburger Lese- und Rechtschreibtests“ (SLRT-II; Moll & Landerl, 2014) und die „Hamburger Schreib-Probe“ (z. B. für die 1. bis 2. Klasse: HSP 1+ von May, Malitzky & Vieluf, 2018).
- Für das Rechnen steht mit der Testreihe „Mathematische Basiskompetenzen“ (MBK) eine Verfahrensfamilie zur Verfügung, welche die gesamte Schullaufbahn abdeckt und schon kurz nach der Einschulung einsetzbar ist (MBK 1+ von Ennemoser, Krajewski und Sinner, 2017).

Als „risikobehaftet“ wird ein Kind eingestuft, wenn seine Testleistung deutlich unter dem durchschnittlichen Normwert für die jeweilige Klassenstufe liegt. Häufig angelegte Kriterien sind Unterschreitungen von mehr als einer Standardabweichung oder ein Prozentrang kleiner als 25.

(2) *Lernverlaufsdiagnostik/Curriculumbasierte Messungen.* Im Anschluss an das Screening werden die Lernzuwächse der Risikokinder kleinschrittig, möglichst in wöchentlichen Abständen, überwacht. Die dazu einzusetzenden Verfahren sollten änderungs-

sensitiv sein, sich eng an den Bildungsplänen orientieren und robuste Indikatoren für den ins Auge gefassten Kompetenzbereich liefern (Walter, 2009). Da die Tests mehrfach zum Einsatz kommen, müssen sie ohne größeren Aufwand durchführbar und auszuwerten sein. Diesen Kriterien genügen *Curriculumbasierte Messungen* (CBM). Dabei handelt es sich um lehrplanorientierte Kurztests, die Lernfortschritte durch wiederholte Testung über die Zeit abbilden (z. B. „Eine-Minute-Lesetests" in der LDL; Walter, 2010). Beispielsweise werden den Kindern kurze Textpassagen mit einem für die jeweilige Klassenstufe angemessenen Schwierigkeitsgrad vorgelegt. Registriert wird die Anzahl der innerhalb einer festgelegten Zeitspanne korrekt gelesenen Wörter. Die erfassten Lernfortschritte werden grafisch dargestellt. Die Ergebnisse werden mit den für die jeweilige Klassenstufe üblichen Leistungsentwicklungen verglichen. Auf ähnliche Weise werden Lernfortschritte im Rechnen oder in der Rechtschreibung erfasst. Ein Lerngewinn wird festgestellt, wenn in der Anzahl korrekt ausgeführter Rechenoperationen oder richtig geschriebener Wörter ein bedeutsamer Zuwachs zu beobachten ist (Strathmann & Klauer, 2010).

Hasselhorn, Schneider und Trautwein (2014) geben einen Überblick über Verfahren der Lernverlaufsdiagnostik für die Lernbereiche Lesen, Rechtschreiben und Grundlagen der Mathematik. Über online-gestützte Verfahren, die in Deutschland zunehmend Verbreitung finden, informieren z. B. Souvignier (2018; computerbasierte Lernverlaufsdiagnostik „quop") und Jungjohann, Diehl, Mühling und Gebhard (2018; Lernverlaufs-Monitoring mit der Online-Plattform „Levumi").

(3) *Ermittlung der „Non-Responder".* Auf der Grundlage der beobachteten Lernfortschritte lässt sich beurteilen, welche Kinder von der angebotenen Intervention profitiert haben und welche „leider" nicht. Letztere werden als „Non-Responder" eingestuft, die eine weiterführende, intensivere und besser abgestimmte Intervention benötigen. Einen Orientierungspunkt, welche Kinder als „Non-Responder" einzuordnen sind, liefern die alters- und klassenstufenbezogenen Normwerte der eingesetzten curriculumbasierten Tests. Je nach individueller Ausgangslage kann so der zu erwartende Lerngewinn geschätzt und als Zielpunkt festgelegt werden (siehe Walter, 2010).

(4) *Evidenzbasierte Unterrichts- und Fördermaßnahmen.* Der RTI-Ansatz fordert, dass alle Unterrichts- und Fördermaßnahmen auf wissenschaftlich bewährten Methoden aufbauen sollen („Response to *Proven* Intervention", siehe Slavin, Inns, Pellegrini & Lake, 2019). Viele dieser einschlägigen Methoden werden in diesem Band dargestellt. Im englischsprachigen Bereich gibt die Johns Hopkins University auf der Plattform www.bestevidence.org einen Überblick zu evidenzbasierten Unterrichts- und Fördermethoden, speziell auch für Kinder mit Lernschwierigkeiten (Johns Hopkins University, o. J.). Für die schulische Praxis im deutschsprachigen Bereich dokumentiert „BiSS-Transfer" („Bildung durch Sprache und Schrift") die evidenzbasierten Fördermaßnahmen sowie die diagnostisch bewährten Verfahren (BiSS-Transfer, 2023).

(5) *Drei Ebenen der Intervention.* RTI sieht eine gestufte Abfolge von Interventionen vor, die bei ausbleibendem Lernerfolg mit zunehmender Intensität umgesetzt und immer stärker auf die individuellen Erfordernisse des einzelnen Kindes abgestimmt werden. Unterschieden werden drei Interventionsebenen, wie Abbildung 45.1 zeigt.

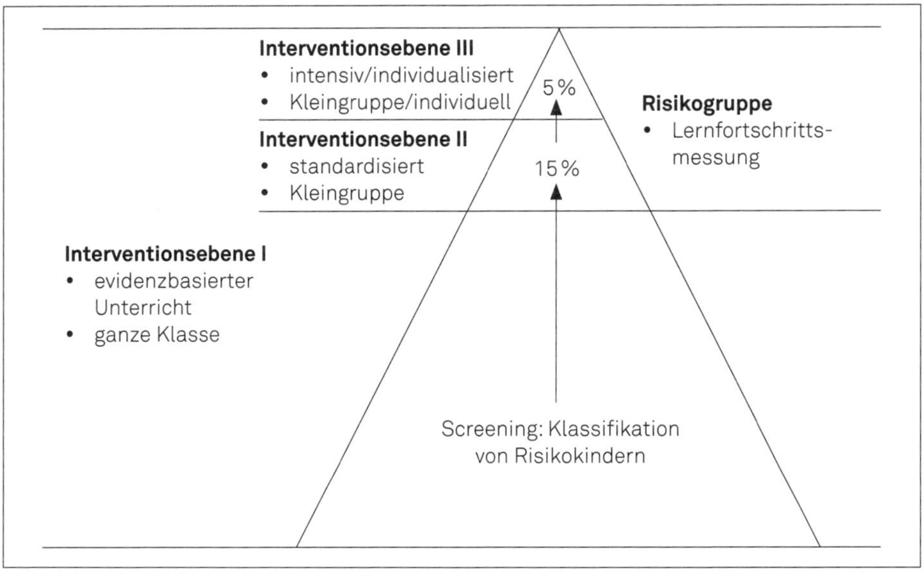

Abbildung 45.1: Drei Ebenen der Intervention in einem RTI-Programm (in Anlehnung an Fletcher & Vaughn, 2009).

Ebene I: Unterricht als Intervention. Hier besteht die Intervention in der Durchführung des regulären Unterrichts, der sich an evidenzbasierten Methoden und Vorgehensweisen orientiert (z. B. im Anfangsunterricht für Deutsch oder Rechnen). Dies schließt Maßnahmen zur Individualisierung von Aufgaben, Materialien und Lernhilfen mit ein. Diejenigen Schüler:innen, die trotz eines qualitativ hochwertigen Unterrichts keine angemessenen Lernfortschritte erreichen und hinter die Entwicklung ihrer Mitschüler:innen zurückfallen, wechseln zur Interventionsebene II.

Ebene II: Kleingruppenintervention. Hier werden die Kinder in Kleingruppen gefördert. Die Maßnahmen ergänzen den regulären Unterricht, umfassen mehrere Sitzungen pro Woche und erstrecken sich über mindestens acht Wochen. Durchgeführt werden sie von einer regulären Lehrkraft oder von einer Lehrkraft, die für den jeweiligen Lernbereich besonders qualifiziert ist.

Die Intervention orientiert sich an den curricularen Anforderungen und den dafür erforderlichen Basiskompetenzen. Je nach Lernbereich sind dies beispielsweise Ansätze zur Förderung von Lese- und Rechtschreibfertigkeiten (vgl. Kapitel 10 bis

13) oder von mathematischen Basiskompetenzen (vgl. Kapitel 16 bis 18). Für die Interventionen auf Ebene II bietet sich eine standardisierte Vorgehensweise an, die auf verfügbare Trainingsprogramme zurückgreift.

Für Kinder, die von der ergänzenden Maßnahme profitieren und schrittweise zum Klassenniveau aufschließen, wird die zusätzliche Förderung beendet. Da es erfahrungsgemäß Schüler:innen gibt, die nach einiger Zeit wieder zurückfallen und daher erneut Unterstützung benötigen, wird der Entwicklungsverlauf auch nach Abschluss der Förderung noch weiter beobachtet. Schüler:innen, die von der Intervention auf Ebene II nicht profitieren, werden hingegen auf Ebene III überführt.

Ebene III: Intensive und individualisierte Intervention. Maßnahmen auf dieser Ebene zeichnen sich durch eine stärkere Individualisierung, größere Intensität und längere Dauer der Förderung aus. Die spezifische Ausrichtung auf den anvisierten Lernbereich (im Fallbeispiel: Lesefertigkeiten) wird beibehalten; allerdings werden potenzielle Ursachen für den ausbleibenden Lernerfolg in die Planung der weiteren Förderung einbezogen (z. B. Erfassung metakognitiver und verhaltensregulatorischer Kompetenzen). Die Förderung wird erneut in (sehr) kleinen Gruppen, ergänzend dazu aber auch in Einzelsitzungen, durchgeführt. Die Fördermaßnahmen werden mit dem regulären Unterricht koordiniert und dort im Rahmen der Binnendifferenzierung aufgegriffen. im Fallbeispiel erzielt ein Schüler auf Ebene II keine ausreichenden Verbesserungen. Durch einige Anpassungen im Vorgehen stiegen seine Leistungen auf Ebene III dann aber rasch und stetig an.

Fallbeispiel für die Lernfortschritte (Anzahl korrekt gelesener Wörter pro Minute) eines Schülers im Verlauf einer Leseförderung auf den Ebenen II und III

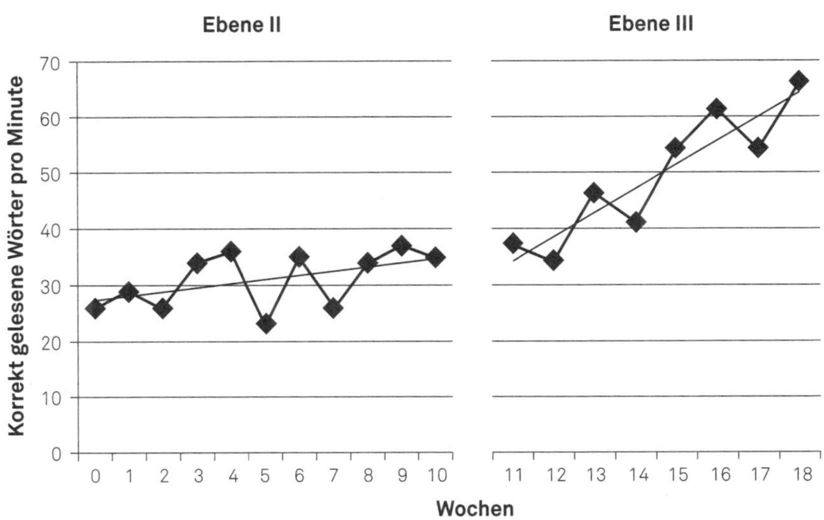

Das Diagramm zeigt die mithilfe der LDL-Skala (Walter, 2010) erfasste Leistungsentwicklung eines Schülers im Verlauf einer Leseintervention auf den Ebenen II und III. Trotz der durchgeführten Übungen auf der Wort- und Silbenebene wurden auf Ebene II keine wesentlichen Fortschritte beim Lesen kurzer Textabschnitte erreicht. Auf der Grundlage von Beobachtungen zum bisherigen Lernverhalten wurde die Förderung auf Ebene III individuell angepasst und durch Einzelsitzungen ergänzt. Den lesespezifischen Übungen wurde ein Selbstinstruktionstraining hinzugefügt (vgl. Kapitel 39). Der Schwerpunkt der Förderung wurde auf Übungen zur Verbesserung der Leseflüssigkeit verlagert. Dieses Vorgehen führte nun zu raschen Leistungszuwächsen.

45.5 Hinweise für die organisatorische Umsetzung

(1) *Mobilisierung von Ressourcen.* Die Durchführung von Screening-Verfahren auf Ebene I ist meist unkompliziert, weil die Umsetzung im regulären Unterricht erfolgen kann. Für Interventionen auf den Ebenen II und III sind enge Absprachen innerhalb des Kollegiums unabdingbar (z. B. wenn klassenübergreifende Interventionsgruppen eingerichtet werden). Für Interventionen auf Ebene III sollten externe Einrichtungen hinzugezogen werden (wie im Eingangsbeispiel). Hierbei handelt es sich um Einrichtungen, die für die sonderpädagogische Beratung und Betreuung besonders qualifiziert und zuständig sind. Deren Förderung umfasst auch die Durchführung von diagnostischen Maßnahmen, um die Ursachen für den bislang ausbleibenden Lernerfolg abzuklären und eine dazu passende Intervention zu entwickeln. Die Mitarbeiter:innen solcher Zentren können Schulen bei der Auswahl der Interventionen beraten, die Durchführung von Lernerfolgskontrollen unterstützen und ggf. die Interventionen auch selbst durchführen (z. B. im Rahmen einer Einzelfallförderung auf Ebene III).

(2) *Kooperation und Information.* Die Einrichtung eines RTI-Ansatzes „vor Ort" erfordert einen intensiven Informationsaustausch sowie eine enge Zusammenarbeit zwischen allen daran beteiligten Akteuren. Um ein kompaktes und durchschlagkräftiges Programm einzurichten, müssen Maßnahmen auf den Interventionsebenen II und III untereinander, vor allem aber mit dem Regelunterricht und den dort vorgesehenen Maßnahmen zur Individualisierung, aufeinander abgestimmt werden. Dazu bietet es sich an, die vorgesehenen Maßnahmen, einschl. ihrer Querverbindungen, in einem für alle Beteiligten jederzeit abrufbaren „Protokoll" festzuhalten.

(3) *Umsetzung evidenzbasierter Fördermaßnahmen.* Bereits im Regelunterricht sollen Methoden verwendet werden, die aufgrund empirischer Befunde als wirksam anerkannt sind. Für Maßnahmen auf den Ebenen II und III eignen sich die im vor-

liegenden Band vorgestellten Interventionen sehr gut. Ein Teil dieser Verfahren kann auch in den Klassenunterricht eingebunden werden und so einen Beitrag zur Optimierung des Klassenunterrichts auf Ebene I liefern. Grundsätzlich fordert der RTI-Ansatz, dass Probleme, die im Klassenunterricht auftreten, nicht einfach auf die Ebenen II und III verschoben werden, sondern zuallererst auf Ebene I, also im Klassenunterricht selbst, angegangen werden.

45.6 Checkliste für „Response to Intervention“

Frage/Arbeitsauftrag	Erledigt ☑	Anmerkungen/ weitere Maßnahmen
Wurde ein Screening-Verfahren, mit dessen Hilfe Kinder mit ungünstigen Lernausgangslagen ermittelt werden können, bereits ausgewählt und durchgeführt?		
Wurden gestützt auf Verfahren zur Lernverlaufsmessung die Lernzuwächse der Risikokinder kleinschrittig erfasst und dokumentiert?		
Wurde geprüft, ob im regulären Unterricht (Ebene I) die bestmöglichen Methoden zum Einsatz kommen? Wurden bereits Maßnahmen zur individuellen Unterstützung von lernschwachen Kindern im Regelunterricht durchgeführt?		
Wurden „Non-Responder“ ermittelt, die nicht in dem zu erwartenden Umfang vom Unterricht profitieren?		
Wird für die „Non-Responder“ eine zusätzliche inhaltsspezifische Förderung in Kleingruppen von mindestens acht Wochen angeboten (Ebene II)? Sind die hierfür vorgesehenen Fördermaßnahmen wissenschaftlich untermauert (nach welcher Quelle) und praktisch erprobt?		
Werden die Lernzuwächse der auf Ebene II geförderten Kinder weiterhin systematisch erfasst? Gibt es ein Kriterium, wann die Förderung auf Ebene II wieder beendet werden kann? Und wurde schon bestimmt, welche Kinder Anschluss an das Klassenniveau finden?		

Frage/Arbeitsauftrag	Erledigt ☑	Anmerkungen/ weitere Maßnahmen
Wurden Kinder ermittelt, deren Lernzuwächse auch bei einer Förderung auf Ebene II noch zu gering bleiben? Wurden bei diesen Kindern andere mögliche Ursachen für den ausbleibenden Lernerfolg abgeklärt?		
Kann aufgrund der bisherigen Erfahrungen und diagnostischen Erkenntnisse eine stärker individualisierte Kleingruppenförderung auf Ebene III realisiert werden? Wurden Ressourcen erschlossen, um die Förderung auf Ebene III ggf. durch eine Einzelförderung im Eins-zu eins-Verhältnis zu ergänzen?		

45.7 Literatur

Al Otaiba, S., Connor, C. M., Folsom, J. S., Wanzek, J., Greulich, L., Schatschneider, C. et al. (2014). To wait in Tiert 1 or intervene immediately: A randomized experiment examining first grade response to intervention (RTI) in reading. *Exceptional Children, 81*(1), 11–27. https://doi.org/10.1177/0014402914532234

Burns, M., Appleton, J. J. & Stehouwer, J. D. (2005). Meta-analytic review of responsiveness-to-intervention research: Examining field-based and research-implemented models. *Journal of Psychoeducational Assessment, 23,* 381–394. https://doi.org/10.1177/073428290502300406

Fletcher, J. M. & Vaughn, S. (2009). Response to intervention: Preventing and remediating academic difficulties. *Child Development Perspectives, 3,* 30–37. https://doi.org/10.1111/j.1750-8606.2008.00072.x

Hartke, B., Blumenthal, S., Blumenthal, Y., Bauer, T., Daum, M., Kehm, A. et al. (2021). *Zum Leistungs- und Entwicklungsstand von 2010 eingeschulten Schüler*innen auf Rügen und in Stralsund in den Schuljahren 2018/19 und 2019/20.* Universität Rostock. Institut für Sonderpädagogische Entwicklungsförderung und Rehabilitation.

Hasselhorn, M., Schneider, W. & Trautwein, U. (Hrsg.). (2014). *Lernverlaufsdiagnostik: Tests und Trends. N. F. Band 12. Jahrbuch der pädagogisch-psychologischen Diagnostik.* Göttingen: Hogrefe.

Jimerson, S. R., Burns, M. K. & VanDerHeyden, A. M. (Eds.). (2016). *Handbook of Response to Intervention: The science and practice of multi-tiered systems of support* (2nd ed.). New York, NY: Springer. https://doi.org/10.1007/978-1-4899-7568-3

Slavin, R. E., Inns, A., Pellegrini, M. & Lake, C. (2019). *Response to Proven Intervention (RTPI): Enabling struggling learners.* Verfügbar unter: https://beib228303049.files.wordpress.com/2021/02/rtpi-unblinded-text-and-tables-together-02-07-19.pdf

Voß, S., Hauer, A., Blumenthal, Y., Mahlau, K., Sikora, S. & Hartke, B. (2017). *Zum Leistungs- und Entwicklungsstand inklusiv beschulter Schülerinnen und Schüler mit (sonder-) pädagogischen*

Förderbedarfen auf der Insel Rügen nach sechs Schulbesuchsjahren. Rostock: Universität Rostock, Institut für Sonderpädagogische Entwicklungsförderung und Rehabilitation.
Weis, M., Müller, K., Mang, J., Heine, J.-H., Mahler, N. & Reiss, K. (2019). Soziale Herkunft, Zuwanderungshintergrund und Lesekompetenz. In K. Reiss, M. Weis, E. Klieme & O. Köller (Hrsg.), *PISA 2018: Grundbildung im internationalen Vergleich* (S. 129–162). Münster: Waxmann.

Material

BiSS-Transfer. (2023). *BiSS Transfer.* Verfügbar unter: https://www.biss-sprachbildung.de/
Ennemoser, M., Krajewski, K. & Sinner, D. (2017). *Test mathematischer Basiskompetenzen ab Schuleintritt (MBK 1+).* Göttingen: Hogrefe.
Johns Hopkins University. (o. J.). *Best Evidence Encyclopedia.* Verfügbar unter: www.bestevidence.org
Jungjohann, J., Diehl, K., Mühling, A. & Gebhard, M. (2018). Graphen der Lernverlaufsdiagnostik interpretieren und anwenden – Leseförderung mit der Onlineverlaufsmessung Levumi. *Forschung Sprache, 6*(2), 84–91.
Lenhard, W., Lenhard, A. & Schneider, W. (2020). *ELFE II. Ein Leseverständnistest für Erst- bis Siebtklässler – Version II.* Göttingen: Hogrefe.
May, P., Malitzky, V. & Vieluf, U. (2018). *Hamburger Schreib-Probe (HSP 1+).* Hamburg: vpm.
Moll, K. & Landerl, K. (2014). *Lese- und Rechtschreibtest: Weiterentwicklung des Salzburger Lese- und Rechtschreibtests (SLRT) (SLRT-II)* (2., korrigierte Aufl.). Göttingen: Hogrefe.
Souvignier, E. (2018). Computerbasierte Lernverlaufsdiagnostik. *Lernen und Lernstörung, 7*(4), 219–223. https://doi.org/10.1024/2235-0977/a000240
Strathmann, A. & Klauer, K.J. (2010). Lernverlaufsdiagnostik: Ein Ansatz zur längerfristigen Lernfortschrittsmessung. *Zeitschrift für Entwicklungspsychologie und Pädagogische Psychologie, 42,* 111–122. https://doi.org/10.1026/0049-8637/a000011
Walter, J. (2009). Theorie und Praxis Curriculumbasierten Messens (CBM) in Unterricht und Förderung. *Zeitschrift für Heilpädagogik, 60,* 162–170.
Walter, J. (2010). *Lernfortschrittsdiagnostik Lesen: Ein curriculumbasiertes Verfahren (LDL).* Göttingen: Hogrefe.

46 Wie gehe ich vor, um ein Interventionsmodell zu verankern?

Gerhard W. Lauth

46.1 Steckbrief

Ziel	• Eine Maßnahme gezielt und ohne größeren Reibungsverlust einführen
Grundlage	• Problemlösen als Rahmenkonzept • Kontrollierte Einführung einer Maßnahme und abgestimmt mit der Institution
Anwendung	• Wenn eine Maßnahme erprobt werden soll
Voraussetzungen	• Klarheit der Interventionsmaßnahme • Verständigung über Einführungsbedingungen, Verantwortlichkeiten und Ziel- bzw. Entscheidungskriterien
Empfehlung	• Ein unabhängiges Steuerungskomitee einsetzen
Wirksamkeit	• Die Wirksamkeit wurde hauptsächlich in Fallstudien (case studies) und kriterienorientierten Änderungsexperimenten (Modellversuche, Schulversuche, Innovationsprojekte etc.) nachgewiesen. • Als wirksam erweist sich: – die Orientierung an einer Problemlösestruktur, – die Einsetzung eines Steering Committees, – die Erprobung in Pilotprojekten und – die Orientierung an Verhaltenszielen.

46.2 Anwendungsbeispiel

Die Schule wird von 203 Schüler:innen im Alter von 6 bis 15 Jahren (IQ zwischen 81 und 138) besucht. In den letzten Jahren haben sich vielfältige Probleme eingestellt. Denn die Schule zieht leistungsschwache Schüler:innen aus der Mittelschicht an. Diese Schülerschaft blickt bereits beim Schulwechsel auf langjährige Lernprobleme zurück. Mehr noch, in der Regel erfolgte der Schulwechsel wegen „unzureichender Leistungen" auf der vorherigen Schule. Dadurch veränderte sich das Klima an der Schule nachdrücklich. Denn die meisten Schüler:innen haben umfangreiche Probleme beim Lesen, sie weisen eine geringe Leistungs- und Anstrengungsbereitschaft auf und fallen im Unterricht durch geringe und unzureichende Aufmerksamkeit, rasches und fehlerhaftes Arbeiten, Unselbstständigkeit, geringe Selbstkontrolle, geringe Frustrationstoleranz und mangelnde Ausdauer auf. Das Unterrichten ist deutlich erschwert und die Lehrkräfte haben mit ausgeprägten Disziplinschwierigkeiten sowie sozialen Schwierigkeiten der Schüler:innen untereinander zu kämpfen. Das Lerntempo ist gering, der Lernzuwachs niedrig. Zusammenfassend kann man die Mehrzahl der Schüler:innen als „poor learner" bezeichnen.

Pressley, Gaskins, Solic und Collins (2006) stellen das Änderungsprogramm, das auf diese Analyse folgt, in einer Fallstudie (case study) dar. Diese vier Expert:innen hielten sich mehr als neun Tage lang in der Schule auf, beobachteten den Unterricht in allen Schulklassen, analysierten Lehrpläne, Schülerakten und Leistungsstatistiken und diskutierten mit den Lehrkräften, der Schulleitung und den Schüler:innen. Am Ende des Änderungsexperimentes und der Schulzeit hatten die Schüler:innen lesen gelernt. Sie besuchten anschließend die weiterführende Schule, die meisten Schüler:innen schafften es anschließend zum College.

Die Expert:innen stellten fest, dass der Erfolg des Änderungsprogramms auf drei Säulen beruht:

1. *Die Weiterbildung der Lehrer:innen* in Teams, im Team Teaching, durch wöchentliche Gruppendiskussionen sowie durch die Anwesenheit von Supervisor:innen im Klassenzimmer. Dabei werden zwei Inhalte hervorgehoben: (a) angemessene Steuerung des Lernens in der Klasse (Classroom Management) und (b) die Vermittlung von Lernstrategien bzw. von selbstreguliertem Lernen (Mental Modelling).
2. *Stringentes Aufarbeiten der Lücken.* Hierzu wurde der nicht gekonnten Lernstoff möglichst unmittelbar eingeübt und gefestigt. Herangezogen wurden Methoden des visible Learning bzw. der Komplexitätsreduktion sowie sogenannte Drill und Practice Programme. Ferner wurden den Schüler:innen Strategien zum Lesen, Leseverständnis und Aufsatzschreiben vermittelt.
3. *Motivierende Lernumwelt*, in der den Schüler:innen Unterstützung bei der Bewältigung der nächsten Lernaufgaben gegeben wurde (sog. Scaffolding). Ferner

erhielten sie rasche und präzise Leistungsrückmeldungen, ihre Fortschritte wurden besonders beachtet und hervorgehoben.

Welche Maßnahme nun besonders wirksam war, lässt sich am Ende nicht mehr erkennen. Die Expert:innen schließen, dass alle drei gleichrangig zusammenwirkten.

46.3 Grundlage

Implementationsforschung wird in vielen Wissenschaftsgebieten betrieben, insbesondere in den angewandten Wissenschaften (Betriebswirtschaft, Arbeitspsychologie, Ingenieurwissenschaften, Agrarwissenschaften etc.). Ihr liegt die Idee zugrunde, dass neuere Verfahren in kontrollierter Weise erprobt werden bevor sie „in die Fläche gehen“. Dadurch können mögliche Risiken erkannt, schwierige Programmanteile nachgebessert und unwirksame Programme gestoppt werden (z. B. die Maßnahme überfordert Mitarbeitendengruppen, führt zu Konflikten mit anderen Abteilungen, ist zu aufwendig oder der erhoffte Nutzen tritt nicht ein).

Im Kern wird bei der Implementation eine „Einschleichstrategie“ verfolgt, beispielsweise:

- Kognitives Modellieren wird über *vier Wochen in nur einer Klasse* eingeführt; die Parallelklassen bleiben zunächst unberührt.
- Eltern werden nur im *Leseunterricht* als Helfer:innen eingesetzt.
- In *fünf von insgesamt 16 Schulklassen*, die es an der Schule gibt, werden Supervisor:innen eingesetzt.
- Die Weiterbildung in visible Learning findet zunächst *nur mit den Lehrkräften von vier Klassen* statt, die das Verfahren unmittelbar und unter Anleitung umsetzen.

Diese Begrenzungen verhindern, dass alles auf eine Karte gesetzt wird. Außerdem wird damit ein „Änderungsexperiment“ durchgeführt, bei dem einige der Bedingungen konstant gehalten und nur die „neuen Maßnahmen“ variiert werden. Dadurch entsteht eine Bedingungsvariation, die Rückschlüsse auf Vor- oder Nachteile erlaubt (vgl. Kapitel 30). Wie in einem Experiment üblich ...

- ... wird eine unabhängige Variable eingeführt (z. B. visible Learning in drei Schulklassen), die eine neue Bedingung setzt.
- ... werden abhängige Variablen erhoben, die die Wirkung der unabhängigen Variable festhält (z. B. Lernerfolg der Schulkinder in drei aufeinanderfolgenden standardisierten Testungen).

Hierfür werden Maßnahmen ergriffen, die den Verlauf des Projektes überwachen und steuern. In der Regel setzt man eine Projektleitung, Steuerungsgruppe, Entwicklungsabteilung oder externe Expert:innen dafür ein. Sie beobachten den Verlauf des Änderungsexperimentes und prüfen sein Ergebnis.

Tabelle 46.1: Indikation der Methode

Strukturelle Probleme	Beispiele
Lernprobleme	• Deutliche Lernlücken bei einem größeren Teil der Schülerschaft • Mangelnde Beherrschung von Grundfertigkeiten und Grundwissen in der Schülerschaft • Geringe Lernbereitschaft • Unzureichende Lernfortschritte bei einem größeren Teil der Schülerschaft
Mangelnde Motivation bei den Schüler:innen	• Mangelnde Unterrichtsbeteiligung
Unzureichende Unterrichtsdisziplin	• Störungen im Unterricht
Ungeeignetes Sozialverhalten	• Abträgliches Verhalten dominiert • Hoher „Regelungsbedarf" durch die Lehrpersonen
Erschöpfung der Lehrkräfte	• Resignation • Rückzug
Erhöhte Krankheitsrate bei den Lehrkräften	• Fehlzeiten

46.4 Das Vorgehen Schritt für Schritt

Das Änderungsexperiment kann sich auf kleinere Anliegen (etwa tutorielles Lernen einführen, Elterngruppen an der Schule einrichten) oder auf umfassendere und strukturändernde Projekte beziehen (z. B. den Umgang mit Lernstörungen allgemein neugestalten, eine Lernambulanz einrichten, die Zusammenarbeit mit der Gemeinde oder den Eltern allgemein auf neue Beine stellen).

Vorgehen bei einem „großen Änderungsexperiment"

Die Implementation orientiert sich im zeitlichen Ablauf am Problemlösen:

(1) *Faire und offene Definition des Ausgangszustandes.* Ob und welches Problem vorliegt, hängt vom Blickwinkel der Beurteilenden ab. Je nach Rolle und Rang in der Hierarchie sehen die Beteiligten die Realität sehr unterschiedlich. Dementsprechend erfordert die Problemdefinition:

- Zunächst Zeit (etwa zwei bis drei Wochen), Geduld und Liberalität.
- Eine Arbeitsgruppe von etwa drei bis fünf Personen, in der offen und zielbezogen diskutiert werden kann. Ein schriftlicher Arbeitsauftrag ist hierbei nützlich.
- Eine geschickte Lenkung durch eine Person, die sowohl persönliche als auch berufliche Souveränität sowie das Vertrauen der Gruppenmitglieder besitzt.

Am Ende dieses Geschehens steht eine Problemdefinition, die nicht zu allgemein aber auch nicht zu detailliert sein sollte. Dabei werden die erkannten Schwierigkeiten in Form von beobachtbarem Verhalten beschrieben (z.B. etwa 35% der Schulkinder weisen Rückstände im Leseverständnis auf; viele Schulkinder wechseln zur Sonderschule). Außerdem sollte die Problemdefinition von den Mitarbeiter:innen geteilt werden und zutreffend sein. Im Anwendungsbeispiel oben wurde „poor learning" unter den Schüler:innen als Problem genannt und anhand von Beobachtungen beschrieben.

(2) *Bestimmung von Zielen und Zwischenzielen.* Dies ist ein sehr entscheidender Schritt, weil nun ein erreichbares und möglichst konkretes Ziel benannt werden muss (z.B. Die Schulkinder sollen von „poor learnern" zu „good learnern" werden). Auch dieses Ziel soll in Verhaltensbegriffen festgelegt werden, damit es beobachtet bzw. festgestellt werden kann.

(3) *Bereitstellung von intellektuellen, aber auch sozialen und finanziellen Mitteln* (etwa Geldzuschuss, Einrichtung einer Arbeitsgruppe, Abstellung einer Lehrkraft) und Bildung einer (vorläufigen) Struktur, die das Änderungsexperiment anleiten, begleiten und prüfen soll.

(4) *Planung des Änderungsgeschehens (Einplanung von Zeitpuffern).* Es gilt die Ziele aus Schritt 2 zu erreichen. Dafür wird ein Plan gefasst, der hinreichend stabil und flexibel genug ist, um Aussicht auf Erfolg zu haben. Wichtig ist, dass das Ziel aufrechterhalten bleibt, sonst schlägt das Änderungsexperiment fehl, weil Einsatz und Erfolg nicht mehr messbar sind. Im Anwendungsbeispiel oben wurden anerkannte Methoden ausgewählt und den Lehrpersonen möglichst praktisch und alltagsbezogen nahegebracht (Weiterbildung, Teams, Diskussionen, Supervision im Klassenzimmer etc.).

(5) *Überwachung und gegebenenfalls Änderung des Vorgehens.* Pläne sollten in begrenzter Weise variabel sein. Allerdings braucht man Kriterien, ab wann sie geändert werden sollten. Man sollte einen Plan nicht ohne Not und schon gar nicht ohne tatsächliche und nachprüfbare Begründung aufgeben. Diese Gründe müssen per definitionem „beachtlich" sein. Periphere Gründe wie „einzelne Schüler:innen fühlen sich unwohl, wenn sie nachlernen sollen"; „die Schüler:innen wollen lieber Fußball spielen als nachlernen" oder „das Üben kommt gar nicht gut an" sind nicht ernsthaft genug. Sie erfordern eher ein Feintuning als umfassende Planänderung. Dies zu beurteilen ist Sache der Steuerungskommission und deren Vor-

sitz, der genügend Vertrauen und Reputation haben muss, um eine begründete und vertrauensvolle Entscheidung zu treffen. Deshalb sollte Vorsitz und Besetzung des Committees sehr sorgfältig überlegt werden.

(6) *Prüfung der Ergebnisse.* Dies erfolgt durch eine externe Kommission oder die Steuerungsgruppe. Es ist zu prüfen, ob und inwieweit die unter 2 gesetzten Ziele erreicht wurden, also Vergleich „Ist" gegen „Soll". Die Ergebnisse werden fair und transparent an die Schule oder Organisation weitergereicht. Beschönigen gilt nicht. Ergebnis ist Ergebnis; schließlich will sich die Einrichtung bzw. Schule ja verbessern.

(7) *Verallgemeinerung und gegebenenfalls regelhafte Umsetzung bzw. Erweiterung der Maßnahme.* Wenn die Ergebnisse ansprechend sind, kann die Maßnahme in zwei bis drei Schritten auf mehr Schüler:innen, Lehrkräfte, Klassen etc. erweitert werden. Hierfür ist ein positives Echo in der Einrichtung ein nicht unwichtiges Kriterium.

Steuernde Maßnahmen

Die Implementation ist ein mehrschrittiges Geschehen, das nicht von allein abläuft, sondern bewusste und kompetente Lenkung durch eine Expertenrunde, Komitee, Projektplanung etc. bedarf. Es sollte sich um eine kleine Gruppe von drei bis vier Personen handeln; sie sollte qualifiziert zusammengesetzt sein. Ausschlaggebend sind Können und Unabhängigkeit. Zusammensetzung nach einem wie auch immer gearteten Proporz ist nicht zu empfehlen, denn Unabhängigkeit und Klarsicht gehen darüber verloren. Diese Gruppe überwacht den Fortschritt des Änderungsexperimentes, berät über definierte Fehlentwicklungen und entscheidet gegebenenfalls über Änderung, Einstellung oder Fortführung des bisherigen Planes.

Vorgehen bei einem „kleinen Änderungsexperiment"

Der Aufwand, der bei einem Änderungsexperiment betrieben wird, richtet sich natürlich nach dem Umfang der intendierten Veränderung. Es ist etwas anderes, wenn eine Lehrkraft tutorielles Lernen regelmäßig einsetzen oder ihren Unterricht an den Prinzipien von direct learning ausrichten möchte. Bei einem derart begrenzten Änderungsumfang werden die zuvor genannten Punkte eher im Sinne eines eigenen, persönlichen Änderungsexperimentes durchlaufen. Die dargestellten Phasen gelten dann zwar auch, aber deutlich vereinfacht. Sie strukturieren die Planung und Bewertung des selbstinitiierten Änderungsexperimentes.

Empfehlungen

Ein großes Änderungsexperiment kann nur sehr schwer von einzelnen Personen oder Personengruppen, die schon in der Einrichtung tätig sind, gestartet werden. Das liegt hauptsächlich daran, dass deren „Änderungsanliegen" bevorzugt die eigene Sichtweise widerspiegelt und deshalb von anderen Personen leicht als Vorteilssuche bezeichnet werden kann. Deshalb sollte das Änderungsanliegen immer auf die Leitungsebene gebracht, dort beraten und bei Positiventscheid von dieser Ebene aus gestartet werden. Keine Änderung ohne die Hierarchie!

In einem großen Änderungsexperiment kommt es sehr stark auf die Lenkungsgruppe und das dort versammelte Können an. Gruppen, die nach Proporz zusammengestellt werden, haben andere Auswahlmerkmale. Sie sind eher der Repräsentation von Gruppenanliegen als einem unvoreingenommenen Änderungsgeschehen verpflichtet. Ein Änderungsexperiment kann leicht über die Zusammenstellung der Lenkungsgruppe zu Fall gebracht werden.

Ein Änderungsexperiment wird zumeist durch „Missstände" ins Leben gerufen. Ob und welche Missstände tatsächlich vorliegen, ist oft sehr umstritten, ebenso die Lösungen dafür. Deshalb ist die Definition des zugrunde liegenden Problems der wohl wichtigste Schritt der Lösungssuche. Es empfiehlt sich, sich dafür Zeit zu nehmen und einen klaren Kopf dabei zu behalten.

Änderungen erfolgen zunächst in der Spitze, erst dann in der Breite. Das ist ein quasi physikalisches Gesetz. Deshalb kommt dem geregelten Erproben eine so große Bedeutung zu. Bei der Verbreitung kann man selbstverständlich auch entscheiden, dass eine Maßnahme nur für einen Teil der Schule von Nutzen ist, für andere Bereiche (Fächer, Lehrkräfte, Schüler:innen, Eltern) hingegen nicht. Verbreitung bedeutet also nicht notwendigerweise, dass „alle" das Gleiche tun.

Hinweise für die Implementation von Einzelmaßnahmen findet man zudem in themenspezifischen Erörterungen (Andresen, 2016; Gaias, Arnold, Liu et al., 2022; Schneider 2019).

Organisatorische Umsetzung

Ein Änderungsexperiment, das den oben formulierten Geschehensablauf befolgt, ist per se organisatorisch verankert. Der in diesem Kapitel geschilderte Ablauf empfiehlt sich, weil er die vorhandenen Kräfte bündelt. Manchmal wird über die Institutionalisierung von Änderung nachgedacht (z. B. lernende Organisationen). Das ist für Einrichtungen bedeutsam, die sehr schnell wachsen und immer wieder neue Produkte hervorbringen wollen. Bei Schulen und sozialen „Leistungserbringern“ kommt es eher auf gleichbleibende Qualität und allmähliche Änderung an. In diesem Rahmen wäre es sinnvoll, wenn nach einem erfolgreichen Änderungsexperiment eine Blaupause für weitere Neuerungen zurückbliebe.

46.5 Checkliste, um Änderungsprogramme zu implementieren

Frage/Arbeitsauftrag	Erledigt ☑	Anmerkungen/ weitere Maßnahmen
Kann die Maßnahme in etwa zwölf Sätzen beschrieben werden?		
Verspricht die Maßnahme Nutzen für die Einrichtung bzw. Schule und die Schüler:innen? Wenn ja, worin besteht der Nutzen?		
Wie zeigt sich der Erfolg? Kann man diesen Erfolg messen?		
Ist die Schulleitung bzw. Leitung der Einrichtung sachgerecht informiert?		
Gibt es ein oder zwei Hauptverantwortliche für die Einführung? Wer genau? Gibt es eigene Interessen der Hauptverantwortlichen? Wenn ja, worin bestehen diese?		
Ist ein Steuerungskomitee eingerichtet? Wer ist in diesem?		
Wird die Maßnahme zunächst in begrenztem Rahmen durchgeführt und nicht in der Fläche? Wo und wie geschieht dies (Klasse, Altersstufe, Lehrpersonen, Schüler:innen)?		
Wie sieht der Projektplan aus? Welche Einzelschritte werden durchlaufen?		

46.6 Literatur

Andresen, S. (2016). Lern- und Bildungsgelegenheiten in der Ganztagsschule. Die Erweiterung der Perspektive über den Unterricht hinaus. *Zeitschrift für Pädagogik, 62*(6), 830–833.

Gaias, L. M., Arnold, K. T., Liu, F. F., Pullmann, M. D., Duong, M. T. & Lyon, A. R. (2022). Adapting strategies to promote implementation reach and equity (ASPIRE) in school mental health services. *Psychology in the Schools, 59*(12), 2471–2485. https://doi.org/10.1002/pits.22515

Pressley, M., Gaskins, I. W., Solic, K. & Collins, S. (2006). A portrait of a benchmark school: How a school produces high achievement in students who previously failed. *Journal of Educational Psychology, 98*(2), 282–306. https://doi.org/10.1037/0022-0663.98.2.282

Schneider, W. (2019). Programme zur Förderung kognitiver Fähigkeiten in Vorschule und Schule: Wie effektiv sind sie, und wie gut sind die Verfahren praktisch implementiert? *Zeitschrift für Pädagogische Psychologie, 33*(1), 5–16. https://doi.org/10.1024/1010-0652/a000231

47 Dialogisches Lesen (dialogische Bilderbuchbetrachtung): Eine Methode zur Sprachförderung

Melanie Besca und Marco Ennemoser

47.1 Steckbrief

Ziel	• Sprachkompetenz in den Bereichen Wortschatz, Grammatik, Sprachproduktion und Sprachverständnis verbessern
Indikationen	• Sprachliche Entwicklungsrückstände • Störungen der sprachlichen Entwicklung
Grundlagen	• Fachkräfte regen die Sprachproduktion an und modellieren kindliche Sprachäußerungen. • Dies erfolgt beim gemeinsamen Anschauen und beim Vorlesen von Bilderbüchern sowie im gemeinsamen Gespräch darüber.
Anwendung	• Die Förderung erfolgt meist in Kleingruppen, kann aber auch als Einzelförderung durchgeführt werden. • Die Fördersitzungen werden mehrmals wöchentlich über einen Zeitraum von mindestens drei bis vier Monaten durchgeführt.
Voraussetzungen	• Ab einem Alter zwischen 2 und 3 Jahren
Empfehlungen	• Die Auswahl der Bilderbücher sollte sich am Alter, an den Interessen und am kulturellen Hintergrund der Kinder orientieren. • Die Eltern sollten in das Programm einbezogen und angeleitet werden.

Wirksamkeit	• Zu erwarten sind Effekte mittlerer Stärke (Mol et al., 2009), wobei der Interventionserfolg von mehreren Bedingungen abhängt (Flack et al., 2018). Stärkere Effekte werden erzielt, wenn ... – ... die Förderung bereits früh im „Bilderbuch-Alter" beginnt. – ... die Strategien und Techniken des Dialogischen Lesens flexibel, aber zuverlässig umgesetzt werden. – ... die Intervention dauerhaft angelegt ist und regelmäßig stattfindet (z.B. täglich).

47.2 Anwendungsbeispiel

Emir (5;1 Jahre alt) besucht seit seinem 3. Lebensjahr eine Kindertagesstätte und lernt Deutsch als Zweitsprache. Bis zum Eintritt in die Kindertagesstätte hat er mit seinen Geschwistern und Eltern nur türkisch gesprochen. Mit der deutschen Sprache kam er nur selten in Kontakt. Im „Sprachstandserhebungstest für Kinder im Alter zwischen 3 und 5 Jahren" (SET 3–5; Petermann, 2016) fällt der Junge durch deutliche sprachliche Entwicklungsrückstände auf und wird daher als förderbedürftig eingestuft. Sowohl in der deutschen als auch in der türkischen Sprache zeigt er Lücken im Wortschatz. Grammatikalisch bereiten ihm die Stellung von Verben und die Verwendung der Artikel große Schwierigkeiten. Auf Fragen antwortet er meist mit Zwei-bis-Drei-Wort-Äußerungen. Seine motorische Entwicklung ist unauffällig.

Gemeinsam mit drei weiteren Risikokindern nimmt Emir an einer Sprachförderung teil, die sich an der Methode des *Dialogischen Lesens* orientiert. Die Förderung erfolgt durch eine pädagogische Fachkraft im Kindergarten. Über den Zeitraum von fünf Monaten trifft sich die Gruppe zwei- bis dreimal pro Woche zu einer halbstündigen Sitzung. Dort liest die Fachkraft gemeinsam mit den Kindern ausgesuchte Bilderbücher und wendet Sprachförderstrategien an. Dazu zählen Fragetechniken, Modellierungstechniken sowie der kontinuierliche Einsatz von Lob und Verstärkung.

Anfangs verhält sich Emir noch sehr zurückhaltend. Er hat offenbar wenig Freude am Sprechen. Er antwortet nur auf geschlossene Fragen, meist in der Form von Ein-Wort-Sätzen. Die pädagogische Fachkraft wählt die Bilderbücher nach den Interessen der Kinder aus und stellt immer wieder Beziehungen zu deren Alltagserfahrungen her. Im Verlauf der Förderung nimmt Emirs Freude am Sprechen zu. Er zeigt ein verbessertes Sprachverständnis und ist zunehmend in der Lage, offene Fragen mit kurzen Sätzen zu beantworten. Im Kindergarten ist zu beobachten, dass Emir den sprachlichen Kontakt zu anderen Kindern nun auch von sich aus sucht und dabei seine erweiterten sprachlichen Fähigkeiten anwendet.

47.3 Grundlage

Im Mittelpunkt des Dialogischen Lesens stehen Strategien zur Sprachförderung, die aus der natürlichen Eltern-Kind-Kommunikation abgeleitet und von Whitehurst et al. (1988) zu einem eigenständigen Förderansatz weiterentwickelt wurden. Da die Durchführung im Rahmen von Vorlesesituationen erfolgt, prägten Whitehurst et al. für diese Form der Intervention die Bezeichnung des „Dialogischen Lesens". In dessen Mittelpunkt stehen folgende Strategien:

1. *Strategien zur Anregung der Sprachproduktion,* wie z. B. offene und geschlossene Fragen, aber auch das Vervollständigen von Sätzen und das handlungs- und denkbegleitende Sprechen.
2. *Modellierungstechniken,* wie z. B. die Wiederholung, Erweiterung und Umformulierung der Äußerungen des Kindes sowie korrigierende Rückmeldungen dazu.
3. *Verstärkende und motivierende Strategien*, wie z. B. Lob, Herstellen von Alltagsbezug und Abstimmung des Lesematerials auf die Interessen des Kindes. Die Sitzungen sollen den Kindern Freude am Sprechen vermitteln und nicht den Charakter einer Unterrichtssituation annehmen.

Umgesetzt werden diese Strategien beim Betrachten von Bilderbuchgeschichten und beim gemeinsamen, also „interaktiven" Sprechen über die Geschichten. Abbildung 47.1 zeigt dieses Vorgehen. Dargestellt wird eine Doppelseite aus der von Scheffler und Donaldson (2008) verfassten Bilderbuchgeschichte „Riese Rick macht sich schick". In der Geschichte wird dargestellt, wie sich „Riese Rick" neu einkleidet, seine Kleidungsstücke dann aber an Tiere verschenkt, die Hilfe benötigen. Beispielsweise schenkt er einem Fuchs, dessen Schlafsack nass geworden ist, eine Socke als Bett für den Zeltplatz. Die nicht im Originalbuch enthaltenen, sondern nachträglich eingefügten Sprechblasen verdeutlichen, nach welchem Kriterium diese Geschichte ausgewählt worden ist, wie eine Textaussage beim Vorlesen sprachlich angepasst werden kann und wie der Dialog mit dem Kind durch eine Frage in Gang gesetzt wird. Die Wirksamkeit des Dialogischen Lesens wurde für unterschiedliche Zielgruppen (z. B. Kinder mit Migrationshintergrund) und für unterschiedliche Anwendungskontexte (z. B. Kleingruppen in Kindertagesstätten) sowohl durch internationale Studien (Flack et al., 2018; Mol et al., 2009; Pillinger & Vardy, 2022) als auch durch deutschsprachige Studien (Ennemoser & Hartung, 2017; Besca et al., 2025), belegt.

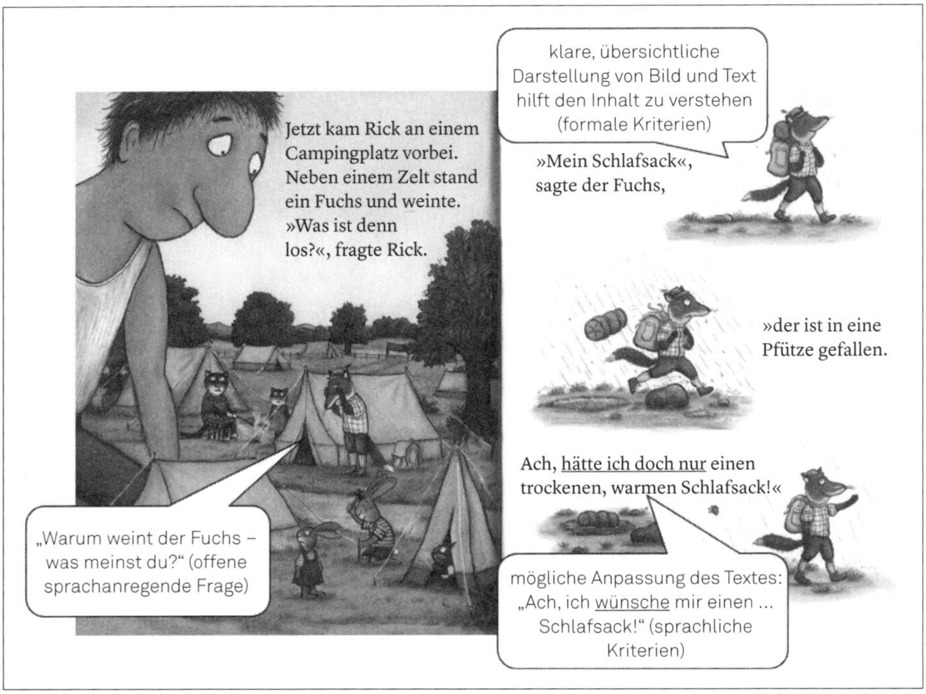

Jetzt kam Rick an einem Campingplatz vorbei. Neben einem Zelt stand ein Fuchs und weinte. »Was ist denn los?«, fragte Rick.
klare, übersichtliche Darstellung von Bild und Text hilft den Inhalt zu verstehen (formale Kriterien)
»Mein Schlafsack«, sagte der Fuchs,
»der ist in eine Pfütze gefallen.
Ach, hätte ich doch nur einen trockenen, warmen Schlafsack!«
„Warum weint der Fuchs – was meinst du?“ (offene sprachanregende Frage)
mögliche Anpassung des Textes: „Ach, ich wünsche mir einen ... Schlafsack!“ (sprachliche Kriterien)

Abbildung 47.1: Beispiel einer Bildbuchseite, die sich zum Dialogischen Lesen eignet. Aus Scheffler und Donaldson (2008) „Riese Rick macht sich schick“ (S. 16–17; © Beltz & Gelberg, Weinheim). Die Erläuterungen in den drei Sprechblasen wurden nachträglich eingefügt.

47.4 Das Vorgehen Schritt für Schritt

(1) *Diagnostik.* Kinder mit sprachlichen Schwierigkeiten fallen bei kinderärztlichen Vorsorgeuntersuchungen, bei der Schuleingangsuntersuchung, bei der Durchführung eines Sprach-Screenings oder durch systematisch eingesetzte Beobachtungsprotokolle in Kindertageseinrichtungen auf. Um die Ausgangslage genauer zu bestimmen und im Anschluss daran den Erfolg einer Förderung überprüfen zu können, sollte – so wie bei Emir im Fallbeispiel – mit jedem einzelnen Kind eine standardisierte Sprachstandsdiagnostik durchgeführt werden.

(2) *Bildung der Fördergruppe.* Die Fördergruppe setzt sich im Regelfall aus drei bis fünf Kindern ähnlichen Alters zusammen. Kleinere Abweichungen hiervon (etwas mehr Kinder; Kinder verschiedener Altersgruppen) sind für die Wirksamkeit des Verfahrens aber unproblematisch (Marulis & Neumann, 2010).

(3) *Häufigkeit der Sitzungen und Rahmenbedingungen.* Die Förderung sollte regelmäßig, etwa zwei- bis dreimal wöchentlich an einem störungsfreien Ort durchge-

führt werden. Die Gruppenzusammensetzung bleibt unverändert. Es empfiehlt sich, die Eltern einzubeziehen, indem die Bilderbücher mit nach Hause gegeben werden und von den Eltern dort ggf. auch mehrsprachig vorgelesen werden.

(4) *Auswahl geeigneter Bilderbücher.* Meist werden in der Förderung Bilderbücher verwendet. Diese sind reinen Textbüchern vorzuziehen, weil ...
- ... Bilder die Inhalte einer Geschichte veranschaulichen, selbst wenn ein Kind die Inhalte sprachlich noch nicht korrekt erfassen kann.
- ... Kinder die abgebildeten Dinge, Verläufe und Sachverhalte umschreiben können, auch wenn ihnen die entsprechenden Begriffe fehlen bzw. noch nicht bekannt sind.
- ... Bilderbücher im Vergleich zu reinen Textbüchern ansprechender, spannender und fesselnder wirken.

Die Bilderbücher werden nach den folgenden Kriterien ausgewählt (Schönauer-Schneider, 2012):
- *Inhalte:* Die Bilderbücher sollten dem Alter und Entwicklungsstand der Kinder entsprechen und einen Bezug zu deren Lebenswelt sowie Alltagserfahrung aufrufen und Interesse wecken. Damit das Verständnis der Kinder erleichtert wird, sollte der Handlungsverlauf übersichtlich dargestellt werden. Die Hauptfiguren, einschl. ihrer Wahrnehmungen und Empfindungen, sollten möglichst konkret beschrieben werden. Der Inhalt sollte die Kinder dazu anzuregen, Fragen zu stellen und eigenes Wissen und persönliche Erfahrungen einzubringen. Dies ist der Fall, wenn Geschehensabläufe aus dem Erfahrungsbereich der Kinder abgebildet werden (z.B. Zoobesuch, Familienausflug, Schultag, Sportveranstaltung). Positiv ist auch, wenn Inhalt und Darstellungsform die Fantasie der Kinder wecken und Gedankenspiele anregen. Eine übersichtliche Darstellung der Bilder, eine klare Gliederung der Textteile und die Verschränkung von Text und Bild erleichtern es dem Kind, sich den Inhalt der jeweiligen Geschichte zu erschließen.
- *Bilder:* Damit emotionale Beteiligung gefördert wird, sollen die Geschichten auch optisch ansprechend gestaltet sein. Die Bilder liefern Momentaufnahmen einer Geschichte. Sie sind jedoch nicht selbsterklärend. Dazu wird der Text benötigt, der die einzelnen Inhalte einbringt und ihren Zusammenhang verständlich macht.
- *Sprache*: Um den Kindern das Verstehen des Inhalts zu erleichtern, können die Textteile angepasst werden, indem z.B. die Menge und die Komplexität des Textes reduziert wird, Schachtelsätze in mehrere Teilsätze zerlegt werden oder die Abfolge der Aussagen so geändert wird, dass sie der sachlogischen Reihenfolge der Handlung entspricht. Der Anteil unvertrauter Wörter und die Komplexität der Satzkonstruktion sollten angemessen dosiert werden. Vorteilhaft ist, wenn das Buch Elemente enthält, welche die Kinder zum Mitsprechen und Wiederholen anregen. Alle Anpassungen sollten so vorgenommen werden, dass die Fähigkeiten des Kindes nicht überfordert werden. Auf geeignete Materialien wird am Ende des Kapitels verwiesen.

(5) *Anwendung von Strategien der Sprachförderung.* Die beim Dialogischen Lesen verwendeten Strategien lassen sich wie folgt unterteilen:

a) *Anregung der Sprachproduktion:* Hierzu zählen unterschiedliche Arten von *Fragen*. Besonders sprachanregend sind offene Fragen („Wie geht es weiter?"; „Warum weint der Fuchs?"), da sie längere und ausgefeilte Antworten vorbahnen. Eingesetzt werden aber auch geschlossene Fragen („Wie alt ist das Kind?"), Alternativfragen („Meinst du den Bagger oder den Traktor?") und Benennungsfragen („Was ist denn das für ein Tier?"). Solche Fragen dienen dazu, ein unbekanntes Wort einzuführen oder ein gerade erst gelerntes Wort zu wiederholen und vom Kind aktiv benennen zu lassen. Eine weitere Technik ist das Vervollständigen von Sätzen („Am Montag fraß sie sich durch einen Apfel, aber ...") sowie das handlungs- und denkbegleitende Sprechen („Jetzt muss ich mal überlegen, warum das Kind weint. Vielleicht ..."). Beim Fragen wie beim Antworten ist stets auf das richtige Timing zu achten. Bei einer offenen Frage muss dem Kind ausreichend viel Zeit zum Nachdenken gelassen werden, bevor die Frage umformuliert oder durch eine neue Frage ersetzt wird.

b) *Modellierung:* Damit sind das *Wiederholen, Erweitern* und *Umformulieren* der Äußerungen eines Kindes gemeint (z. B. Kind: „Da ist ein Traktor." Fachkraft erweitert: „Ja, genau – da ist ein großer, roter Traktor."). Zudem kann Modellieren die Form einer *korrigierenden Rückmeldung* annehmen (z. B. Kind: „Da viele Dinder.", Förderkraft: „Richtig, das sind viele **K**inder."). Modellierungsstrategien setzen unmittelbar an den Äußerungen des Kindes an. Dies hat den Vorteil, dass die Wiederholungen, Erweiterungen und Korrekturen in „der Zone der nächsthöheren Entwicklung" liegen. Auf explizite Korrekturen, etwa in der Form „Das heißt nicht ..., sondern ...", wird hingegen verzichtet. Denn solche „Belehrungen" wirken eher hemmend als anregend.

c) *Verstärkung und Motivierung:* Die Kinder sollen Freude am Sprechen entwickeln. Dafür werden Bezüge zur Erfahrungswelt und zu den Interessen des Kindes hergestellt („Was hast du heute im Freibad erlebt?"). Außerdem werden Lob und Wertschätzung zum Ausdruck gebracht („Das hast du toll beobachtet!"). Freude am Dialogischen Lesen wird durch betontes Sprechen, durch Lachen, durch Ausrufen und Flüstern oder durch gezielte Pausen, welche die Spannung steigern, erzeugt. Was hingegen unterlassen wird: Das Kind wird beim Sprechen nicht unterbrochen und sein (ausbleibender) Beitrag wird nicht vorschnell durch die Fachkraft ersetzt.

(6) *Verlaufs- und Erfolgskontrolle.* Um Verbesserungen in der Sprachkompetenz des Kindes zu erfassen, werden vor und nach der Intervention standardisierte Sprachtests eingesetzt. Ferner wird in Protokollen festgehalten, wie sich die Kinder in den Fördersitzungen verhalten (z. B. Beteiligung an den Gesprächen, Engagement für bestimmte Themen). Dies erlaubt es, Änderungen in der Ausgestaltung der Intervention vorzunehmen (Verlaufskontrolle). „Non-Responder", also Kinder, die auf die Intervention nicht so wie erhofft ansprechen, sollten frühzei-

tig erkannt werden. Die Gründe dafür sind im Einzelnen zu ermitteln: Möglicherweise wurde das Förderangebot nicht ausreichend auf die Voraussetzungen des Kindes abgestimmt. Vielleicht zeigt das Kind auch gravierende Schwierigkeiten in der Aufmerksamkeit oder wird in seinem sozialen Verhalten durch die Gruppensituation überfordert. In solchen Fällen ist es angezeigt, die Lernausgangslage des Kindes noch genauer abzuklären. Zur Erfolgskontrolle gehört auch, dass die Qualität der Durchführung gesichert wird. Die Fachkraft sollte die Sprachförderstrategien angemessen und sachgerecht einsetzen. Dies ist oft schwieriger als es auf den ersten Blick scheint, weil das sprachliche Interaktionsverhalten Erwachsener hoch automatisiert ist und der Einsatz der Sprachförderstrategien viel Übung und Reflexion verlangt. Dabei soll die Fachkraft lernen, die Sprachförderstrategien im Dialog mit dem Kind flexibel einzusetzen und auf die jeweils anliegende (Lese-)Situation abzustimmen.

47.5 Checkliste zum dialogischen Lesen (Sprachförderung)

Frage/Arbeitsauftrag	Erledigt ☑	Anmerkungen/ weitere Maßnahmen
Wurde für das Kind ein Sprachförderbedarf festgestellt?		
Ist es möglich, eine Gruppe mit Kindern ähnlichen Alters und mit ähnlichen Interessen zu bilden?		
Liegen geeignete Rahmenbedingungen vor (Sitzungen mehrmals die Woche, über mehrere Monate hinweg, in einem ruhigen Raum)?		
Wurden geeignete Bilderbücher ausgewählt? Wurden dabei die Interessen der Kinder berücksichtigt? Sind die Bücher optisch ansprechend gestaltet? Entspricht die sprachliche Komplexität der Textteile in etwa dem Entwicklungsstand des Kindes?		
Gelingen die Maßnahmen zur Anregung der Sprachproduktion, sodass sich alle Kinder ausreichend an den Gesprächen beteiligen? Oder müssen individuelle Anpassungen vorgenommen werden (z. B. gezielte Fragen an das Kind richten)?		

Frage/Arbeitsauftrag	Erledigt ☑	Anmerkungen/ weitere Maßnahmen
Haben die Kinder genügend Zeit, um eine Antwort auf die gestellte Frage zu finden?		
Werden die Möglichkeiten zur sprachlichen Modellierung konsequent ausgeschöpft?		
Wurde festgelegt, mit welchen Verfahren der Erfolg der Fördermaßnahme geprüft werden soll (z. B. mit einem standardisierten Sprachtest)? Mit welchen Verfahren (z. B. Beobachtungsbögen) wird die Verlaufskontrolle, einschl. Sicherung der Qualität der Umsetzung, geprüft (z. B. mit Videoaufzeichnungen, die unter Supervision besprochen werden)?		

47.6 Literatur

Besca, M., Reiner, K. & Ennemoser, M. (2025). Evaluation des Dialogischen Lesens im Kita-Alltag. Ein Vergleich der Wirksamkeit in kontrollierten und realitätsnahen Studienbedingungen. *Logos, 33*(1), 4–16.

Ennemoser, M. & Hartung, N. (2017). Wirksamkeit verschiedener Sprachfördermaßnahmen bei Risikokindern im Vorschulalter. *Unterrichtswissenschaft, 45*(3), 198–219.

Flack, Z. M., Field, A. P. & Horst, J. S. (2018). The effects of shared storybook reading on word learning: A meta-analysis. *Developmental Psychology, 54*(7), 1334–1346. https://doi.org/10.1037/dev0000512

Marulis, L. M. & Neumann, S. B. (2010). The effects of vocabulary intervention on young children's word learning: A meta-analysis. *Review of Educational Research, 80*(3), 300–335. https://doi.org/10.3102/0034654310377087

Mol, S. E., Bus, A. G. & de Jong, M. T. (2009). Interactive book reading in early education: A tool to stimulate print knowledge as well as oral language. *Review of Educational Research, 79*(2), 979–1007. https://doi.org/10.3102/0034654309332561

Petermann, F. (2016). *Sprachstandserhebungstest für Kinder im Alter zwischen 3 und 5 Jahren (SET 3–5).* Göttingen: Hogrefe.

Pillinger, C. & Vardy, E. J. (2022). The story so far: A systematic review oft he dialogic reading literature. *Journal of Research in Reading, 45*(4), 533–548. https://doi.org/10.1111/1467-9817.12407

Schönauer-Schneider, W. (2012). Sprachförderung durch dialogisches Bilderbuchlesen. In H. Günther & W. R. Bindel (Hrsg.), *Deutsche Sprache in Kindergarten und Vorschule: Deutschunterricht in Theorie und Praxis (DTP) 1* (S. 238–266). Baltmannsweiler: Schneider Verlag Hohengehren.

Whitehurst, G.J., Falco, F.L., Lonigan, C.J., Fischel, J.E., DeBaryshe, B.D., Valdez-Menchaca, M.C. et al. (1988). Accelerating language development through picture book reading. *Developmental Psychology, 24*(4), 552–559. https://doi.org/10.1037/0012-1649.24.4.552

Materialien (online)

- Bildungsserver: Über Suchfunktion „Dialogisches Lesen“ oder „Bilderbücher“ eingeben
  - www.bildungsserver.de
- Bremer Institut für Bilderbuchforschung: Auf der Webseite werden u.a. Broschüren über didaktisch-methodische Möglichkeiten zum Umgang mit ausgewählten Bilderbüchern bereitgestellt.
  - https://www.uni-bremen.de/fb12/bibf/projekte-aktivitaeten/bremer-buecherkitas
- Bund-Länder-Programm „Bildung durch Sprache und Schrift“ (BiSS) mit Informationen über laufende Projekte und Fortbildungsangebote für pädagogische Fachkräfte
  - Dialogisches Lesen (dialogische Bilderbuchbetrachtung): https://www.biss-sprachbildung.de/btools/dialogisches-lesen-dialogische-bilderbuchbetrachtung/)
  - Startseite von BiSS-Transfer: biss-sprachbildung.de
- Kostenlose mehrsprachige digitale Bilderbücher
  - http://www.amira-pisakids.de/#page=home
- Verlage, die mehrsprachige Bilderbücher anbieten:
  - Anadolu Verlag Wassenberg, arsEdition München, Baobab Books Basel, Edition Bilibri München, Edition Orient Berlin, Picus Verlag Wien
- Videos zu den Sprachförderstrategien können über einen QR-Code abgerufen werden in:
  - Baldaeus, A., Ruberg, T., Rothweiler, M. & Nickel, S. (2021). *Sprachbildung mit Bilderbüchern. Ein videobasiertes Fortbildungsmaterial zum dialogischen Lesen.* Münster: Waxmann.

48 Das Üben mit der Wortkartei

Gerhard W. Lauth, Margarete Labas und Heinzk Bederski †

48.1 Steckbrief

Ziel	• Sicheres Rechtschreiben aufbauen
Indikation	• Lese- und Rechtschreibstörung (ICD-10, F81.0) • Isolierte Rechtschreibstörung (ICD-10, F81.1)
Anwendung	• Einzelsetting • Kleingruppen von 3 bis 4 Kindern
Voraussetzung beim Schulkind	• Ab der 2. Klasse
Empfehlung	• Regelmäßige Übungen an etwa 4 Tagen pro Woche (Dauer 10–20 Minuten) • Durchführung über Mediatoren (Eltern, Großeltern, Verwandte, ältere Geschwister) • Kombination mit einem Verstärkersystem für richtige Lösungen (Richtigprozente)
Anwendung	• Einzelsetting • Kleingruppen von 3–4 Kindern
Wirksamkeit	• Nach Wanzek et al. (2006) sind Interventionen bei Rechtschreibschwierigkeiten wirksam, wenn die Instruktionen explizit erteilt werden, vielfältige Gelegenheiten zum Üben geschaffen werden und bei der Rechtschreibung sofortiges korrigierendes Feedback erteilt wird. Diese Merkmale werden von der hier beschriebenen Methode erfüllt. • Bei der Behandlung von Rechtschreibproblemen bewährt es sich, wenn man das Üben der Wörter mit der Erarbeitung von orthographischen und morphologischen Regeln verknüpft (Galuschka et al., 2020).

48.2 Anwendungsbeispiel

Hanna (9;6 Jahre) besucht die 4. Klasse einer Grundschule. Ihre Klassenlehrerin teilt mit, dass sie in den ersten beiden Schuljahren aufmerksam und interessiert gelernt habe. Sie sei freundlich und aufgeschlossen gewesen. Ihre Beiträge hätten gezeigt, dass sie Sachverhalte sorgfältig durchdacht und begriffen habe. Und ihr sprachlicher Ausdruck war klar und deutlich. Schriftliche Arbeiten habe sie nach Auskunft der Lehrerin konzentriert, ausdauernd und weitgehend selbstständig erledigt. Im Verlauf des 3. Schuljahres fiel der Lehrerin jedoch auf, dass Hanna beim Lesen und Schreiben zurückfiel. Ihre Unbefangenheit und unbeschwerte Lernfreude schwanden immer mehr. Weil sich diese Lage im 4. Schuljahr sogar noch verschärfte, riet die Lehrerin zur Abklärung eines Verdachts auf Lese-Rechtschreibstörung. Die Diagnostik bestätigte dies; bei Hanna wurde eine Lese-Rechtschreibschwäche festgestellt.

Zur Intervention wurde das *Üben mit der Wortkartei* ausgewählt, was von den Eltern angeleitet. Zusätzlich wurde das „Marburger Rechtschreib-Training“ (Schulte-Körne & Mathwig, 2023) durchgeführt, um Hanna Strategien für die Rechtschreibung zu vermitteln.

48.3 Grundlage

Das Vorgehen stammt aus den 1970er Jahren. Machemer (1972) entwickelte ein Übungsprogramm, in dem die Vermittlung von Rechtschreibwissen mit der Anwendung von verhaltenstherapeutischen Grundsätzen kombiniert wurde. Die Umsetzung erfolgte durch die Eltern, die als „Ko-Therapeut:innen“ eingesetzt wurden. Federführend waren folgende Vorstellungen:

- Die (komplexe) Zielhandlung, wie z. B. das korrekte Abschreiben eines Worts, wird in ihre einzelnen Bestandteile aufgespaltet, wie z. B.: das Wort lesen, das Wortbild nachvollziehen, das Wort niederschreiben, das geschriebene Wort mit dem vorgegebenen Wort vergleichen, die korrekte Schreibung durch Rechtschreibregeln rechtfertigen.
- Um einen systematischen Lernaufbau zu ermöglichen, werden die vorgenannten Verhaltensaspekte schrittweise, also streng nacheinander vollzogen.
- Durch Rückmeldungen und Verstärkungen wird sichergestellt, dass sich stabile Fortschritte einstellen.

Unsicher oder falsch geschriebene Wörter werden auf Karteikarten geschrieben, in einem Karteikasten gesammelt und von den Kindern so lange geübt bis sie die richtige Schreibweise beherrschen. Um die Regelkenntnisse auszubilden, werden morphologische und orthographische Vertiefungen eingestreut:

- Morphologische Übungen betreffen den Wortaufbau und den Wortwandel (z. B. Vorsilben, Wortstamm, Singular-/Pluralbildungen, Endsilben)

- Orthographische Vertiefungen beziehen sich auf Regeln der Rechtschreibung (z. B. Mitlautverdoppelung, Hauptwörter, Tuwörter, Wiewörter, stummes h, k oder ck, z oder tz)

Sechs Stufen zum Einüben:

1. *Übungsdurchgang.* Das Kind liest das Lernwort von der Wortkarte ab. Charakteristische Merkmale der Rechtschreibung und Wortaufbau werden besprochen und mit Farbstift markiert (z. B. das „tt" im Wort „Mutter", wenn das Kind ursprünglich „Muter" geschrieben hat); Vor- und Endsilben werden markiert. Dann schreibt das Kind das Wort auf und überprüft, ob es das Wort richtig geschrieben hat. Dieses Vorgehen macht die Therapeutin zunächst modellhaft vor (s. detaillierte Beschreibung des Vorgehens).
2. *Übungsdurchgang.* Das Kind liest das Wort, schreibt es auswendig auf und überprüft es.
3. *Übungsdurchgang:* Je nach Wortart erkundet das Kind im Duden weitere Zusammenhänge, z. B. die Wortfamilie, Beugung der Verben, Steigerungsformen bei Adjektiven.
4. *Übungsdurchgang.* Es werden Sätze diktiert, in denen das Übungswort vorkommt. Das Kind schreibt nur das betreffende Wort auf.
5. *Übungsdurchgang.* Das Kind schreibt Sätze, die das geübte Wort enthalten.
6. *Übungsdurchgang.* Sicher beherrschte Wörter werden nach Merkmalen und Regeln aufgeschlüsselt.

Tabelle 48.1: Systematischer Aufbau eines Trainings mit der Wortkartei (in Anlehnung an Machemer, 1972)

Übungsstufe (Fach der Wortkartei)	Vermittlungsform	Thema	Aktivitäten
Noch nicht geübte Wörter (Fach 0)	Demonstration des Vorgehens als kognitives Modell (in „Ich"-Form)	• Das grundlegende Vorgehen	• Wortkarte aufnehmen und lesen • Wortmerkmale wie Großschreibung oder Doppelung besprechen und markieren • Wort einprägen und Wortkarte umdrehen • Wort in Heft schreiben
1-mal richtig geschriebene Wörter (Fach 1)	Demonstration des Vorgehens als kognitives Modell (in „Ich"-Form)	• Vertiefung und erste Rechtschreibregeln	• Bei Nomen: Mehrzahl bilden (Haus, Häuser) • Bei Verben: konjugieren (ich gehe, du gehst, usf.)

Tabelle 48.1: Fortsetzung

Übungsstufe (Fach der Wortkartei)	Vermittlungsform	Thema	Aktivitäten
			• Bei Adjektiven: Vergleichs- und Steigerungsformen bilden (schön, schöner, am schönsten; schöner als, so schön wie ...) • Wortfamilie im Duden nachschlagen
2-mal richtig geschriebene Wörter (Fach 2)	Demonstration des Vorgehens als kognitives Modell (in „Ich"-Form)	• Silben bilden	• Wort mit Bleistift nachfahren • Wort in Silben aufteilen (klatschen bei jüngeren Kindern, Silbenbögen einzeichnen bei älteren Kindern)
3-mal richtig geschriebene Wörter (Fach 3)	Demonstration des Vorgehens als kognitives Modell (in „Ich"-Form)	• Satz bilden	• Wort diktieren • Satz mit dem Wort bilden (z. B. kaufen: Wir kaufen ein Auto) • Wort allein ins Heft schreiben
Wörter, die 4-mal und öfter richtig geschrieben worden sind (Fach 4 und Fach 5)	Demonstration des Vorgehens als kognitives Modell (in „Ich"-Form)	• Wort im Satz niederschreiben • Ganzen Satz niederschreiben	• Wort laut lesen • Satz dazu bilden (z. B. kaufen: Sie kauft ein Auto.) • Wort im diktierten Satz schreiben. • Ganzen Satz mit Wort schreiben.
Sicher beherrschte Wörter zur Regelbildung (Fach 6)	Wörter hervorholen, deren Analyse eine Regel erkennen lässt Für einzelne Wörter den Formenwandel herbeiführen (ggf. vormachen)	• Regelbildung	• Beispielhafte Wörter durchleuchten (z. B. ie, ss, tt, mm, v, Groß- und Kleinschreibung, Vorsilben, Steigerung) • Den Formenwandel regelhaft herbeiführen (z. B. Vorsilben bereithalten und „anlegen" – vormachen, vorfahren, vorgehen etc.)

Jedes Übungswort durchwandert also sechs Fächer (plus einem „Wortspeicher"). Der folgende Kasten verdeutlicht den Aufbau.

Die Fächer einer Wortkartei

Dem Übungserfolg entsprechend durchwandert jedes Lernwort die Fächer 1 bis 6. Jedes Fach hat dabei eine besondere Bedeutung:

- Im *Fach 0* werden alle vorgesehenen Lernwörter gesammelt. Dieses Fach dient als „Speicherort" für die Übungswörter.
- *Fach 1* enthält die Wörter, die einmal geübt und dabei auch richtig geschrieben worden sind.
- *Fach 2* beinhaltet die Wörter, die zweimal geübt und richtig geschrieben worden sind.
- Die *Fächer 3* und *4* beinhalten Wörter die drei bzw. viermal richtig geschrieben worden sind.
- *Fach 5* enthält die Wörter, die sicher beherrscht werden. Diese Übungswörter verbleiben dort.
- *Fach 6* enthält beispielhafte Wörter, die einzelne Schreibregeln veranschaulichen. Diese Wörter werden aufgeschlüsselt, um die Schreibregeln zu erkennen.

Um die Regelbildung (s. Tabelle 48.1) zu fördern, wird beim Durchwandern der Fächer auch Wissen über Rechtschreibregeln und Wortmerkmale vermittelt.

48.4 Das Vorgehen der Reihe nach

Eingangsdiagnostik

- Um die Rechtschreibleistung einordnen zu können, wird ein standardisierter Test durchgeführt (s. Anhang C), wie z.B. der „Diagnostische Rechtschreibtest für 4. Klassen" (DRT 4) von Grund, Leonhart und Naumann (2017) oder der „Lese- und Rechtschreibtest" (SLRT-II) von Moll und Landerl (2014).
- Um Fehlerschwerpunkte (z.B. in der Groß- und Kleinschreibung oder in der Mitlautverdoppelung) in schulischen Schreibsituationen näher zu bestimmen, werden eine Diktatprobe und eine Abschreibprobe genommen.

Belohnungen (Tauschverstärker) vereinbaren

- Nach „vertraglicher Vereinbarung" werden Tauschverstärker vergeben. Der Vertrag gilt für zunächst etwa 3 Monate und wird dann neu aufgesetzt.

- Die Tauschverstärker („Punkte“) werden für das Üben vergeben. Beispielsweise wird vereinbart: „Wenn von sieben Wortkarten fünf erfolgreich bearbeitet werden, gibt es 1 Punkt; sind alle Wörter richtig, gibt es 2 Punkte.“
- Die Punkte können für kleinere oder höherwertige Belohnungen, wie Sammelbilder oder -figuren, Comic-Hefte, Kinobesuch, Fahrradtour, Freizeitparkbesuch, essen gehen, schwimmen gehen usw. eingetauscht werden (z. B. 7 Punkte für einen Besuch im Aquapark).

Zeitlichen Rahmen festlegen und Materialien vorbereiten

Angaben zum Umfang und zur Dauer der Übungen sowie zu den erforderlichen Materialien sind dem folgenden Kasten und den dort eingetragenen Querverweisen zu entnehmen. Bei Kindern im Grundschulalter werden pro Sitzung bis zu 5 Wörter eingeübt. Bei Kindern an weiterführenden Schulen werden zwischen 7 und 10 Wortkarten pro Sitzung bearbeitet.

Umfang der Übungen und dafür benötigte Materialien

Umfang der Übungen
- Die Übungen werden 4- bis 5-mal pro Woche durchgeführt.
- Die Dauer der täglichen Übung sollte zwischen 10 und 15 Minuten liegen.
- Für die Dauer des Trainings sollten 6 bis 24 Monate veranschlagt werden
- Die Übungen werden an einem ruhigen bzw. störungsfreien Ort durchgeführt.

Benötigte Materialien:
- Ein Karteikasten (DIN-A7), eingeteilt in sieben Fächer (einschl. „Wortspeicher“) und dazu passende liniierte Karteikarten;
- Ein Schreibheft, ein Bleistift, mehrere Farbstifte;
- Ein Duden für Schüler:innen (Grundwortschatz);
- Ein Protokollblatt: „Mein Lernfortschritt“ (s. Abbildung 48.1);
- Eine Diagrammblatt: „Richtig-Prozentwerte“ (s. Abbildung 48.2).

Kontrolle der Lernfortschritte

Zur Erfassung und Rückmeldung der Lernfortschritte werden zwei Instrumente eingesetzt. (a) In einem Protokoll (s. Abbildung 48.1) wird je Sitzung die Anzahl der insgesamt geschriebenen und die Anzahl der davon richtig geschriebenen Wörter festgehalten. Eingetragen wird zudem die „Punktevergabe“, so wie dies vorab vereinbart wurde (s. o. Tauschverstärker). (b) Am Ende jeder Sitzung werden die richtig geschriebenen Wörter in Form von „Richtigprozenten“ bestimmt und in

Mein Lernfortschritt						
Datum	**Zeit**		**geschriebene Wörter**		**Punkte**	**Lernerfolg**
	Beginn	Ende	Anzahl insgesamt	Anzahl richtiger		
						☺ 😐 ☹
						☺ 😐 ☹
						☺ 😐 ☹
						☺ 😐 ☹
						☺ 😐 ☹

Abbildung 48.1: Protokollblatt zur Registrierung von Lernfortschritten

100 %									
98 %									
96 %									
94 %									
92 %									
90 %									
88 %									
86 %									
84 %									
82 %									
80 %									
78 %									
76 %									
74 %									
72 %									
70 %									
68 %									
66 %									
64 %									
62 %									
60 %									
58 %									
Datum									
Wortanzahl									
Punkte									

Abbildung 48.2: Diagramm zur Darstellung des Lernverlaufs: „Richtig-Prozentwerte" je Sitzung

ein Diagramm eingetragen (s. Abbildung 48.2). Dazu werden die richtig geschriebenen Wörter ausgezählt, durch die Anzahl der insgesamt geschriebenen Wörter geteilt und mit 100 multipliziert (Richtig-Prozentwert = 100 × (Wörterzahl – Fehlerzahl) / Wörterzahl). Der jeweils erreichte Prozentwert wird in das Diagramm eingetragen. Von Sitzung zu Sitzung werden die Prozentwerte mit einer Linie verbunden. Das so entstehende Liniendiagramm verdeutlicht, für die Übungsleiterin (z. B. ein:e Therapeut:in oder ggf. einen Elternteil) wie für das Kind, die *Lernerfolgskurve* des Trainings. Wortanzahl und Punktevergabe können in das Diagramm ergänzend eingetragen werden.

Übungsstufen

Ein Wort wird so lange geübt, bis es zuverlässig richtig geschrieben wird. Zusätzlich finden orthographische und morphemische Vertiefungen statt, die der Regelbildung dienen. Tabelle 48.1 verdeutlicht das Vorgehen auf den einzelnen Übungsstufen des Trainings. Bei der Durchführung sind zusätzlich folgende Punkte zu beachten.

- *Die häufigsten Wörter üben.* Das Kind soll sich im Rechtschreiben verbessern. Deshalb ist es sinnvoll, die häufigsten Wörter einzuüben. Diese Wörter können z. B. folgenden Quellen entnommen werden:
  - dem Anhang des „Diagnostischen Rechtschreibtests für 4. Klassen“ von Grund, Leonhart und Naumann (2017) oder Varianten dieses Tests für andere Klassenstufen (s. Anhang C);
  - dem „Orientierungswortschatz“ von Naumann (1999);
  - dem „Wörterbuch für Grundschulkinder“ von Sennlaub (2012).
- *Rechtschreibregeln und Merkmale des Wortaufbaus einflechten.* Das Üben der Wörter wird ergänzt (a) durch die Erarbeitung von Regeln zur:
  - Laut-Buchstaben-Zuordnung
  - Groß- und Kleinschreibung
  - Zusammen- und Getrenntschreibung

  sowie (b) die Analyse von Wortbestandteilen, die
  - zum Wortstamm hinzukommen (etwa **fahr**en, **Fahr**er, Ge**fahr;** Ab**fahr**t)
  - eine Steigerung von Adjektiven bewirken (groß – größer)
  - den Plural bilden (Bild – Bilder)
  - die Fälle bilden (die Lehrerin, der Lehrerin, der Lehrerin, die Lehrerin)
  - das grammatikalische Geschlecht bilden (der Hund – die Hündin)
  - als Präfix bei Verben dienen (etwa aufmachen; zumachen; hermachen, vormachen, nachmachen)

Die betreffenden Regeln werden mit Hilfe von Wörtern erarbeitet, die sicher beherrscht werden, solche also, die im Fach 5 der Wortkartei liegen. Vorgegangen wird dabei wie folgt:

- Fach 5 wird allmählich, aber gezielt mit Wörtern bestückt, die nach einer klar erkennbaren Regel geschrieben werden (z. B. Buchstaben-Laut Zuordnung, Pluralbildung, Vorsilben).
- Zu diesen Wörtern wird ein einfacher Formenwandel herbeigeführt (Einzahl-Mehrzahl; Vorsilben, Worterweiterungen), etwa indem verdeutlicht wird, dass einem Wort ganz unterschiedliche Vorsilben vorangestellt sein können: **fahr**en, er**fahr**en, nach**fahren**, vor**fahren, ab**fahren, bef**ahren.**

Wenn etwa 10 „wortgewandelte Wörter" vorliegen. die alle derselben Regel folgen, wird das Kind gefragt „Was hat sich hier getan? Kannst Du das erklären?". Das Gemeinsame, also die Regel, ist auf diese Weise schnell zu erkennen. Dieses Prinzip wird anschließend auf weniger leicht erkennbare Regeln ausgedehnt, wie z. B. zum stets gleich geschriebenen Wortstamm: **mach**en, **mach**bar, **Mach**werk, ent**mach**ten.

- *Mediator:innen einbeziehen.* Soll z. B. ein Elternteil (oder eine andere dem Kind vertraute Person) mit der Durchführung des Trainings beauftragt werden, sind folgende Punkte zu beachten:
  - *Verhaltensprobe zur Eltern-Kind-Interaktion.* Die Interaktion wird in einer Hausaufgabensituation (20 bis 30 Minuten) per Video aufgezeichnet. Eingeleitet wird die Situation etwa mit den Worten: „Stellen Sie sich vor, demnächst würde ihr Kind diesen Text als Diktat in der Schule schreiben!". Aufgezeichnet bzw. beobachtet werden folgende Verhaltensmerkmale: Wie leitet die Mutter (oder ggf. der Vater) das Kind an? Fördert oder hemmt sie seinen Erfolg? Gibt sie ihrem Kind Rückmeldungen, etwa verbal, mimisch oder gestisch? Wird ein entspanntes und warmes Arbeitsklima hergestellt? Wie reagiert das Kind auf die Äußerungen der Mutter (ablehnend, trotzig, aufmerksam, zugewandt)? Auf dieser Grundlage lässt sich nun besser beurteilen, ob der jeweilige Elternteil für die Durchführung des Trainings in Frage kommt.
  - *Schulung der Eltern.* Die Eltern (oder eine andere vertraute Person) erhalten genaue Informationen über Aufbau und Zweck, vor allem aber zum Einsatz der Methode. Dazu werden sie zu einzelnen Sitzungen (s. Tabelle 48.1) eingeladen. Die Therapeutin (oder der Therapeut) demonstriert das geschilderte Vorgehen, bespricht es mit der Mutter (oder dem Vater), bittet sie, das Verhalten nachzuvollziehen, und gibt ihr Rückmeldungen zu förderlichen vs. abträglichen Verhaltensweisen in der Eltern-Kind-Interaktion.
  - *Vergabe der Verstärker durch die Eltern.* Selbst wenn die Eltern nicht direkt mit der Durchführung des Trainings betraut werden, sollte ihnen die Vergabe der Verstärker nach den vereinbarten Regeln überantwortet werden. Auf diesem Weg erhalten die Eltern auch Einblick, welche Fortschritte ihr Kind im Verlauf des Trainings macht.

48.5 Checkliste zum Einsatz der Wortkartei

Frage/Arbeitsauftrag	Erledigt ☑	Anmerkungen/ weitere Maßnahmen
Wurde überprüft, ob eine Rechtschreibstörung vorliegt? Wie wird eine etwaige Minderleistung beim Rechtschreiben belegt?		
Wie kann der Lernrückstand beschrieben werden (teststatistische Einordnung; Beschreibung aufgrund von Arbeitsproben)		
Kann an mindestens 4 Werktagen pro Woche geübt werden?		
Wie wird der Verlauf des Übungsprogrammes gesteuert (z. B. im Hinblick auf die Aufgabenvergabe, die Rückmeldungen zu den Übungen und die Registrierung der Richtigprozente)? Liegen alle dafür notwendigen Materialien vor? (s. Kasten „Umfang der Übungen und dafür benötigte Materialien“)		
Wurde ein Verstärkerplan erstellt, der die Vergabe der Austauschverstärker (Punkte) regelt?		
Falls Mediator:innen eingesetzt werden sollen: Ist die Interaktion zwischen Mediator:in und Kind förderlich und tragfähig? Besteht die Bereitschaft bzw. die Möglichkeit, das Kind bei den Übungen über einen längeren Zeitraum regelmäßig anzuleiten? Wie sollen die Mediatorin bzw. der Mediator in das Training eingebunden werden? Wurde vereinbart, wie die Schulung der Mediatorin bzw. des Mediators erfolgen soll?		

48.6 Literatur

Galuschka, K., Görgen, R., Kalmar, J., Haberstroh, S., Schmalz, X. & Schulte-Körne, G. (2020). Effectiveness of spelling interventions for learners with dyslexia: A meta-analysis and systematic review. *Educational Psychologist, 55*(1), 1–20. https://doi.org/10.1080/00461520.2019.1659794

Grund, M., Leonhart, R. & Naumann, C. L. (2017). *Diagnostischer Rechtschreibtest für 4. Klassen (DRT 4)* (3., aktualisierte und neu normierte Aufl.). Göttingen: Hogrefe.

Machemer, P. (1972). Entwicklung eines Übungsprogramms für Eltern zur Behandlung von Legasthenikern nach verhaltenstherapeutischem Modell. *Schule und Psychologie, 19*, 336–346.

Moll, K. & Landerl, K. (2014). *Lese- und Rechtschreibtest – Weiterentwicklung des Salzburger Lese- und Rechtschreibtests (SLRT II)* (2., korrigierte Aufl.). Göttingen: Hogrefe.

Naumann, C. L. (1999). *Orientierungswortschatz. Die wichtigsten Wörter und Regeln für die Rechtschreibung Klassen 1–6*. Weinheim: Beltz.

Schulte-Körne, G. & Mathwig, F. (2023). *Das Marburger Rechtschreibtraining – ein regelgeleitetes Förderprogramm für rechtschreibschwache Schüler* (8. Aufl.). Bochum: Winkler.

Sennlaub, G. (2012). *Von A bis Zett. Wörterbuch für Grundschulkinder – Allgemeine Ausgabe*. Berlin: Cornelsen.

Wanzek, J., Vaughn, S., Wexler, J., Swanson, E. A., Edmonds, M. & Kim, A.-H. (2006). A synthesis of spelling and reading Interventions and their effects on the spelling outcomes of students with LD. *Journal of Learning Disabilities, 39*(6), 528–543. https://doi.org/10.1177/00222194060390060501

49 Verbesserung der geistigen Lernvoraussetzungen durch induktives Denken

Karl Josef Klauer †[1] und Gerhard W. Lauth

49.1 Steckbrief

Ziele	• „induktives Denken“, bei dem es darum geht, Gemeinsamkeiten zu entdecken und/oder Unterschiede festzustellen, schulen • Allgemeine („fluide“) Intelligenz steigern • Intellektuelle Lernvoraussetzungen verbessern
Indikationen	• Kinder und Jugendliche mit einer allgemeinen Lernschwäche (ICD-10, F81.3; vgl. Kapitel 5) • Kinder und Jugendliche mit intellektuellen Beeinträchtigungen, sofern sie nicht geistig behindert sind (vgl. Kapitel 6) • Zur allgemeinen Lernförderung von Kindern und Jugendlichen
Grundlage	• Das Training steht für unterschiedliche Altersgruppen als Programm mit Bild- bzw. Aufgabenkarten zur Verfügung. • Für das Kindergartenalter liegt eine Version mit Illustrationen in Trainingsheften vor. • Für das Vor- und Grundschulalter liegt eine PC-Version vor. • Pro Sitzung werden sechs bis zwölf Aufgaben bearbeitet. • Genaue Anweisungen zum Vorgehen sind dem Manual zu entnehmen.

1 Prof. Dr. Karl Josef Klauer verstarb im März 2023. Als Herausgeber verneigen wir uns vor der Person und vor ihrem Lebenswerk. Auch wenn Karl Josef Klauer diesen Beitrag nicht mehr autorisieren konnte, sind wir uns persönlich gewiss, dass die hier gewählte Form der Darstellung seine Zustimmung gefunden hätte.

Anwendung	• Einzeltraining, angeleitet durch eine Trainingsleiterin bzw. einen Trainingsleiter • Paar- oder Kleingruppentraining, angeleitet durch eine Trainingsleiterin bzw. einen Trainingsleiter • Von einer Lehrkraft angeleitetes Training in der Schulklasse • Durch Eltern, die das Training nach Anweisung mit ihrem Kind durchführen
Voraussetzung	• Ab dem Vorschulalter (4 Jahre)
Empfehlungen	• Systematischer Durchlauf durch das Training gemäß Manual • Zehn Sitzungen, verteilt über fünf Wochen mit je zwei Sitzungen pro Woche • Eltern über Zweck und Vorgehen informieren und in das Training einbeziehen (z.B. durch häusliche Übungen)
Wirksamkeit	• Nach Auswertung von 109 Studien fand Klauer (2014) für Testungen der fluiden Intelligenz einen mittelstarken Trainingseffekt ($d = 0.60$). • Nacherhebungen, die im Durchschnitt fünf Monate nach Abschluss des Trainings durchgeführt wurden, belegen die Stabilität dieses Effekts. • Das Training verbessert die Aneignung neuer schulischer Lerninhalte, z.B. in Unterrichtsstunden zur Mathematik, Biologie und Sachkunde oder zur Grammatik und Rechtschreibung ($d = 0.68$; Klauer, 2014). • Bei Vorschulkindern erzielt das Denktraining positive Transfereffekte ($d = 0.62$; Klauer, 2014) auf semantische und syntaktische Aspekte der Sprachentwicklung (Marx & Keller, 2010).

49.2 Anwendungsbeispiel

Die Gesamtschule einer westdeutschen Großstadt versammelt einige Schüler:innen, die nur unzureichend vom Unterricht profitieren. Teils weisen sie spezifische Lernschwierigkeiten auf (v.a. im Rechnen und in der Rechtschreibung); teils zeigen sie auch umfassendere Rückstände in mehreren Unterrichtsfächern. Die meisten von ihnen lernen nur widerwillig und weichen den schulischen Anforderungen durch patziges und herausforderndes Verhalten gegenüber ihren Lehrpersonen aus. Am Unterricht beteiligen sie sich kaum. Auch durch Gespräche sind sie nicht erreichbar.

Im Rahmen einer Neubesinnung richtet das Schulzentrum eine Lernambulanz ein, in der die genannten Schüler:innen vorgestellt werden. Zwar gelingt die Einflussnahme innerhalb des geschützten und überschaubaren Rahmens der Ambulanz deutlich besser als im Unterricht. Dennoch zeigt sich auch hier eine recht geringe Leistungsbereitschaft. Die Schüler:innen arbeiten nur kurz und meist unwillig, machen viele Fehler und verlieren rasch die Lust an den Übungen. In dieser Situation greift Herr M. auf das „induktive Denktraining" zurück. Er erhofft sich davon kognitive und sprachliche Fortschritte, ohne dass das Training die wenig geliebten Inhalte des Schulunterrichts direkt anspricht. Er führt das Training zunächst einzeln durch und stellt fest, dass die Schüler:innen sehr gut darauf ansprechen. Sie beteiligen sich lebhaft, arbeiten ausdauernd mit und verlangen über die vorgesehenen Aufgaben hinaus noch Zusatzaufgaben. Dadurch ermutigt, stellt Herr M. eine Gruppe aus vier Schüler:innen zusammen, die zweimal pro Woche zusammenkommen. Sie arbeiten unter seiner Anleitung zu zweit und befeuern sich gegenseitig. Sie beginnen die Prinzipien des induktiven Denkens auch im Alltag anzuwenden und stellen beispielsweise fest, dass Tannen und Kiefern immergrün sind und Nadeln tragen; wohingegen Apfelbäume Blätter haben. Sie fragen sich daraufhin, wohin Palmen zu rechnen sind. Andere Lehrpersonen berichten, dass sich die betreffenden Kinder jetzt stärker am Unterricht beteiligen und in ihrem Lernen einen gewissen Ehrgeiz erkennen lassen. Die Schule ist mit diesen ersten Erfolgen recht zufrieden.

Aufgrund des Praxischarakters der Maßnahme lässt sich nicht sicher beurteilen, wie die beobachteten Veränderungen zustande gekommen sind. Denkbar ist, dass sich die beteiligten Schüler:innen aufgrund ihrer Erfolgserlebnisse im Training jetzt zutrauten, auch im Unterricht knifflige Aufgaben in Angriff zu nehmen. Vielleicht hatten sie auch besser gelernt, Aufgaben zu analysieren, Begriffe zu bilden, Objekte zu kategorisieren und Gesetzmäßigkeiten in der Abfolge von Dingen und Ereignissen zu erkennen. Denn dies sind Leistungen, die bei der Vermittlung von Lerninhalten in praktisch allen Unterrichtsfächern eine wichtige Rolle spielen.

49.3 Grundlage

Bei einem Training des induktiven Denkens werden Kindern oder Jugendlichen Karten vorgelegt, auf denen mehrere, teils konkrete (Gegenstände, Bilder) und teils abstrakte (Zeichen, Symbole) Objekte abgebildet sind. Die Kinder oder Jugendlichen beschreiben zunächst, was sie sehen, äußern dann Hypothesen, die zu Leitfragen gebildet werden („Was ändert sich da?", „Was gehört in das noch freie Feld?") und bestimmen, ob die gegebenen Objekte ...

- etwas gemeinsam haben, wie z. B. ein bestimmtes *Merkmal* (z. B. den Verwendungszweck von Gegenständen, wie z. B. Kleidungsstücken) oder

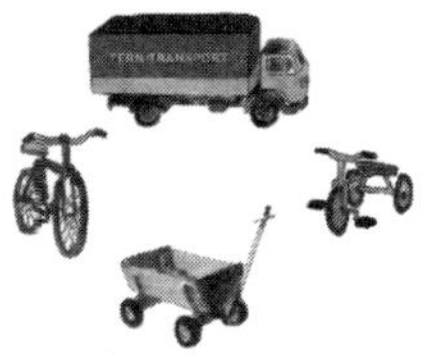	*Generalisierung:* Gemeinsame Merkmale unterschiedlicher Objekte erkennen
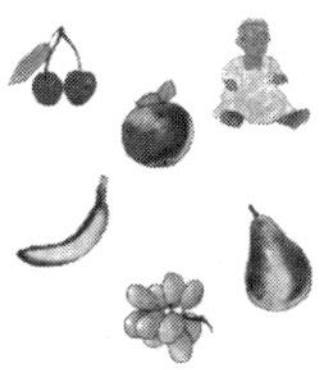	*Diskrimination:* Unterschiede von Merkmalen feststellen
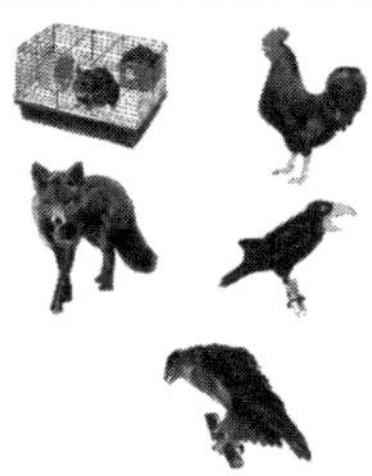	*Kreuzklassifikation:* Sowohl Gemeinsamkeiten als auch Unterschiede in den Merkmalen erfassen
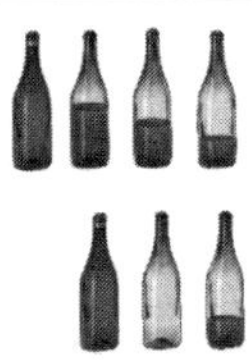	*Beziehungserfassung:* Gemeinsamkeiten zwischen den Beziehungen erkennen
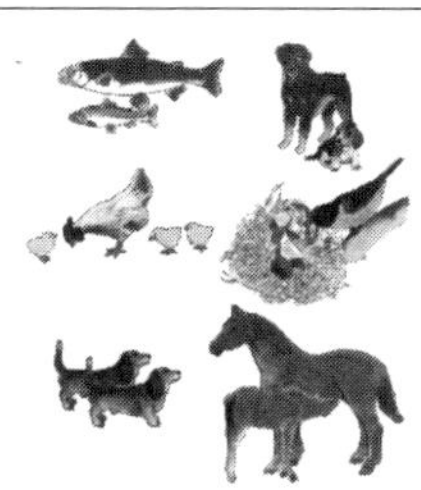	*Beziehungsunterscheidung:* Unterschiede zwischen den Beziehungen feststellen
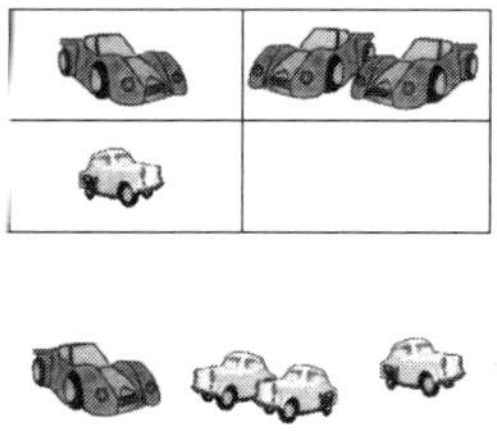	*Systembildung:* Sowohl Gemeinsamkeiten als auch Unterschiede zwischen den Beziehungen erfassen

Abbildung 49.1: Aufgabenbeispiele zu den sechs Aufgabentypen für die Schulung des induktiven Denkens. © Brill Deutschland GmbH, Vandenhoeck & Ruprecht (Göttingen, 2007/2010), Illustrationen: Michael Bleyenberg, aus: Marx, E. & Klauer, K.J.: Keiner ist so schlau wie ich I. Ein Förderprogramm für Kinder ab vier Jahren. Abdruck mit Genehmigung.

- durch eine bestimmte *Beziehung* untereinander im Zusammenhang stehen (z. B. eine mengen- oder größenabhängige Stufung).

Dies wird durch die *Strategie des Vergleichens* bestimmt. Es ist eine sehr einfache Vorgehensweise, mit der Gemeinsamkeiten und Unterschiede entweder mit Blick auf die Merkmale der Objekte oder mit Blick auf die Beziehung, welche die Objekte miteinander verbindet, ermittelt werden. Abbildung 49.1 zeigt Aufgabenbeispiele, die Marx und Klauer (2007) für Kinder im Alter zwischen vier und acht Jahren vorgesehen haben.

Die grundlegende Idee des Denktrainings besteht darin, dass die einfachen Vergleiche „höherwertige" Denkakte hervorbringen. Diese lassen sich nach sechs Aufgabentypen (Erkenntnisklassen) klassifizieren:
1. *Generalisierung (GE):* Wenn die Gleichheit von Merkmalen erkannt wird, entsteht Verallgemeinerung (wenn z. B. alle gezeigten Objekte Räder haben, also rollen können).
2. *Diskrimination (DI):* Wenn die Verschiedenheit der Merkmale erkannt wird, entsteht Unterscheidung (wenn z. B. in einer Gruppe von Lebensmitteln ein Beispiel erkannt wird, das anders als die übrigen Beispiele nicht in den Kühlschrank gehört).
3. *Kreuzklassifikation (KK):* Wenn erkannt wird, dass die Dinge sowohl gleich als auch verschieden sind (hier gibt es zwei klassifizierende Merkmale), entsteht mehrfache Kategorisierung (wenn z. B. erkannt wird, dass in einer Gruppe von Schnitt- und Topfblumen „gelbe Tulpen in der Vase" zu den „Schnittblumen" mit „nicht blauen Blüten" gehören).
4. *Beziehungserfassung (BE):* Wenn festgestellt wird, dass die gezeigten Objekte in einer Beziehung zueinanderstehen und daher in eine bestimmte Reihenfolge gebracht werden können (wenn die Bilder in richtiger Reihenfolge z. B. den Tagesablauf einer Familie nachzeichnen).
5. *Beziehungsunterscheidung (BU).* Wenn festgestellt wird, dass die Objekte zwar eine gemeinsame Beziehung haben, diese aber nicht eingehalten oder im Einzelfall verletzt wird, so wird dadurch Beziehungsunterscheidung eingeübt (wenn z. B. in einer Abfolge von Vielecken [Dreieck, Viereck ...] an der Stelle des Fünfecks ein Sechseck steht).
6. *Systembildung (SB):* Wenn das Muster einer Vorlage nach zwei Beziehungen überprüft und vervollständigt wird, so wird dadurch Systembildung geschult. So wie bei der Lösung von Matrizenaufgaben sind hierfür Vergleiche „in zwei Richtungen" (von links nach rechts *und* von unten nach oben) erforderlich (wenn z. B. für ein Vier-Felder-Schema bestehend aus ein oder zwei gelben oder blauen Bauklötzen anzugeben ist, was in das noch freie Feld gehört).

Das Training ...
- ... schult die dafür erforderlichen Vergleichsprozesse systematisch, indem in jeder Sitzung Aufgaben aus mehreren Aufgabenklassen bearbeitet werden.

- ... geht in gestufter Weise vor, indem zunächst die einfacheren Erkenntnisklassen (1 und 4) und erst danach die komplexeren Erkenntnisse (3 und 6) geschult werden.
- ... hält die Kinder durch vorstrukturierte Fragen dazu an, die Aufgaben genau zu beschreiben und darauf aufbauend Lösungshypothesen zu äußern, zu begründen, zu überprüfen und zu korrigieren.
- ... bietet mehrere Programmversionen an, die auf das Alter und den Entwicklungsstand der Kinder oder Jugendlichen abgestimmt sind (siehe Tabelle 49.1).
- ... kann in anderen (Erst-)Sprachen als „Deutsch" durchgeführt werden (für eine Version für Kindergartenkinder mit „Türkisch" als Erstsprache, siehe Marx & Klauer, 2010).

Tabelle 49.1: Alterszuordnung der verfügbaren Trainingsprogramme

Altersbereich in Lebensjahren[a]	Programm	Anzahl der Aufgaben
4 bis 8	„Keiner ist so schlau wie ich (I, II, III)" (Marx & Klauer, 2007, 2009, 2011)	60[b]
5 bis 10	„Denkspiele mit Elfe und Mathis" (PC-Version) (Lenhard, Lenhard & Klauer, 2020)	120
5 bis 7	„Denktraining für Kinder I" (Klauer, 1989)	120
10 bis 13	„Denktraining für Kinder II" (Klauer, 1991)	120
14 bis 16	„Denktraining für Jugendliche" (Klauer, 1993a)	120

Anmerkungen: [a] Die Altersbereiche dienen der groben Orientierung. Ausschlaggebend ist, dass ein Programm dem kognitiven Entwicklungsstand des Kindes oder Jugendlichen entspricht. [b] Durch Kombination der Aufgaben zweier Trainingshefte kann das Training auf 120 Aufgaben erhöht werden.

49.4 Das Vorgehen Schritt für Schritt

Das Vorgehen wird im Trainingsmanual ausführlich beschrieben. Abfolge und Menge der Aufgaben sind darin ebenfalls geregelt. Dementsprechend ergibt sich folgendes Vorgehen:

(1) *Beschaffung des Trainingsmanuals/Einarbeitung in das Training.* Das Material wird inspiziert und das Manual sorgfältig gelesen. Es empfiehlt sich, einen Probelauf unter geschützten Bedingungen durchzuführen, also z. B. einen Selbstversuch

mit der Version für Jugendliche oder eine Probesitzung mit einem vertrauten Kind der relevanten Altersgruppe.

(2) *Bestimmung von Evaluationskriterien und Evaluationsdesign.* Folgende Kontrollen zur Wirksamkeit des Trainings sind angebracht:
- Vorher-/Nachher-Vergleich mit Testaufgaben zur fluiden Intelligenz
- Verlaufskontrollen mit trainingsnahen und unterrichtsfachbezogenen Kurztests (Keller, Meyer, Glaser & Brunstein, 2020)
- Begleitende und nachfolgende Befragungen der Lehrkräfte zum Unterrichts- und Leistungsverhalten der teilnehmenden Schüler:innen (Beteiligung im Unterricht; Qualität der mündlichen und schriftlichen Leistungen)

(3) *Klärung organisatorischer Fragen.* Dazu zählen folgende Maßnahmen:
- Schulleitung und Lehrkräfte über Zweck und Vorgehen der Methode informieren.
- Eltern über das induktive Denken und den Nutzen eines solchen Trainings aufklären.
- Zur Veranschaulichung einzelne Aufgaben mit Lehrkräften und/oder Eltern bearbeiten.
- Trainingszeiten unter Berücksichtigung des Einzelfalls festlegen (Standard: zehn Sitzungen, zwei Lektionen pro Woche; bei jüngeren Kindern 20 Sitzungen, wobei eine Sitzung nicht länger als 20 Minuten dauern sollte).

(4) *Festlegung der Schulungsmethode und des erwünschten Endverhaltens.* Für das Training stehen zwei Methoden zu Verfügung:
- Die „Methode des gelenkten Entdeckenlassens" empfiehlt sich immer dann, wenn die Kinder oder Jugendlichen damit gut zurechtkommen. Die Leiterin oder der Leiter gibt nur die Tipps, Anregungen und Hilfen, die ein Kind benötigt, um zu einer guten Lösung zu kommen und die angedachte Lösung zu kontrollieren (z. B. „Überleg doch noch einmal: Um welche Art von Aufgabe handelt es sich hier eigentlich?"; „Erinnerst du dich noch, wie du beim letzten Mal vorgegangen bist?"; „Wie kannst du prüfen, ob dein Ergebnis stimmt?").
- Wird hingegen die „Methode der verbalen Selbstinstruktion" (vgl. Kapitel 39) eingesetzt, so werden die Aufgaben „laut denkend" bearbeitet. Die Trainerin bzw. der Trainer macht dies zunächst vor, indem sie oder er alle Überlegungen ausspricht, welche für die jeweilige Aufgabe relevant sind, und dem Kind Schritt für Schritt erklärt, wie es vorgehen muss, um die Lösung zu finden. Später übernimmt das Kind die Regie und versucht, „laut denkend" sein eigenes Vorgehen an das der Trainerin bzw. des Trainers anzulehnen. Dieses Vorgehen eignet sich besonders für solche Schüler:innen, welche die Aufgabenstellungen ohne eine intensive Anleitung nicht verstehen bzw. ohne diese Anleitung keinen Lösungsweg finden.

- Unabhängig davon, welche dieser beiden Methoden verwendet wird: Wichtig ist, dass das Kind im Verlauf des Trainings lernt, sich bei der Lösung der Aufgaben von den folgenden Fragen „metakognitiv“ leiten zu lassen:
  - Was ist gesucht? Eine Gemeinsamkeit, ein Unterschied oder beides.
  - Wie kann ich die Lösung finden? Durch Vergleichen, d.h. durch Suchen nach der richtigen Gemeinsamkeit und/oder Verschiedenheit. Das mache ich gezielt nach Vermutung (Hypothese) oder systematisch der Reihe nach.
  - Wie kann ich meine Lösung kontrollieren? Durch den umgekehrten Vergleich.

(5) *Kontrollierte Durchführung.* Für jede Sitzung bzw. Lektion gibt es ein klar umrissenes Trainingsziel:

- Während es in Lektion 1 darum geht, die Kinder oder Jugendlichen mit dem Aufgabenmaterial vertraut zu machen, wird ab der zweiten Lektion darauf geachtet, dass die Kinder oder Jugendlichen zu einer Aufgabe nicht einfach nur die angedachte Lösung mitteilen. Vielmehr lernen sie in den Lektionen 2 bis 4, die sechs Aufgabenklassen verbal zu unterscheiden („Um welche Art von Aufgabe handelt es sich?“), bereits gelöste Aufgaben einzuordnen und den Lösungsweg bei einer neuen Aufgabe genau zu beschreiben.
- Diese Aktivitäten stehen in den Lektionen 5 bis 7 dann ganz im Vordergrund. Die Kinder werden dazu angehalten, die anliegende Aufgabe zu analysieren, den dazu passenden Lösungsweg auszuwählen und das Ergebnis nochmals zu kontrollieren. Bei diesen Aktivitäten handelt es sich um ein metakognitiv angeleitetes Vorgehen. Es begünstigt die Strategie des systematischen Vergleichens und der schrittweisen Bearbeitung der Aufgaben.
- In den Lektionen 8 bis 10 geht es darum, dieses strategiegeleitete Vorgehen zu festigen, es je nach Aufgabenklasse flexibel einzusetzen und es auf neues Aufgabenmaterial anzuwenden.

(6) *Transfer.* Erziehungs- und Lehrpersonen werden einbezogen, indem sie in Alltags- und Unterrichtssituationen die vorgenannten Vergleiche thematisieren:

- Im familiären Alltag geschieht dies meist in spielerischer Form, etwa durch kurze Fragen und Kommentare („Was haben die Dinge gemeinsam?“, „Worin unterscheiden sie sich?“, „Was kommt als nächstes?“, „Was gehört hier nicht dazu?“).
- Eine enge Verbindung zwischen Training und Anwendung liegt „auf der Hand“, wenn die Denkförderung in schulischen oder vorschulischen Einrichtungen durchgeführt wird. Gerade dort sollte der Transfer fest eingeplant werden (Klauer, 1989). Konkret erfolgt dies, indem die Regeln des induktiven Denkens „explizit“ mit fachlichen Lerninhalten (Rechtschreibung, Grammatik, mathematisches Problemlösen) verknüpft werden, so wie dies z.B. Klauer (1993b) oder Sonntag (2004) verdeutlicht haben.

49.5 Checkliste zum induktiven Denktraining

Frage/Arbeitsauftrag	Erledigt ☑	Anmerkungen/ weitere Maßnahmen
Wurde die Zielgruppe festgelegt? Wurde bestimmt, in welcher Sozialform (Einzeltraining, Paartraining, Kleingruppe) das Training durchgeführt wird?		
Liegen die dazu passenden Aufgaben und das zugehörige Manual vor?		
Sofern unterschiedliche Versionen anwendbar sind: Wurde eine Entscheidung getroffen, mit welcher Version (z.B. Bildkarten oder PC-Programm) gearbeitet werden soll?		
Wurden Manual und Anweisungen sorgfältig durchgearbeitet?		
Wurde das Denktraining probeweise durchgeführt? • Im Selbstversuch? • Mit einem vertrauten oder „unproblematischen" Kind? • Ggf. in einer Kleingruppe von zwei bis vier Kindern?		
Wurde das Grundprinzip des induktiven Denkens, also die „Strategie des Vergleichens", vollständig verstanden? Kann das Vorgehen bei der Anwendung der Strategie anderen Personen (Eltern, Kindern, Lehrkräften) erklärt werden?		
Wurden Schulleitung, Lehrkräfte und Eltern über den Zweck, die Wirkungen und den zeitlichen Rahmen des Trainings informiert? Wurde mit ihnen besprochen, was sie dazu beitragen können, damit das Training erfolgreich ist?		
Wurde entschieden, mit welcher Vermittlungsmethode hauptsächlich gearbeitet werden soll (gelenkt entdeckendes Lernen oder Selbstinstruktionstraining)? Wurde die gewählte Methode erprobt? Wird sie schon mit wünschenswerter Sicherheit beherrscht?		

Frage/Arbeitsauftrag	Erledigt ☑	Anmerkungen/ weitere Maßnahmen
Gibt es einen genauen Zeitplan zur Dauer des Trainings, zur Anzahl der Lektionen pro Woche und zur Dauer der Lektionen? Wurde die Umsetzung terminlich und räumlich abgeklärt?		
Wurde festgelegt, wie das Training evaluiert und damit seine Wirksamkeit kontrolliert werden soll?		

49.6 Literatur

Keller, E., Meyer, D., Glaser, C. & Brunstein, J.C. (2020). Effekte eines Vorschalttrainings zum induktiven Denken auf die Rechenleistung von Förderschulkindern vor und nach Durchführung eines Mathematiktrainings: Ergebnisse einer Mehrebenenanalyse von Einzelfalldaten. *Empirische Sonderpädagogik, 12*(2), 112–131.

Klauer, K.J. (1993b). Induktives Denken beeinflußt das Rechtschreiblernen. *Zeitschrift für Entwicklungspsychologie und Pädagogische Psychologie, 25,* 353–365.

Klauer, K.J. (2014). Training des induktiven Denkens – Fortschreibung der Metaanalyse von 2008. *Zeitschrift für Pädagogische Psychologie, 28*(1–2), 5–19. https://doi.org/10.1024/1010-0652/a000123

Marx, E. & Keller, K. (2010). Effekte eines induktiven Denktrainings auf die Denk- und Sprachentwicklung bei Vorschulkindern und Erstklässlern in benachteiligten Stadtteilen. *Zeitschrift für Pädagogische Psychologie, 24*(2), 139–146. https://doi.org/10.1024/1010-0652/a000011

Sonntag, W. (2004). Der Einfluss des Klauerschen Denktrainings auf mathematisches Denken und Lernen von lernbehinderten Sonderschülern. *Zeitschrift für Pädagogische Psychologie, 18*(2), 101–111. https://doi.org/10.1024/1010-0652.18.2.101

Material

Klauer, K.J. (1989). *Denktraining für Kinder I: Ein Programm zur intellektuellen Förderung.* Göttingen: Hogrefe.

Klauer, K.J. (1991). *Denktraining für Kinder II: Ein Programm zur intellektuellen Förderung.* Göttingen: Hogrefe.

Klauer, K.J. (1993a). *Denktraining für Jugendliche: Ein Programm zur intellektuellen Förderung.* Göttingen: Hogrefe.

Lenhard, A., Lenhard, W. & Klauer, K.J. (2020). *Denkspiele mit Elfe und Mathis: Förderung des logischen Denkvermögens für das Vor- und Grundschulalter* (2., aktualisierte Aufl.). Göttingen: Hogrefe.[2]

2 Informationen über dieses Programm sind unter folgendem Link abrufbar: Psychometrica – Denkspiele mit Elfe und Mathis (https://www.psychometrica.de/denkspiele.html)

Marx, E. & Klauer, K. J. (2007). *Keiner ist so schlau wie ich I: Ein Förderprogramm für Kinder.* Göttingen: Vandenhoeck & Ruprecht.
Marx, E. & Klauer, K. J. (2009). *Keiner ist so schlau wie ich II. Ein Förderprogramm für Kinder.* Göttingen: Vandenhoeck & Ruprecht.
Marx, E. & Klauer, K. J. (2010). *Kimse benim kadar zeki degil I: Cocuklar icin tesvik programi.* Göttingen: Vandenhoeck & Ruprecht.
Marx, E. & Klauer, K. J. (2011). *Keiner ist so schlau wie ich III: Ein Förderprogramm für Kinder.* Göttingen: Vandenhoeck & Ruprecht.

50 Attributionstraining

Matthias Grünke und Armin Castello

50.1 Steckbrief

Ziel	• Ursachenzuschreibungen aufbauen, welche Lernaktivitäten vermehren
Indikationen	Wenn Ursachenerklärungen für Erfolge und Misserfolge ... • eine Verringerung von Lernaktivitäten nach sich ziehen • Hilflosigkeitsreaktionen und Leistungsängste auslösen • Selbstwertbelastungen mit sich bringen • die schulischen Leistungen beeinträchtigen (vgl. Kapitel 2)
Grundlage	Menschen führen ihre Leistungen ursächlich auf Begabung, Anstrengung, Aufgabenschwierigkeit oder Zufall zurück (sog. „Attribution"). Abhängig vom bisherigen Erfolg und Misserfolg bilden sich aufgabentypische Muster aus, welche die Lernmotivation beeinträchtigen können. Beispiel für ungünstige Erklärungen einer Mathearbeit: • bei Misserfolg: „Rechnen liegt mir einfach nicht" • bei Erfolg: „Da habe ich noch mal Glück gehabt" Verfestigen sich solche Erklärungsmuster, so vermindern sie die Bereitschaft, Lernverhalten auszuführen. Abträgliche Erklärungsmuster werden zuerst diagnostisch erfasst. Danach werden sie durch Techniken, wie Modellieren, Rückmelden und Verstärken, abgeändert. Zugleich wird Erfolg versprechendes Lernverhalten aufgebaut.
Anwendung	• Kleine Förder- und Lerngruppen • Schulklassen bzw. Unterricht • Im Rahmen einer Lerntherapie
Voraussetzungen	• Schulkinder ab ca. 8 Jahren

Empfehlung	Kombination des Attributionstrainings ... • ... mit einem Training des Zielsetzungsverhaltens (Aufgabenwahl). • ... mit einem inhaltlichen Lerntraining (Lesen, Schreiben, Rechnen).
Wirksamkeit	• Durch Kommentierung und Modellierung können Attributionen vorteilhaft und zuverlässig verändert werden (Ziegler & Schober, 2001). • Attributionstrainings verbessern die Lernmotivation von Schüler:innen in unterschiedlichen Altersgruppen (8- bis 15-Jährige; Robertson, 2000).

50.2 Anwendungsbeispiel

Alexander (13 Jahre) besucht die 7. Klasse einer Realschule. Bei schulischen Anforderungen erwartet er stets, schlecht abzuschneiden, weil es ihm, wie er meint, an den dafür notwendigen Fähigkeiten fehlt. Stellt sich unerwartet dennoch ein Erfolg ein, so „entwertet" Alexander diesen gleich, indem er seinen Erfolg mit Ursachen begründet, die mit ihm selbst nichts zu tun haben („Glück gehabt", „War ja auch eine einfache Aufgabe"). Als sich seine Mutter nach dem Ergebnis einer Schularbeit zum Bruchrechnen erkundigt, erwidert Alexander nur, dass sie sich die Frage sparen könne. Bei Mathearbeiten habe er schließlich schon immer schlecht abgeschnitten.

Mit seinen Hausaufgaben beginnt Alexander erst, wenn seine Mutter hartnäckig darauf besteht. Auch dann arbeitet er nur oberflächlich. Bei Rechenaufgaben kontrolliert er z. B. nie seine Ergebnisse und bemerkt daher nicht, wenn er einen Fehler gemacht hat. Seit dem Übertritt in die Realschule haben sich seine Mathe-Leistungen fortlaufend verschlechtert. In der Klasse gehört er inzwischen zu den Leistungsschwächsten. Seine kognitive Begabung, gemessen mit dem „Adaptiven Intelligenz Diagnostikum 3" (AID 3) von Kubinger und Holocher-Benetka (2023), liegt aber im durchschnittlichen Bereich.

Auf Drängen seiner Mutter lässt sich Alexander auf eine „Intervention" ein, die er – trotz seiner anfänglich skeptischen Haltung – inzwischen für „ganz vernünftig" hält. In der Intervention erklärt ihm sein Lerntherapeut, dass er (Alexander) durch ein besseres Lernverhalten (regelmäßiges Nachbereiten des Unterrichtsstoffs, Überprüfen des eigenen Verständnisses, sorgfältige Vorbereitung auf Klassenarbeiten) seine schulischen Leistungen erheblich steigern könne. Der Therapeut übt mit Alexander Lernstrategien ein (vgl. Kapitel 26), was rasch zu besseren Noten in den Klassenarbeiten führt. Auf der Grundlage dieser positiven Erfahrung beginnt Alexander, seine schulischen Leistungen zu überdenken und anders zu begründen. Der Therapeut leitet ihn darin an, Erfolge auf „interne“ Faktoren (wachsende Kenntnisse, sorgfältigeres Arbeiten) und Misserfolge auf „variable“, aber beeinflussbare Faktoren (unzureichende Bemühungen, fehlende Vorbereitungen) zurückzuführen. Er gibt ihm entsprechende Rückmeldungen und klärt ihn darüber auf, wie er sein Lernverhalten durch „günstige“ Ursachenzuschreibungen selbst beeinflussen und unterstützen kann. Schon nach wenigen Wochen schreibt sich Alexander wachsende schulische Kompetenzen zu (v.a. in Mathematik). Er zeigt jetzt mehr Interesse, sich mit schulischen Fächern von sich aus zu beschäftigen. Darüber hinaus investiert er mehr Zeit für das Lernen (Hausaufgaben, Vorbereitung auf Klassenarbeiten). In Mathematik (und den meisten anderen Fächern) holt er seine Rückstände allmählich auf.

50.3 Grundlage

Attribution bezeichnet die Neigung von Menschen, sich die Ergebnisse ihres Tuns selbst erklären zu wollen. Die Erklärungen unterscheiden sich von Person zu Person, lassen sich aber meist zwei Dimensionen zuordnen:

- *Lokalisation:* Liegt die Ursache innerhalb der eigenen Person oder in äußeren Umständen?
- *Stabilität:* Ist die Ursache dauerhaft wirksam oder tritt sie nur vorübergehend auf?

Aus der Kombination dieser beiden Merkmale entsteht ein Vierfelder-Schema (Weiner et al., 1971). Danach kann ein Schulkind seine schlechte Note im Aufsatz, z.B. so begründen:

- „Mir fehlt es an Wortgewandtheit“ *(internal-stabil)*
- „Solche Aufsatzthemen liegen mir einfach nicht“ *(external-stabil)*
- „Ich hätte mich gründlicher vorbereiten sollen“ *(internal-variabel)*
- „Als der Lehrer meinen Aufsatz las, hatte er wohl miese Laune“ *(external-variabel)*

Es ist nachvollziehbar ungünstig, ...

- wenn ausbleibende Erfolge internal-stabil erklärt werden. Denn die vermutete eigene Unfähigkeit belastet nicht nur das Selbstwertgefühl (weil die eigene Person für das „Versagen“ verantwortlich gemacht wird), sondern dämpft auch die Erwartung demnächst (wieder) mehr Erfolg zu haben (weil sich an dem Fähigkeitsmangel zumindest auf kurze Sicht nichts ändern lässt).
- wenn dann auch noch gelegentliche Erfolge als „Zufallstreffer“ (external-variabel) begründet werden, wird die Lernmotivation noch weiter erschüttert.

Bei der Attribution der Ergebnisse geht die handelnde Person von ihren bisherigen Erfahrungen aus und leitet daraus eine Regel ab. Oft genug sind die Erklärungen tautologisch und selbsterhaltend, z.B. „Wenn ich für Mathematik begabt wäre, hätte ich bessere Noten. Da ich für Mathe aber unbegabt bin, bringt mich auch zusätzliches Lernen nicht voran!". Neue Misserfolge bestätigen die Regel; Erfolge verletzen zwar die Regel, werden aber durch externale Ursachenzuschreibungen (Glück, leichte Aufgabe) oft dennoch regelkonform wegerklärt. Lernunlust, Passivität und Pessimismus sind die Folge dieser „heimtückischen" Attributionsmuster.

Um diesen Teufelskreis zu durchbrechen, wurden seit Mitte der 1970er Jahren (Dweck, 1975) Versuche unternommen, die Attributionsmuster von Schulkindern (Altersbereich zwischen 8 und 13 Jahren) im Sinne so abzuändern, dass Erfolg und Misserfolg von nun an günstiger verbucht werden, indem sie ...

- sich nämlich den Erfolg selbst zuschreiben (seiner Fähigkeit und/oder seiner Anstrengung) und
- den Misserfolg hingegen beeinflussbaren, d. h. internal-variablen Ursachen zuschreiben (nicht genug angestrengt, zu wenig konzentriert, nicht gründlich genug nachgedacht).

In der Folgezeit wurden „Attributionstrainings" immer häufiger in Lerntherapien integriert. Auf diese Weise sollten eine günstige Motivationslage (Carr & Borkowski, 1989) geschaffen werden und ein überdauernder „Stil" der Ursachenerklärung entstehen (Dresel & Ziegler, 2006). Zudem verknüpft man dieses Umdenken mit korrigierendem und erfolgreichem Lernverhalten.

50.4 Das Vorgehen Schritt für Schritt

Ein Attributionstraining gliedert sich in vier Phasen:

(1) *Diagnostik.* Zunächst muss bestimmt werden, wie sich eine Schülerin bzw. ein Schüler Erfolge und Misserfolge in der Schule bzw. in einzelnen Fächern erklärt. Dafür werden drei Informationsquellen genutzt:

- *Spontane Äußerungen*, die Schulkinder zu positiven oder negativen Leistungsergebnissen verlautbaren lassen (z. B. wenn eine Klassenarbeit zurückgegeben wird) dienen als eine erste Informationsquelle. Die dabei gewonnenen Eindrücke werden weiter abgeklärt.
- *Explorierende Gespräche* prüfen die Hypothese, dass ein Kind zu ungünstigen Ursachenerklärungen neigt. Das Gespräch muss in einer persönlich geschützten und vertrauensvollen Atmosphäre stattfinden. Ansonsten wird sich eine Schülerin bzw. ein Schüler kaum trauen, selbstwertbelastende Gedanken über die eigenen schulischen Leistungen anzusprechen (z. B. dass sie oder er sich selbst für „zu dumm" und „zu unbegabt" hält).
- Um die Diagnose zu erhärten, werden *standardisierte Fragebögen* eingesetzt, wie z. B. der „Attributionsstil-Fragebogen für Kinder und Jugendliche" (ASF-KJ) von Stiensmeier-Pelster, Schürmann, Eckert und Pelster (1994). Der Fragebogen umfasst Aussagen, die sich (a) auf schulleistungsrelevante Situationen („Stell

Dir vor, ein Lehrer erklärt etwas Neues und Du verstehst es sofort/überhaupt nicht.") und (b) auf soziale Situationen im Schulumfeld („Stell Dir vor, ein netter Mitschüler/eine nette Mitschülerin feiert eine Geburtstagsparty und Du wirst eingeladen/nicht eingeladen.") beziehen. Die Auswertung gewährleistet eine objektive Einschätzung von Attributionsstilen. Der Fragebogen kann als Einzeltest, aber auch in Gruppenuntersuchungen eingesetzt werden und erfordert keinen direkten Gesprächskontakt mit Lehrkräften.

Werden ungünstige Attributionsmuster festgestellt, so ist abzuklären, ob die betreffenden Schüler:innen noch weitere Symptome der „erlernten Hilflosigkeit" (Meyer, 2000) in der Schule zeigen (fehlende Mitarbeit, geringe Ausdauer, schnelles Aufgeben bei Schwierigkeiten, Äußerung von Lernunlust, Anzeichen für depressive Reaktionen). Außerdem sollten nähere Informationen über die kognitive Leistungsfähigkeit (Intelligenztest) und die schulischen Leistungen (Schulleistungstests) der betreffenden Schüler:innen eingeholt werden. Erst auf dieser Grundlage lässt sich zuverlässig beurteilen, ob auffällige Diskrepanzen zwischen den geistigen Fähigkeiten und den schulischen Leistungen eines Kindes oder Jugendlichen bestehen.

(2) *Training.* Eingeübt werden realistische und für das Lernen förderliche Selbstaussagen. Dafür werden die beiden folgenden Verfahren eingesetzt:

1. *Modellierung.* Stellvertretend für das Kind (oder die Jugendliche bzw. den Jugendlichen), dessen Attributionsstil verändert werden soll, verbalisiert ein soziales Modell alternative bzw. erwünschte Ursachenzuschreibungen. Als Modelle eignen sich Lehrkräfte, Mitschüler:innen, Eltern oder andere Personen, die eine Vorbildfunktion erfüllen. Die Darbietung des Modellverhaltens erfolgt über persönliche Berichte (inkl. solcher, die sich in den Medien finden), Diskussionen und Rollenspiele. Eine Lehrkraft erzählt ihrer Klasse zum Beispiel, welche Schwierigkeiten sie selbst während der Schulzeit hatte und wie es ihr gelang, diese Schwierigkeiten durch Anstrengung und Ausdauer zu überwinden. Wichtig ist, dass die Berichte glaubwürdig sind und zur Lebenswelt der Schülerin bzw. des Schülers passen.
2. *Kommentierung.* Hier werden Handlungsergebnisse so ausgelegt, dass sie den Schüler:innen die erwünschte Attribution nahebringen. Dafür bieten sich zwei Techniken an:
   a) *Verbales und schriftliches Feedback:* Die Lehrkraft teilt ihren Schüler:innen ganz direkt motivationsfördernde Erklärungen für ihre Leistungen mit, etwa in folgender Form: „Du kannst gut rechnen!", „Versuche es noch einmal: Wenn du dich mehr anstrengst, klappt es bestimmt besser!". Vorab muss entschieden werden, ob ein Ergebnis als Erfolg, als Durchschnitt oder als Misserfolg zu werten ist. Dafür wird eine „individuelle Bezugsnorm" (Rheinberg & Krug, 2017) angelegt, d. h. konkret: Die Schüler:innen werden für ihre persönlichen *Zuwächse* und *Lernfortschritte* gelobt, unabhängig davon, wie diese Leistung im Verhältnis zum Klassendurchschnitt einzuordnen ist (Wilbert, 2010). Grundsätzlich gilt stets, dass ...

- Erfolge internal („Du hast eine gute Auffassungsgabe und sehr viele gute Ideen"),
- mittelmäßige Ergebnisse teils internal und teils variabel („Deine Kenntnisse sind sehr erfreulich; leider hast du dein Wissen aber noch zu wenig eingebracht") und
- Misserfolge variabel („Du hast dieses Thema zu nachlässig bearbeitet")

erklärt werden. Die Kommentierung erfolgt entweder mündlich (z. B. nach einer Abfrage oder als Reaktion auf einen Unterrichtsbeitrag) oder schriftlich (z. B. unter einer Hausaufgabe).

b) *Operante Verstärkung:* Hier äußert sich die Schülerin bzw. der Schüler zunächst selbst zu einer Leistung und zu deren Zustandekommen. Angebahnt wird dies durch Nachfragen und explizite Aufforderungen. Wie von Emmer, Hofmann und Matthes (2000) beschrieben, sollte das Leistungsereignis nach vier Gesichtspunkten eingeordnet werden:
   - *Bewertung der Leistung:* „Bist du mit dem, was du geschafft hast, zufrieden?"
   - *Gründe für das Ergebnis:* „Woran lag es, dass du diese Aufgabe geschafft hast?", „Woran lag es, dass du die Aufgabe nicht so geschafft hast, wie du es eigentlich wolltest?"
   - *Einordnung der Aufgabe:* „War das eine leichte oder eine schwere Aufgabe?", „War das eine Aufgabe, bei der man sich anstrengen muss?", „War das eine Aufgabe, bei der man sehr klug sein muss?"
   - *Analyse der Ursachen:* „Was genau war schwer bzw. leicht an der Aufgabe?", „Erzähle mir genau, was du gemacht hast, um die Aufgabe zu lösen.".

Die Lehrkraft bekräftigt alle förderlichen Ursachenerklärungen: internale Attributionen bei Erfolg und variable Attributionen bei Misserfolg. Die entsprechenden Attributionen werden sofort lobend hervorgehoben. Andere Antworten werden ignoriert oder, sofern sie für das Lernen abträglich sind, durch direkte Rückmeldungen korrigiert.

(3) *Lernverhalten.* Damit die so erreichten Veränderungen dauerhaft wirken, gilt es, erfolgreiches Lernverhalten aufzubauen, welches die verbesserten Ursachenerklärungen untermauert. Dafür müssen geeignete Aufgaben gewählt, Lerngewinne erzielt und die Schülerin bzw. der Schüler zu einem selbständigen Vorgehen angeleitet werden. Dafür bieten sich zwei Ansatzpunkte an:

1. *Training im Zielsetzungsverhalten* (Emmer, Hofmann & Matthes, 2007; Rheinberg & Krug, 2017). Die Kinder oder Jugendlichen werden angeleitet, sich Ziele mittlerer Schwierigkeit zu setzen (relativ zu ihrer bisherigen Leistung) und dazu passende Aufgaben auszuwählen. Bei mittelschweren Aufgaben lässt sich am ehesten eine regelhafte Beziehung zwischen Anstrengung und Ergebnis erkennen. Was eine Schülerin bzw. ein Schüler dabei erlebt, lässt sich so umschreiben: „Wenn ich mich anstrenge, bin ich erfolgreich. Wenn ich mich nicht anstrenge, bleibe ich erfolglos." Aufgaben mittlerer Schwierigkeit vermitteln

Lernenden einen „Sinn" für den Wert ihrer Anstrengung, was sich entsprechend günstig auf ihre Attribution und die damit verbundene emotionale Selbstverstärkung auswirkt. Wenn die Aufgabe gemeistert wird, stellt sich ein Gefühl des Stolzes ein. Bleibt die Leistung hinter der Erwartung zurück, erzeugt dies Unzufriedenheit, spornt aber zugleich zu stärkeren Bemühungen an.

2. Verbindung des Attributionstrainings mit einem *inhaltlichen Lerntraining* (Berkeley, Mastropieri & Scruggs, 2011; Carr & Borkowski, 1989). Den Kindern oder Jugendlichen werden Techniken, Strategien und Vorgehensweisen vermittelt, wie sie neues Wissen erwerben und Fertigkeiten einüben können. So wird sichergestellt, dass sich die vermehrte Anstrengung auch wirklich lohnt. Auf dieser Grundlage lassen sich Erfolge, die im Verlauf des Lerntrainings erreicht werden, immer mehr auf wachsendes Können und bessere Fertigkeiten zurückführen (bzw. auf internal-stabile Ursachenfaktoren attribuieren). Davon profitieren die Fähigkeitsselbstkonzepte und das Selbstwertgefühl der Schüler:innen (Dresel & Ziegler, 2006). Zudem wird durch internale Ursachenerklärungen für Trainingserfolge sichergestellt, dass die dort vermittelten Vorgehensweisen auch nach Abschluss des Trainings beibehalten werden (Berkeley et al., 2011).

(4) *Wirksamkeitskontrolle.* Um den Trainingserfolg zu überwachen, sollten während der Intervention die Ursachenerklärungen fortlaufend erfasst werden. Den Ausgangspunkt bilden die Erklärungen, welche die Kinder oder Jugendlichen in der diagnostischen Phase abgegeben haben. Diese müssten sich während der Intervention Zug um Zug im oben beschriebenen Sinne verbessern. Zudem sollte untersucht werden, ob sich im Laufe der Intervention auch das Lernverhalten verändert: Verbessert sich die Mitarbeit im Unterricht? Verhält sich die Schülerin bzw. der Schüler jetzt ausdauernder? Wie reagiert sie oder er, wenn ein Fehler auftritt oder eine Aufgabe nicht gelöst wird? Werden die Hausaufgaben jetzt zügiger und sorgfältiger erledigt? Ist der Trainingserfolg zuverlässig und stabil, so sollte er sowohl in Schule und Unterricht als auch im Elternhaus zu beobachten sein.

50.5 Checkliste zum Attributionstraining

Frage/Arbeitsauftrag	Erledigt ☑	Anmerkungen/ weitere Maßnahmen
Wurden Kinder bzw. Jugendliche bestimmt und ausgewählt, die sich für ein Attributionstraining eignen? Wie wurden abträgliche Ursacherklärungen für Erfolg und Misserfolg festgestellt?		

Frage/Arbeitsauftrag	Erledigt ☑	Anmerkungen/ weitere Maßnahmen
Wurden auch Tests zu kognitiven Grundfähigkeiten und zu schulischen Leistungen durchgeführt? Mit welchem Ergebnis? Wurden gravierende Diskrepanzen zwischen Intelligenz und einzelnen Schulleistungen festgestellt?		
Wurde festgelegt, in welchem Rahmen das Training stattfinden soll, also z. B.: • Im Rahmen einer Lerntherapie? • In einer Kleingruppe mit Gleichaltrigen? • Im Rahmen des regulären Unterrichts?		
Wurde festgelegt, mit welcher Technik gearbeitet wird: • Modellierung? • Kommentierung? • Eine Kombination aus beidem?		
Wer wird das Training hauptsächlich durchführen: • Eine Lehrkraft? • Ein Elternteil? • Eine Therapeutin bzw. ein Therapeut? • Eine Tutorin bzw. ein Tutor? • Eine andere vertraute Person? Wie wird die Zusammenarbeit zwischen Schule und Elternhaus (sowie ggf. Therapie) organisiert und abgestimmt?		
Welche Schulungsmaßnahmen sind für die Durchführung des Trainings vorgesehen? Welches Schulungsmaterial wird dafür bereitgestellt (z. B. Manuale und Videobeispiele)?		
Sind neben dem Attributionstraining weitere Maßnahmen zur Motivationsförderung (Zielsetzung einüben) und/oder Verbesserung des Lernverhaltens vorgesehen (Lernstrategien vermitteln)?		
Wie wird der Erfolg des Trainings überprüft? Wie verändern sich die Attributionen? Verbessert sich das Lernverhalten in schulischen und in häuslichen Situationen?		

50.6 Literatur

Berkeley, S., Mastropieri, M. A. & Scruggs, T. E. (2011). Reading comprehension strategy instruction and attribution retraining for secondary students with learning and other mild disabilities. *Journal of Learning Disabilities, 44*(1), 18–32. https://doi.org/10.1177/0022219410371677

Carr, M. & Borkowski, J. B. (1989). Attributional training and the generalization of reading strategies with underachieving children. *Learning and Individual Differences, 1*(3), 327–341. https://doi.org/10.1016/1041-6080(89)90015-0

Dresel, M. & Ziegler, A. (2006). Langfristige Förderung von Fähigkeitsselbstkonzept und impliziter Fähigkeitstheorie durch computerbasiertes attributionales Training. *Zeitschrift für Pädagogische Psychologie, 20*(1/2), 49–63. https://doi.org/10.1024/1010-0652.20.12.49

Dweck, C. S. (1975). The role of expectations and attributions in the alleviation of learned helplessness. *Journal of Personality and Social Psychology, 31*(4), 674–685. https://doi.org/10.1037/h0077149

Meyer, W.-U. (2000). *Gelernte Hilflosigkeit: Grundlagen und Anwendungen in Schule und Unterricht*. Bern: Hans Huber.

Rheinberg, F. & Krug, S. (2017). *Motivationsförderung im Schulalltag* (4. Aufl.). Göttingen: Hogrefe. https://doi.org/10.1026/01950-000

Robertson, J. S. (2000). Is attribution training a worthwhile classroom intervention for K-12 students with learning difficulties? *Educational Psychology Review, 12*, 111–134. https://doi.org/10.1023/A:1009089118008

Weiner, B., Frieze, I. H., Kukla, A., Reed, L., Rest, S. & Rosenbaum, R. M. (1971). *Perceiving the causes of success and failure*. New York, NY: General Learning Press.

Wilbert, J. (2010). *Förderung der Motivation bei Lernstörungen*. Stuttgart: Kohlhammer. https://doi.org/10.17433/978-3-17-022918-1

Material

Emmer, A., Hofmann, B. & Matthes, G. (2000). *Elementares Training bei Kindern mit Lernschwierigkeiten: Training der Motivation – Training der Lernfähigkeit*. Neuwied: Luchterhand.

Emmer, A., Hofmann, B. & Matthes, G. (2007). *Elementares Training bei Kindern mit Lernschwierigkeiten* (2., neu ausgestattete Aufl.). Weinheim: Beltz.

Kubinger, K. D. & Holocher-Benetka, S. (2023). *Adaptives Intelligenz Diagnostikum 3 (AID 3)*. Göttingen: Hogrefe.

Stiensmeier-Pelster, J., Schürmann, M., Eckert, C. & Pelster, A. (1994). *Attributionsstil-Fragebogen für Kinder und Jugendliche (ASF-KJ)*. Göttingen: Hogrefe.

Ziegler, A. & Schober, B. (2001). *Theoretische Grundlagen und praktische Anwendung von Reattributionstrainings*. Regensburg: Roderer.

Anhang

Anhang A: Leitfaden „Verhaltensanalytisches Interview bei Lernstörungen“ zur Durchführung mit den Eltern bzw. Lehrkräften

Der Leitfaden orientiert sich an einem funktionalen Modell der Verhaltensbeschreibung. Dazu gehören zunächst die beispielhafte Beschreibung der Lernschwierigkeiten und danach die Analyse der auslösenden und verstärkenden Bedingungen von erwünschtem und unerwünschtem Lernverhalten. In der Praxis unterscheidet man dabei ...

- die Situation bzw. den Stimulus (S),
- das Verhalten (einschließlich Denkhandlungen) bzw. die Reaktion (R) und
- die darauffolgende Konsequenz (C);
- außerdem die Lernvoraussetzungen der Schülerin bzw. des Schülers (z. B. Vorkenntnisse, Arbeitshaltungen, Einstellungen), die unter dem Begriff der Organismusvariable (O) zusammengefasst werden, und
- die Regelhaftigkeit oder Kontingenz (K), mit der eine Konsequenz auf ein bestimmtes Verhalten folgt.

Hieraus ergibt sich die von Kanfer und Saslow (1965) formulierte Verhaltensgleichung:

S – O – R – K – C

1. Allgemeine Problembeschreibung

- Wie werden die Lernschwierigkeiten des Kindes beschrieben? Wie wird das anstehende Problem definiert?
- Seit wann gibt es diese Lernschwierigkeiten? Worin bestehen sie im Einzelnen?
- Sind die Lernschwierigkeiten auf einzelne Inhaltsbereiche begrenzt (z. B. Lesen) oder treten sie allgemein auf (z. B. durchgängige Lernschwierigkeiten in den verschiedenen Unterrichtsfächern)?

2. Schilderung der Ausgangsschwierigkeiten

Veranlassen Sie Lehrkräfte bzw. Eltern dazu, anhand der nachstehenden Fragen die Lernschwierigkeiten des Kindes möglichst konkret und verhaltensnah zu beschreiben:

- Können Sie mir sagen, wann (Name des Kindes) das letzte Mal in dem oben beschriebenen Sinne solche Lernschwierigkeiten zeigte?
- Wie hat er/sie sich da verhalten? Was hat sich konkret abgespielt?

- Welche Bedingungen lagen in dieser Situation vor (z. B. Personen, Lernbereich, Unterrichtsstunde)?
- Wie äußerte sich die Lernschwierigkeit (z. B. gehäufte Fehler, emotionale Reaktion, vorschnelle Reaktion, Raten, Kaspern, Vermeiden der Anforderung)?
- Äußern sich die Lernschwierigkeiten immer auf diese Weise? Wie äußern sie sich sonst noch?
- Gehen die Lernschwierigkeiten mit weiteren Schwierigkeiten einher (Aggression, soziale Isolierung, Schulunlust, Schule schwänzen, Ungehorsam)?

3. Analyse der situativen Umstände und Auslöser (S)

- In welchen Bereichen und Situationen werden die beschriebenen Lernschwierigkeiten beobachtet (z. B. in bestimmten Unterrichtsfächern, bei den Hausaufgaben, bei Stillarbeiten, im Frontalunterricht, in der Kleingruppenarbeit, bei Klassenarbeiten)?
- Wer hat diese Probleme beobachtet (die Eltern, die Klassenlehrkraft, eine Fachlehrkraft)?
- Gibt es auch Personen, die diese Lernschwierigkeiten nicht beobachten? Welche Bedingungen liegen dann vor (z. B. andere Lernbereiche, andere Lehrkräfte, andere Anforderungen, vermehrte Hilfen)?
- Wann treten die beschriebenen Lernschwierigkeiten besonders häufig oder typischerweise auf? Entsprechende Situationen bzw. Lernbereiche schildern lassen!
- Gab es zeitweilige Belastungen oder außergewöhnliche Ereignisse, die beim erstmaligen Auftreten der Lernstörung vorlagen (z. B. Wechsel einer Lehrkraft, Klassenwechsel, Umzug der Familie)?

4. Analyse der Lernaufgabe und des Lernverhaltens (R)

4.1 Vorausgehende Analyse des Lerninhaltes (intern von der Therapeutin bzw. dem Therapeuten zu beantworten)

- Welche Anforderungen stellen die Lerninhalte gegenwärtig an das Kind?
- Welche verhaltensbezogenen (z. B. Konzentration, Ausdauer) und kognitiven Voraussetzungen (z. B. Grundfertigkeiten, Vorkenntnisse, Lernstrategien) sind zur Ausführung notwendig?
- Welche einzelnen Verhaltensschritte (vom Instruktionsverständnis über die Aufgabenkonkretisierung bis zum Nachprüfen eines Lernergebnisses und Abstrahieren allgemeiner Regeln) gehören dazu?
- Welche Strategien fördern die Ausführung des Zielverhaltens (z. B. Vorkenntnisse aktivieren, die Lerntätigkeit vorausplanen, den Lernprozess überwachen, sich Fragen zum eigenen Vorgehen stellen)?

4.2 Analyse des Lernverhaltens

- Wie geht das Kind an die Lernaufgaben heran? Wie verhält es sich dabei konkret?
- Welche Schritte zur Lösung beherrscht es schon? Wobei macht es (welche) Fehler?
- Was geschieht, wenn das Kind nicht vorankommt? Wie verhält es sich dann?

5. Analyse der Lernvoraussetzungen (O)

- Über welche kognitiven Grundfähigkeiten (Intelligenz, Begabungen) verfügt das Kind?
- Wie gut ist die Konzentrationsfähigkeit und Ausdauer des Kindes?
- Welche Interessen hat das Kind?
- Wie viel Hilfe benötigt das Kind, um eine Aufgabe zu lösen?
- Gibt es krankheitsbedingte oder entwicklungsbedingte Einschränkungen (z. B. sprachliche Einschränkungen, neurologische Auffälligkeiten)?
- Wie beurteilen Eltern und Lehrkräfte die Fähigkeit des Kindes, mit dem Problem selbstständig fertig zu werden?

6. Analyse der Konsequenzen (C) und Kontingenzbedingungen (K)

Die nachfolgenden Fragen sind daraufhin zu beantworten, wie häufig, regelmäßig und in welchen Situationen die beschriebenen Konsequenzen erfolgen.

- Wie reagiert die Lehrkraft auf die geschilderten Schwierigkeiten?
- Wie reagieren die Mitschüler:innen?
- Wie reagieren die Eltern auf schulische Erfolge und Misserfolge?
- Wie häufig und bei welchem Verhalten wird das Kind gelobt und wann wird es getadelt?
- Welche langfristigen Konsequenzen sind aus den bestehenden Lernschwierigkeiten zu erwarten (z. B. Versetzungsgefährdung, weitere Lernrückstände, zunehmende Lernunlust des Kindes)?

7. Analyse der Kontextbedingungen und Ressourcen in Elternhaus und Schule

7.1 Elternhaus

- Welche Anregungen gibt es im Elternhaus (z. B. gemeinsame Aktivitäten, Spielmaterial, Kinderbücher)?
- Welche Wertvorstellungen dominieren im Elternhaus (z. B. Wertschätzung für schulische Leistungen)?

- Welche Zeitperspektive wird dem Kind im Elternhaus vermittelt?
- Welche Kontrollüberzeugungen liegen im Elternhaus vor?
- Welche Leistungsziele und Ansprüche werden im Elternhaus an das Kind gestellt?
- Wie wird die Selbstständigkeit des Kindes im Elternhaus gefördert und gewährt?
- Welche Unterstützung in schulischen Belangen erhält das Kind im Elternhaus?

7.2 Schule

- Wie sieht die Lehrkraft das Problem?
- Gibt es aus der Sicht der Lehrkraft Gründe für die genannten Lernschwierigkeiten?
- Wo sitzt das Kind? Wie sind gegebenenfalls seine Tischnachbar:innen zu beurteilen (z. B. positive Vorbilder, eher zurückgezogene Kinder)?
- Beteiligt sich das Kind am Unterricht? Wenn ja, in welchen Fächern, in welchen Situationen?
- Wie werden die Unterrichtsbeiträge des Kindes bewertet?
- Stört das Kind den Unterricht, zeigt es Verhaltensauffälligkeiten?
- Welche Stellung hat das Kind in der Klasse?
- Wie wird der Kenntnisstand des Kindes beurteilt? Sind Wissensdefizite bekannt? Wenn ja, worin bestehen sie?
- Gewährt die Lehrkraft spezielle Hilfen? Ist sie zu einer Zusammenarbeit bereit? Welche Maßnahmen erscheinen aus ihrer Sichtweise wesentlich?

8. Sonstiges

- Was erwarten die Eltern und die Lehrkräfte an Hilfe?
- Welche Möglichkeiten sehen Eltern und Lehrkräfte, das bestehende Problemverhalten zu beeinflussen? Was haben sie bisher selbst dazu unternommen?
- Wurde schon eine spezielle Förderung von der Schule veranlasst bzw. durchgeführt? Wenn ja, worin besteht diese? Wie ist der bisherige Erfolg?
- Gibt es Aktivitäten der Eltern, auf die die Intervention zurückgreifen kann (z. B. Anleitung bei den Hausaufgaben, Gespräche über Schule, vertiefte Auseinandersetzung mit einzelnen Inhalten, gemeinsames Lernen)?

Literatur

Kanfer, F. H. & Saslow, G. (1965). Behavioral analysis: An alternative to diagnostic classification. *Archives of General Psychiatry, 12*(6), 529–538.

Anhang B: Beobachtung des Lernverhaltens in einer Hausaufgabensituation

1. Rahmenbedingungen

1.1	Zeit	Montag, 14–15 Uhr
1.2	Arbeitsplatz	Küchentisch
1.3	Personen	Svenja und ihre Mutter
1.4	Aufgabe	Deutschaufsatz (eine Tiergeschichte schreiben)
1.5	Arbeitsmittel	Schreibheft, Notizzettel, Wörterbuch
1.6	Störungen	Anruf von Freundin; Bruder kommt in die Küche, um etwas zu essen

2. Verhalten des Kindes: förderliche (+) und hinderliche (–) Merkmale

2.1 *Allgemeines Lernverhalten*

2.1.1 Beginn
+ beginnt selbstständig mit den Aufgaben (hält sich an einen festen Zeitplan)
- beginnt erst nach Aufforderung (fängt erst nach Ermahnungen an)

2.1.2 Planung
+ plant die Lösung der Aufgabe (macht sich Notizen zu Aufsatzideen)
- fängt überhastet an (beginnt gleich mit der Reinschrift)

2.1.3 Konzentration
+ arbeitet konzentriert und ausdauernd (überlegt sich einen guten Einleitungssatz)
- ist abgelenkt und unruhig (denkt zwischenzeitlich an eine Verabredung)

2.1.4 Strategisches Vorgehen
+ wendet Wissen, Regeln und Strategien an (etwa die Aufsatzregeln aus dem Unterricht)
- geht unsystematisch vor (achtet nicht auf die sachlogische Reihenfolge)

2.1.5 Selbstkontrolle
+ überprüft, korrigiert, verbessert die Arbeit (formuliert einen Satz neu)
- beendet die Aufgabe abrupt (sieht den Aufsatz nicht mehr durch)

2.1.6 Lernfreude
- + äußert Freude und Interesse an der Aufgabe („Tiergeschichten schreibe ich gern!“)
- – äußert Lustlosigkeit („Wann kann ich endlich aufhören?“)

2.2 *Reaktionen auf Schwierigkeiten*

2.2.1 Lösungsverhalten
- + sucht nach besseren Lösungen („Wie mache ich die Geschichte spannender?“)
- – reagiert konfus und verwirrt („Jetzt verstehe ich gar nichts mehr!“)

2.2.2 Selbstermutigung
- + spornt sich selbst an („Ich versuch's nochmal!“)
- – reagiert besorgt, ängstlich und mutlos („Das geht bestimmt wieder schief!“)

2.2.3 Selbstbekräftigung
- + bekräftig eigene Fähigkeiten („Das kann ich doch!“)
- – äußert Selbstzweifel, gibt auf („Das krieg' ich sowieso nicht hin!“)

2.2.4 Suche nach Unterstützung
- + bittet die Mutter um Hilfestellung („Kannst du mir weiterhelfen?“)
- – ignoriert die Mutter (nimmt keinen Kontakt auf)

3. Verhalten der Mutter: förderliche (+) und hinderliche (–) Merkmale

3.1 *Strukturierung, Anleitung, Hilfestellung*

3.1.1 Erläuterungen
- + bespricht die Aufgabe zunächst mit dem Kind („Worum soll es denn gehen?“)
- – gibt Befehle („Fang endlich mit dem Schreiben an!“)

3.1.2 Anregungen
- + regt das Kind zu eigenem Nachdenken an („Wie könnte die Geschichte beginnen?“)
- – besteht auf der Einhaltung von Anweisungen („Mach' es so, wie ich es sage!“)

3.1.3 Erklärungen
- + erklärt eine Regel oder einen Lösungsweg (z. B. den Gebrauch der wörtlichen Rede)
- – drängt und ist hektisch („Mach' jetzt weiter, sonst wirst du nie fertig!“)

3.1.4 Hilfestellung
+ hilft auf Nachfragen („Erinnere dich: Wann gebraucht man die wörtliche Rede?“)
- verweigert Hilfe („Du sollst nicht ständig fragen, sondern schreiben!“)

3.1.5 Vorschläge
+ zeigt Verbesserungsmöglichkeiten auf („Das Ende der Geschichte ist noch nicht klar!“)
- kritisiert Fehler („Das Wort hast du jetzt zum dritten Mal falsch geschrieben.“)

3.2 *Verstärkung (Lob und Tadel)*

3.2.1 Ermutigung
+ ermutigt und spornt an („Das nächste Mal klappt es bestimmt besser!“)
- entmutigt das Kind („Hör' auf – besser wird es sowieso nicht mehr!“)

3.2.2 Lob
+ lobt kleine und große Fortschritte („Das hast du prima gemacht! Tolle Idee!“)
- tadelt das Kind („Das Wort ist schon wieder falsch! Pass' gefälligst besser auf!“)

3.2.3 Bekräftigung
+ bekräftigt die Fähigkeit ihres Kindes („Ich weiß, dass du das kannst!“)
- zweifelt an ihrem Kind („Schreiben ist halt nicht deine Stärke!“)

3.2.4 Ausdruck von Freude
+ äußert Freude und Anerkennung („Heute ist es toll gelaufen!“)
- reagiert verärgert („Jetzt verlier' ich die Geduld! Der Ausflug ist gestrichen!“)

Erläuterung

Das Kategoriensystem kann auf *zweierlei Weise* verwendet werden:
1. Um die Häufigkeit des jeweils gezeigten förderlichen und hinderlichen Verhaltens zu bestimmen, z. B. mithilfe einer Strichliste, die während oder unmittelbar nach der Hausaufgabensituation ausgefüllt wird.
2. Um das Interaktionsgeschehen zwischen den beiden Personen zu analysieren. Hierzu wird das Verhalten in der Reihenfolge notiert, in der es auftritt (gekennzeichnet durch Ziffern).

Beispiel für die Interaktionsanalyse: Angenommen Svenja kommt bei einer Aufgabe nicht weiter, bittet daher ihre Mutter um Hilfe, die von dieser jedoch verweigert wird, woraufhin Svenja entmutigt aufgibt und die Mutter sie beschimpft, so wäre dementsprechend zu notieren: 1. Kategorie 2.2.4 (+); 2. Kategorie 3.1.4 (–); 3. Kategorie 2.2.3 (–); 4. Kategorie 3.2.4 (–).

Der Ablauf der beschriebenen Interaktion lässt sich aus Svenjas Sicht wie folgt skizzieren:

Situation 1:	Svenja hat Schwierigkeiten bei einer Aufgabe
Reaktion 1:	Svenja bittet ihre Mutter um Hilfe
Konsequenz 1:	Mutter verweigert Hilfe
Situation 2:	Svenja erhält keine Hilfe
Reaktion 2:	Svenja gibt auf
Konsequenz 2:	Mutter schimpft

Anhang C: Auswahl geeigneter Schulleistungstests (einschl. Vorschulalter)[1]

1. Tests ab dem Vorschulalter: Prüfung von Vorläuferfertigkeiten des schulischen Lernens

Test	Autor:innen	Alterszielgruppe/ Schulklasse	Merkmalsbereiche	Untertests/Auswertungskategorien	Dauer	Durchführung	Ort und Verlag
Screening und Differentialdiagnostik der Grafomotorik im schulischen Kontext. Instrument zur Erfassung des grafomotorischen Entwicklungsstandes bei Kindern zwischen 4 und 8 Jahren (GRAFOS)	Sägesser Wyss & Eckhart (2016)	Kinder im Alter von 4 bis 8 Jahren	• Grafomotorische Fertigkeiten • Beobachtungsbogen zur qualitativen Beurteilung des Schreibprozesses • Individuelle Differentialdiagnostik zu unterschiedlichen, zentral an der Grafomotorik beteiligten Entwicklungsbereichen	• Formwiedergabe und Strichführung • Beobachtungsbogen beinhaltet Aspekte wie Haltung, Bewegungsfähigkeit, Motivation und Ausdauer • Grafomotorische Fähigkeiten (z. B. Fein- und Grobmotorik, Kopfbewegungen u. v. a. m.)	5 bis 10 Minuten für Screening 60 bis 90 Minuten für individuelle Diagnostik	Gruppentest für Screening Einzeltest für individuelle Diagnostik	Bern: Hogrefe
Laute, Reime. Sprache – Würzburger Screening zur Früherkennung von Lese-Rechtschreibschwierigkeiten (LRS-Screening)	Endlich, Küspert, Lenhard, Marx & Schneider (2019)	Kinder im letzten Kindergartenjahr (Anfang und Ende)	• Frühe schriftsprachliche Fähigkeiten • Linguistische Kompetenzen	• Benennungsgeschwindigkeit • Phonologische Bewusstheit • Phonologisches Arbeitsgedächtnis • Buchstabenkenntnis • Nachsprechen von Sätzen • Wortschatz • Pluralbildungen	ca. 25 Minuten	Einzeltest	Göttingen: Hogrefe

1 Die hier aufgeführte Liste von Testverfahren erhebt keinerlei Anspruch auf Vollständigkeit (siehe dazu z. B. testzentrale.de | Testzentrale), sondern orientiert sich an denjenigen Tests, auf die in den Kapiteln dieses Bands hingewiesen wird. Tests, die älter als 20 Jahre sind (bzw. vor 2004 publiziert worden sind), wurden nicht berücksichtigt. Aktuelle Empfehlungen zur Auswahl von geeigneten Testverfahren können den jeweils gültigen S3-Leitlinien entnommen werden, wie z. B. der Leitlinie zur „Diagnostik und Behandlung der Rechenstörung“ (https://register.awmf.org/assets/guidelines/028-046l_S3_Rechenstörung-2018-03_01-abgelaufen.pdf)

Test	Autor:innen	Altersziel-gruppe/ Schulklasse	Merkmalsbereiche	Untertests/Auswertungs-kategorien	Dauer	Durch-führung	Ort und Verlag
Mathematik- und Rechenkonzepte im Vorschulalter – Diagnose (MARKO-D)	Ricken, Fritz & Balzer (2013)	Kinder im Vorschulalter (4 bis 6½ Jahre)	• Voraussetzungen für die spätere schulische Entwicklung hinsichtlich erworbener arithmetischer Konzepte • Erfassung von Entwicklungsverzögerungen und -fortschritten (z. B. Fördereffekte)	• Zählzahl • Ordinaler Zahlenstrahl • Kardinalität und Zerlegbarkeit • Enthaltensein und Klasseninklusion • Relationalität	20 bis 30 Minuten	Einzeltest	Göttingen: Hogrefe
Test mathematischer Basiskompetenzen im Kindergartenalter (MBK 0)	Krajewski (2018)	Kinder im Alter von 3;6 bis 7 Jahren	• Numerische Kompetenzen • Erfassung von Defiziten in der numerischen Entwicklung und von Fördereffekten	• Zahlwörter und Ziffern ohne Größenbezug • Zahl-Größen-Verknüpfung • Zahlrelationen	Langversion: 25 Minuten Kurzversion: 15 Minuten.	Einzeltest	Göttingen: Hogrefe
Gruppentest zur Früherkennung von Lese- und Rechtschreibschwierigkeiten: Phonologische Bewusstheit bei Kindergartenkindern und Schulanfängern (PB-LRS)	Barth & Gomm, (2014, 3. Aufl.)	Kinder im Vorschulalter und am Anfang der 1. Grundschulklasse	• Phonologische Bewusstheit	• Acht Subtests zur Lautbewusstheit im engeren (Umgang mit Lauten) und im weiteren Sinne (Silben, Reime)	Kindergarten: 45 Minuten Grundschule: 60 Minuten	Gruppentest	München: Reinhardt

Test	Autor:innen	Alterszielgruppe/ Schulklasse	Merkmalsbereiche	Untertests/Auswertungskategorien	Dauer	Durchführung	Ort und Verlag
Test zur Erfassung numerisch-rechnerischer Fertigkeiten vom Kindergarten bis zur 3. Klasse (TEDI-MATH)	Kaufmann, Nuerk, Graf, Krinzinger, Delazer & Willmes-v. Hinckeldey (2009)	Kinder zwischen 4 (2. Halbjahr des vorletzten Kindergartenjahres) und 8 Jahren (1. Halbjahr der 3. Klasse)	• Numerische und rechnerische Fertigkeiten	• Gesamtbatterie: 28 Untertests (z. B. Abzählen, Zahlenlesen, Addieren, Subtrahieren, Multiplizieren) • Abhängig von Altersgruppe und Fragestellung wird nur ein Teil der Untertests vorgelegt	Gesamtbatterie: ca. 60 Minuten Kernbatterie: ca. 45 Minuten	Einzeltest	Bern: Huber
Test zur Erfassung der phonologischen Bewusstheit und der Benennungsgeschwindigkeit (TEPHOBE)	Mayer (2020, 4. Aufl.)	Vorschuljahr, 1. und 2. Klasse der Grundschule	• Phonologische Bewusstheit • Benennungsgeschwindigkeit	• 9 Untertests zur phonologischen Bewusstheit • 5 Untertests zur Benennungsgeschwindigkeit • Die Auswahl der Untertests orientiert sich am Alter bzw. an der Klassenstufe der Kinder	Lautbewusstheit: 45 Minuten Benennungsgeschwindigkeit: 10 Minuten	Gruppentest für Lautbewusstheit Einzeltest für Benennungsgeschwindigkeit	München: Reinhardt
Würzburger Vorschultest: Erfassung schriftsprachlicher und mathematischer (Vorläufer-)Fertigkeiten und sprachlicher Kompetenzen im letzten Kindergartenjahr (WVT)	Endlich, Berger, Küspert, Lenhard, Marx, Weber & Schneider (2016)	Kinder im letzten Kindergartenjahr	• Vorläuferfertigkeiten des Schriftspracherwerbs • Vorläuferfertigkeiten des schulischen Rechnens • Drei „Module", die gemeinsam oder getrennt vorgelegt werden können	• Phonologische Informationsverarbeitung und Buchstabenkenntnis (11 Untertests) • Wortschatz, Satzverständnis, Grammatik (7 Untertests) • Zählfertigkeiten, Mengenwissen, Seriation, Zahlenkenntnis, Benennen von Würfelbildern, Rechenoperationen (11 Untertests)	ca. 60 Minuten (3 Module à 20 Minuten)	Einzeltest	Göttingen: Hogrefe

Test	Autor:innen	Altersziel-gruppe/ Schulklasse	Merkmalsbereiche	Untertests/Auswertungs-kategorien	Dauer	Durch-führung	Ort und Verlag
Neuropsychologische Testbatterie für Zahlenverarbeitung und Rechnen bei Kindern – Kinder-gartenversion (ZAREKI–K)	von Aster, Bzufka & Horn (2009)	Kinder im letzten Kinder-gartenjahr (5 bis 7 Jahre)	• Vorläuferfertigkeiten des Rechnens (Zahlverständnis, Zahlenverarbeitung, rechnerisches Operieren) • Früherkennung von Risikofaktoren für die Ausbildung einer Dyskalkulie	• Zählen und Zahlenwissen (10 Untertests) • Numerisches Bedeutungs-wissen und Rechnen (6 Untertests) • Arbeitsgedächtnis (2 Untertests)	30 bis 40 Minuten (ohne Zeit-begrenzung)	Einzeltest	Frankfurt: Pearson

2. Schultests in den Bereichen Lesen und Rechtschreiben

Test	Autor:innen	Altersziel-gruppe/ Schulklasse	Merkmalsbereiche	Untertests/Auswertungs-kategorien	Dauer	Durchfüh-rung	Ort und Verlag
Basiskompetenzen für Lese-Recht-schreibleistungen: Ein Test zur Erfassung der phonologischen Bewusstheit vom ersten bis vierten Grundschuljahr (BAKO 1–4)	Stock, Marx & Schneider (2017, 2. Aufl.)	1. bis 4. Klasse	• Überprüfung der phonologischen Bewusstheit • Frühzeitige Diagnostik von Lese-Rechtschreib-Schwächen	• Pseudowort-Segmentie-rung • Vokalersetzung • Restwortbestimmung • Phonemvertauschung • Lautkategorisierung • Vokallängenbestimmung • Wortumkehr	ca. 30 Mi-nuten	Einzeltest	Göttingen: Hogrefe

Test	Autor:innen	Alterszielgruppe/ Schulklasse	Merkmalsbereiche	Untertests/Auswertungskategorien	Dauer	Durchführung	Ort und Verlag
Deutscher Rechtschreibtest für das erste und zweite Schuljahr (DERET 1–2+) dritte und vierte Schuljahr (DERET 3–4+)	Stock & Schneider (2008a, b)	DERET 1–2+: ab Ende 1. bis Beginn 3. Klassenstufe DERET 3–4+: ab Ende 3. bis Beginn 5. Klassenstufe	• Rechtschreibleistung, gemäß Lehrplananforderung (Grundwortschatz) • LRS-Diagnose	• Fließtext (Diktat) und Lückentext • Fehlerzahl und qualitative Fehleranalyse • DERET 3–4+: Zeichensetzung und wörtliche Rede	ca. 30 Minuten	Gruppen- und Einzeltest	Göttingen: Hogrefe
Deutscher Rechtschreibtest für fünfte und sechste Klassen (DERET 5–6+)	Martinez Méndez, Schneider & Hasselhorn (2015)	Mitte und Ende des 5. und 6. Schuljahres sowie Mitte des 7. Schuljahres	• Rechtschreibkompetenzen, gemäß Lehrplan und Bildungsstandards	• 3 Untertests (Diktat von Fließtext, Lückentext und Sätzen) zur: • Erfassung von orthografischen Basiskompetenzen • Beurteilung einzelner Buchstaben oder Buchstabenkombinationen • Einschätzung des Niveaus der Schriftsprachentwicklung (nach Reuter-Liehr)	25 bis 45 Minuten	Gruppen- und Einzeltest	Göttingen: Hogrefe

Test	Autor:innen	Altersziel-gruppe/ Schulklasse	Merkmalsbereiche	Untertests/Auswertungs-kategorien	Dauer	Durchfüh-rung	Ort und Verlag
Diagnostischer Rechtschreibtest für 4. Klassen (DRT 4) 5. Klassen (DRT 5)	Grund, Leonhart & Naumann (2017a, b, 3. Aufl.)	DRT 4: Anfang bis Mitte 4. Klasse DRT 5: Anfang bis Mitte 5. Klasse	• Rechtschreibleistung • Rechtschreibschwierig-keiten • Indikation einer Recht-schreibförderung	• Rechtschreibleistung beim Diktat von Lückensätzen • Ermittlung von Fehler-schwerpunkten	35 bis 45 Minuten	Gruppen-test oder Einzeltest in der therapeu-tischen Beratung	Göttingen: Hogrefe
Ein Leseverständnis-test für Erst- bis Siebtklässler – Version II (ELFE II)	Lenhard, Lenhard & Schneider (2022, 5. Aufl.)	Ende 1. bis Beginn 7. Klassen-stufe	• Leseleistungen auf der Wort-, Satz- und Text-ebene	• Lesegenauigkeit • Leseflüssigkeit • Leseverständnis	Standard-version: 20 bis 30 Minuten Kurz-versionen: 15 bis 25 Minuten	Gruppen- und Einzeltest	Göttingen: Hogrefe
Hamburger Schreib-Probe 1–10 (HSP 1–10)	May, Malitzky & Vieluf (2018)	Mitte 1. bis Ende 10. Klasse aller Schul-formen	• Rechtschreibleistung • Stärken-Schwächen-Analyse • Differenzierung im unteren oder oberen Leistungsbereich	• Bestimmung der Graphem-Treffer • Überprüfung von Rechtschreib-strategien	meist weniger als 30 Minuten	Gruppen- und Einzeltest	Stuttgart: Klett

Test	Autor:innen	Altersziel-gruppe/ Schulklasse	Merkmalsbereiche	Untertests/Auswertungs-kategorien	Dauer	Durchfüh-rung	Ort und Verlag
Lernfortschritts-diagnostik Lesen: Ein curriculumbasiertes Verfahren (LDL)	Walter (2009)	Grund-schulkinder vom Ende der 1. bis Mitte der 4. Klasse Förder-schulkinder im Alter zwischen 10 und 15 Jahren	• Allgemeine Lesefähigkeit • Diagnostische Erfas-sung von Lernverläufen und Lernfortschritten	• Anzahl der richtig gelesenen Wörter pro Mi-nute • Für die Messwieder-holungen stehen 28 Paralleltexte zur Ver-fügung	ca. 2 Minu-ten	Einzeltest	Göttingen: Hogrefe
Lesegeschwindig-keits- und -verständ-nistest für die Klas-sen 5–12 (LGVT 5–12+)	Schneider, Schlag-müller und Ennemoser (2017, 2. Aufl.)	5. bis 13. Klasse	• Lesegeschwindigkeit • Lesegenauigkeit • Leseverständnis	• 3 Fließtexte (Messwieder-holung) mit 47 Leerstellen, an denen bei fester Bearbeitungszeit aus 3 Wörtern dasjenige auszuwählen ist, das am besten passt: – Anzahl gelesener Wörter – Anzahl korrekter Lösungen – Verhältnis zwischen beiden	Durchfüh-rung: 10 bis 15 Minuten reine Testzeit: 6 Minuten	Gruppen- und Einzeltest	Göttingen: Hogrefe

Test	Autor:innen	Alterszielgruppe/ Schulklasse	Merkmalsbereiche	Untertests/Auswertungskategorien	Dauer	Durchführung	Ort und Verlag
Münsteraner Screening zur Früherkennung von Lese-Rechtschreibschwierigkeiten (MÜSC)	Mannhaupt (2005)	erste vier Schulwochen in 1. Klasse	• Lernvoraussetzungen des Schriftspracherwerbs • Früherkennung von Kindern mit Förderbedarf	• Phonologische Bewusstheit • Kurzzeitgedächtniskapazität • Geschwindigkeit beim Abruf aus dem Langzeitgedächtnis • Visuelle Aufmerksamkeit	zweimal 25 Minuten	Gruppentest	Göttingen: Hogrefe
Lese- und Rechtschreibtest: Weiterentwicklung des Salzburger Lese- und Rechtschreibtests (SLRT) (SLRT II)	Moll & Landerl (2014, 2. Aufl.)	1. bis 6. Klasse (Leseflüssigkeit) bzw. 1. bis 5. Klasse (Rechtschreibung)	• Diagnose von Schwächen des Schriftspracherwerbs • Beurteilung von Teilkomponenten des Lesens und Schreibens	• Lesen: Erfassung von Defiziten (a) beim synthetischen bzw. lautierenden Lesen und (b) in der automatischen bzw. direkten Worterkennung • Schreiben: Erfassung von Defiziten beim (a) lauttreuen Schreiben und (b) orthografisch korrekten Schreiben	Ein-Minuten-Leseflüssigkeitstest: 5 Minuten (plus 5 Minuten Auswertung) Rechtschreibtest: 20 bis 30 Minuten (plus 5 bis 10 Minuten Auswertung)	Lesetest: Einzeltest Schreibtest: Einzel- oder Klassentest	Bern: Hogrefe

Test	Autor:innen	Alterszielgruppe/ Schulklasse	Merkmalsbereiche	Untertests/Auswertungskategorien	Dauer	Durchführung	Ort und Verlag
Salzburger Lese-Screening für die Schulstufen 2–9 (SLS 2–9)	Mayringer & Wimmer (2014)	ab 2. bis 9. Schulstufe	• Basale Lesefertigkeit	• Erfassung der Lesegeschwindigkeit über das Lesen und Beurteilen von sinnvollen Sätzen • Bestimmung eines Lesequotienten	Durchführung: 15 Minuten reine Testzeit: 3 Minuten	Einzel- oder Klassentest	Bern: Hogrefe
Verlaufsdiagnostik sinnerfassenden Lesens (VSL)	Walter (2013)	2. bis 6. Klasse	• Lesekompetenz, primär für die Lernverlaufs- bzw. Lernfortschrittsdiagnostik	• 20 parallele Lesetexte (zur Messwiederholung) • Auswahl inhaltlich passender Wörter an Textlücken	4 Minuten	Gruppen- und Einzeltest	Göttingen: Hogrefe
Weingartener Grundwortschatz Rechtschreib-Test für erste und zweite Klassen (WRT 1+)	Birkel & Berwanger (2022, 3. Aufl.)	Ende 1. bis Mitte 2. Klasse	• Rechtschreibleistung beim Schreiben von Wörtern des Rechtschreib-Grundwortschatzes • Ermittlung von Rechtschreibschwierigkeiten	• Lückentext-Diktate (2 Parallelformen) zur Prüfung der Rechtschreibung • Graphem-Treffer und qualitative Bestimmung von Fehlertypen • Normen für Kinder mit anderer als deutscher Muttersprache	1 Schulstunde	Gruppentest	Göttingen: Hogrefe
Weingartener Grundwortschatz Rechtschreib-Test für zweite und dritte Klassen (WRT 2+) dritte und vierte Klassen (WRT 3+)	Birkel (2007a,b,c, 2. Aufl.)	WRT 2+: Ende 2. bis Mitte 3. Klasse WRT 3+: Ende 3. bis Mitte 4. Klasse	• Rechtschreibleistung beim jeweiligen Rechtschreib-Grundwortschatz • Rechtschreibschwierigkeiten	• Korrekte Schreibung von Wörtern des Grundwortschatzes • Bestimmung von Graphem-Treffern und Fehlertypen	1 Schulstunde Kurzversionen: 15 bis 20 Minuten	Gruppentest	Göttingen: Hogrefe

Test	Autor:innen	Alterszielgruppe/ Schulklasse	Merkmalsbereiche	Untertests/Auswertungskategorien	Dauer	Durchführung	Ort und Verlag
vierte und fünfte Klassen (WRT 4+)		WRT 4+: Ende 4. bis Ende 5. Klasse					
Wiener Früherkennungstest (WFT)	Klicpera, Humer, Gasteiger-Klicpera & Schabmann (2008)	3 Monate nach Einschulung	• Selbsterstelltes diagnostisches Verfahren zur Früherkennung von Schwierigkeiten beim Lesen und Schreiben • Angelehnt an die jeweilige Fibel (Funkelsteine, Mia and Mo)	• Lesetest (bekannte Buchstaben und Wörter, neue Wörter, Pseudowörter) • Schreibtest (bekannte Buchstaben, Diktat) • Phonologische Bewusstheit (Laute verbinden, Lautposition bestimmen, Laute analysieren, identifizieren und austauschen)	30 bis 40 Minuten	Einzeltest	Wien: Dorner
Würzburger Leise Leseprobe – Revsion: Ein Gruppentest für die Grundschule (WLLP-R)	Schneider, Blanke, Faust & Küspert (2011)	1. bis 4. Klasse	• Leseleistung	• Speed-Test zur Lesegeschwindigkeit (Zuordnung eines jeweils passenden Bilds zu einem Wort)	15 Minuten reine Testzeit: 5 Minuten	Gruppentest für Schule Einzeltest für therapeutische Beratung	Göttingen: Hogrefe
Würzburger Lesestrategie-Wissenstest für die Klassen 7–12: Ein Verfahren zur Erfassung metakognitiver Kompetenzen bei der Verarbeitung von Texten (WLST 7–12)	Schlagmüller & Schneider (2007)	7. bis 12. Klasse	• Lesestrategiewissen • Erstellen von Förderdiagnosen	• Wissen über erfolgreiche Strategien zum Behalten und Verstehen von Texten	20 bis 35 Minuten	Gruppen- und Einzeltest	Göttingen: Hogrefe

Test	Autor:innen	Altersziel-gruppe/Schulklasse	Merkmalsbereiche	Untertests/Auswertungs-kategorien	Dauer	Durchfüh-rung	Ort und Verlag
Zürcher Lesetest – II: Weiterentwicklung des Zürcher Lese-tests (ZLT) von Maria Linder und Hans Grissemann (ZLT-II)	Petermann & Daseking (2019, 4. Aufl.)	1. bis 8. Klasse	• Schulischer Leistungs-stand im Lesen • Diagnostik und Verlaufskontrolle von Lesestörungen	• Lesegenauigkeit • Automatisierungsgrad • Auditive Merkfähigkeit • Benenngeschwindigkeit • Phonologische Bewusstheit	15 bis 35 Minuten	Einzeltest	Bern: Hogrefe

3. Schultests im Bereich Rechnen

Test	Autor:innen	Altersziel-gruppe/Schulklasse	Merkmalsbereiche	Untertests/Auswertungs-kategorien	Dauer	Durchfüh-rung	Ort und Verlag
Bamberger Dyskalkuliediagnostik 1–4+ (R) (BADYS 1–4+)	Merdian, Merdian & Schardt (2015)	Regelschu-len ab Ende 1. Klasse bis Ende des ersten Halbjahres 5. Klasse	• Diagnostik von Rechenschwächen und Dyskalkulie • Mathematische Grundkompetenzen und kognitiven Leistungen, die mit der Entwicklung numerischer Kompe-tenzen in Verbindung stehen	Kurzform: • Mengen- und Zahl-erfassung • Addition und Subtraktion • Multiplikation und Division Zusätzlich bei Langform: • Gedächtnisleistungen • Visuell-räumliche Fertigkeiten • Umgang mit Maßen	Kurzform: 45 bis 50 Minuten Langform: 60 bis 75 Minuten	Einzeltest Kurzform auch als Klein-gruppen-test	Bamberg: PaePsy

Test	Autor:innen	Altersziel-gruppe/ Schulklasse	Merkmalsbereiche	Untertests/Auswertungs-kategorien	Dauer	Durchführung	Ort und Verlag
Bamberger Dyskalkulie-diagnostik 5–8+ (BADYS 5–8+)	Merdian, Merdian & Schardt (2012)	alle Schulformen in der Sekundarstufe I (ab zweites Halbjahr der 5. Klasse bis erstes Halbjahr der 9. Klasse)	• Diagnostik von Rechenschwächen und Dyskalkulie	Kerntest: • Zahlerfassung • Addition und Subtraktion • Geometrie • Multiplikation und Division • Anwendung von Rechenregeln Zusatzskalen: • Gedächtnisleistungen • Umgang mit Maßeinheiten • Brüche und Dezimalbrüche	Kerntest: 45 bis 60 Minuten Zusatzskalen: 20 Minuten Gruppentest: 2 Schulstunden	Einzeltest Abnahme als Gruppentest durch geschultes Personal	Bamberg: PaePsy
Gruppentest zur Basisdiagnostik Mathematik (BASIS-MATH-G) Versionen für Quartale folgender Klassenstufen: 2+, 3+, 4+ –5, 6+	je nach Version Moser Opitz et al. (2020, 2019, 2016, 2021)	viertes Quartal 2. Klasse bis erstes Quartal 7. Klasse	• Kenntnisse der Grundschulmathematik mit starker Differenzierung im unteren Leistungsbereich • Abklärung von Rechenschwächen • Normierung für Schweiz und Deutschland	Aus den Bereichen Arithmetik und Sachrechnen werden Aufgaben zur Erfassung folgender Kompetenzen vorgelegt: • Zahl- und Operationsverständnis • Rechnerische Grundoperationen • Schriftliche Rechenverfahren	ca. 60 Minuten	Gruppentest auch als Einzeltest abnehmbar	Bern: Hogrefe

Test	Autor:innen	Alterszielgruppe/ Schulklasse	Merkmalsbereiche	Untertests/Auswertungskategorien	Dauer	Durchführung	Ort und Verlag
CODY-Mathetest für Grundschulkinder 2.–4. Klasse (CODY-M 2–4)	Kuhn, Schwenk, Raddatz, Dobel & Holling (2018)	2. bis 4. Klassenstufe	• Basale und komplexere mathematische Vorläuferfertigkeiten • Arithmetische Kompetenzen • Visuell-räumliches Arbeitsgedächtnis	• Basale Zahlenverarbeitung (Abzählen, Mengenvergleich symbolisch, Mengenvergleich gemischt) • Komplexe Zahlenverarbeitung (Zahlendiktat, Zahlensteine, Zahlenstrahl, fehlende Zahl) • Rechenfertigkeiten (Addition, Subtraktion, Multiplikation, Platzhalteraufgaben) • Arbeitsgedächtnis: Matrixspanne	30 bis 45 Minuten	Einzel- und Gruppentest (PC-basiert)	Düsseldorf: Kaasa health
Deutscher Mathematiktest für erste Klassen (DEMAT 1+, 2. Aufl.) zweite Klassen (DEMAT 2+, 2. Aufl.) dritte Klassen (DEMAT 3+, 2. Aufl.) Weitere Versionen für 4., 5., 6. und 9. Klassen	DEMAT 1+: Krajewski et al. (2021) DEMAT 2+: Krajewski et al. (2020) DEMAT 3+: Roick et al. (2018)	ab Ende (letzter Monat) 1. Klasse	• Mathematikleistungen von Grundschulkindern • Den Tests liegen die Mathematiklehrpläne der Bundesländer zugrunde • Frühzeitige Erkennung von rechenschwachen und rechenstarken Kindern	Je nach Klassenstufe 9 bis 10 eigene Untertests, z. B.: • Zahlen und Mengen • Rechenoperationen • Sachrechnen • Geometrie • u.v.a.m.	Gruppentest: 1 Schulstunde Einzeltest: 20 bis 40 Minuten	Gruppen- und Einzeltest	Göttingen: Hogrefe

Test	Autor:innen	Alterszielgruppe/ Schulklasse	Merkmalsbereiche	Untertests/Auswertungskategorien	Dauer	Durchführung	Ort und Verlag
Diagnostisches Inventar zu Rechenfertigkeiten im Grundschulalter (DIRG)	Grube, Weberschock, Blum & Hasselhorn (2010)	1. bis 4. Klasse	• Grundrechenarten	Module: • BASIS: Addition und Subtraktion im Zahlenraum bis 20 • M100: Multiplikationsaufgaben (kleines Einmaleins) • D100: Divisionsaufgaben (kleines Einmaleins) • AS1000: Addition und Subtraktion von dreistelligen Zahlen	Anwendung aller Module: 1 Schulstunde	Gruppen- und Einzeltest	Göttingen: Hogrefe
Heidelberger Rechentest: Erfassung mathematischer Basiskompetenzen im Grundschulalter (HRT 1–4)	Haffner, Baro, Parzer & Resch (2005)	Ende 1. bis Anfang 5. Klassenstufe	• Mathematische Basiskompetenzen: • Grundrechenarten • Rechenoperationen • Numerische und räumlich-visuelle Zusatzfunktionen	• Rechenoperationen (vier Grundrechenarten, Ergänzungsaufgaben, Größer-Kleiner-Vergleiche) • Numerisch-logische und räumlich-visuelle Fähigkeiten (Zahlenreihen, Längenschätzen, Würfelzählen, Mengenzählen, Zahlenverbinden) • Gesamtleistung	Schulklassen: 50 bis 60 Minuten Einzeltestung: ca. 45 Minuten	Gruppen- und Einzeltest	Göttingen: Hogrefe
Mathematisches Strategiewissen für 5. und 6. Klassen (MAESTRA 5–6+)	Lingel, Götz, Artelt & Schneider (2014)	5. bis 6. Klasse	• Strategiewissen im Bereich des mathematischen Problemlösens	• Vorgabe von 5 mathematischen Lern- und Leistungsszenarien mit jeweils 5 bis 6 strategischen Handlungsalternativen • Bewertung der Handlungsalternativen nach ihrer Qualität und Angemessenheit durch Schulkinder	10 bis 15 Minuten	Gruppen- und Einzeltest	Göttingen: Hogrefe

Test	Autor:innen	Alterszielgruppe/ Schulklasse	Merkmalsbereiche	Untertests/Auswertungskategorien	Dauer	Durchführung	Ort und Verlag
Test mathematischer Basiskompetenzen ab Schuleintritt (MBK 1+)	Ennemoser, Krajewski & Sinner (2017)	1. Klasse, ab 6 Wochen nach Schuleintritt	• Mathematische Basiskompetenzen nach dem entwicklungspsychologischen Modell der Zahl-Größen-Verknüpfung • Separate Normtabellen für jedes Schulquartal	• Zahlendiktat und Zahlenlücken • Zahlvergleich, Zahlenstrahlen, Anzahlkonzept und Anzahlseriation • Eins weniger, Zahlzerlegung, Teil-Ganzes, Textaufgaben	Kurzversion: 12 Minuten Langversion: 21 Minuten Durchführung in der Klasse: 45 bis 60 Minuten	Gruppentest	Göttingen: Hogrefe
Rechenfertigkeiten- und Zahlenverarbeitungs-Diagnostikum für die 2. bis 8. Klasse (RZD 2–8)	Jacobs & Petermann (2020)	2. bis 8. Klasse	• Diagnose einer Rechenstörung bzw. Dyskalkulie • Rechenfertigkeiten und Basiskompetenzen • Bestimmung der Rechengüte und der Bearbeitungsgeschwindigkeit	Je nach Klassenstufe andere Subtest: • Zahlen lesen und schreiben • Abzählen vorwärts und rückwärts • Zählen im Kopf rückwärts • Zahlenstrahl • Mengen erfassen, konkret und abstrakt • Mengen zerlegen, strukturiert und unstrukturiert • Kopfrechnen und schriftliches Rechnen • Platzhalteraufgaben, Textaufgaben und Stellwertverständnis • Bruchrechnen • Umwandlung von Dezimal- und Bruchzahlen	40 bis 60 Minuten	Einzeltest	Göttingen: Hogrefe

Test	Autor:innen	Alterszielgruppe/ Schulklasse	Merkmalsbereiche	Untertests/Auswertungskategorien	Dauer	Durchführung	Ort und Verlag
Neuropsychologische Testbatterie für Zahlenverarbeitung und Rechnen bei Kindern (ZAREKI-R)	von Aster, Weinhold-Zulauf & Horn (2013, 4. Aufl.)	1. bis 4. Klasse	• Erfassung von Dyskalkulie • Zahlenverarbeitung • Rechnen	• Abzählen, Zählen rückwärts • Zahlenlesen, Zahlen schreiben • Kopfrechnen • Zahlenstrahl • Zahlen nachsprechen • Zahlenvergleich • Perzeptive und kognitive Mengenbeurteilung • Textaufgaben • Zahlenvergleich	15 bis 30 Minuten	Einzeltest	Frankfurt: Pearson

Anhang D: Umrechnung von Normwerten

Testwerte werden oft in unterschiedlichen Normen erfasst, beispielsweise als IQ-Werte, *T*-Werte oder Prozentränge. Um diese besser miteinander vergleichen zu können, muss man die Werte umrechnen und eine einheitliche Skala bilden. Wenn ein Kind beispielsweise im Lesetest einen *T*-Wert von 32 und im Intelligenztest einen IQ von 94 hat: Ist die Diskrepanz bedeutsam? Dazu werden beide Werte in *z*-Werte umgerechnet. Auf dieser Grundlage lässt sich beurteilen, ob sich der Leistungsstand des Kindes „erheblich" vom Niveau seiner allgemeinen Intelligenz unterscheidet.

Am einfachsten ist es, wenn man die Umrechnung online mithilfe eines Normwertrechners vornimmt. Einen solchen Rechner haben Lenhard und Lenhard (2015) zur Verfügung gestellt. Abbildung D.1 zeigt seine Oberfläche. Wird in ein Zahlenfeld ein

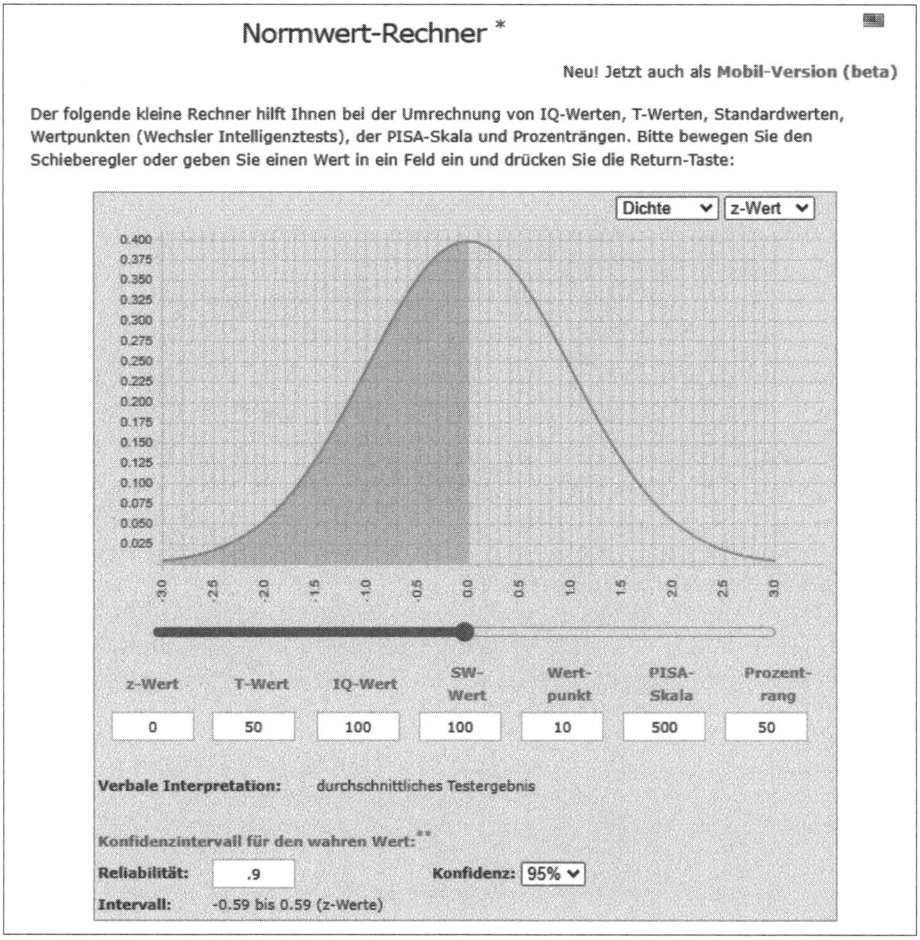

Abbildung D.1: Screenshot des Normwertrechners von Lenhard und Lenhard (2015). Abdruck mit Genehmigung.

bestimmter Wert (z. B. ein *T*-Wert oder ein IQ-Wert) eingetragen, so werden anschließend „per Klick" alle anderen dort aufgeführten Normwerte angezeigt. Hier der zugehörige Link (siehe auch Literaturverzeichnis): https://www.psychometrica.de/normwertrechner.html

Beispiel 1: Leon (10 Jahre):

Leon hat im „Diagnostischen Rechtschreibtest für 4. Klassen" (DRT 4; Grund, Leonhardt & Naumann, 2017) einen mittleren *T*-Wert von 31 erreicht. In der „Wechsler Intelligence Scale for Children – Fifth Edition" (WISC-V; Petermann, 2017) liegt sein Gesamt-IQ bei 106.

Fragen: Ist Leons Rechtschreibleistung (a) erheblich beeinträchtigt und weicht sie (b) von seinem intellektuellen Leistungsvermögen gravierend ab?

Umrechnung in z-Werte (gerundet):
- Rechtschreiben: *T*-Wert=31 *z*-Wert=−1.9
- Intelligenztest: IQ-Wert=106 *z*-Wert=0.4

Antworten: Leons Rechtschreibleistung liegt fast zwei Standardabweichungen unter der Altersnorm. Weniger als 3 % der Kinder seines Alters weisen eine noch schwächere Rechtschreibleistung auf (abzulesen im Normwertrechner unter: „Prozentrang"). Demgegenüber liegt Leons IQ im durchschnittlichen Bereich (IQ=85 bis 115). Orientiert sich die Diagnose am IQ-Diskrepanzkriterium, dann ist der Unterschied in diesem Fall so groß, dass die Diagnose einer „Rechtschreibstörung" nach ICD-10 bei Leon sicherlich in Frage kommt. Zur Absicherung werden weitere Informationen eingeholt (Analyse des Intelligenzprofils und der Fehlerschwerpunkte; Sichtung von schulischen Dokumenten; Beobachtungen zum Lern- und Arbeitsverhalten; Gespräche mit den Eltern und der Lehrkraft).

Beispiel 2: Sophia (10 Jahre):

Sofia hat im DRT 4 den gleichen Wert wie Leon erreicht (*T*=31). In der WISC-V ergibt sich für ihren Gesamt-IQ ein Wert von 87. Die Fragestellungen bleiben gleich.

Umrechnung in z-Werte (gerundet):
- Rechtschreiben: *T*-Wert=31 *z*-Wert=−1.9
- Intelligenztest: IQ-Wert=87 *z*-Wert=−0.9

Antworten: Auch Sofia weist gravierende Beeinträchtigungen beim Rechtschreiben auf. Obwohl ihr IQ-Gesamtwert vergleichsweise niedriger als der von Leon ausfällt, liegt ihre Intelligenz gleichfalls im durchschnittlichen Bereich. Der Unterschied zwischen Intelligenz und Schulleistung fällt aber weniger eklatant aus und liefert keinen zwingenden Grund, bei Sofia eine Rechtschreibstörung nach ICD-10 zu diagnostizieren. Damit sich ihre Rechtschreibschwäche nicht weiter verfestigen kann, sollte Sofia aber umgehend eine fachgerechte Rechtschreibförderung erhalten.

Bestimmung der IQ-Diskrepanz nach ICD-10

Auch nach erfolgter Umrechnung bietet die (einfache) Differenz zwischen Leistungstest- und Intelligenztestwerten nur einen groben Anhaltspunkt, ob das IQ-Diskrepanzkriterium gemäß ICD-10 erfüllt ist (vgl. Kapitel 1). Einfache Differenzen sind fehleranfällig. Vor allem bei Kindern mit etwas niedrigeren Intelligenzwerten besteht die Gefahr, dass der Behandlungsbedarf unterschätzt wird (Mähler, 2021). Die ICD-10 (Dilling, Mombour & Schmidt, 2015) fordert daher, dass das in einem Schulleistungstest *tatsächlich erreichte Ergebnis* mit dem nach der Intelligenz *zu erwartenden Ergebnis* verglichen wird. Ein solcher Erwartungswert kann aber nur bestimmt werden, wenn der statistische Zusammenhang zwischen Leistungstest und Intelligenztest in umfangreichen Untersuchungen statistisch ermittelt worden ist (mithilfe der sogenannten „Regressionsmethode"; vgl. Kapitel 2). In der diagnostischen Praxis dürften solche schwer verfügbaren Informationen kaum bzw. nur selten zum Tragen kommen. Weiterhin erfüllt die Intelligenzdiagnostik aber die Funktion, (a) eine „leichte Intelligenzminderung" (ICD-10, F70) bei der Diagnose einer Lernstörung ggf. ausschließen zu können und (b) genaue Informationen über Stärken und Schwächen im Profil der geistigen Fähigkeiten des Kindes oder Jugendlichen zu ermitteln.

Literatur

Dilling, H., Mombour, W. & Schmidt, M.H. (Hrsg.). (2015). *Internationale Klassifikation psychischer Störungen: ICD-10 Kapitel V (F). Klinisch-diagnostische Leitlinien* (10. Aufl.). Bern: Hogrefe.

Grund, M., Leonhardt, R. & Naumann, C.L. (2017). *Diagnostischer Rechtschreibtest für 4. Klassen (DRT 4)* (3., aktualisierte und neu normierte Aufl.). Göttingen: Hogrefe.

Lenhard, W. & Lenhard, A. (2015). *Normwert-Rechner.* Verfügbar unter: https://www.psychometrica.de/normwertrechner.html

Mähler, C. (2021). Diagnostik von Lernstörungen: Zeit zum Umdenken. *Zeitschrift für Pädagogische Psychologie, 35*(4), 217–227. https://doi.org/10.1024/1010-0652/a000291

Petermann, F. (Hrsg.). (2017). *Wechsler Intelligence Scale for Children – Fifth Edition (WISC-V).* Frankfurt: Pearson.

Autorinnen und Autoren des Bandes

Dr. Anne Barwasser
Universität zu Köln
Humanwissenschaftliche Fakultät
Klosterstraße 79b
50931 Köln
E-Mail: anne.barwasser@uni-koeln.de

Dipl.-Psych. Heinz Bederski †
Von 1980–2012 wissenschaftlicher Mitarbeiter an der Universität zu Köln, Humanwissenschaftliche Fakultät; verstorben.

Prof. Dr. Andreas Beelmann
Friedrich-Schiller-Universität Jena
Abteilung Forschungssynthese, Intervention und Evaluation
Humboldtstraße 26
07743 Jena
E-Mail: Andreas.Beelmann@uni-jena.de

Dipl.-Psych. Jürgen Bellingrath
Pehlengarten 17
51429 Bergisch Gladbach
E-Mail: juergen.bellingrath@t-online.de

Dr. Melanie Besca
Pädagogische Hochschule Ludwigsburg
Institut II Sonderpädagogische Förderschwerpunkte
Reuteallee 46
71634 Ludwigsburg
E-Mail: besca@ph-ludwigsburg.de

Prof. Dr. Johann Borchert (emeritiert)
Steffensbrook 64a
24226 Heikendorf
E-Mail: borchert@hpi.uni-kiel.de

Prof. Dr. Joachim C. Brunstein (emeritiert)
Justus-Liebig-Universität Gießen
Fachgebiet Psychologie
Otto-Behaghel-Straße 10F
35394 Gießen
E-Mail: Joachim.C.Brunstein@psychol.uni-giessen.de

Dr. Gerhard Büttner (Seniorprofessor)
Goethe Universität Frankfurt
Abteilung Pädagogische Psychologie
Theodor-W.-Adorno Platz 6
60629 Frankfurt am Main
E-Mail: buettner@paed.psych.uni-frankfurt.de

Prof. Dr. Armin Castello
Europa-Universität Flensburg
Abteilung Sonderpädagogische Psychologie
Auf dem Campus 1
24943 Flensburg
E-Mail: armin.castello@uni-flensburg.de

Dr. Anke Demmrich
Psychologische Psychotherapeutin
Straße der Einheit 27
14548 Schwielowsee
E-Mail: info@psychotherapie-caputh.de

Prof. Dr. Marco Ennemoser
Pädagogische Hochschule Ludwigsburg
Institut II Sonderpädagogische Förderschwerpunkte
Reuteallee 46
71634 Ludwigsburg
E-Mail: ennemoser@ph-ludwigsburg.de

Univ.-Prof. Dr. Barbara Gasteiger-Klicpera
Universität Graz
Institut für Bildungsforschung und PädagogInnenbildung
Merangasse 70
8010 Graz
Österreich
E-Mail: barbara.gasteiger@uni-graz.at

Prof. Dr. Cornelia Glaser
Pädagogische Hochschule Heidelberg
Institut für Psychologie
Keplerstraße 87
69120 Heidelberg
E-Mail: cornelia.glaser@ph-heidelberg.de

Prof. Dr. Matthias Grünke
Universität zu Köln
Department für Heilpädagogik und Rehabilitation
Klosterstraße 79b
50931 Köln
E-Mail: matthias.gruenke@uni-koeln.de

Prof. Dr. Titus Guldimann
Pädagogische Hochschule St. Gallen
Forschung und Weiterbildung
Müller-Friedbergstrasse 34
9400 Rorschach
Schweiz
E-Mail: titus.guldimann@phsg.ch

Prof. Dr. Ludwig Haag (emeritiert)
Universität Bayreuth
Kulturwissenschaftliche Fakultät, Schulpädagogik
E-Mail: ludwig.haag@uni-bayreuth.de

Prof. Dr. Bodo Hartke (emeritiert)
An den Linden 9
24238 Selent
E-Mail: bodo.hartke@uni-rostock.de

Dr. Phillip Hascher
Julius-Maximilians-Universität Würzburg
Lehrstuhl für Sonderpädagogik V
Wittelsbacherplatz 1
97074 Würzburg
E-Mail: philipp.hascher@uni-wuerzburg.de

Prof. Dr. Henri Julius
Universität Rostock
Lehrstuhl Pädagogik im Förderschwerpunkt emotional-soziale Entwicklung
August-Bebel-Straße 28
18051 Rostock
E-Mail: henri.julius@uni-rostock.de

Prof. Dr. Tanja Jungmann
Carl von Ossietzky Universität Oldenburg
Institut für Sonder- und Rehabilitationspädagogik
Ammerländer Heerstraße 114–118
26129 Oldenburg
E-Mail: tanja.jungmann@uol.de

Dr. Constance Karing
Friedrich-Schiller-Universität Jena
Abteilung Forschungssynthese, Intervention und Evaluation
Humboldtstraße 26
07743 Jena
E-Mail: constance.karing@uni-jena.de

Prof. Dr. Karl Josef Klauer †
Von 1976 bis 1994 Professor für Erziehungswissenschaft an der RWTH Aachen, seit 1994 emeritiert.
2023 verstorben.

Prof. Dr. Christian Klicpera †
War Psychiater und Klinischer Psychologe, spezialisiert auf Entwicklungsneuropsychologie, lehrte an den Universitäten Wien und Graz. 2012 verstorben.

Prof. Dr. Kirstin Krajewski
Pädagogische Hochschule Ludwigsburg
Institut für Psychologie
Reuteallee 46
71634 Ludwigsburg
E-Mail: krajewski@ph-ludwigsburg.de

Dr. Udo Kullik
Universität zu Köln
Humanwissenschaftliche Fakultät
Fangenheimstraße 4
50931 Köln
E-Mail: udo.kullik@uni-koeln.de

Dr. Petra Küspert
Julius-Maximilians-Universität Würzburg
Lehrstuhl für Psychologie IV
Röntgenring 10
97074 Würzburg
E-Mail: petra.kuespert@uni-wuerzburg.de

Margarete Labas
Universität zu Köln
Department für Heilpädagogik und Rehabilitation
Klosterstraße 79b
50931 Köln

Prof. Dr. Gerhard W. Lauth (emeritiert)
Universität zu Köln
Department für Heilpädagogik und Rehabilitation
Klosterstraße 79b
50931 Köln
E-Mail: gerhard.lauth@uni-koeln.de

Prof. Dr. PD Morena Lauth-Lebens
IB Hochschule Studienzentrum Köln
Fakultät Gesundheits- und Sozialwissenschaften
Schönhauser Straße 64
50968 Köln
E-Mail: morena.lauth-lebens@ib-hochschule.de

Prof. Dr. Friedrich Linderkamp
Bergische Universität Wuppertal
Arbeitsbereich Rehabilitationswissenschaften mit dem Schwerpunkt Psychologie
Gaußstraße 20
42119 Wuppertal
E-Mail: linderkamp@uni-wuppertal.de

Prof. Dr. Jens Holger Lorenz
Mathematik und ihre Didaktik
Langheckenweg 6
60433 Frankfurt
E-Mail: jensholgerlorenz@gmail.com
www.jh-lorenz.de

Prof. Dr. rer. nat. Claudia Mähler
Universität Hildesheim
Institut für Psychologie
Universitätsplatz 1
31141 Hildesheim
E-Mail: maehler@uni-hildesheim.de

Theresa Neusser
Justus-Liebig-Universität Gießen
Institut für Förderpädagogik und Inklusive Bildung
Karl-Glöckner-Straße 21B
35394 Gießen
E-Mail: Theresa.Neusser@erziehung.uni-giessen.de

Dr. Kerstin Nobel
Universität zu Köln
Department Heilpädagogik und Rehabilitation
Classen-Kappelmann-Straße 24
50931 Köln
E-Mail: kerstin.nobel@uni-koeln.de

Katharina Prinz
Universität Graz
Institut für Bildungsforschung und PädagogInnenbildung
Merangasse 70
8010 Graz
Österreich
E-Mail: katharina.prinz@uni-graz.at

Prof. Dr. Ulrich Schiefele (emeritiert)
Universität Potsdam
Pädagogische Psychologie
Karl-Liebknecht-Straße 24–25
14476 Potsdam
E-Mail: ulrich.schiefele@uni-potsdam.de

Prof. Dr. Wolfgang Schneider (emeritiert)
Julius-Maximilians-Universität Würzburg
Institut für Psychologie
Röntgenring 10
97074 Würzburg
E-Mail: wolfgang.schneider@uni-wuerzburg.de

Prof. Dr. Nadine Spörer
Universität Potsdam
Psychologische Grundschulpädagogik
Karl-Liebknecht-Straße 24–25
14476 Potsdam
E-Mail: nadine.spoerer@uni-potsdam.de

Prof. Dr. Roland Stein
Julius-Maximilians-Universität Würzburg
Lehrstuhl für Pädagogik
bei Verhaltensstörungen
Wittelsbacherplatz 1
97074 Würzburg
E-Mail: roland.stein@uni-wuerzburg.de

Prof. Dr. Mark Stemmler
Friedrich-Alexander-Universität Erlangen
Nürnberg
Institut für Psychologie
Nägelsbachstraße 49c
91052 Erlangen
E-Mail: mark.stemmler@fau.de

Prof. Dr. Michaela Timberlake
Justus-Liebig-Universität Gießen
Institut für Förderpädagogik und
Inklusive Bildung
Karl-Glöckner-Straße 21B
35394 Gießen
E-Mail: Michaela.Timberlake@erziehung.uni-giessen.de

Prof. Dr. Vanessa A. Völlinger
Pädagogische Hochschule Freiburg
Institut für Psychologie
Kunzenweg 21
79117 Freiburg
E-Mail: Vanessa.Voellinger@ph-freiburg.de

Prof. Dr. Franz Wember (emeritiert)
Technische Universität Dortmund
Fachgebiet Partizipation bei
Beeinträchtigungen des Lernens
E-Mail: franz.wember@tu-dortmund.de

Prof. Dr. Jürgen Wilbert
Universität Münster
Institut für Erziehungswissenschaft
Georgskommende 26
48143 Münster
E-Mail: juergen.wilbert@uni-muenster.de

Stichwortverzeichnis